河南省“十四五”普通高等教育规划教材

临床技能学

主审　毛兰芝
主编　袁　磊　赵　冰

郑州大学出版社

图书在版编目(CIP)数据

临床技能学 / 袁磊，赵冰主编. — 郑州 ：郑州大学出版社，2023.8
ISBN 978-7-5645-9010-9

Ⅰ.①临… Ⅱ.①袁…②赵… Ⅲ.①临床医学 Ⅳ.①R4

中国版本图书馆 CIP 数据核字(2022)第 157893 号

临床技能学
LINCHUANG JINENGXUE

策划编辑	张　霞	封面设计	苏永生
责任编辑	张　霞　常　田	版式设计	苏永生
责任校对	刘　莉	责任监制	李瑞卿
出版发行	郑州大学出版社	地　　址	郑州市大学路 40 号(450052)
出 版 人	孙保营	网　　址	http://www.zzup.cn
经　　销	全国新华书店	发行电话	0371-66966070
印　　刷	河南理想印刷有限公司		
开　　本	850 mm×1 168 mm　1 / 16		
印　　张	38.25	字　　数	1 108 千字
版　　次	2023 年 8 月第 1 版	印　　次	2023 年 8 月第 1 次印刷
书　　号	ISBN 978-7-5645-9010-9	定　　价	178.00 元

本书如有印装质量问题，请与本社联系调换。

编委名单

主　审　毛兰芝

主　编　袁　磊　赵　冰

副主编　李雅琼　谢　静　刘亚楠　李德力
黄　涛　陈　才　郭建新

编　委　（以姓氏笔画为序）
于　萍　马文婷　王　宇　王　静
王宜珂　王诗雅　王炳先　王淑贤
毋乃朴　朱光举　刘建勋　衣志爽
孙允芹　李　栋　李帅奇　李瑞元
杨　凯　余一鸣　张新富　姜全伟
姜晓花　原大海　高焕君　郭慧明源
阎　磊　梁　宁　路　坦　路臣桂
臧建新　谭　静

前言

人民健康是社会文明进步的基础,是民族昌盛和国家富强的重要标志。习近平总书记指出,要聚焦影响人民健康的重大疾病和主要问题,加快实施健康中国行动,深入开展爱国卫生运动,完善国民健康促进政策,创新社会动员机制,健全健康教育制度,从源头上预防和控制重大疾病,实现从以治病为中心转向以健康为中心。

着眼于面向2030年医学教育改革与健康中国建设,遵循应用型人才培养规律,突破实验教学依附于理论教学的传统观念,依据课程教学大纲,整合实验教学课程和内容,我们在原有诊断学、外科学总论及基本技能实验指导的基础上,重新组织相关专家编写了临床技能学教材,删减了部分重复性、验证性实验项目,增加了综合性、设计性实验在实验项目、实验课时中的比例。教材内容紧扣教学大纲和执业医师实践技能考试大纲。在内容编排上,该教材涵盖了临床基本操作、基本技能、辅助检查、护理基本技能、麻醉学技能和其他临床相关技术、医患沟通技巧、医疗纠纷防范等,并将现代医学教育的最新研究成果应用于实验教学中。教学内容始终以学生能力的培养为核心,着重夯实基本技能训练、仿真模拟训练、真实环境训练。所选实验项目操作性强,具有较好的可读性、实用性。旨在突出对医学生基本技能、实践能力以及综合素质的培养。

为使"课程思政"教学改革在课程体系中得以体现,在教材体系中得以落实，该教材深入挖掘专业课的“思政点”，在每章节前附加医学前辈的生平事迹，将课程思政与医学专业课相融合，推动习近平新时代中国特色社会主义思想“进教材、进课堂、进头脑”工作。

该教材以“十三五”普通高等教育规划教材的《诊断学》《外科学》和《临床技能学》为主要参考教材。该教材在编写过程中，得到各级领导的大力指导和帮助，在此谨表谢意！同时，感谢所有参与该教材编写的临床专家和老师！

该教材涉及专业范围广泛，存在问题和不足在所难免，希望广大读者对书中出现的问题，及时反馈给我们，以便在再版时修正，让我们共同促进我国医学教育事业的发展，为提高我国临床医疗工作水平做出新的贡献！

编　者

2022 年 8 月

目 录

第一章 病史采集

德育导读

大医泰然——吴阶平

吴阶平(1917.01.22—2011.03.02),名泰然,号阶平,江苏常州人,著名的医学科学家、医学教育家、社会活动家、九三学社的杰出领导人,中国科学院、中国工程院资深院士。

长期从事泌尿外科的临床治疗和科研工作,是中国泌尿外科的先驱者之一,在肾结核对侧肾积水和肾上腺髓质增生研究中有独创性见解,并率先利用回盲肠行膀胱扩大术治疗膀胱挛缩取得成功;设计了特殊的导管,改进前列腺增生的手术,使手术出血量大为减少,手术时间缩短,被称为"吴氏导管";提出的"肾上腺髓质增生"是一个独立的疾病,被收进1979年《美国泌尿外科年鉴》。对肾切除后留存肾代偿性增长的研究,纠正了长期存在的一种不全面的认识。与同道合作把输精管结扎术发展为输精管绝育法,在国际上受到重视。

吴阶平院士一生行医治学秉承"精湛医术、高尚医德、艺术服务"的精神。所谓"精湛医术"是指作为医生,必须在医术上精益求精,才能为患者做出正确的诊断和治疗。"高尚医德"是指医生要无私奉献,全心全意为患者着想、为患者服务。而"艺术服务"则是对不同的患者要采用不同的交流沟通方式,设身处地从患者角度考虑,用患者能够理解的方式进行艺术性医疗服务。

问诊是医师通过对患者或相关人员的系统询问获取病史资料,经过综合分析而做出临床判断的一种诊法。问诊是病史采集的主要手段。病史的完整性和准确性对疾病的诊断和处理有很大的影响,因此问诊是每个临床医生必须掌握的基本技能。

采集病史是医生诊治患者的第一步,其重要性还在于它是医患沟通、建立良好医患关系的最重要时机,正确的方法和良好的问诊技巧,使患者感到医生的亲切和可信,有信心与医生合作,这对诊治疾病也十分重要。问诊的过程除收集患者的疾病资料用于诊断和治疗外,还有其他功能,如教育患者,向患者提供信息,有时候甚至交流本身也具有治疗作用。医学生从接触患者开始,就必须认真学习和领会医学与患者交流的内容和技巧。交流与沟通技能是现代医生重要的素质特征。

第一节　问诊及病历书写

【实训目标】

1. 能够描述问诊和病历书写的内容和方法。

2. 可以正确的问诊及病历书写。

3. 知道问诊技巧及体现职业素养。

4. 尊重患者，注重人文关怀，培养爱伤观念，钻研精神的养成。

【知识回顾】

一、问诊的内容

（一）一般情况

包括：姓名、性别、年龄、籍贯、出生地、民族、婚姻、通讯地址、工作单位、联系电话、入院日期、记录日期、病史陈述者及可靠程度等。若病史陈述者不是本人，则应注明与患者的关系。

1. 主诉

主诉是患者感受最明显、最痛苦的主要症状（或/和体征）+时间。

2. 现病史

现病史是整个问诊内容的主体部分。包括患者现在所患疾病从最初发病到本次就诊（或住院时）疾病发生、发展及其变化的全过程。可在患者主诉的基础上进一步详细询问。

现病史的主要内容如下。

（1）起病情况与患病的时间：要问清起病的时间、地点环境、起病急缓、发病的可能原因或诱因。

（2）主要症状的特点：知道了患者的主要症状之后，要详细询问主要症状出现的部位、性质、持续时间和程度、缓解方法或加剧因素。

（3）病因与诱因：尽可能知道与本次发病有关的病因（如外伤、中毒、感染等）和诱因（如气候变化、环境变化、情绪、起居饮食失调等），有助于疾病诊断与拟定治疗措施。

（4）病情的发展与演变：问清了主要的特点后，还要进一步询问这些症状在患病过程中发生的变化（减轻或加重）以及有无新的症状出现，对疾病的诊断至关重要。

（5）伴随症状：常是鉴别诊断的依据，应注意询问，与鉴别诊断有关的阴性症状亦应询问。

（6）诊治经过：指患病后患者在其他医疗机构诊断与治疗的经过，包括就诊的时间、单位、检查项目及结果，诊断及用药情况。对应用的药物的名称、剂量、用法、用药天数、效果及有无不良反应等均应询问，这些对本次制定治疗方案有很好的参考价值。

（7）一般情况：即患者起病后的精神状态、饮食、睡眠、体重、体力、大小便等情况。这些内容对全面估计预后及制订辅助治疗措施是十分有用的。

（三）既往史

既往史包括既往健康状况和过去曾患过的疾病（各种传染病）、外伤手术史、预防接种史、过敏史（药物、食物及其他接触物的过敏），尤其要注意询问与本次疾病有关的病史。

（四）系统回顾

系统回顾可帮助医师在短时间内扼要地知道患者除现在所患疾病以外的其他各系统是否发生

目前尚存在或已痊愈的疾病，可按各系统进行询问。

（五）个人史

1. 社会经历　主要包括出生地、居住地区、受教育程度、经济生活、业余爱好等，有无到过疫区和地方病流行区。

2. 职业与工作条件　包括职业，劳动环境，对工业毒物的接触情况及时间。

3. 习惯与嗜好　起居及个人卫生习惯，饮食是否规律，有无烟酒嗜好、毒品接触史。

4. 性生活史　有无不洁性交，是否患过淋病、尖锐湿疣、下疳等。

（六）婚姻史

询问婚否，结婚年龄、对方健康状况、性生活情况、夫妻关系等。

（七）月经史和生育史

女性患者应知道月经情况，包括初潮年龄、行经期天数、月经周期及末次月经时间或绝经年龄等。应注意月经来潮时有无疼痛、每次月经量、色泽及其他症状。初潮年龄$\frac{\text{行经期（天）}}{\text{月经周期（天）}}$末次月经时间（LMP）或绝经年龄。

例如：15 岁$\frac{4\sim5\ \text{d}}{28\sim30\ \text{d}}$LMP：2021-01-19。

询问妊娠与生育次数，有无流产（人工流产或自然流产）及其次数，以及有无早产、死产、手术产、胎儿先天畸形或胎儿先天性疾病、妊娠高血压综合征、产褥感染及产后大出血与计划生育情况，应根据其与现病史的关系，加以询问并记录。对男性患者应询问是否患过影响生育的疾病。

（八）家族史

家族史包括询问患者的父母、兄弟、姐妹及子女的健康与疾病情况。若死亡则应问明死因与年龄，应特别询问是否有与患者同样的疾病，或与遗传有关的疾病。如果家庭中有遗传性疾病史，则可绘出家系图表明。

二、问诊的方法和技巧

教师预先在病房或门诊选好患者，应选病材较典型、病情较轻，能自述病史的患者。问诊前教师先扼要复习问诊的方法、技巧、内容及注意事项。问诊时，同学们在教师指导下，有一位对患者展开询问，问完后其他同学可补充问诊。

（一）问诊的方法与技巧

问诊是医师通过与患者或其知情人交谈，知道疾病的发生、发展情况、治疗经过、既往健康等，经过分析、综合、全面思考而提出临床判断的一种诊法。

1. 问诊是诊断疾病的最基本也是最重要的手段，即使在科学技术发展日新月异的今天也是如此。

2. 疾病早期，机体尚处于功能的或病理生理变化的阶段，这时还不能发现器质性或形态学方面的改变，而患者却可以感受到某些特殊的不适，因此主要靠问诊获得信息。在此阶段，体格检查、实验室检查、甚或特殊检查可能皆无阳性发现，问诊所得的资料却能更早地作为诊断的依据。有许多疾病仅靠问诊即可得出初步诊断或确诊，如上呼吸道感染、支气管炎、心绞痛、消化性溃疡、糖尿病、癫痫、疟疾、胆道蛔虫症等。

3. 问诊所得的资料又可以为选择其他的检查措施提供线索。

4. 问诊不仅可以全面地知道患者疾病的历史和现状，而且通过交谈，能够描述患者的思想动态，比较有利于开展患者的思想工作，消除不良的影响，提高诊疗的效果。如果忽视问诊，必然导致病史采集粗疏，病情知道不够详细或确切，势必造成漏诊或误诊，对病情复杂而又缺乏典型症状和体征的病例，深入细致的问诊就更为重要。

例：患者，女性，42岁。主诉反复发热7个月。患者体温始终在37.7～39.4℃，无咽痛、受凉史，腹痛、无咳嗽、胸痛、尿急、尿痛、尿频等症状，无体重改变。查体：未发现有明确的阳性体征。在此后长达9个月的病程中，先后有17位医生负责该患者诊疗。考虑患者可能患有各种致病微生物的感染以及自身免疫系统疾病，先后多次进行针对结核病、伤寒、斑疹伤寒、布鲁氏菌病、疟疾、风湿热、类风湿性关节炎、红斑狼疮等的实验室检查，结果均为：阴性。按肌纤维炎治疗，不能完全控制体温。第18位经治医生接班后，仔细地回顾了患者的全部病历，经再次询问病史后，知道患者在发病前曾回内蒙古老家接触到刚刚生下来的羊羔。同时，这位医生在阅读文献中发现，有作者认为给患者静脉输用高浓度的葡萄糖，可以提高布鲁氏菌病的检出率。经再次进行实验室检查，明确了此次为布氏杆菌感染病。经过有针对性的治疗，患者体温很快恢复正常，治疗好转出院。

（二）问诊的职业态度及行为

问诊的目的是全面地知道疾病的发生、发展、病因、诊治经过及既往健康状况。因此，医生必须取得患者的信任、要具有良好的职业态度及行为。

1. 仪表和礼节　医生的外表形象非常重要，整洁的衣着，谦虚礼貌的行为有助于促进医患关系的和谐，从而获得患者的信任，并愿意同医生谈论敏感的问题，亦能启发和鼓励患者提供有关医疗的客观、真实的资料。因此，询问者在接触患者时要做到衣冠整洁，文明礼貌，使患者感到亲切温暖，值得信赖。粗鲁傲慢，不仅会丧失患者对询问者的信任感，而且会产生担忧或恐惧。

2. 自我介绍　问诊开始时，询问者要作自我介绍，告知说明自己身份和此次问诊的目的。询问患者姓名一般应称呼某先生或同志，不宜直呼全名。通过作简短而随和的交谈，使患者情绪放松。

3. 举止和态度　问诊的过程中，问诊者要举止端庄，态度和蔼，例如视线、姿势、面部表情、语言等都要注意给患者留下友善感，非语言交流或适当地发挥肢体语言，可以消除与患者之间的障碍，增进关系和谐，使患者感到轻松自如，易于交流。

4. 赞扬和鼓励　患者身患疾病势必带来心理和情绪上的一些变化，诸如胡思乱想、情绪低落、反常，这对病情的初期诊治都是极为不利的。在问诊过程中，询问者要注意妥善地运用一些语言行为，间断地给予肯定和鼓励，自然地调节患者的心理和情绪，使患者受到启发鼓舞，而积极提供信息，促进患者的合作，这对增进与患者的关系大有益处。

5. 关心与帮助　应从关心和帮助患者中采集必要详细可靠的病史资料，这对诊断和治疗都有很重要作用。

（1）关心患者对疾病的看法，知道患者对病因的担心和对诊断治疗的理解，启发诱导出隐藏的忧虑。

（2）关切疾病对患者本身、家庭成员生活方式和自我形象的影响，以消除患者的顾虑。

（3）关心患者的期望，知道患者就诊的确切目的和要求，以正确判断患者最感兴趣最需要解决的问题，必要时应根据其兴趣给予适当的教育。

（4）关心患者现有的资助来源情况，鼓励患者设法寻找资助。

总之，在问诊过程中应关切患者的疾苦及其相关问题，积极为患者排忧解难。

（三）问诊的方法与技巧

与获得信息的数量及质量息息相关，因而直接影响问诊效果。

1. 问诊的对象

尽量直接询问患者。对危重患者或意识障碍的患者可由发病时在场者及知道病情的人代诉。对小儿患者则主要询问其父母。

2. 组织安排

组织安排指整个问诊的结构与组织，包括引言、问诊的主体（主诉、现病史、过去史、系统回顾、个人史、家族史）和结束语。询问者应按项目的序列系统地问病史，对交谈的目的、进程、预期结果应心中有数。

3. 时间顺序

指主诉和现病史中症状或体征出现的先后次序。询问者应问清症状开始的确切时间。跟踪自首发至目前的演变过程，根据时间顺序追溯症状的演进，可避免遗漏重要的资料。可用以下方式提问，例如："以后怎么样？然后又……"这样在核实所得资料的同时，可以知道事件发展的先后顺序。如有几个症状同时出现，有必要确定其先后顺序。

4. 过渡语言

指问诊时用于两个项目之间的转换的语言，是向患者说明即将讨论的新项目及其理由。

例如："今天我们一直在谈论你来看病的主要目的，现在我想问，在你过去的一些病情，为了能够了解与你此次疾病有何关系，你回忆一下从小到大得过什么病"；"你儿童时期健康情况如何？"用了这种过渡性语言，患者就不会困惑你为什么要改变话题，以及为什么要询问这些情况。

其他举例：

例 1　过渡到家族史："现在我想和你聊聊你们家族史；因为有些疾病在有血缘关系的家属中有遗传倾向的，我们需要知道这些情况。先从你的父母开始吧，他们都身体好吗？"

例 2　过渡到系统回顾："我刚才问了你很多问题，现在我想知道你全身各个系统的情况，以免遗漏，这对我知道你的整个健康状况非常重要"。

5. 问诊进度

为了使问诊进展顺利，询问者应注意倾听，不要轻易打断患者讲话，让他有足够的时间回答问题，有时允许有必要的停顿（如在回顾思索时）。为了节约时间，可以提出现成的问题，如"你能告诉我通常你是怎样度过一天的吗？"等。更不要急促地提一连串的问题，会使患者没有时间思考回答问题。如果患者不停说很多与病史无关的事，应客气地把患者引导回病史线索上来，诸如"你的这些事我可以理解，那现在请谈谈你当时胸痛的情况吧？"

6. 问题类型

（1）一般问题：常用于问诊的开始，用一般的问话获得某一方面的大量资料，让患者像讲故事一样叙述他的病情。如："你今天来，有哪里不舒服？"或者"请告诉我你的一般健康状况吧。"待获得一些信息后，再有侧重地追问一些具体问题。

（2）特殊问题：用于收集一些特定的有关细节。如"你何时开始腹痛呢？""你腹痛有多久了？""你的疼痛是锐痛还是钝痛？"提示特殊问题要求获得的信息更有针对性。为了系统有效地获得准确的资料，询问者应遵循从一般到特殊的提问进程。以下是从一般到特殊提问的各种例子。

询问者："请你告诉我，你现在哪里不舒服"？（一般提问）

患者："这几周，我的肚子一直在痛，就在这儿（指位置），在肚脐的上面。"

询问者："给我说说当时你痛的情况。"（一般提问）

患者："哦，太糟了。"

询问者；"疼痛像什么样？"（直接提问）

患者："像肚子着火样"。

询问者："痛在表面还是里面？"（直接选择提问）

患者:“里头。”

询问者:“痛的部位有变化吗?”(直接提问)

患者:“没有。”

询问者:“什么情况会加重?”(直接提问)

患者:“吃饭后会加重。”

询问者:“哪些情况可以减轻?”(直接提问)

患者:“不吃东西时候。”

开始提问时,应避免用直接或选择性问题,这样会限制患者交流传递的范围,使获取必要的资料变得困难费时。

7. 重复提问

有些时候为了核实资料,同样的问题需要多问几次,重申要点。但无计划的重复提问可能会挫伤和谐的医患关系和失去患者的信任。结合其他问诊的技能,如:归纳总结,将有助于减少重复提问。

8. 小结和记录

为防止遗漏和遗忘病史,在询问病史时,询问者对患者每一项陈述应做全面而重点地记录小结。问诊大致结束时,尽可能有重点地重述一下病史让患者听,看患者有无补充或纠正之处,以提供机会核实患者所述的病情或澄清所获信息。

9. 语言要通俗易懂

患者能够理解询问者的话,避免使用医学术语发问。如对心脏病患者问诊时,可问:“你在晚上睡觉的时候,会突然憋醒吗?”而不能问:“你有阵发性夜间呼吸困难吗?”不应使用医学术语,如“心悸”“鼻衄”“谵妄”“谵语”等。

10. 引证核实

为了收集到尽可能准确的病史,询问者应引证核实患者提供的信息。如果提供了特定的诊断和用药,就应问明该诊断是如何做出的及用药剂量等。

例1:患者:“我经常有胸痛。”

询问者:“请你再明确地说明一下是怎样的感受。”

例2:患者:“我父母都有冠心病。”

询问者:“他们怎样知道得了冠心病?”或“做了什么检查才发现有冠心病?”

11. 要抓住重点,分清主次

患者在陈述病史时,会出现主次不分,杂乱无章。因此医生在问诊病情过程中,一定要抓住重点,分清主次,对主诉和与本病有关的内容要深入问诊,对患者的陈述要分析和鉴别。

12. 要实事求是,忌主观臆断

有的患者对记忆不清的病史,回答问题顺口称“是”;有的患者对自己的病情感到恐惧,有可能隐瞒真相或夸大病情、不说实话或自己编造病情,甚至弄虚作假。对此,询问者要以实事求是的科学态度正确分析判断,发现不可靠的或含糊不清之处,要反复询问,从不同角度询问,以求获得可靠病史,切忌主观臆断,轻易下“结论”,随便告诉患者患的什么病,但也不能轻易对患者持怀疑态度。

13. 避免诱导性提问

在询问时,可有目的、有计划地提出一些问题,以引导患者供给正确而有助于诊断的资料。但必须防止暗示性套问或有意识地诱导患者提供符合询问者主观印象所要求的材料。如对腹痛的患者不应直问:“你腹痛时疼痛向右肩放射吗?”而应变换一种方式提问:“肚子痛时,疼痛对别的部位有影响吗?”这样获取的病史就比较客观、真实。

14. 鼓励患者提问

问诊时，让患者有机会提问是非常重要的，因为患者常有些疑问需要再解释，同时，也会想起一些在询问者特殊提问前不曾想到的新问题。询问者应明确地给患者机会，鼓励他提问或讨论问题。例如：询问者应对患者说明，如有疑问或者还能提供与现在正在讨论的问题有关的更多信息，就请大胆地谈，通常是在每个主要项目交谈结束时进行。

15. 承认经验不足

询问者应明白自己的知识水平与能够为患者提供情况的需要是否相称，当自己不能提供足够的信息及适当医嘱时，应承认自己经验不足，一旦患者问及自己不懂的问题时，应承认并立即设法为患者寻找答案。

16. 其他值得注意的问题

(1)隐私：对患者的“隐私”，要保密，有关泌尿生育系统病史，问诊时声音要低，语言要婉转。

(2)危重患者：在作扼要的询问和重点检查后，应立即进行抢救，待病情好转后再作详细地询问病史及其他检查，以免延误治疗。

(3)其他医院转来的病情介绍或病历摘要：应当给予足够的重视。但只能作为参考材料；还须亲自询问病史、检查，以作为诊断的依据。

(4)问诊时间要能够描述适当：一般不超过 40 min，但除了危重患者外，亦不应过于简短，低于 10 min。

(5)结束语：问诊结束之后，以结束语表明问诊结束，充分说明询问者的作用、义务；对患者的要求和希望；明确地讲明今后的诊疗计划，包括询问者和患者今后要做的工作，以及预约下一次就诊时间等。

17. 问诊方法小结

组织安排，时间顺序，巧妙过渡，进度适宜；
正确提问，耐心倾听，重复关键，小结要领；
语言通俗，核实引证，文明礼貌，仪表端正；
赞扬鼓励，同情关心，灵活启发，重点探询；
注意反馈，诚恳谦虚，鼓励提问，结束得体；
不应责备，不可诱问，不用术语，不要连问；
要点二十，必须牢记，驾轻就熟，自有捷径。

三、病历书写的格式和要求

1. 必须具备真实性、系统性和完整性。

2. 必须在规定的时间内将各项记录书写完毕。

3. 格式要规范，必须按规定的格式进行书写。

4. 计量单位必须用国家统一规定的公制名称；规范使用汉字，以【新华字典】为准，避免错别字；药物名称一律用中文，无正式中文译名的药物名称可使用外文。

5. 描述要精练，用词要恰当，要用医学术语，避免用方言、土语等使人难以理解的话。

6. 字迹要工整、清楚，病历不得涂改、补贴及空行，签名清晰。一律用黑色或蓝黑色签字笔或钢笔书写。每张用纸均需填写患者姓名、住院号、性别及用纸次序页数。

7. 任何记录均应注明年、月、日及时刻。

【模拟临床场景】

感染二科　入院记录(第1次)

姓名	牛××	性别	女	年龄	26岁	籍贯	××市
职业	职工	婚配	已婚	民族	汉族	入院时间	2020-11-15　09:00
现在住址	××市×××乡××村					病史采集时间	2020-11-15　09:00
联系人姓名	张××	与患者关系			夫妻	联系电话	0373*******
联系人住址	××市×××乡××村					病史叙述者	患者本人
过敏史	无	身份证号	41078119********			可靠程度	可靠

主诉　发现乙肝表面抗原阳性7年,间断肝功异常3年。

现病史　7年前体检时发现乙肝表面抗原阳性,当时查肝功能正常,无恶心、呕吐、腹胀、尿黄等症状,此后定期复查肝功能均正常,无不适症状,未治疗。3年前复查肝功能异常(具体不详),无特殊不适,就诊于当地医院,给予保肝治疗(具体不详),约半月肝功恢复正常,停药后,定期复查肝功仍反复异常,均于当地医院治疗,疗效欠佳。1周前复查肝功能:TBIL 6.3 μmol/L,ALT 63 U/L,AST 44 U/L,ALB 46.3 g/L,A/G 1.51。HBV-DNA:3.07×10^5 copies/mL,无恶心、厌油等不适,今为求进一步治疗入我院,门诊以"乙型病毒性肝炎(慢性轻度)"收入。发病以来,神志清,精神可,饮食、睡眠可,大小便未见异常,体重无明显变化。

既往史　平素体健,否认"结核、麻疹"等传染病史,否认"高血压、糖尿病、心脏病"等慢性病史,无手术、外伤史,无输血、献血史,无药物及食物过敏史,预防接种随当地进行。

系统回顾

呼吸系统　无慢性咳嗽、咳痰、咯血史,无呼吸困难、发绀史,无肺结核接触史。

循环系统　无心悸、胸闷、胸痛史,无浮肿、晕厥史。

消化系统　无反酸嗳气,无慢性腹痛、腹泻,无皮肤黄染。

泌尿生殖系统　无尿急、尿痛史,无血尿、浮肿史。

造血系统　无头昏、乏力史,无皮下出血、鼻衄史,无肝、脾、淋巴结肿大史。

内分泌系统及代谢　无烦渴、多饮、多食、多尿史,无食欲异常史。

神经精神系统　无头痛、晕厥、瘫痪史,无抽搐、痉挛史,无幻觉、定向力障碍、情绪异常史。

肌肉骨骼系统　无关节肿痛史,无肌肉萎缩、肢体麻木史,无骨折、脱臼史。

个人史　生长于原籍,初中文化程度,无外地长期居住史,否认疫水、疫区接触史,无物理、化学毒物接触史。无烟、酒等嗜好。否认冶游史。

婚姻史　21岁结婚,爱人身体健康,夫妻关系和睦。

月经及生育史　15岁$\frac{4\sim15\ \mathrm{d}}{28\sim30\ \mathrm{d}}$,LMP:2016-10-20,量中等,色暗红,无血块,无痛经,白带正常,孕$_1$产$_1$,足月顺产,无产后大出血及产褥感染史,无早产、无流产及死胎史。

家族史　父母均身体健康,2姐均身体健康,1子身体健康。无家族性疾病及遗传病史。

体格检查

体温 36.4 ℃,脉搏 64 次/min ,呼吸 16 次/min,血压 110/80 mmHg ,体重 52 kg。

一般状况

发育正常,营养良好,体型匀称,神志清晰,精神可,步入病房,自主体位,查体合作。

皮肤黏膜

全身皮肤红润、干燥,弹性良好,无黄染,未见皮疹及出血点。未见肝掌、蜘蛛痣,毛发分布正常。

淋巴结　全身浅表淋巴结未触及肿大。

头部及器官

头颅　无畸形,头发浓密,分布均匀。

眼无倒睫,无脱眉,眼睑无水肿,睑结膜无苍白,巩膜无黄染,眼球无突出,运动自如,两侧瞳孔对称,等大等圆,直径约 3 mm。对光反射灵敏。

耳　听力正常,外耳道无分泌物,耳郭、乳突无压痛。

鼻　通畅,无出血及异常分泌物,鼻中隔无偏曲,鼻翼无扇动,各鼻窦区无压痛。

口腔　唇色无发绀,无龋齿、义齿、缺齿,牙龈无红肿,咽无充血,扁桃体无肿大。

颈部　两侧对称,无颈强直,颈静脉无怒张,气管居中,甲状腺未触及肿大。

胸部　胸廓无畸形,乳房两侧对称,胸腹式呼吸,以胸式呼吸为主,呼吸节律规整。

肺脏

视:呼吸运动两侧对称一致。

触:两侧胸廓扩张度对称一致,语颤无增强及减弱,无胸膜摩擦感。

叩:呈清音,肺下界位于右锁骨中线第 6 肋间隙,两侧腋中线第 8 肋间,两侧肩胛线第 10 肋间,肺下界移动度约 7 cm。

听:两肺呼吸音清,未闻及干、湿性啰音及胸膜摩擦音。

心脏

视:心前区无异常隆起及凹陷,心尖搏动位于第 5 肋间左锁骨中线内 0.5 cm,搏动范围直径约 2.5 cm。

触:心尖搏动位置同上。各瓣膜区未触及震颤,无心包摩擦感及抬举样搏动。

叩:心界不大。心脏相对浊音界如下:

右侧(cm)	肋间	左侧(cm)
2.5	Ⅱ	3
2.5	Ⅲ	4
3	Ⅳ	7
	Ⅴ	8.5

注:左锁骨中线距前正中线 9 cm。

听:心率 64 次/min,心律齐,第一心音无增强及减弱,各瓣膜区未闻及杂音,未闻及心包摩擦音。

桡动脉:脉率 64 次/min,搏动有力,节律规整,无奇脉、交替脉及脉搏短绌,血管弹性良好,紧张度适中。

周围血管征:无毛细血管搏动,未闻及枪击音及杜氏双重杂音,无水冲脉及动脉异常搏动。

腹部

视:腹平坦,未见腹壁静脉曲张、胃肠型及蠕动波。

触:腹软,无抵抗,全腹无压痛及反跳痛,肝、脾肋下未触及,无液波震颤,未触及包块。

叩:呈鼓音,移动性浊音阴性,肝浊音界存在,肝区、胆囊区及双肾区无叩击痛。

听:肠鸣音 4 次/min,无血管杂音。

肛门及生殖器　无肛裂、痔疮,直肠指检括约肌紧张度正常,未发现肿物,无狭窄及压痛。阴毛分布正常,外阴发育正常。

四肢、脊柱　无畸形,活动自如,关节无红肿,双下肢无指凹陷性水肿。

神经系统　皮肤划纹征阴性,生理反射存在,病理反射未引出。

实验室及器械检查

肝功能(新乡医学院第一附属医院 2019.10.14):TBIL 6.3 μmol/L,ALT 63 U/L,AST 44 U/L,ALB 46.3 g/L,A/G 1.51。HBV-DNA(新医一附院 2019.10.01):3.07×10^5 copies/mL。

病历摘要

患者牛××,女,26 岁,以“发现乙肝表面抗原阳性 7 年,间断肝功异常 3 年”为主诉入院。7 年前体检时发现乙肝表面抗原阳性,当时查肝功能正常,无恶心、呕吐、腹胀、尿黄等症状,未在意,此后定期复查肝功能均正常,未治疗。3 年前复查肝功能异常(具体不详),无特殊不适,就诊于当地医院,给予保肝治疗(具体不详),约半月肝功恢复正常,停药后,定期复查肝功仍反复异常,均于当地医院治疗,疗效欠佳。1 周前复查肝功能:TBIL 6.3 μmol/L,ALT 63 U/L,AST 44 U/L,ALB 46.3 g/L,A/G 1.51。HBV-DNA:3.07×10^5 copies/mL,无恶心、厌油等不适,今为求进一步治疗入我院,门诊以“乙型病毒性肝炎(慢性轻度)”收入。查体:皮肤巩膜无黄染,双肺叩诊呈清音,听诊呼吸音清,未闻及干湿性啰音;心率 64 次/min,律齐,各瓣膜听诊区未闻及病理性杂音;腹平软,肝、脾肋下未触及,移动性浊音阴性,双下肢无水肿,生理反射存在,病理反射未引出。肝功能(新乡医学院第一附属医院 2019.10.14):TBIL 6.3 μmol/L,ALT 63 U/L,AST 44 U/L,ALB 46.3 g/L,A/G 1.51。HBV-DNA(新乡医学院第一附属医院 2019.10.01):3.07×10^5 copies/mL。

初步诊断:病毒性肝炎 乙型 慢性轻度。

住院医师:××
主治医师:××

第二节　发　热

【实训目标】

1. 能够描述病史采集的内容和方法。
2. 可以对发热为主诉的患者书写正确的病史采集。
3. 识别发热的病因及临床疾病鉴别诊断。
4. 知道问诊技巧及体现职业素养。
5. 尊重患者,注重人文关怀,促进爱伤观念,钻研精神的养成。

【知识回顾】

一、病因

(一)感染性发热

各种病原体如病毒、细菌、立克次体、支原体、螺旋体、真菌等引起的感染,可引起发热。

(二)非感染性发热

1. 无菌性坏死物质的吸收　如大手术后组织损伤,大面积烧伤等;癌、白血病、溶血反应等细胞破坏与组织坏死;血管栓塞或血栓引起的内脏梗死或肢体坏死。

2. 抗原-抗体反应　如风湿热,药物热等。

3. 内分泌与代谢障碍　如甲状腺功能亢进症等。

4. 皮肤散热减少　如鱼鳞癣等。

5. 体温调节中枢功能失常　也称为中枢性发热,如中暑,脑出血等。此类发热高热少汗。

6. 自主神经功能紊乱。

二、伴随症状

1. 发热伴寒战　见于大叶性肺炎、败血症、急性胆囊炎、急性肾盂肾炎、流行性脑脊髓膜炎、疟疾、钩端螺旋体病、药物热、急性溶血或输血反应等。

2. 发热伴结膜充血　麻疹、流行性出血热、斑疹伤寒、钩端螺旋体病等。

3. 发热伴单纯疱疹　口唇单纯疱疹多出现于急性发热性疾病,如大叶性肺炎、流感等。

4. 发热伴淋巴结肿大　传染性单核细胞增多症、风疹、淋巴结结核、局灶性化脓性感染,丝虫病、白血病等。

5. 发热伴肝脾肿大　传染性单核细胞增多症、病毒性肝炎、肝及胆道感染、布鲁氏菌病、疟疾、结缔组织病等。

6. 发热伴出血　重症感染及急性传染病,如流行出血热、病毒性肝炎、斑疹伤寒等。

7. 发热伴关节肿痛　败血症、猩红热、布鲁氏菌病、风湿热、结缔组织病、痛风等。

8. 发热伴皮疹　麻疹、猩红热、结缔组织病、风疹、水痘、斑疹伤寒、药物热等。

9. 发热伴昏迷　先发热后昏迷,见于流行性乙型脑炎、斑疹伤寒、流行性脑脊髓膜炎、中毒性菌痢、中暑;先昏迷后发热,见于脑出血、巴比妥类中毒等。

三、病史采集模板

1. 诱因病因　有无受凉、劳累等。

2. 主要症状特点　发热的起病时间、缓急、病程,体温数值,发热的特点(高峰出现时间、持续时间),有无加重或缓解因素。

3. 伴随症状　有无畏寒、寒战、大汗、盗汗、结膜充血、疱疹、淋巴结肿大、肝脾肿大、昏迷等。

4. 诊疗经过　是否到过医院检查和治疗、治疗经过及药效评价,特别注意应用抗生素、抗结核药物、激素等情况。

5. 一般情况　患病以来饮食、睡眠、大小便、体重变化和精神状态等。

6. 相关病史　传染病接触史、疫水疫区接触史、职业特点、(女性)流产或分娩史等。

7. 药物过敏史、手术史。

【模拟临床场景】

简要病史:患者,男性,32 岁。发热伴颈部淋巴结肿大半个月门诊就诊。
要求:作为住院医师,请围绕以上简要病史,将应该询问的患者现病史及病史的内容写在答题纸上。
时间:11 min
评分标准
一、问诊内容
(一)现病史
1. 根据主诉及相关鉴别询问
(1)发病诱因:有无劳累、外伤、受凉。
(2)发热:程度、热型,有无畏寒或寒战。
(3)淋巴结肿大:肿大淋巴结如何发现,具体部位、大小和数量,有无疼痛,是否进行性肿大。局部皮肤有无变化。其他部位淋巴结有无肿大。
(4)伴随症状:有无牙龈肿痛、咽痛、流涕和咳嗽,有无盗汗、体重减轻,有无皮肤瘙痒、出血,有无口腔溃疡、光过敏、关节痛和皮疹。
2. 诊疗经过
(1)是否曾到医院就诊,做过哪些检查:血常规、胸部 X 射线片或 CT、腹部和浅表淋巴结 B 超、淋巴结活检、骨髓细胞学检查。
(2)治疗情况:是否用过抗菌药物,疗效如何。
3. 一般情况
发病以来饮食、睡眠、大小便、体重变化和精神状态等。
(二)其他相关病史
1. 有无药物过敏史。
2. 与该病有关的其他病史:有无血液病、肿瘤、结缔组织病病史,有无结核病和病毒感染史。生活、工作环境情况,有无相关疾病家族史。
二、问诊技巧
(一)条理性强,能抓住重点。
(二)能够围绕病情询问。

【相关知识点】

一、发热的临床分度

正常成人腋下温度波动在 36 ~ 37 ℃。按发热的高低可分为①低热:37.3 ~ 38.0 ℃;②中等度热:38.1 ~ 39 ℃;③高热:39.1 ~ 41 ℃;④超高热:41 ℃以上。

二、热型

将患者不同时间测得的体温数值分别记录在体温单上,再连接各体温数值点形成体温曲线,该体温曲线称为热型。临床常见的热型有以下几种:

1. 稽留热　体温持续于 39 ~ 40 ℃以上,达数日或数周,24 h 内体温波动不超过 1 ℃。常见于肺炎球菌肺炎、伤寒及斑疹伤寒高热期。

2. 弛张热　体温持续在 39 ℃以上,但波动幅度大,24 h 内体温差别在 2 ℃以上,但均高于正常体温。常见于败血症、风湿热、重症肺结核及化脓性炎症等。

3. 间歇热　体温骤升达高峰后持续数小时,又迅速降至正常水平,无热期可持续 1 d 至数天。如此高热期与无热期(间歇期)交替出现。见于疟疾、急性肾盂肾炎等。

4. 回归热　体温骤然升至 39 ℃或以上,持续数天后又骤然下降至正常水平。高热期与无热期各持续若干天,并规律性交替一次。见于回归热、霍奇金病等。

5. 波状热　体温逐渐升高达 39 ℃或以上,数天后逐渐下降至正常水平,持续数天后又逐渐升高,如此反复多次。见于布鲁氏菌病。

6. 不规则热　发热无一定规律,可见于结核病、风湿热、支气管肺炎等。

第三节　皮肤黏膜出血

【实训目标】

1. 能够描述病史采集的内容和方法。
2. 对皮肤黏膜出血为主诉的患者书写正确的病史采集。
3. 识别皮肤黏膜出血的病因及临床疾病鉴别诊断。
4. 知道问诊技巧及体现职业素养。
5. 尊重患者,注重人文关怀,促进爱伤观念,钻研精神的养成。

【知识回顾】

一、病因

(一)血管壁功能异常

当毛细血管壁存在先天性缺陷或受损伤时不能正常地收缩发挥止血作用,而致皮肤黏膜出血,常见于:

1. 遗传性出血性毛细血管扩张症。
2. 过敏性紫癜、单纯性紫癜等。
3. 严重感染、动脉硬化等。

(二)血小板异常

当血小板数量或功能异常时,均可引起皮肤黏膜出血,常见于:

1. 血小板减少

(1)血小板生成减少,如再生障碍性贫血等。

(2)血小板破坏过多,如特发性血小板减少性紫癜。

(3)血小板消耗过多,如弥散性血管内凝血。

2. 血小板增多

(1)原发性,如原发性血小板增多症。

(2)继发性,如慢性粒细胞白血病、脾切除后等。

3. 血小板功能异常。

(三)凝血功能障碍

任何一个凝血因子缺乏或功能不足均可引起凝血障碍,导致皮肤黏膜出血。常见于:

1. 遗传性　血友病、凝血因子缺乏症等。

2. 继发性　严重肝病、尿毒症、维生素 K 缺乏等。

3. 其他　循环血液中抗凝物质增多或纤溶亢进。

二、伴随症状

1. 四肢对称性紫癜伴有关节痛及腹痛、血尿见于过敏性紫癜。

2. 紫癜伴有广泛性出血见于血小板减少性紫癜、弥散性血管内凝血等。

3. 紫癜伴有黄疸见于肝病。

4. 出血不止且有关节肿痛或畸形者见于血友病。

5. 出血伴关节炎或多系统损伤见于结缔组织病。

三、病史采集模板

1. 病因诱因　外伤、感染等。

2. 主要症状特点　出血出现的时间、部位、分布是否对称、大小、程度、持续时间、加重或缓解因素。

3. 伴随症状　是否伴发热、关节肿痛、肝脾肿大、黄疸等，是否有血尿、血便等。

4. 一般情况　发病以来饮食、睡眠、大小便、体重变化和精神状态等。

5. 诊疗经过　曾做过哪些检查和治疗，治疗是否有效。

6. 相关病史　有无传染病或传染病患者接触史、毒物接触史、外伤病史等，女性有无月经过多、职业史、家族史及遗传史中有无类似表现。

7. 药物过敏史、手术史。

【模拟临床场景】

简要病史：患者，女性，22 岁。四肢皮肤紫癜 5 d 门诊就诊。
要求：作为住院医师，请围绕以上简要病史，将应该询问的患者现病史及病史的内容写在答题纸上。
时间：11 min
评分标准
一、问诊内容
（一）现病史
1. 根据主诉及相关鉴别询问
（1）发病诱因：有无进食鱼、虾、鸡蛋等异种蛋白食物和服用药物，有无感染，有无虫咬、受凉、外伤。
（2）皮肤紫癜：起病缓急、程度，具体颜色及其变化、数量、大小、是否高出皮面，有无瘙痒。其他部位皮肤有无类似情况。
（3）伴随症状：有无腹痛、腰痛、血便或黑便，有无血尿、四肢关节肿痛、有无发热、鼻出血、牙龈出血。
2. 诊疗经过
（1）是否曾到医院就诊，做过哪些检查：血常规、尿常规、粪常规及隐血、凝血功能。
（2）治疗情况：是否用过止血药或抗过敏药物，疗效如何。
3. 一般情况
发病以来饮食、睡眠、大小便、体重变化和精神状态等。

(二)其他相关病史
1. 有无药物和食物过敏史。
2. 与该病有关的其他病史,如有无类似发作史、有无出血性疾病、过敏性疾病及肝、肾疾病病史。生活、工作环境情况,月经及婚育史,有无出血性疾病家族史。
二、问诊技巧
(一)条理性强,能抓住重点。
(二)能够围绕病情询问。

【相关知识点】

皮肤黏膜出血多表现为血液淤积于皮肤或黏膜下,形成红色或暗红色斑,压之不褪色,视出血面积大小可分为瘀点(亦称出血点,直径不超过 2 mm)、紫癜(直径 3 ~5 mm)和瘀斑(直径大于 5 mm)。

第四节 疼 痛

头 痛

【实训目标】

1. 能够描述病史采集的内容和方法。
2. 对疼痛为主诉的患者书写正确的病史采集。
3. 识别疼痛的病因及临床疾病鉴别诊断。
4. 知道问诊技巧及体现职业素养。
5. 尊重患者,注重人文关怀,促进爱伤观念,钻研精神的养成。

【知识回顾】

一、病因

1. 颅脑病变 颅脑各种感染性疾病、占位性病变、血管病变、颅脑外伤及其他神经血管功能紊乱所致头痛。

2. 颅外病变 颅骨、颈部先天性畸形及肿瘤、头面部神经痛如三叉神经痛等。

3. 全身性疾病 各种急性全身性感染、中毒、心脑血管病、神经精神性疾病影响颅内均可引起头痛。

二、伴随症状

1. 头痛伴脑膜刺激征者提示有脑膜炎或蛛网膜下腔出血。
2. 头痛伴剧烈呕吐者提示颅内压增高。
3. 头痛伴眩晕提示小脑肿瘤、椎-基底动脉供血不足。
4. 头痛伴发热者常见于全身性感染性疾病。
5. 头痛伴视力障碍者可见于青光眼或脑瘤。
6. 慢性进行性头痛伴精神症状者应注意颅内肿瘤。

7. 慢性头痛突然加剧并有意识障碍者提示可能发生脑疝。
8. 头痛伴癫痫病发作者可见于脑血管畸形、脑瘤、颅内寄生虫病。
9. 头痛伴神经功能紊乱症状者可能为神经功能性头痛。

三、病史采集模板

1. 病因诱因　劳累、情绪波动、外伤等。
2. 主要症状特点　疼痛出现时间、部位、范围、性质、程度、持续时间、加重或缓解因素。
3. 伴随症状　是否伴发热、呕吐、眩晕、焦虑、失眠、视力改变等。
4. 一般情况　发病以来饮食、睡眠、大小便、体重变化和精神状态等。
5. 诊疗经过　曾做过哪些检查和治疗、治疗是否有效。
6. 相关病史　有无高血压、癫痫、颅脑外伤病史等,家族史及遗传史。
7. 药物过敏史、手术史。

【模拟临床场景】

简要病史:患者,男性,72 岁。间断头痛 10 年,呼吸困难 2 d 门诊就诊。既往“高血压”病史 10 年。
要求:作为住院医师,请围绕以上简要病史,将应该询问的患者现病史及病史的内容写在答题纸上。
时间:11 min
评分标准
一、问诊内容
(一)现病史
1. 根据主诉及相关鉴别询问
(1)发病诱因:有无劳累、受凉、精神紧张,服用药物。
(2)头痛:出现的缓急,部位与范围、性质、程度,发作频率及持续时间,与血压的关系,加重和缓解因素。
(3)呼吸困难:发作时间及程度,发病缓急,是阵发性还是持续性,有无夜间发作,加重和缓解因素(与活动及体位的关系)。
(4)伴随症状:有无乏力、头晕、耳鸣、呕吐、意识障碍及肢体活动障碍。有无心悸、胸闷、胸痛,有无双下肢水肿。
2. 诊疗经过
(1)是否曾到医院就诊,做过哪些检查:心电图、肾功能。
(2)治疗情况:是否用过药物治疗,疗效如何。
3. 一般情况
发病以来饮食、睡眠、大小便、体重变化和精神状态等。
(二)其他相关病史
1. 有无药物过敏史。
2.“高血压”的具体情况及治疗情况。
3. 与该病有关的其他病史:有无慢性肺部疾病。心脏病。脑血管疾病病史,有无慢性肾病、糖尿病病史。有无烟酒嗜好。
二、问诊技巧
(一)条理性强,能抓住重点。
(二)能够围绕病情询问。

【相关知识点】

头疼的性质：

1. 疼痛剧烈 三叉神经痛、偏头痛、脑膜刺激。

2. 轻度痛、中度痛 脑肿瘤。

3. 搏动性疼痛 高血压性、血管性及发热性疾病。

4. 电击样痛、刺痛 神经痛。

5. 重压感、紧箍感或钳夹样痛 肌肉收缩性疼痛。

胸 痛

【实训目标】

1. 能够描述病史采集的内容和方法。

2. 对胸痛为主诉的患者书写正确的病史采集。

3. 识别胸痛的病因及临床疾病鉴别诊断。

4. 知道问诊技巧及体现职业素养。

5. 尊重患者，注重人文关怀，促进爱伤观念，钻研精神的养成。

【知识回顾】

一、病因

1. 胸壁疾病 如皮下蜂窝织炎、带状疱疹、肋间神经炎、肋骨骨折等。

2. 心脏与大血管 如心绞痛、急性冠脉综合征、急性心肌梗死、心肌炎。

3. 呼吸系统疾病 如胸膜炎、自发性气胸、肺炎、肺癌等。

4. 纵隔疾病 如纵隔肿瘤、食管裂孔疝等。

5. 其他 膈下脓肿等。

二、伴随症状

1. 胸痛伴有咳嗽、咳痰和(或)发热，常见于气管、支气管和肺部感染。

2. 胸痛伴呼吸困难，常提示病变累及范围较大，如大叶性肺炎、自发性气胸、渗出性胸膜炎和肺栓塞等。

3. 胸痛伴咯血，主要见于肺栓塞、支气管肺癌、结核等。

4. 胸痛伴苍白、大汗、血压下降或休克，多见于心肌梗死、夹层动脉瘤、主动脉窦瘤破裂和大块肺栓塞。

5. 胸痛伴吞咽困难，多提示食管疾病，如反流性食管炎等。

三、病史采集模板

1. 病因诱因 外伤、感染、劳累、运动等。

2. 主要症状特点 起病缓急、程度，胸痛部位、范围、性质、有无放射痛、持续时间，影响疼痛的因素(体力活动、精神紧张)和呼吸、咳嗽、体位、吞咽有无关系。

3. 伴随症状 有无发热、咳嗽、咳痰、咯血、吞咽困难、呼吸困难、休克表现等。

4. 一般情况 发病以来饮食、睡眠、大小便、体重变化和精神状态等。

5. 诊疗经过 曾做过哪些检查和治疗，检查和治疗的结果。

6. 相关病史　既往有无类似发作史，有无高血压、高血脂、糖尿病、心脏病、结核病病史，有无烟酒嗜好、家族中有无类似病史。

7. 药物过敏史、手术史。

【模拟临床场景】

简要病史：患者，男性，63 岁。反复发作胸痛 1 年，加重伴呼吸困难。
要求：作为住院医师，请围绕以上简要病史，将应该询问的患者现病史及病史的内容写在答题纸上。
时间：11 min
评分标准
一、问诊内容
(一)现病史
1. 根据主诉及相关鉴别询问
(1)发病诱因：有无劳累、情绪激动、饱餐、用力排便。
(2)胸痛：部位、性质、程度，有无放射，发作频率及持续时间，加重和缓解因素(与活动、体位及呼吸的关系)。
(3)呼吸困难：发生的缓急，阵发性还是持续性，有无夜间发作，加重和缓解因素(与活动及体位的关系)。
(4)伴随症状：有无心悸。有无发热、咳嗽、咳痰、咯血。有无反酸、烧心、腹胀。有无头晕、晕厥。有无少尿、双下肢水肿。
2. 诊疗经过
(1)是否曾到医院就诊，做过哪些检查：心电图、胸部 X 射线片、心肌损伤标志物。
(2)治疗情况：是否用过硝酸甘油，疗效如何。
3. 一般情况
发病以来饮食、睡眠、大小便、体重变化和精神状态等。
(二)其他相关病史
1. 有无药物过敏史。
2. 与该病有关的其他病史：有无高血压、心律失常、血脂异常、糖尿病病史，有无慢性阻塞性肺疾病病史。有无烟酒嗜好。有无冠心病家族史。
二、问诊技巧
(一)条理性强，能抓住重点。
(二)能够围绕病情询问。

【相关知识点】

胸痛的特点：

1. 自发性气胸　多见于青壮年，呈撕裂样疼痛，常因咳嗽或呼吸而加剧。

2. 结核性胸膜炎、心包炎　多见于青壮年，呈隐痛、钝痛、刺痛，常因咳嗽或呼吸而加剧。

3. 心绞痛　多发于 40 岁以上，呈压榨样痛，持续时间短暂，休息或含服硝酸酯类药后缓解。

4. 心肌梗死　多发于 40 岁以上，呈压榨样痛，有濒死感，持续时间长，休息或含服硝酸酯类药后不易缓解。

5. 肋间神经痛　呈刀割样、触电样灼痛，多服用止痛药可短暂缓解。

腹 痛

【实训目标】

1. 能够描述病史采集的内容和方法。

2. 对腹痛为主诉的患者书写正确的病史采集。

3. 识别腹痛的病因及临床疾病鉴别诊断。

4. 知道问诊技巧及体现职业素养。

5. 尊重患者,注重人文关怀,促进爱伤观念,钻研精神的养成。

【知识回顾】

一、病因

(一)急性腹痛

1. 腹膜及腹壁疾病 如胃肠穿孔引起的腹膜炎,腹壁带状疱疹等。

2. 腹腔器官急性炎症 如急性胃炎、急性肠炎、急性胰腺炎、急性胆囊炎等。

3. 空腔脏器阻塞或扩张 如肠梗阻、胆道结石、胆道蛔虫症、输尿管结石等。

4. 脏器扭转或破裂 如肠扭转、肝破裂、脾破裂、异位妊娠破裂等。

5. 腹腔内血管阻塞 如缺血性肠病、夹层腹主动脉瘤等。

6. 胸腔疾病所致的腹部牵涉性痛 如心肌梗死等。

7. 全身性疾病所致的腹痛 如腹型过敏性紫癜。

(二)慢性腹痛

1. 腹腔内脏器的慢性炎症 如反流性食管炎、慢性胃炎、慢性胰腺炎、结核性腹膜炎,溃疡性结肠炎,胃、十二指肠溃疡等。

2. 空腔脏器的张力变化 如胃肠痉挛等。

3. 腹腔内脏器的扭转或梗阻 如慢性胃、肠扭转。

4. 脏器包膜的牵张 如肝淤血、肝脓肿、肝癌等。

5. 腹部肿瘤。

6. 胃肠神经功能紊乱 如胃肠神经症。

二、伴随症状

1. 腹痛伴有发热、寒战者提示炎症存在。

2. 腹痛伴黄疸者多为肝胆或胰腺疾病。

3. 腹痛伴休克,同时有贫血者可能是脾或异位妊娠破裂;无贫血者可能为胃肠穿孔、绞窄性肠梗阻、肠扭转、急性出血坏死性胰腺炎。

4. 腹痛伴呕吐者提示食管、胃肠病变,伴反酸、嗳气者提示胃十二指肠病变或胃炎。

5. 腹痛伴血尿者可能为泌尿系疾病。

三、病史采集模板

1. 病因诱因 外伤、不洁饮食、暴饮暴食等。

2. 主要症状特点 发作急缓、病程、部位、性质、范围、发生时间(餐前、餐后),与进食、体位的关系。

3. 伴随症状　有无腹泻、便秘、恶心呕吐、泛酸，有无血尿、尿痛、皮肤、巩膜有无黄染。
4. 一般情况　发病以来饮食、睡眠、大小便、体重变化和精神状态等。
5. 诊疗经过　发病以来是否到医院检查过，曾做过哪些检查和治疗、治疗是否有效。
6. 相关病史　既往有无类似发作史，有无消化系统病史，有无尿路结石史、妇科病史。
7. 药物过敏史、手术史。

【模拟临床场景】

简要病史：患者，女性，40 岁。间断上腹胀、腹痛 2 年，再发伴呕吐 2 天门诊就诊。
要求：作为住院医师，请围绕以上简要病史，将应该询问的患者现病史及病史的内容写在答题纸上。
时间：11 min
评分标准
一、问诊内容
（一）现病史
1. 根据主诉及相关鉴别询问
（1）发病诱因：有无饮食不当（进食不洁饮食、刺激性食物）劳累、季节因素、服用药物、精神因素。
（2）腹痛：具体部位、程度，与进食、排便排气的关系，加重和缓解因素。
（3）腹泻：具体部位、性质、程度，有无节律性（与进食的关系），有无放射，发作频率及持续时间，加重和缓解因素，腹痛与腹胀及呕吐的关系。
（4）呕吐：发生急缓、频率、性质、呕吐物颜色、量、气味，有无宿食，加重和缓解因素。
（5）伴随症状：有无反酸、烧心，有无腹泻、便血、停止排气排便。有无少尿、尿黄，有无发热、心悸。
2. 诊疗经过
（1）是否曾到医院就诊，做过哪些检查：血常规、肝肾功能、腹部 B 超、胃镜。
（2）治疗情况：是否用过止吐药、胃黏膜保护剂、抑酸剂或抗酸剂治疗，疗效如何。
3. 一般情况
发病以来饮食、睡眠、大小便、体重变化和精神状态等。
（二）其他相关病史
1. 有无药物过敏史。
2. 与该病有关的其他病史：有无消化性溃疡或肝、胆、胰疾病及肿瘤病史。有无腹部手术或外伤史。有无疫区居住史。有无烟酒嗜好。月经与婚育史。有无肿瘤家族史。
二、问诊技巧
（一）条理性强，能抓住重点。
（二）能够围绕病情询问。

【相关知识点】

一、腹痛的机制

1. 内脏性腹痛　疼痛部位不确切，接近腹中线，常伴有恶心、呕吐、出汗等其他自主神经兴奋症状。
2. 躯体性腹痛　定位准确，可在腹部一侧，程度剧烈而持续，可有局部腹肌强直。
3. 牵涉痛　定位明确，有压痛、肌紧张及感觉过敏等。

二、腹痛的性质和程度

1. 突发的中上腹剧烈刀割样痛或烧灼样痛多为胃、十二指肠溃疡穿孔。
2. 中上腹持续性隐痛多为慢性胃炎或胃、十二指肠溃疡。
3. 上腹部持续性钝痛或刀割样疼痛呈阵发性加剧多为急性胰腺炎。
4. 持续性、广泛性剧烈腹痛伴腹壁肌紧张或板样强直,提示急性弥漫性腹膜炎。

关节痛

【实训目标】

1. 能够描述病史采集的内容和方法。
2. 对关节痛为主诉的患者书写正确的病史采集。
3. 识别关节痛的病因及临床疾病鉴别诊断。
4. 知道问诊技巧及体现职业素养。
5. 尊重患者,注重人文关怀,促进爱伤观念,钻研精神的养成。

【知识回顾】

一、病因

1. 损伤

(1)急性损伤:因外力碰撞血管破裂出血,组织液渗出,关节肿胀疼痛。

(2)慢性损伤:持续的慢性机械损伤、急性外伤后关节面破损留下粗糙瘢痕、关节长期负重、关节活动过度等造成的关节软骨和关节面的损伤。

2. 感染 如外伤、败血症、关节邻近骨髓炎、关节穿刺时消毒不严,造成细菌侵入关节内。

3. 变态反应和自身免疫 如类风湿关节炎。

4. 退行性关节病。

5. 代谢性骨病。

6. 骨关节肿瘤。

二、伴随症状

1. 关节痛伴高热畏寒、局部红肿 见于化脓性关节炎。
2. 关节痛伴低热、乏力盗汗、消瘦 见于结核性关节炎。
3. 全身小关节对称性疼痛、伴有晨僵和关节畸形 见于类风湿性关节炎。
4. 关节疼痛呈游走性、伴有心肌炎、舞蹈病 见于风湿热。
5. 关节痛伴有血尿酸升高、同时有局部红肿 见于痛风。
6. 关节痛伴有皮肤红斑、光过敏、低热和多器官损害 见于系统性红斑狼疮。
7. 关节痛伴有皮肤紫癜、腹痛腹泻 见于关节受累型过敏性紫癜。

三、病史采集模板

1. 病因诱因 外伤、受凉、服用药物等。

2. 主要症状特点 起病急缓、病程、性质(是否游走性、对称性)、程度,与天气、活动的关系。

3. 伴随症状 是否有发热、皮疹、肌肉疼痛、肌无力、肌萎缩、关节畸形,有无淋巴结肿大、肝脾肿大。

4. 一般情况　发病以来饮食、睡眠、大小便、体重变化和精神状态等。

5. 诊疗经过　曾做过哪些检查和治疗、非甾体类解热镇痛药、激素、抗生素治疗情况，治疗是否有效。

6. 相关病史　既往有无类似发作史、关节外伤史、关节感染史、结核史、风湿史、职业史（运动、负重）。

7. 药物过敏史，手术史。

【模拟临床场景】

简要病史：患者，女性，35 岁。面部红斑、关节肿痛 3 个月门诊就诊。
要求：作为住院医师，请围绕以上简要病史，将应该询问的患者现病史及病史的内容写在答题纸上。
时间：11 min
评分标准
一、问诊内容
（一）现病史
1. 根据主诉及相关鉴别询问
（1）发病诱因：有无外伤、感染、服用药物、长时间日光照射或接触化学制剂。
（2）面部红斑：外形、范围、左右是否对称，局部有无不适（如疼痛、瘙痒），与日晒的关系。其他部位有无皮疹。
（3）关节肿痛：部位、性质、程度、出现时间，持续时间，皮温，有无关节变形、皮肤发红，加重和缓解因素。
（4）伴随症状：有无发热、有无口腔溃疡、脱发，有无口干、眼干、有无皮肤黏膜出血，有无心悸、水肿。
2. 诊疗经过
（1）是否曾到医院就诊，做过哪些检查：血常规、尿常规、类风湿性因子、血沉、自身抗体相关检查。
（2）治疗情况：是否用过非甾体抗炎药或糖皮质激素类药物治疗，疗效如何。
3. 一般情况
发病以来饮食、睡眠、大小便、体重变化和精神状态等。
（二）其他相关病史
1. 有无药物过敏史，有无光过敏史。
2. 与该病有关的其他病史：有无心脏病、肾病和出血性疾病病史，有无皮肤病病史。月经与婚育史。有无遗传性疾病家族史。
二、问诊技巧
（一）条理性强，能抓住重点。
（二）能够围绕病情询问。

【相关知识点】

关节痛的分类及临床表现：

1. 外伤性关节痛　即外伤后出现受损关节疼痛、肿胀和功能障碍等。

2. 化脓性关节炎　全身中毒症状明显，病变关节红、肿、热、痛。

3. 结核性关节炎　脊柱最常见，早期症状和体征不明显，活动期常有疲劳低热、盗汗及食欲下降，晚期有关节畸形和功能障碍。

4. 风湿性关节炎　病变关节出现红、肿、热、痛，呈游走性，肿胀时间短消失快，一般不留下关节僵直和畸形改变。

5. 类风湿关节炎　多由一个关节起病，以手中指间关节首发疼痛，病变关节多有活动受限和晨僵感。

腰背痛

【实训目标】

1. 能够描述病史采集的内容和方法。

2. 对腰背痛为主诉的患者书写正确的病史采集。

3. 识别腰背痛的病因及临床疾病鉴别诊断。

4. 知道问诊技巧及体现职业素养。

5. 尊重患者，注重人文关怀，促进爱伤观念，钻研精神的养成。

【知识回顾】

一、病因

1. 损伤性

(1)急性损伤：因各种直接或间接暴力，肌肉拉力所致的腰椎骨折，脱位或腰肌软组织损伤。

(2)慢性损伤：工作时的不良体位，劳动姿势，搬运重物等引起的慢性累积性损伤。在遇到潮湿寒冷等物理性刺激后极易发生腰背痛。

2. 炎症性

(1)感染性：可见于结核菌，化脓菌或伤寒菌对腰部及软组织的侵犯形成感染性炎症。

(2)无菌性炎症：寒冷、潮湿、变态反应和重手法推拿可引起骨及软组织炎症。导致骨膜、韧带、筋膜和肌纤维的渗出、肿胀变性。

3. 退行性变。

4. 先天畸形。

5. 肿瘤性。

二、伴随症状

1. 腰背痛伴脊柱畸形，外伤后畸形则多因脊柱骨折，错位所致；自幼则有畸形多为先天性脊柱疾病所致；缓慢起病者见于脊柱结核和强直性脊柱炎。

2. 腰背痛伴有活动受限，见于脊柱外伤、强直性脊柱炎、腰背部软组织急性扭挫伤。

3. 腰背痛伴长期低热，见于脊柱结核、类风湿性关节炎；伴高热者见于化脓性脊柱炎和椎旁脓肿。

4. 腰痛伴尿频、尿急，见于尿路感染、前列腺炎或前列腺肥大；腰背剧痛伴血尿，见于肾或输尿管结石。

5. 腰痛伴嗳气，反酸上腹胀痛，见于胃、十二指肠溃疡或胰腺病变。

6. 腰痛伴腹泻或便秘，见于溃疡性结肠炎或克罗恩病。

7. 腰痛伴月经异常、痛经、白带过多，见于宫颈炎、盆腔炎、卵巢及附件炎症或肿瘤。

三、病史采集模板

1. 病因诱因　外伤、用力不当、受凉等。

2. 主要症状特点　起病急缓、病程、性质、程度，和天气、活动关系。

3. 伴随症状　是否有脊柱畸形、活动受限,是否有低热、盗汗,是否有尿痛、血尿、月经异常(女性)。

4. 一般情况　发病以来饮食、睡眠、大小便、体重变化和精神状态等。

5. 诊疗经过　发病以来是否到医院检查过,曾做过哪些检查和治疗、治疗是否有效。

6. 相关病史　有无外伤史、结核病史、风湿病史、结石病史。

7. 药物过敏史、手术史。

【模拟临床场景】

简要病史:患者,女性,60 岁。间断腰痛半年,突发加重 10 h 急诊就诊。
要求:作为住院医师,请围绕以上简要病史,将应该询问的患者现病史及病史的内容写在答题纸上。
时间:11 min
评分标准
一、问诊内容
(一)现病史
1. 根据主诉及相关鉴别询问
(1)发病诱因:有无劳累、负重、剧烈运动、外伤、感染。
(2)腰痛:起病缓急,具体部位、性质、程度,有无反射,呈持续性还是阵发性,加重和缓解因素(与体位及活动的关系)。
(3)腰痛突发加重情况:较前有何变化。
(4)伴随症状:有无发热、有无双下肢感觉活动障碍;有无血尿、尿频、尿急、尿痛、尿量变化,有无腹痛,有无其他关节疼痛。
2. 诊疗经过
(1)是否曾到医院就诊,做过哪些检查:尿常规、腹部及泌尿系统 B 超、腰椎 X 射线片或腹部 X 射线平片。
(2)治疗情况:是否用过止痛药物,疗效如何。
3. 一般情况
发病以来饮食、睡眠、大小便、体重变化和精神状态等。
(二)其他相关病史
1. 有无药物过敏史。
2. 与该病有关的其他病史　有无腹部手术史,有无妇科疾病病史,有无肾脏疾病、尿路结石、腰椎疾病、肿瘤病史。月经与婚育史。
二、问诊技巧
(一)条理性强,能抓住重点。
(二)能够围绕病情询问。

【相关知识点】

引起腰背痛的常见疾病:

1. 脊椎病变　脊椎骨折、椎间盘突出、增生性脊柱炎、结核性脊柱炎、化脓性脊柱炎、脊椎肿瘤等。

2. 脊柱旁组织病变　腰肌劳损、腰肌纤维组织炎。

3. 脊神经根病变　脊髓压迫症、蛛网膜下腔出血、腰骶神经根炎等。

4. 内脏疾病引起的腰背痛　泌尿系统疾病、盆腔器官疾病。

第五节　咳嗽与咳痰

【实训目标】

1. 能够描述病史采集的内容和方法。
2. 对咳嗽咳痰为主诉的患者书写正确的病史采集。
3. 识别咳嗽咳痰的病因及临床疾病鉴别诊断。
4. 知道问诊技巧及体现职业素养。
5. 尊重患者，注重人文关怀，促进爱伤观念，钻研精神的养成。

【知识回顾】

一、病因

1. 呼吸道疾病　为最常见的病因。各种理化因子如冷热空气等、异物、出血、炎症、肿瘤等刺激。
2. 胸膜疾病　见于各种炎症、肿瘤和刺激如自发性气胸、血胸等。
3. 心血管疾病　如二尖瓣狭窄或左心功能不全、肺栓塞等。
4. 胃食管反流病　由于抗反流机制减弱，反流物的刺激与损伤，少数患者以咳嗽、咳痰为首发症状。
5. 中枢神经因素　脑炎、脑膜炎也可引起咳嗽。

二、伴随症状

1. 咳嗽伴发热，常见于呼吸道感染、肺结核、肺脓肿等。
2. 咳嗽伴胸痛，见于肺炎、胸膜炎、支气管肺癌、自发性气胸等。
3. 咳嗽伴呼吸困难，见于喉部疾病、阻塞性肺气肿、支气管哮喘、大量胸腔积液、气胸、肺淤血、肺水肿等。
4. 咳嗽伴咯血，见于肺结核、支气管扩张症、肺脓肿、肺癌、二尖瓣狭窄等。
5. 咳嗽伴有杵状指(趾)，主要见于支气管扩张症、肺脓肿与脓胸。
6. 咳嗽伴哮鸣音，见于支气管哮喘、喘息型支气管炎、心源性哮喘、气管与支气管异物等。

三、病史采集模板

1. 病因诱因　受凉、淋雨、感冒等。
2. 主要症状特点　发病缓急，时间长短，咳嗽节律、音色与影响因素，痰的颜色、性状、量、气味、是否带血。
3. 伴随症状　有无发热、胸痛、呼吸困难、咯血、有无杵状指。
4. 一般情况　发病以来饮食、睡眠、大小便、体重变化和精神状态等。
5. 诊疗经过　发病以来是否到医院就诊过，曾做哪些检查和治疗，治疗是否有效。
6. 相关病史　职业特点，生活环境，吸烟史，既往呼吸系统与心血管系统病史。
7. 药物过敏史、手术史。

【模拟临床场景】

简要病史:患者,女孩,10 岁。咳嗽、咳痰、发热 10 d 门诊就诊。
要求:作为住院医师,请围绕以上简要病史,将应该询问的患者现病史及病史的内容写在答题纸上。
时间:11 min
评分标准
一、问诊内容
(一)现病史
1. 根据主诉及相关鉴别询问
(1)发病诱因:有无受凉、疲劳。
(2)咳嗽:性质、程度、音色、加重和缓解因素。
(3)咳痰:痰的性状和量、颜色气味等。
(4)发热:程度、规律、有无寒战。
(5)伴随症状:有无流涕、咽痛、呕吐,有无气促、胸痛、咯血,有无皮疹。
2. 诊疗经过
(1)是否曾到医院就诊,做过哪些检查:血常规、CRP、胸部 X 射线片。
(2)治疗情况:是否用过抗菌药物,退热药物,疗效如何。
3. 一般情况
发病以来饮食、睡眠、大小便、体重变化和精神状态等。
(二)其他相关病史
1. 生长发育情况。
2. 有无药物过敏史,预防接种史。
3. 与该病有关的其他病史;有无反复心肺疾病病史,有无传染病接触史,有无类似疾病家族史。
二、问诊技巧
(一)条理性强,能抓住重点。
(二)能够围绕病情询问。

【相关知识点】

一、咳嗽的性质

1. 咳嗽无痰或痰量极少　称为干性咳嗽。常见于急性或慢性咽喉炎、急性支气管炎等。
2. 咳嗽伴有咳痰　称为湿性咳嗽。常见于慢性支气管炎、支气管扩张、肺炎等。

二、咳嗽的时间与规律

1. 发作性咳嗽　见于百日咳、支气管结核、变异性哮喘等。
2. 长期慢性咳嗽　见于慢性支气管炎、支气管扩张、肺结核等。
3. 夜间咳嗽　常见于左心衰竭和肺结核患者。

三、痰的性质和痰量

1. 黏液性痰　多见于急性支气管炎、支气管哮喘及大叶性肺炎等。
2. 浆液性痰　多见于肺水肿。
3. 脓性痰　多见于化脓性细菌性下呼吸道感染。

第六节　咯　血

【实训目标】

1. 能够描述病史采集的内容和方法。
2. 对咯血为主诉的患者书写正确的病史采集。
3. 识别咯血的病因及临床疾病鉴别诊断。
4. 知道问诊技巧及体现职业素养。
5. 尊重患者，注重人文关怀，促进爱伤观念，钻研精神的养成。

【知识回顾】

一、病因

以呼吸系统和循环系统疾病为主。

1. 支气管疾病　常见有支气管扩张、支气管肺癌、支气管结核和慢性支气管炎等。其发生机制主要是炎症、肿瘤、结石致支气管黏膜或毛细血管通透性增加，或黏膜下血管破裂所致。
2. 肺部疾病　常见有肺结核、肺炎、肺脓肿等。
3. 心血管疾病　较常见于二尖瓣狭窄，其次为先天性心脏病所致肺动脉高压或原发性肺动脉高压，另有肺栓塞等。
4. 其他　血液病、某些急性传染病、风湿性疾病等。

二、伴随症状

1. 咯血伴发热　多见于肺结核、肺炎、肺脓肿、流行性出血热、钩端螺旋体病、支气管肺癌等。
2. 咯血伴胸痛　多见于肺炎球菌肺炎、肺结核、肺栓塞梗死、支气管肺癌等。
3. 咯血伴呛咳　多见于支气管肺癌、支原体肺炎等。
4. 咯血伴脓痰　多见于支气管扩张、肺脓肿、空洞性肺结核继发细菌感染等。
5. 咯血伴皮肤黏膜出血　可见于血液病、风湿病及钩端螺旋体病和流行性出血热等。
6. 咯血伴杵状指　多见于支气管扩张、肺脓肿、支气管肺癌。
7. 咯血伴黄疸　多见于钩端螺旋体病、肺炎球菌肺炎、肺栓塞等。

三、病史采集模板

1. 病因诱因　外伤、呼吸道感染等。
2. 主要症状特点　咯血程度、持续时间。咯血的量、颜色和性状。
3. 伴随症状　有无发热、盗汗、胸痛、呼吸困难、咳嗽、咳痰、有无皮肤黏膜出血。
4. 一般情况　发病以来饮食、睡眠、大小便、体重变化和精神状态等。
5. 诊疗经过　发病以来是否到医院就诊过、曾做过哪些检查和治疗、治疗是否有效。

6. 相关病史　既往有无类似病史、既往有无心肺疾病、有无血液病、有无结核病史及结核患者接触史、吸烟史、职业特点。

7. 有无药物过敏史、手术史。

【模拟临床场景】

简要病史:患者,男性,58 岁。咳嗽 1 个月,间断咯血 1 周门诊就诊。
要求:作为住院医师,请围绕以上简要病史,将应该询问的患者现病史及病史的内容写在答题纸上。
时间:11 min
评分标准
一、问诊内容
(一)现病史
1. 根据主诉及相关鉴别询问
(1)发病诱因:有无受凉、劳累。
(2)咳嗽:性质、音色、程度,发生的时间和规律,加重或缓解因素。有无咳痰。
(3)咯血:急缓、性状、颜色和量。发作频率及持续时间。
(4)伴随症状:有无声音嘶哑,有无发热、盗汗,有无心悸、晕厥,有无其他部位出血,有无下肢水肿。
2. 诊疗经过
(1)是否曾到医院就诊,做过哪些检查:胸部 X 射线片(或 CT)、疾病原学及细胞学检查、支气管镜。
(2)治疗情况:是否用过抗菌、止咳、止血药物治疗,疗效如何。
3. 一般情况
发病以来饮食、睡眠、大小便、体重变化和精神状态等。
(二)其他相关病史
1. 有无药物过敏史。
2. 与该病有关的其他病史:有无肺结核及其他慢性肺部疾病病史,有无心脏病、糖尿病、肿瘤、血液病病史。工作性质及环境。有无到过疫区。有无烟酒嗜好。
二、问诊技巧
(一)条理性强,能抓住重点。
(二)能够围绕病情询问。

【相关知识点】

一、咯血量的分类

每日咯血在 100 mL 以内为少量;100 ~ 500 mL 为中等量;500 mL 以上或者一次咯血 100 ~ 500 mL 为大量。

二、咯血的颜色和性状

1. 咯鲜红色血　多见于因肺结核、支气管扩张、肺脓肿和出血性疾病所致。
2. 咯铁锈色痰　多见于典型的肺炎球菌肺炎。
3. 咯砖红色胶冻样痰　多见于典型的克雷伯杆菌肺炎。

4. 咯暗红色血　多见于二尖瓣狭窄所致。

5. 咯浆液性粉红色泡沫痰　多见于左心衰竭所致。

第七节　呼吸困难

【实训目标】

1. 能够描述病史采集的内容和方法。

2. 对呼吸困难为主诉的患者书写正确的病史采集。

3. 识别呼吸困难的病因及临床疾病鉴别诊断。

4. 知道问诊技巧及体现职业素养。

5. 尊重患者，注重人文关怀，促进爱伤观念，钻研精神的养成。

【知识回顾】

一、病因

1. 呼吸系统疾病　如气道阻塞、肺脏疾病、胸壁及胸廓疾患、神经肌肉疾病、膈运动受限等。

2. 循环系统疾病　各种原因所致的心力衰竭、心包积液、缩窄性心包炎等。

3. 中毒　酸中毒，如尿毒症、糖尿病酮症酸中毒以及药物化学物质中毒等。

4. 血液病　如重度贫血、高铁血红蛋白血症等。

5. 神经精神因素　如颅脑外伤、脑肿瘤、脑膜炎症致呼吸中枢功能障碍，心理因素所致呼吸困难等。

二、伴随症状

1. 呼吸困难伴有哮鸣音　见于支气管哮喘、心源性哮喘。

2. 呼吸困难伴意识障碍　见于脑出血、脑膜炎、休克型肺炎、尿毒症、糖尿病酮症酸中毒、肺性脑病、急性中毒等。

3. 呼吸困难伴胸痛　见于大叶性肺炎、急性渗出性胸膜炎、肺梗死、急性心肌梗死、支气管肺癌等。

4. 呼吸困难伴发热　见于肺炎、肺脓肿、肺结核、胸膜炎、急性心包炎等感染性疾病。

5. 呼吸困难伴有咳嗽、脓痰　见于慢性支气管炎、阻塞性肺气肿并发感染、化脓性肺炎、肺脓肿等。

6. 呼吸困难伴大量泡沫样痰　见于急性左心衰竭和有机磷中毒。

三、病史采集模板

1. 病因诱因　外伤、活动、呼吸道感染等。

2. 主要症状特点　起病急缓、程度、性质（是吸气性、呼气性），加重、缓解因素，和体位、活动的关系。

3. 伴随症状　有无发热、有无胸痛、咳嗽、咳痰、咯血等。

4. 一般情况　发病以来饮食、睡眠、大小便、体重变化和精神状态等。

5. 诊疗经过　发病以来是否到医院就诊过。曾做过哪些检查和治疗、治疗是否有效 。

6. 相关病史　既往有无类似病史、有无季节性发作史、有无高血压、心脏病、支气管炎、肺疾病史、职业史（如粉尘或刺激性气体接触史）。

7. 药物过敏史及手术史。

【模拟临床场景】

简要病史:患者,女性,44 岁。车祸后右侧胸痛伴憋气 1 h 急诊就诊。
要求:作为住院医师,请围绕以上简要病史,将应该询问的患者现病史及病史的内容写在答题纸上。
时间:11 min
评分标准
一、问诊内容
(一)现病史
1. 根据主诉及相关鉴别询问
(1)受伤机制:具体受伤部位和受伤经过(如车祸程度、身体受撞击的具体部位和撞击物)。
(2)腹痛:具体部位、性质、程度,有无放射,加重和缓解因素(与呼吸、体位及活动的关系),有无皮肤瘀斑或破损。
(3)呼吸困难(憋气):程度、性质,加重和缓解因素(与体位及活动的关系)。
(4)伴随症状:有无心悸,有无头晕、头痛、意识障碍,有无咳嗽、咯血,有无其他部位疼痛或活动受限。
2. 诊疗经过
(1)是否曾到医院就诊,做过哪些检查:血常规、腹部 X 射线片或 CT、心电图、腹部 B 超。
(2)治疗情况:是否接受过急救处理,具体措施及效果如何。
3. 一般情况
发病以来饮食、睡眠、大小便、体重变化和精神状态等。
(二)其他相关病史
1. 有无药物过敏史。
2. 与该病有关的其他病史:有无慢性肺部疾病、心血管疾病病史,有无烟酒嗜好。月经与婚育史。
二、问诊技巧
(一)条理性强,能抓住重点。
(二)能够围绕病情询问。

【相关知识点】

呼吸困难的 5 种类型:

1. 肺源性呼吸困难　主要是呼吸系统疾病引起的通气、换气功能障碍导致缺氧和(或)二氧化碳潴留引起。

2. 心源性呼吸困难　主要是由于左心和(或)右心衰竭引起,尤其是左心衰竭时呼吸困难更为严重。

3. 中毒性呼吸困难　代谢性酸中毒可导致血中代谢产物增多,刺激颈动脉窦、主动脉体化学受体或直接兴奋刺激呼吸中枢引起呼吸困难。

4. 神经精神性呼吸困难　主要是由于呼吸中枢受增高的颅内压和供血减少的刺激,使呼吸变为慢而深,并常伴有呼吸节律的改变,如双吸气、呼吸遏制等。

5. 血源性呼吸困难　多由红细胞携氧量减少,血氧含量降低所致。

第八节　心　悸

【实训目标】

1. 能够描述病史采集的内容和方法。
2. 对心悸为主诉的患者书写正确的病史采集。
3. 识别心悸的病因及临床疾病鉴别诊断。
4. 知道问诊技巧及体现职业素养。
5. 尊重患者,注重人文关怀,促进爱伤观念,钻研精神的养成。

【知识回顾】

一、病因

(一)心脏搏动增强　心脏收缩力增强引起的心悸,可分为生理性和病理性。

★生理性者见于:

1. 健康人在剧烈运动或精神过度紧张时。
2. 饮酒、喝浓茶或咖啡后。
3. 应用某些药物,如肾上腺素、麻黄碱、咖啡因、阿托品、甲状腺片等。

★病理性者见于:

1. 心室肥大。
2. 其他引起心脏搏动增强的疾病

(1)甲状腺功能亢进。

(2)贫血。以急性失血时心悸最为明显。

(3)发热。

(4)低血糖症、嗜铬细胞瘤等引起肾上腺素释放增多,心率加快,也可发生心悸。

(二)心律失常

心动过速、过缓或其他心律失常时,均可出现心悸。

(三)心脏神经症

由自主神经功能紊乱所引起,心脏本身并无器质性病变。多见于青年女性。

二、伴随症状

1. 伴心前区痛　见于冠状动脉粥样硬化性心脏病如心绞痛、心肌梗死、心肌炎、心包炎,亦可见于心脏神经症等。

2. 伴发热　见于急性传染病、风湿热、心肌炎、心包炎、感染性心内膜炎等。

3. 伴晕厥或抽搐　见于高度房室传导阻滞、心室颤动或阵发性室性心动过速、病态窦房结综合征等。

4. 伴贫血　见于各种原因引起的急性失血,此时常有虚汗、脉搏微弱、血压下降或休克。慢性贫血,心悸多在劳累后较明显。

5. 伴呼吸困难　见于急性心肌梗死、心肌炎、心包炎、心力衰竭、重症贫血等。

6. 伴消瘦及出汗　见于甲状腺功能亢进。

三、病史采集模板

1. 病因诱因　劳累、发热、剧烈活动、刺激性饮料等。

2. 主要症状特点　起病缓急、性质(间歇性或阵发性),发作频率、持续时间、缓解加重因素,与活动关系。

3. 伴随症状　是否伴心前区疼痛不适、呼吸困难、咳嗽咳痰,是否伴头痛头晕、是否伴发热、多汗。

4. 一般情况　发病以来饮食、睡眠、大小便、体重变化和精神状态等。

5. 诊疗经过　发病以来是否到医院就诊过,曾做过哪些检查和治疗,治疗是否有效。

6. 相关病史　既往有无类似病史,有无高血压病、各种心脏病、慢性呼吸系统疾病、贫血、甲亢及神经症病史,有无烟酒嗜好。

7. 药物过敏史、手术史。

【模拟临床场景】

简要病史:患者,男性,55岁。发作性心悸3年,再发1 h门诊就诊。
要求:作为住院医师,请围绕以上简要病史,将应该询问的患者现病史及病史的内容写在答题纸上。
时间:11 min
评分标准
一、问诊内容
(一)现病史
1. 根据主诉及相关鉴别询问
(1)发病诱因:有无劳累、精神紧张,有无饮用刺激性饮品或服用药物。
(2)心悸:发作频率及持续时间,是否突发突止,发作时的脉率和节律,加重和缓解因素,此次再发的情况。
(3)伴随症状:有无胸痛、呼吸困难。
有无头晕,晕厥、抽搐。
有无易饥、消瘦、多汗、脾气急躁。
2. 诊疗经过
(1)是否曾到医院就诊,做过哪些检查:心电图、动态心电图、甲状腺功能测定。
(2)治疗情况:是否用过抗心律失常药物,疗效如何。
3. 一般情况
发病以来饮食、睡眠、大小便、体重变化和精神状态等。
(二)其他相关病史
1. 有无药物过敏史。
2. 与该病有关的其他病史:有无高血压、心脏病病史,有无甲状腺功能亢进症、贫血史,有无精神神经系统疾病病史,有无烟酒嗜好,有无心血管疾病家族史。
二、问诊技巧
(一)条理性强,能抓住重点。
(二)能够围绕病情询问。

【相关知识点】

心悸的发生机制：

1. 血流动力学改变　器质性心脏病出现心室肥大，心肌收缩力增强，心搏出量增加，心脏搏动增强产生心悸。

2. 心律失常　心动过速时，由于舒张期缩短，心室充盈量减少，收缩期心室内压力上升速率增快，使心室肌与心瓣膜的紧张度突然增加而产生心悸。

3. 神经体液调节　心力衰竭时，交感神经兴奋性增强，去甲肾上腺素分泌增多，心肌收缩力增强，心率增快，引起心悸。

4. 神经精神因素　心脏本身无器质性病变，心悸是由于自主神经功能紊乱而引起，在焦虑、紧张、情绪激动及注意力集中时更易出现。

第九节　水　肿

【实训目标】

1. 能够描述病史采集的内容和方法。
2. 对水肿为主诉的患者书写正确的病史采集。
3. 识别水肿的病因及临床疾病鉴别诊断。
4. 知道问诊技巧及体现职业素养。
5. 尊重患者，注重人文关怀，促进爱伤观念，钻研精神的养成。

【知识回顾】

一、病因

（一）全身性水肿

1. 心源性水肿　主要是右心衰竭的表现。发生机制主要是有效循环血量减少，肾血流量减少，继发性醛固酮增多引起钠水潴留以及静脉淤血毛细血管滤过压增高，组织液回吸收减少所致。

2. 肾源性水肿　可见于各型肾炎和肾病。发生机制主要是由多种因素引起肾排泄水、钠减少，导致钠、水潴留，细胞外液增多，毛细血管静水压升高，引起水肿。

3. 肝源性水肿　主要表现为腹水，也可首先出现踝部水肿，逐渐向上蔓延。门静脉高压症、低蛋白血症、肝淋巴液回流障碍、继发醛固酮增多等因素是水肿与腹水形成的主要机制。

4. 营养不良性水肿　由于慢性消耗性疾病长期营养缺乏、蛋白丢失性胃肠病、重度烧伤等所致低蛋白血症产生水肿。水肿常从足部开始逐渐蔓延至全身。

5. 其他原因的全身性水肿

（1）黏液性水肿：为非凹陷性水肿，是由于组织液蛋白含量较高之故，颜面及下肢较明显。

（2）经前期紧张综合征。

（3）药物性水肿。

（4）特发性水肿：多见于妇女，主要表现在身体下垂部分，原因未明。

（二）局部性水肿

常由于局部静脉、淋巴回流受阻或毛细血管通透性增加所致，如肢体血栓形成血栓性静脉炎、丝虫病致象皮腿、局部炎症、创伤或过敏等。

二、伴随症状

1. 水肿伴肝大,可为心源性、肝源性与营养不良性,同时有颈静脉怒张者为心源性。

2. 水肿伴蛋白尿,常为肾源性,轻度蛋白尿也可见于心源性。

3. 水肿伴呼吸困难与发绀,见于心脏病、上腔静脉阻塞综合征等。

4. 水肿与月经周期相关,见于特发性水肿。

5. 水肿伴失眠、烦躁,见于经前期紧张综合征。

三、病史采集模板

1. 病因诱因　劳累、服药物等。

2. 主要症状特点　发生快慢、进展速度、水肿部位、程度、性质(凹陷性、非凹陷性)、加重和缓解因素。

3. 伴随症状　有无高血压、血尿、蛋白尿,有无胸闷、憋气、发绀、呼吸困难,有无皮肤黄染、食欲缺乏、厌油、腹胀,有无长期腹泻、消瘦、体重减轻、近期有无服药史。

4. 一般情况　发病以来饮食、睡眠、大小便、体重变化和精神状态等。

5. 诊疗经过　发病以来是否到医院就诊过,曾做过哪些检查和治疗,治疗是否有效。

6. 相关病史　既往有无类似发作史,有无高血压病史、心脏病史、肝脏病史、肾脏病史、营养不良性疾病史,月经史(女性)

7. 药物过敏史、手术史。

【模拟临床场景】

简要病史:患者,男性,78 岁。双下肢水肿 2 年,加重 1 个月门诊就诊,既往有“高血压”病史 20 年。
要求:作为住院医师,请围绕以上简要病史,将应该询问的患者现病史及病史的内容写在答题纸上。
时间:11 min
评分标准
一、问诊内容
(一)现病史
1. 根据主诉及相关鉴别询问
(1)发病诱因:有无劳累、感染、服用药物。
(2)水肿:最早出现的部位,发生急缓、程度,是否凹陷性,是否对称性,持续性还是间断性,加重和缓解因素(与活动及体位的关系)。此次加重情况。
(3)伴随症状:有无心悸、胸痛、呼吸困难,有无咳嗽、咳痰。有无食欲缺乏、皮肤黄染、腹胀,有无怕冷、反应迟钝。有无少尿及尿色异常。
2. 诊疗经过
(1)是否曾到医院就诊,做过哪些检查:尿常规、肝肾功能、心脏超声、腹部 B 超。
(2)治疗情况:是否用过利尿剂治疗,疗效如何。
3. 一般情况
发病以来饮食、睡眠、大小便、体重变化和精神状态等。
(二)其他相关病史
1. 有无药物过敏史。
2.“高血压”的具体情况及治疗情况。

3. 与该病有关的其他病史：有无冠心病、肺部疾病，有无肝病、肾病和甲状腺疾病病史，有无营养不良史。
二、问诊技巧
（一）条理性强，能抓住重点。
（二）能够围绕病情询问。

【相关知识点】

肾源性水肿与心源性水肿的鉴别：

1. 肾源性水肿　多从眼睑、颜面开始而延及全身，发展迅速，水肿性质软而移动性大，常伴有高血压、肾功能异常等。

2. 心源性水肿　多从足部开始向上延及全身，发展缓慢，水肿性质比较坚实移动性较小，常伴有心脏增大、静脉压升高等。

第十节　恶心与呕吐

【实训目标】

1. 能够描述病史采集的内容和方法。
2. 对恶心、呕吐为主诉的患者书写正确的病史采集。
3. 识别恶心、呕吐的病因及临床疾病鉴别诊断。
4. 知道问诊技巧及体现职业素养。
5. 尊重患者，注重人文关怀，促进爱伤观念，钻研精神的养成。

【知识回顾】

一、病因

（一）中枢性呕吐

1. 颅压增高　如脑水肿、颅内占位病变、脑炎、脑膜炎等，均可引起颅压增高而发生呕吐。
2. 化学感受器触发　如代谢障碍、酮症酸中毒、代谢性酸中毒、尿毒症等可引起。
3. 脑血管运动障碍　如偏头痛可发生严重的恶心、呕吐。
4. 第Ⅷ脑神经疾病　常见梅尼埃综合征、迷路炎、晕车、晕船等，为前庭受刺激导致，伴有眩晕。
5. 神经性呕吐　多见于青年女性，反复长期发作，常不伴有恶心，呕吐不费力。

（二）反射性呕吐

1. 腹部器官疾病

（1）胃及十二指肠疾病　如急、慢性胃炎，幽门梗阻等引起的呕吐。

（2）肠道疾病　如急性肠炎、急性阑尾炎、小肠梗阻等引起的恶心、呕吐。

（3）肝胆道疾病　急慢性胆囊炎、胆石症，皆可引起恶心、呕吐，伴有明显的右上腹痛、黄疸及发冷、发热等。

（4）胰腺疾病　急性胰腺炎时，可发生严重的恶心、呕吐，同时有严重上腹痛。

（5）腹膜疾病　急性腹膜炎时，出现较重的恶心、呕吐，并有严重的全腹痛。

(6)尿路结石　肾绞痛发作时,可有恶心、呕吐。

2. 胸部器官疾病　如急性下壁心肌梗死和右心功能不全。

3. 头部器官疾病　如青光眼,由于眼压升高,可经三叉神经传入冲动引起恶心、呕吐。

二、伴随症状

1. 伴腹泻者多见于急性胃肠炎、食物中毒。

2. 呕吐大量隔夜宿食,提示有幽门梗阻、胃潴留或十二指肠淤滞。

3. 呕吐物有粪臭者提示低位肠梗阻。

4. 伴有上腹痛及发热、寒战或者黄疸者应考虑胆囊炎或胆石症。

5. 伴头痛及喷射性呕吐者常见于颅内高压或青光眼。

6. 伴眩晕、眼球震颤者,见于前庭器官疾病。

7. 已婚育龄妇女伴停经,且呕吐在早晨者应注意早孕。

三、病史采集模板

1. 病因诱因　饮食不洁等。

2. 主要症状特点　起病急缓(持续性、间歇性),病程,呕吐程度,呕吐的频率。呕吐与进食的关系,呕吐的特点(吐前恶心,不伴恶心,突发喷射状呕吐),呕吐物的量、性状、颜色、气味。

3. 伴随症状　有无腹泻、腹胀,有无发热、寒战,食欲缺乏、消瘦乏力,有无皮肤、巩膜黄染,有无头痛、头晕、意识障碍。

4. 一般情况　发病以来饮食、睡眠、大小便、体重变化和精神状态等。

5. 诊疗经过　发病以来是否到医院就诊过,曾做过哪些检查和治疗,治疗是否有效。

6. 相关病史　既往有无类似病史,既往有无传染病接触史,有无消化系统疾病,有无高血压和头部外伤史,有无肾疾病,末次月经是否正常。

7. 药物过敏史及手术史。

【模拟临床场景】

简要病史:患者,女性,36 岁。停经 49 d,晨起呕吐 5 d 门诊就诊。
要求:作为住院医师,请围绕以上简要病史,将应该询问的患者现病史及病史的内容写在答题纸上。
时间:11 min
评分标准
一、问诊内容
(一)现病史
1. 根据主诉及相关鉴别询问
(1)发病诱因:有无饮食不当(进食不洁饮食、刺激性食物)、精神因素、服用药物、接触特殊气味的食物。
(2)停经与呕吐的关系。既往月经周期、量。
(3)呕吐:起病缓急、频率、程度,是否喷射性,呕吐物气味。性状和量,加重和缓解因素。
(4)伴随症状:有无咽痛、发热、有无乏力、头晕、头痛、心悸,有无恶心、腹痛、腹泻,有无精神症状及出血倾向。
2. 诊疗经过
(1)是否曾到医院就诊,做过哪些检查:血/尿妊娠试验,妇科 B 超。
(2)治疗情况:是否用过止吐药物,疗效如何。

3. 一般情况
发病以来饮食、睡眠、大小便、体重变化和精神状态等。
(二)其他相关病史
1. 有无药物过敏史。
2. 与该病有关的其他病史:有无胃肠道疾病及肝病病史,有无精神神经系统疾病病史。
3. 婚育史、性生活史。
二、问诊技巧
(一)条理性强,能抓住重点。
(二)能够围绕病情询问。

【相关知识点】

恶心、呕吐的发生机制:

恶心、呕吐是一个复杂的反射动作,恶心主要表现为上腹部不适和紧迫欲吐的感觉,可伴有迷走神经兴奋的症状,如皮肤苍白、出汗、流涎等,呕吐是通过胃的强烈收缩迫使胃或小肠内容物经食管、口腔而排出体外的现象。

第十一节 呕血和便血

【实训目标】

1. 能够阐述病史采集的内容和方法。
2. 能够对呕血或便血为主诉的患者书写正确的病史。
3. 能够分析呕血或便血的病因及临床疾病的鉴别诊断。
4. 知道问诊技巧及体现职业素养。
5. 尊重患者,注重人文关怀,促进爱伤观念,钻研精神的养成。

【知识回顾】

一、呕血

(一)病因

最常见的引起呕血的原因为消化性溃疡出血,其次为胃底或食管静脉曲张破裂,再次为急性胃黏膜病变。

(二)伴随症状

1. 呕血伴消瘦　常见于胃癌。
2. 呕血伴肝脾大　常见肝硬化或肝癌。
3. 呕血伴黄疸发热　可能由肝胆疾病引起。
4. 呕血伴皮肤黏膜出血　血液疾病及凝血功能障碍的疾病。

(三)病史采集模板

1. 病因诱因　饮酒、粗糙食物、激惹性药物等。

2. 主要症状特点　呕血的发病缓急、发作次数、持续时间、呕血量、性状、颜色，缓解和加重因素。

3. 伴随症状　有无头晕、心悸、出汗、口渴、尿量减少，有无发热，有无腹痛、呕吐、反酸，有无皮肤巩膜黄染。

4. 一般情况　发病以来饮食、睡眠、大小便、体重变化和精神状态等。

5. 诊疗经过　发病以来是否到过医院就诊过，曾做过哪些检查和治疗，治疗是否有效。

6. 相关病史　既往有无类似病史，有无消化性溃疡、肝硬化食管静脉曲张破裂出血、出血性胃炎、反流性食管炎、胃癌病史，有无血液病史，有无饮酒史和非甾体类解热镇痛药服药史。

7. 药物过敏史、手术史。

【模拟临床场景】

简要病史：患者，男性，75 岁。腹胀 2 年，呕血 1 次急诊就诊。既往慢性乙型病毒性肝炎病史 20 年。
要求：作为住院医师，请围绕以上简要病史，将应该询问的患者现病史及病史的内容写在答题纸上。
时间：11 min
评分标准
一、问诊内容
（一）现病史
1. 根据主诉及相关鉴别询问
（1）发病诱因：有无饮酒、进食粗糙或刺激性食物、服用药物、劳累、剧烈呕吐，用力排便。
（2）腹胀：具体部位、程度，与进食、排便的关系。
（3）呕血：量、颜色，其中是否混有食物。
（4）伴随症状：有无便血、腹痛、反酸，有无发热、皮肤黄染及双下肢水肿，有无其他出血倾向。有无心悸、头晕、黑矇及意识障碍。
2. 诊疗经过
（1）是否曾到医院就诊，做过哪些检查：血常规、粪常规及隐血、肝肾功能、凝血功能、肝炎病毒标志物、腹部 B 超、胃镜。
（2）治疗情况：是否补液、使用止血药物，疗效如何。
3. 一般情况
发病以来饮食、睡眠、大小便、体重变化和精神状态等。
（二）其他相关病史
1. 有无药物过敏史。
2. 慢性乙型病毒性肝炎的诊治情况。
3. 与该病有关的其他病史：有无消化性溃疡、肿瘤病史。有无手术、输血史、有无疫区居住史。有无烟酒等嗜好。有无肿瘤家族史。
二、问诊技巧
（一）条理性强，能抓住重点。
（二）能够围绕病情询问。
（三）尊重患者，注重人文关怀，爱伤意识。

【相关知识点】

呕血的临床表现：

1. 呕血与黑便　出血量多、在胃内停留时间短、出血位于食管则血液呈鲜红色或暗红色，当出血量较少或在胃内停留时间长，则因血红蛋白与胃酸作用形成酸化正铁血红蛋白，呕吐物可呈棕褐色或咖啡渣样。呕血的同时因部分血液经肠道排出体外，可形成黑便。

2. 失血性周围循环衰竭　出血量占循环血量的10%以下时，一般无明显临床表现；出血量占循环血量的10%～20%时，可有头晕、无力等症状；出血量达到循环血量的20%以上时，则有冷汗、四肢厥冷、心慌等；若出血量达到循环血量的30%以上时，则有神志不清、面色苍白、呼吸急促等急性周围循环衰竭的表现。

3. 血液学改变　出血早期可无明显血液学改变，出血3～4 h以后由于组织液的渗出及输液等情况，血液被稀释，血红蛋白及血细胞比容逐渐降低。

二、便血

（一）病因

1. 上消化道疾病　呕血，出血量较大时出现便血。

2. 小肠疾病　肠结核、肠伤寒、Crohn病、蛔虫病、肿瘤等。

3. 结、直肠疾病　急性细菌性痢疾、阿米巴性痢疾、血吸虫病、溃疡性结肠炎、结肠息肉及息肉病等。

4. 全身性疾病　白血病、血小板减少性紫癜、过敏性紫癜等。

（二）伴随症状

1. 便血伴腹痛，常见于消化性溃疡、细菌性痢疾、溃疡性结肠炎、阿米巴性痢疾等。

2. 便血伴里急后重，可能为肛门、直肠疾病，或痢疾、溃疡性结肠炎。

3. 便血伴发热，常见于传染性疾病，如败血症、流行性出血热、钩端螺旋体病等。

4. 便血伴全身出血倾向，可见于急性传染性疾病及血液疾病等。

5. 便血伴皮肤改变，如肝硬化、遗传性毛细血管扩张症等。

6. 便血伴腹部肿块，常见结肠癌，肠结核，肠套叠及Crohn病，小肠良、恶性肿瘤等。

（三）病史采集模板

1. 病因诱因　饮酒、粗糙食物、激惹性药物等。

2. 主要症状特点　便血的发病缓急、发作次数、持续时间、便血量、性状、颜色，加重缓解因素、其与大便的关系。

3. 伴随症状　有无头晕、心悸、出汗、口渴、尿量减少，有无发热，有无腹痛、呕吐、反酸，有无皮肤巩膜黄染。

4. 一般情况　发病以来饮食、睡眠、大小便、体重变化和精神状态等。

5. 诊疗经过　发病以来是否到过医院就诊过，曾做过哪些检查和治疗，治疗是否有效。

6. 相关病史　既往有无类似病史，有无消化性溃疡、肝硬化食管静脉曲张破裂出血、出血性胃炎、反流性食管炎、胃癌、痔、肛裂病史，有无血液病史、有无饮酒史和非甾体类解热镇痛药服用史。

7. 药物过敏史、手术史。

【模拟临床场景】

简要病史：患者，女性，64 岁。间断便中带血 6 个月门诊就诊。
要求：作为住院医师，请围绕以上简要病史，将应该询问的患者现病史及病史的内容写在答题纸上。
时间：11 min
评分标准
一、问诊内容
(一)现病史
1. 根据主诉及相关鉴别询问
(1)发病诱因：有无饮酒、饮食不当(进食不洁饮食、刺激性食物)、服用药物、受凉及精神因素。
(2)排便情况：有无排便习惯及规律性变化，便中血液的颜色、量，有无脓液，血液是否与大便相混，发作时每日大便次数、量、性状，有无特殊气味，有无肛门疼痛及里急后重。加重和缓解因素。
(3)伴随症状：有无腹痛，腹痛与排便的关系。有无发热、盗汗、恶心、呕吐、乏力、心悸。有无其他部位出血倾向。有无关节痛、皮疹等肠外表现。
2. 诊疗经过
(1)是否曾到医院就诊，做过哪些检查：血常规、粪常规及隐血，粪病原学检查，肿瘤标志物，腹部 B 超、肠镜或钡剂灌肠造影检查。
(2)治疗情况：是否用过药物治疗，疗效如何。
3. 一般情况
发病以来饮食、睡眠、大小便、体重变化和精神状态等。
(二)其他相关病史
1. 有无药物过敏史。
2. 与该病有关的其他病史：有无细菌性痢疾、痔、炎症性肠病、妇科疾病、肿瘤病史。有无传染病接触史，有无疫区居住史。有无烟酒嗜好。月经与婚育史。有无肿瘤家族史。
二、问诊技巧
(一)条理性强，能抓住重点。
(二)能够围绕病情询问。
(三)尊重患者，注重人文关怀，爱伤意识。

【相关知识点】

出血部位距肛门近、出血量多、速度快则呈鲜红色；若出血部位距肛门远、出血量小、速度慢，血液在肠道内停留时间较长，可呈暗红色。

第十二节　腹泻和便秘

【实训目标】

1. 能够阐述病史采集的内容和方法。
2. 能够对腹泻或便秘为主诉的患者书写正确的病史。

3. 能够分析腹泻或便秘的病因及临床疾病的鉴别诊断。

4. 知道问诊技巧及体现职业素养。

5. 尊重患者,注重人文关怀,促进爱伤观念,钻研精神的养成。

【知识回顾】

一、腹泻

(一)病因

1. 急性腹泻 肠道疾病,全身性感染,急性中毒等。

2. 慢性腹泻 消化系统疾病,如胃部疾病、肠道感染、肠道非感染病变、肠道肿瘤、胰腺疾病、肝胆疾病;全身性疾病,如内分泌及代谢障碍疾病。

(二)伴随症状

1. 伴发热者可见于急性感染,如急性细菌性痢疾、伤寒或副伤寒,以及结肠癌、小肠恶性淋巴瘤、Crohn 病、溃疡性结肠炎急性发作期等。

2. 伴里急后重者,多见于结肠病变,如急性痢疾、直肠癌等。

3. 伴明显消瘦者,多见于小肠病变,常为胃肠道恶性肿瘤。

4. 伴皮疹或皮下出血者,见于败血症、伤寒或副伤寒、麻疹、过敏性紫癜等。

5. 伴腹部包块者,见于胃肠恶性肿瘤、肠结核、Crohn 病及血吸虫性肉芽肿。

6. 伴重度失水者,常见于分泌性腹泻。

7. 伴关节痛或肿胀者,见于自身免疫性疾病,如 Crohn 病、溃疡性结肠炎、系统性红斑狼疮。

(三)病史采集模板

1. 病因诱因 不洁饮食等。

2. 主要症状特点 腹泻起病的急缓、病程、性质(持续性、间歇性),大便的次数和量,大便的性状、颜色,加重或缓解的因素。

3. 伴随症状 是否有寒战高热、腹痛、恶心、呕吐,是否有里急后重,有无脱水症状。

4. 一般情况 发病以来饮食、睡眠、大小便、体重变化和精神状态等。

5. 诊疗经过 发病以来是否到医院就诊过,曾做过哪些检查和治疗,治疗是否有效。

6. 相关病史 既往有无类似病史,近期有无腹泻患者接触史,有无消化系统疾病、有无服泻药史。

7. 药物过敏史、手术史。

【模拟临床场景】

简要病史:患者,男性,44 岁。间断腹泻、腹痛 1 年,再发 1 周门诊就诊。
要求:作为住院医师,请围绕以上简要病史,将应该询问的患者现病史及病史的内容写在答题纸上。
时间:11 min
评分标准
一、问诊内容
(一)现病史
1. 根据主诉及相关鉴别询问
(1)发病诱因:有无饮酒、饮食不当(进食不洁饮食、刺激性食物)、服用药物、受凉及精神因素。

(2)排便情况:发作时每天大便次数、量、性状、有无便血、脓液或黏液便,有无特殊气味,有无里急后重。发作频率及持续时间,加重和缓解因素。
(3)腹痛:部位、程度、性质、与进食及排便的关系,有无放射。发作频率及持续时间,加重和缓解因素。
(4)伴随症状:有无发热、盗汗、心悸、乏力。有无恶心、呕吐、腹胀。有无关节痛、皮疹等肠外症状。
2. 诊疗经过
(1)是否曾到医院就诊,做过哪些检查:血常规、粪常规及隐血、粪病原学检查、肠镜或X射线钡剂灌肠造影检查。
(2)治疗情况:是否用过抗菌药物、止泻药物,疗效如何。
3. 一般情况
发病以来饮食、睡眠、大小便、体重变化和精神状态等。
(二)其他相关病史
1. 有无药物过敏史。
2. 与该病有关的其他病史:有无细菌性痢疾、结核病、炎症性肠病、肠寄生虫病、肿瘤及精神神经系统疾病病史。有无地方病和疫区居住史。有无烟酒等嗜好。有无肿瘤家族史。
二、问诊技巧
(一)条理性强,能抓住重点。
(二)能够围绕病情询问。
(三)尊重患者,注重人文关怀,爱伤意识。

【相关知识点】

腹泻的分类:

1. 分泌型腹泻　系肠道分泌大量液体超过肠黏膜吸收能力所致,如阿米巴痢疾、细菌性痢疾等。

2. 渗出性腹泻　肠黏膜炎症渗出大量黏液、脓血而致腹泻,如炎症性肠病、感染性肠炎等。

3. 渗透性腹泻　是由肠内容物渗透压增高,阻碍肠内水分与电解质的吸收而引起,如乳糖酶缺乏,乳糖不能水解即形成肠内高渗。

4. 动力性腹泻　由肠蠕动亢进致肠内食糜停留时间缩短,未被充分吸收所致的腹泻,如肠炎、甲状腺功能亢进、糖尿病等。

5. 吸收不良性腹泻　由肠黏膜吸收面积减少或吸收障碍所引起,如小肠大部分切除术后、吸收不良综合征等。

二、便秘

(一)病因

1. 功能性便秘

(1)饮食缺乏纤维素或水分不足,对结肠运动的刺激减少。

(2)精神紧张,打乱大便习惯。

(3)结肠运动功能紊乱:常见于肠易激综合征。

(4)腹肌及盆腔肌张力不足,排便推动力不足,难于将粪便排出体外。

(5)药物性便秘:药物引起的副作用可导致便秘。

2. 器质性便秘

(1)直肠与肛门病变引起肛门括约肌痉挛、排便疼痛,如痔疮、肛裂、肛周脓肿和溃疡、直肠炎等。

(2)局部病变导致排便无力:如大量腹水、膈肌麻痹等。

(3)结肠完全或不完全性梗阻:结肠良、恶性肿瘤各种原因引起的肠粘连、肠扭转、肠套叠等。

(4)腹腔或盆腔内肿瘤的压迫(如子宫肌瘤)。

(二)伴随症状

1. 伴呕吐、腹胀、肠绞痛等,可能为各种原因引起的肠梗阻。
2. 伴腹部包块者,见于结肠肿瘤、肠结核及 Crohn 病。
3. 便秘与腹泻交替者,见于肠结核、溃疡性结肠炎、肠易激综合征。
4. 伴精神紧张多为功能性便秘。

(三)病史采集模板

1. 病因诱因 精神压力大、饮食、生活环境改变等。
2. 主要症状特点 便秘起病的急缓、病程、性质(持续性、间断性),大便的次数和量,大便的性状、颜色,加重或缓解的因素。
3. 伴随症状 有无恶心、呕吐、腹胀、腹痛,有无腹部包块,肠型,有无便血、贫血等。
4. 一般情况 发病以来饮食、睡眠、大小便、体重变化和精神状态等。
5. 诊疗经过 发病以来是否到医院就诊过,曾做过哪些检查和治疗,治疗是否有效。
6. 相关病史 既往有无类似病史,有无消化系统疾病,职业特点,生活环境。
7. 药物过敏史、手术史。

【模拟临床场景】

简要病史:患者,男性,71 岁。便秘 3 个月、加重 1 周门诊来诊。
要求:作为住院医师,请围绕以上简要病史,将应该询问的患者现病史及病史的内容写在答题纸上。
时间:11 min
评分标准
一、问诊内容
(一)现病史
1. 根据主诉及相关鉴别询问
(1)发病诱因:有无饮食不当,劳累及精神因素,近期服药情况。
(2)主要症状特点:便秘起病的急缓、病程、性质(持续性、间断性),大便的次数和量,大便的性状、颜色,有无加重或缓解的因素。
(3)伴随症状:有无恶心、呕吐、腹胀、腹痛。有无腹部包块、肠型。有无便血、贫血等。
2. 诊疗经过
(1)是否曾到医院就诊,做过哪些检查:血常规、粪常规、腹部 B 超、肠镜等。
(2)治疗情况:是否用过药物,疗效如何。
3. 一般情况
发病以来饮食、睡眠、大小便、体重变化和精神状态等。
(二)其他相关病史
1. 有无药物过敏史。
2. 与该病相关的其他病史:既往有无类似病史,有无消化系统疾病,职业特点,生活环境。

二、问诊技巧
（一）条理性强，能抓住重点。
（二）能够围绕病情询问。
（三）尊重患者，注重人文关怀，爱伤意识。

【相关知识点】

便秘发生的常见因素：

1. 摄入食物过少特别是纤维素和水分摄入不足，致肠内食糜和粪团的量不足以刺激肠道的正常蠕动。

2. 各种原因引起的肠道内肌肉张力减低和蠕动减弱。

3. 肠蠕动受阻致肠内容物滞留而不能下排，如肠梗阻。

4. 排便过程的神经及肌肉活动障碍，如排便反射减弱或消失、肛门括约肌痉挛、腹肌及膈肌收缩力减弱等。

第十三节　黄　疸

【实训目标】

1. 能够阐述病史采集的内容和方法。

2. 能够对黄疸为主诉的患者书写正确的病史。

3. 能够分析黄疸的病因及临床疾病的鉴别诊断。

4. 知道问诊技巧及体现职业素养。

5. 尊重患者，注重人文关怀，促进爱伤观念，钻研精神的养成。

【知识回顾】

一、病因

1. 溶血性黄疸

（1）病因和发生机制：红细胞大量破坏时，生成过量的非结合胆红素而发生黄疸。

（2）溶血性黄疸的特征：①巩膜多见轻度黄染；②皮肤无瘙痒；③有脾大；④有骨髓增生旺盛的表现；⑤血清总胆红素增高，一般不超过 85 μmol/L，主要为非结合胆红素增高；⑥尿中尿胆原增加而无胆红素，急性发作时有血红蛋白尿，呈酱油色，慢性溶血时尿内含铁血黄素增加，24 h 粪中尿胆原排出量增加。

2. 肝细胞性黄疸

（1）病因和发生机制：因肝细胞病变，对胆红素摄取、结合和排泄功能发生障碍，以致有相当量的非结合胆红素潴留于血中，同时因结合胆红素不能正常地排入细小胆管，反流入肝淋巴液及血液中，结果发生黄疸。

（2）肝细胞性黄疸的特征：①皮肤和巩膜呈浅黄至深金黄色，皮肤有时有瘙痒；②血中非结合和结合胆红素均增高；③尿中胆红素阳性，尿胆原常增加，但在疾病高峰时，因肝内淤胆致尿胆原减少或缺如，同样，粪中尿胆原含量可正常、减少或缺如。

3. 胆汁淤积性黄疸

(1)病因和发病机制:①肝外阻塞性胆汁淤积,阻塞上端的胆管内压力不断增高,胆管逐渐扩大,最后使肝内胆管因胆汁淤积而破裂,胆汁直接或由淋巴液反流入体循环,结果使血中结合胆红素增高;②肝内阻塞性胆汁淤积;③肝内胆汁淤积。

(2)胆汁淤积性黄疸的特征:①肤色暗黄、黄绿或绿褐色;②皮肤瘙痒显著,常发生于黄疸出现前;③血中胆红素增高,以结合胆红素为主,胆红素定性试验呈直接反应;④尿胆红素阳性,但尿胆原减少或缺如;⑤粪中尿胆原减少或缺如,粪便显浅灰色或白陶土色。

4. 先天性非溶血性黄疸　较少见。

二、伴随症状

1. 伴发热,病毒性肝炎、胆管炎、肝癌等。

2. 伴腹痛,隐痛或胀痛常提示病毒性肝炎,持续性胀痛见于慢性肝炎及肝癌,胆石症或胆道蛔虫症发作常有右上腹阵发性绞痛,上腹及腰背痛提示胰头癌。

3. 伴皮肤瘙痒,胆汁淤积性黄疸常有明显的皮肤瘙痒,肝细胞性黄疸可有轻度瘙痒,溶血性黄疸则无瘙痒。

4. 伴尿、粪颜色的改变,胆汁淤积性黄疸时尿如浓茶,粪色浅灰或白陶土色;肝细胞性黄疸时尿色加深,粪色浅黄;溶血性黄疸急性发作时可排出酱油色尿,粪便颜色亦加深。

5. 伴脾大,肝硬化伴有门静脉高压时,脾中度或显著肿大,急性黄疸型病毒性肝炎脾轻度肿大。

三、病史采集模板

1. 病因诱因　输血、药物、胆道结石等。

2. 主要症状特点　起病缓急、特点(进行性、波动性、间歇性),皮肤巩膜黄染程度及色泽,缓解和加重因素。

3. 伴随症状　是否伴寒战高热、腹痛、腹胀、食欲缺乏、恶心、呕吐、乏力,是否有蜘蛛痣、皮下出血,是否伴白陶土样便,是否伴浓茶色或酱油色尿。

4. 一般情况　发病以来饮食、睡眠、大小便、体重变化和精神状态等。

5. 诊疗经过　发病以来是否到医院就诊过,曾做过哪些检查和治疗,治疗是否有效。

6. 相关病史　既往有无类似病史,有无肝炎或肝炎患者接触史,有无胆道系统疾病史及输血、服药史,是否吃过胡萝卜、柑橘等可致黄染食物。

7. 药物过敏史、手术史。

【模拟临床场景】

简要病史:患者,男性,18 岁。发热、皮肤黄染 1 周门诊就诊。1 个月前曾与家人到海边度假。
要求:作为住院医师,请围绕以上简要病史,将应该询问的患者现病史及病史的内容写在答题纸上。
时间:11 min
评分标准
一、问诊内容
(一)现病史
1. 根据主诉及相关鉴别询问
(1)发病诱因:有无进食不洁食物、油腻食物、饮酒、劳累、服用药物。

(2)发热:程度、规律,有无畏寒或寒战。
(3)皮肤黄染:程度及变化情况,有无皮肤瘙痒。粪便颜色,尿液颜色。
(4)伴随症状:有无恶心、呕吐、食欲减退、腹痛、腹泻,有无乏力、皮肤黏膜出血。
2. 诊疗经过
(1)是否曾到医院就诊,做过哪些检查:血常规、尿常规、粪常规、肝肾功能、肝炎病毒标志物、腹部B超。
(2)治疗情况:是否用过保肝药物或其他药物治疗,疗效如何。
3. 一般情况
发病以来饮食、睡眠、大小便、体重变化和精神状态等。
(二)其他相关病史
1. 有无药物过敏史。
2. 与该病有关的其他病史:有无急慢性肝炎、胆、胰腺疾病、寄生虫病史。有无手术、输血史,同行者有无类似发病。有无疫区居住史,有无烟酒嗜好。有无肝炎、肿瘤及遗传性疾病家族史。
二、问诊技巧
(一)条理性强,能抓住重点。
(二)能够围绕病情询问。
(三)尊重患者,注重人文关怀,爱伤意识。

【相关知识点】

黄疸的分类:

正常血清胆红素为1.7~17.1 μmol/L(0.1~1 mg/dL)。胆红素在17.1~34.2 μmol/L(1~2 mg/dL),临床上不易察觉称为隐性黄疸,超过34.2 μmol/L(2 mg/dL)时临床可见黄疸。

第十四节 消 瘦

【实训目标】

1. 能够阐述病史采集的内容和方法。
2. 能够对消瘦为主诉的患者书写正确的病史。
3. 能够分析消瘦的病因及临床疾病的鉴别诊断。
4. 知道问诊技巧及体现职业素养。
5. 尊重患者,注重人文关怀,促进爱伤观念,钻研精神的养成。

【知识回顾】

一、病因

1. 体质性消瘦。
2. 神经-内分泌及代谢性疾病 如甲状腺功能亢进症、糖尿病。
3. 恶性肿瘤。
4. 慢性感染 如结核病、慢性化脓性感染、血吸虫病、艾滋病等。

5. 消化道疾病　如口腔及咽部疾病、慢性胃肠疾病、慢性肝胆疾病、慢性胰腺疾病等。

6. 神经性厌食。

二、伴随症状

1. 消瘦伴有食欲亢进，甲状腺功能亢进症、糖尿病、嗜铬细胞瘤。

2. 消瘦伴有发热、盗汗、淋巴结肿大、咳嗽，应考虑结核病。

3. 消瘦伴食欲缺乏、恶心、呕吐、腹泻或吞咽困难等消化道症状者，应除外消化道疾病。

4. 消瘦伴长期发热，见于结核病、慢性化脓性感染，如肝脓肿、传染性疾病、结缔组织病。

5. 消瘦伴肝脾肿大，应除外血吸虫病或其他寄生虫病。

三、病史采集模板

1. 病因诱因　营养不良、恶性疾病等。

2. 主要症状特点　体重下降的时间和程度、与食欲关系（亢进、正常、减退）。

3. 伴随症状　是否伴发热、是否怕热多汗、盗汗、是否有恶心呕吐、腹痛、腹泻。

4. 一般情况　发病以来饮食、睡眠、大小便、体重变化和精神状态等。

5. 诊疗经过　发病以来是否到过医院就诊过，曾做过哪些检查和治疗，治疗是否有效。

6. 相关病史　既往有无类似病史，有无慢性胃肠炎、肝胆胰系统疾病，有无结核病、肿瘤等慢性消耗性疾病，有无服用减肥药。

7. 药物过敏史及手术史。

【模拟临床场景】

简要病史：患者，女性，30 岁。心悸伴消瘦半年门诊就诊。
要求：作为住院医师，请围绕以上简要病史，将应该询问的患者现病史及病史的内容写在答题纸上。
时间：11 min
评分标准
一、问诊内容
（一）现病史
1. 根据主诉及相关鉴别询问
（1）发病诱因：有无劳累、精神紧张、生活不规律，有无饮用刺激性饮品及服用药物。
（2）心悸：发生的时间及频率，是否突发突止，加重和缓解因素（与活动及休息的关系）。
（3）消瘦：体重减轻程度及速度。
（4）伴随症状：有无怕热、多汗、手颤、情绪波动，有无易饥、多食。有无口渴、多饮多尿。有无体力下降、下肢无力。有无发热、咳嗽、咯血，有无腹泻、便血。有无胸闷、胸痛、呼吸困难。
2. 诊疗经过
（1）是否曾到医院就诊，做过哪些检查：心电图、超声心动图、甲状腺功能、血糖、甲状腺 B 超。
（2）治疗情况：是否用过抗甲状腺药物、抗心律失常药物，疗效如何。
3. 一般情况
发病以来饮食、睡眠、大小便、体重变化和精神状态等。
（二）其他相关病史
1. 有无药物过敏史。

2. 与该病有关的其他病史:有无心脏病病史,有无甲状腺功能亢进症病史。有无结核病、糖尿病、肿瘤、慢性腹泻、贫血史。月经与婚育史。有无家族性疾病史。
二、问诊技巧
(一)条理性强,能抓住重点。
(二)能够围绕病情询问。
(三)尊重患者,注重人文关怀,爱伤意识。

【相关知识点】

消瘦的概念:指由于各种原因造成体重低于正常低限的一种状态。一般认为体重低于标准体重的10%就可诊断为消瘦。目前国内外多采用体重指数(BMI)判定消瘦,BMI<18.5 kg/m^2 为消瘦。

第十五节　无尿、少尿与多尿

【实训目标】

1. 能够阐述病史采集的内容和方法。
2. 能够对无尿、少尿及多尿为主诉的患者书写正确的病史。
3. 能够分析无尿、少尿及多尿的病因及临床疾病的鉴别诊断。
4. 知道问诊技巧及体现职业素养。
5. 尊重患者,注重人文关怀,促进爱伤观念,钻研精神的养成。

【知识回顾】

一、病因

1. 多尿　正常人大量饮水可致多尿,称为水利尿。病理性多尿分为肾源性和非肾源性两类。前者产生于各种原因所致的肾小管功能不全、慢性间质性肾炎和急性肾衰多尿期、肾性尿崩症等;后者见于溶质利尿及神经性利尿。

2. 少尿或无尿　分为肾前性、肾性及肾后性。肾前性者常为肾血流量不足、有效滤过压降低所致,后两者包括各种急慢性肾衰竭、尿路梗阻。

二、伴随症状

1. 少尿(无尿)伴随症状

(1)少尿伴肾绞痛,见于肾动脉血栓形成或栓塞、肾结石。

(2)少尿伴心悸气促、胸闷不能平卧,见于心功能不全。

(3)少尿伴大量蛋白尿、水肿、高脂血症和低蛋白血症,见于肾病综合征。

(4)少尿伴有乏力、食欲缺乏、腹水和皮肤黄染,见于肝肾综合征。

(5)少尿伴血尿、蛋白尿、高血压和水肿,见于急性肾炎、急进性肾炎。

(6)少尿伴有发热、腰痛、尿频、尿急、尿痛,见于急性肾盂肾炎。

(7)少尿伴有排尿困难,见于前列腺增生。

2. 多尿伴随症状

(1)多尿伴有烦渴多饮、排低比重尿,见于尿崩症。

(2)多尿伴有多饮多食和消瘦,见于糖尿病。
(3)多尿伴有高血压、低血钾和周期性瘫痪,见于原发性醛固酮增多症。
(4)多尿伴有酸中毒、骨痛和肌麻痹,见于肾小管性酸中毒。
(5)少尿数天后出现多尿,可见于急性肾小管坏死恢复期。
(6)多尿伴神经症症状可能为精神性多饮。

三、病史采集模板

1. 少尿或无尿病史采集模板
(1)病因诱因:肾前性、肾实质性、肾后性。
(2)主要症状特点:起病缓急,每天排尿次数及尿量、性状。
(3)伴随症状:是否伴水肿、腰痛、排尿困难、是否伴腹泻。
(4)一般情况:发病以来饮食、睡眠、大小便、体重变化和精神状态等。
(5)诊疗经过:发病以来是否到医院就诊过,曾做过哪些检查和治疗,治疗是否有效。
(6)相关病史:既往有无类似病史,有无心肝疾病、泌尿系统疾病病史。
(7)药物过敏史及手术史。
2. 多尿病史采集模板
(1)病因诱因:糖尿病、药物等。
(2)主要症状特点:起病缓急、病程、每天的排尿次数及尿量,夜间排尿的次数和夜间尿量。
(3)伴随症状:是否伴口渴、多饮、多食、消瘦,是否尿痛、尿频。
(4)一般情况:发病以来饮食、睡眠、大小便、体重变化和精神状态等。
(5)诊疗经过:发病以来是否到医院就诊过,曾做过哪些检查和治疗,治疗是否有效。
(6)相关病史:既往有无类似病史,有无糖尿病史,有无泌尿系统病史。
(7)药物过敏史及手术史。

【模拟临床场景】

简要病史:患者,男性,60 岁。水肿半年,少尿 1 周门诊就诊。
要求:作为住院医师,请围绕以上简要病史,将应该询问的患者现病史及病史的内容写在答题纸上。
时间:11 min
评分标准
一、问诊内容
(一)现病史
1. 根据主诉及相关鉴别询问
(1)发病诱因:有无劳累、感染、服用药物。
(2)水肿:首发部位、发展顺序、发展速度、累及范围和程度,是否凹陷性,是否对称性,加重和缓解因素(与活动及体位的关系)。
(3)排尿情况:具体尿量,有无尿色改变,尿中有无泡沫,有无尿频、尿急、尿痛、排尿困难。
(4)伴随症状:有无心悸、呼吸困难,有无食欲缺乏、皮肤黄染、腹胀,有无怕冷、反应迟钝,有无发热、皮疹。
2. 诊疗经过
(1)是否曾到医院就诊,做过哪些检查:尿常规、肝肾功能、血电解质、甲状腺功能、腹部 B 超。
(2)治疗情况:是否用过利尿剂,疗效如何。

3. 一般情况
发病以来饮食(液体摄入量)、睡眠、大便情况及近期体重变化情况。
(二)其他相关病史
1. 有无药物过敏史。
2. 与该病有关的其他病史:有无心脏病、肺部疾病、肝病、肾病、甲状腺疾病病史,有无肿瘤、营养不良史。有无烟酒嗜好。
二、问诊技巧
(一)条理性强,能抓住重点。
(二)能够围绕病情询问。
(三)尊重患者,注重人文关怀,爱伤意识。

【相关知识点】

正常成人 24 h 尿量约为 1000 ~ 2000 mL,如 24 h 尿量大于 2500 mL 称为多尿,如 24 h 尿量少于 400 mL 或少于 17 mL/h 称为少尿,如 24 h 尿量少于 100 mL 则称为无尿。

第十六节　尿频、尿急和尿痛

【实训目标】

1. 能够阐述病史采集的内容和方法。
2. 能够对尿频、尿急、尿痛为主诉的患者书写正确的病史。
3. 能够分析尿频、尿急、尿痛的病因及临床疾病的鉴别诊断。
4. 知道问诊技巧及体现职业素养。
5. 尊重患者,注重人文关怀,促进爱伤观念,钻研精神的养成。

【知识回顾】

一、病因

1. 泌尿系统感染。
2. 急性肾小球肾炎　急性肾炎初期可有轻微尿路刺激征,尿中红细胞、白细胞增多,但多伴有水肿及高血压,尿常规检查以红细胞及管型为主,细菌培养阴性,可助鉴别。
3. 肾结核　结核菌素试验阳性,尿液可检查到结核菌,肾盂造影时可见肾盂、肾盏出现破坏性病变,据此可鉴别。
4. 膀胱结石。
5. 尿道综合征　尿频、尿急很明显,或伴有尿痛、排尿困难,酷似膀胱炎,但尿液和膀胱镜检查无异常发现,尿细菌培养也属阴性。
6. 容量减少性尿频。
7. 神经性尿频。

二、伴随症状

1. 伴发热　见于尿路感染。
2. 伴血尿　见于感染、结石、结核等。

3. 伴有高血压、水肿　见于肾小球肾炎。
4. 伴有排尿困难　见于前列腺增生等。

三、病史采集模板

1. 病因诱因　尿路感染等。
2. 主要症状特点　起病缓急、持续时间，每天的排尿次数及尿量、尿颜色及性状，加重缓解因素。
3. 伴随症状　是否伴发热，有无排尿困难，有无尿潴留或尿失禁，有无腰部或下腹部疼痛。
4. 一般情况　发病以来饮食、睡眠、大小便、体重变化和精神状态等。
5. 诊疗经过　发病以来是否到医院就诊过，曾做过哪些检查和治疗，治疗是否有效。
6. 相关病史　有无性病史、有无糖尿病史、结石史、尿路感染史。
7. 药物过敏史、手术史。

【模拟临床场景】

简要病史：患者，女性，60 岁。血尿、尿急、尿痛 4 天门诊就诊。
要求：作为住院医师，请围绕以上简要病史，将应该询问的患者现病史及病史的内容写在答题纸上。
时间：11 min
评分标准
一、问诊内容
(一)现病史
1. 根据主诉及相关鉴别询问
(1)发病诱因：有无劳累、受凉、憋尿或饮水减少，有无接受导尿、尿道器械检查，是否服用药物。
(2)血尿：具体尿色，有无血凝块，是否为全程血尿，呈间歇性还是持续性。
(3)尿急：程度，有无尿失禁。
(4)尿痛：部位、性质、程度，有无放射，出现的时间。
(5)伴随症状：有无尿频、排尿困难、尿量减少，有无发热、盗汗，有无腰痛、腹痛，有无其他部位出血。
2. 诊疗经过
(1)是否曾到医院就诊，做过哪些检查：尿常规、血常规、尿培养、腹部及泌尿系统 B 超。
(2)治疗情况：是否用过抗菌药物，疗效如何。
3. 一般情况
发病以来饮食、睡眠、精神状态、大便情况及近期体重变化情况。
(二)其他相关病史
1. 有无药物过敏史。
2. 与该病有关的其他病史：有无结核病、糖尿病、尿路结石、出血性疾病、盆腔疾病病史，有无外伤、手术史。月经、婚育史。
二、问诊技巧
(一)条理性强，能抓住重点。
(二)能够围绕病情询问。
(三)尊重患者，注重人文关怀，爱伤意识。

【相关知识点】

1. 尿路刺激征即尿频、尿急、尿痛，为膀胱颈和膀胱三角区受刺激所致。

2. 尿频、尿急与尿痛的鉴别

(1)尿频是指单位时间内尿次数增多，正常成人白天排尿4~6次，夜间0~2次。

(2)尿急是指患者一有尿意即迫不及待需要排尿，难以控制。

(3)尿痛是指患者排尿时感觉耻骨上区、会阴部和尿道内疼痛或烧灼感。

第十七节　血　尿

【实训目标】

1. 能够阐述病史采集的内容和方法。

2. 能够对血尿为主诉的患者书写正确的病史。

3. 能够分析血尿的病因及临床疾病的鉴别诊断。

4. 知道问诊技巧及体现职业素养。

5. 尊重患者，注重人文关怀，促进爱伤观念，钻研精神的养成。

【知识回顾】

一、病因

1. 泌尿系统疾病　如各种肾炎(急性肾小球肾炎、病毒性肾炎、遗传肾炎、紫癜性肾炎)，结石(肾、膀胱、尿道)，肾结核、各种先天畸形、外伤、肿瘤等。

2. 全身性疾病　如出血性疾病、败血症、维生素C及维生素K缺乏等。

3. 物理化学因素　如食物过敏、放射线照射、药物、毒物、运动后等。

二、伴随症状

1. 血尿伴肾绞痛　肾或输尿管结石。

2. 血尿伴尿流中断　见于膀胱和尿道结石。

3. 血尿伴尿流细和排尿困难　见于前列腺炎、前列腺癌。

4. 血尿伴尿频、尿急、尿痛　见于膀胱炎和尿道炎。

5. 血尿伴有水肿、高血压、蛋白尿　见于肾小球肾炎。

三、病史采集模板

1. 病因诱因　外伤、感染、结石等。

2. 主要症状特点　起病缓急，持续时间。血尿性质(全程血尿、初始血尿、终末血尿)。加重缓解因素。

3. 伴随症状　是否伴发热、腰痛、有无尿痛、有无盗汗。

4. 一般情况　发病以来饮食、睡眠、大小便、体重变化和精神状态等。

5. 诊疗经过　发病以来是否到医院就诊过、曾做过哪些检查和治疗、治疗是否有效。

6. 相关病史　既往有无类似病史、有无尿路结石史、泌尿系统感染史、结核病史。

7. 药物过敏史、手术史。

【模拟临床场景】

简要病史:患者,男性,16 岁。血尿 10 d,尿量减少 3 d 门诊就诊。
要求:作为住院医师,请围绕以上简要病史,将应该询问的患者现病史及病史的内容写在答题纸上。
时间:11 min
评分标准
一、问诊内容
(一)现病史
1. 根据主诉及相关鉴别询问
(1)发病诱因:有无感染、剧烈运动、外伤、泌尿道器械检查、服用药物。
(2)血尿:具体尿色,有无血凝块,是否为全程血尿,呈间歇性还是持续性。
(3)尿量减少:具体尿量。
(4)伴随症状:尿中有无泡沫,有无尿频、尿急、尿痛、排尿困难。有无发热、咯血、腰痛、皮疹、关节痛,有无其他部位出血。有无恶心、呕吐、水肿、心悸、呼吸困难。
2. 诊疗经过
(1)是否曾到医院就诊,做过哪些检查:尿常规、血常规、凝血功能、肝肾功能、血电解质、腹部 B 超。
(2)治疗情况:是否用过利尿剂及止血药,疗效如何。
3. 一般情况
发病以来饮食(包括饮水量)、睡眠、大小便、体重变化和精神状态等。
(二)其他相关病史
1. 有无药物过敏史。
2. 与该病有关的其他病史:有无高血压、肝病、肾病及尿路结石病史,有无出血性疾病及结缔组织病病史,有无手术、外伤史。有无肾脏疾病及肿瘤家族史。
二、问诊技巧
(一)条理性强,能抓住重点。
(二)能够围绕病情询问。
(三)尊重患者,注重人文关怀,爱伤意识。

【相关知识点】

血尿的临床表现:

1. 尿颜色的改变　尿呈淡红色像洗肉水样,提示每升尿含血量超过 1 mL。尿呈暗红色或酱油色,不浑浊无沉淀见于血红蛋白尿;棕红色或葡萄酒色,不浑浊见于卟啉尿。

2. 分段尿异常　如起始段血尿提示病变在尿道,终末段血尿提示出血部位在膀胱颈部,三角区或后尿道的前列腺和精囊腺;三段尿均呈红色即全程血尿,提示血尿来自肾脏或输尿管。

3. 镜下血尿　尿色正常,但显微镜检查可确定血尿,并可判断是肾性或肾后性血尿。

4. 症状性血尿　以泌尿系统症状为主。

5. 无症状性血尿　无泌尿道症状也无全身症状,如肾结核、肾癌或膀胱癌早期。

第十八节　抽搐与惊厥

【实训目标】

1. 能够阐述病史采集的内容和方法。
2. 能够对抽搐、惊厥为主诉的患者书写正确的病史。
3. 能够分析抽搐、惊厥的病因及临床疾病的鉴别诊断。
4. 知道问诊技巧及体现职业素养。
5. 尊重患者，注重人文关怀，促进爱伤观念，钻研精神的养成。

【知识回顾】

一、病因

1. 血管舒缩障碍　单纯性晕厥、体位性低血压、颈动脉窦综合征。
2. 心源性晕厥　严重心律失常、心脏排血受阻及心肌缺血性疾病等。
3. 脑源性晕厥　脑动脉粥样硬化、短暂性脑缺血发作、偏头痛等。
4. 血液成分异常　低血糖、过度通气综合征、重症贫血及高原性晕厥等。

二、伴随症状

1. 伴有明显的自主神经功能障碍（如面色苍白、出冷汗、恶心、乏力等）者，多见于血管抑制性晕厥或低血糖性晕厥。
2. 伴有面色苍白、发绀、呼吸困难，见于急性心力衰竭。
3. 伴有心率和心律明显改变，见于心源性晕厥。
4. 伴有抽搐者，见于中枢神经系统疾病、心源性晕厥。
5. 伴有头痛、呕吐、视听障碍者，提示中枢神经系统疾病。
6. 伴有发热、水肿、杵状指者，提示心肺疾病。
7. 伴有呼吸深而快、手足发麻、抽搐者，见于通气过度综合征、癔症等。

三、病史采集模板

1. 病因诱因　感染、中毒、外伤、情绪波动等。
2. 主要症状特点　发病的急缓，持续时间、病情程度。四肢自主运动和肌张力如何、加重缓解因素。
3. 伴随症状　是否伴随发热、头痛、呕吐、是否伴视力变化、有无胸痛、心悸、气短等。
4. 一般情况　发病以来饮食、睡眠、大小便、体重变化和精神状态等。
5. 诊疗经过　发病以来是否到医院就诊过，曾做过哪些检查和治疗、治疗是否有效。
6. 相关病史　既往有无类似病史，有无心、肝、肺、肾等慢性疾患，有无糖尿病、高血压、脑部疾病、毒物接触史。
7. 药物过敏史、手术史。

【模拟临床场景】

简要病史:患者,男孩,1 岁。发热 3 d,惊厥 2 次急诊入院。
要求:作为住院医师,请围绕以上简要病史,将应该询问的患者现病史及病史的内容写在答题纸上。
时间:11 min
评分标准
一、问诊内容
(一)现病史
1. 根据主诉及相关鉴别询问
(1)发病诱因:有无外伤、受凉、劳累。
(2)发热:程度、规律、有无寒战。
(3)惊厥:发作时的表现,持续时间,发作时有无意识障碍、大小便失禁、发绀。
(4)发热与惊厥的关系:惊厥出现的时间,惊厥发作时的体温。
(5)伴随症状:有无流涕、咳嗽、有无恶心、呕吐,有无皮疹。
2. 诊疗经过
(1)是否曾到医院就诊,做过哪些检查:血常规、CRP、头颅 CT 或脑脊液检查。
(2)治疗情况:是否用过退热药物、抗菌药物及止惊药物,疗效如何。
3. 一般情况
发病以来饮食、睡眠、大小便、体重变化和精神状态等。
(二)其他相关病史
1. 有无药物过敏史,预防接种史。
2. 出生史,喂养史,生长发育情况。
3. 与该病有关的其他病史;有无类似发作史,有无传染病接触史,有无发热惊厥家族史。
二、问诊技巧
(一)条理性强,能抓住重点。
(二)能够围绕病情询问。
(三)尊重患者,注重人文关怀,爱伤意识。

【相关知识点】

抽搐与惊厥的临床表现:

1. 全身性抽搐　以全身骨骼肌痉挛为主要表现,多伴有意识丧失。
2. 局限性抽搐　以身体某一局部连续性肌肉收缩为主要表现,大多见于口角、眼睑、手足等。

第十九节　眩晕病

【实训目标】

1. 能够阐述病史采集的内容和方法。

2. 能够对眩晕为主诉的患者书写正确的病史。

3. 能够分析眩晕的病因及临床疾病的鉴别诊断。

4. 知道问诊技巧及体现职业素养。

5. 尊重患者，注重人文关怀，促进爱伤观念，钻研精神的养成。

【知识回顾】

一、病因

1. 周围性眩晕（耳性眩晕） 是指内耳前庭至前庭神经颅外段之间的病变所引起的眩晕。常见于：①迷路炎；②前庭神经元炎；③位置性眩晕等。

2. 中枢性眩晕（脑性眩晕） 指前庭神经颅内段、前庭神经核及其纤维联系、小脑、大脑等的病变所引起的眩晕。常见于：①颅内血管性疾病；②颅内占位性病变；③颅内感染性疾病；④癫痫。

3. 其他原因的眩晕 常见于：①心血管疾病；②血液病；③中毒性疾病等。

二、伴随症状

1. 伴耳鸣、听力下降 可见于前庭器官疾病、第八脑神经病及肿瘤。

2. 伴恶心、呕吐 可见于梅尼埃病、晕动病。

3. 伴共济失调 可见于小脑、颅后凹或脑干病变。

4. 伴眼球震颤 可见于脑干病变、梅尼埃病。

三、病史采集模板

1. 病因诱因 外伤、服药等。

2. 主要症状特点 出现时间、程度、持续时间、发作频度、加重或缓解因素。

3. 伴随症状 是否伴有发热、耳鸣、听力下降等，是否有恶心、呕吐、肢体麻木、视力下降、头痛、平衡失调等。

4. 一般情况 发病以来饮食、睡眠、大小便、体重变化和精神状态等。

5. 诊疗经过 曾做过哪些检查和治疗、治疗是否有效。

6. 相关病史 有无耳部感染史、颅脑外伤病史等，心血管疾病、肝肾疾病、糖尿病史，职业史，家族史及遗传史中有无类似表现。

7. 药物过敏史、手术史。

【模拟临床场景】

简要病史：患者，女性，45 岁。阵发性头晕伴呕吐 3 年，再发 5 h 急诊就诊。
要求：作为住院医师，请围绕以上简要病史，将应该询问的患者现病史及病史的内容写在答题纸上。
时间：11 min
评分标准
一、问诊内容
（一）现病史
1. 根据主诉及相关鉴别询问
（1）发病诱因：有无劳累、精神因素、体位突然变化。
（2）头晕：起病情况、性质、发作频率和持续时间、加重和缓解因素（与体位的关系）。

(3)呕吐:呕吐物的性状、气味和量,是否为喷射性。
(4)伴随症状:有无听力减退、耳鸣。
有无复视、肢体感觉或运动障碍、步态不稳、头痛。
2. 诊疗经过
(1)是否曾到医院就诊,做过哪些检查。
(2)治疗情况:是否用过抗眩晕和止吐药物,疗效如何。
3. 一般情况
发病以来饮食、睡眠、大小便、体重变化和精神状态等。
(二)其他相关病史
1. 有无药物过敏史。
2. 糖尿病诊治情况,血糖检测情况。
3. 与该病有关的其他病史:有无脑血管疾病、晕动症、偏头痛、贫血、中耳炎、高血压和糖尿病病史。月经与婚育史。
二、问诊技巧
(一)条理性强,能抓住重点。
(二)能够围绕病情询问。
(三)尊重患者,注重人文关怀,爱伤意识。

【相关知识点】

眩晕的分类:

1. 前庭系统性眩晕　亦称真性眩晕,由前庭神经系统功能障碍引起,表现有旋转感、摇晃感、移动感。

2. 非前庭系统性眩晕　亦称一般性眩晕,多由全身性疾病引起,表现为头晕、头胀、头重脚轻、眼花等,有时似觉颅内在转动但并无外境或自身旋转的感觉。

第二十节　意识障碍

【实训目标】

1. 能够阐述病史采集的内容和方法。
2. 能够对意识障碍为主诉的患者书写正确的病史。
3. 能够分析意识障碍的病因及临床疾病诊断。
4. 知道问诊技巧及体现职业素养。
5. 尊重患者,注重人文关怀,促进爱伤观念,钻研精神的养成。

【知识回顾】

一、病因

1. 颅内疾病

(1)局限性病变:①脑血管病。脑出血、脑梗死、暂时性脑缺血发作等。②颅内占位性病变。原发性或转移性颅内肿瘤、脑脓肿等。③颅脑外伤。脑挫裂伤、颅内血肿等。

(2)弥漫性病变:①颅内感染性疾病。②弥漫性颅脑损伤。③蛛网膜下腔出血。④脑水肿。⑤脑变性及脱髓鞘性病变。

(3)癫痫发作。

2. 全身性疾病

(1)急性感染性疾病。

(2)内分泌与代谢性疾病:如肝性脑病、肾性脑病、肺性脑病、糖尿病性昏迷、乳酸酸中毒等。

(3)外源性中毒。

(4)水、电解质平衡紊乱。

(5)物理性损害:如日射病、热射病、电击伤、溺水等。

二、伴随症状

1. 伴发热　先发热后意识障碍者可见于重症感染性疾病,先意识障碍后发热者可见于出血、蛛网膜下腔出血、巴比妥类药物中毒。

2. 伴瞳孔变化　双侧瞳孔散大可见于颠茄类、乙醇、氰化物等中毒,癫痫,低血糖状态等,单侧瞳孔散大可见于颅压高致患侧颞叶钩回疝,双侧瞳孔缩小可见于吗啡类、巴比妥类、有机磷农药等中毒。

3. 伴呼吸缓慢　是呼吸中枢受抑制的表现,可见于吗啡、巴比妥类、有机磷中毒等。

4. 伴肢体瘫痪　可见于脑出血或大面积脑梗死。

5. 伴脑膜刺激征　可见于脑膜炎、蛛网膜下腔出血等。

6. 伴心动过缓　可见于颅内高压、吗啡类及中毒。

7. 伴高血压　可见于高血压脑病、脑血管意外等。

三、病史采集模板

1. 病因诱因　感染、中毒、外伤、情绪波动等。

2. 主要症状特点　发病的急缓、持续时间、意识障碍程度,有无加重缓解因素。

3. 伴随症状　是否伴随发热、头痛、呕吐、是否伴肢体抽动或瘫痪,有无瞳孔变化等。

4. 一般情况　发病以来饮食、睡眠、大小便、体重变化和精神状态等。

5. 诊疗经过　发病以来是否到医院就诊过,曾做过哪些检查和治疗,治疗是否有效。

6. 相关病史　既往有无类似病史,有无心、肝、肺、肾等慢性疾患,有无糖尿病、高血压、脑部疾病、毒物接触史。

7. 药物过敏史、手术史。

【模拟临床场景】

简要病史：患者，男性，66 岁。神志不清 5 h 急诊就诊。既往有 2 型糖尿病病史 5 年。
要求：作为住院医师，请围绕以上简要病史，将应该询问的患者现病史及病史的内容写在答题纸上。
时间：11 min
评分标准
一、问诊内容
（一）现病史
1. 根据主诉及相关鉴别询问
（1）发病诱因：有无不合理应用降糖药物的情况，有无服用其他药物，有无饮食不当、过度运动、感染等诱因。
（2）意识障碍（神志不清）：发生急缓、程度、进展情况。
（3）伴随症状：意识障碍前有无头痛、头晕，有无呼吸困难、胸闷、胸痛、心悸，有无恶心、呕吐，有无饥饿感、大汗。
2. 诊疗经过
（1）是否曾到医院就诊，做过哪些检查：血糖、尿常规、酮体、心电图。
（2）治疗情况：是否接受过治疗，具体治疗方案及疗效如何。
3. 一般情况
发病以来饮食、睡眠、大小便、体重变化和精神状态等。
（二）其他相关病史
1. 有无药物过敏史。
2. 糖尿病诊治情况，血糖监测情况。
3. 与该病有关的其他病史：有无类似发作史，有无心脏病、高血压、脑血管疾病病史，有无肝病、肾病及其他内分泌系统疾病病史。
二、问诊技巧
（一）条理性强，能抓住重点。
（二）能够围绕病情询问。
（三）尊重患者，注重人文关怀，爱伤意识。

【相关知识点】

意识障碍的分类：

1. 嗜睡　是最轻的意识障碍，可被唤醒，并能正确回答和做出各种反应，但当刺激去除后很快又再入睡。

2. 意识模糊　较嗜睡为深的一种意识障碍。患者能保持简单的精神活动，但对时间、地点、人物的定向能力发生障碍。

3. 昏睡　患者处于熟睡状态，不易唤醒。虽在强烈刺激下可被唤醒，但很快又再入睡。醒时回答含糊或答非所问。

4. 谵妄　临床上表现为意识模糊、定向力丧失、感觉错乱（幻觉、错觉）、躁动不安、言语杂乱。

5. 昏迷　是严重的意识障碍，表现为意识持续的中断或完全丧失。

西医临床类病史采集试题答题纸

姓名________ 单位____

准考证号____

题组号____________

医师(　　)助理医师(　　)(请在本人考试级别后括号内画"√")

得分________ 考官签名________ ________ ________

答题(请用蓝色或黑色钢笔或圆珠笔答题)

初步诊断________________

问诊内容:

(1)现病史:

(2)其他相关病史:

国家医学考试中心印制

第二章 体格检查

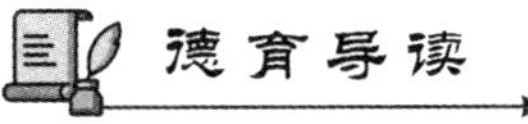

健康所系，性命相托——钟南山

钟南山，我国呼吸疾病研究领域的领军人物，敢医敢言、勇于担当，提出的防控策略和防治措施挽救了无数生命，在非典型肺炎和新冠肺炎疫情防控中做出巨大贡献。

2021 年 9 月 8 日上午，全国抗击新冠肺炎疫情表彰大会在北京人民大会堂隆重举行。已 84 岁高龄的钟南山获颁"共和国勋章"。钟南山在获奖发言中表示："健康所系，性命相托"，是医者的初心；保障人民群众的身体健康和生命安全，是医者的使命。我们将始终牢记党和人民的重托，以敬畏生命、护佑生命、捍卫生命为己任，努力为加快实现全民健康、实现中华民族伟大复兴的中国梦奋斗不止！

生命教育是以生命为核心，以教育为手段，引导医学生认识生命、尊重生命、爱护生命、从而提升生命质量。在生命教育中，核心内容主要是有仁爱之心，关于医学教育也有"医乃仁术" 等词形容，由此证明医学教育与生命教育两者存在异曲同工之处。体格检查的操作是医生与患者面对面接触的过程，在这个过程中，医生不仅要关注患者的躯体症状，还要关注其生理、情绪的变化和适应情况；除此之外，对于患者的选择权，医生应给予其充分的尊重，并对患者提出的需求给予回应以及满足，从而提高患者的配合度，得到良好的检查效果。在实训教学期间，需全程贯彻生命伦理教育，使医学生对生命产生敬畏感，形成敬畏生命、维护生命的意识，并谨记救死扶伤的内涵。此外，在体格检查实训学习中，职业素养教育无处不在，如在检查开始前，要跟患者做好语言沟通，设法减轻患者痛苦和紧张情绪，让患者配合检查；检查时要注意患者保暖，保护患者隐私；避免交叉感染等。

第一节　基本检查方法

【实训目标】

1. 能够正确运用视诊、触诊、叩诊、听诊的基本检查方法。重点为间接叩诊及触诊方法。

2. 可以用医学术语正确描述检查结果，会判定异常状态，并懂得其临床意义。

3. 注重团队协助，培养医学生职业素养和爱伤意识。

【知识回顾】

一、介绍体格检查的一般要求

1. 检查者应仪表端庄，仪容整洁，态度和蔼，言语亲切，站被检者右侧进行检查。检查过程中尽量使被检者感觉舒适，要有较强的爱伤观念，取得被检者的理解和配合。

2. 检查室内应温暖，自然光线充足，以便被检者充分暴露检查部位。注意被检者保暖，关心爱护被检者，检查前应有礼貌地对被检者做自我介绍，简单说明检查原因、目的和要求，以求得被检者的配合。

3. 检查前检查者应洗手或用快速手消毒液洗手，必要时可穿隔离衣，戴口罩和手套，并做好隔离消毒工作。

4. 检查要全面系统而有重点，观察要仔细、准确，避免遗漏，保持严谨的作风。

5. 检查方法要规范，忌用暴力。

6. 男医生不要单独检查女被检者。

7. 检查完毕后注意及时洗手并记录检查结果。

二、基本检查方法

（一）视诊

视诊是检查者用眼睛观察（视觉）被检者全身或局部表现的诊断方法。包括全身视诊、局部视诊、特殊部位的视诊。

1. 全身视诊　年龄、发育、营养、意识状态、体位、步态等。

2. 局部视诊　了解被检者身体各部分的改变，如皮肤、黏膜、眼耳鼻口等。

3. 特殊部位视诊　需借助某些仪器如耳镜、鼻镜、眼底镜及内镜等进行检查。

重点为全身视诊内容。

（二）触诊

触诊是检查者通过手接触被检查部位时的感觉来进行判断的一种方法。适用范围广，尤其以腹部检查更为重要。触诊时所用部位为手指指腹（对触觉敏感）、掌指关节部掌面皮肤（对震动敏感）、手背皮肤（对温度敏感）。包括浅部触诊法和深部触诊法。

1. 浅部触诊法　适用于体表潜在病变的检查和评估。包括浅部滑行触诊法和浅部感觉触诊法。

（1）浅部滑行触诊法

1）检查方法：用一手轻轻地放在被检查部位，利用掌指关节和腕关节的协同动作，以旋转或滑动方式轻柔地进行滑动触摸和感知。深度约为 1 cm，临床上根据情况有时可达 2 cm。

2）适用范围：腹部有无压痛、抵抗感、搏动、包块检查及关节、软组织、浅部动静脉等体表潜在病变检查。

3)常见错误:①利用指尖、全手掌触摸;②触诊部位不全面出现遗漏。

浅部滑行触诊法以腹部检查为例(图2-1-1)。

检查前嘱被检者排空膀胱,双腿屈曲,询问被检者腹部有无不适,若有疼痛部位,从健侧开始检查,最后检查患侧;若无明显不适,临床上一般从左下腹开始触诊,逆时针方向触诊到下腹部,最后脐部。

(2)浅部感觉触诊法

1)检查方法:通过手指指腹或掌指关节掌面皮肤感知被检者出现的体表震动。

2)适用范围:如语音震颤、胸膜摩擦感、心尖搏动、动脉搏动、心前区震颤等。

浅部感觉触诊法以桡动脉检查为例(图2-1-2)。

示、中、环三指放在桡动脉上感受动脉搏动。

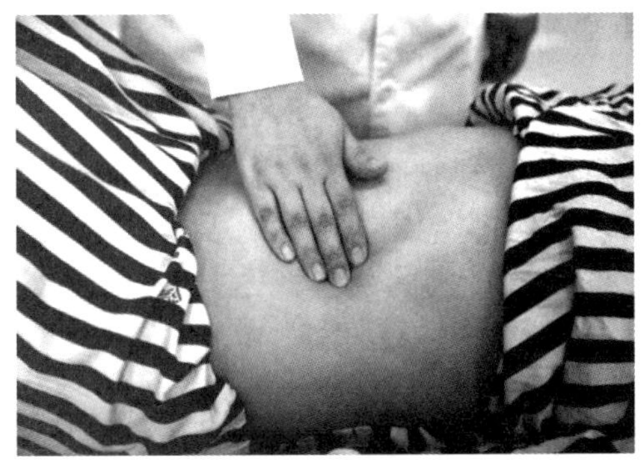

图2-1-1 浅部滑行触诊法

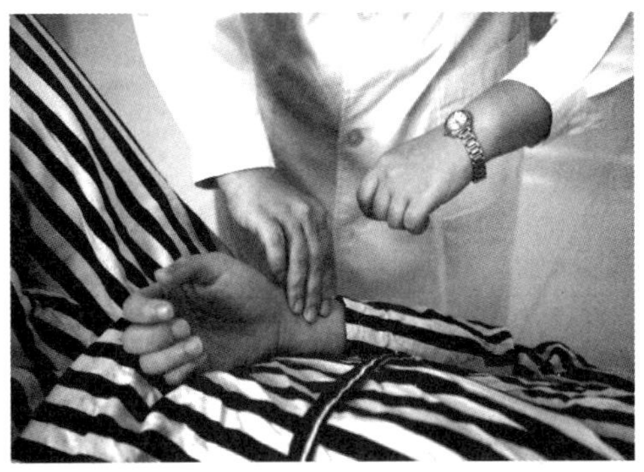

图2-1-2 桡动脉浅部感觉触诊法

2.深部触诊法 检查时可用单手或两手重叠由浅入深,逐渐加压以达到深部触诊的目的。主要用于检查和评估腹腔病变和脏器情况。深度常常>2 cm,有时可达4~5 cm。根据检查目的和检查方法不同可分为:深部滑行触诊法、双手触诊法、深压触诊法和冲击触诊法4种。

(1)深部滑行触诊法

1)检查方法:嘱被检者张口平静呼吸或与被检者谈话转移其注意力,尽量使腹肌放松,右手的示、中、环三指并拢缓慢地平放在腹壁上,以手指末端逐渐触向腹腔脏器或包块,在被触及的包块上做上下左右滑动触摸。如为肠管或条索状包块,应向与包块长轴相垂直方向滑动触诊(图2-1-3)。

2)适用范围:腹腔深部包块和胃肠病变的检查。

(2)双手触诊法

1)检查方法:将左手掌置于被检查脏器或包块的背后部,右手示、中、环三指并拢缓慢地平置于腹壁被检查部位,左手掌向右手方向托起,使被检查的脏器或包块位于双手之间,更接近体表,有利于右手触诊检查。检查时配合被检者的腹式呼吸(图2-1-4)。

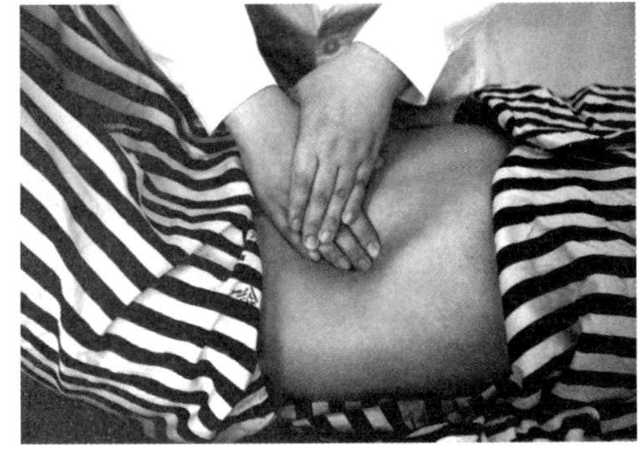

图2-1-3 深部滑行触诊法

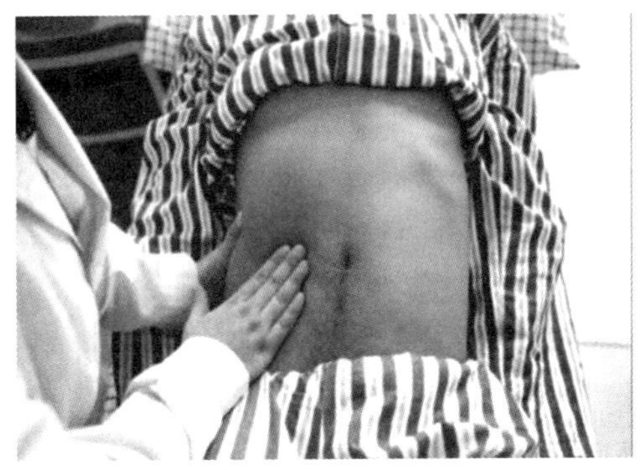

图2-1-4 肝脏双手触诊法

2)适用范围:肝、脾、肾和腹腔肿物的检查。

以肝脏触诊示教:左手放在被检者右背部第12肋骨与髂嵴之间脊柱旁肌肉外侧,触诊时左手向上推,使肝下缘紧贴前腹壁,拇指放在胸廓上,并限制右下胸扩张,以增加膈下移的幅度,这样吸气时下移的肝脏就更易碰到右手指。

右手触诊时需注意以下6字要点:

下:触诊开始位置尽量靠下(髂前上棘连线水平处或右髂窝)。

平:右手示指桡侧缘与肋缘平行。

紧:触诊时右手紧贴腹壁。

抬:吸气时右手随腹壁上抬但落后并低于隆起的腹壁(慢一步)。

压:呼气时右手在腹壁下陷前提前下压(快一步)。

移:每次移动<1 cm。

(3)深压触诊法

1)检查方法:检查者用1或2个并拢的手指逐渐深压腹壁被检查部位(图2-1-5)。

2)适用范围:探测腹腔深在病变的部位或确定腹腔压痛点,如阑尾压痛点、胆囊压痛点。

反跳痛:在手指深压的基础上稍停片刻,2~3 s,迅速抬起。询问被检者是否感觉疼痛加重或察看面部有无痛苦表情,如疼痛加重或出现痛苦表情即为反跳痛(图2-1-6)。

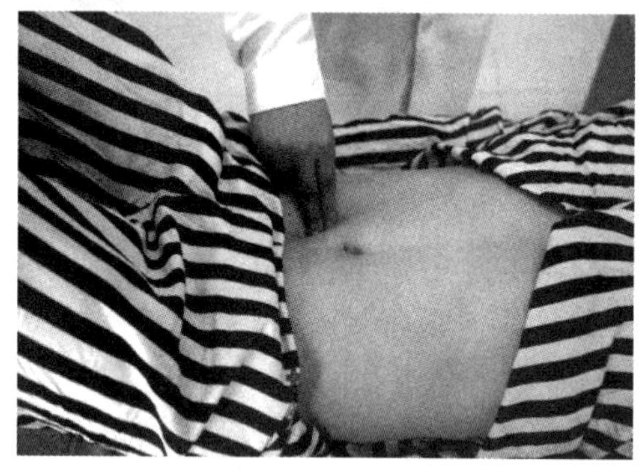

图2-1-5 深压触诊法

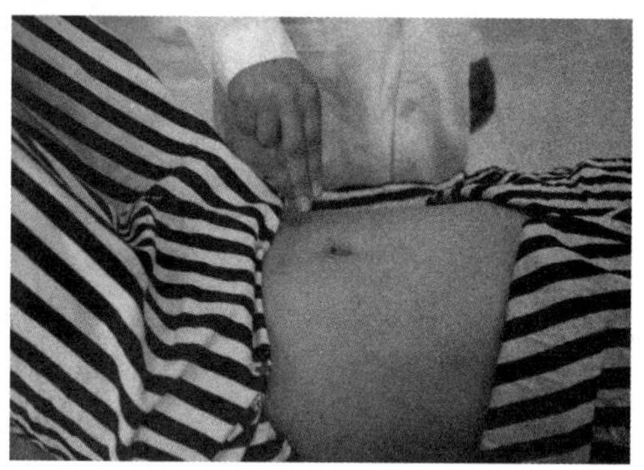

图2-1-6 反跳痛检查

(4)冲击触诊法(浮沉触诊法)

1)检查方法:右手并拢示、中、环三指取70°~90°角,放置于检查部位,做数次急速而有力的冲击动作,在冲击腹壁时指端会有腹腔脏器或包块浮沉的感觉。(前两次冲击触诊是为了将脏器或包块表面的腹水暂时移去,最后一次冲击触诊后手指一定要深压放在脏器表面上,以便触诊)(图2-1-7)。

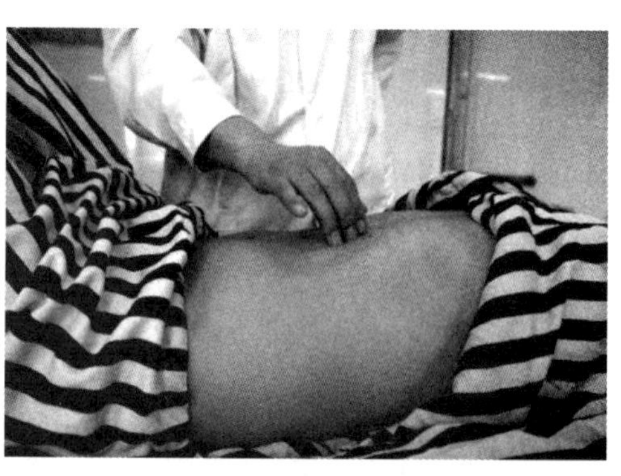

图2-1-7 冲击触诊法

2)适用范围:大量腹水时肝、脾及腹腔包块难以触及者。

3. 深部触诊法注意事项

(1)检查者站在被检者右侧,被检者仰卧,双腿屈曲,使腹肌放松。嘱被检者张口平静呼吸,或配合腹式呼吸。检查肝、脾、肾时被检者也可取侧卧位。

(2)检查时手要温暖轻柔,避免被检者精神及肌肉紧张。

(3)腹部检查前,尤其是下腹部检查,需排空膀胱。

(4)手脑并用,注意毗邻关系,观察被检者表情。

(三)叩诊

叩诊是指用手指叩击身体表面某一部位,使之震动而产生声响,根据震动和声响的特点来判断被检查部位的脏器状态有无异常的一种方法。分为直接叩诊法和间接叩诊法。

1. 直接叩诊法

(1)检查方法:示、中、环三指并拢,用其掌面直接拍击被检部位(图2-1-8)。

(2)适用范围:胸部和腹部范围较广泛的病变。如胸膜粘连、大量胸腔积液、腹水、气胸等。

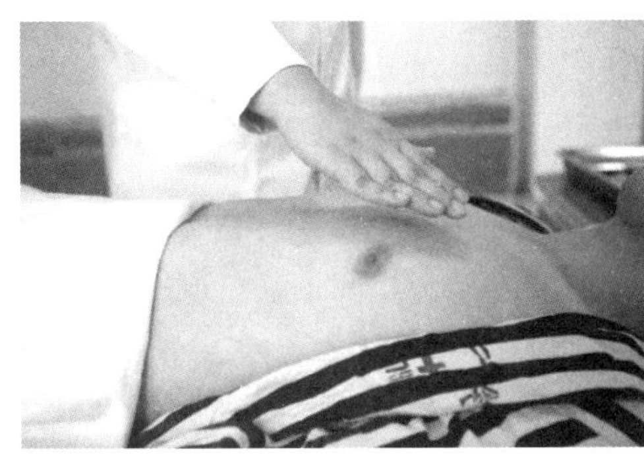
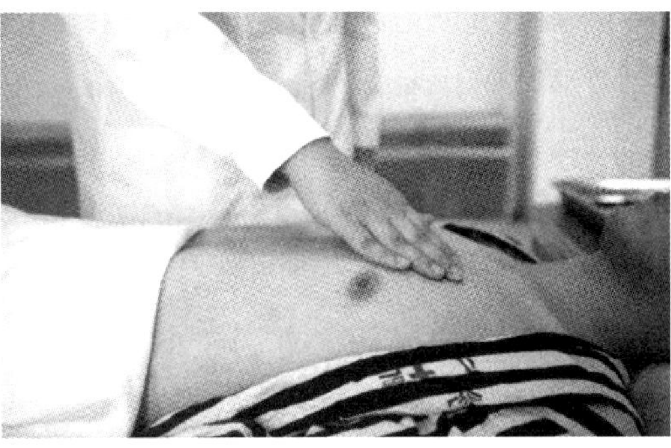

图2-1-8 直接叩诊法

2. 间接叩诊法 为重点检查方法(图2-1-9)。注意以下几个重要环节。

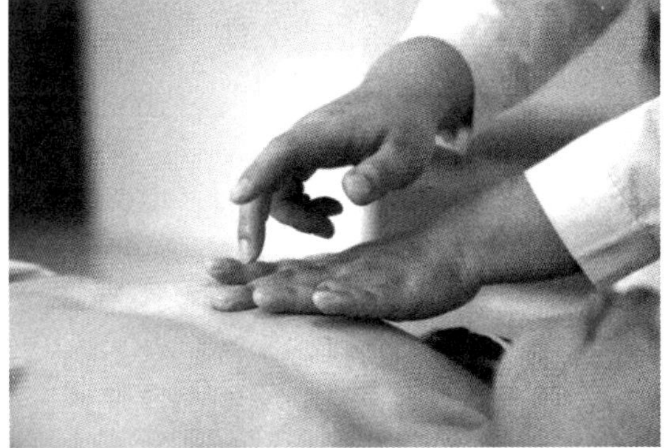

图2-1-9 间接叩诊法

(1)“板指”:左手中指第二指节紧贴于叩诊部位,其他手指稍微抬起,勿与体表接触。

(2)“叩指”:右手指自然弯曲,用中指指端叩击左手中指末端指关节处或第二节指骨远端。(因该处易与被检部位紧密接触,而且对于被检部位的震动较敏感。)

(3)叩诊时应以腕关节与掌指关节的活动为主,避免肘关节和肩关节参与运动。

(4)每次只需连续叩击2~3下,叩击力量要均匀适中,病灶或被检部位范围小、位置浅者宜轻叩,病灶或被检部位范围大、位置深者宜用中度力量叩或重叩,以免患者感到不适。

从以下6个字,重点掌握叩诊要点:

“紧”:左手板指紧贴于叩诊部位。

“翘”:左手其余四指稍翘起。

“直”:叩指垂直叩击板指。

“匀”:频率2~3次/部位、力量均匀。

“短”:短促。

“抬”:叩指叩击后立即抬起。

(5)叩诊音:取决于组织或器官的致密度、弹性、含气量及与体表间距。根据频率、振幅、是否乐音分为以下5种。

1)清音:正常肺部叩诊音。

2)浊音:叩击被少量含气组织覆盖的实质脏器时产生(心、肝被肺段边缘覆盖的部分)或病理状态下(肺炎)的叩诊音。

3)鼓音:正常情况下见于胃泡区和腹部,病理状况下见于肺内空洞、气胸、气腹等。

4)实音:心、肝等实质脏器所产生的音响,病理状态下可见于大量胸腔积液或肺实变等。

5)过清音:肺组织含气量增多、弹性减弱时,如肺气肿。

3. 叩诊注意事项

(1)环境应安静。

(2)根据叩诊部位不同,被检者应采取适当体位。

(3)叩诊时应注意对称部位的比较和鉴别,注意叩诊音响的变化和不同病灶的震动感的差异。

(4)操作规范,用力均匀。

(四)听诊

听诊是检查者根据被检者身体各部分活动时发出的声音判断正常与否的一种诊断方法。

1. 直接听诊　检查者将耳直接贴附于被检者的体壁上进行听诊。目前只在某些特殊和紧急情况下才会采用。

2. 间接听诊　用听诊器进行听诊的一种检查方法。听诊器由耳件、体件和软管 3 个部分组成。体件有钟型和膜型 2 种类型。钟型体件适用于听取低调声音,如二尖瓣狭窄的隆隆样舒张期杂音;膜型体件适用于听取高调声音,如主动脉瓣关闭不全的杂音及呼吸音、肠鸣音等(图 2-1-10)。

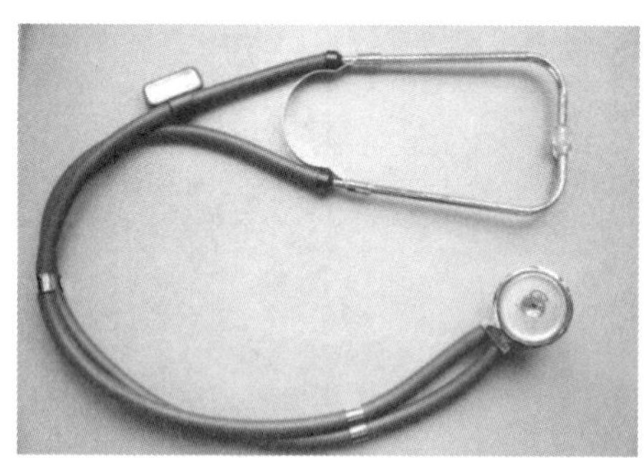

A. 听诊器(耳件、体件和软管)

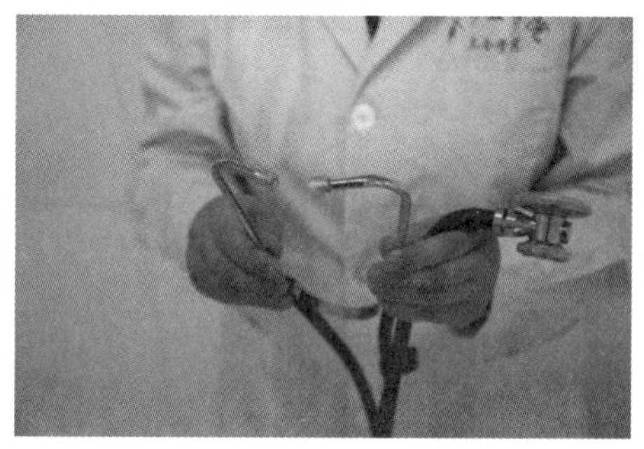

B. 耳件角度(与外耳道一致)

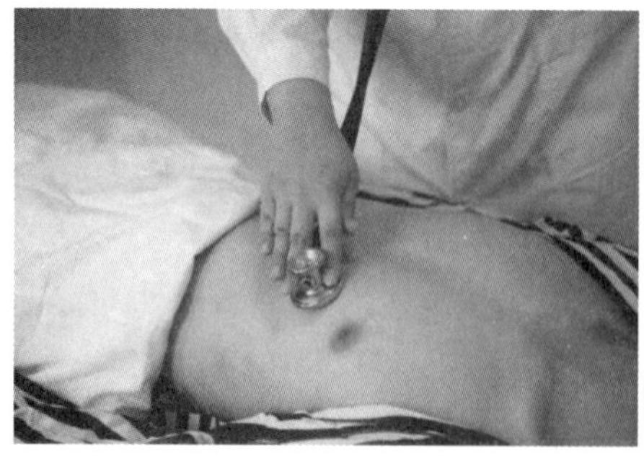

C. 听诊器正确持法

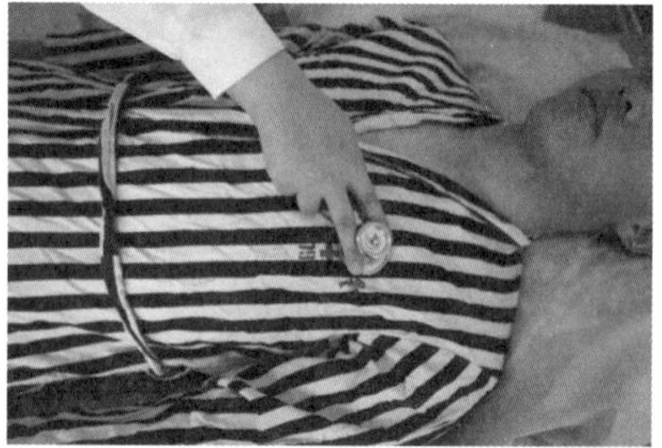

D. 隔衣听诊(错误)

图 2-1-10　间接听诊法

3. 听诊注意事项

(1)环境要安静、温暖、避风。

(2)体件要紧贴被检查部位,避免与皮肤摩擦而产生附加音。

(3)注意力要集中,摒除心音与呼吸音的相互干扰。

(五)嗅诊

嗅诊是通过嗅觉来判断发自被检者的异常气味与疾病之间关系的一种方法。检查者用手将被检者散发的气味扇向自己的鼻部,然后根据气味进行疾病判断。

举例:恶臭脓液可见于恶性坏疽;呼吸呈刺激性蒜味见于有机磷杀虫剂中毒;烂苹果味见于糖尿病酮症酸中毒。

第二节　一般检查

【实训目标】

1. 能够进行生命体征测量,正确操作淋巴结检查。认识常见皮肤的改变。

2. 能够正确描述一般检查的基本内容,声调以及语态,姿态与步态的检查意义。

3. 要关心和爱护患者,即要体现对被检者的人文关怀。

【知识回顾】

一、性别

正常人根据第二性征判断,注意疾病状态下性征改变。

二、年龄

一般通过问诊,特殊情况下可以通过皮肤的弹性与光泽、肌肉的状态、毛发的颜色与分布、面颈部皮肤的皱纹、牙齿的状态等进行判断。

三、体温测量

体温测量方法包括口测法、肛测法和腋测法,其中以腋测法最为常用。

(一)口测法

[检查方法]

向被检者交代检查目的,取得配合。将消毒后的体温计水银端置于被检者舌下,让其紧闭口唇,5 min 后读数。正常值为36.3 ~37.2 ℃。注意嘱被检者用鼻呼吸,避免冷空气进入口腔,测量前10 min内禁饮热水和冷水,以免影响测量结果。此法测得结果较准确,但不能用于婴幼儿及神志不清者。

(二)肛测法

[检查方法]

向被检者交代检查目的,取得配合。嘱被检者取侧卧位,将肛门体温计水银端涂以润滑剂后,徐徐插入肛门内达体温计长度的一半为止,5 min 后读数。正常值为 36.5 ~37.7 ℃。此法一般较口测法读数高 0.2 ~0.5 ℃。此法测值稳定,多用于婴幼儿及神志不清者。

(三)腋测法

[检查方法]

1. 向被检者交代检查目的,取得配合。

2. 取出消毒后的体温计,检查读数是否在 35 ℃以下,若高于 35 ℃应甩至 35 ℃以下。

3. 测量前检查被检者腋窝(若周围有致热或致冷物,移去;若腋窝潮湿,擦干)。

4. 将体温计水银端置于腋窝顶部,嘱被检者夹紧体温计,10 min 后读数(图 2-2-1),正常值为 36.0 ~ 37.0 ℃。

5. 取出体温计读数,注意手不要握水银柱头,视线应与体温计在同一水平线上,测量完毕,帮被检者整理衣物。

6. 报告结果:例如,该被检者体温为×× ℃,是否属正常体温。

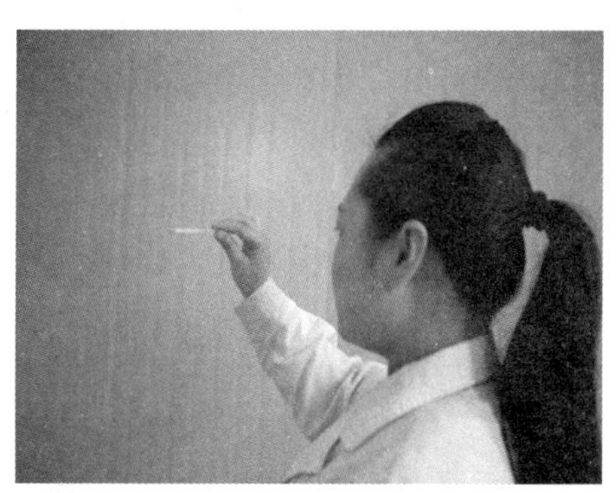

图 2-2-1　体温测量

[注意事项]

1. 测量前避免用热水漱口或用热毛巾擦拭腋部。

2. 体温计附近避免有影响局部体温的冷热物体,如冰袋、热水袋等。

3. 消瘦、病情严重及神志障碍者,应由家属协助将体温计夹紧。

【模拟临床场景】

体格检查考试题目:测体温(腋测法,口述测量时间,报告体温度数)(8 分)

(一)体格检查(4 分)

1. 检查方法正确(3 分)

(1)取消毒后体温计,观察并确认水银柱是否处于 35 ℃以下(0.5 分),如高于 35 ℃,则甩到 35 ℃以下(1 分)。

(2)考生先用手触摸被检者腋窝(检查影响体温因素:有无汗液、有无致热或降温物品)(0.5 分),将体温计头端置于被检者腋窝深处夹紧(0.5 分)。

(3)考生口述测量时间(应为 10 min)(0.5 分)。

2. 读数正确(1 分)

考官取出已准备好的体温计,让考生读数(读数正确得分,不正确不能得分)。(考官可事先准备 3 支不同体温的体温计,执考时选择其中 1 支体温计让考生当场读数)

(二)考官提问(2 分)

1. 何为稽留热? 临床常见于哪些疾病(1 分)?

答:患者体温维持在 39 ℃以上的高水平,达数天或数周,24 h 内体温波动范围不超过 1 ℃(0.5 分)。常见于大叶性肺炎、斑疹伤寒及伤寒高热期(答出一项即可,0.5 分)

2. 发热如何分度(1 分)?

答:体温高于正常称为发热,分度如下:低热 37.3 ~ 38 ℃;中度发热为 38.1 ~ 39 ℃;高热为 39.1 ~ 41 ℃;超高热为 41 ℃以上。

(三)职业素养(2 分)

1. 检查前能向被检者告知,与被检者沟通态度和蔼。检查中动作轻柔,检查后告知结果,整理衣物及被褥,能体现爱伤意识。

2. 考生着装(工作衣)整洁,举止大方,语言文明,体检认真细致,能表现出良好的职业素养。

四、呼吸测量

[检查方法]

观察 1 min 胸廓或腹壁起伏的幅度及次数,记录呼吸的频率及节律,也可借助听诊器听诊呼吸音计数呼吸频率。平静呼吸时,正常人呼吸频率为 12 ~ 20 次/min,节律整齐。异常时出现呼吸过速、呼吸过缓或节律异常(图 2-2-2)。

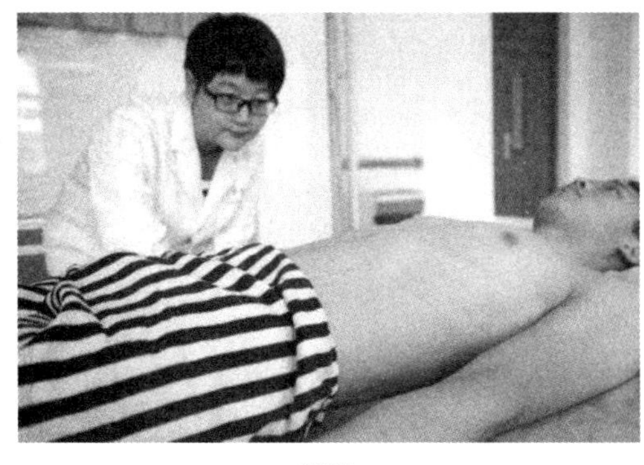
视诊

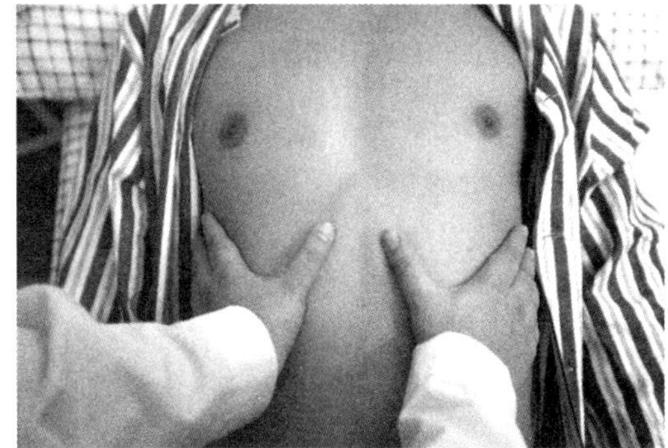
触诊

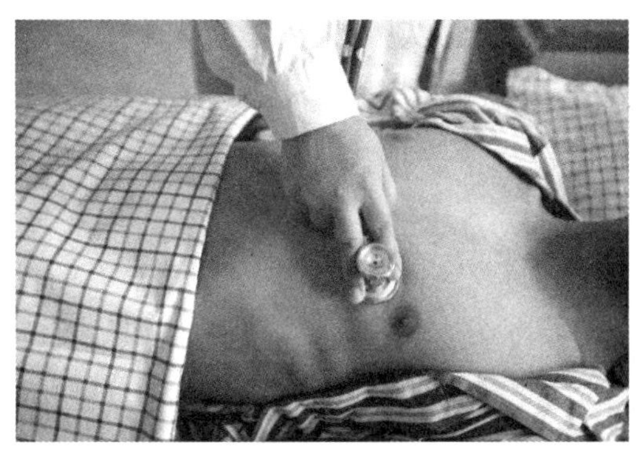
听诊

图 2-2-2 呼吸测量

[注意事项]

1. 男女因呼吸方式不同,充分暴露时应注意保护被检者隐私。

2. 检查时应注意转移被检者注意力。

【模拟临床场景】

体格检查考试题目:测呼吸频率(须报告检查结果)(6 分)

(一)体格检查(2 分)

1. 检查方法正确(1 分)

告知被检者取舒适体位,充分暴露其胸腹部以便观察,转移注意力(如手触被检者腕部),同时测呼吸频率。

2. 检查时间及结果(1 分)

一般观察 1 min,报告被检者呼吸频率(××次/min)和节律。

(二)考官提问(2 分)

1. 什么是三凹征 (1 分)?

答:三凹征又称吸气性呼吸困难。是指患者吸气时呼吸肌收缩,胸腔负压极度增高,胸骨上窝、锁骨上窝、肋间隙出现明显凹陷,是由于上呼吸道部分梗阻所致。常见于气管异物、喉水肿、白喉等。

2. 正常成人和新生儿静息时的呼吸次数是多少?呼吸与脉搏之比?(1 分)

答:成人呼吸为 12 ~ 20 次/min,呼吸与脉搏比是 1 : 4,新生儿为 40 ~ 45 次/min,随着年龄增长而减慢。

(三)职业素养(2 分)

1. 检查前能向被检者告知,与被检者沟通态度和蔼。检查中动作轻柔,检查后告知结果,整理衣物及被褥,能体现爱伤意识。

2. 考生着装(工作衣)整洁,举止大方,语言文明,体检认真细致,能表现出良好的职业素养。

五、脉搏测量

[测量部位]

常选择桡动脉，亦可选择颈动脉、肱动脉、股动脉或足背动脉。应注意脉搏的频率、节律、血管的紧张度和动脉壁的弹性、强弱及波形变化。正常成人脉率为60～100次/min，节律整齐。异常时可出现脉率增快或减慢、脉搏短绌、脉律不齐及波形异常等。

[检查方法]

1. 向被检者交代检查目的，取得配合。测量前被检者须保持安静，如剧烈活动后应休息20 min再测。

2. 检查者将一手示、中、环三指并拢，指腹平放于桡动脉近手腕处，以适当压力触摸桡动脉搏动，至少计数30 s，计算出每分钟搏动次数，检查时需两侧对比(图2-2-3)。

3. 报告结果　该被检者脉搏为××次/min，是否正常。

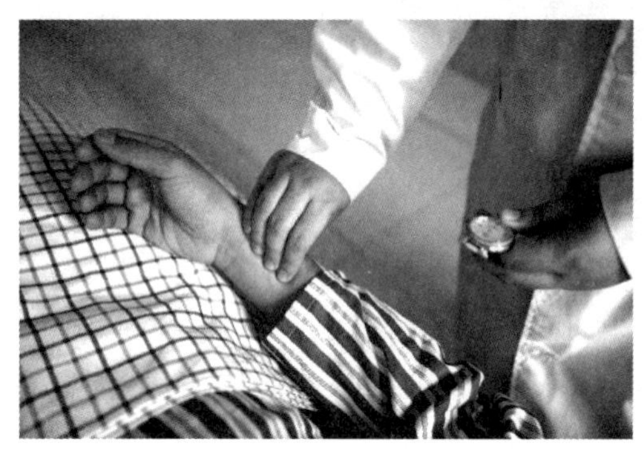

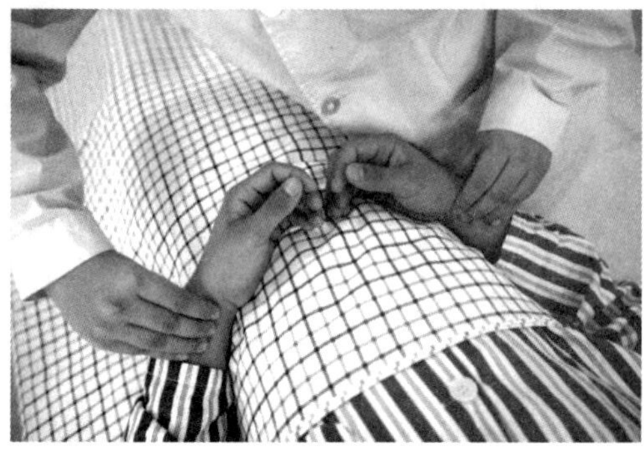

图2-2-3　脉搏触诊

[注意事项]

1. 当脉搏细弱而数不清时，需测1 min，使结果更准确。

2. 对于脉搏短绌的患者，应由两人在同一时间内，同时开始测量，分别听心率、测脉率，计数1 min。

【模拟临床场景】

体格检查考试题目：测脉搏(桡动脉)(须报告检查结果)(6分)

(一)体格检查(2分)

1. 检查手法规范、部位正确(1分)

考生示、中、环三指并拢，指腹置于被检者腕部桡动脉处，以适当压力触诊桡动脉搏动。

2. 检查方法规范(1分)

触诊时间至少30 s，计数其脉率，报告检查结果(脉率和脉搏节律)，脉率以(××次/min)表示(0.5分)。必要时双侧桡动脉进行对比(0.5分)。

(二)考官提问(2分)

1. 脉搏检查哪些内容(1分)?

答：脉搏检查内容包括频率、节律、血管的紧张度和动脉壁的弹性、强弱等情况。

2. 能否同时触诊两侧颈动脉？为什么(1分)?

答：不能，可导致晕厥。

(三)职业素养(2分)

1. 检查前能向被检者告知，与被检者沟通态度和蔼。检查中动作轻柔，检查后告知结果，整理衣物及被褥，能体现爱伤意识。

2. 考生着装(工作衣)整洁，举止大方，语言文明，体检认真细致，能表现出良好的职业素养。

六、血压测量

血压测量方法包括直接测量法和间接测量法，一般选取肱动脉进行间接血压测量。

［检查方法］

1. 向被检者交代检查目的，取得配合，半小时内禁止吸烟、饮用咖啡等兴奋或刺激物、排空膀胱，在安静环境下休息 5 ~ 10 min。被检者取坐位或仰卧位，脱去衣袖。

2. 打开水银槽开关，水银柱应与"0"刻度平齐；被检者取坐位或仰卧位，肘部和血压计"0"刻度应与心脏在同一水平（坐位时平第 4 肋软骨，卧位时平腋中线）。被测上肢（通常为右上肢）裸露伸直并轻度外展 45°。

3. 将袖带紧贴皮肤缠于上臂，其下缘在肘窝以上约 2.5 cm，气袖中央位于肱动脉表面，松紧度适宜。

4. 触摸肱动脉，将听诊器体件置于肱动脉搏动处（不能塞在袖带下）。

5. 充气时，应边充气边听诊，肱动脉搏动声消失后，水银柱再升高 30 mmHg。

6. 缓慢放气水银柱下降速度为（2 ~ 6 mmHg/s），双眼随汞柱下降，平视汞柱表面，听到第一声响的数值为收缩压，声音消失的数值为舒张压。同样方法，间隔 1 ~ 2 min，测血压两次，如收缩压或舒张压两次读数相差 5 mmHg 以上，应再次测量，取平均值并记录。

7. 测量完毕，取下袖带，帮被检者穿好衣袖，恢复舒适体位；将气囊排气，卷好袖带，平整地放入血压计中。然后将血压计向右倾斜 45°，使水银完全进入水银槽内，关闭水银槽阀门和血压计。

8. 报告结果：测量完毕，该被检者血压为收缩压××/舒张压××mmHg，是否属正常血压（表 2-2-1）。

［注意事项］

1. 检查前后注意人文关怀（帮被检者脱、穿衣袖，恢复舒适体位）。

2. 水银柱归"0"。

3. 正确绑缚袖带，不要过紧或过松。

4. 听诊器不能塞在袖带下。

5. 能迅速正确地确定肱动脉位置。

6. 未听清肱动脉搏动声音，不要编撰读数，需重新测量。

7. 将血压计向右倾斜 45°关闭；正确汇报检查结果，血压值收缩压××/舒张压××mmHg。

［相关知识］

1. 如果听诊血压时声音减弱与消失的数字较大，该如何记录（报告）？

答：应记录为 140/60 ~ 90 mmHg。

2. 为什么听诊器头不能塞入袖下？

答：听诊器塞在袖带里，使袖带更紧迫，压力加大导致误差，会使真正给予肱动脉的压力减小导致测得的血压较真实的偏高。

表 2-2-1　成人血压水平的定义和分类

类别		收缩压（mmHg）	舒张压（mmHg）
正常血压		<120	<80
正常高值		120 ~ 139	80 ~ 89
高血压	1 级高血压（轻度）	140 ~ 159	90 ~ 99
	2 级高血压（中度）	160 ~ 179	100 ~ 109
	3 级高血压（重度）	≥180	≥110
	单纯收缩期高血压	≥140	<90

注：若测量结果收缩压与舒张压分属不同级别时，则以较高的分级为准。单纯收缩期高血压也可按照收缩压水平分为 1、2、3 级。

【模拟临床场景】

体格检查考试题目:测量血压(间接测量法,报告测量结果)(8 分)

(一)体格检查(4 分)

1. 测量方法正确(2.5 分)

(1)检查血压计水银柱是否在"0"点,血压计放置位置正确,被检者取坐位时,血压计"0"点应与第 4 肋软骨同一水平,仰卧位时应与腋中线同一水平(0.5 分)。

(2)气袖均匀紧贴皮肤,缠于上臂,其下缘在肘窝以上约 2.5 cm,气袖的中央位于肱动脉表面,其松紧度适宜(0.5 分)。

(3)考生触诊确定肱动脉搏动位置后,将听诊器体件置于肱动脉搏动处听诊动脉搏动音,不能把体件塞于气袖下(0.5 分)。

(4)向袖带内充气,边充气边听诊至肱动脉搏动音消失后,水银柱再升高 30 mmHg,然后缓慢放气(水银柱下降速度为 2 ~ 6 mmHg/s),双眼平视观察水银柱,根据听诊动脉搏动音变化和水银柱位置读出收缩压、舒张压数值并记录(1 分)。

2. 读数及报告结果正确(1.5 分)

报告测得实际血压,读数正确(1 分),先报收缩压,后报舒张压(0.5 分)。该被检者的血压为××/×× mmHg,是否属正常血压,请考官核对结果。(有时考官复测,验证考生测定的血压值是否正确。)

(二)考官提问(2 分)

1. 请回答间接测量成人(上肢)血压的正常值是多少? 低血压、高血压的界限值是多少(1 分)?

答:成人血压正常值范围为 90 ~ 139/60 ~ 89 mmHg(0.5 分),低于 90/60 mmHg 称低血压(0.5 分),高血压是指收缩压≥140 mmHg 和(或)舒张压≥90 mmHg(0.5 分)。

2. 儿童测量血压时,应注意什么(1 分)?

答:测量血压时,应根据儿童不同的年龄选择不同宽度的袖带,袖带的宽度通常为上臂长度的 1/3 ~ 1/2。袖带过宽测得的血压值较实际值偏低,过窄时较实际值偏高。

(三)职业素养(2 分)

1. 检查前能向被检者告知,与被检者沟通态度和蔼。检查中动作轻柔,检查后告知结果,整理衣物及被褥,能体现爱伤意识。

2. 考生着装(工作衣)整洁,举止大方,语言文明,体检认真细致,能表现出良好的职业素养。

七、发育

根据年龄、智力和体格成长状态(身高、体重及第二性征)之间的关系来判断。常见的病态发育有巨人症、侏儒症和呆小症等。

八、体型

体型是身体各部发育的外观表现,包括骨骼、肌肉的生长与脂肪分布状态等。临床上成人体型有 3 种:

1. 正力型(匀称型) 身体匀称,腹上角约为 90°。
2. 无力型(瘦长型) 体型瘦长,腹上角小于 90°。
3. 超力型(矮胖型) 体型矮胖,腹上角大于 90°。

腹上角又称胸骨下角,是指左右肋弓在胸骨下端汇合处形成的夹角,正常为 70° ~ 110°(图 2-2-6)。

九、营养

根据皮肤、毛发、皮下脂肪、肌肉的发育情况综合判断。前臂屈侧或上臂背侧下 1/3 处脂肪分布的个体差异最小,为判断脂肪充实程度最方便最适宜的部位(图 2-2-7)。

营养状态:分"良好、中等、不良"三等级。良好、中等属正常营养状态。

异常营养状态:营养不良(消瘦)、营养过剩(肥胖)。

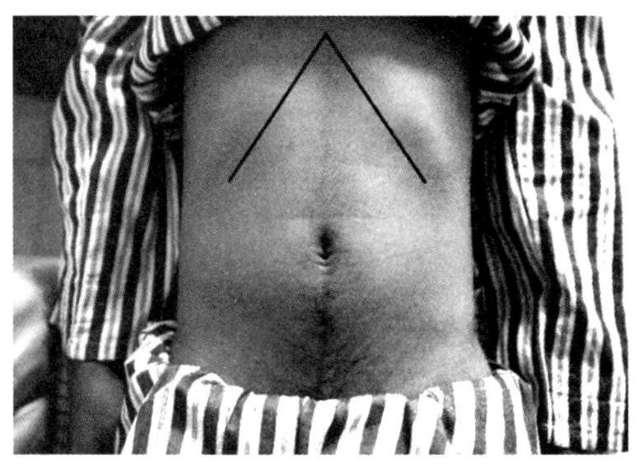
图 2-2-6 腹上角

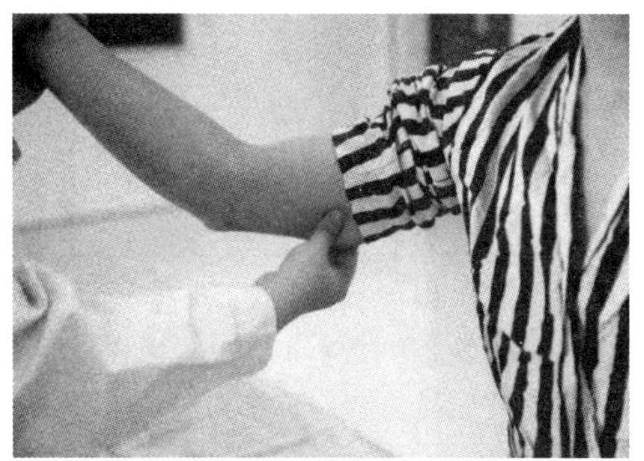
图 2-2-7 营养状态评价

十、意识状态

正常人:意识清晰。

意识障碍分度:嗜睡、意识模糊、昏睡、昏迷及谵妄。

十一、语调与语态

语调与语态指言语过程中的音调和节奏。

十二、面容及表情

正常人神态安怡,表情自然。异常时出现特殊病容(急性病容、慢性病容、贫血面容、肝病面容、肾病面容、甲状腺功能亢进面容、二尖瓣面容、满月面容等)。

十三、体位

正常人自主体位。异常时有被动体位及强迫体位。

十四、步态

正常人步态自如。异常时有蹒跚步态、醉酒步态、共济失调步态、慌张步态、跨阈步态、剪刀步态、间歇性跛行。

十五、皮肤黏膜检查

检查颜色、湿度、弹性、皮疹、脱屑、皮下出血、蜘蛛痣、肝掌、水肿、皮下结节、瘢痕、毛发。

(一)皮肤弹性

[检查方法]

1. 向被检者交代检查目的,取得配合。

2. 检查皮肤弹性时用拇指和示指将皮肤捏起(通常选择手背或上臂内侧皮肤),然后松开(图 2-2-8),观察皮肤皱褶平复速度,若迅速平复为弹性正常,若平复较慢为弹性减弱。

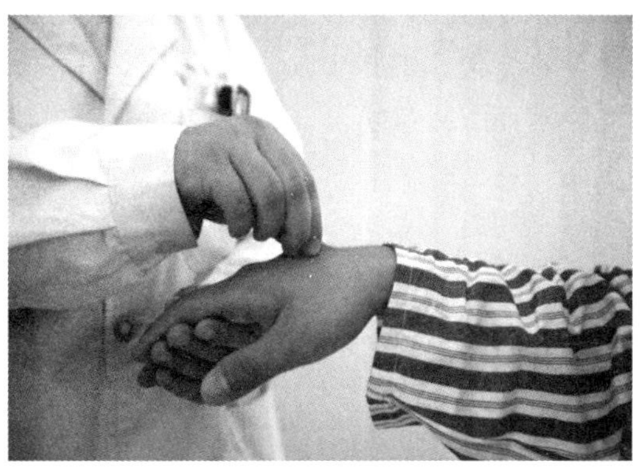
图 2-2-8 皮肤弹性检查

（二）皮下出血

［检查方法］

1. 向被检者交代检查目的，取得配合。

2. 选择部位为颈、胸部皮肤，皱褶摩擦处如手臂内侧、大腿内侧等。用手指指腹压迫疑为皮下出血处，如不褪色，为皮下出血；皮疹受压时一般可褪色或消失。

病理情况下可出现皮下出血，根据其直径大小及伴随情况分为以下几种：①小于 2 mm 称为瘀点（图 2-2-9，A）；②3 ~5 mm 称为紫癜（图 2-2-9，B）；③大于 5 mm 称为瘀斑（图 2-2-9，C）；④片状出血并伴有皮肤显著隆起称为血肿（图 2-2-9，D）。

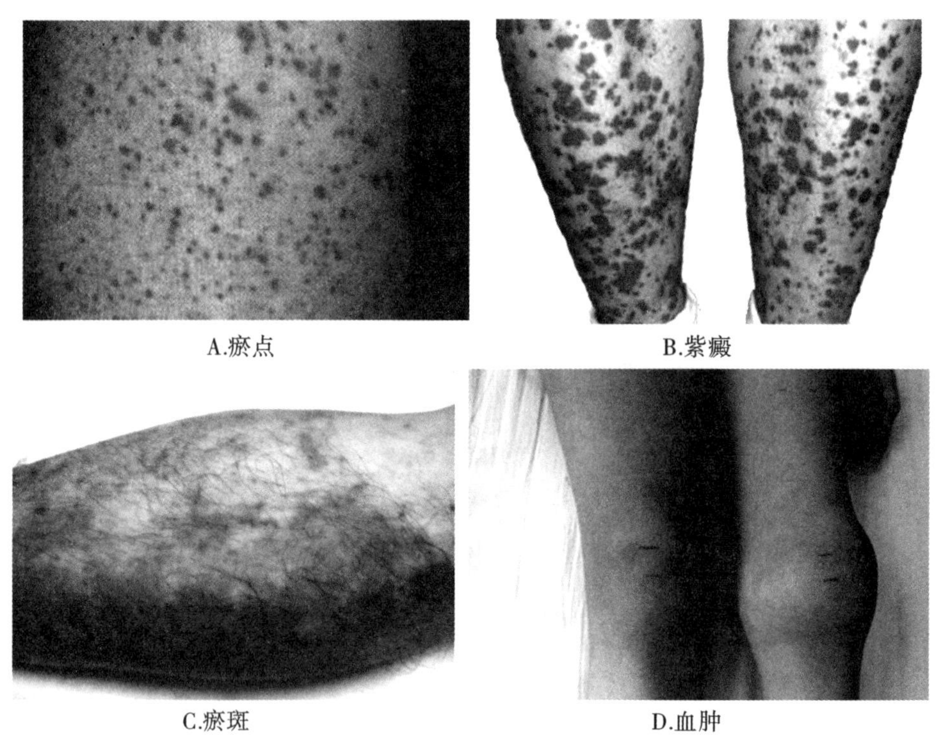
A.瘀点　B.紫癜　C.瘀斑　D.血肿

图 2-2-9　皮下出血

（三）蜘蛛痣

［检查方法］

1. 向被检者交代检查目的，取得配合。

2. 检查者用棉签钝头压迫蜘蛛痣的中心（常见于上腔静脉分布区域皮肤，如面、颈、手背、上臂、前胸、肩部），其辐射状小血管网立即消失，去除压力后又出现（图 2-2-10）。

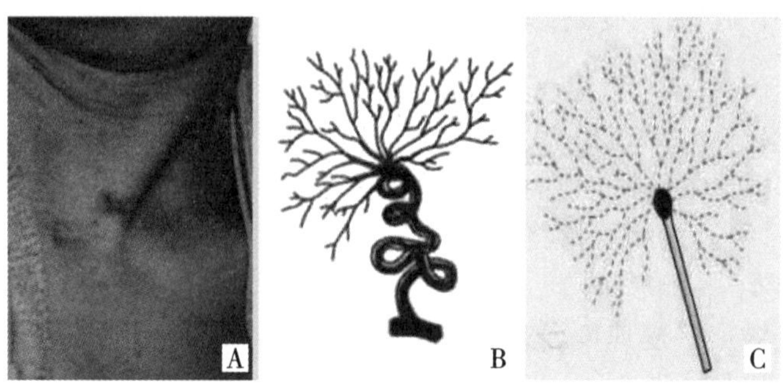

图 2-2-10　蜘蛛痣检查

【模拟临床场景】

体格检查考试题目：蜘蛛痣检查（须口述检查内容）（6 分）

（一）体格检查（2 分）

1. 检查部位明确（1 分）

检查部位：面、颈、前胸、手背（或上腔静脉分布区域）。

2. 检查方法正确（1 分）

在疑为蜘蛛痣时，考生可用棉签钝头压迫蜘蛛痣的中心，其辐射状小血管立即消失，除去压力后又出现。

（二）考官提问（2 分）

1. 蜘蛛痣的产生与哪个激素有关？常分布在哪些区域（1 分）？

答：一般认为与肝脏对雌激素的灭活作用减弱有关，多分布在上腔静脉分布区，常见于急、慢性肝炎或肝硬化时。（1 分）

2. 蜘蛛痣如何检查及临床意义（1 分）？

答：蜘蛛痣大多分布在上腔静脉引流区域，检查方法是用钝头棉签压迫蜘蛛痣中心，其放射状小血管网立即消失，去除压力后又复出现（0.5 分），常见于肝功能明显减退者及妊娠妇女（0.5 分）。

（三）职业素养（2 分）

1. 检查前能向被检者告知，与被检者沟通态度和蔼。检查中动作轻柔，检查后告知结果，整理衣物及被褥，能体现爱伤意识。

2. 考生着装（工作衣）整洁，举止大方，语言文明，体检认真细致，能表现出良好的职业素养。

（四）水肿

［检查方法］

1. 向被检者交代检查目的，取得配合。

2. 检查者观察被检者两侧眼睑是否水肿；用手指按压被检查部位皮肤（下肢胫骨前、足背、踝部等部位，通常是胫骨前内侧皮肤）3 ~5 s，若加压部位组织发生凹陷则称为凹陷性水肿。若颜面、胫骨前内侧及手足背皮肤水肿，伴有皮肤苍白或略带黄色，皮肤干燥、粗糙，但指压后无组织凹陷，则为黏液性水肿。注意双侧对比（图 2-2-11）。

视诊和触诊相结合。水肿可分为轻、中、重三度。

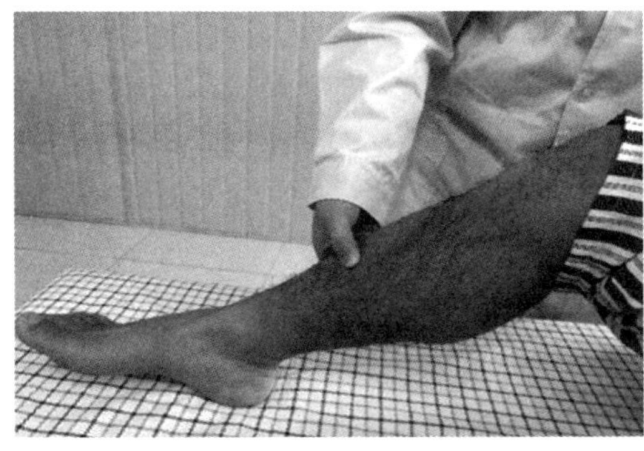

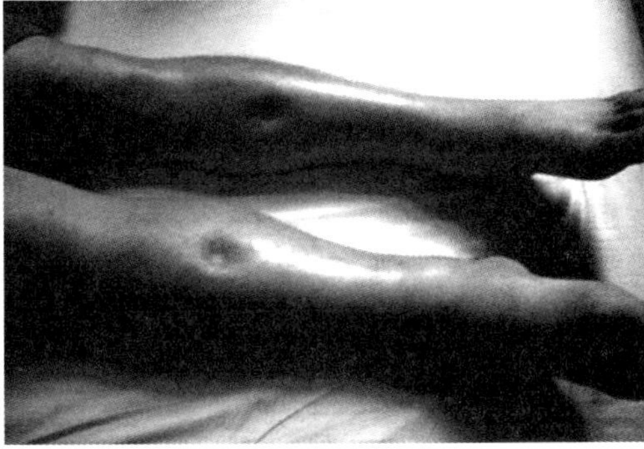

图 2-2-11 水肿检查

【模拟临床场景】

体格检查考试题目:皮肤弹性和皮肤水肿检查(6 分)。

(一)体格检查(2 分)

1. 检查部位正确(1 分)

(1)皮肤弹性:选择手背或上臂内侧部位(0.5 分)。

(2)皮肤水肿:选择眼睑、下肢胫前、足背、踝部及身体下垂部位(0.5 分)。

2. 检查手法正确(1 分)

(1)检查皮肤弹性:以拇指和示指将被检者皮肤提起,然后松开,观察皮肤恢复情况,检查时注意两侧对比(0.5 分)。

(2)检查皮肤水肿:用手指按压检查部位,注意两侧对比(0.5 分)

(二)考官提问(2 分)

1. 营养状态可分为哪几级(1 分)?

答:营养状态可分为营养不良、营养中等、营养良好。

2. 如何判断皮肤弹性? 弹性减退多见于什么病(1 分)?

答:取手背或上臂内侧皮肤,用示指和拇指捏起(0.5 分)。正常人松手后迅速恢复平整;而弹性减退时,恢复减慢,见于老年人、消耗性疾病和严重脱水者(0.5 分)。

(三)职业素养(2 分)

1. 检查前能向被检者告知,与被检者沟通态度和蔼。检查中动作轻柔,检查后告知结果,整理衣物及被褥,能体现爱伤意识。

2. 考生着装(工作衣)整洁,举止大方,语言文明,体检认真细致,能表现出良好的职业素养。

十六、浅表淋巴结检查

方法是视诊和触诊。视诊时不仅要注意局部征象(包括皮肤是否隆起,颜色有无变化,有无皮疹、瘢痕、瘘管等)也要注意全身状态。

检查方法:示、中、环三指指腹缓慢地平放在被检查部位皮肤上进行浅部滑行触诊。

触及淋巴结时应描述部位、大小、质地、数量、活动度、有无粘连、压痛、局部皮肤有无红肿、瘢痕、瘘管等,同时注意寻找引起淋巴结肿大的原发病灶。

(一)浅表淋巴结分布

1. 头颈部

耳前淋巴结:耳屏前方(图 2-2-12)。

耳后淋巴结:乳突表面,胸锁乳突肌止点处(图 2-2-13)。

枕部淋巴结:斜方肌起点、胸锁乳突肌止点之间(图 2-2-14)。

颌下淋巴结:在下颌角与颏部之中间部位(图 2-2-15)。

颏下淋巴结:颏下三角内,下颌舌骨肌表面,两侧下颌骨前端中点后方(图 2-2-16)。

颈前淋巴结:胸锁乳突肌表面及下颌角处(图 2-2-17)。

颈后淋巴结:斜方肌前缘(图 2-2-18)。

锁骨上淋巴结:锁骨与胸锁乳突肌所形成的夹角处(图 2-2-19)。

2. 上肢

(1)腋窝淋巴结:①尖群淋巴结:腋窝顶部。②中央群淋巴结:腋窝内侧壁近肋骨及前锯肌处。③胸肌群淋巴结:胸大肌下缘深部。④肩胛下群淋巴结:腋窝后皱襞深部。⑤外侧群淋巴结:腋窝外侧壁。

(2)滑车上淋巴结:上臂内侧,内上髁上方 3 ~ 4 cm 处,肱二头肌与肱三头肌之间的间沟内。

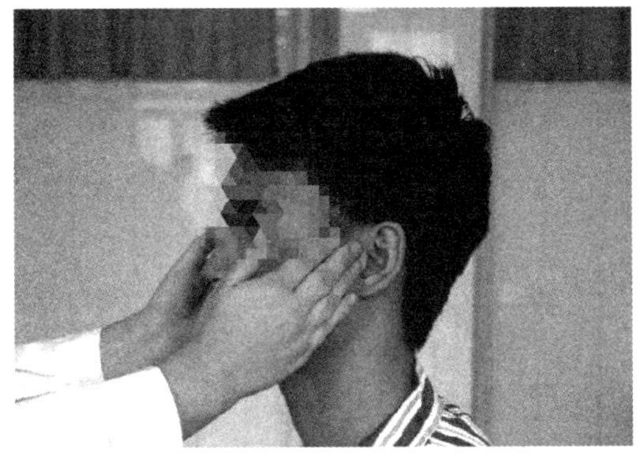
图 2-2-12 耳前淋巴结

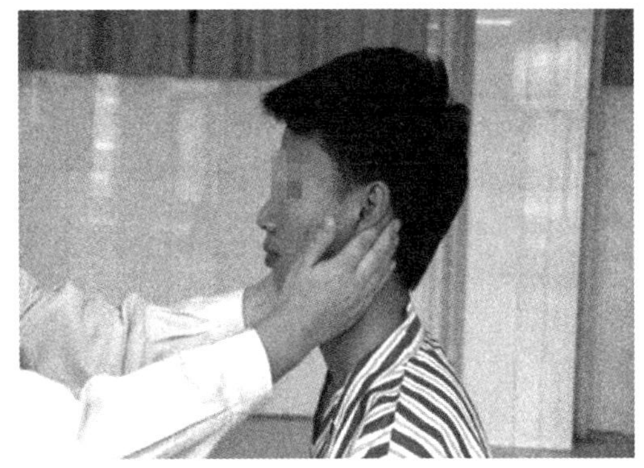
图 2-2-13 耳后淋巴结

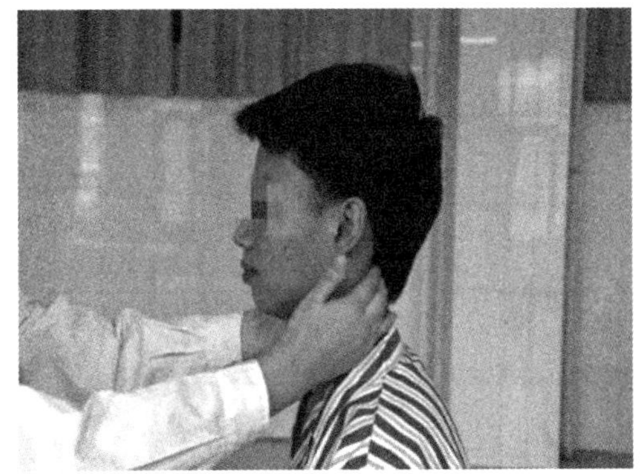
图 2-2-14 枕部淋巴结

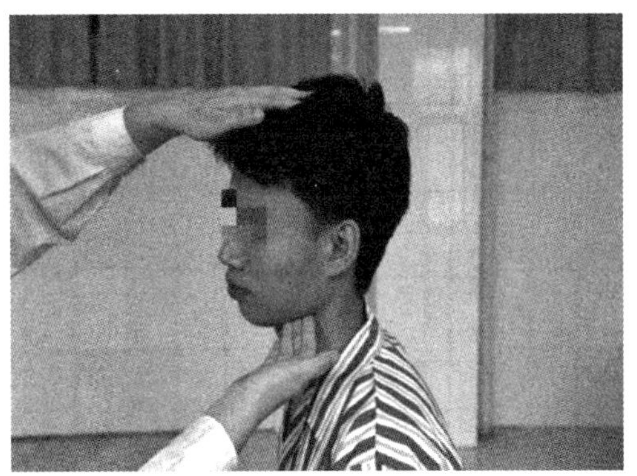
图 2-2-15 颌下淋巴结

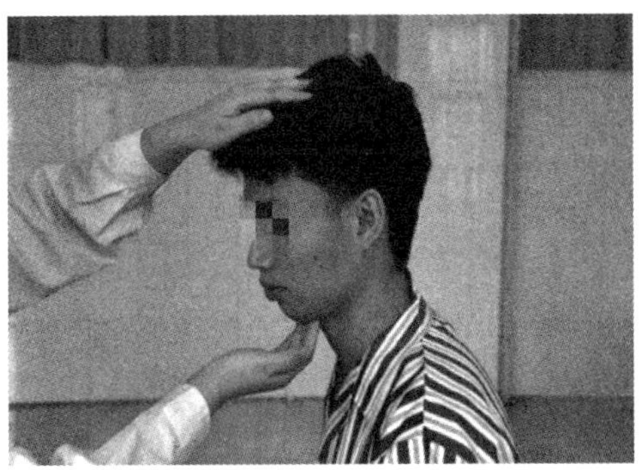
图 2-2-16 颏下淋巴结

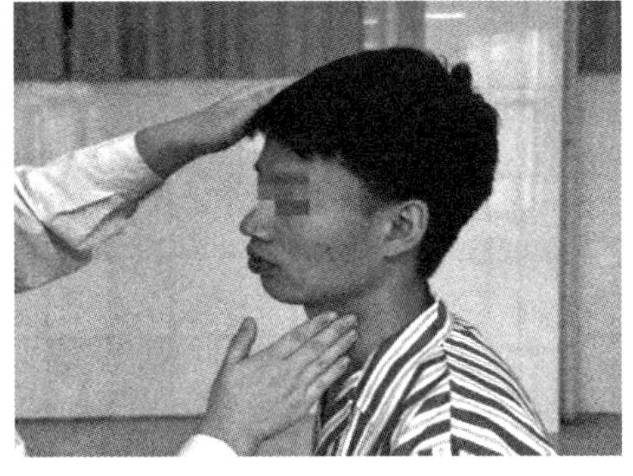
图 2-2-17 颈前淋巴结

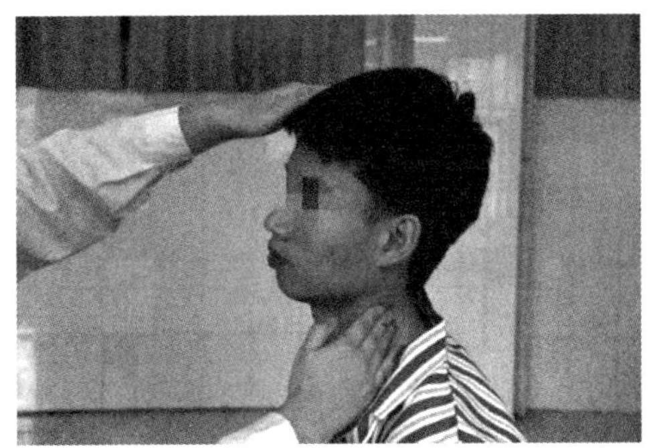
图 2-2-18 颈后淋巴结

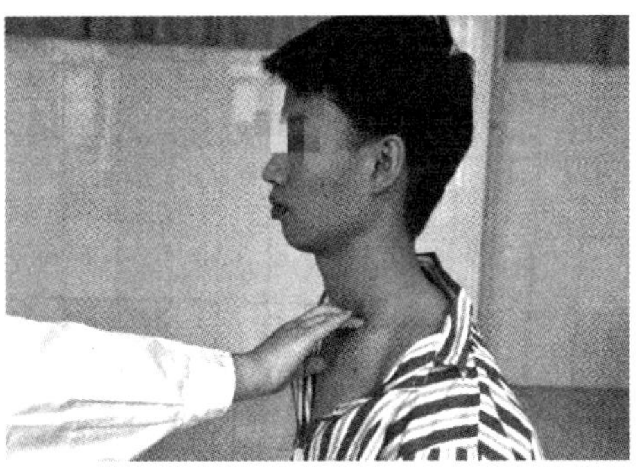
图 2-2-19 锁骨上淋巴结

3. 下肢

(1)腹股沟淋巴结:上群:腹股沟韧带下方与韧带平行排列又称腹股沟韧带横组或水平组。下群:大隐静脉上端沿静脉走向排列又称腹股沟韧带纵组或垂直组。

(2)腘窝淋巴结:小隐静脉、腘静脉的汇合处。

(二)检查顺序

1. 头颈部淋巴结　耳前、耳后、枕部、颌下、颏下、颈前、颈后、锁骨上淋巴结。

2. 上肢淋巴结　腋窝淋巴结(尖群、中央群、胸肌群、肩胛下群、外侧群)、滑车上淋巴结。

3. 下肢淋巴结　腹股沟部(先上群,后下群)、腘窝部。

(三)头颈部淋巴结检查

[检查方法]

1. 向被检者交代检查目的,取得配合。

2. 嘱被检者头稍低,或偏向被检查侧,放松肌肉,有利触诊。用浅部滑行触诊法触诊。

一般检查顺序:耳前→耳后→枕部→颌下→颏下→颈前→颈后→锁骨上。

【模拟临床场景】

体格检查考试题目:颈部淋巴结检查(须报告检查结果)(8 分)

(一)体格检查(4 分)

1. 考生站位正确,告知被检者体位、姿势正确(1 分)

告知被检者取坐位(或仰卧位),考生站在被检者前面或后面(或站在其右侧),边检查边告知被检者正确体位、姿势(如嘱被检者头稍低或偏向被检查侧)。

2. 检查手法正确,动作规范(2 分)

考生三指(示、中、环指)并拢,手指紧贴检查部位皮肤,由浅及深进行滑动触诊。

3. 部位准确(0.5 分)

检查双侧颈前、颈后及锁骨上。

4. 报告检查结果(0.5 分)

报告检查结果:是否触及淋巴结,如触及肿大者应正确描述。

(二)考官提问(2 分)

1. 淋巴结结核所致淋巴结肿大有何特点(1 分)?

答:肿大的淋巴结常发生在颈部血管周围,呈多发性,质地较硬,大小不等,可互相粘连或与周围组织粘连,如组织发生干酪样坏死,则可触及波动,晚期破溃后形成瘘管,愈合后可形成瘢痕。可伴有全身结核中毒症状。

2. 局部淋巴结肿大应想到哪些疾病(1 分)?

答:①非特异性淋巴结炎:如化脓性扁桃体炎、牙龈炎可引起颈部淋巴结肿大。②淋巴结结核:如组织发生干酪样坏死(0.5 分)。③恶性肿瘤淋巴结转移:肺癌(可向右侧锁骨上窝或腋窝淋巴结群转移)、胃癌、食管癌(多向左侧锁骨上淋巴结群转移)。④恶性淋巴瘤(0.5 分)。

(三)职业素养(2 分)

1. 检查前能向检查者告知,与检查者沟通态度和蔼。检查中动作轻柔,检查后告知结果,整理衣物及被褥,能体现爱伤意识。

2. 考生着装(工作衣)整洁,举止大方,语言文明,体检认真细致,能表现出良好的职业素养。

(四)腋窝淋巴结检查

[检查方法]

1. 向被检者交代检查目的,取得配合。

2. 检查者面对被检者,一手握住被检者手腕向外上屈肘,外展45°,另一手手指并拢,由浅及深至腋窝各部,以右手检查被检者左侧腋窝,左手检查被检者右侧腋窝(图2-2-20)。

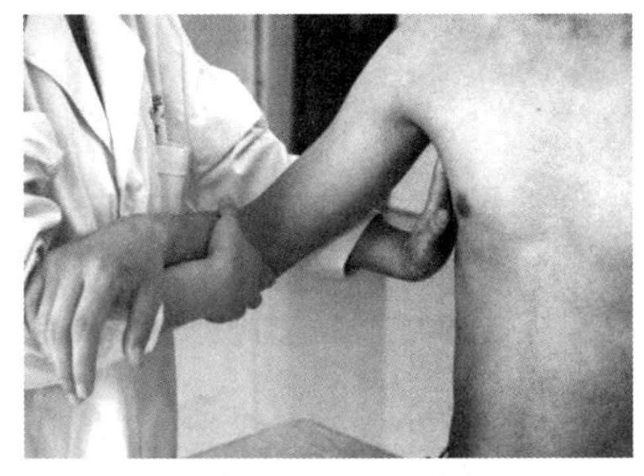

A. 腋窝淋巴结触诊(右侧)

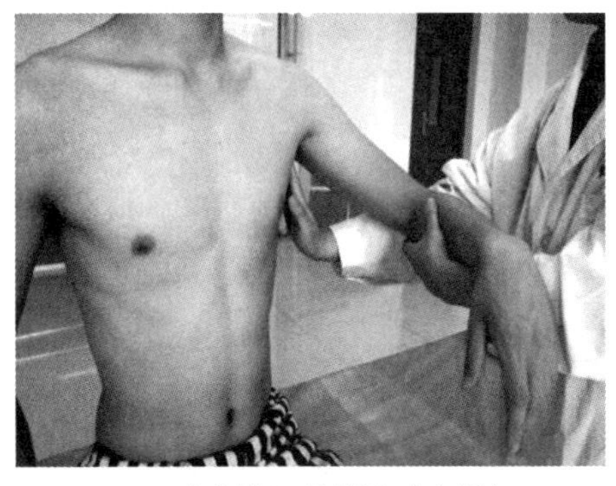

B. 腋窝淋巴结触诊(左侧)

图2-2-20　腋窝淋巴结触诊

腋窝淋巴结的检查顺序为:尖群→中央群→胸肌群→肩胛下群→外侧群。

(五)滑车上淋巴结检查

[检查方法]

1. 向被检者交代检查目的,取得配合。

2. 以左(右)手扶托被检者左(右)前臂,以右(左)手向滑车上由浅及深触摸(图2-2-21)。

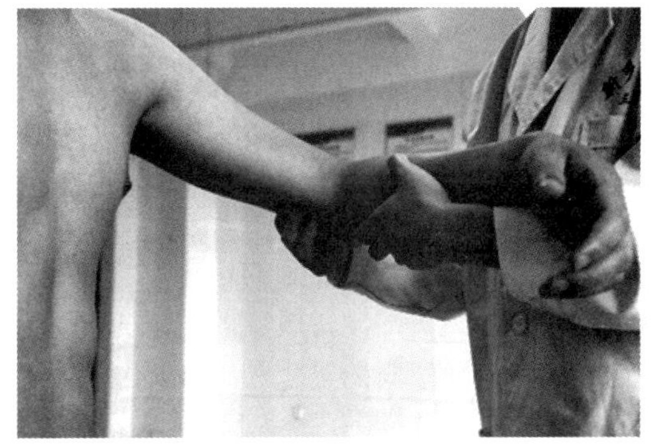

图2-2-21　滑车上淋巴结触诊

(六)腹股沟淋巴结检查

[检查方法]

1. 向被检者交代检查目的,取得配合。

2. 被检者仰卧,检查者站在被检者右侧,右手示、中、环三指并拢,以指腹触及腹股沟,由浅及深滑动触诊。

3. 先触诊腹股沟韧带下方水平组淋巴结,再触诊腹股沟大隐静脉上端的垂直组淋巴结。两侧对比检查(图2-2-22、图2-2-23)。

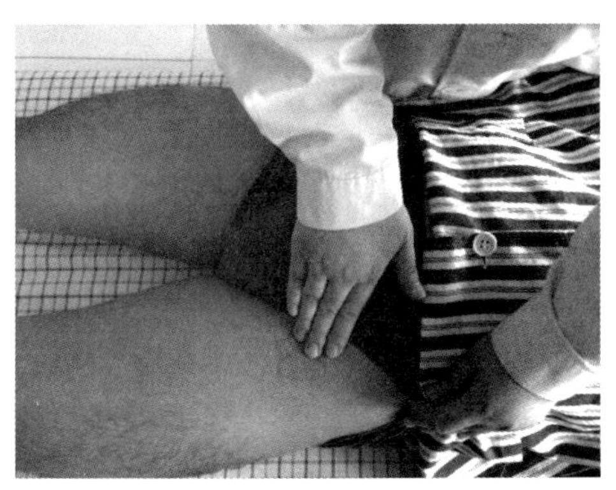

图2-2-22　腹股沟淋巴结(水平组)

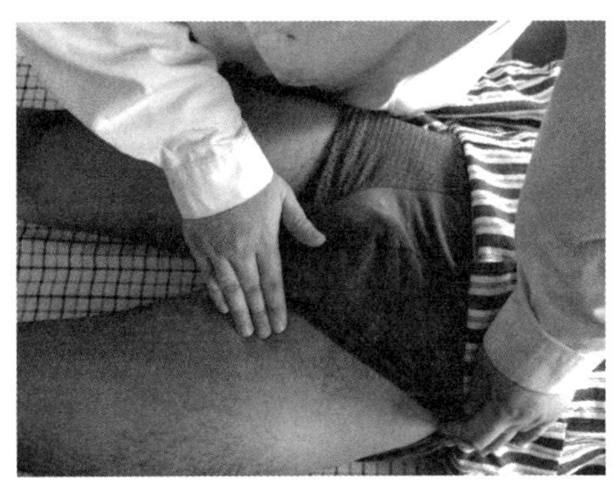

图2-2-23　腹股沟淋巴结(垂直组)

（七）腘窝淋巴结检查

［检查方法］

1. 向被检者交代检查目的，取得配合。

2. 被检者下肢微屈，检查者应用滑动触诊法于小隐静脉和腘静脉汇合处进行触诊（图 2-2-24）。

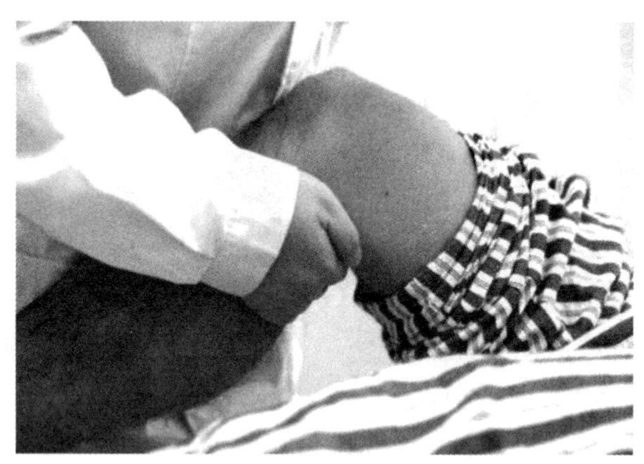

图 2-2-24 腘窝淋巴结检查

第三节 头部检查

【实训目标】

1. 能够操作头部各器官的检查方法及技巧并描述其特点与临床意义。

2. 能够描述头部异常改变的记录方法和格式。

3. 重视疾病诊断的过程和细节，培养解决问题的能力和严谨的科学态度。

【知识回顾】

头颅及颜面检查。

主要通过视诊和触诊来完成。

一、颜面以外头部检查

（一）头发和头皮

头发：颜色、疏密度、光泽；脱发的类型与特点。

头皮：拨开头发看头皮，观察头皮屑、头癣、疖、外伤、血肿、瘢痕等；同时按压头部，询问有无疼痛。

（二）头颅

头围测量

［检查方法］

1. 向被检者交代检查目的，取得配合。

2. 被检者取坐位或立位，检查者取软尺（先检查软尺是否完好），用左手拇指将软尺零点固定在眉间，然后紧贴皮肤经过枕骨粗隆绕头围一圈回至零点（图 2-3-1），读取的数值即是头围。成人头围正常值为 53 cm 以上，新生儿约 34 cm。

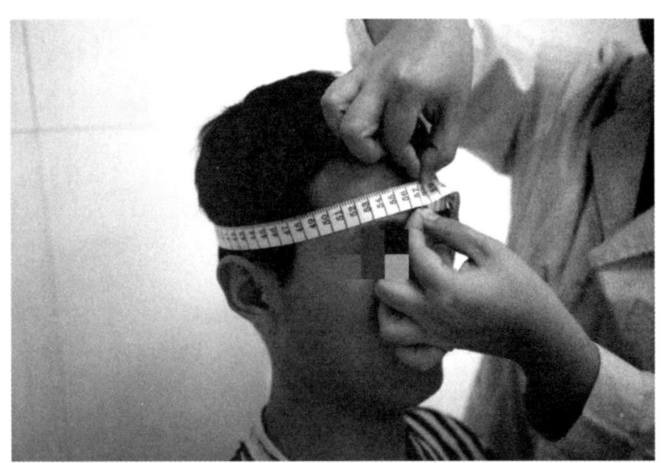

图 2-3-1　头围测量

【模拟临床场景】

体格检查考试题目：测头围（须报告检查结果）（6 分）

（一）体格检查（2 分）

1. 测定方法正确（1 分）

告知被检者取坐位或立位，检查前先检查软尺是否完好，再用软尺自被检者眉间开始绕到颅后通过枕骨粗隆围成一圈（头围最大径）。

2. 读数正确（1 分）

报告测得头围值，以厘米表示。该被检者头围为××厘米，是否属正常范围，请考官核对结果。

（二）考官提问（2 分）

1. 正常成人头围多少，新生儿多少（1 分）？

答：成人头围正常值为 53 cm 以上，新生儿约 34 cm。

2. 小儿头围过大见于什么（1 分）？

答：脑积水，佝偻病。

（三）职业素养（2 分）

1. 检查前能向被检者告知，与被检者沟通态度和蔼。检查中动作轻柔，检查后告知结果，整理衣物及被褥，能体现爱伤意识。

2. 考生着装（工作衣）整洁，举止大方，语言文明，体检认真细致，能表现出良好的职业素养。

二、眼

（一）眉毛

有无稀疏或脱落（眉毛内 2/3 浓密，应与自身前后对比，若以前眉毛就很少，暂时不考虑异常）。

（二）眼睑

上、下眼睑。

观察眼睑有无红肿、水肿、淤血、硬结、瘢痕，睑缘有无内、外翻，睫毛生长方向如何，根部有无脓痂、溃疡，双侧睑裂是否对称，闭合功能是否正常等。

(三)泪囊

请被检者向上看,检查者用双手拇指轻压被检者双眼内眦下方,即骨性眶缘下侧,挤压泪囊,同时观察有无分泌物或泪液自上、下泪点溢出。(急性炎症时不做此检查)

(四)结膜

结膜分为睑结膜、球结膜、穹窿部结膜3个部分。

注意有无充血、水肿、颗粒、滤泡、黄染等。

[检查方法]

1. 向被检者交代检查目的,取得配合。检查者用右手检查被检者左眼,左手检查右眼。

2. 检查上睑结膜时,示指和拇指捏住上睑中外1/3交界处的边缘,嘱被检者向下看,此时轻轻向前下方牵拉,示指向下压迫睑板边缘,并与拇指配合将睑缘向上捻转即可将眼睑翻开,检查完轻轻向前下牵拉上睑,嘱被检者向上看还纳上眼睑。

3. 检查下睑结膜时,拇指指腹下压下眼睑,嘱被检者向上看。

4. 检查穹窿部结膜时,上穹窿部解剖位置较深不易观察;检查下穹窿部时双手置于下眼睑处,向下按拉,嘱被检者向上看。

5. 检查球结膜时,以拇指和示指将上、下睑分开,嘱被检者向上、下、左、右各方向转动眼球来观察。

[注意事项]

1. 翻转眼睑时动作要轻巧、柔和,以减轻被检者痛苦和流泪。

2. 检查后轻轻向前下牵拉上睑,嘱被检者向上看,恢复正常眼睑位置。

3. 结膜检查要观察其颜色,表面是否光滑,有无充血、出血、水肿、乳头肥大、滤泡增生、瘢痕形成,有无溃疡、睑球粘连、新生物及异物等。

(五)巩膜

正常为瓷白色、不透明。检查时注意其颜色,有无黄染、斑块。

(六)角膜

正常透明。检查时用斜照光更易观察其透明度,注意有无云翳、白斑、软化、溃疡、新生血管等。

(七)虹膜

正常虹膜纹理近瞳孔部分呈放射状排列,周边呈环形排列。模糊或消失见于虹膜炎症。注意形态是否正常,有无裂孔。

(八)瞳孔

正常直径3~4 mm,等大等圆。注意大小、形态、对称性。

1. 对光反射

[检查方法]

向被检者交代检查目的,取得配合。

(1)直接对光反射:用手电筒照射被检者一侧瞳孔,观察瞳孔变化,快速移开光源后再次观察该侧瞳孔变化。同样方法检查另一侧瞳孔。(照左看左,照右看右)正常人受到光线刺激后瞳孔立即缩小,移开光源后瞳孔迅速复原(图2-3-2)。

(2)间接对光反射:用手在被检者鼻梁处遮挡光线,用手电筒照射一侧瞳孔,观察对侧瞳孔变化;光源移开后再次观察对侧瞳孔变化。同样方法检查另一侧瞳孔。(照左看右,照右看左)正常人当一侧瞳孔受到光线刺激后,另一侧瞳孔立即缩小,移开光源后瞳孔迅速复原(图2-3-3)。

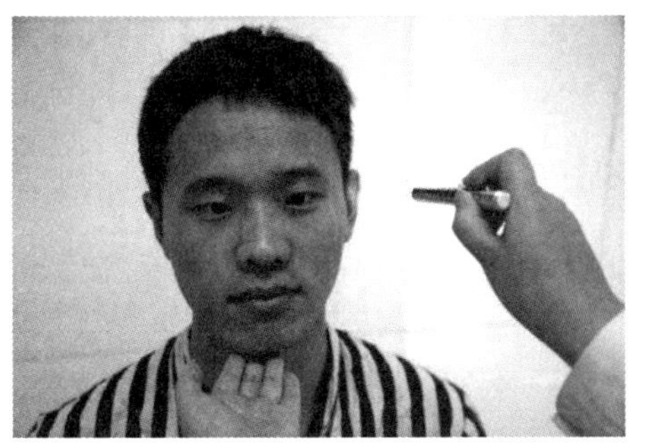

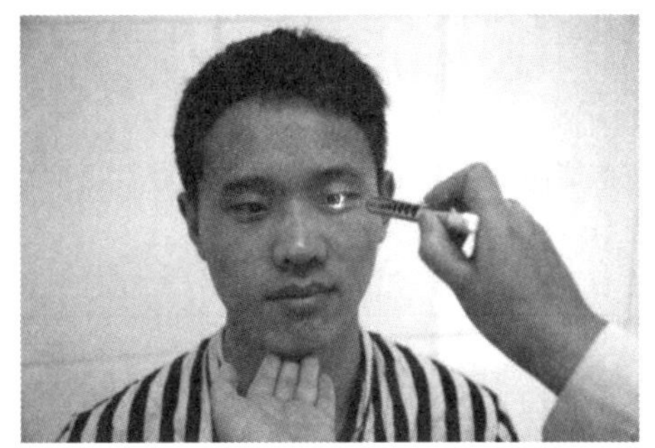

A. 光源由外侧移向内侧　　B. 照射瞳孔

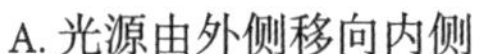

图 2-3-2　直接对光反射

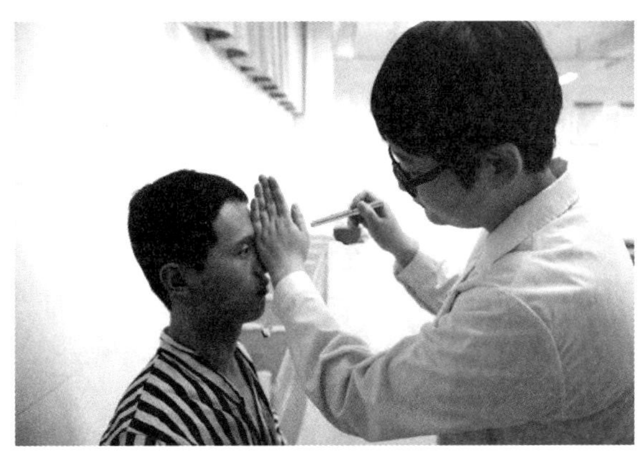

图 2-3-3　间接对光反射

【模拟临床场景】

体格检查考试题目：对光反射检查（须报告检查结果）（8 分）

（一）体格检查（4 分）

1. 直接对光反射（2 分）

（1）检查方法正确（1.5 分）

用手电筒照射被检者一侧瞳孔，观察该侧瞳孔变化（0.5 分）；移开光源后再次观察该侧瞳孔变化（0.5 分）。用上述方法检查另一侧瞳孔（0.5 分）。

（2）报告检查结果（0.5 分）

该被检者直接对光反射灵敏（正常人）：受到光线刺激后瞳孔立即缩小，移开光源后瞳孔迅速复原。

2. 间接对光反射检查（2 分）

（1）检查方法正确（1.5 分）

手或遮挡物在被检者鼻梁处遮挡光线，用手电筒照射一侧瞳孔，观察对侧瞳孔变化（0.5 分）；移开光源后再次观察对侧瞳孔变化（0.5 分）。同样方法检查另一侧瞳孔（0.5 分）。

（2）报告检查结果（0.5 分）

该被检者间接对光反射灵敏（正常人）：正常人一侧眼受到光线照射后，另一眼瞳孔立即缩小，移开光源，瞳孔迅速复原。

（二）考官提问（2 分）

1. 两侧瞳孔大小不等（一侧缩小）有什么临床意义（1 分）？

答：双侧瞳孔大小不等，常提示有颅内病变，如脑外伤、脑肿瘤、中枢神经系统梅毒、脑疝等（0.5 分），双侧瞳孔大小不等且变化不定，考虑中枢神经和虹膜的神经支配障碍（0.5 分）。

2. 瞳孔直径正常值是多少？瞳孔缩小见于哪些临床病症(1分)？

答：正常人瞳孔直径为3～4 mm。瞳孔缩小见于有机磷类农药中毒、虹膜炎症、药物反应(如吗啡)等。

(三)职业素养(2分)

1. 检查前能向被检者告知，与被检者沟通态度和蔼。检查中动作轻柔，检查后告知结果，整理衣物及被褥，能体现爱伤意识。

2. 考生着装(工作衣)整洁，举止大方，语言文明，体检认真细致，能表现出良好的职业素养。

2. 集合反射

[检查方法]

向被检者交代检查目的，取得配合。告知被检者头部不动，站在被检者右侧，嘱被检者注视1 m以外的目标(通常是检查者的示指尖)，然后将目标逐渐移近眼球(距眼球5～10 cm)处，正常人可见双眼内聚、瞳孔缩小(图2-3-4)。

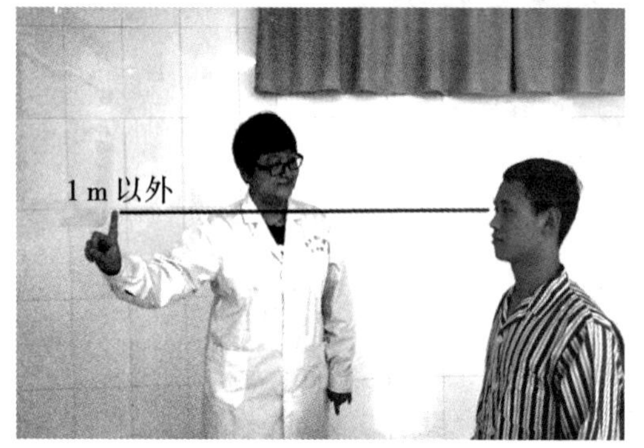

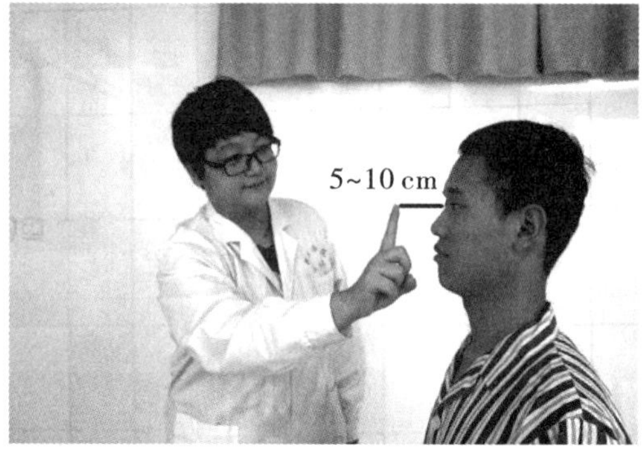

图2-3-4 集合反射

(九)眼球

1. 外形 双侧眼球突出见于甲状腺功能亢进症，单侧眼球突出多见于局部炎症或眶内占位性病变。双侧眼球下陷见于严重脱水，单侧下陷见于霍纳(Horner)综合征和眶尖骨折。

2. 眼球运动 检查六条眼外肌的运动功能。

[检查方法]

(1)向被检者交代检查目的，取得配合。

(2)检查者置目标物(棉签或手指尖)于被检者眼前30～40 cm处，嘱被检者固定头部，眼球随目标物方向移动，一般按被检者的左→左上→左下，右→右上→右下6个方向的顺序进行(呈"H形"或"米形")(图2-3-5)。

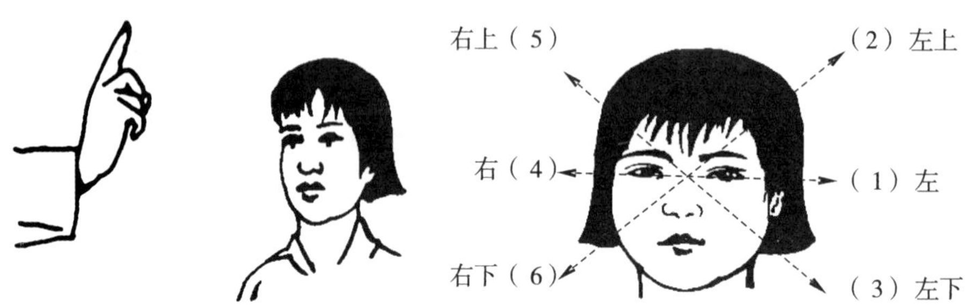

图2-3-5 眼球运动检查顺序

3. 眼球震颤

［检查方法］

(1)向被检者交代检查目的，取得配合。

(2)嘱被检者头部不动，眼球随检查者手指所示方向(水平和垂直)运动数次，观察眼球是否出现一系列有规律地快速往返运动。自发性眼球震颤见于耳源性眩晕、小脑疾病和视力严重低下等。

4. 眼压检查

［检查方法］

(1)向被检者交代检查目的，取得配合。

(2)嘱被检者双眼向下看，不闭眼，检查者双手示指放在上睑的眉弓和睑板上缘之间，其他手指放在额部和颊部，然后两手示指交替的轻压眼球的赤道部，便可借指尖感觉眼球波动的抗力，判断其软硬度。

三、耳

(一)耳郭

外形、大小、位置、对称性。有无畸形、外伤、红肿、结节、疼痛等。

(二)外耳道

有无红肿、流脓，有无牵拉痛。

［检查方法］

1. 向被检者交代检查目的，取得配合。

2. 示、中指夹住耳郭向后上提拉，拇指按压耳屏向前推，充分暴露外耳道。可借助手电筒进行观察(图2-3-6)。

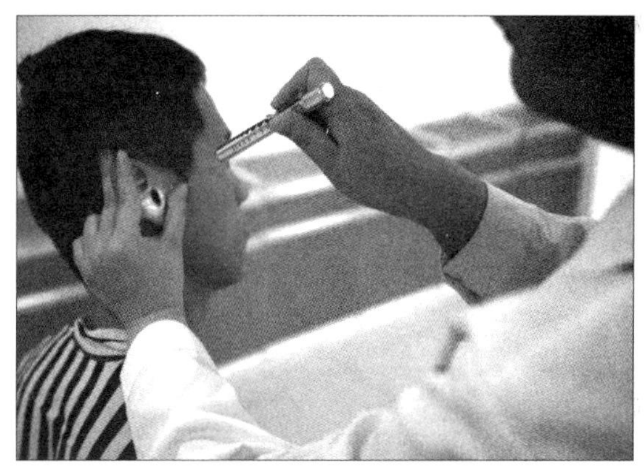

图2-3-6　外耳道检查

(三)乳突

有无压痛及瘘管。

［检查方法］

1. 向被检者交代检查目的，取得配合。

2. 双手拇指按压在乳突上，其余四指放在被检者颅后，拇指用力向下按压，询问有无疼痛。

(四)听力

粗测法。

［检查方法］

1. 向被检者交代检查目的，取得配合。

2. 在静室内嘱被检者闭目坐于椅子上，用手指堵塞一侧耳道，检查者以拇指与示指互相摩擦，自1 m以外逐渐移近被检者耳部，直到被检者听到声音为止，测量距离，同样方法检查另一耳(图2-3-7)。

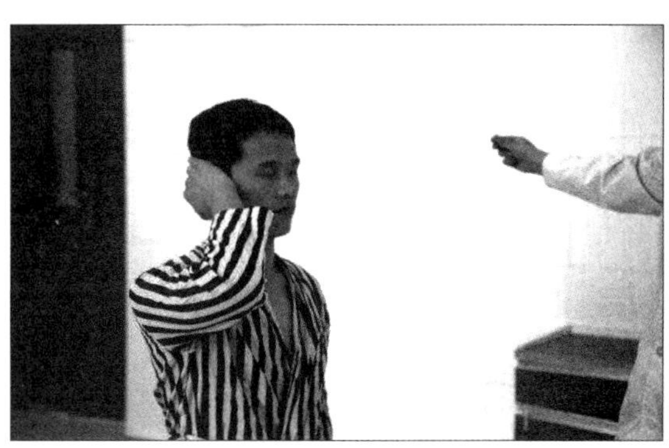

图2-3-7　听力粗测法

四、鼻

（一）外形及皮肤颜色

观察有无色素沉着、酒渣鼻、蛙状鼻、鞍鼻等。

（二）鼻翼扇动

吸气时鼻孔张大，呼气时鼻孔回缩，见于伴有呼吸困难的高热性疾病（如大叶性肺炎），支气管哮喘、心源性哮喘等。

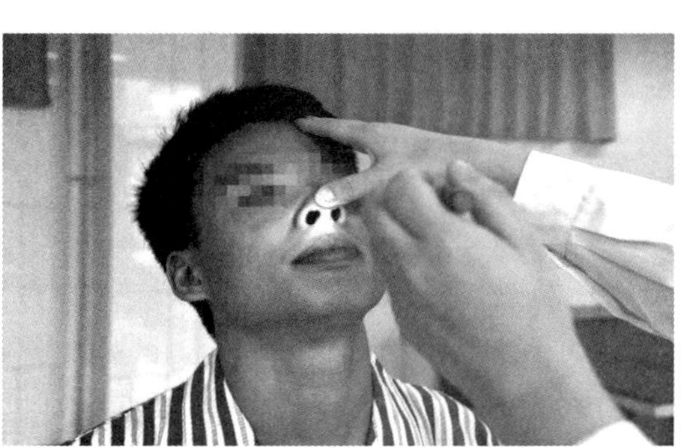

图 2-3-8 鼻前庭检查

（三）鼻中隔

有无偏曲（图 2-3-8）。

（四）鼻腔黏膜

有无出血、红肿、分泌物（图 2-3-8）。

（五）鼻窦压痛检查

［检查方法］

1. 向被检者交代检查目的，取得配合。

2. 检查额窦时：以两手固定被检者头部，双手拇指置于眼眶上缘内侧，向后向上按压，询问有无压痛，两侧有无差异。或一手扶持被检者枕部，用另一手拇指或示指置于眼眶上缘内侧用力向后向上按压，也可用中指指腹叩击该区，询问有无叩击痛（图 2-3-9，A）。

3. 检查筛窦时：双手固定于被检者耳后，两拇指分别置于鼻根部与眼内眦之间，向后方按压，询问有无压痛（图 2-3-9，B）。

4. 检查上颌窦时：双手固定于被检者耳后，两拇指分别置于左右颧部，向后方按压，询问有无压痛，两侧有无差异，也可用中指指腹叩击该区，询问有无叩击痛（图 2-3-9，C）。

5. 蝶窦：部位较深，不检查。

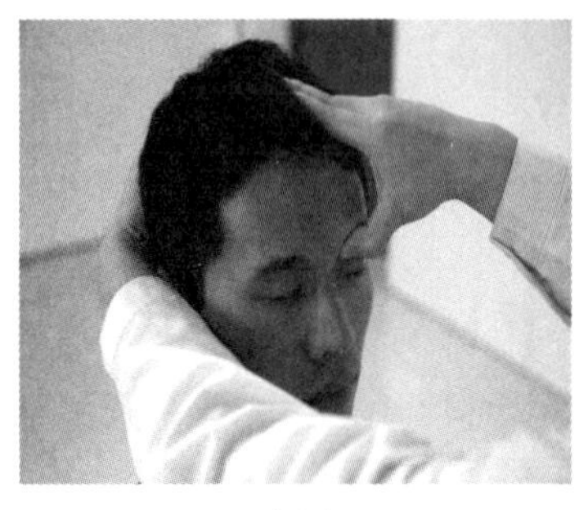

A. 额窦

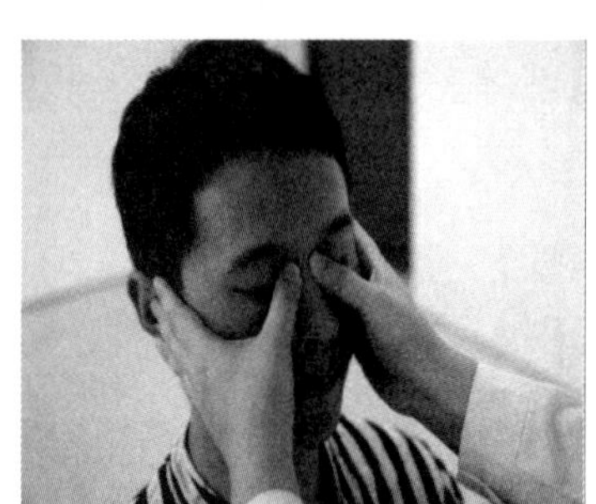

B. 筛窦

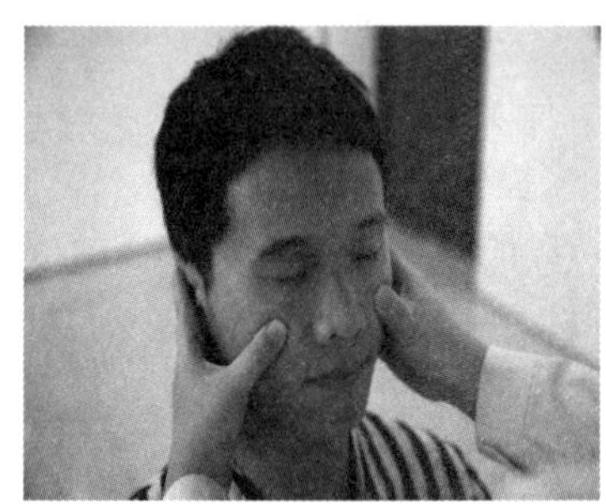

C. 上颌窦

图 2-3-9 鼻窦检查

五、口

（一）口唇

观察颜色（红润光泽），有无干燥、皲裂、疱疹、口角糜烂等。

（二）口腔黏膜

可以用压舌板辅助察看。观察颜色，有无溃疡、麻疹黏膜斑、出血点，可同时观察腮腺导管开口。

（三）牙齿

有无龋齿、残根、缺牙、义齿等。

（四）牙龈

可用压舌板辅助察看。观察颜色，有无红肿、出血、铅线等。

（五）舌

嘱被检者伸舌。观察颜色，形态及运动的变化。有无草莓舌等，有无舌震颤，有无偏斜。

（六）咽部及扁桃体

［检查方法］

1. 向被检者交代检查目的，取得配合。

2. 被检者取坐位，头略后仰，口张大并发“啊”音，此时检查者用压舌板在舌的前2/3与后1/3交界处迅速下压（图2-3-10），此时软腭上抬，在照明的配合下即可见软腭、腭垂、软腭弓、扁桃体、咽后壁等。

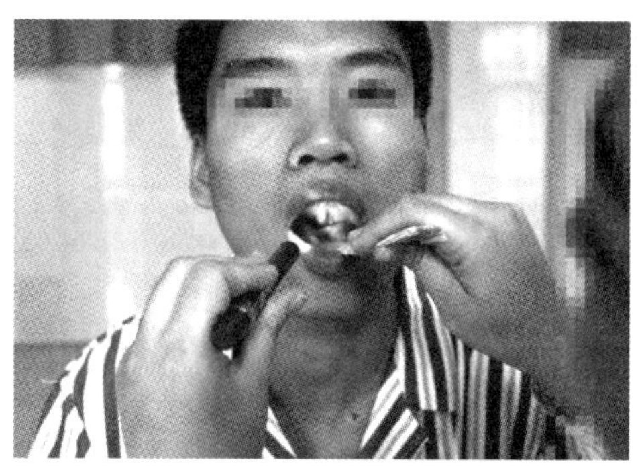

图2-3-10　咽部及扁桃体检查

3. 扁桃体肿大分三度：不超过咽腭弓为Ⅰ度，超过咽腭弓为Ⅱ度，达到或超过咽后壁中线为Ⅲ度（图2-3-11）。

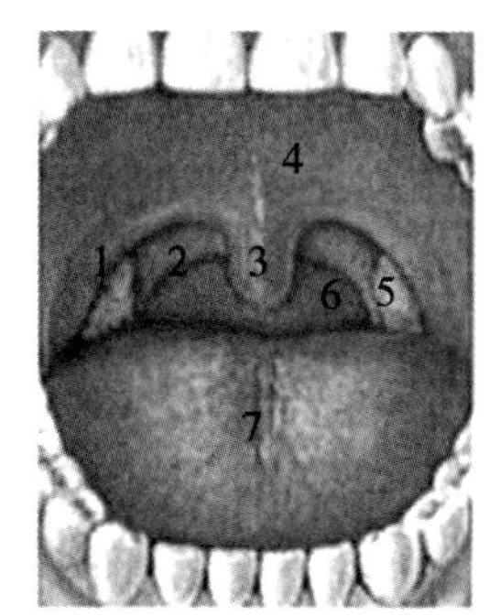

Ⅰ度

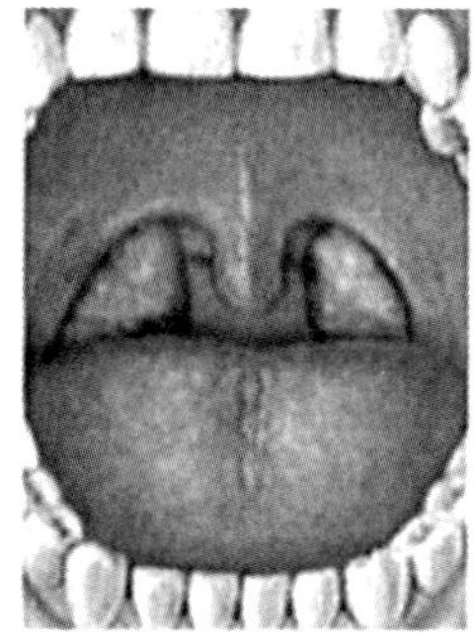

Ⅱ度

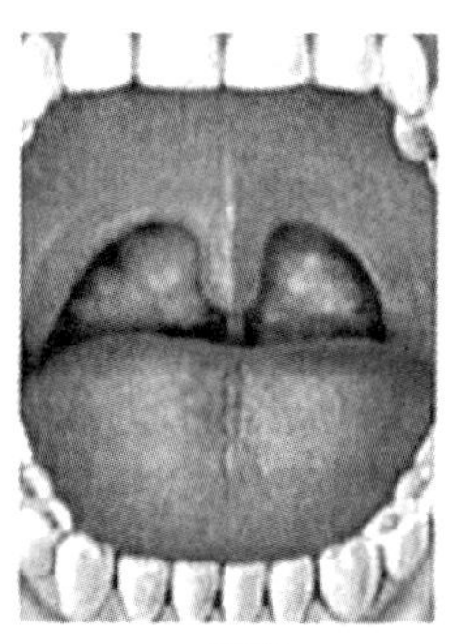

Ⅲ度

1. 舌腭弓；2. 咽腭弓；3. 悬雍垂；4. 软腭；5. 扁桃体；6. 咽后壁；7. 舌

图2-3-11　扁桃体位置及其大小分度示意图

【模拟临床场景】

体格检查考试题目：扁桃体检查（须口述检查内容）（8分）

（一）体格检查（4分）

1. 检查方法正确（2分）

告知被检者取坐位，头略后仰，嘱其口张大并发长“啊”音（0.5分），此时考生用压舌板在被检者舌前2/3与后1/3交界处迅速下压（1分），在光照的配合下观察扁桃体（0.5分）。

2. 检查内容叙述正确（2分）

观察扁桃体有无红肿（0.5分），判断扁桃体肿大的程度（0.5分），其分泌物颜色、性状（0.5分），有无苔片状假膜（0.5分）。

（二）考官提问（2分）

1. 扁桃体肿大如何分度（1分）？

答：不超过咽腭弓为Ⅰ度，超过咽腭弓为Ⅱ度，达到或超过咽后壁中线为Ⅲ度。

2. 咽部、扁桃体检查内容包括哪些（1分）？

答：检查时注意咽部黏膜有无充血、红肿、分泌物，有无腺样体增生等，软腭运动情况，腭垂是否居中，吞咽有无呛咳，扁桃体大小及有无充血、分泌物和假膜。

（三）职业素养（2分）

1. 检查前能向被检者告知，与被检者沟通态度和蔼。检查中动作轻柔，检查后告知结果，整理衣物及被褥，能体现爱伤意识。

2. 考生着装（工作衣）整洁，举止大方，语言文明，体检认真细致，能表现出良好的职业素养。

（七）腮腺

1. 正常位置　耳屏、下颌角、颧弓所构三角区内。

2. 正常状态　体薄而软，触诊时摸不出轮廓。

3. 肿大　可见以耳垂为中心的隆起，并可触及边缘不明显的包块。见于急性流行性腮腺炎等。

4. 腮腺导管开口　颧骨下 1.5 cm 处，横过咀嚼肌表面，相当于上颌第二磨牙对面的颊黏膜上，注意有无分泌物。

第四节　颈部检查

【实训目标】

1. 能够正确描述颈部外形，规范操作颈部运动、甲状腺、气管的检查方法，懂得各项检查的重要性及临床意义。重点为甲状腺检查。

2. 注重医患沟通，培养学生的人文素养。

【知识回顾】

一、颈部外形与分区

正常人颈部直立，两侧对称。（矮胖者粗短，瘦长者细长）

颈前三角：胸锁乳突肌内缘、下颌骨下缘与前正中线之间的区域（图 2-4-1）。

颈后三角：胸锁乳突肌后缘、锁骨上缘与斜方肌前缘之间的区域（图 2-4-2）。

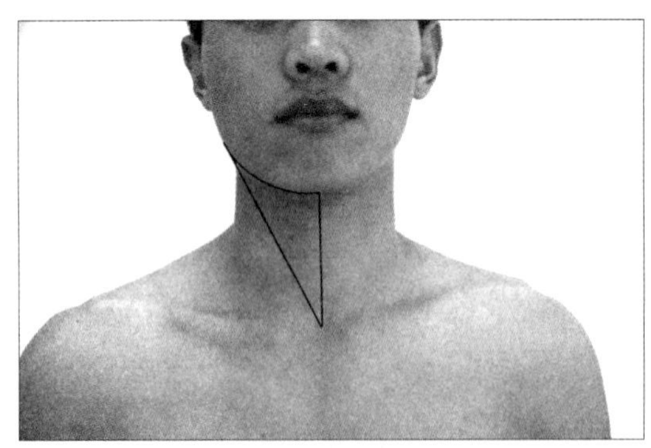

图 2-4-1　颈前三角

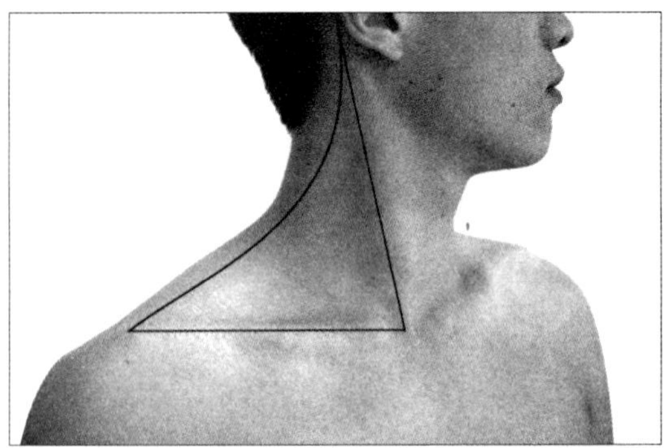

图 2-4-2　颈后三角

二、颈部姿势与运动

正常人坐位时颈部直立，伸屈、转动自如。

运动异常：

（1）颈部运动受限：见于软组织炎症、颈椎疾病等。

(2)颈部强直:为脑膜刺激征的表现,见于脑膜炎等。

三、颈部皮肤与包块

1. 视诊　皮肤有无蜘蛛痣、感染、溃疡、窦道等病变。

2. 触诊　注意有无包块及其部位、数目、大小、质地、活动度、与邻近器官的关系,有无压痛。常见出现颈部包块的疾病有非特异的淋巴结炎、霍奇金淋巴瘤、恶性肿瘤的淋巴结转移、良性囊肿等。

四、颈部血管

颈部血管检查包括颈静脉检查和颈动脉检查。

(一)颈静脉检查

[检查方法]

1. 向被检者交代检查目的,取得配合。

2. 嘱被检者取坐位或半坐/卧位(上半身与水平面成45°),观察颈静脉有无充盈或怒张。正常人立位或坐位时,颈静脉常不显露,仰卧位时可稍见充盈。

(二)颈动脉检查

[检查方法]

1. 向被检者交代检查目的,取得配合。嘱被检者取坐位或仰卧位。

2. 视诊有无颈动脉搏动　正常人安静状态下颈动脉搏动不明显,只有在剧烈运动后可见颈动脉的微弱搏动。若在安静状态下出现颈动脉明显搏动,常见于主动脉瓣关闭不全、高血压、甲状腺功能亢进、严重贫血等。

3. 触诊颈动脉　检查者以一手示、中、环三指置颈动脉搏动处(在甲状软骨水平胸锁乳突肌内侧)触诊颈动脉搏动,并比较两侧颈动脉搏动有无差别。

[注意事项]

1. 触诊颈动脉前应了解甲状软骨及胸锁乳突肌的解剖位置。

2. 触诊颈动脉时,不能同时按压两侧颈动脉,以免造成被检者晕厥。

(三)颈部血管听诊检查

嘱被检者取坐位,用钟型听诊器体件听诊,如在颈部大血管区听到血管杂音,常提示颈动脉狭窄、椎动脉狭窄等。

(四)颈静脉与颈动脉鉴别

颈静脉:搏动柔和,范围弥散,触诊无搏动感。

颈动脉:搏动感明显,搏动强劲,为膨胀性的搏动。

五、甲状腺

位于甲状软骨下方和两侧。正常人甲状腺外观不突出,女性在青春发育期可略增大。

(一)甲状腺视诊

观察甲状腺大小和对称性。检查时嘱被检者做吞咽动作,可见甲状腺随吞咽动作上下移动。

(二)甲状腺触诊

[检查方法]

1. 向被检者交代检查目的,取得配合。

2. 甲状腺峡部触诊:峡部位于环状软骨下方第2~4气管环前面。

检查者站于被检者前面，用拇指（或站于被检者后面用示指），从胸骨上切迹向上触摸（图 2-4-3A、B），可触到气管前软组织，判断有无增厚，此时请被检者做吞咽动作，可感到此软组织在手指下滑动，判断有无肿大和肿块。检查过后注意询问被检者有无不适。

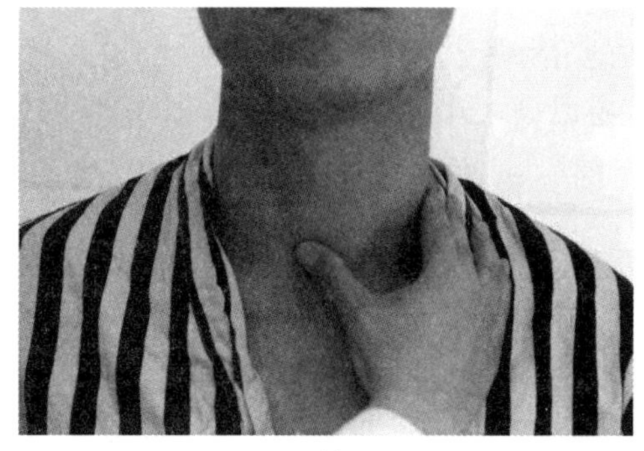

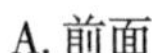

A. 前面

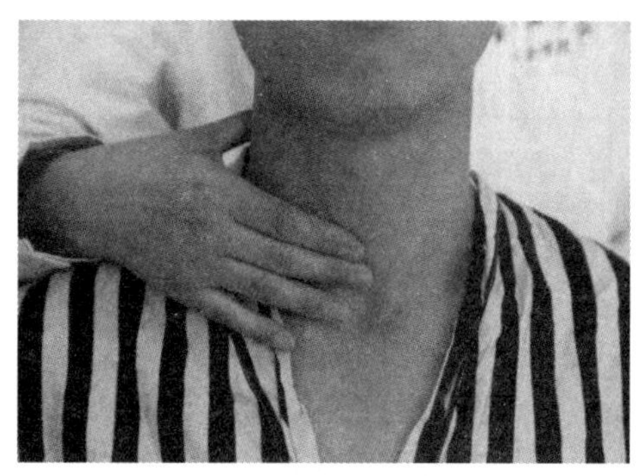

B. 后面

图 2-4-3　甲状腺峡部触诊

3. 甲状腺侧叶检查

（1）前面触诊：被检者取坐位，检查者站在被检者前面，一手拇指施压于一侧甲状软骨，将气管轻轻地推向对侧；另一手示、中指在对侧胸锁乳突肌后缘向前推挤甲状腺侧叶，拇指指腹在胸锁乳突肌前缘触诊，并嘱被检者做吞咽动作，重复检查。同样的方法检查另一侧（图 2-4-4A）。右拇指检查左侧，左拇指检查右侧。检查过后注意询问被检者有无不适。

（2）后面触诊：被检者取坐位，检查者站在被检者后面，一手示、中指施压于一侧甲状软骨，将气管轻轻地推向对侧；另一手拇指在对侧胸锁乳突肌后缘向前轻推甲状腺侧叶，示、中指指腹在胸锁乳突肌前缘触诊，并嘱被检者做吞咽动作，重复检查。同样的方法检查另一侧（图 2-4-4B）。检查过后注意询问被检者有无不适。

注意：甲状腺大小、质地，有无结节，是否对称，有无压痛、震颤等。

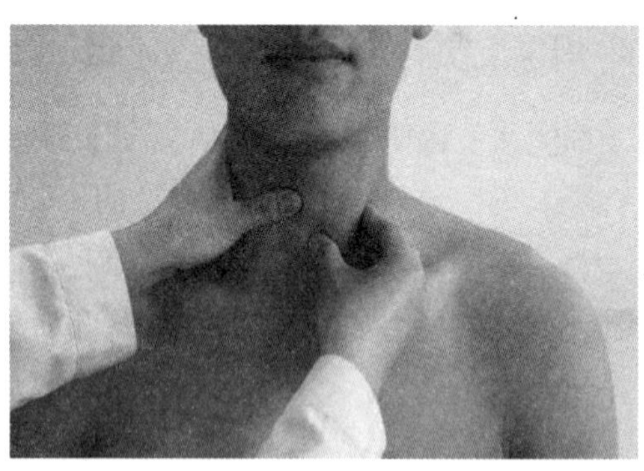

A. 前面

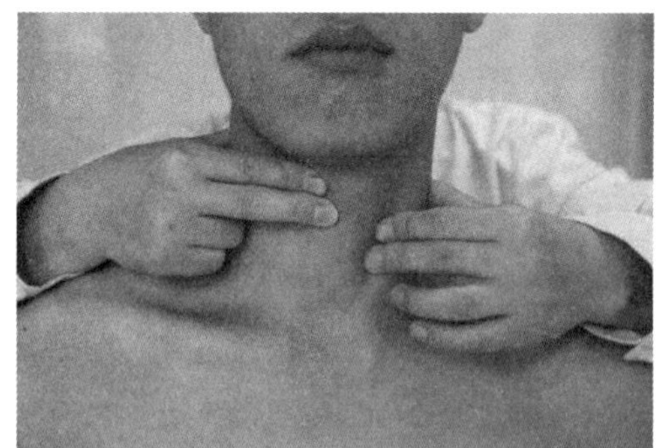

B. 后面

图 2-4-4　甲状腺侧叶触诊

（三）甲状腺听诊

用钟型听诊器直接放在肿大的甲状腺上，如听到收缩期动脉杂音和低调的连续性静脉“嗡鸣音”，对诊断甲亢有帮助。

（四）甲状腺肿大分级

Ⅰ度：不能看出肿大但能触及。

Ⅱ度：能看到肿大又能触及，但在胸锁乳突肌以内。

Ⅲ度：肿大超过胸锁乳突肌外缘。

【模拟临床场景】

体格检查考试题目：甲状腺检查（须口述视诊内容和报告检查结果，前面和后面触诊可任选一）（10分）

（一）体格检查（6分）

1. 视诊　甲状腺大小、对称性（1分）

2. 触诊　手法正确、规范（4分）

（1）甲状腺侧叶触诊（3分）

1）后面触诊

告知被检者取坐位，考生在其后，一手示、中指施压于一侧甲状软骨，将气管推向对侧（1分），另一手拇指在对侧胸锁乳突肌后缘向前推挤甲状腺，示、中指在其前缘触诊甲状腺（1分）。检查过程中，嘱被检者做吞咽动作，重复检查，用同样方法检查另一侧甲状腺（1分）。

2）前面触诊

告知被检者取坐位，考生面对被检者，考生一手拇指施压于一侧甲状软骨，将气管推向对侧（1分），另一手示、中指在对侧胸锁乳突肌后缘向前推挤甲状腺，拇指在胸锁乳突肌前缘触诊（1分），嘱被检者做吞咽动作，并随吞咽动作进行触诊。用同样方法检查另一侧甲状腺（1分）。

（2）甲状腺峡部触诊（1分）

面对被检者，用拇指（或站在被检者后面用示指）自胸骨上切迹向上触摸，可触到气管前甲状腺组织，判断有无增厚，嘱被检者做吞咽动作。

3. 听诊方法正确、规范（0.5分）

用听诊器体件放于甲状腺部位，两侧均需检查。

4. 报告检查结果（0.5分）

报告检查结果，甲状腺是否肿大、有无结节，听诊有无杂音。

（二）考官提问（2分）

1. 典型甲状腺功能亢进症患者做甲状腺触诊会有什么发现（1分）？

答：触及甲状腺肿大（0.5分），有时能触到结节、震颤（0.5分）。

2. 甲状腺两侧对称性肿大，考虑什么问题？如果一侧肿大有结节，又考虑什么问题（1分）？

答：双侧肿大考虑单纯性甲状腺肿（0.5分），如有结节考虑结节性甲状腺肿（0.5分）。

（三）职业素养（2分）

1. 检查前能向被检者告知，与被检者沟通态度和蔼。检查中动作轻柔，检查后告知结果，整理衣物及被褥，能体现爱伤意识。

2. 考生着装（工作衣）整洁，举止大方，语言文明，体检认真细致，能表现出良好的职业素养。

六、气管检查

［检查方法］

（1）向被检者交代检查目的，取得配合。

（2）被检者取舒适坐位或仰卧位，使颈部处于自然正中位置。

（3）检查者将示指与环指分别置于两侧胸锁关节上，然后将中指置于气管之上，观察中指是否在示指与环指中间；或以中指置于气管与两侧胸锁乳突肌之间的间隙，据两侧间隙是否等宽来判断气管有无偏移（图2-4-5）。

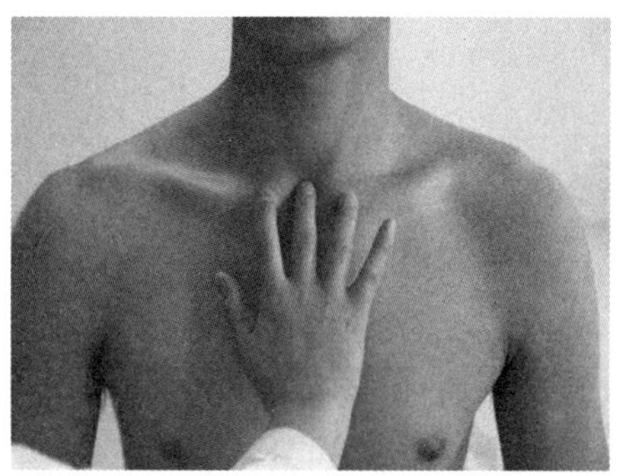
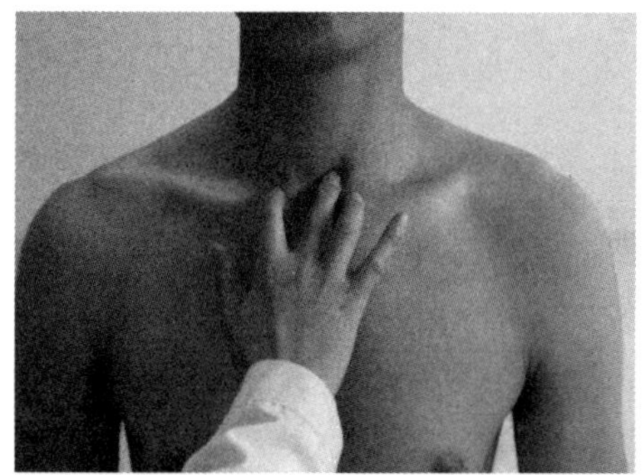

图 2-4-5 气管检查

第五节 胸部检查

【实训目标】

1. 能够描述胸部检查的内容及方法，能够规范操作胸部视诊、触诊、叩诊、听诊等操作，具备判断检查结果的能力，并能够正确记录检查结果。

2. 培养学生关爱伤者、珍爱生命的职业素养。

【知识回顾】

一、胸部的体表标志

1. 骨骼标志（表 2-5-1，图 2-5-1，图 2-5-2）。

表 2-5-1 骨骼标志

胸骨上切迹	位于胸骨柄上方。正常情况下气管位于切迹正中
胸骨柄	胸骨上端略呈六角形的骨块。其上部两侧与左右锁骨的胸骨端相连接，下方连胸骨体
胸骨角	胸骨柄与胸骨体的连接处向前突起而成角，又叫 Louis 角。其两侧分别与左右第 2 肋软骨连接，是计数肋骨和肋间隙顺序的重要标志
腹上角	左右肋弓（由两侧的第 7～10 肋软骨相互连接而成）在胸骨下端会合处所形成的夹角，又称胸骨下角。相当于横膈的穹隆部。正常 70°～110°，与体型有关
剑突	为胸骨体下端的突出部分，呈三角形，其底部与胸骨体相连
肋骨	12 对。由后上方向前下方倾斜，其倾斜度上方略小，下方稍大。第 1～7 肋骨在前胸部与各自的肋软骨连接；第 8～10 肋骨与 3 个联合一起的肋软骨连接后，再与胸骨相连；第 11、12 肋骨不与胸骨相连，其前端为游离状，称为浮肋
肋间隙	为两个肋骨之间的空隙
肩胛骨	位于后胸壁第 2～8 肋骨之间。肩胛骨的最下端称为肩胛下角；取直立位两上肢自然下垂时，肩胛下角可以作为第 7 或第 8 肋骨水平的标志，或相当于第 8 胸椎的水平
脊柱棘突	是后正中线的标志。C_7最为突出，其下即为胸椎的起点
肋脊角	第 12 肋与脊柱构成的夹角，其前为肾脏和输尿管上端所在区域

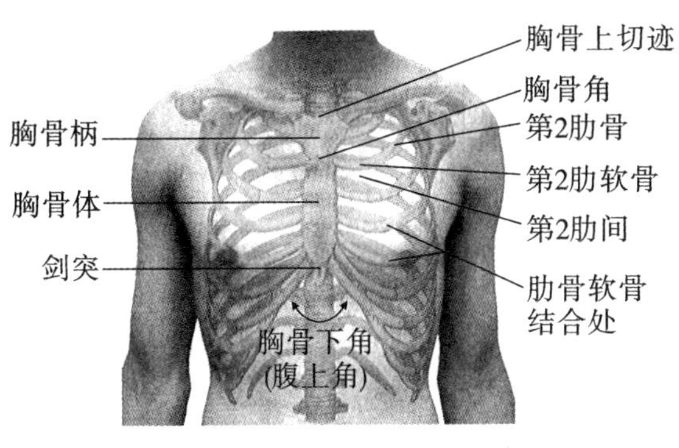

图2-5-1　前胸壁的骨骼标志

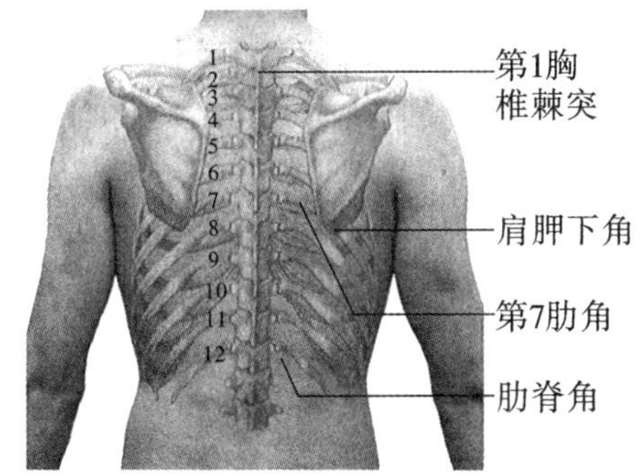

图2-5-2　后胸壁的骨骼标志

2. 垂直线标志(表2-5-2,图2-5-3～图2-5-5)

表2-5-2　垂直线标志

前正中线	即胸骨中线,是通过胸骨正中的垂直线
锁骨中线(左、右)	通过锁骨的肩峰端与胸骨端两者中点向下的垂直线
胸骨线(左、右)	沿胸骨边缘与前正中线平行的垂直线
胸骨旁线(左、右)	通过胸骨线和锁骨中线中间的垂直线
腋前线(左、右)	通过腋窝前皱襞沿前侧胸壁向下的垂直线
腋后线(左、右)	通过腋窝后皱襞沿后侧胸壁向下的垂直线
腋中线(左、右)	自腋窝顶端于腋前线和腋后线之间向下的垂直线
肩胛线(左、右)	双臂下垂时通过肩胛下角与后正中线平行的垂直线
后正中线	即脊柱中线

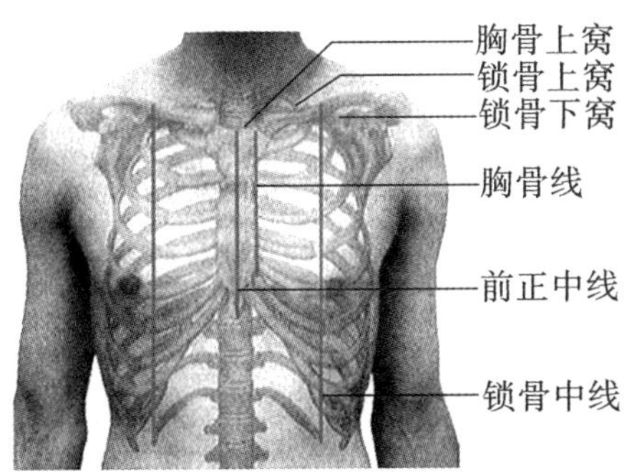

图2-5-3　胸部体表标线与分区正面观

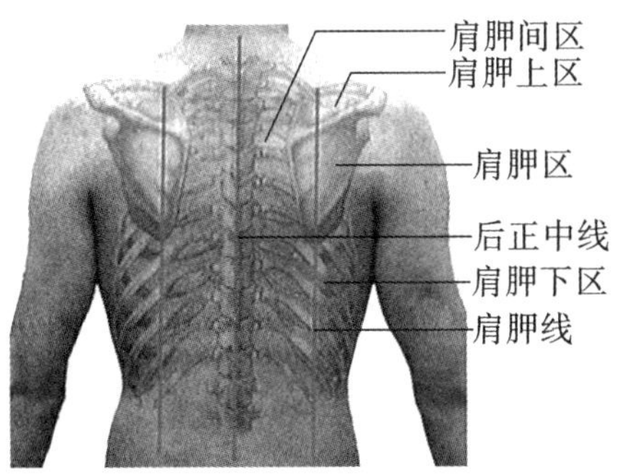

图2-5-4　胸部体表标线与分区背面观

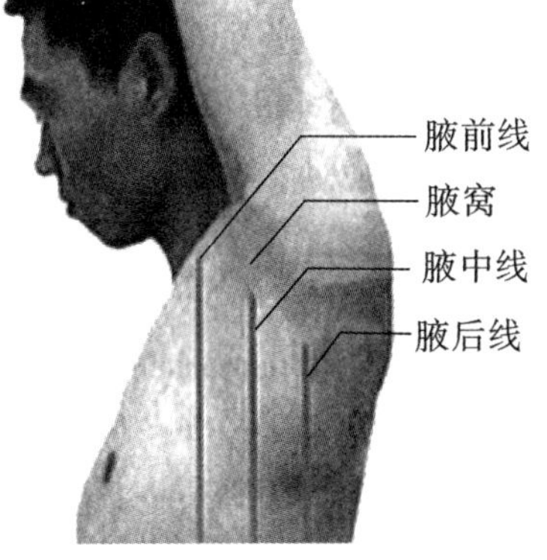

图2-5-5　胸部体表标线与分区侧面观

【模拟临床场景】

<table><tr><td>
体格检查考试题目:请指出第7颈椎棘突、腋后线、锁骨下窝、肩胛下区体表位置(须边指点边口述检查内容)(8分)
(一)体格检查(4分)
1. 考生站位正确,告知被检者体位、姿势正确(1分)
告知被检者取坐位,充分暴露前胸和背部,考生站在被检者右侧或后面。
2. 视诊检查时指标志点部位正确(须口述检查内容)(3分)
(1)第7颈椎棘突:最明显的颈椎棘突(1分)。
(2)腋后线(左、右):通过腋窝后皱襞,沿后侧胸壁向下的垂直线(0.5分)
(3)锁骨下窝(左、右):锁骨下方的凹陷部,下界为第3肋骨下缘(0.5分)
(4)肩胛下区(左、右):为两肩胛下角的连线与第12胸椎水平线之间的区域(1分)。
(二)考官提问(2分)
1. 体检时第7颈椎棘突临床定位价值是什么(1分)?
答:第7颈椎棘突作为计数胸椎的标志。
2. 肩胛下区(左、右)的区域是什么(1分)?
答:为两肩胛下角的连线与第12胸椎水平线之间的区域(1分)。
(三)职业素养(2分)
1. 检查前能向被检者告知,与被检者沟通态度和蔼。检查中动作轻柔,检查后告知结果,整理衣物及被褥。
2. 考生着装(工作衣)整洁,举止大方,语言文明,体检认真细致,能表现出良好的职业素养。
</td></tr></table>

3. 自然陷窝和解剖区域(表2-5-3)。

表2-5-3 自然陷窝和解剖区域

腋窝(左、右)	上肢内侧与胸壁相连的凹陷
胸骨上窝	胸骨柄上方的凹陷,正常气管位于其后
锁骨上窝(左、右)	锁骨上方的凹陷部,相当于两肺上叶肺尖的上部
锁骨下窝(左、右)	锁骨下方的凹陷部,下界为第3肋骨下缘,相当于两肺上叶肺尖的下部
肩胛上区(左、右)	肩胛冈以上的区域,其外上界为斜方肌的上缘,相当于上叶肺尖的下部
肩胛下区(左、右)	为两肩胛下角的连线与第12胸椎水平线之间的区域
肩胛间区(左、右)	两肩胛骨内缘之间的区域

二、胸壁和胸廓检查的内容及方法

(一)胸壁

1. 静脉　观察胸壁的静脉是否显露可见。正常胸壁无明显静脉可见。如有充盈或曲张,应检查血流方向。

检查方法:指压法。选择一段没有分支的静脉,医师将右手示指和中指并拢压在静脉上,然后一只手指紧压静脉向外滑动,挤出该段静脉内血液,至一定距离后(7.5~10 cm)放松该手指,另一手指紧压不动,看静脉是否充盈,如迅速充盈,则血流方向是从放松的一端流向紧压手指的一端,再用同样方法放松另一手指。上腔静脉阻塞:静脉血流方向自上而下;下腔静脉阻塞:静脉血流方向自下而上。

2. 皮下气肿　皮下组织有气体积存时谓之皮下气肿。

检查方法:触诊和听诊。

触诊:以手按压皮下气肿的皮肤,引起气体在皮下组织内移动,可出现捻发感或握雪感。

听诊:听诊器按压皮下气肿的部位,可听到类似捻动头发的声音。

3. 胸壁压痛、叩击痛

胸壁压痛检查方法:暴露胸部,用手指轻压胸壁,以观察患者是否有深部或浅部的压痛(先大范围检查,再局部检查,最后描述压痛部位)。压痛可见于炎症、骨折、白血病等。

胸骨叩击痛检查方法:检查者用右手示、中、环三指指端轻叩胸骨体并询问被检者有无疼痛感。

4. 肋间隙　有无凹陷或膨隆。

吸气性困难见于喉部、气管及大支气管的狭窄与阻塞。呼气性困难见于肺泡弹性减弱和(或)小支气管的痉挛或炎症。

检查方法:嘱被检者取坐位或仰卧位,充分暴露被检查部位,考生站于被检者前面(坐位时)或右侧(仰卧位时)。观察肋间隙有无凹陷或膨隆。

(二)胸廓

观察胸廓外形两侧是否一致,对称,测量前后径与左右径,并观察其比例有无改变。正常人前后径小于左右径,两者比例约为1∶1.5。常见胸廓改变有扁平胸、桶状胸、佝偻病胸等。

扁平胸见于瘦长体型者和消耗性疾病,如结核、肿瘤,桶状胸见于肺气肿,佝偻病胸包括鸡胸、漏斗胸。

(三)胸围

检查方法

1. 向被检查者交代检查目的,取得配合。

2. 取立位,两手自然平放或下垂,测量者一手将软尺“0”点固定于一侧乳头下缘(乳腺已发育的女性,固定于胸骨中线第4肋间),另一手将软尺紧贴皮肤,经两侧肩胛骨下缘回到“0”点(图2-5-6),取平静呼吸时中间读数,或平静呼、吸气末各测一次的平均数,精确到0.1 cm。

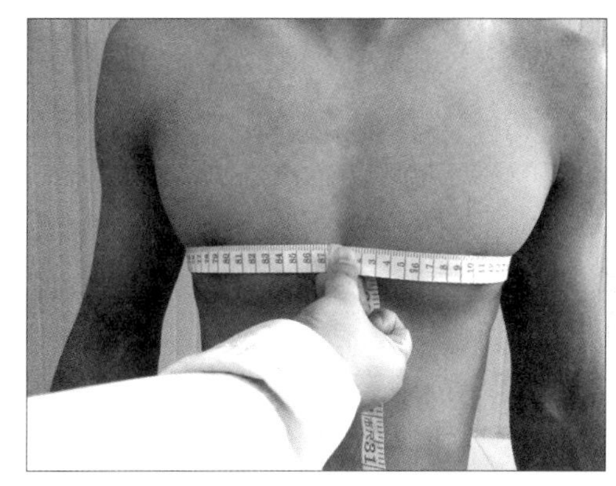

图2-5-6　测量胸围

(四)乳房

正常男性乳头大约位于锁骨中线第4肋间隙。

1. 检查顺序　有明确乳房病变时,先查健侧后查患侧;无明确乳房病变时先左侧后右侧。

2. 检查方法

(1)视诊

对称性:正常女性坐位时乳房基本对称。

皮肤改变:皮肤有无发红、溃疡、瘢痕、瘘管、色素沉着、乳房有无局限性隆起、回缩、橘皮样改变(图2-5-7)等。

乳头:位置、大小、是否对称、乳晕观察、乳头有无凹陷等。

腋窝、锁骨上窝:有无包块、红肿、溃疡、瘘管、瘢痕等。

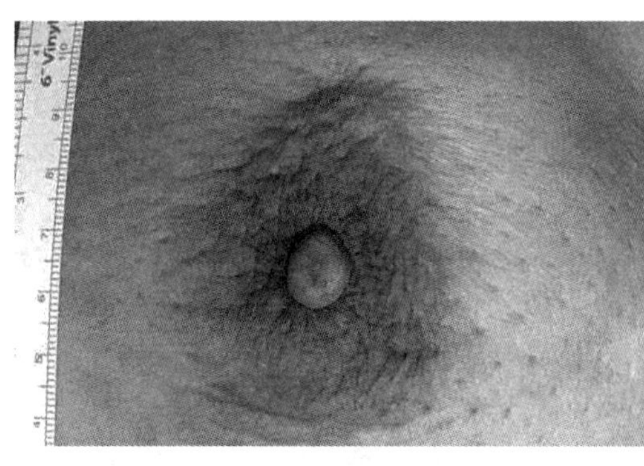
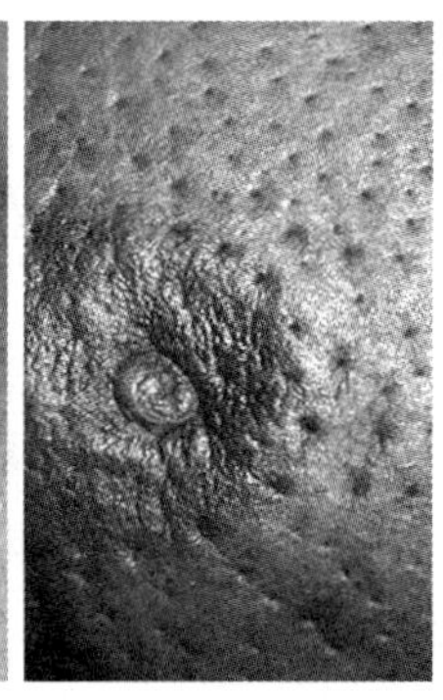

图 2-5-7 橘皮样变

(2)触诊

1)体位

坐位:先两臂下垂,然后双臂高举超过头部或双手叉腰(图 2-5-8)。

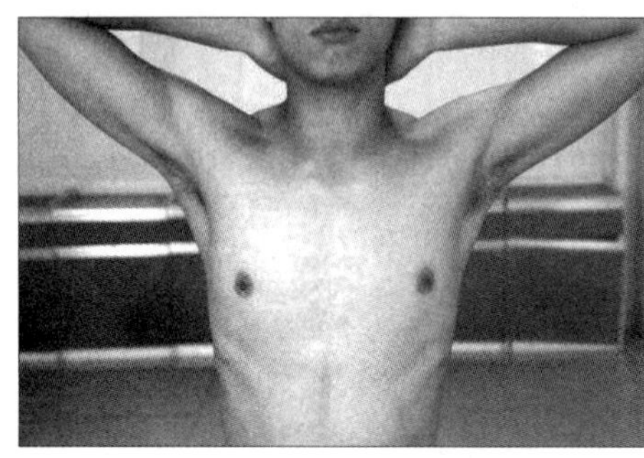
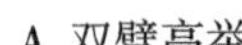

A. 双臂高举

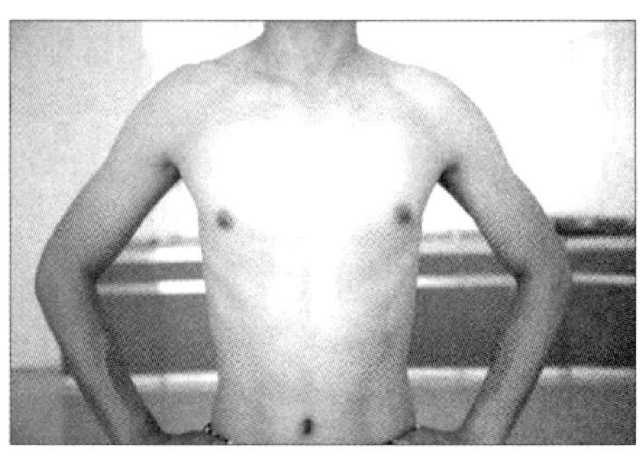

B. 双手叉腰

图 2-5-8 乳房触诊体位

卧位:垫以枕头抬高肩部使乳房能较对称地位于胸壁上。

2)分区:以乳头为中心做一垂直线和水平线,将乳房分为外上、外下、内下、内上 4 个象限。若触到包块,为了便于描述位置,临床上可采用象限加“钟表”描述。如可描述为:“左侧乳房外上象限两点钟方向距乳头 5 cm 处有一 2 cm×3 cm×2 cm 的包块。”

3)检查方法:医生的手指和手掌应平置在乳房上,应用指腹,轻施压力(一般要触及肋骨而不引起疼痛为宜),以旋转或滑动的方式进行触诊。

4)顺序(图 2-5-9):

左侧:外上象限开始,顺时针方向触诊,最后乳头。

右侧:外上象限开始,逆时针方向触诊,最后乳头。

乳头分泌物:两手示指绕侧缘从乳头两侧向中间挤压触诊(图 2-5-10),观察有无分泌物。切忌一手捏乳头!

5)触诊乳房时注意:①正常乳房呈模糊的颗粒感和柔韧感。②有无红、肿、热、痛;触诊时要注意弹性,硬度,包块的部位、大小、硬度、压痛、活动度;乳头有无硬结、分泌物等。③乳房检查后要检查腋窝及锁骨上淋巴结有无肿大。④注意 4 个象限检查的连续性。

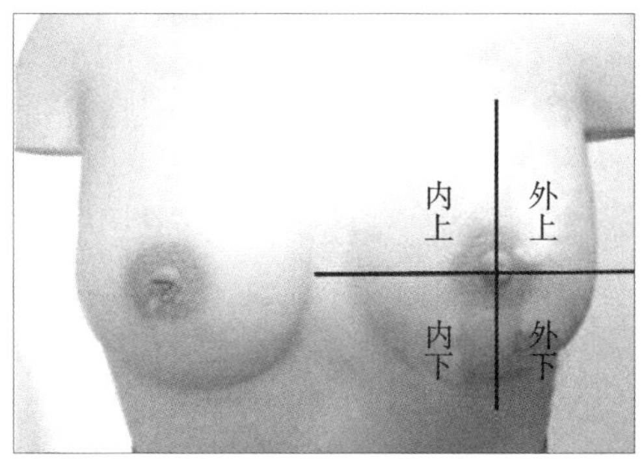

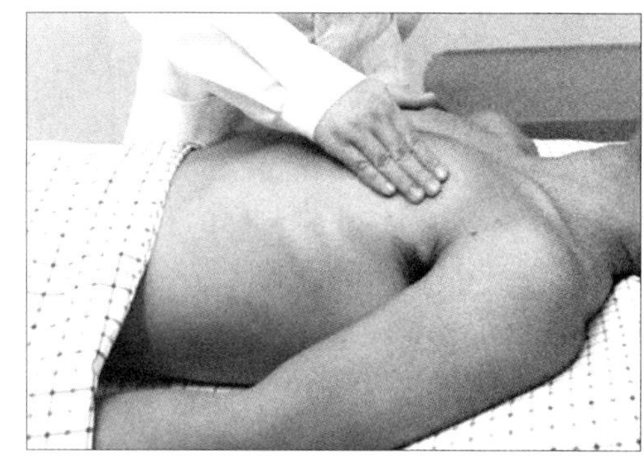

图 2-5-9 乳房分区及触诊

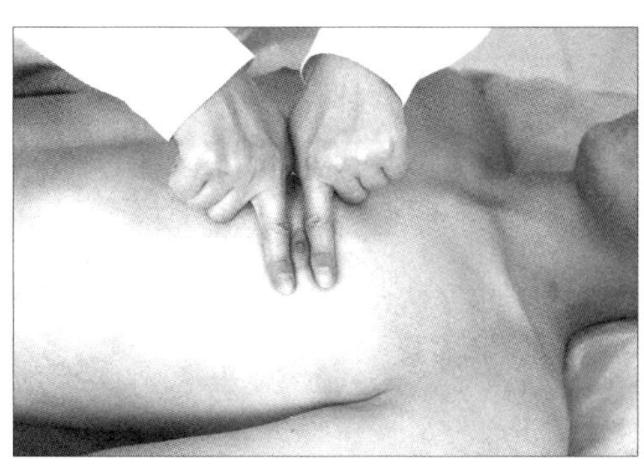

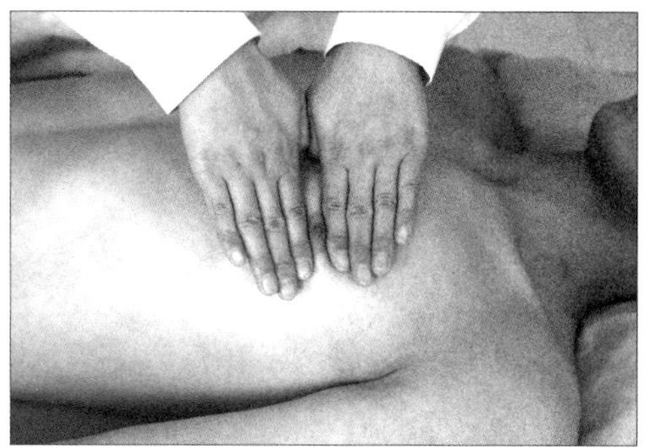

图 2-5-10 乳头分泌物检查

【模拟临床场景】

体格检查考试题目:乳房视诊检查(使用女性胸部模具检查,须口述检查内容)(8分)

(一)体格检查(4分)

1. 考生站位正确(1分)

被检者取坐位或仰卧位,充分暴露被检查前胸部,考生站在其前面或右侧。

2. 口述检查内容正确(3分)

观察两侧乳房是否对称(0.5分),皮肤有无发红、溃疡、橘皮样改变等(1分),乳头的位置、大小、对称性,乳头有无内缩(1分)和分泌物(0.5分)。

(二)考官提问(2分)

1. 什么原因导致乳房皮肤"橘皮"样变(1分)?

答:多见于癌肿引起的乳房局部皮肤水肿,为癌细胞浸润阻塞皮肤淋巴管所致,因为毛囊和毛囊孔明显下陷,故局部皮肤外观呈"橘皮"改变。

2. 乳房触诊顺序(1分)?

答:由外上象限→外下→内下→内上→中央(乳头)。

(三)职业素养(2分)

1. 检查前能向被检者告知,与被检者沟通态度和蔼。检查中动作轻柔,检查后告知结果,整理衣物及被褥,能体现爱伤意识。

2. 考生着装(工作衣)整洁,举止大方,语言文明,体检认真细致,能表现出良好的职业素养。

(五)肺和胸膜

1. 视诊

视诊包括呼吸运动类型,呼吸频率、幅度、节律。

(1)呼吸运动:检查时暴露患者胸部及上腹部。

一要观察其前胸廓的起伏运动,两侧是否均等一致。

二要观察呼吸时胸及上腹的动度,以区分呼吸类型(胸式呼吸、腹式呼吸、胸腹式呼吸)。

三凹征:胸骨上窝、锁骨上窝、肋间隙向内凹陷(见于吸气性呼吸困难)。

(2)呼吸频率、节律:根据胸廓的起伏运动计数每分钟呼吸的次数,并观察其节律和幅度。如果呼吸动度很小,亦可借助听诊器计数呼吸频率。

频率:正常人静息状态下,12 至 20 次/min,呼吸与脉搏比为 1∶4。

常见异常呼吸类型有呼吸过速、呼吸过缓、呼吸浅快、呼吸深快。

节律:正常人均匀而整齐。

常见呼吸节律改变有潮式呼吸、间停呼吸、叹气样呼吸、抑制性呼吸等。

[检查方法]

1)向被检者交代检查目的,取得配合。

2)检查者立于模型或被检者的右侧,从侧面切线方向观察呼吸运动形式、频率、幅度和节律(图 2-5-11)。

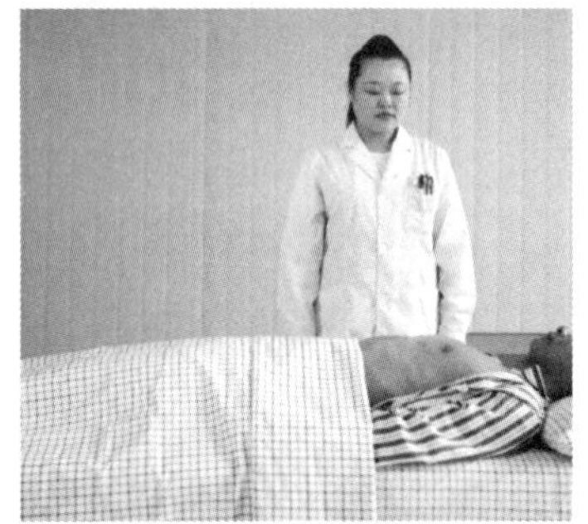

A.俯视观察

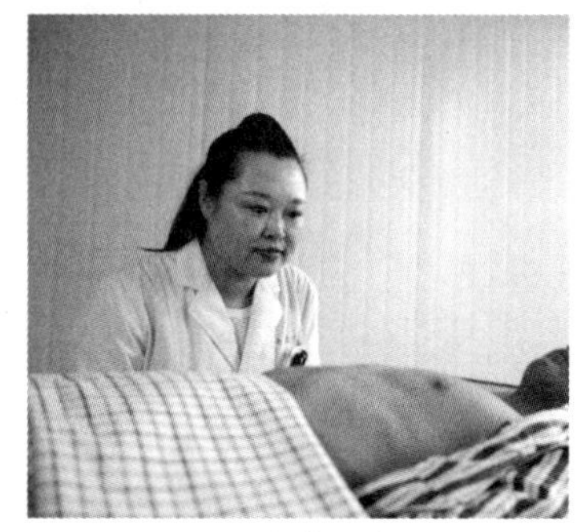

B.切线位观察

图 2-5-11 观察呼吸运动

2. 触诊

(1)胸廓扩张度:呼吸时的胸廓动度。

[检查方法]

1)向被检者交代检查目的,取得配合。

2)前胸廓扩张度:被检者取坐位或仰卧位,检查者两手置于胸廓下面的前侧部,左右拇指分别沿两侧肋缘指向剑突,拇指尖在前正中线两侧对称部位,而手掌和伸展的手指置于前侧胸壁(图 2-5-12)。嘱被检者做深呼吸运动,观察比较两手的活动度是否一致。

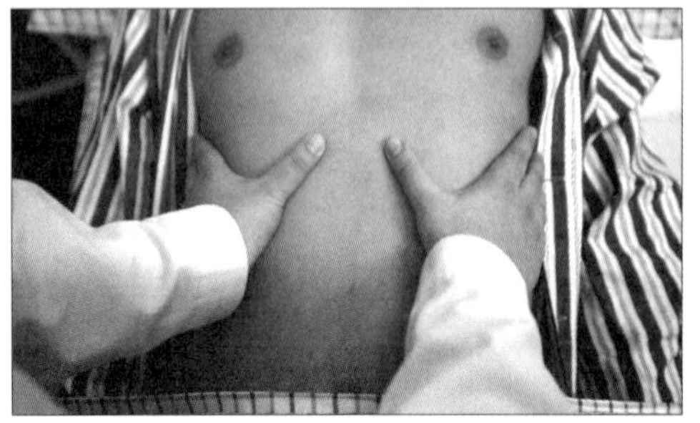

A. 吸气相

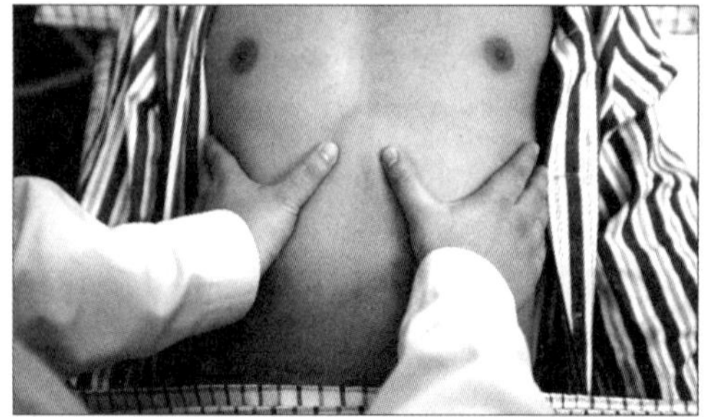

B. 呼气相

图 2-5-12 前胸廓扩张度

3）后胸廓扩张度：被检者取坐位，检查者将两手平置于被检者背部，约与第10肋骨水平，拇指与后正中线平行，并将两侧皮肤向后正中线轻推（图2-5-13）。嘱被检者做深呼吸运动，观察比较两手的活动度是否一致。

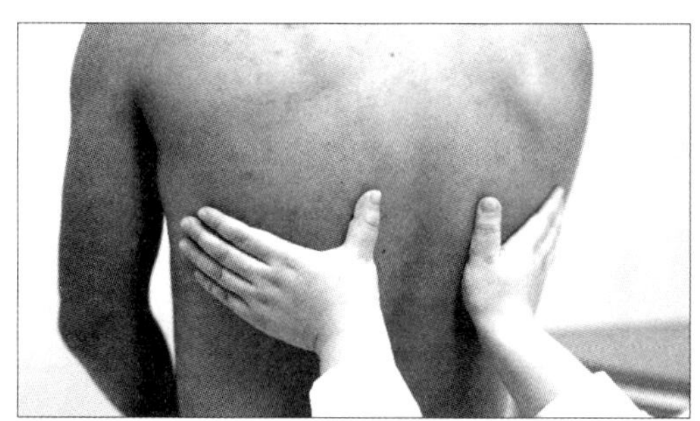
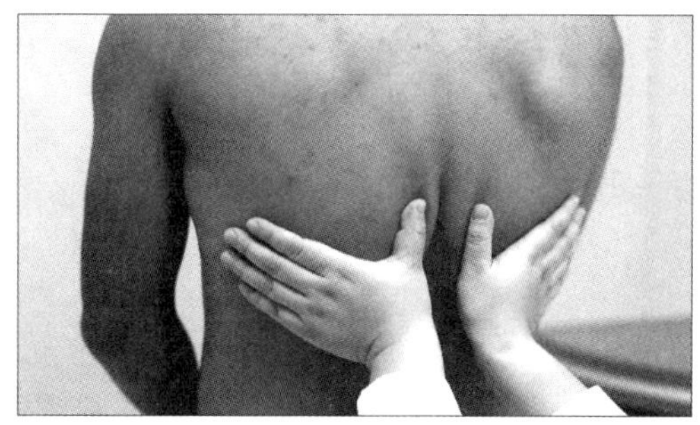

A. 吸气相　　B. 呼气相

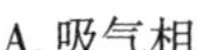

图2-5-13　后胸廓扩张度

［注意事项］

1）检查者的手掌和手指应平置于检查部位，但不要用力挤压胸壁。

2）嘱被检者做深呼吸，注意观察两手的动度是否一致。

【模拟临床场景】

体格检查考试题目：胸廓扩张度（前）检查（须口述检查内容）（6分）

（一）体格检查（3分）

1. 考生站位正确，告知被检者体位、姿势正确（0.5分）

告知被检者取坐位或仰卧位，充分暴露前胸部，考生站在被检者前面或右侧。

2. 检查方法正确，动作规范（2分）

考生双手平置于被检者胸廓下面的前侧部，左右拇指分别沿两侧肋缘指向剑突，拇指尖在前正中线两侧对称部位，手掌和伸展的手指置于前侧胸壁（1分）。

嘱被检者做深呼吸运动，观察比较两手的动度是否一致。（正常人两侧胸廓呈对称性的扩张和收缩）（0.5分）。

3. 检查结果正确（0.5分）

报告检查结果：（正常人）两侧胸廓活动度对称，无增强及减弱。

（二）考官提问（2分）

1. 一侧胸部呼吸运动较对侧减弱，考虑什么（1分）？

答：胸膜炎、大量胸腔积液、胸膜粘连、肺不张、肺炎、肺纤维化等。

2. 正常成人呼吸频率是多少？呼吸频率增快考虑什么问题（1分）？

答：正常成人呼吸频率在12～20次/min；呼吸频率增快见于发热、疼痛、贫血、甲状腺功能亢进及心力衰竭等。

（三）职业素养（1分）

1. 检查前能向被检者告知，与被检者沟通态度和蔼。检查中动作轻柔，检查后告知结果，整理衣物及被褥，能体现爱伤意识。

2. 考生着装（工作衣）整洁，举止大方，语言文明，体检认真细致，能表现出良好的职业素养。

（2）语音震颤：又称触觉语颤。机制：被检者发出语音时，声波起源于喉部，沿气管、支气管、肺泡传到胸壁所引起共鸣的振动，可由检查者手触及。

［检查方法］

1）向被检者交代检查目的，取得配合。

2)检查者将左右手掌的尺侧缘或掌面轻放于被检者两侧胸壁的对称部位,然后嘱被检者用同等强度重复轻发“yi”长音。自上至下,从内到外依次比较(前胸、侧胸及背部)两侧相应部位语音震颤的异同,注意有无增强或减弱(图 2-5-14、图 2-5-15)。

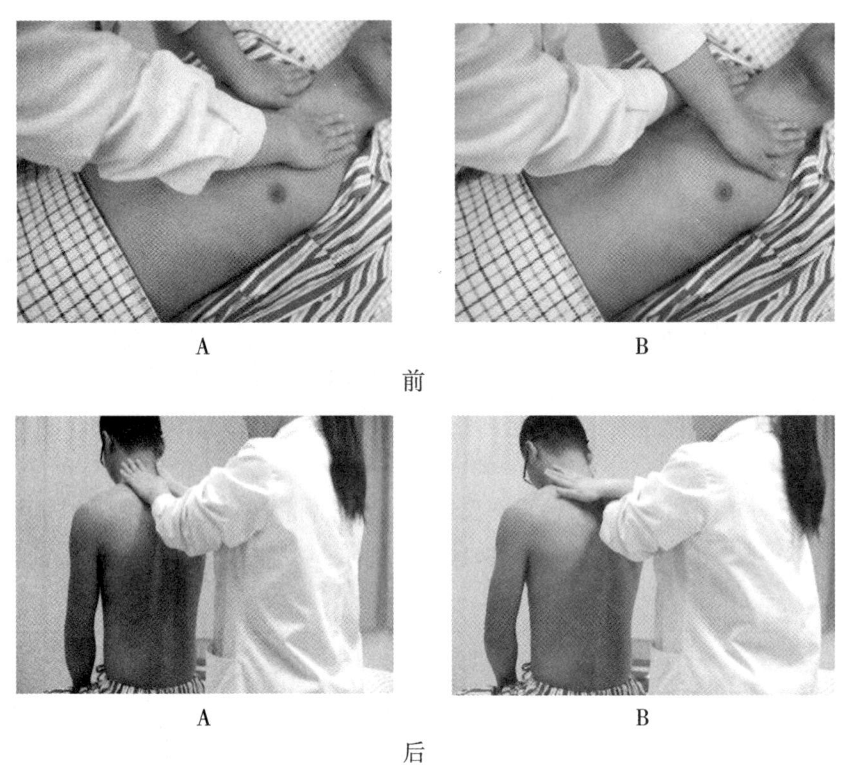

图 2-5-14 语音震颤

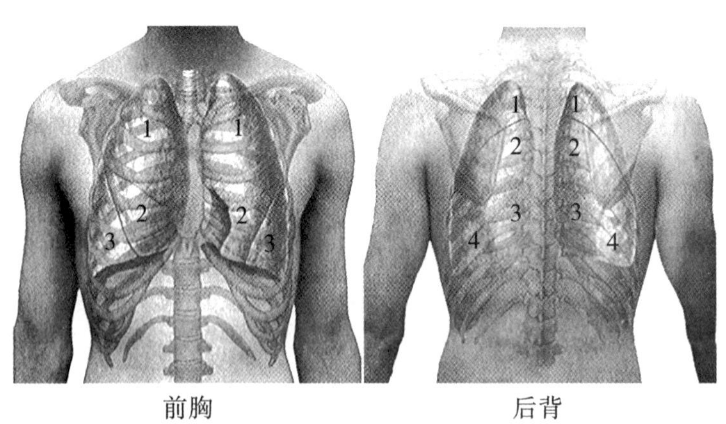

图 2-5-15 语音震颤检查顺序示意图

语音震颤增强见于肺实质变(如大叶性肺炎、大片肺梗死)、肺空洞(如空洞性肺结核、肺脓肿)。语颤减弱或消失见于:肺泡内含气量增多,如慢性阻塞性肺疾病;支气管阻塞,如阻塞性肺不张;大量胸腔积液或气胸;胸膜显著增厚粘连;胸壁皮下气肿。

(3)胸膜摩擦感

机制:急性胸膜炎时,纤维蛋白沉着于两层胸膜,使表面变粗糙,呼吸时脏层与壁层胸膜相互摩擦,可由检查者手感觉到。

检查者将右手或左手的手掌或尺侧缘轻放在病变侧肺的腋下区来感知胸膜摩擦感,必要时配合深呼吸。

部位:只要有炎症有粘连处均可触及摩擦感。在肺活动范围较大的部位(腋下区,不得低于第8肋间隙)最易触及。

[检查方法]

1)向被检者交代检查目的,取得配合。

2)常于胸廓的下前侧部触及。

3)检查者用手掌轻贴胸壁,令被检者反复做深呼吸,此时若有皮革相互摩擦样的感觉,即为胸膜摩擦感。如有病变,在被检者吸气和(或)呼气时均可触及,屏住呼吸则消失(图2-5-16)。

3. 叩诊

(1)正常胸部叩诊:首先检查前胸,胸部稍向前挺,由锁骨上窝开始,自第1肋间隙从上至下逐一肋间隙进行叩诊(图2-5-17),注意左右对比,每一肋间隙可选择2~3个部位,前胸叩诊完毕后检查侧胸壁,嘱被检者举起上臂置于头部,自腋窝开始沿腋前线、腋中线叩诊,最后叩诊背部,嘱被检者向前稍低头,双手交叉抱肘,尽可能使肩胛骨移向外侧方,上半身略向前倾,先叩诊肩胛间区(注意板指方向),再进行肩胛线、腋后线的叩诊,左右、上下、内外进行对比,并注意叩诊音的变化。

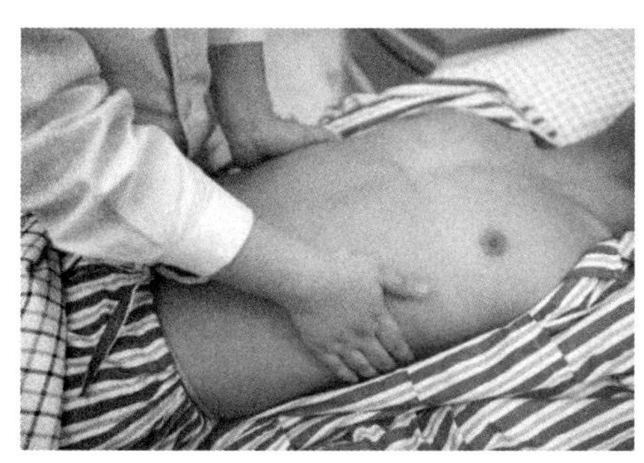

图2-5-16 胸膜摩擦感

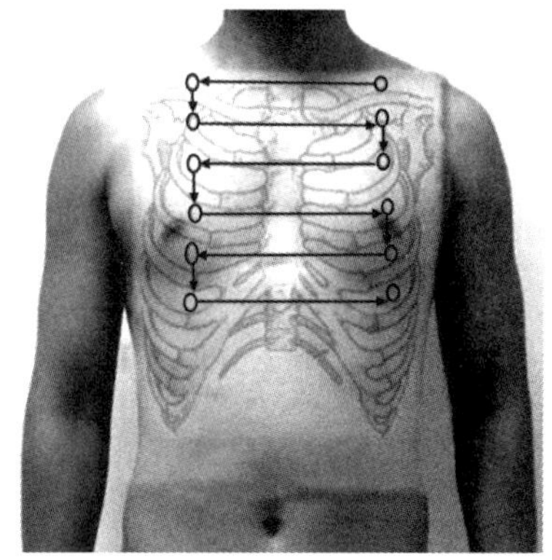

图2-5-17 (前)胸部叩诊示意图

【模拟临床场景】

体格检查考试题目:平静呼吸时胸(肺)部间接叩诊检查的方法和顺序(须报告叩诊检查结果)(12分)

(一)体格检查(8分)

1. 考生站位正确,告知被检者体位、姿势正确(0.5分)

告知被检者取仰卧位或坐位,充分暴露前胸部和胸背部,考生站在被检者右侧(坐位时站在被检者前面或后面)。

2. 检查内容正确,动作规范(7.5分)

(1)间接叩诊方法(4分)

考生将左手中指第2指节紧贴于叩诊部位,其他手指稍抬起,勿与体表接触(0.5分)。右手手指自然弯曲,用中指指端叩击左手中指末端指关节处或第2节指骨的远端(0.5分)。

板指平贴肋间隙,与肋骨平行,逐个肋间进行叩诊(0.5分)。叩肩胛间区时,板指与脊柱平行(0.5分)。

叩击方向应与叩诊部位的体表垂直,叩诊时以腕关节与掌指关节的活动为主,叩击动作要灵活、短促、富有弹性,叩击后右手中指应立即抬起,以免影响对叩诊音的判断(1分)。

同一部位可连续叩击2~3下(1分)。

(2)胸(肺)部叩诊顺序(2.5 分)

叩诊顺序为自第 1 肋间隙从上到下、由外向内逐一肋间进行叩诊(0.5 分),先检查前胸,其次检查侧胸,最后为背部(1 分)。叩诊时应遵循左右、上下、内外对比的原则(1 分)。

(3)报告肺部相应区域叩诊音检查结果(1 分)

正常双肺叩诊为清音,心肺和肝肺重叠处为浊音。

(二)考官提问(2 分)

1. 请叙述正常胸部叩诊音分布情况(1 分)?

答:正常肺部为清音,心、肝被肺覆盖部位为浊音,心脏、肝脏未被肺覆盖部位叩诊为实音。

2. 语音震颤增强见于什么(1 分)?

答:语颤增强主要见于肺泡内有炎症浸润(如大叶性肺炎实变期、大片肺梗死)、空洞性肺结核和肺脓肿。

(三)职业素养(2 分)

1. 检查前能向被检者告知,与被检者沟通态度和蔼。检查中动作轻柔,检查后告知结果,整理衣物及被褥,能体现爱伤意识。

2. 考生着装(工作衣)整洁,举止大方,语言文明,体检认真细致,能表现出良好的职业素养。

(2)肺上界的叩诊:肺上界即肺尖的上界,其内侧为颈肌,外侧为肩胛带。

[检查方法]

1)向被检者交代检查目的,取得配合。

2)自斜方肌前缘中央部开始叩诊为清音,逐渐叩向外侧,当由清音变为浊音时,即为肺上界的外侧终点。然后再由上述中央部叩向内侧,直至清音变为浊音时,即为肺上界的内侧终点(图 2-5-18)。

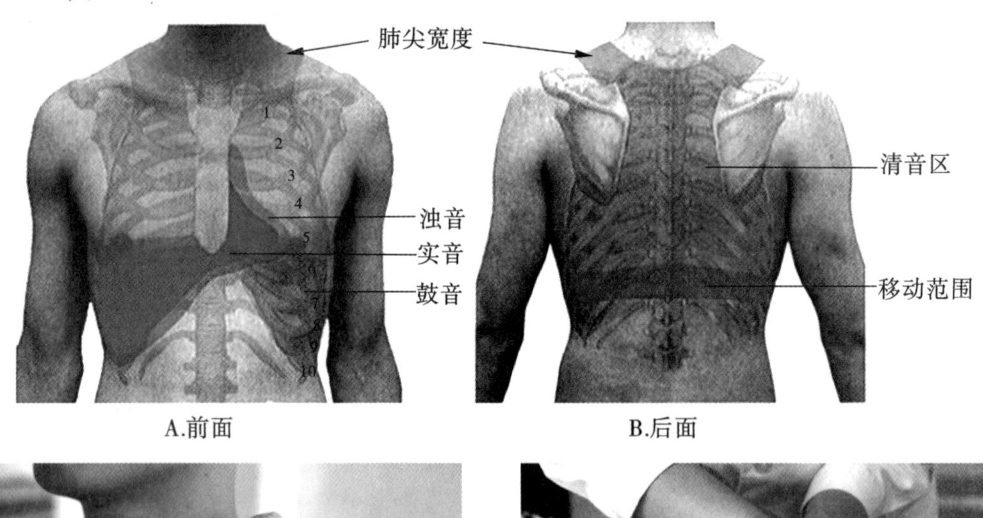

A.前面　　B.后面

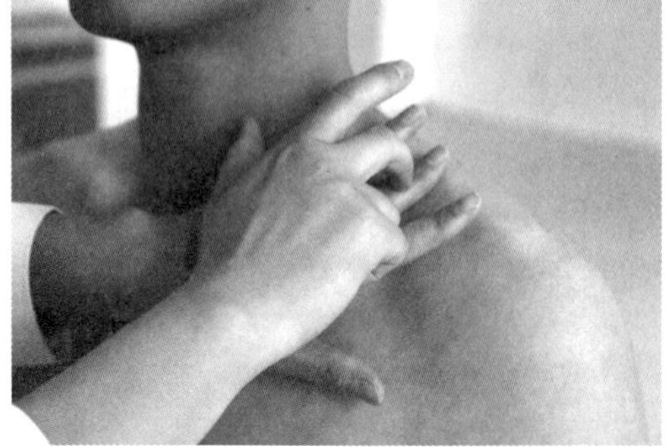
A.坐位叩诊

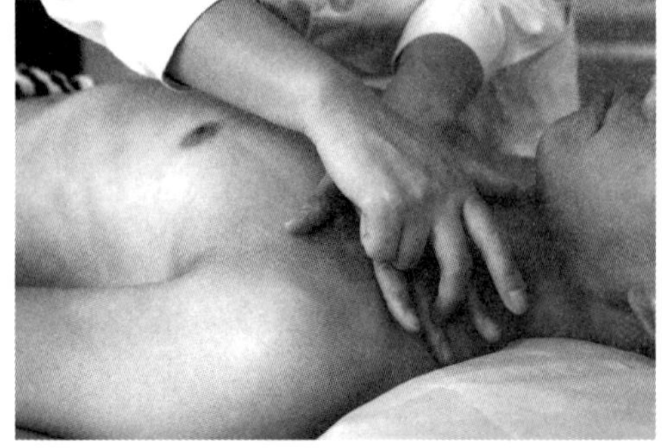
B.仰卧位叩诊

图 2-5-18　肺尖宽度示意图

3）该清音带的宽度即为肺尖的宽度，正常为 4～6 cm，又称 Kroning 峡。

（3）肺前界的叩诊（极少考）：正常的肺前界相当于心脏的绝对浊音界。右肺前界相当于胸骨线的位置。左肺前界则相当于胸骨旁线自第 4 至第 6 肋间隙的位置。

（4）肺下界的叩诊：通常在右侧锁骨中线、两侧腋中线和两侧肩胛线上叩诊肺下界。

［检查方法］

1）向被检者交代检查目的，取得配合。

2）嘱被检者平静呼吸，从肺野的清音区（一般前胸从第 2 肋间隙，侧胸从第 5 肋间隙，后胸从肩胛线第 8 肋间隙）开始叩诊，向下叩至浊音（右锁骨中线上叩至实音）。

3）正常人平静呼吸时在锁骨中线、腋中线和肩胛线上（图 2-5-19）肺下界分别是第 6 肋间隙、第 8 肋间隙和第 10 肋间隙。

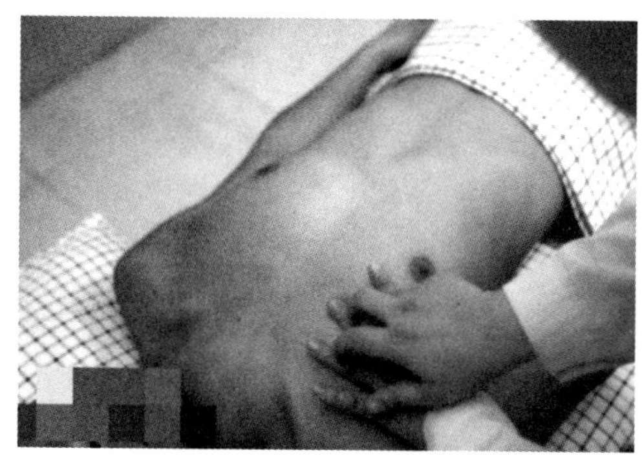

A.锁骨中线

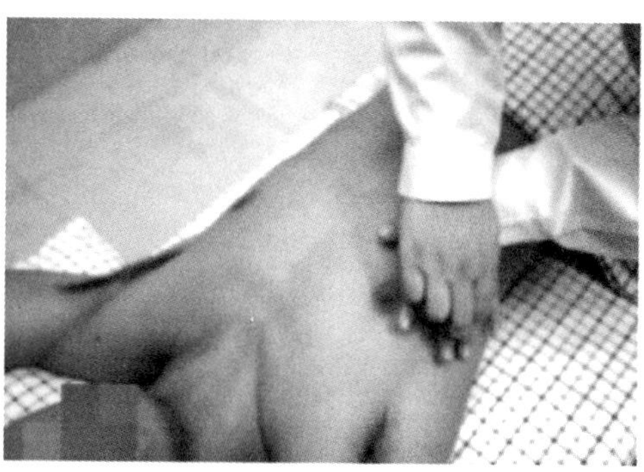

B.腋中线

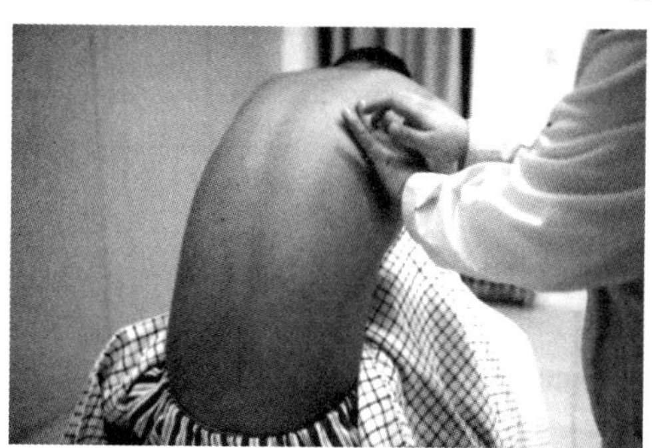

C.肩胛线

图 2-5-19　肺下界叩诊

（5）肺下界移动度的检查

［检查方法］

1）向被检者交代检查目的，取得配合。

2）患者在平静呼吸时，检查者先于被检者肩胛线叩出肺下界的位置，然后嘱被检者做深吸气后并屏住呼吸的同时，沿该线继续向下叩诊，当由清音变为浊音时，即为肩胛线上肺下界的最低点（图 2-5-20）。

3）当被检者恢复平静呼吸时，再嘱作深呼气并屏住呼吸，然后由上向下叩诊，直至清音变为浊音，即为肩胛线上肺下界的最高点。

4）最高至最低点之间距离即为肺下界移动度。

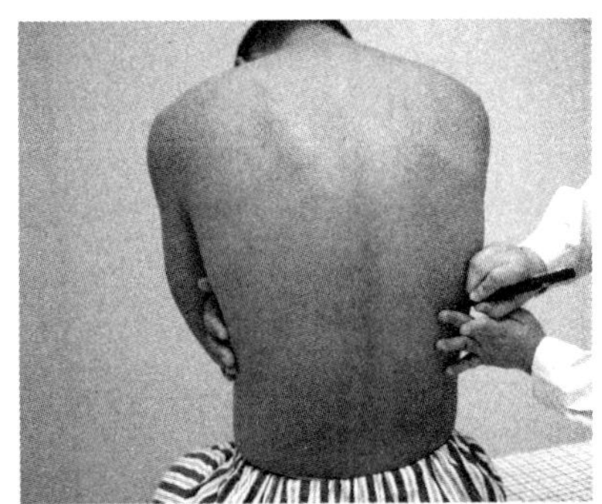
A.平静呼吸肺下界

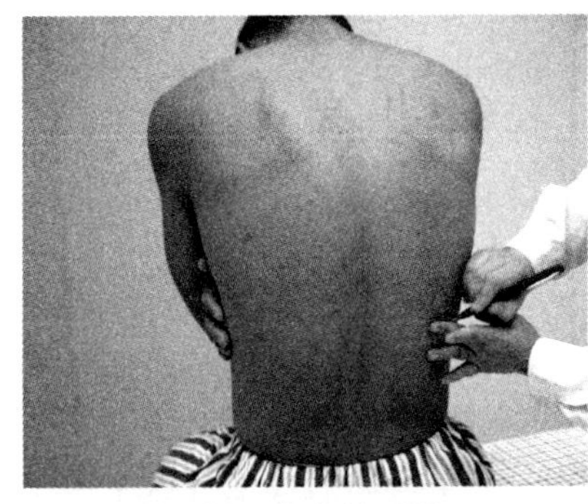
B.深吸气末肺下界

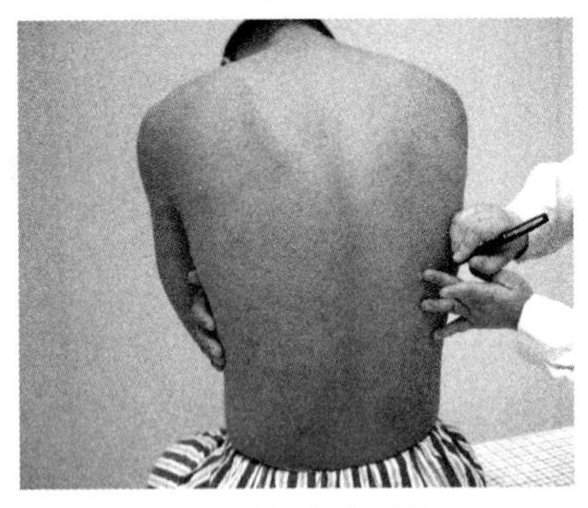
C.深呼气末肺下界

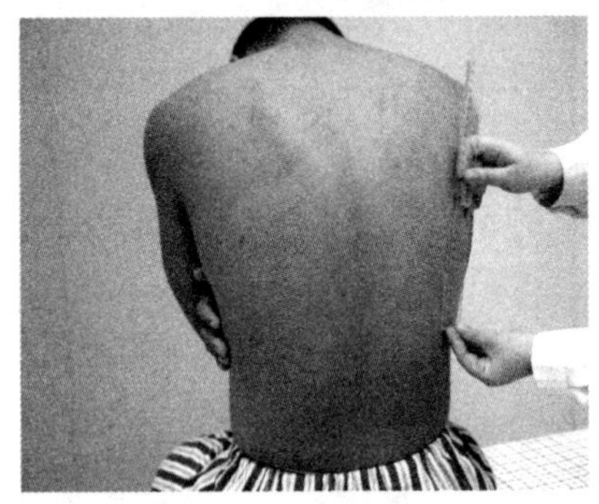
D.肺下界移动度测量

图2-5-20　肺下界移动度的检查

【模拟临床场景】

体格检查考试题目:右肺下界移动度检查(须报告检查结果)(10 分)

(一)体格检查(6 分)

考生站位正确,告知被检者体位、姿势正确(0.5 分)。

告知被检者取坐位,充分暴露胸背部,考生站在被检者后面。

(二)检查方法正确,动作规范(5.5 分)

1. 间接叩诊方法(2 分)

考生将左手中指第 2 指节紧贴于叩诊部位,其他手指稍抬起,勿与体表接触(0.5 分)。右手手指自然弯曲,用中指指端叩击左手中指末端指关节处或第 2 节指骨的远端(0.5 分)。

叩击方向应与叩诊部位的体表垂直,叩诊时应以腕关节与掌指关节的活动为主,叩击动作要灵活、短促、富有弹性,叩击后右手中指应立即抬起,以免影响对叩诊音的判断(1 分)。同一部位可连续叩击 2 ~ 3 下(0.5 分)。

2. 右肺下界移动度检查(2.5 分)

先于平静呼吸时在右肩胛线上叩出肺下界(1 分),然后嘱被检者深吸气后屏气,同时向下叩诊,在清音变浊音时做一标记(1 分)。当被检者恢复平静呼吸时,再嘱其做深呼气并屏住呼吸,然后再由下向上叩诊,直至浊音变为清音时,即为肩胛线上肺下界的最高点。测量两标记之间的距离即为肺下界移动度(0.5 分)。

3. 报告检查结果(1 分)

报告被检者肺下界移动度(正常人为 6 ~ 8 cm)。

(二)考官提问(2 分)

1. 正常肺上界宽度是多少?变窄、变宽有何临床意义(1 分)?

答:肺上界即肺尖宽度,又称 Kronig 峡,正常人为 4 ~ 6 cm(0.5 分),变窄见于肺结核所致的肺尖浸润、纤维性变及萎缩;变宽常见于慢性阻塞性肺疾病(0.5 分)。

2. 正常人肺下界移动度范围是多少(1分)?

答:正常人肺下界移动度范围是6~8 cm。

(三)职业素养(2分)

1. 检查前能向被检者告知,与被检者沟通态度和蔼。检查中动作轻柔,检查后告知结果,整理衣物及被褥,能体现爱伤意识。

2. 考生着装(工作衣)整洁,举止大方,语言文明,体检认真细致,能表现出良好的职业素养。

4. 听诊

正常呼吸音、异常呼吸音、啰音、语音共振、胸膜摩擦音。

(1)正常呼吸音

1)支气管呼吸音:正常人于喉部,胸骨上窝,背部第6、7颈椎及第1、2胸椎附近均可听到,且越靠近气管区音响越强,音调越低。如"ha"。

呼气:时相长、音响强、音调高。

吸气:时相短、音响弱、音调低。

2)支气管肺泡呼吸音:正常人于胸骨两侧第1、2肋间隙,肩胛间区第3、4胸椎水平以及肺尖前后部可听及。

吸气:类似于肺泡呼吸音,但时相稍长、强度较响亮、音调较高。

呼气:类似于支气管呼吸音,但时相稍短、强度稍弱、音调稍低。

3)肺泡呼吸音:在大部分肺野均可听及(乳房下、腋下、肩胛下听诊最为清楚)。如"fu-fu"。

(2)异常呼吸音

1)异常肺泡呼吸音:主要听诊肺泡呼吸音减弱或消失与肺泡呼吸音增强。

2)异常支气管呼吸音:如在正常肺泡呼吸音部位听到支气管呼吸音,则为异常的支气管呼吸音,或称管样呼吸音。常见于肺组织实变、肺内大空腔等。

3)异常支气管肺泡呼吸音:为在正常肺泡呼吸音的区域内听到的支气管肺泡呼吸音。常见于支气管肺炎、肺结核等。

(3)啰音

啰音是呼吸音以外的附加音,包括湿啰音和干啰音。

1)湿啰音:系由于吸气时气体通过呼吸道内的稀薄分泌物如渗出液、痰液、血液、黏液和脓液等,形成的水泡破裂所产生的声音,故又称水泡音。或认为由于小支气管壁因分泌物黏着而陷闭,当吸气时突然张开重新充气所产生的爆裂音。湿啰音的特点:断续而短暂,一次常连续多个出现,于吸气时或吸气终末较为明显,有时也出现于呼气早期,部位较恒定,性质不易变,中、小湿啰音可同时存在,咳嗽后可减轻或消失。

2)干啰音:系由于气管、支气管或细支气管狭窄或部分阻塞,空气吸入或呼出时发生湍流所产生的声音。呼吸道狭窄或不完全阻塞的病理基础有炎症引起的黏膜充血水肿和分泌物增加;支气管平滑肌痉挛;管腔内肿瘤或异物阻塞;以及管壁被管外肿大的淋巴结或纵隔肿瘤压迫引起的管腔狭窄等。干啰音的特点为一种持续时间较长带乐性的呼吸附加音,音调较高,强度和性质易改变,部位易变换。根据音调高低可分为高调和低调两种。

(4)语音共振

方法:嘱被检者用一般的声音强度重复发"yi"的长音,喉部发音产生的振动经气管、支气管、肺泡传至胸壁,由听诊器听之。

部位:与语音震颤部位相同。

注意:自上而下,从内到外,比较两侧相应部位语音共振的异同。

(5)胸膜摩擦音

机制:同胸膜摩擦感。

部位:前下侧胸壁(腋前线、腋中线第5~7肋间)(图2-5-21)。

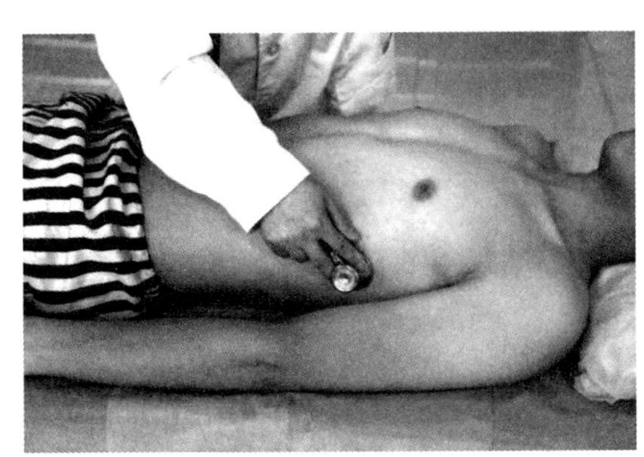

图2-5-21　胸膜摩擦音

特点:颇似用一手掩耳,以另一手指在其手背上摩擦时所听到的声音。像丝织品摩擦,握雪、踏雪的声音。

[注意事项]

1. 检查应在合适的温度和光线充足的环境中进行。

2. 尽可能暴露全部胸廓,患者视病情或检查需要采取坐位或卧位。

3. 全面系统地按视、触、叩、听的顺序进行检查。

4. 一般先检查前胸部及两侧胸部,然后再检查背部。

【模拟临床场景】

体格检查考试题目:肺部听诊检查(须报告检查结果)(10分)

(一)体格检查(6分)

1. 考生站位正确,告知被检者体位、姿势正确(0.5分)

告知被检者取仰卧位或坐位,充分暴露前胸部和胸背部,考生站在被检者右侧(坐位时站在被检者前面或后面)。

2. 检查手法正确,动作规范(4.5分)

考生用听诊器的膜型体件在胸壁检查,听诊顺序由肺尖开始,由上而下,由前胸到侧胸、背部(1分),左右两侧对称部位进行比较(0.5分),每处至少听1~2个呼吸周期(0.5分)。要求被检者轻微张口作均匀而平静地呼吸,必要时嘱被检者深呼吸、屏气或咳嗽(0.5分)。

检查语音共振:嘱被检者用一般声音强度重复发“yi”长音,考生用听诊器的膜型体件在被检者胸壁由上而下、左右两侧对称部位对比听诊(1分)。

检查胸膜摩擦音:考生将听诊器的膜型体件置于被检者前下侧胸部进行听诊,嘱被检者屏住呼吸或深呼吸时重复听诊(1分)。(胸膜摩擦音在吸气末或呼气初较为明显,屏住呼吸时胸膜摩擦音消失,深呼吸或在听诊器体件上加压时,摩擦音的强度可增加)。

3. 报告检查结果正确(1分)

双肺呼吸音是否清晰、有无增强或减弱,有无异常呼吸音,有无啰音,有无胸膜摩擦音,语音共振有无增强或减弱。

(二)考官提问(2分)

1. 请说出胸膜摩擦音最常听到的部位(1分)?

答:最常听到的部位是前下侧胸部。

2. 肺部听诊内容有哪些(1分)?

答:肺部听诊内容包括呼吸音(正常呼吸音、异常呼吸音)(0.5分),啰音、语音共振和胸膜摩擦音(0.5分)。

(三)职业素养(2分)

1. 检查前能向被检者告知,与被检者沟通态度和蔼。检查中动作轻柔,检查后告知结果,整理衣物及被褥,能体现爱伤意识。

2. 考生着装(工作衣)整洁,举止大方,语言文明,体检认真细致,能表现出良好的职业素养。

第六节　心脏检查

【实训目标】

1. 能够正确运用视诊、触诊、叩诊、听诊检查方法进行心脏检查。
2. 可以用医学术语正确描述心脏部位的检查结果，会判定异常状态，并懂得其临床意义。
3. 能够初步分辨出常见病理性杂音，可以鉴别不同心脏听诊音的特征。
4. 培养医学生的为人民服务的使命、担当意识；引导学生具体操作中精益求精的科学态度。

【知识回顾】

一、心脏视诊

被检者取仰卧位，除一般观察胸廓轮廓外，必要时检查者也可将视线与胸廓同高进行观察。

(一)胸廓畸形

正常人胸廓前后径、左右径应基本对称，比值为 1∶1.5。

注意观察有无心前区隆起，有无鸡胸、漏斗胸、脊柱畸形。

(二)心尖搏动

正常人心尖搏动最强点位于第 5 肋间，左锁骨中线内侧 0.5～1.0 cm，搏动范围以直径计算为 2.0～2.5 cm。

1. 心尖搏动移位

心尖搏动位置的改变可受各种生理性和病理性因素的影响。

(1)生理性因素：正常仰卧位时心尖搏动略上移；左侧卧位时心尖搏动向左移 2.0～3.0 cm；右侧卧位可向右移 1.0～2.5 cm。肥胖体型者、小儿及妊娠时向上外移，可在第 4 肋间左锁骨中线外。若体型瘦长(特别是处于站立或坐位)使横膈下移，心脏呈垂位，心尖搏动移向内下，可达第 6 肋间。

(2)常见病理因素(表 2-6-1)

表 2-6-1　心尖搏动移位的常见病理因素

因素		心尖搏动移位	常见疾病
心脏因素	左心室增大	向左下移位	主动脉瓣关闭不全等
	右心室增大	向左侧移位	二尖瓣狭窄等
	双心室增大	向左下移位	扩张型心肌病
	右位心	心尖搏动位于右侧胸壁	先天性右位心
心脏以外因素	纵隔移位	向患侧移位	一侧胸膜增厚或肺不张
		移向病变对侧	一侧胸腔积液或气胸等
	横膈移位	向左外侧移位	大量腹水等
		移向内下，可达第 6 肋间	严重肺气肿等

2. 心尖搏动强度与范围的改变

观察有无增强及减弱。

心尖搏动强度与范围的改变受生理性和病理情况的影响。

(1)生理性:胸壁肥厚、乳房悬垂、肋间隙狭窄时心尖搏动较弱,搏动范围也缩小。胸壁薄或肋间隙增宽时心尖搏动相应增强,范围也较大。另外,剧烈运动与情绪激动时,心尖搏动也随之增强。

(2)病理性:心肌收缩力增加也可使心尖搏动增强,如高热、严重贫血、甲状腺功能亢进或左心室肥厚心功能代偿期。然而,心尖搏动减弱除考虑心肌收缩力下降外,尚应考虑其他因素影响。心肌收缩力下降可见于扩张型心肌病和急性心肌梗死等。其他造成心尖搏动减弱的心脏因素有:心包积液、缩窄性心包炎,由于心脏与前胸壁距离增加使心尖搏动减弱;心脏以外的病理性影响因素有:肺气肿、左侧大量胸腔积液或气胸等。

(3)负性心尖搏动:心脏收缩时,心尖部胸壁搏动内陷,称为负性心尖搏动。

见于粘连性心包炎、心包与周围组织广泛粘连。另外,重度右室肥厚所致心脏顺钟向转位,左心室一同向背部转位,牵拉皮肤跟着向后,而使左心室向后移位,心脏收缩时产生负性心尖搏动。

(三)心前区搏动

1. 胸骨左缘第 3 ~4 肋间搏动

为右心室肥厚征象。多见于房间隔缺损等先天性心脏病。

2. 剑突下搏动

可能是右心室收缩期搏动,也可由腹主动脉搏动产生。前者见于肺心病右心室肥大者,后者见于腹主动脉瘤。

鉴别搏动来自右心室还是腹主动脉的方法:

(1)深吸气后,搏动增强为右心室搏动,减弱为腹主动脉搏动。

(2)手指平放从剑突下向上压入前胸壁后方,右心室搏动冲击手指末端而腹主动脉搏动则冲击手指掌面(图 2-6-1)。另外,消瘦者剑突下搏动可来于正常腹主动脉或垂位心脏的右心室搏动。

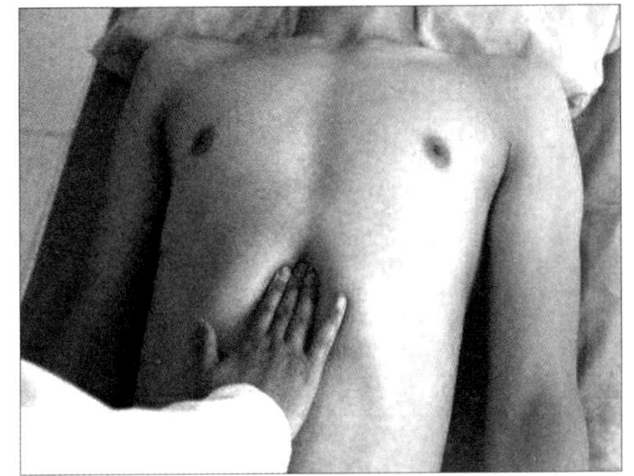

图 2-6-1 剑突下搏动鉴别

3. 心底部搏动

(1)胸骨左缘第 2 肋间(肺动脉瓣区)收缩期:多见于肺动脉扩张或肺动脉高压,少数正常青年人活动或激动时出现。

(2)胸骨右缘第 2 肋间(主动脉瓣区)收缩期:多为主动脉弓动脉瘤、升主动脉扩张。

[检查方法]

1)向被检者交代检查目的,取得配合。站在被检者右侧,被检者取仰卧位,充分暴露胸部,光线充足。

2)先俯视观察心前区有无隆起、异常搏动及心尖搏动的位置、范围、强度;必要时可将视线与胸廓同高,以便更好地观察(图 2-6-2)。

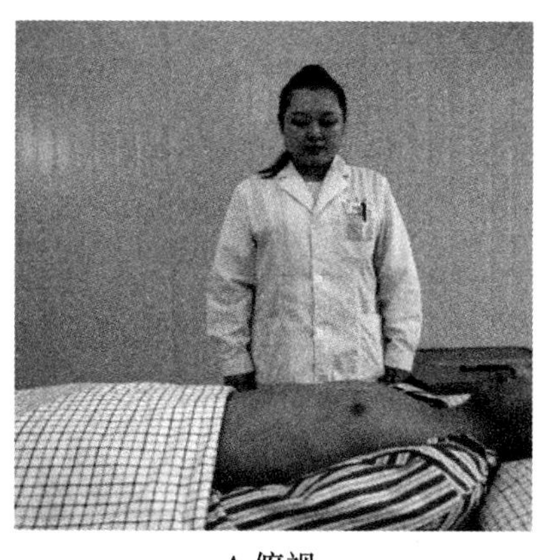

A.俯视

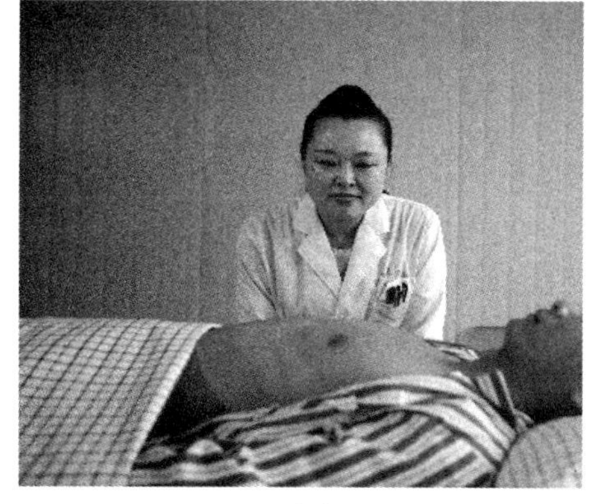

B.切视

图 2-6-2　心脏视诊

【模拟临床场景】

体格检查考试题目:心前区视诊检查(须口述检查内容)(6 分)

(一)体格检查(2 分)

1. 考生站位正确,告知被检者体位、姿势正确(0.5 分)

告知被检者取坐位或仰卧位,充分暴露前胸部,考生站在被检者前面或右侧。

2. 检查内容和方法正确(1.5 分)

考生先俯视观察心前区有无异常搏动,心尖搏动的位置、强度与范围。(0.5 分)必要时可将视线与胸廓同高,以便更好地观察。(1 分)

(二)考官提问(2 分)

1. 请说出正常成人坐位时心尖搏动的位置和范围(1 分)?

答:正常成人坐位时心尖搏动位于第 5 肋间,左锁骨中线内侧 0.5～1.0 cm(0.5 分),搏动范围直径为 2.0～2.5 cm(0.5 分)。

2. 什么是负性心尖搏动,有何临床意义(1 分)?

答:负性心尖搏动是心脏收缩时心尖搏动内陷(0.5 分),见于粘连性心包炎或右心室明显肥厚(0.5 分)。

(三)职业素养(2 分)

1. 检查前能向被检者告知,与被检者沟通态度和蔼。检查中动作轻柔,检查后告知结果,整理衣物及被褥,能体现爱伤意识。

2. 考生着装(工作衣)整洁,举止大方,语言文明,体检认真细致,能表现出良好的职业素养。

二、心脏触诊

(一)心尖搏动及心前区搏动

触诊可进一步确定心尖搏动的位置,尚可判断心尖或心前区的抬举性搏动。

[检查方法]

检查者用右手全手掌置于心前区触摸心尖搏动,然后用手掌尺侧(小鱼际)或示、中、环三指指腹并拢同时触诊,最后用单指指腹确定心尖搏动最强点的位置,并注意心尖搏动的强弱、节律及范围(图 2-6-3)。

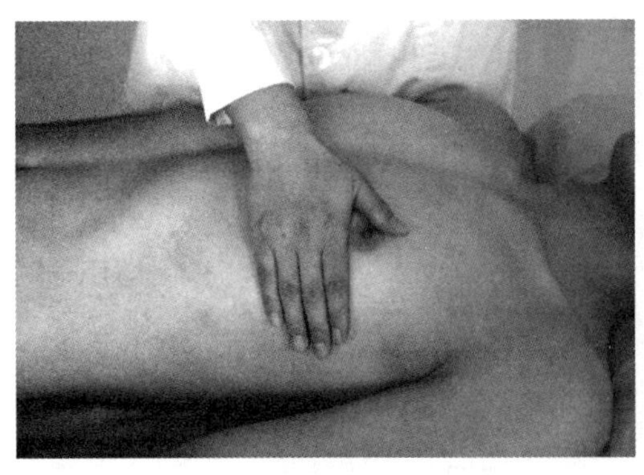

A.全手掌

B.手掌尺侧（小鱼际）

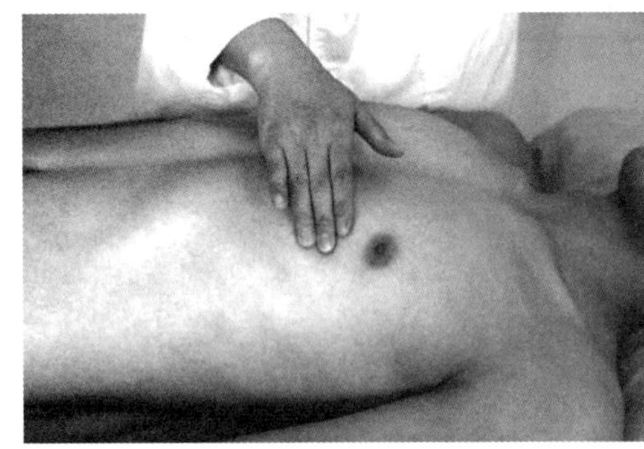

C.示、中、环三指指腹

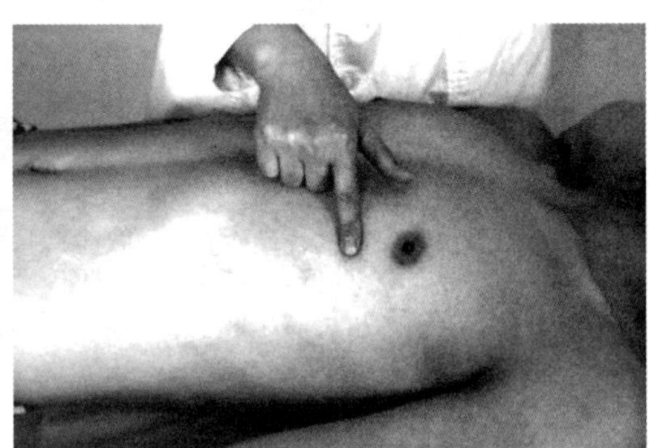

D.单指指腹（示指）

图 2-6-3　心脏触诊

（二）心脏震颤

震颤为触诊时手掌尺侧（小鱼际）或手指指腹感到的一种细小震动感，与在猫喉部摸到的呼吸震颤相似，又称猫喘。

［检查方法］

检查者用手掌或手掌尺侧（小鱼际）在各瓣膜区和胸骨左缘第3、4肋间触诊，感知有无细微的震动感（图2-6-4）。

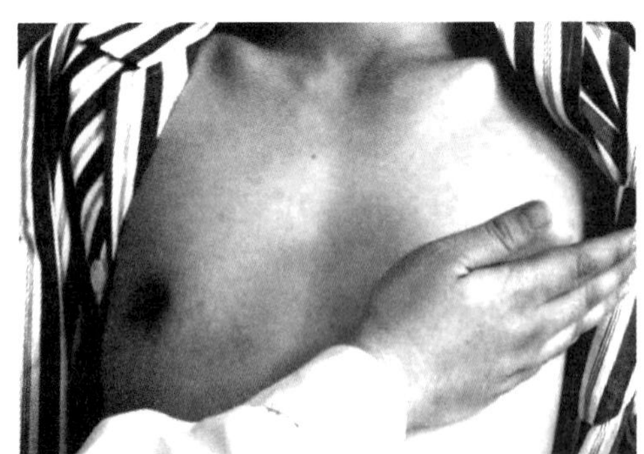

A. 二尖瓣区

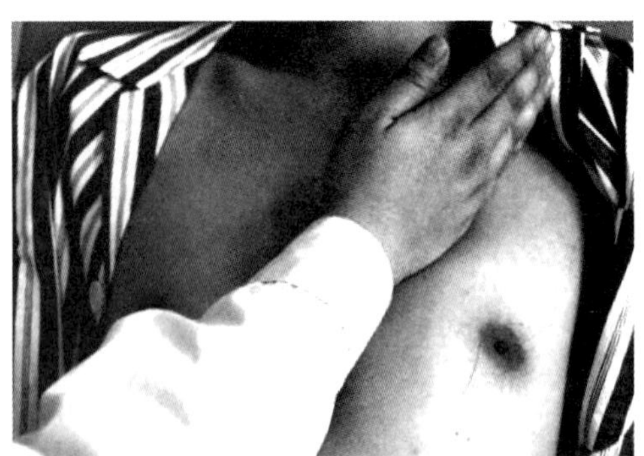

B. 肺动脉瓣区

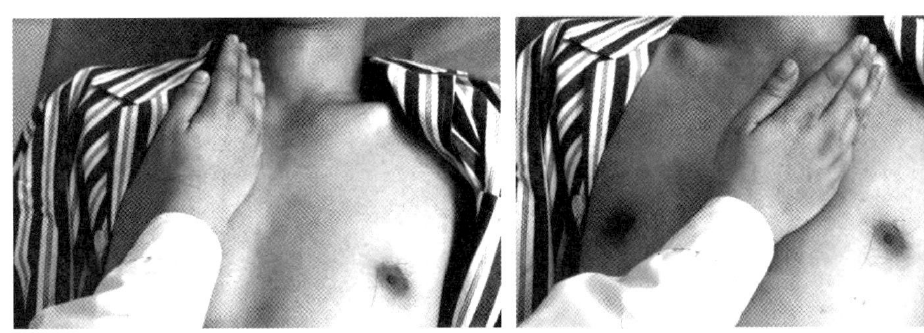

C. 主动脉瓣区　　D. 第二主动脉瓣区

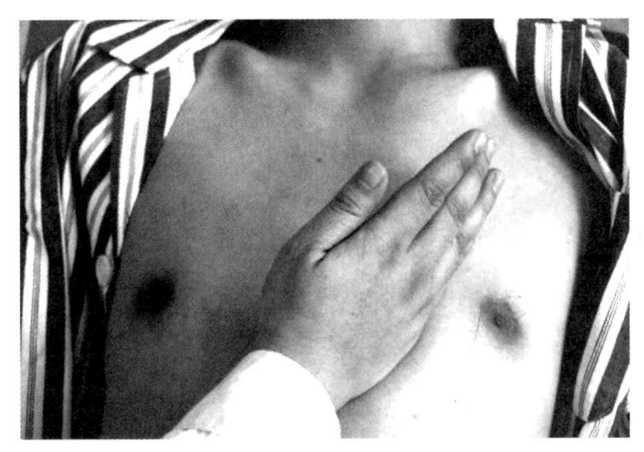

E. 三尖瓣区

图 2-6-4　心前区震颤触诊

［检查顺序］

从心尖区开始，逆时针方向依次触诊：二尖瓣区→肺动脉瓣区→主动脉瓣区→第二主动脉瓣区→三尖瓣区。

发现震颤后首先确定部位及来源，其次判断其处于心动周期的时相（与脉搏同时出现为收缩期震颤，其后为舒张期震颤）。心前区震颤的临床意义见表 2-6-2。

表 2-6-2　心前区震颤的临床意义

部位	时相	常见病变
胸骨右缘第 2 肋间	收缩期	主动脉瓣狭窄
胸骨左缘第 2 肋间	收缩期	肺动脉瓣狭窄
胸骨左缘 3～4 肋间	收缩期	室间隔缺损
胸骨左缘第 2 肋间	连续性	动脉导管未闭
心尖区	舒张期	二尖瓣狭窄
心尖区	收缩期	重度二尖瓣关闭不全

（三）心包摩擦感

［检查方法］

检查者用右手掌在心前区或胸骨左缘第 3、4 肋间触诊，多呈收缩期和舒张期双相的粗糙摩擦感，以收缩期、前倾体位和呼气末（使心脏靠近胸壁）更为明显（图2-6-5）。

图2-6-5　心包摩擦感触诊

三、心脏叩诊

［检查方法］

1. 向被检者交代检查目的，取得配合。被检者一般取仰卧位。先叩左界，再叩右界，由下而上，由外向内。

2. 由左侧在心尖搏动外2～3 cm处开始叩诊，由外向内，当清音变为浊音时进行标记，逐个肋间向上，直至第2肋间。

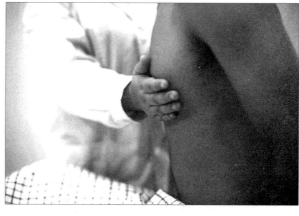

3. 右界叩诊先叩出肝上界，然后于其上一肋间由外向内，逐一肋间向上叩诊，直至第2肋间（图2-6-6）。

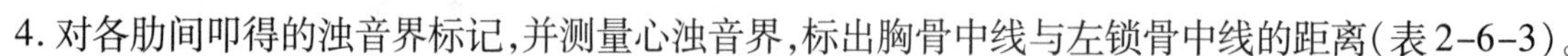

4. 对各肋间叩得的浊音界标记，并测量心浊音界，标出胸骨中线与左锁骨中线的距离（表2-6-3）。

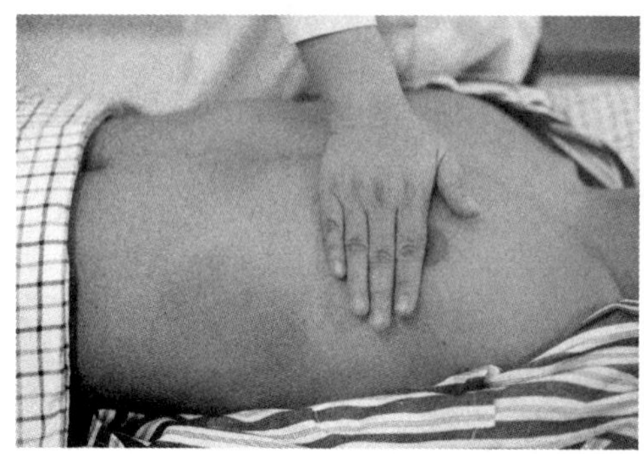

A.找心尖搏动

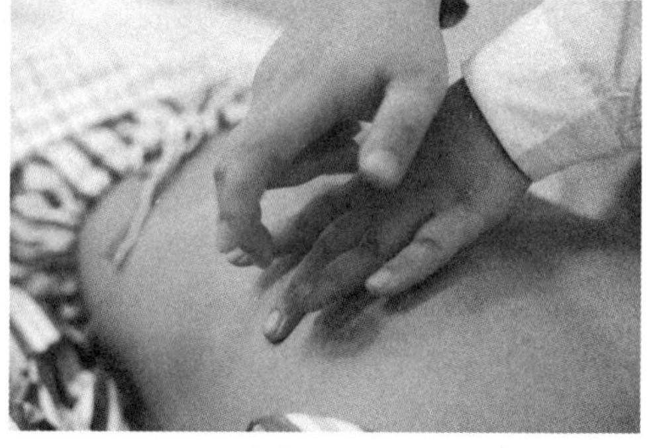

B.心尖外2~3 cm起叩

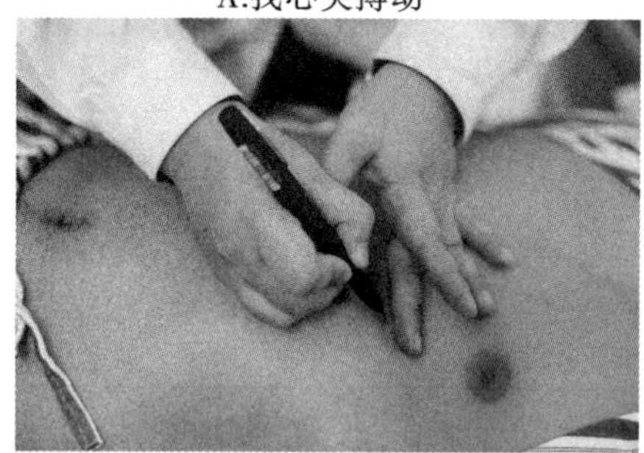

C.标记浊音界

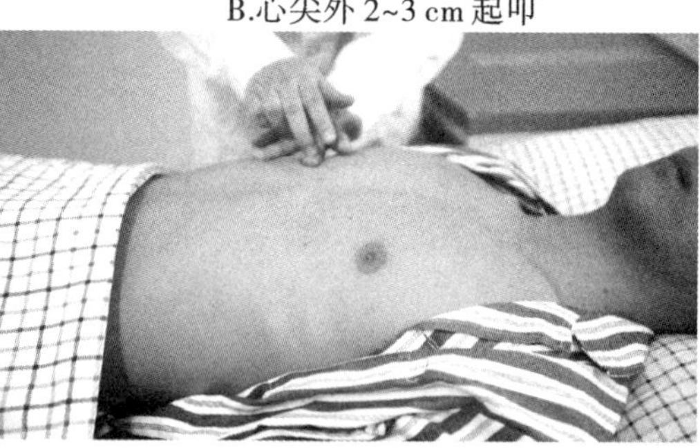

D. 查找肝上界

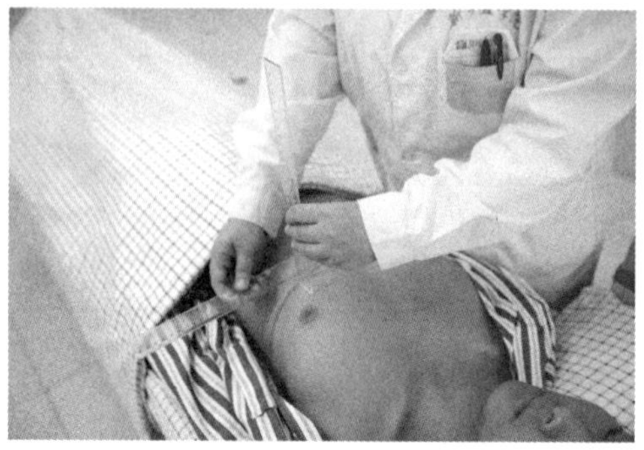

E. 测量浊音界

图2-6-6　心脏相对浊音界组图

表 2-6-3　正常人心脏相对浊音界

右界(cm)	肋间	左界(cm)
2～3	Ⅱ	2～3
2～3	Ⅲ	3.5～4.5
3～4	Ⅳ	5～6
	Ⅴ	7～9

注:正常成人左锁骨中线距前正中线的距离为 8～10 cm。

【模拟临床场景】

体格检查考试题目:心脏叩诊检查(要求叩出被检者心脏相对浊音界,做标记,报告检查结果)(12 分)

(一)体格检查(8 分)

1. 考生站位正确,告知被检者体位、姿势正确(0.5 分)

告知被检者取坐位或仰卧位,充分暴露前胸部,考生站在被检者前面或右侧。

2. 检查内容正确,动作规范(5.5 分)

(1)叩诊方法(2 分)

考生将左手中指第 2 指节紧贴于叩诊部位,其他手指稍抬起,勿与体表接触(0.5 分)。

右手手指自然弯曲,用中指指端叩击左手中指末端指关节处或第 2 节指骨的远端(0.5 分)。

叩击方向应与叩诊部位的体表垂直,叩诊时应以腕关节与掌指关节的活动为主,叩击动作要灵活、短促、富有弹性,叩击后右手中指应立即抬起,以免影响对叩诊音的判断(0.5 分)。同一部位可连续叩击 2～3 下(0.5 分)。

(2)心脏相对浊音界叩诊(2 分)

被检者坐位时,考生板指与肋间垂直,与心缘平行;仰卧位检查时,考生板指与肋间平行(1 分)(两种体位检查任选一种)。

宜采取轻叩诊法,注意叩诊的力度要适中和均匀,板指每次移动的距离不超过 0.5 cm。当叩诊音由清音变为浊音时做标记,为心脏的相对浊音界(1 分)。

(3)叩诊顺序正确(1.5 分)

左侧从心尖搏动最强点所在肋间的外侧 2～3 cm 处开始叩诊,心尖搏动不能触及时从左侧第 5 肋间锁骨中线外 2～3 cm 开始,其余各肋间可从锁骨中线开始(0.5 分)。右侧从肝上界的上一肋间开始,向上叩至第 2 肋间(0.5 分)。叩诊顺序:先左后右,由下而上,由外向内(0.5 分)。

3. 心界叩诊标记结果(1 分)

4. 报告叩诊结果(1 分)

报告心脏相对浊音界是否正常。

(二)考官提问(2 分)

1. 心尖搏动最强点在第 4 肋间锁骨中线外,考虑什么情况(1 分)?

答:右心室增大。

2. 什么叫梨形心?提示什么病变(1 分)?

答:二尖瓣型心(0.5 分),提示二尖瓣狭窄(0.5 分)。

(三)职业素养(2 分)

1. 检查前能向被检者告知,与被检者沟通态度和蔼。检查中动作轻柔,检查后告知结果,整理衣物及被褥,能体现爱伤意识。

2. 考生着装(工作衣)整洁,举止大方,语言文明,体检认真细致,能表现出良好的职业素养。

四、心脏听诊

听诊时，被检者一般采取仰卧位或坐位，但对于不同部位不同时期的杂音听诊可选择相应的体位；要正确使用听诊器，根据不同的听诊目的选取听诊器体件类型；切忌隔衣听诊。

（一）心脏瓣膜听诊区（4 个瓣膜 5 个区）（表 2-6-4）。

1. 二尖瓣区（mitrcl area，M）　又称心尖区，位于心尖搏动最强点。
2. 肺动脉瓣区（pulmonary area，P）　胸骨左缘第 2 肋间。
3. 主动脉瓣区（aortic area，A）　胸骨右缘第 2 肋间。
4. 主动脉瓣第二听诊区（erb 区，E）　胸骨左缘第 3 肋间。
5. 三尖瓣区（tricuspid area，T）　胸骨左缘第 4、5 肋间。

表 2-6-4　心脏各听诊区及听诊位置

听诊区名称	具体位置
二尖瓣区（又称心尖区）	位于心尖部，即左侧第 5 肋间锁骨中线稍内侧
肺动脉瓣区	胸骨左缘第 2 肋间
主动脉瓣区	胸骨右缘第 2 肋间
主动脉瓣第二听诊区	胸骨左缘第 3、4 肋间
三尖瓣区	胸骨体下端左缘（即胸骨左缘第 4、5 肋间）

（二）听诊顺序

从心尖区开始，逆时针方向依次听诊：二尖瓣区（M）→肺动脉瓣区（P）→主动脉瓣第一听诊区（A）→主动脉瓣第二听诊区（E）→三尖瓣区（T）（图 2-6-7）。

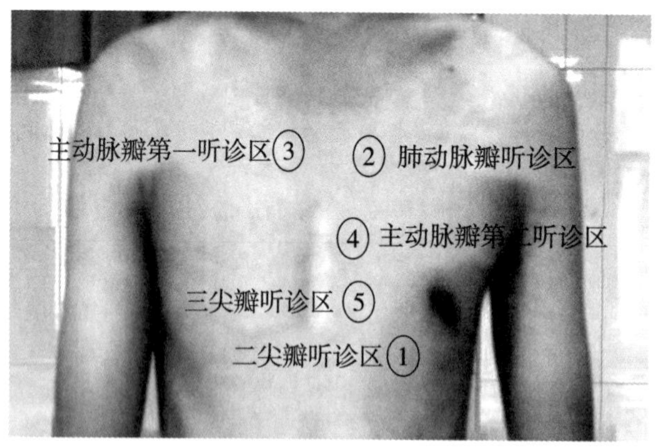

图 2-6-7　心脏瓣膜听诊区及听诊顺序

（三）听诊内容

包括心率、心律、心音、杂音、额外心音、心包摩擦音。

1. 心率　正常人心率范围 60～100 次/min。要求至少听诊 30 s。
2. 心律　正常人心律规则，也可有窦性心律不齐。听诊发现的最常见心律失常是早搏（期前收缩）和房颤。

早搏　规律心律基础上，出现一次提前心跳，其后有一长间歇，可形成联律，如二联律、三联律。

房颤　心律绝对不规则，第一心音强弱不等，脉率<心率(脉搏短绌)。

3. 心音

(1)正常心音

1)第一心音(S_1)

机制：因二尖瓣和三尖瓣关闭，瓣叶突然紧张引起振动所致。其他如半月瓣的开放、心室肌收缩、血流冲击心室壁和大血管壁所引起的振动。

特点：①音调较低钝；②强度较响；③历时较长(持续约 0.1 s)；④与心尖搏动同时出现；⑤心尖部听诊最清楚。

意义：第一心音标志着心室收缩期的开始。

2)第二心音(S_2)

机制：主动脉瓣和肺动脉瓣的关闭引起瓣膜振动，对第二心音的产生起主要的作用。此外，房室瓣开放、乳头肌、腱索的振动，以及血流对大血管壁的冲击引起的振动，也参与第二心音的形成。

特点：①音调较高而脆；②强度较弱；③历时较短(持续约 0.08 s)；④在心尖搏动后出现；⑤心底部听诊最清楚。

意义：第二心音标志着心室舒张期的开始。

S_1与 S_2的鉴别：

①S_1音调较 S_2低，时限较长，在心尖区最响，S_2时限较短，在心底部最响。

②S_1至 S_2的距离较 S_2至下一心搏 S_1的距离短。

③可一面听心音，一面用手指触心尖搏动或颈动脉搏动，当心尖或颈动脉向外搏动时所听到的心音即为 S_1，稍后为 S_2。

3)第三心音(S_3)

机制：第三心音的产生系心室舒张早期、快速充盈期末，血流突然冲击心室壁，使心室壁、乳头肌和腱索突然紧张、振动所致。

特点：①音调低；②强度弱；③持续时间较短(约 0.04 s)；④在心尖部及其上方较清楚；⑤左侧卧位及呼气末心脏接近胸壁，以及下肢抬高使静脉回流量增加时，可使第三心音更易听到。第三心音通常只在部分儿童和青少年中听到，成年人一般听不到。

意义：出现在心室舒张早期，第二心音后。

(2)心音改变

1)强度、性质改变

①第一心音增强

机制：常见于二尖瓣狭窄。由于心室充盈减慢较少，以致在心室开始收缩时二尖瓣位置低垂，以及由于心室充盈减少，使心室收缩时左室内压上升加速和收缩时间缩短，造成瓣膜关闭振动幅度大，因而 S_1亢进。在心肌收缩力增强和心动过速时，如高热、贫血、甲状腺功能亢进等均可使 S_1增强。

特点：响亮、清脆、二尖瓣狭窄病人 S_1可呈拍击性。

②第一心音减弱

常见于二尖瓣关闭不全。由于左心室舒张期过度充盈(包括由肺静脉回流的血液以及收缩期反流入左房的血液)，使二尖瓣漂浮，以致在心室收缩前二尖瓣位置较高，关闭时振幅小，因而 S_1减弱。

③第一心音强弱不等

常见于心房颤动和完全性房室传导阻滞。前者当两次心搏相近时 S_1增强，相距远时则 S_1减弱；后者当心房心室几乎同时收缩时 S_1增强，又称“大炮音”，其机制是当心室收缩正好即刻出现在心房收缩之后(心电图表现为 QRS 波接近 P 波出现),心室在相对未完全舒张和未被血液充分充盈的情况下,二尖瓣位置较低,急速的心室收缩使二尖瓣迅速和有力地关闭使 S_1 增强。

④第二心音增强

机制:体循环或肺循环阻力的大小和半月瓣的病理改变是影响 S_2 的主要因素。体循环阻力增高或循环血流量增多时,主动脉压增高,主动脉瓣关闭有力,振动大,以致 S_2 的主动脉瓣部分(A_2)增强或亢进,可向心尖部及肺动脉瓣区传导。肺循环阻力增高或肺血流量增多时,肺动脉压力增高,S_2 的肺动脉瓣部分(P_2)亢进,可向胸骨左缘第 3 肋间传导,一般不向心尖传导。

特点:高调、响亮,有时可呈金属撞击音。

意义:见于高血压,动脉粥样硬化,肺源性心脏病等。

⑤第二心音减弱

机制:由于体循环或肺循环阻力降低、血流减少、半月瓣钙化或严重纤维化时均可分别导致第二心音的 A_2 或 P_2 减弱。

意义:见于低血压、主动脉瓣或肺动脉瓣狭窄等。

⑥心音性质改变

机制:心肌严重病变时,第一心音失去原有性质且明显减弱,第二心音也弱,S_1、S_2 极相似,可形成"单音律"。当心率增快,收缩期与舒张期时限几乎相等时,听诊类似钟摆声,又称"钟摆律"或"胎心律",提示病情严重。

意义:见于大面积急性心肌梗死和重症心肌炎等。

2)心音分裂

正常生理条件下,心室收缩或舒张时两个房室瓣或两个半月瓣的关闭并非绝对同步,两个主要成分相距在 0.03 s 以内,上述时间差不能被人耳分辨,听诊仍为一个声音。当 S_1、S_2 的两个主要成分之间的间距延长,心音分裂为两个声音即为心音分裂。

①第一心音分裂

机制:当出现心室电或机械活动延迟时,左、右心室收缩明显不同步,S_1 的两个主要成分相距在 0.03 s 以上时,可出现 S_1 分裂。

意义:见于完全性右束支传导阻滞、肺动脉高压等。

②第二心音分裂

生理情况下,深吸气时右心血流增加,右室排血时间延长,肺动脉瓣关闭进一步延迟,而左心回流未增加,可使第二心音的主动脉瓣成分与肺动脉瓣成分的距离加大,大于 0.03 s 以上听到第二心音分裂。呼气时分裂可消失,青少年和儿童在肺动脉瓣区听诊明显异常的第二心音分裂主要有以下几类:

固定分裂:如房间隔缺损、肺动脉畸形引流、左往右分流量大时,由于肺循环血流量增多,右心排空时间延长,第二心音的肺动脉瓣成分明显落后于主动脉瓣成分,造成第二心音分裂。吸气时腔静脉回流增加,伴左往右分流少,呼气时则相反,腔静脉回流少伴分流多,因此第二心音分裂不受呼吸影响,称为固定分裂。

通常分裂:见某些使右室排血时间延长的情况,如二尖瓣狭窄伴肺动脉高压,肺动脉瓣狭窄等。右心室收缩舒张均延迟,肺动脉瓣关闭落后,形成第二心音分裂,呼气时能听到,吸气时更明显。也可见于左室射血时间缩短,使主动脉瓣关闭时间提前,如二尖瓣关闭不全、室间隔缺损等。

反常分裂(逆分裂):指主动脉瓣关闭迟于肺动脉瓣,吸气时分裂变窄、呼气时变宽。见于完全性左束支阻滞、主动脉瓣狭窄或重度高血压等。

4. 杂音

心脏杂音是在心音和额外心音之外,在心脏收缩和舒张过程中的异常声音,杂音性质的判断对心脏疾病的诊断具有重要的临床意义。

(1)杂音产生机制　正常血流呈层流状态,在血流加速、异常血流通道等异常情况下,可使层流变为湍流或漩涡而冲击心壁、大血管壁、瓣膜、腱索等使之振动而产生杂音。

1)血流加速　血流速度越快,就越容易产生漩涡,杂音也越强。例如剧烈运动、严重贫血、甲亢、发热等,使血流速度加快时,即使没有瓣膜或血管病变也可产生杂音,或使原有杂音增强。

2)瓣膜口狭窄　血流通过狭窄的瓣膜口时产生湍流而形成杂音,这种狭窄可以是器质性的,也可以是由于血管或心腔扩张造成的相对性狭窄。半月瓣狭窄产生的是收缩期喷射性杂音,房室瓣狭窄产生的是舒张期充盈性杂音。

3)瓣膜关闭不全　是血液反流经过关闭不全的部位会发生漩涡而出现杂音。半月瓣关闭不全产生的是舒张期反流性杂音,而房室瓣关闭不全产生的是全收缩期反流性杂音。

4)异常血流通道　在心腔或大血管之间存在异常通道,血流经过这些异常通道时会形成漩涡而产生杂音,例如室间隔缺损时在胸骨左缘第3、4肋间可以听到由于血液从左向右分流产生的响亮、粗糙的杂音。

5)心腔异常结构　断裂的腱索和破碎、翻转或有赘生物附着的瓣膜,均可能扰乱血液层流而出现杂音,这些血流中的漂浮物像乐器的弹簧片一样振动时可产生音乐色调的乐性杂音。

6)大血管瘤样扩张　血液在流经该血管瘤(主要是动脉瘤)时会形成涡流而产生杂音。

(2)杂音的性质与听诊要点

1)最响部位和传导方向　杂音最响部位常与病变部位有关,如杂音在心尖区最响,提示二尖瓣病变;在主动脉瓣区或肺动脉瓣区最响,则分别提示主动脉瓣或肺动脉瓣病变;如在胸骨左缘第3、4肋间闻及响亮而粗糙的收缩期杂音,提示室间隔缺损等。杂音的传导方向也有一定规律,如二尖瓣关闭不全的杂音多向左腋下传导,主动脉瓣狭窄的杂音向颈部传导,而二尖瓣狭窄的杂音局限于心尖区。

2)心动周期中的时期　出现在S_1之后S_2之前的杂音叫收缩期杂音,出现在S_2之后S_1之前的杂音叫舒张期杂音,还有连续性杂音和双期杂音(收缩期和舒张期均出现但不连续的杂音)。还可根据杂音在收缩期或舒张期出现的早晚又分为早期、中期、晚期或全期杂音。杂音出现的时间对判定临床意义非常重要,一般说来舒张期杂音和连续性杂音为器质性杂音,收缩期杂音则不完全如此,全收缩期杂音一般是器质性的,而较弱的收缩早、中期杂音可以是功能性的。

3)性质　由于杂音的不同频率而表现出音调与音色的不同。用于形容杂音音调的词为柔和、粗糙。杂音的音色可形容为吹风样、隆隆样、喷射样、叹气样等。

4)强度与形态　一般来说功能性杂音强度较弱,器质性杂音一般较强,但病变程度和杂音强度往往不呈平行关系。常见杂音形态有递增型、递减型、递增递减型、连续型、一贯型等五种形态。杂音强度分级见表2-6-5。

表2-6-5　杂音强度分级

级别	响度	听诊特点	震颤
1	很轻	很弱,须仔细听诊才能听到	无
2	轻度	能被初学者或缺少心脏听诊经验者听到	无
3	中度	明显的杂音	无
4	中度	明显的杂音	有
5	响亮	响亮的杂音	明显
6	响亮	响亮的杂音,即使听诊器稍微离开胸壁也能听到	明显

5）体位、呼吸和运动对杂音的影响　采取某一特定的体位或体位变动、运动后、深吸气或深呼气、屏气等动作可使某些杂音增强或减弱，有助于杂音的判别。体位、呼吸和运动对杂音的影响见表2-6-6。

表2-6-6　体位、呼吸和运动对杂音的影响

体位、呼吸、运动	杂音听诊
左侧卧位	二尖瓣狭窄杂音明显
前倾坐位	主动脉瓣关闭不全杂音明显
仰卧位	二尖瓣、三尖瓣与肺动脉瓣关闭不全杂音明显
深呼吸时	三尖瓣和肺动脉瓣狭窄与关闭不全杂音增强
适当运动	可使杂音增强

（3）杂音的临床意义

1）杂音与心脏病的关系

心脏病可以产生杂音，有心脏病未必有杂音，有杂音未必有心脏病。

2）根据产生杂音部位有无器质性病变分为：

①器质性杂音　杂音产生部位有器质性病变存在。

②功能性杂音

a. 生理性杂音。

b. 全身性疾病造成的血流动力学改变产生的杂音。

c. 有心脏病理意义的相对性关闭不全或狭窄引起的杂音。

5. 额外心音

指在正常 S_1、S_2之外听到的附加心音，多数为病理性，大部分出现在 S_2之后即舒张期，与原有 S_1、S_2构成三音律。舒张期额外心音主要包括：

（1）奔马律

1）舒张早期奔马律

机制：由于心室舒张期负荷过重，心肌张力减低与顺应性减退，使舒张早期血液极快的充盈到扩大的心室引起室壁的振动所产生。

特点：音调低，强度弱，左室奔马律在病人左侧卧位用钟型听诊器于心尖部听诊最清楚，呼气时响亮。右室奔马律则在剑突下或胸骨左缘第5肋间听诊最清楚，吸气时响亮。

意义：常见心力衰竭、急性心肌梗死、重症心肌炎、扩张型心肌病。

2）舒张晚期奔马律　又称收缩期前奔马律或房性奔马律。

机制：由于心室舒张末期压力增高或顺应性减退，以致心房为克服心室的充盈阻力而加强收缩产生的异常心房音。

特点：音调较低，强度较弱，距离 S_2较远，较接近 S_1，在心尖稍内侧听诊最清楚。

意义：常见于高血压性心脏病、肥厚型心肌病、主动脉瓣狭窄等。

3）重叠性奔马律

机制：为舒张早期和晚期奔马律在快速性心率或房室传导时间延长时在舒张中期重叠出现引起。当心音较慢时，两种奔马律可没有重叠，则听诊为4个心音，呈“ke-len-da-la”4个音响，称舒张期四音律，也可以形象地称为火车头奔马律。

意义：常见于心肌病或心力衰竭。

(2)开瓣音　又称二尖瓣开放拍击音。

机制:二尖瓣狭窄时,由于心室舒张早期血液自高压力的左房迅速流入左室,导致弹性尚好的瓣叶迅速开放后,又因瓣叶粘连而突然开放停止,导致瓣叶振动产生拍击性的声音。

特点:S_2后 0.05 ~0.06 s,音调高、历时短促而响亮、清脆,呈拍击样,在胸骨左缘第 4 肋间听诊最清楚。

意义:见于二尖瓣狭窄,开瓣音的存在可作为二尖瓣瓣叶弹性及活动尚好的间接指标,是二尖瓣分离术适应证的重要参考条件。

(3)心包叩击音

机制:舒张早期心室快速充盈时,由于心包增厚,阻碍心室舒张以致心室在舒张过程中被迫骤然停止,导致室壁振动而产生的声音。

特点:S_2后 0.09 ~0.12 s,中频、较响亮而短促,在胸骨左缘最易闻及。

意义:见于缩窄性心包炎。

(4)肿瘤扑落音

机制:为黏液瘤在舒张期随血流进入左室,撞碰室壁和瓣膜,瘤蒂柄突然紧张产生振动所致。

特点:S_2后 0.08 ~0.12 s,音调较低,在心尖或其内侧胸骨左缘第 3、4 肋间最易闻及,且随体位改变。

意义:见于心房黏液瘤。

6. 心包摩擦音

机制:正常的心包膜表面光滑,且壁层和脏层之间有少量的液体起润滑作用,因此两层不会因摩擦而发出声音。心包因炎症或其他原因发生纤维蛋白沉着而变得粗糙,在心脏搏动时两层粗糙的表面互相摩擦可产生振动。

特点:心包摩擦音可在整个心前区听到,但以胸骨左缘第 3、4 肋间最响,坐位前倾、收缩期、呼气末更明显。心包摩擦音与心跳一致,与呼吸无关,屏气时心包摩擦音仍存在。与心包摩擦音最易混淆的是胸膜摩擦音,后者受呼吸运动的影响,屏住呼吸即消失,可供鉴别。

意义:心包摩擦音常见于感染性心包炎,也见于非感染性心包炎如,急性心肌梗死、尿毒症、心脏损伤后综合征和系统性红斑狼疮等。

【模拟临床场景】

体格检查考试题目:心脏听诊检查(须指出听诊部位和名称,报告检查结果)(8 分)

(一)体格检查(4 分)

1. 考生站位正确,告知被检者体位、姿势正确(0.5 分)

告知被检者取坐位或仰卧位,充分暴露前胸部,考生站在被检者前面或右侧。

2. 听诊部位和内容正确(3 分)

(1)心脏瓣膜听诊区部位(2.5 分)

心脏瓣膜听诊区为 4 个瓣膜 5 个区:二尖瓣区(心尖区)位于心尖搏动最强点(0.5 分),肺动脉瓣区位于胸骨左缘第 2 肋间(0.5 分),主动脉瓣区位于胸骨右缘第 2 肋间(0.5 分),主动脉瓣第二听诊区位于胸骨左缘第 3 肋间(0.5 分),三尖瓣区位于胸骨左缘第 4、5 肋间(0.5 分)。

(2)听诊顺序和时间正确(0.5 分)

通常按逆时针方向依次听诊:从心尖区(二尖瓣区)开始→肺动脉瓣区→主动脉瓣区→主动脉瓣第二听诊区→三尖瓣区(0.5 分)。心尖区听诊时间不少于 30 s(0.5 分)。

3. 报告检查结果正确(0.5 分)

报告听诊结果:每分钟实测心率次数,心律是否规整,心音有否异常,有无额外心音、心脏杂音和心包摩擦音。

（二）考官提问（2分）

1. 心脏听诊有哪些内容（1分）？

答：心脏听诊包括心率、心律、心音、额外心音、杂音、心包摩擦音。

2. 第一心音和第二心音在心脏哪个部位听诊最清晰（1分）？

答：第一心音在心尖区（0.5分）、第二心音在心底部听诊最清晰（0.5分）。

（三）职业素养（2分）

1. 检查前能向被检者告知，与被检者沟通态度和蔼。检查中动作轻柔，检查后告知结果，整理衣物及被褥，能体现爱伤意识。

2. 考生着装（工作衣）整洁，举止大方，语言文明，体检认真细致，能表现出良好的职业素养。

第七节　外周血管检查

【实训目标】

1. 可以判断周围血管征的检查结果及常见疾病。

2. 培养医学生严谨的工作态度，引导学生坚持实事求是的科学精神。

【知识回顾】

一、周围血管征

脉压增大的表现。

（一）毛细血管搏动征

［检查方法］

1. 向被检者交代检查目的，取得配合。

2. 用手指轻压被检查者指甲末端，或以干净玻片轻压口唇黏膜，使局部发白，如果发白的局部边缘发生有规律的红、白交替改变即为毛细血管搏动征（图2-7-1）。

（二）水冲脉

［检查方法］

1. 向被检者交代检查目的，取得配合。

2. 检查者用手紧握被检者手腕掌面，使自己的掌指关节的掌面紧贴被检者桡动脉，将其前臂高举超过头部（坐位：图2-7-2；仰卧位：图2-7-3），如感脉搏骤起骤落，急促而有力，犹如潮水涨落，则为水冲脉。

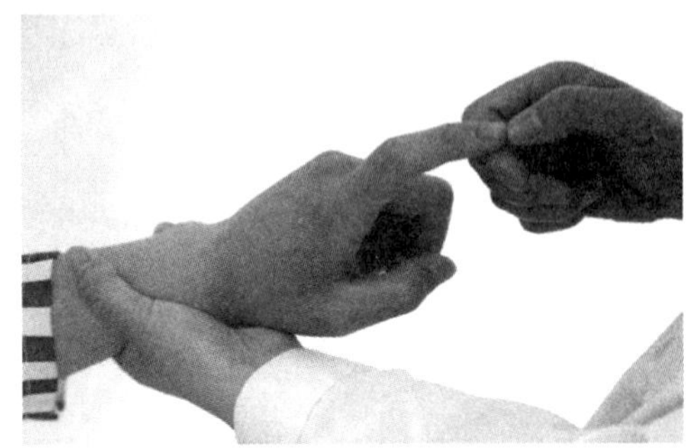

图2-7-1　毛细血管搏动征

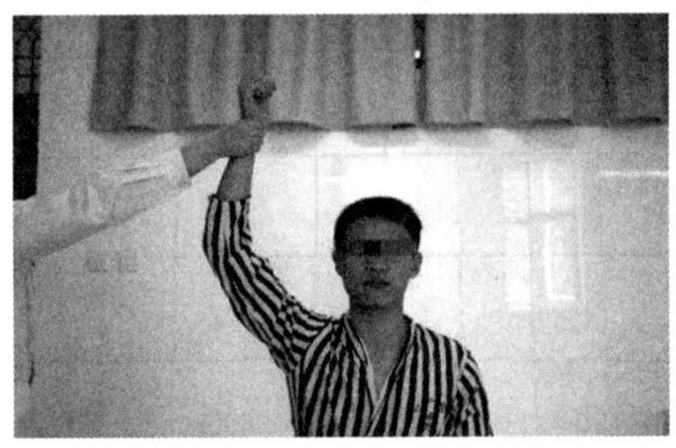

图2-7-2　水冲脉检查（坐位）

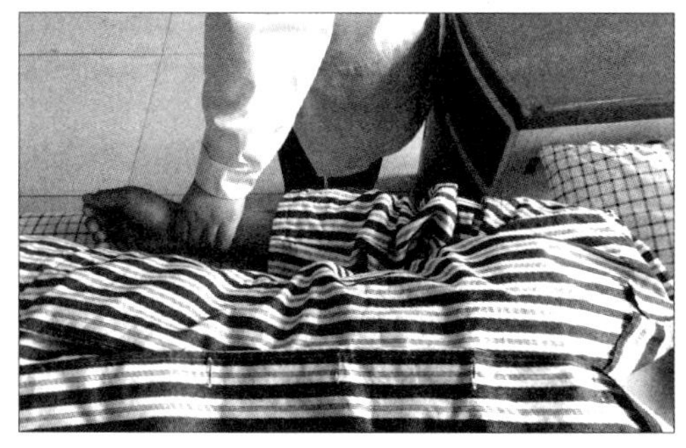
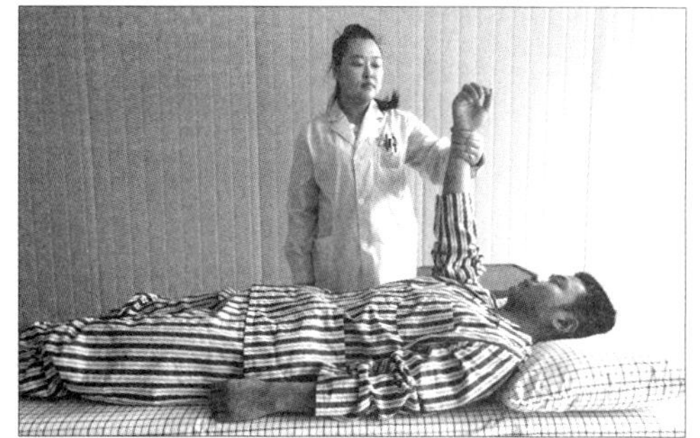

图 2-7-3　水冲脉检查（仰卧位）

（三）枪击音与 Duroziez 双重杂音

［检查方法］

1. 向被检者交代检查目的，取得配合。常选择肱动脉或股动脉。

2. 将听诊器膜型体件轻放于肱动脉或股动脉处，可闻及与心跳一致短促如射枪的声音（“嗒——、嗒——”），为枪击音（图 2-7-4）。用钟型体件稍加压力，并使体件开口朝向近心端，则可听到收缩期及舒张期吹风样杂音，为杜氏双重杂音。主要见于主动脉瓣关闭不全、甲状腺功能亢进等。

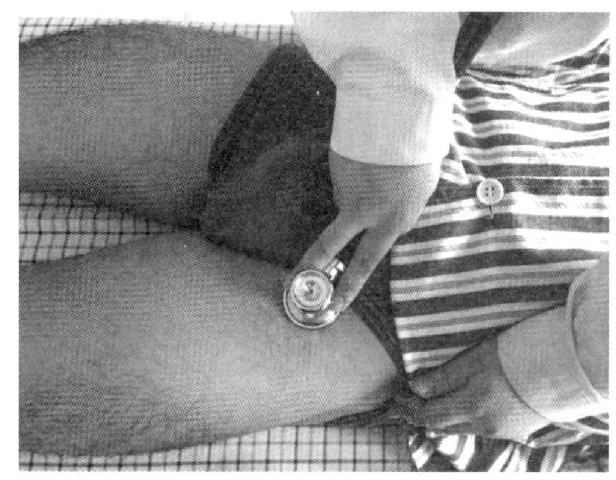

图 2-7-4　枪击音听诊

【模拟临床场景】

体格检查考试题目：水冲脉检查（须口述检查结果）（7 分）

（一）体格检查（3 分）

1. 考生站位正确，告知被检者体位、姿势正确（0.5 分）

告知被检者取站立位或坐位，考生站在被检者右侧。

2. 检查内容正确，动作规范（2 分）

考生紧握患者手腕掌面（1 分），将其前臂高举超过头部，感知桡动脉搏动（1 分）。同样手法检查对侧。

3. 口述结果正确（0.5 分）

如明显感知桡动脉急促而有力，犹如潮水冲击，则为水冲脉阳性，正常人为阴性。

（二）考官提问（2 分）

1. 心包摩擦音和胸膜摩擦音如何鉴别（1 分）？

答：心包摩擦音性质粗糙、高调、搔抓样，与心搏一致，收缩期和舒张期均可闻及、屏气时不消失可以和胸膜摩擦音鉴别。

2. 有水冲脉者应考虑什么问题（1 分）？

答：脉压增大，见于主动脉关闭不全、甲亢、严重贫血。

（三）职业素养（2 分）

1. 检查前能向被检者告知，与被检者沟通态度和蔼。检查中动作轻柔，能体现爱伤意识。检查后告知结果，整理衣物及被褥，能体现爱伤意识。

2. 考生着装（工作衣）整洁，举止大方，语言文明，体检认真细致，能表现出良好的职业素养。

第八节　腹部检查

【实训目标】

1. 能够正确运用视诊、触诊、叩诊、听诊进行腹部检查。重点为腹部各个器官的触诊。
2. 能够正确描述腹部体表标志及分区，腹部外形，呼吸运动，腹壁静脉，胃肠型和蠕动波。
3. 重视检查过程中的细节，培养爱伤意识，培养较好的人文素养。

【知识回顾】

主要内容包括腹部体表标志及分区、腹部外形、呼吸运动、腹围、腹壁静脉、胃肠型和蠕动波等。

一、腹部的体表标志及分区

(一)腹部体表标志

腹部体表标志见表 2-8-1。

表 2-8-1　腹部体表标志

腹部体表标志	位置或组成	临床意义
肋弓下缘	由第 8 ~ 10 肋软骨+第 11、12 浮肋组成	腹部体表上界
剑突	胸骨下端的软骨	腹部体表上界，肝脏测量的标志
腹上角	两侧肋弓至剑突根部的夹角	常用于判断体型及肝脏的测量
脐	腹部中心	平 $L_3 \sim L_4$
腹中线	胸骨中线的延续	腹部四区分法的垂直线
髂前上棘	髂嵴前方凸出点	腹部九区分法标志，骨髓穿刺部位
腹股沟韧带	腹部体表的下界	寻找股动、静脉的标志
耻骨联合	两耻骨间的纤维软骨连接	腹部体表下界
腹直肌外缘	相当于锁骨中线的延续	常为手术切口和胆囊点的定位标志
肋脊角	两侧背部第 12 肋骨与脊柱的夹角	检查肾脏压痛、叩击痛的位置

(二)腹部分区

1. 四区法

过脐画一水平线与垂直线，两线相交将腹部分为四区(图 2-8-1)，即左、右上腹部和左、右下腹部。

2. 九区法

由两侧肋弓下缘连线和两侧髂前上棘连线为两条水平线，左右髂前上棘至腹中线连线的中点为垂直线，四线相交将腹部分为九区(图 2-8-2)，即左、右上腹部(季肋部)，左、右侧腹部(腰部)，左、右下腹部(髂窝部)及上腹部、中腹部(脐部)和下腹部(耻骨上部)。

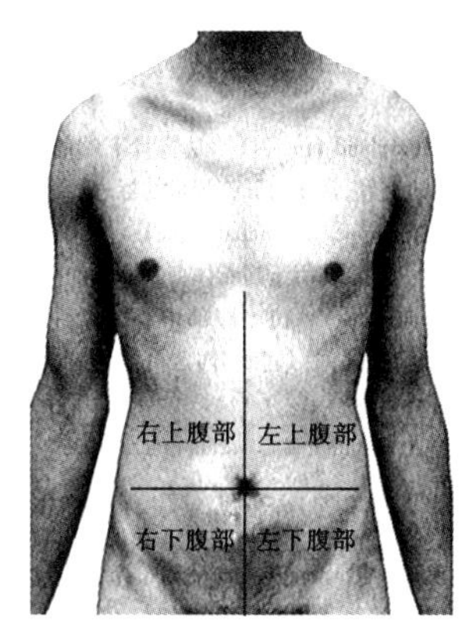

图2-8-1 四分区法

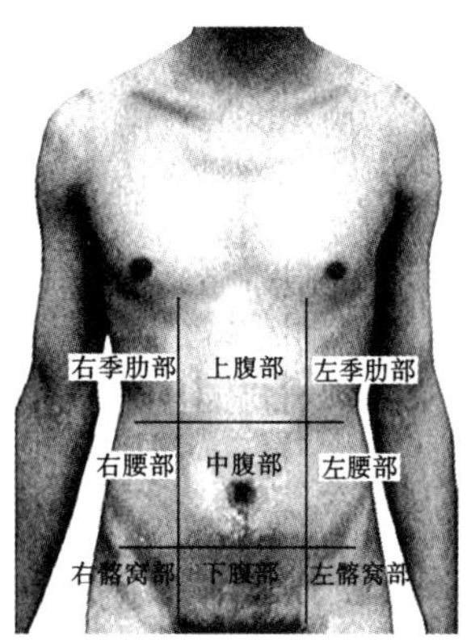

图2-8-2 九分区法

二、视诊

视诊要求：

(1)室内温暖、光线充足适宜，最好自然光，夜间在普通灯光下不易辨别皮肤颜色，如黄疸等。

(2)嘱被检查者排空膀胱后取低枕仰卧位，平静呼吸，双下肢屈曲，使腹壁松弛。两手自然置于身体两侧并充分暴露全腹部(上衣应从下往上、从外向内成卷筒样将上衣卷起，防止滑落，腰带需解开)。

(3)检查者应站于被检者右侧，按一定顺序从不同角度和方向仔细地全面观察。

1. 腹部外形

[检查方法]

(1)嘱被检者排空膀胱后取低枕仰卧位，平静呼吸，双下肢屈曲，使腹壁松弛。两手自然置于身体两侧并且充分暴露全腹部。

(2)检查者站在被检者右侧，先俯视全腹，视诊顺序自上腹部至下腹部，然后视线处于与被检者腹水平面同水平，自侧面沿切线方向观察(图2-8-3)。

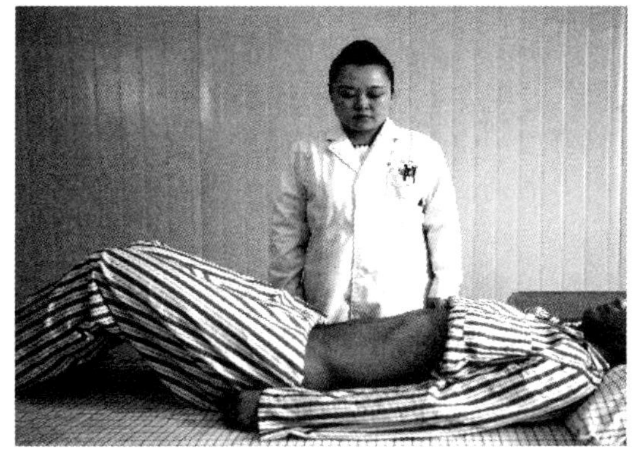

图2-8-3 腹部视诊

★正常人腹部外形

(1)腹部平坦：两侧对称(三点同一平面或略为低凹)。

(2)腹部饱满：腹部可稍呈圆形，前腹壁稍高于肋缘与耻骨联合的平面(常见于肥胖者或饱餐后小儿)。

(3)腹部低平：腹部低平、下陷，前腹壁稍低于肋缘与耻骨联合的平面(常见于消瘦者及老年人)。

★异常腹部外形

(1)腹部膨隆

生理 见于肥胖、妊娠。

病理

● 全腹膨隆

1)腹腔积液 腹水、蛙腹(肝硬化、心衰、缩窄性心包炎)、尖腹(腹膜炎、肿瘤浸润)。

2）腹内积气　气腹（胃肠穿孔、人工气腹、肠梗阻）。

3）腹内巨大肿块（足月妊娠、巨大卵巢囊肿、畸胎瘤）。

● 局部膨隆　脏器肿大、腹内肿瘤、尖性肿块等。

注意　有时局部膨隆是由于腹壁上的肿块（皮下脂肪瘤、纤维瘤、结核性脓肿等）而非腹腔内病变。

鉴别方法　嘱被检查者仰卧位做屈颈抬肩动作，使腹壁肌肉紧张，如肿块更明显，说明肿块位于腹壁上，反之如变得不明显或消失，说明肿块位于腹腔内，被收缩变硬的腹肌所掩盖。

（2）腹部凹陷

全腹凹陷（舟状腹）　前腹壁凹陷几乎贴近脊柱，肋弓、髂嵴和耻骨联合显露，使腹外形如舟状。

局部凹陷　白线疝、切口疝。

2. 腹壁静脉　正常人一般不显露。

★正常

（1）脐水平线以上的腹壁静脉血流自下向上经胸壁静脉和腋静脉而进入上腔静脉。

（2）脐水平线以下的腹壁静脉自上而下经大隐静脉而流入下腔静脉。

★异常

（1）门静脉高压时，腹壁曲张静脉常以脐为中心向四周伸展，血流经脐静脉脐孔而入腹壁浅静脉流向四方。

（2）下腔静脉阻塞时，曲张的静脉大多分布在腹壁两侧，有时在臀部及股部外侧，脐以下的腹壁浅静脉血流方向也转流向上。

（3）上腔静脉阻塞时，上腹壁或胸壁的浅静脉曲张，血流方向均转流向下。

腹壁静脉曲张血流方向判断

［检查方法］

（1）向被检查者交代检查目的，取得配合。

（2）检查者将一手的示指和中指并拢在曲张的静脉上，然后一只手指紧压静脉向外滑动，挤出该段静脉内血液，至一定距离（7.5～10 cm）放松该手指，另一手指紧压不动，观察静脉是否充盈。

（3）如迅速充盈，则血流方向是从放松的一端流向紧压手指的一端。再用同法放松另一手指，则可看出血流方向（图 2-8-4）。

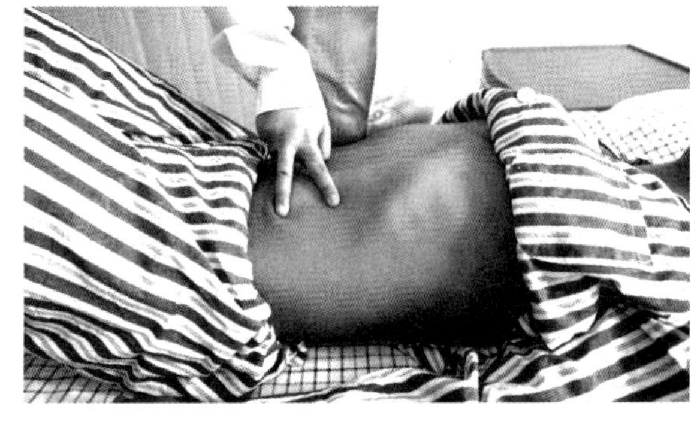

图 2-8-4　静脉血流方向鉴别

3. 呼吸运动

正常成年男性和儿童以腹式呼吸为主，成年女性以胸式呼吸为主。

（1）腹式呼吸减弱：见于腹膜炎、腹水、急性腹痛、妊娠。

（2）腹式呼吸消失：见于胃肠穿孔、急性腹膜炎、膈肌麻痹。

（3）腹式呼吸增强：见于癔症性呼吸、胸腔疾病。

【模拟临床场景】

体格检查考试题目：辨别腹壁曲张静脉的血流方向（可以用被检者手背静脉替代，口述检查内容）（8 分）
（一）体格检查（4 分）
1. 考生站位正确，告知被检者体位、姿势正确（0.5 分）
告知被检者取仰卧位，考生站在被检者右侧。

2. 检查手法正确,动作规范(3.5 分)

考生将示指和中指并拢放在曲张的腹壁(或手臂)静脉上,一只手指紧压静脉向外滑动,挤出该段静脉内血液,至一定距离(7.5～10 cm)放松该手指(0.5 分),另一手指紧压不动,看静脉是否充盈(0.5 分),如迅速充盈,则血流方向是从放松的一端流向紧压手指的一端(1 分)。再用同法放松另一手指,观察静脉充盈速度,若无明显充盈则确定上述血流方向判断(1.5 分)

(二)考官提问(2 分)

1. 请说出腹壁静脉"水母头"样改变的体征特点及临床意义(1 分)。

答:腹壁静脉"水母头"样改变是指脐部可见到一簇曲张静脉呈四周放射状改变(0.5 分),见于显著门静脉高压(0.5 分)。

2. 腹壁静脉曲张常见于?(1 分)

答:肝硬化、下腔静脉不通畅导致的静脉血液回流受阻、布加综合征、心脏衰竭、肺动脉高压等,引起静脉回流至心脏出现障碍的一系列疾病(0.5 分)。

(三)职业素养(2 分)

1. 检查前能向被检者告知,与被检者沟通态度和蔼。检查中动作轻柔,检查后告知结果,整理衣物及被褥,能体现爱伤意识。

2. 考生着装(工作衣)整洁,举止大方,语言文明,体检认真细致,能表现出良好的职业素养。

4. 胃肠型及蠕动波

正常人一般看不到胃和肠的轮廓及蠕动波形。腹壁菲薄或松弛的多产妇及极度消瘦者,偶可见胃肠蠕动波。

[检查方法]

检查者弯腰站在右侧,从侧面观察,目光横越腹部,用几分钟时间观察其腹部有无蠕动,必要时可用手轻拍腹壁而诱发之。胃肠蠕动波自左肋缘下开始,缓慢地向右推进,到达右腹直肌旁(幽门区)消失,为正蠕动波。自右向左为逆蠕动波。

5. 腹壁其他情况

有无皮疹、色素、腹纹、瘢痕、疝、脐部、体毛、上腹部搏动等。

6. 腹围的测量

[检查方法]

(1)向被检者交代检查目的,取得配合。让被检者排尿后,取仰卧位。

(2)用软尺经脐水平绕腹一周,所测的周长即为腹围(图 2-8-5)。通常以厘米为单位记录。

三、听诊

包括肠鸣音和血管杂音等。

(一)肠鸣音

肠蠕动时肠管内气体和液体随之流动而产生一种断断续续的咕噜声。

右下腹作为肠鸣音听诊点(图 2-8-6),正常情况下 4～5 次/min。

1. 正常人　4～5 次/min,声响和音调变异较大。

2. 肠鸣音活跃　肠鸣音在 10 次/min 以上但音调不特别高亢,见于急性胃肠炎、服腹泻药或胃肠道大出血。

3. 肠鸣音亢进　肠鸣音在 10 次/min 以上,且响亮、高亢,见于机械性肠梗阻。

4. 肠鸣音减弱　数分钟听到一次。可见于老年人便秘、电解质紊乱(低钾)、腹膜炎及胃肠动力低下等。

5. 肠鸣音消失　持续听诊 2 min 以上未听到。可见于急性腹膜炎、麻痹性肠梗阻。

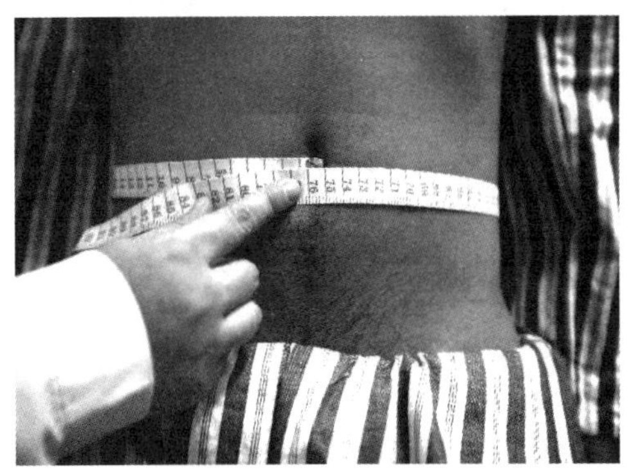

图 2-8-5　腹围测量

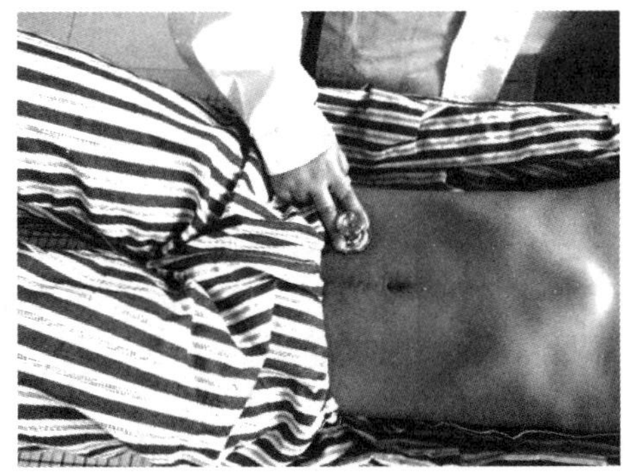

图 2-8-6　肠鸣音听诊

【模拟临床场景】

体格检查考试题目:肠鸣音听诊(须报告检查结果)(6 分)

(一)体格检查(2 分)

1. 考生站位正确,告知被检者体位、姿势正确(0.5 分)

告知被检者取仰卧位,充分暴露腹部,双腿屈曲,腹部放松,考生站在被检者右侧。

2. 检查方法正确,动作规范(1 分)

将听诊器体件置于被检者右下腹部或脐周听诊(0.5 分),听诊时间不少于 1 min(0.5 分)。

3. 报告检查结果(0.5 分)

报告被检者肠鸣音是否存在和每分钟几次(考生报告实测次数,正常为 4 ~5 次/min)。

(二)考官提问(2 分)

1. 正常人肠鸣音每分钟多少次(1 分)?

答:正常人 4 ~5 次/min。

2. 什么是肠鸣音减弱,其临床意义(1 分)?

答:数分钟听到 1 次。可见于老年人便秘、电解质紊乱、腹膜炎等。

(三)职业素养(2 分)

1. 检查前能告知被检者检查目的,与被检者沟通态度和蔼。检查中动作轻柔,检查后告知结果,整理衣物及被褥,能体现爱伤意识。

2. 考生着装(工作衣)整洁,举止大方,语言文明,体检认真细致,能表现出良好的职业素养。

(二)血管杂音

正常人腹部无杂音。注意左右上腹、中腹部、下腹部两侧的收缩期动脉血管杂音及脐周或上腹部连续性静脉杂音(主要检查腹主动脉、肾动脉、髂动脉、股动脉,动脉狭窄一般有血管杂音)。(图 2-8-7)。

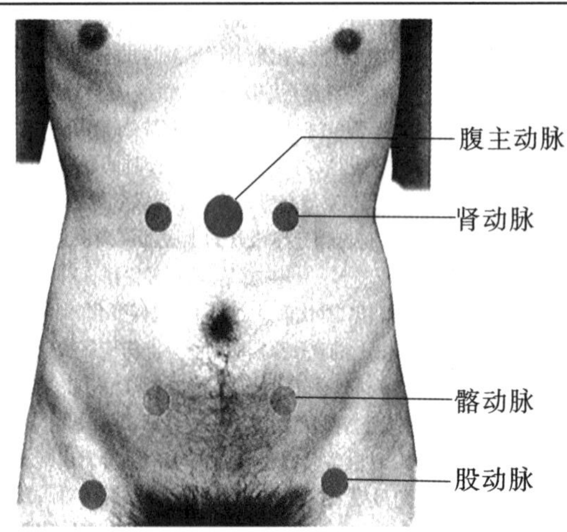

图 2-8-7　腹部动脉性杂音听诊部位

【模拟临床场景】

体格检查考试题目：腹部血管杂音听诊（须报告听诊结果）（6 分）

（一）体格检查（2 分）

1. 考生站位正确，告知被检者体位、姿势正确（0.5 分）

告诉被检者取仰卧位，充分暴露腹部，双腿屈曲，考生站在被检者右侧。

2. 听诊部位正确（1 分）

将听诊器体件置于被检者脐周部（0.5 分）和脐部两侧上方进行听诊（0.5 分）。

3. 报告检查结果（0.5 分）

报告检查结果：有无腹主动脉、肾动脉及静脉性血管杂音。

（二）考官提问（2 分）

1. 如何区别动脉性血管杂音和静脉性血管杂音（1 分）？

答：动脉性杂音常在腹中部或腹部两侧，分收缩期及舒张期（0.5 分）；静脉性杂音常在脐周或上腹部，为连续性潺潺声（0.5 分）。

2. 腹中部位听到动脉性血管杂音要考虑什么？如何进一步检查（1 分）？

答：腹主动脉瘤（可触及该部搏动的肿块）（0.5 分）或腹主动脉狭窄（下肢血压低于上肢，严重者足背动脉搏动消失）（0.5 分）。

（三）职业素养（2 分）

1. 检查前告知被检者检查目的，与被检者沟通态度和蔼。检查中动作轻柔，检查后告知结果，整理衣物及被褥，能体现爱伤意识。

2. 考生着装（工作衣）整洁，举止大方，语言文明，体检认真细致，能表现出良好的职业素养。

四、叩诊

（一）正常腹部叩诊

［检查方法］

1. 向被检者交代检查目的，取得配合。被检者取仰卧位，双腿屈曲，腹部放松，检查者站在被检者右侧。

2. 叩诊采用间接叩诊法，从左下腹开始逆时针方向至右下腹，再至脐部。

正常情况下，腹部叩诊大部分区域均为鼓音。只有肝、脾所在部位，增大的膀胱和子宫占据的部位，以及两侧腹部近腰肌处叩诊为浊音。（图 2-8-8）。

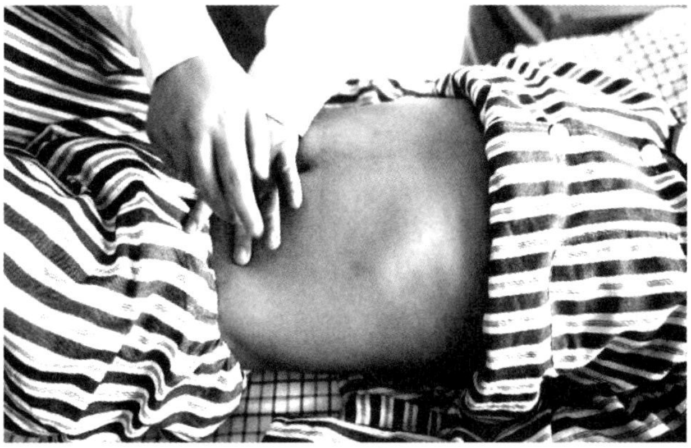

图 2-8-8　腹部叩诊

（二）肝脏叩诊（肝界叩诊）

肝上界：多由肺区向下叩，沿右锁骨中线，由上至下叩诊叩指用力要适当，勿过轻或过重，当由清音转为浊音时即为肝上界（第 5 肋间）（图 2-8-9），再往下叩至变为实音时，为肝脏绝对浊音界，即肝脏直接贴近胸壁不被肺覆盖的部分。

肝下界：由腹部鼓音区沿右锁骨中线或正中线向上叩，由鼓音变为浊音时为肝下界。

正常人在锁骨中线上，上界在第 5 肋间，下界位于右季肋下缘，两者之间的距离为肝上下径。右腋中线上，上界在第 7 肋间，下界相当于第 10 肋骨水平。右肩胛线上，上界在第 10 肋间。矮胖体型者肝上、下界均可高 1 个肋间，瘦长型可低 1 个肋间（图 2-8-10）。

测量肝上下径：用尺测量肝上界至肝下界的垂直距离，正常人肝上下径为 9 ~ 11 cm。

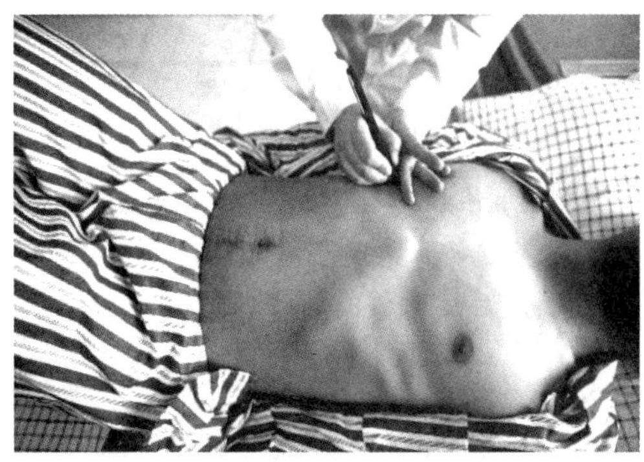

图 2-8-9　肝上界叩诊

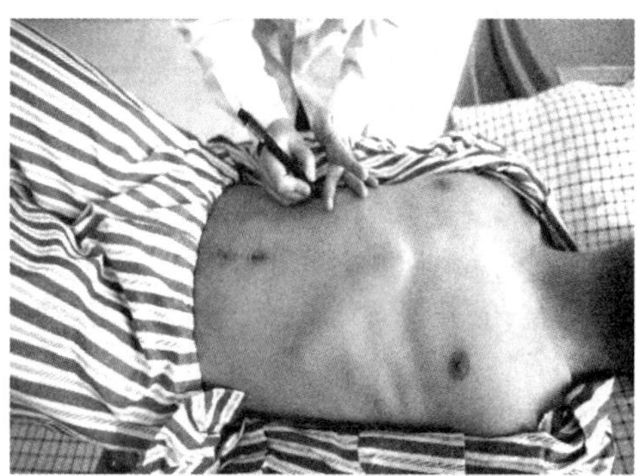

图 2-8-10　肝下界叩诊

（三）肝、胆叩击痛

［检查方法］

1. 向被检者交代检查目的，取得配合。被检者仰卧位，嘱被检者自然放松，双腿屈曲，检查者立于其右侧。

2. 左手掌平放于肝脏、胆囊的体表部位上，紧贴皮肤，右手握空心拳，用尺侧缘轻叩左手背（力量适中），询问被检者是否有疼痛感，若被检者感到疼痛为叩击痛（图 2-8-11）。

（四）脾脏叩诊

［检查方法］

1. 向被检者交代检查目的，取得配合。脾脏叩诊宜采用轻叩法。

2. 被检者取右侧卧位或仰卧位，在左腋中线上由上到向下进行叩诊，由清音变浊音标为上界，继续向下叩，由浊音变鼓音标为下界。再由上下界的中点向前叩诊，浊音变鼓音为前界，正常不超过腋前线（图 2-8-12）。

正常时脾脏浊音区在左腋中线第 9 ~ 11 肋间，长度 4 ~ 7 cm，其前方不超过腋前线。脾脏浊音区扩大见于各种原因所致脾大。

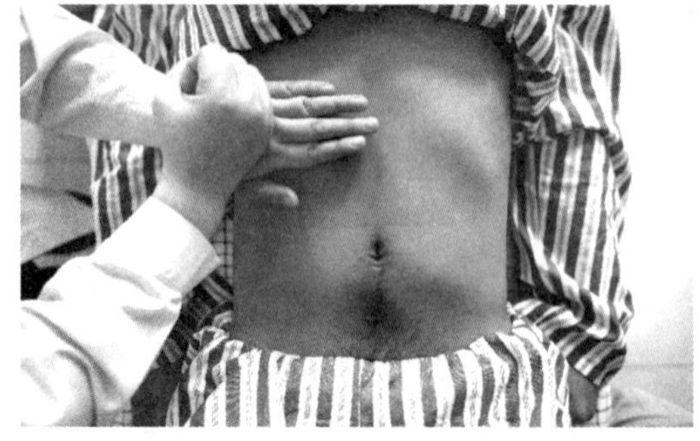

图 2-8-11　肝、胆叩击痛

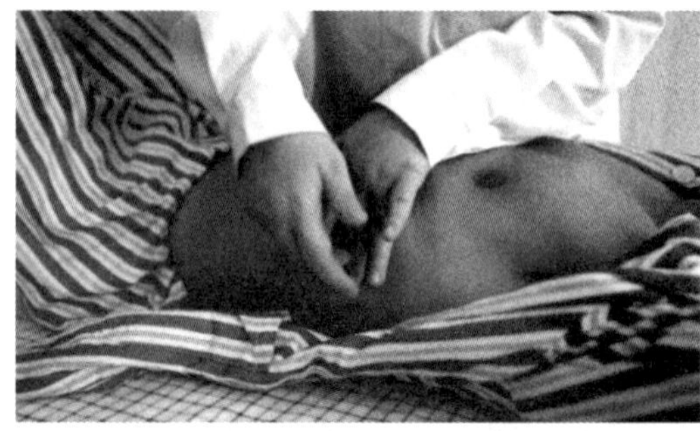

图 2-8-12　脾脏叩诊

（五）移动性浊音叩诊

［检查方法］

1. 向被检者交代检查目的，取得配合。

2. 让被检者仰卧位，自然放松，双腿屈曲，检查者自腹中部脐平面鼓音区开始向被检查者左侧叩诊，发现浊音时，板指固定不动，嘱被检查者右侧卧，再叩诊，如呈鼓音，表明浊音移动。同样的方法向右侧叩诊，发现浊音时嘱被检查者左侧卧，再叩诊，以核实浊音是否移动。这种因体位不同而出现的浊音区变动现象称移动性浊音（图 2-8-13），附示意图（图 2-8-14）。这是发现有无腹腔积液的重要检查方法。当腹腔内游离腹腔积液在 1000 mL 以上时，即可查出移动性浊音。

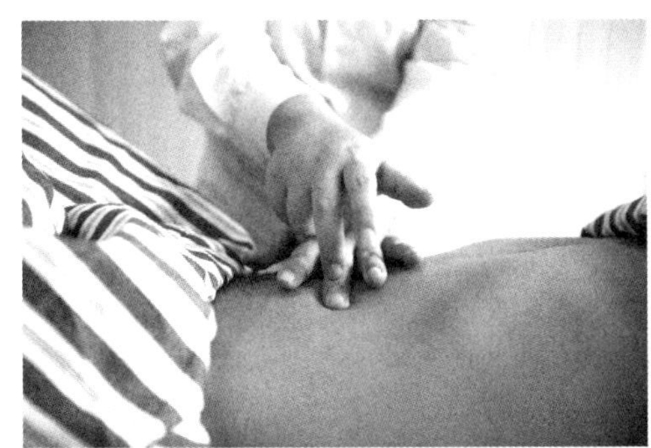

A.平卧位

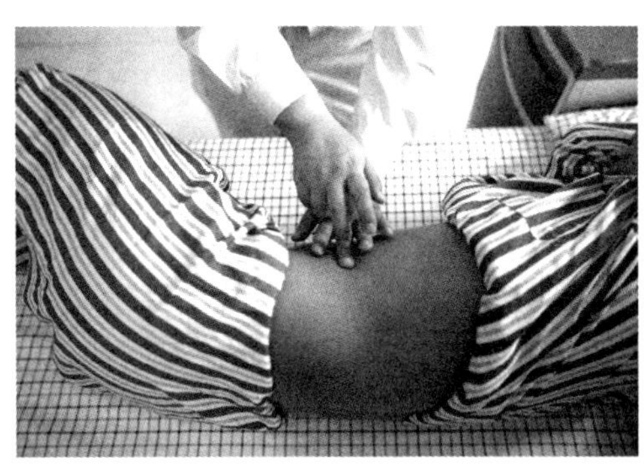

B.右侧卧位

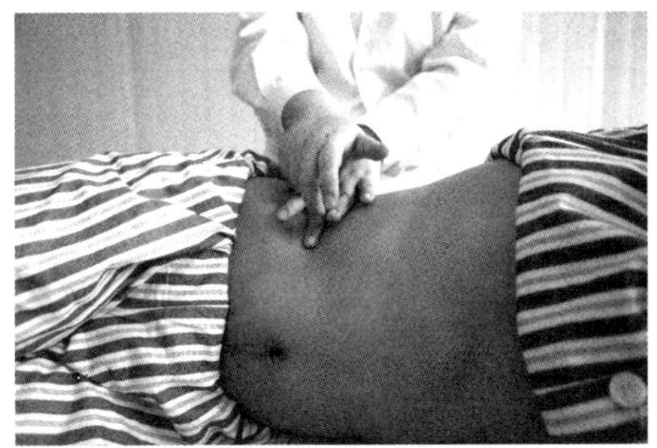

C.左侧卧位

图 2-8-13　移动性浊音叩诊

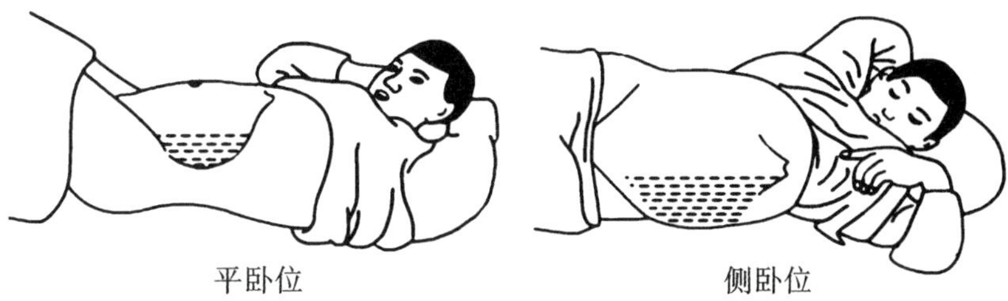

图 2-8-14　移动性浊音示意图

【模拟临床场景】

体格检查考试题目:移动性浊音检查(须口述检查内容,报告检查结果)(10 分)

(一)体格检查(6 分)

1. 考生站位正确,告知被检者体位、姿势正确(0.5 分)

告知被检者取仰卧位,充分暴露腹部,双腿屈曲,腹部放松,考生站在被检者右侧。

2. 检查手法正确,动作规范(5 分)

考生自被检者腹中部脐水平向左侧腹部叩诊,直至出现浊音,左手板指固定不动(1 分),请被检者右侧卧位(1 分),再度叩诊,若叩诊音呈鼓音,则为移动性浊音阳性(1 分)。同样的方法向右侧叩诊,叩得浊音后嘱患者左侧卧位,以核实浊音是否移动。(2 分)。

3. 报告检查结果(0.5 分)

报告检查结果:是否有移动性浊音。

(二)考官提问(2 分)

1. 什么叫移动性浊音? 代表什么(1 分)?

答:因体位不同而出现的浊音区变动现象称移动性浊音(0.5 分),腹腔内游离腹水在 1000 mL 以上(0.5 分)。

2. 消化性溃疡患者急性胃穿孔,腹部叩诊检查时发现的最重要阳性体征可能是什么(1 分)?

答:肝浊音界缩小或消失。

(三)职业素养(2 分)

1. 检查前告知被检者检查目的,与被检者沟通态度和蔼。检查中动作轻柔,检查后告知结果,整理衣物及被褥,能体现爱伤意识。

2. 考生着装(工作衣)整洁,举止大方,语言文明,体检认真细致,能表现出良好的职业素养。

(六)肋脊角叩击痛

[检查方法]

1. 向被检者交代检查目的,取得配合。

2. 被检者采取坐位或侧卧位,检查者用左手掌平放在被检者肋脊角处,右手握拳用轻到中等的力量叩击左手背(图 2-8-15)。切勿用力过重或过猛。正常时肋脊角处无叩击痛。

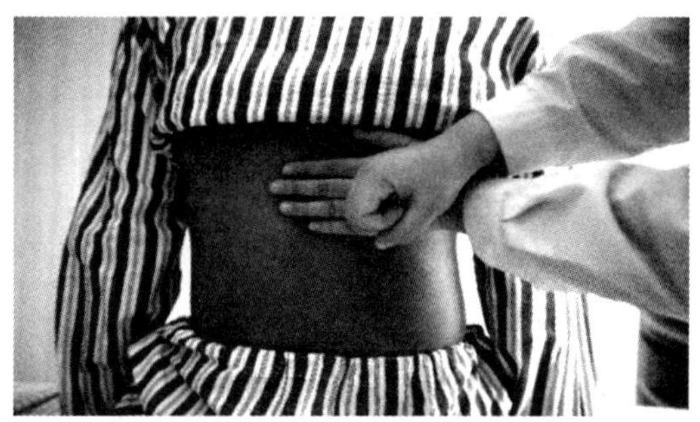

图 2-8-15 肋脊角叩击痛

【模拟临床场景】

体格检查考试题目:肋脊角叩击痛检查(须报告检查结果)(8 分)

(一)体格检查(4 分)

1. 考生站位正确,告知被检者体位、姿势正确(0.5 分)

告知被检者取坐位或侧卧位,考生站在被检者后方或右侧。

2. 检查手法正确,动作规范(3 分)

(1)肋脊角选择正确(1 分)

肋脊角是第 12 肋与脊柱之间的夹角。

(2)叩击方法正确(2 分)

考生用左手掌平放在被检者肋脊角处,右手握拳,用由轻到中等的力量叩击左手背,同时询问被检者有无疼痛(1 分),两侧进行对比叩击(1 分)。

3. 报告检查结果(0.5 分)

报告检查结果:是否存在肋脊角叩击痛(正常人肋脊角叩击痛阴性)。

(二)考官提问(2 分)

1. 指出麦氏点位置及其检查的临床意义(1 分)。

答:麦氏点位于脐与右髂前上棘连线中、外 1/3 交界处(0.5 分),其压痛时常见于急性阑尾炎(0.5 分)。

2. 肋脊角叩击痛考虑什么病变(1 分)?

答:考虑有肾小球肾炎、肾盂肾炎、肾周围炎、肾结石、肾结核等。

(三)职业素养(2 分)

1. 检查前告知被检者检查目的,与被检者沟通态度和蔼。检查中动作轻柔,检查后告知结果,整理衣物及被褥,能体现爱伤意识。

2. 考生着装(工作衣)整洁,举止大方,语言文明,体检认真细致,能表现出良好的职业素养。

(七)膀胱叩诊

当触诊膀胱不满意时可用叩诊来判断膀胱的充盈程度。

[检查方法]

1. 向被检者交代检查目的,取得配合,被检者取仰卧位,嘱被检者自然放松,双腿屈曲,腹部放松,检查者站在被检者右侧。

2. 叩诊自脐部开始,沿腹中线向下叩诊,板指与腹中线垂直,逐渐向耻骨联合方向移动,直至叩诊音由鼓音转为浊音,即可能为充盈膀胱之上界。膀胱上界与耻骨联合的中点,分别向左向右叩诊,当浊音变为鼓音即为膀胱左右界(图 2-8-16)。

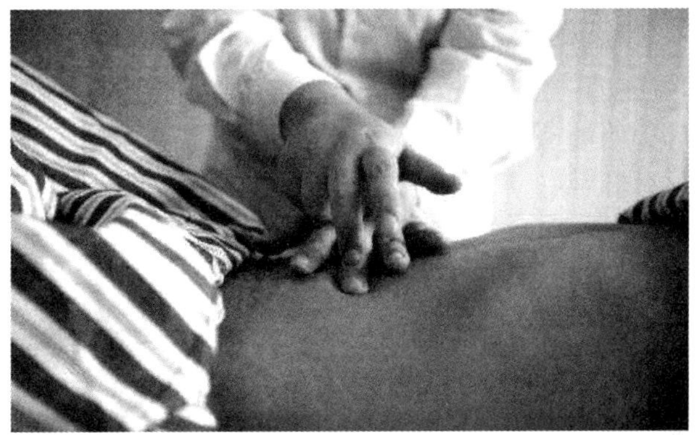

图 2-8-16　膀胱叩诊

3. 膀胱空虚时,因耻骨上方有肠管存在,叩诊呈鼓音,叩不出膀胱轮廓。当膀胱内有尿液充盈时,耻骨上方叩诊呈圆形浊音区。但应与妊娠的子宫相鉴别。

(八)水坑征

[检查方法]

1. 向被检者交代检查目的,取得配合。

2. 腹水量少,病情许可下可让被检查者取肘膝位,使脐部处于最低部位。

3. 由侧腹部向脐部叩诊,由鼓音转为浊音,则提示有 120 mL 以上腹水的可能。

(九)胃泡鼓音区

位于左前胸下部肋缘以上,半圆形。

[检查方法]

沿着左侧锁骨中线从上向下叩诊,由清音变为鼓音标记,为上界,继续向下叩诊,由鼓音变为实音标记,为下界(若一直为鼓音,则叩至肋弓下缘即可)。再从上下界的中点开始分别向左向右叩诊,由鼓音变为浊音即为左右界。

[临床意义]

正常胃泡鼓音区范围:上界为横膈及肺下缘,下界为肋弓下缘,左界为脾脏,右界为肝左缘。长径中位数:9.5 cm(5.0 ~ 13.0 cm),宽径中位数:6.0 cm(2.7 ~ 10.0 cm)。

正常情况下胃泡鼓音区应该存在，大小受胃内含气多少和周围器官组织病变的影响。缩小或消失见于中、重度脾肿大，左侧胸腔积液、心包积液、急性胃扩张、溺水、肝左叶肿大。

五、触诊

(一)腹部触诊方法

1. 被检者应排尿后取仰卧位，双手自然置于身体两侧，两腿屈膝稍分开，腹肌放松，做深而均匀的腹式呼吸。检查者立于被检者右侧，前臂应与腹部表面在同一水平，检查时手要温暖，手法要轻柔。

2. 常用触诊手法有：①浅部触诊法；②深部触诊法；③滑动触诊法；④双手触诊法；⑤浮沉(冲击)触诊法；⑥钩指触诊法(具体操作见基本检查法)。

3. 触诊内容包括腹壁紧张度、液波震颤、压痛反跳痛、脏器触诊、腹部包块及振水音等。

4. 按顺序触诊腹部。一般从左下腹开始，逆时针方向进行检查；原则是由下而上、先左后右、从健康部位逐步移向病变区域。

5. 注意事项：①为避免被检者腹肌紧张，检查者可先将手掌轻轻地置于被检者腹壁上，使被检者适应片刻，再行触诊检查；②检查时可同时与被检者交谈，转移其注意力，减少腹肌紧张；③各种触诊手法应结合不同的检查部位，灵活应用。

(二)腹壁紧张度

［检查方法］

1. 向被检者交代检查目的，取得配合。被检者排尿后仰卧屈膝，自然放松，做腹式呼吸。

2. 一般用浅部滑行触诊法。检查者立于被检者的右侧，前臂应与被检者的腹部表面在同一水平，以全手掌放于腹壁上，被检者适应片刻，先健侧后患侧，如无不适感，自左下腹开始逆时针方向，自下而上，先左后右进行检查。自左下腹开始逆时针方向触诊至右下腹，再至脐部(图 2-8-17)，检查者此刻可感受被检者腹壁紧张程度。

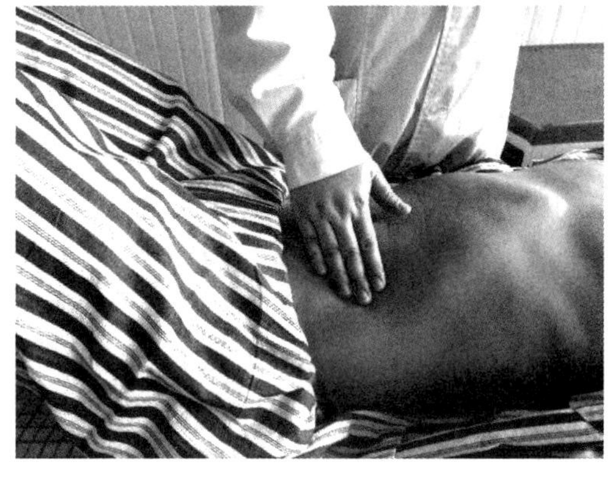

图 2-8-17　腹壁紧张度

3. 正常人腹壁触之柔软，较易压陷，除过于敏感者外，腹壁无紧张现象。

(1)紧张度增加

板状腹　急性弥漫性腹膜炎→腹膜受刺激→腹肌紧张→强直硬如木板。

柔韧感　结核性炎症→腹膜刺激缓和→腹膜增厚和肠管、肠系膜的粘连，形成腹壁柔韧而具抵抗力，不易压陷。

(2)紧张度减低

见于慢性消耗性疾病、经产妇、年长体弱者。

(三)压痛及反跳痛

［检查方法］

1. 向被检者交代检查目的，取得配合。被检者平卧，双腿屈曲，放松腹壁。

2. 检查者用 2～3 个并拢的手指端置于被检查部位，由浅入深进行按压(图 2-8-18)，发生疼痛者，称为压痛。

3. 深压出现压痛后，手指可于原处稍停片刻，使压痛感觉趋于稳定，然后迅速将手抬起(图 2-8-19)，如被检者感觉腹痛骤然加重，并常伴有痛苦表情或呻吟，称为反跳痛。

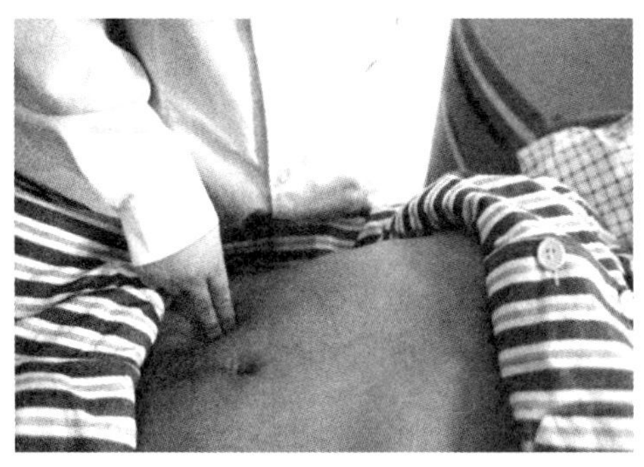

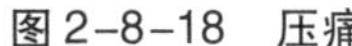

图 2-8-18　压痛

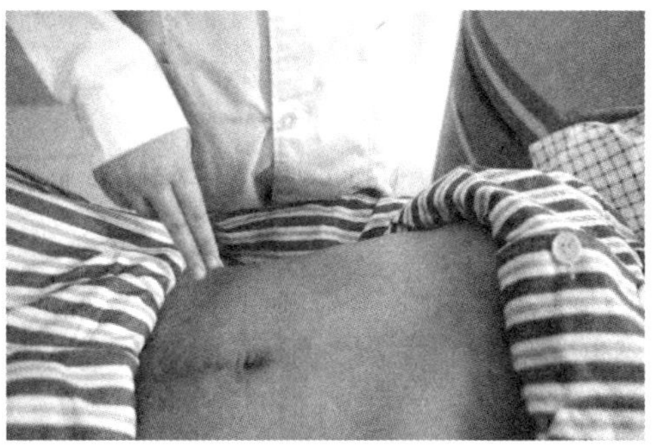

图 2-8-19　反跳痛

正常腹部无压痛和反跳痛，重按时仅有压迫感。真正的压痛来自腹壁或腹腔内的病变。反跳痛提示炎症累及壁层腹膜。

常见的压痛点有：

阑尾点，又称麦氏点（McBurney point），位于右髂前上棘与脐连线的外 1/3 与中 1/3 交界处，阑尾炎时此处有压痛。

胆囊点，位于右侧腹直肌外缘与肋弓交界处，胆囊有病变时，此处有明显的压痛。

【模拟临床场景】

体格检查考试题目：腹壁紧张度和腹部压痛、反跳痛检查（须口述检查内容，报告检查结果）（10 分）

（一）体格检查（6 分）

1. 考生站位正确，告知被检者体位、姿势正确（0.5 分）

告知被检者取仰卧位，双腿屈曲，腹部放松，考生站在被检者右侧。

2. 检查手法正确，动作规范（5 分）

（1）腹壁紧张度（2 分）

考生先将全手掌放于被检者腹壁上，让被检者适应片刻，此时可感受被检查腹壁紧张程度，然后以轻柔动作开始触诊（1 分）。检查完一个区域后，考生的手应提起并离开腹壁，再以上述手法检查下一区域（0.5 分）。一般先从左下腹开始，逆时针方向进行触诊，最后检查病痛部位（0.5 分）。

（2）腹部压痛、反跳痛（3 分）

考生先将全手掌放于被检者腹壁上，让被检者适应片刻，然后用手指指腹压于腹壁，观察被检者有无疼痛反应（1 分）；当出现疼痛时，手指在原处停留片刻（1 分），然后迅速将手指抬起观察被检者疼痛有无骤然加重（1 分）。

3. 报告检查结果（0.5 分）

报告检查结果：有无腹壁紧张和压痛、反跳痛。

（二）考官提问（2 分）

1. 腹膜刺激征包括哪些临床体征？有何临床意义？

答：包括腹肌紧张、压痛、反跳痛（1.5 分），提示局部或弥漫性腹膜炎（0.5 分）

2. 右下腹压痛和反跳痛阳性常见于何种疾病（1 分）？

答：常见于急性阑尾炎或女性右侧输卵管炎（0.5 分）（答出 1 个即得 0.5 分）伴局限性腹膜炎（0.5 分）。

（三）职业素养（2 分）

1. 检查前能向被检者告知，与被检者沟通态度和蔼。检查中动作轻柔，检查后告知结果，整理衣物及被褥，能体现爱伤意识。

2. 考生着装（工作衣）整洁，举止大方，语言文明，体检认真细致，能表现出良好的职业素养。

（四）肝脏触诊

［检查方法］

1. 向被检者交代检查目的，取得配合。被检者仰卧屈膝，做较深腹式呼吸运动。

2. 肝脏单手触诊（肝明显肿大时）：检查者站在其右侧，将右手四指并拢，掌指关节伸直，与被检者右侧肋缘大致平行地放在右侧髂前上棘连线水平处或髂窝，触诊位置尽量靠下（图 2-8-20）。随被检者呼气时，手指压向腹深部，吸气时，手指向前上迎触下移的肝缘。如此反复进行，逐渐向肝缘滑动，直到触及肝缘或肋缘为止。需在锁骨中线及前正中线上，分别触诊肝缘并测量其与肋缘或剑突根部的距离。检查时手要温暖，动作要轻柔。

3. 肝脏双手触诊（肝脏肿大不明显、单手未触及或触诊不满意时）：检查者右手位置同单手触诊手法，左手放在被检查者右背部第 12 肋骨与髂嵴之间脊柱旁肌肉外侧，触诊时左手向上推，使肝下缘紧贴前腹壁，拇指放在胸廓上，并限制右下胸扩张，以增加膈下移的幅度，这样吸气时下移的肝脏就更易碰到右手指（详见第二章第一节基本检查法）（图 2-8-21）。检查时手要温暖，动作要轻柔。

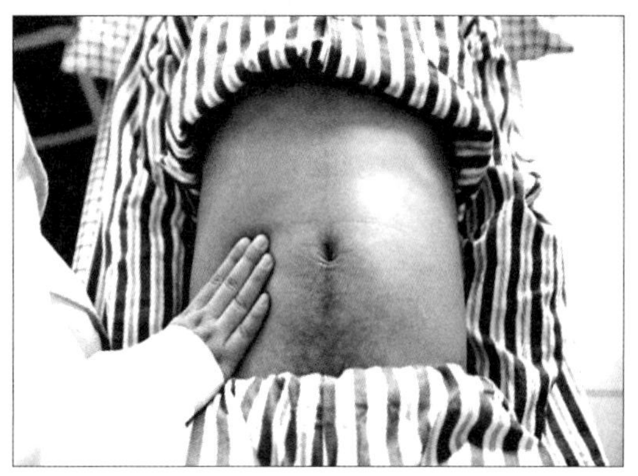

图 2-8-20　肝脏单手触诊

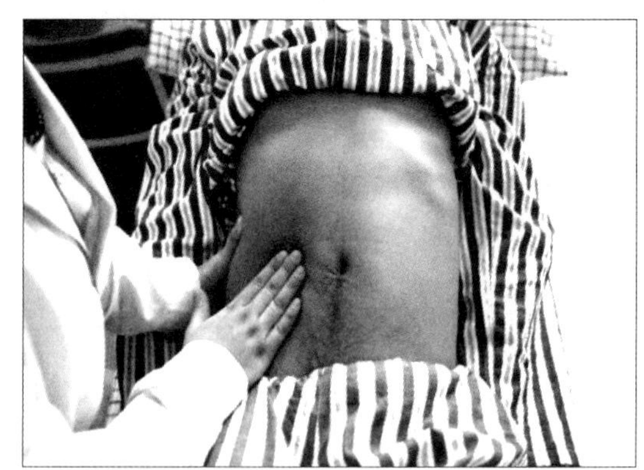

图 2-8-21　肝脏双手触诊

【模拟临床场景】

体格检查考试题目：肝脏触诊（单、双手触诊）（须报告听诊结果）（12 分）

（一）体格检查（8 分）

1. 考生站位正确，告知被检者体位、姿势正确（0.5 分）

告知被检者取仰卧位，双腿屈曲，腹部放松，做腹式呼吸，考生站在被检者右侧。

2. 检查手法正确，动作规范（7 分）

（1）单手触诊（4 分）

检查者站在其右侧，然后将右手四指并拢，掌指关节伸直，与肋缘大致平行地放在被检者右侧髂前上棘连线水平处或髂窝，触诊位置尽量靠下，用示、中指末端桡侧进行触诊（1 分）。被检者呼气时，手指压向腹深部，吸气时，手指向前上迎触下移的肝缘（1 分）。如此反复进行，逐渐向肋缘方向滑动，直至触及肝缘或肋缘（2 分）。

（2）双手触诊（3 分）

考生右手位置同单手触诊（1 分），左手托住被检者右腰部，拇指张开置于季肋部，触诊时左手向上推（1 分），右手触诊方法同单手触诊（1 分）。

3. 报告检查结果（0.5 分）

报告检查结果：肝脏肋下是否触及。

（二）考官提问（2 分）

1. 触及肝脏时应注意哪些内容（1 分）？

答：应注意肝脏的大小、质地、压痛（0.5 分）以及边缘和表面状态、搏动、肝区摩擦感、肝震颤（0.5 分）等。

2. 肋下触及肝脏，如何规范地表述其大小(1分)?

答：以右锁骨中线(0.5分)肋下多少厘米表示(0.5分)。

(三)职业素养(2分)

1. 检查前能向被检者告知，与被检者沟通态度和蔼。检查中动作轻柔，检查后告知结果，整理衣物及被褥，能体现爱伤意识。

2. 考生着装(工作衣)整洁，举止大方，语言文明，体检认真细致，能表现出良好的职业素养。

(五)胆囊触诊

胆囊触诊可用单手滑行触诊或钩指触诊法进行。正常时胆囊隐存于肝脏之后，不能触及。

1. 胆囊单手滑行触诊

[检查方法]

与肝脏触诊基本相同，适用于胆囊肿大达肋缘以下者(触到后需各个方向再触诊，明确胆囊形态、大小)(图2-8-22)。检查时手要温暖，动作要轻柔。

2. 胆囊触痛　适合于胆囊有炎症，但未肿大到肋缘以下者。

[检查方法]

检查者将左手掌平放于被检者的右胸下部(右季肋缘部)，拇指在腹直肌外缘与肋弓交界处，并用中等度压力压迫腹壁，嘱被检者深呼吸，深吸气时拇指触及肿大胆囊，引起疼痛，称胆囊触痛；因剧烈疼痛而致吸气终止，称墨菲征(Murphy sign)阳性(图2-8-23)。

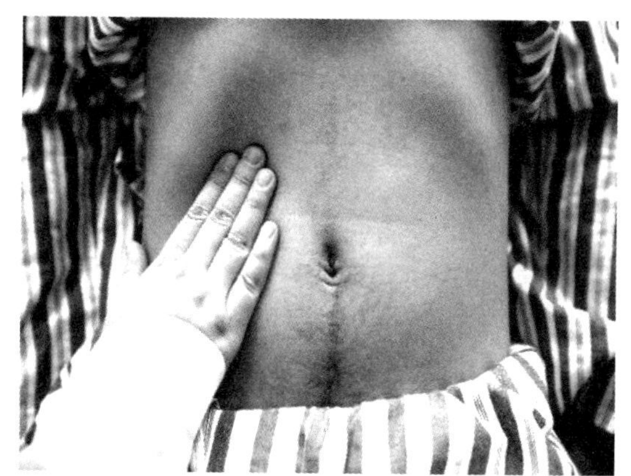

图2-8-22　单手触诊胆囊

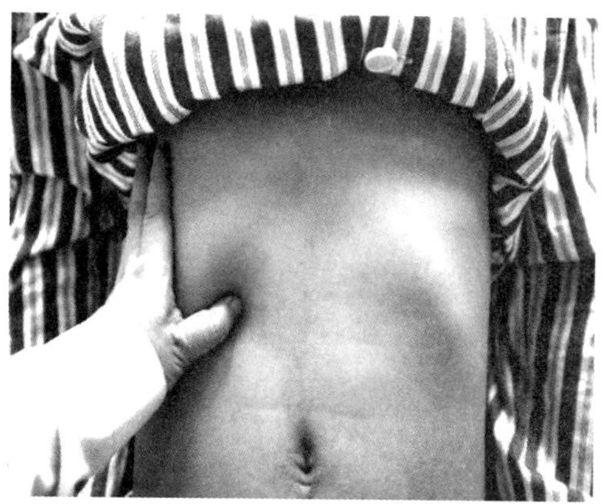

图2-8-23　钩指触诊胆囊(Murphy征)

【模拟临床场景】

体格检查考试题目：Murphy征检查(需报告检查结果)(8分)

(一)体格检查(4分)

1. 考生站位正确，告知被检者体位、姿势正确(0.5分)

告知被检者取仰卧位，双腿屈曲，腹部放松，考生站在被检者右侧。

2. 检查手法正确，动作规范(3分)

考生左手掌平放于被检者右胸下部，拇指指腹勾压于腹直肌外缘和肋缘交界处或右锁骨中线与肋缘交界处(胆囊点)(1分)，告知其缓慢做深吸气(1分)，在吸气过程中出现疼痛，此为胆囊触痛，如因剧烈疼痛而致吸气停止称Murphy征阳性(1分)。

3. 报告检查结果(0.5分)

报告检查结果：Murphy征阳性或阴性。

（二）考官提问（2分）

1. Murphy 征阳性常见于什么疾病（1分）？

答：常见于急性胆囊炎。

2. 胆囊触诊一般采用的方法是（1分）？

答：单手滑行触诊法。

（三）职业素养（2分）

1. 检查前能向被检者告知，与被检者沟通态度和蔼。检查中动作轻柔，检查后告知结果，整理衣物及被褥，能体现爱伤意识。

2. 考生着装（工作衣）整洁，举止大方，语言文明，体检认真细致，能表现出良好的职业素养。

（六）脾脏触诊

［检查方法］

1. 向被检者交代检查目的，取得配合。

2. 脾脏仰卧位触诊　单手触诊法或双手触诊法。被检者仰卧，两腿稍屈曲，检查者左手绕过被检查者腹前方，手掌置于其左胸下部第9～11肋处，试将其脾脏从后向前托起，并限制胸廓运动，右手掌平放于脐部，与左肋弓大致呈垂直方向，自脐平面开始配合呼吸，如同触诊肝脏一样，迎触脾尖，直至触到脾缘或左肋缘为止（图2-8-24）。

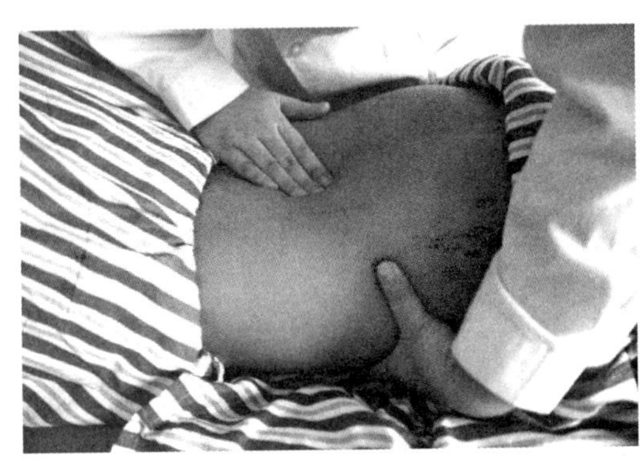

图2-8-24　仰卧位脾脏触诊

3. 脾脏侧卧位触诊　被检者取右侧卧位，双下肢屈曲，用双手触诊法操作。检查者左手绕过被检查者腹前方，手掌置于其左胸下部第9～11肋处，试将其脾脏从后向前托起，并限制了胸廓运动，右手掌平放于脐部，与左肋弓大致呈垂直方向，自脐平面开始配合呼吸，如同触诊肝脏一样，迎触脾尖，直至触到脾缘或左肋缘为止（图2-8-25）。

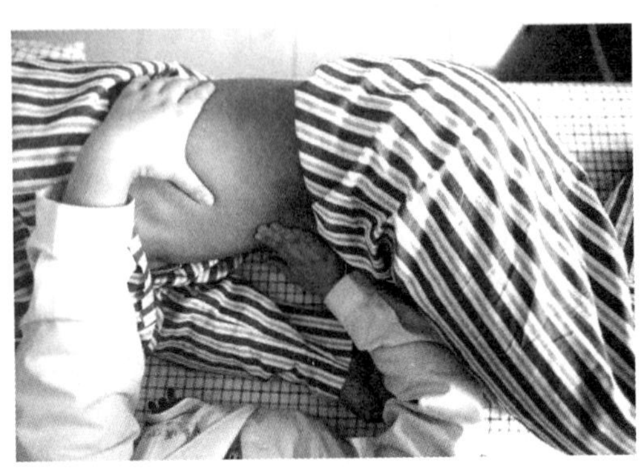

图2-8-25　侧卧位脾脏触诊

［临床意义］

正常脾脏不能触及，触到脾脏后应注意大小、形态、质地、表面光滑、有无压痛及摩擦感等，并进行测量。

4. 脾脏测量

脾大测量方法（cm 表示）

第Ⅰ线　左锁骨中线与肋缘交点至脾下缘的距离。

第Ⅱ线　左锁骨中线与肋缘交点至脾脏最远点的距离。

第Ⅲ线　脾右缘与前正中线的距离。

（超过前正中线，测脾右缘至前正中线的最大距离以“+”表示，未超过，测脾右缘至前正中线最短距离以“-”表示）

轻度肿大　脾缘不超过肋下 2 cm。

中度肿大　超过肋下 2 cm，在脐水平线以上。

高度肿大　超过脐水平线或前正中线（巨脾）。高度脾肿大时，后加测第Ⅱ、Ⅲ线。（图 2-8-26）。

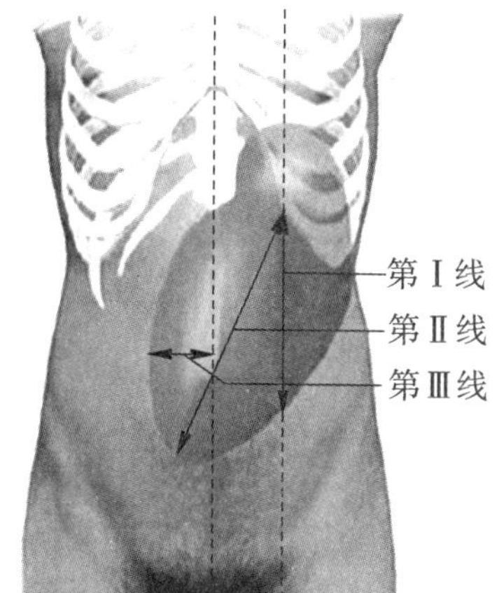

图 2-8-26　脾大测量法

【模拟临床场景】

体格检查考试题目：脾脏触诊（双手触诊）（须报告检查结果）（10 分）

（一）体格检查（6 分）

1. 考生站位正确，告知被检者体位、姿势正确（1 分）

告知被检者取仰卧位，双腿屈曲，腹部放松，做腹式呼吸，考生站在被检者右侧（0.5 分）；告知被检者取右侧卧位时，双腿屈曲（0.5 分）。

2. 检查手法正确，动作规范（4.5 分）

（1）仰卧位触诊（2.5 分）

考生左手掌置于被检者左腰部第 9 ~ 11 肋处，将其脾从后向前托起（0.5 分），右手掌平放于脐部（0.5 分），右手伸直并拢，与左肋缘大致呈垂直方向（1 分），从脐水平开始，配合被检者腹式呼吸，以手指弯曲的力量下压腹壁，直至触及脾缘或左肋缘（0.5 分）。

（2）侧卧位触诊（1.5 分）

被检者取右侧卧位，双下肢屈曲，考生左手掌置于被检者左腰部第 9 ~ 11 肋处，将其脾脏从后向前托起（0.5 分），右手示、中、环三指伸直并拢，与左肋缘大致呈垂直方向（0.5 分），配合呼吸，以手指弯曲的力量下压腹壁，直至触及脾缘或左肋缘（0.5 分）。

3. 报告检查结果（0.5 分）

报告检查结果：脾肋下是否触及。

（二）考官提问（2 分）

1. 脾脏触诊时，什么情况下须采用侧卧位双手触诊法（1 分）？

答：如果脾脏轻度肿大或脾脏位置较深，仰卧位单手触诊不易触到时，可采用侧卧位双手触诊法。

2. 脾大如何分度（1 分）？

答：脾大可分为轻、中、高 3 度（0.5 分），脾缘不超过肋下 2 cm 为轻度肿大，超过 2 cm，在脐水平线以上为中度肿大，超过脐水平线或前正中线为高度肿大（0.5 分）。

（三）职业素养（2 分）

1. 检查前能向被检者告知，与被检者沟通态度和蔼。检查中动作轻柔，检查后告知结果，整理衣物及被褥，能体现爱伤意识。

2. 考生着装（工作衣）整洁，举止大方，语言文明，体检认真细致，能表现出良好的职业素养。

(七)肾脏触诊(以右肾为例)

[检查方法]

1. 向被检者交代检查目的,取得配合。

2. 被检者仰卧,两腿屈曲,嘱被检查自然放松,检查者立于被检者右侧,嘱被检者做较深呼吸。

3. 检查者以左手掌托住其右腹部向上托起,右手掌平放在右上腹部,手指方向大致平行于右肋缘,于被检者吸气时双手夹触肾脏触诊,可触到肾脏(图 2-8-27)。

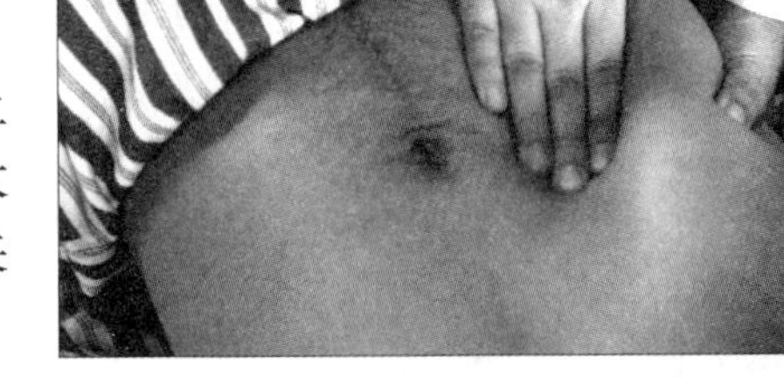

图 2-8-27 肾脏触诊

(八)肾及输尿管压痛点检查

[检查方法]

1. 向被检者交代检查目的,取得配合。

2. 被检者仰卧,两腿屈曲,嘱被检查自然放松,检查者立于被检者右侧,嘱被检者做较深呼吸。

3. 采用深压触诊法。

4. 压痛点解剖位置。

(1)季肋点:第 10 肋骨前端(相当于两侧腹直肌外缘与肋弓交点处),右侧位置稍低(图 2-8-28A)。

(2)上输尿管点:在脐水平线上腹直肌外缘(图 2-8-28B)。

(3)中输尿管点:在髂前上棘水平腹直肌外缘,相当于输尿管第二狭窄处(图 2-8-28C)。

(4)肋脊点:背部第 12 肋骨与脊柱的夹角的顶点(图 2-8-28D)。

(5)肋腰点:第 12 肋骨与腰肌外缘的夹角的顶点(图 2-8-28E)。

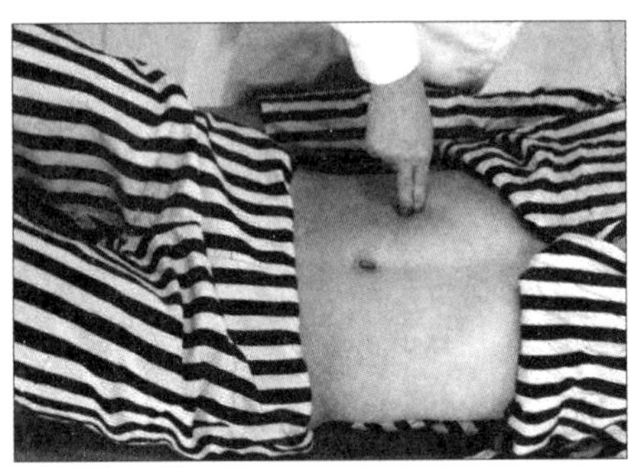

A. 季肋点

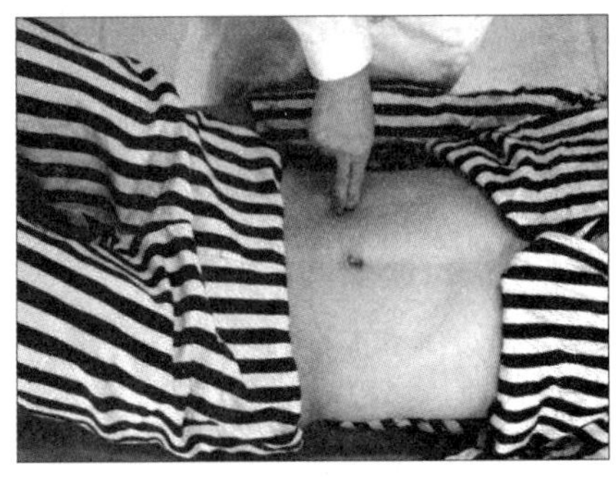

B. 上输尿管点

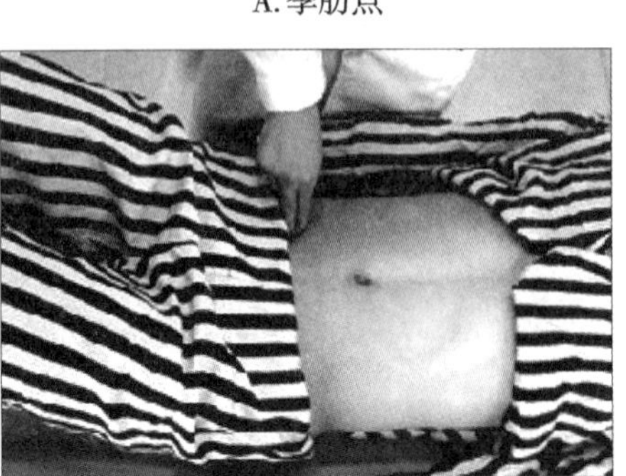

C. 中输尿管点

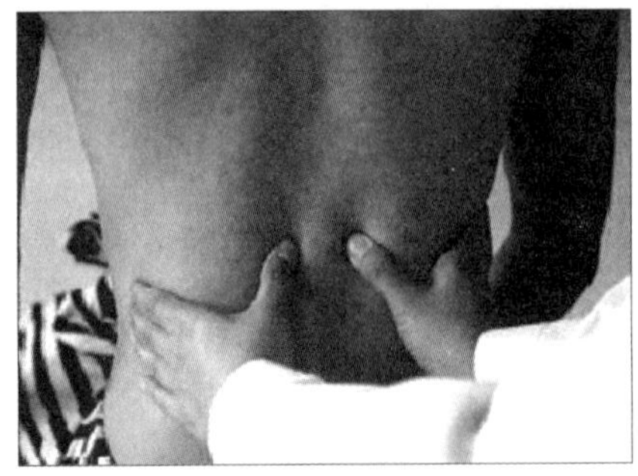

D. 肋脊点

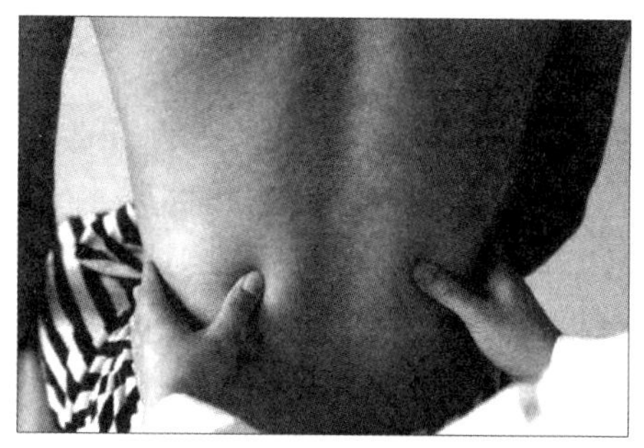

E. 肋腰点

图 2-8-28　肾及输尿管压痛点检查

(九)腹部包块触诊

[检查方法]

1. 向被检者交代检查目的,取得配合。

2. 采用深部滑行触诊手法。嘱被检者张口平静呼吸或与被检者谈话转移其注意力,尽量使腹肌放松,右手的示中环三指并拢缓慢地平放在腹壁上,以手指末端逐渐触向腹腔包块,在被触及的包块上做上下左右滑动触摸。如为肠管或条索状包块,应向与包块长轴相垂直方向滑动触诊。

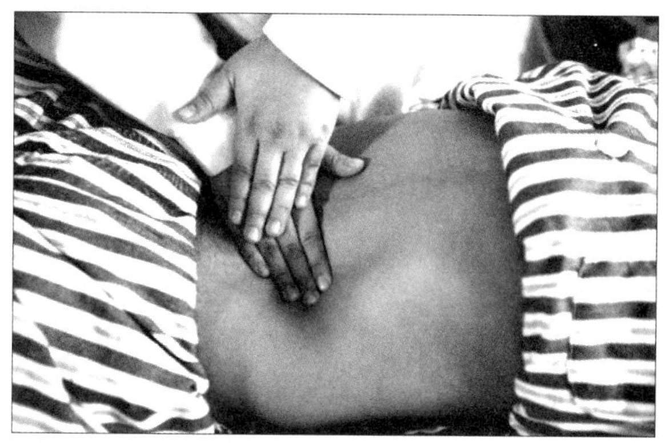

图 2-8-29　腹部包块触诊

正常腹部可触及腹直肌肌腹、腰椎椎体、乙状结肠、盲肠、横结肠等;如触及上述内容以外的肿块(图 2-8-29),应注意其部位、大小、形态、质地、压痛、搏动、移动度。

【模拟临床场景】

体格检查考试题目:腹部包块(假定包块位于左下腹)检查(深部滑行触诊法)(8 分)

(一)体格检查(4 分)

1. 考生站位正确,告知被检者体检、姿势正确(0.5 分)

告知被检者取仰卧位,双腿屈曲,腹部放松,考生站在被检者右侧。

2. 检查手法正确,动作规范(3.5 分)

考生右手示、中、环三指并拢,于左下腹触诊(0.5 分)。将被检者腹壁下压至少 2 cm,以了解包块情况(1 分),然后将指端逐渐触向包块(1 分),并做滑动触摸,滑动方向应与包块长轴垂直(1 分)。

(二)考官提问(2 分)

1. 腹股沟和滑车上淋巴结肿大常见于什么疾病(1 分)?

答:腹股沟淋巴结肿大常见于淋病、梅毒、盆腔肿瘤(0.5 分)。滑车上淋巴结肿大常见于非霍奇金淋巴瘤(0.5 分)。

2. 假设腹部包块在左边,应该怎么触诊(1 分)?

答:用深部滑行触诊手法:右手四指并拢,嘱被检者呼气,同时右手逐渐向深部按压,触及包块后,在其上行滑动触摸(0.5 分)。检查其形状、大小、质地、有无压痛和粘连等,如为肠管,应沿其垂直方向触诊(0.5 分)。

(三)职业素养(2 分)

1. 检查前能向被检者告知,与被检者沟通态度和蔼。检查中动作轻柔,检查后告知结果,整理衣物及被褥,能体现爱伤意识。

2. 考生着装(工作衣)整洁,举止大方,语言文明,体检认真细致,能表现出良好的职业素养。

(十)液波震颤

[检查方法]

1. 向被检者交代检查目的,取得配合。被检者平卧,双腿屈曲,放松腹壁。

2. 检查者以一手掌面贴于被检者一侧腹壁,另一手四指并拢屈曲,用指端叩击对侧腹壁(或以指端冲击式触诊),如有大量腹水(3000 ~4000 mL)存在,则贴于腹壁的手掌有被液体波动冲击的感觉,即波动感。为防止腹壁本身震动而引起的波动感,可请另一人将一手尺侧缘压在脐部腹中线上,即可阻止腹壁本身震动的传导(图 2-8-30)。

(十一)振水音

[检查方法]

1. 向被检者交代检查目的,取得配合。

2. 被检者仰卧,右手始终触及腹壁,进行冲击触诊,有时也可用两手左右晃动被检者上腹部,将耳凑近上腹部静听有无振水音,亦可将听诊器膜型体件置于上腹部进行听诊。如听到胃内气体与液体相撞击而发出的声音,称为振水音(图 2-8-31)。检查前听诊器可提前捂热,培养一名临床医学生的人文素养。

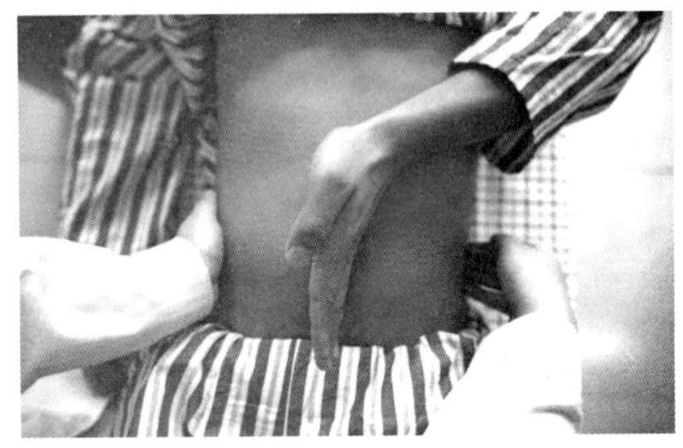

图 2-8-30 液波震颤

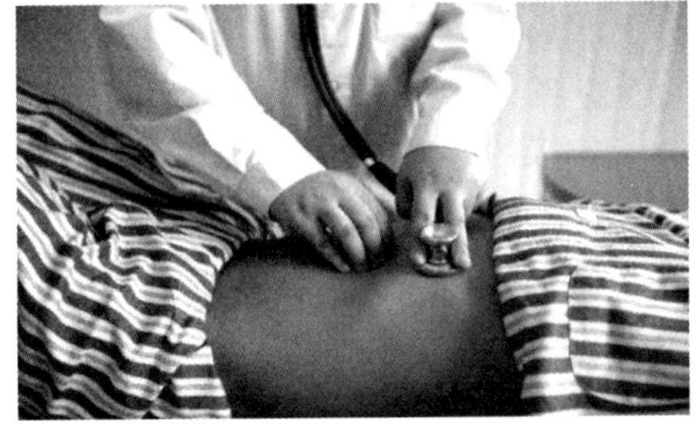

图 2-8-31 振水音检查

【模拟临床场景】

体格检查考试题目:振水音检查(须报告检查结果)(8 分)

(一)体格检查(4 分)

1. 考生站位正确,告知被检者体位、姿势正确(0.5 分)

告知被检者取仰卧位,暴露腹部,考生站在被检者右侧。

2. 检查内容正确,动作规范(3 分)

考生将听诊器体件置于被检者上腹部(1 分),同时,右手四指并拢于上腹部腹壁向下冲击振动胃部(1 分),听诊有无气、液相撞的声音(1 分)。

3. 报告检查结果(0.5 分)

报告检查结果:是否闻及振水音。

(二)考官提问(2 分)

1. 液波震颤为什么不如移动性浊音敏感(1 分)?

答:液波震颤需有 3000 mL 以上液量才能查出(0.5 分),而移动性浊音有 1000 mL 以上便呈阳性(0.5 分),故不如移动性浊音敏感。

2. 腹式呼吸减弱和消失有何临床意义(1 分)?

答:腹式呼吸减弱常因腹膜炎症、腹水、急性腹痛、腹腔内巨大肿物或妊娠等(0.5 分),腹式呼吸消失常见于胃肠穿孔所致急性腹膜炎或膈肌麻痹等(0.5 分)。

（三）职业素养（2分）

1. 检查前能向被检者告知，与被检者沟通态度和蔼。检查中动作轻柔，检查后告知结果，整理衣物及被褥，能体现爱伤意识。

2. 考生着装（工作衣）整洁，举止大方，语言文明，体检认真细致，能表现出良好的职业素养。

（十二）膀胱触诊

［检查方法］

1. 一般用单手滑行触诊法。

2. 向被检者交代检查目的，取得配合。

3. 被检者取仰卧位，检查者位于其右侧，以右手自脐开始向耻骨方向触摸。正常膀胱空虚时触不到，当膀胱积尿胀大时可在下腹正中部触及圆形包块，有囊样感。（触到后应继续触诊，明确一下膀胱的外形、边界等）。

第九节　肛门与直肠检查

【实训目标】

1. 能够规范操作肛门与直肠检查，判断应用操作的情况，并懂得其临床意义。

2. 培养科学严谨的工作态度，体现爱伤意识。

【知识回顾】

一、肛门与直肠检查

检查肛门与直肠时可根据病情需要，让患者采取不同的体位，以便达到所需的检查目的，常用的体位有：

1. 肘膝位　患者两肘关节屈曲，置于检查台上，胸部尽量靠近检查台，两膝关节屈曲成直角跪于检查台上，臀部抬高。此体位最常用于前列腺、精囊及内镜检查（图2-9-1）。

2. 左侧卧位　患者取左侧卧位，右腿向腹部屈曲，左腿伸直，臀部靠近检查台右边。医师位于患者背后进行检查。该体位适用于病重、年老体弱或女性患者（图2-9-2）。

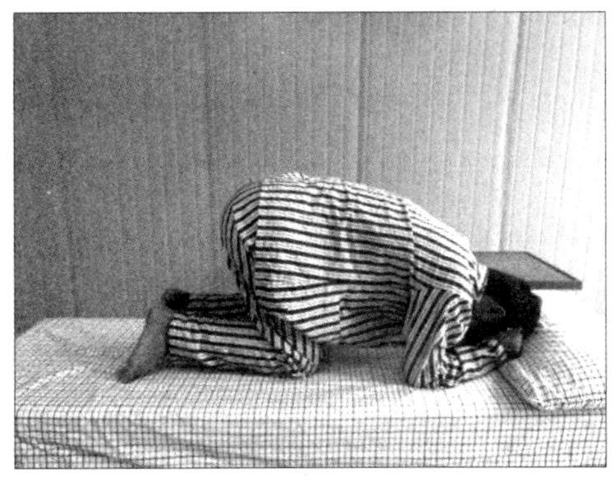

图2-9-1　肛门指诊体位（肘膝位）

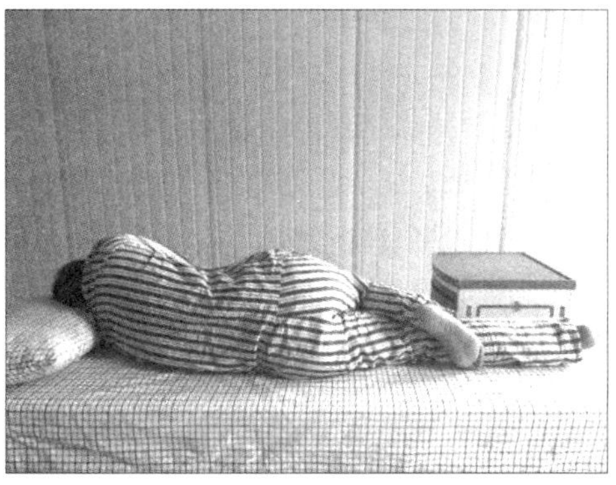

图2-9-2　肛门指诊体位（左侧卧位）

3. 仰卧位或截石位　患者仰卧于检查台上，臀部垫高，两腿屈曲、抬高并外展。适用于重症体弱患者或膀胱直肠窝的检查，亦可进行直肠双合诊，即右手示指在直肠内，左手在下腹部，双手配合，以检查盆腔脏器或病变情况。

4. 蹲位　患者下蹲呈排大便的姿势，屏气向下用力。适用于检查直肠脱出、内痔及直肠息肉等。

肛门与直肠检查所发现的病变如肿块、溃疡等应按时针方向进行记录，并注明检查时患者所取体位。肘膝位时肛门后正中点为12点钟位，前正中点为6点钟位，而仰卧位的时钟位则与此相反。

肛门与直肠的检查方法以视诊、触诊为主，辅以内镜检查。

(一) 视诊

[检查方法]

医师用手分开患者臀部，观察肛门及其周围皮肤颜色及皱褶，正常颜色较深，皱褶自肛门向外周呈放射状。让患者提肛收缩肛门时括约肌皱褶更明显，做排便动作时皱褶变浅。还应观察肛门周围有无脓血、黏液、肛裂、外痔、瘘管口或脓肿等。

1. 肛门闭锁与狭窄　多见于新生儿先天性畸形；因感染、外伤或手术引起的狭窄，常可在肛周发现瘢痕。

2. 肛门瘢痕与红肿　瘢痕多见于外伤或手术后；红肿及压痛常为肛门周围炎症或脓肿。

3. 肛裂　是肛管下端（齿状线以下）深达皮肤全层的纵形及梭形裂口或感染性溃疡。检查时肛门常可见裂口，触诊时有明显触压痛。

4. 痔　是直肠下端黏膜下或肛管边缘皮下的内痔静脉丛或外痔静脉丛扩大和曲张所致的静脉团。分为内痔、外痔和混合痔。

5. 肛门直肠瘘　简称肛瘘，检查时可见肛门周围皮肤有瘘管开口，有时有脓性分泌物流出，在直肠或肛管内可见瘘管的内口或伴有硬结。

6. 直肠脱垂　又称脱肛。检查时患者取蹲位，观察肛门外有无突出物。如无突出物或突出不明显，可让患者屏气做排便动作。

(二) 触诊

肛门和直肠触诊通常称为肛诊或直肠指诊。

[检查方法]

1. 向被检者交代检查目的，取得配合。患者可采取肘膝位（图2-9-1）、左侧卧位（图2-9-2）或仰卧位等。

2. 检查者右手示指戴指套或手套，并涂以润滑剂，如肥皂液、凡士林、液状石蜡后，让被检者行深呼吸，将示指置于肛门外口轻轻按摩，等患者肛门括约肌适应放松后，再徐徐插入肛门、直肠内。先检查肛门及括约肌的紧张度，再查肛管及直肠的内壁。注意有无压痛及黏膜是否光滑，有无肿块及搏动感。

3. 直肠指诊时应注意有无以下异常改变：

(1) 直肠剧烈触痛，常因肛裂及感染引起。

(2) 触痛伴有波动感见于肛门、直肠周围脓肿。

(3) 直肠内触及柔软、光滑而有弹性的包块常为直肠息肉。

(4) 触及坚硬凹凸不平的包块，应考虑直肠癌。

(5) 指诊后指套表面带有黏液、脓液或血液，应取其涂片镜检或作细菌学检查。

【模拟临床场景】

体格检查考试题目：肛门指诊（使用模具检查，须口述检查体位和检查结果）(10分)

(一) 体格检查(6分)

1. 考生站位正确，口述检查体位正确(2分)

被检者取左侧卧位、肘(胸)膝位或仰卧位；取左侧卧位或肘(胸)膝位时，考生在被检者右侧或后面；取截石位时，考生站在被检者前面。

2. 检查手法正确，动作规范（2 分）

考生戴手套或指套（0.5 分），涂以润滑剂（0.5 分），以右手示指轻轻按摩肛门边缘，肛门括约肌松弛（1 分）然后轻柔地插入肛门、直肠内触诊。

3. 口述检查结果正确（2 分）

报告肛周和直肠内有无触痛、肿块和狭窄，手套或指套上有无分泌物及血迹等。

（二）考官提问（2 分）

1. 肛门指诊检查后，应该注意观察指套上有哪些残留物（1 分）？

答：观察指套上有无黏液、脓液和血液等。

2. 肛门与直肠检查时，患者可采取哪些体位（1 分）？

答：肘膝位、左侧卧位、截石位、蹲位等。

（三）职业素养（2 分）

1. 检查前告知被检者检查目的，与被检者沟通态度和蔼。检查中动作轻柔，检查后告知结果，整理衣物及被褥，能体现爱伤意识。

2. 考生着装（工作衣）整洁，举止大方，语言文明，体检认真细致，能表现出良好的职业素养。

第十节　脊柱与四肢检查

【实训目标】

1 能够规范操作脊柱与四肢检查。

2. 能够描述脊柱、四肢的检查方法、顺序和内容，并懂得其临床意义。

3. 培养科学严谨的工作态度及耐心细致的医德品质。

【知识回顾】

一、脊柱检查

脊柱由 7 个颈椎，12 个胸椎，5 个腰椎，5 个骶椎，4 个尾椎组成。

（一）脊柱弯曲度

正常脊柱从侧面观察有四个生理性弯曲，即颈段稍向前凸，胸段稍向后凸，腰椎明显向前凸，骶椎则明显向后凸。从后面观察脊柱无侧弯。

［检查方法］

1. 向被检者交代检查目的，取得配合。被检者取站立位或坐位，从侧面观察生理弯曲是否存在，从背后观察躯干是否对称，注意有无异常弯曲及畸形。

2. 检查者用示、中指或拇指沿脊椎的棘突，从枕骨粗隆开始，以适当的压力（不使患者感到疼痛）自上向下划压，划压后皮肤上出现一条红色充血痕，以此痕为标准，观察脊柱有无侧弯（图 2-10-1）。正常人脊柱无侧弯。

病理性变性：

（1）颈椎变形：有无侧偏、前屈、过度后伸和僵硬感。

（2）脊柱后凸：脊柱过度后弯，也称驼背，多发于胸段脊柱。见于佝偻病、脊柱结核、强直性脊柱炎、脊椎退行性病变等。

（3）脊柱前凸：脊柱过度向前凸出，多发生在腰椎部位。见于晚期妊娠、大量腹水、腹腔巨大肿瘤、第 5 腰椎向前滑脱、水平骶椎、髋关节结核及先天性髋关节后脱位等。

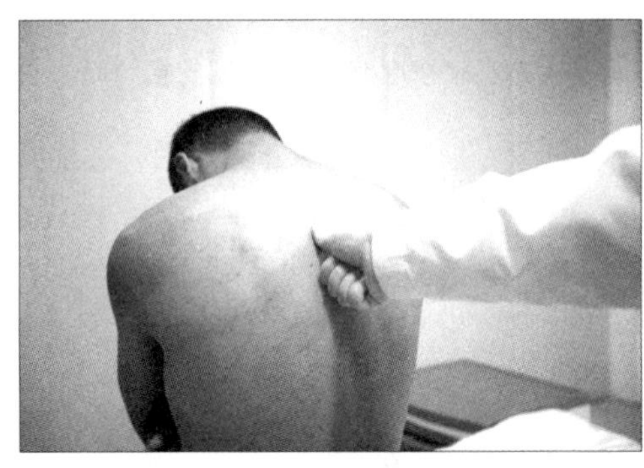
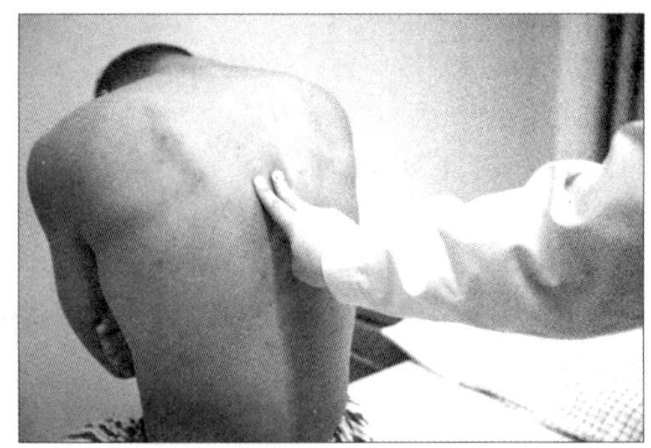

图 2-10-1　脊柱侧弯观察

(4)脊柱侧凸:脊柱离开后正中线向左或向右偏移。分为姿势性侧凸、器质性侧凸。

(二)脊柱活动度

[检查方法]

1. 向被检者交代检查目的,取得配合。

2. 分别检查颈椎及腰椎。嘱被检者做前屈、后伸、侧弯、旋转等动作,以观察脊柱的活动情况及有无变形。检查颈椎时应固定双肩,使躯干不参与运动。检查腰椎活动度可先固定骨盆再做动作。

正常脊柱有一定活动范围:颈椎>腰椎>胸椎>骶椎,见表 2-10-1。

表 2-10-1　颈、胸、腰椎及全脊椎活动范围

	前屈	后伸	左右侧弯	旋转度(一侧)
颈椎	35°~45°	35°~45°	45°	60°~80°
胸椎	30°	20°	20°	35°
腰椎	75°~90°	30°	20°~35°	30°
全脊柱	128°	125°	73.5°	115°

颈及软组织有病变时,活动常不能达以上范围,否则有疼痛感,严重时出现僵直。脊柱颈椎段活动受限常见于:①颈部肌纤维组织炎及韧带受损;②颈椎病;③结核或肿瘤浸润;④颈椎外伤、骨折或关节脱位。

脊柱腰椎段活动受限常见于:①腰部肌纤维组织炎及韧带受损;②腰椎椎管狭窄;③椎间盘突出;④腰椎结核或肿瘤;⑤腰椎骨折或脱位。

(三)脊柱压痛与叩击痛

1. 脊柱压痛

[检查方法]

(1)向被检者交代检查目的,取得配合。

(2)被检者取坐位,身体略向前倾,检查者用右手拇指从枕骨粗隆开始自上而下逐个按压脊椎棘突及椎旁肌肉,并询问被检者有无疼痛。正常每个棘突及椎旁肌肉均无压痛(图 2-10-2)。

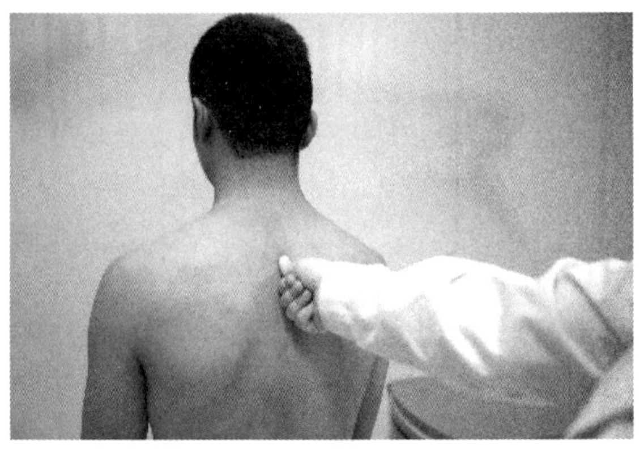

图 2-10-2　脊柱压痛

2. 脊柱叩击痛

［检查方法］

(1)直接叩击法:用中指或叩诊锤垂直叩击各椎体的棘突,多用于检查胸椎与腰椎。颈椎疾病,特别是颈椎骨关节损伤时,因颈椎位置深,一般不用此法检查。

(2)间接叩击法:被检者取端坐位,检查者将左手掌置于其头部(头顶),右手半握拳以小鱼际肌部以适当力量叩击左手背,了解被检者脊柱各部位有无疼痛。

疼痛阳性见于脊柱结核、脊椎骨折、椎间盘突出等。

颈椎病、颈椎间盘脱出症时可出现上肢的放射性疼痛。

【模拟临床场景】

体格检查考试题目:脊柱检查(须口述检查内容)(12 分)

(一)体格检查(8 分)

1. 考生站位正确,告知被检者体位、姿势正确(1 分)

告知被检者取坐位或站立位,充分暴露躯干,考生站在被检者后面。

2. 检查手法正确,动作规范(7 分)

(1)脊柱弯曲度视诊检查(1 分)

观察脊柱生理弯曲是否存在(0.5 分);有无脊柱侧弯、病理性前凸和后凸畸形(0.5 分)

(2)脊柱活动度检查(4 分)

颈椎活动度检查:考生双手固定被检者双肩(0.5 分),嘱被检者做颈部前屈、后伸、左右侧弯(1 分),左右旋转运动(0.5 分),观察被检者颈椎活动度。

腰椎活动度检查:考生双手固定被检者骨盆(0.5 分),嘱被检者做腰部前屈、后伸、左右侧屈(1 分),左右旋转运动(0.5 分),观察被检者腰椎活动度。

(3)脊柱压痛和叩击痛检查(2 分)

脊柱压痛检查:用右手拇指指腹从枕骨粗隆开始自上而下依次压颈椎、胸椎、腰骶椎棘突和椎旁肌肉,发现压痛点时须重复检查确认。(1 分)

脊柱叩击痛检查:(直接叩击法或间接叩击法任选一种)

直接叩击法:考生以叩诊锤或中指指端依次轻叩击各脊椎棘突(1 分)。

间接叩击法:考生将左手掌置于被检者头部,右手半握拳以小鱼际肌部位叩击左手背,了解被检者脊柱部位有无疼痛(1 分)。

(二)考官提问(2 分)

1. 正常成人脊柱有哪几个生理弯曲? 其凸起方向如何(1 分)?

答:正常成人脊柱有颈曲(颈段轻度前凸)、胸曲(胸段轻度后凸)、腰曲(腰段明显前凸)、骶曲(骶椎后凸)。

2. 脊柱叩击痛阳性见于哪些疾病(1 分)?

答:见于脊柱结核、脊椎骨折、椎间盘突出等。

(三)职业素养(2 分)

1. 检查前告知被检者检查目的,与被检者沟通态度和蔼。检查中动作轻柔,能体现爱伤意识。检查后告知结果,整理衣物及被褥,能体现爱伤意识。

2. 考生着装(工作衣)整洁,举止大方,语言文明,体检认真细致,能表现出良好的职业素养。

(四)特殊试验——直腿抬高试验(Lasegue 征)

［检查方法］

1. 向被检者交代检查目的,取得配合。

2. 嘱被检者仰卧,双下肢平伸,检查者一手握患者踝部,一手置于大腿伸侧,分别做双侧直腿抬高动作(图 2-10-3)。腰与大腿正常可达 80°~90°以上,若抬高不足 70°,且伴有下肢后侧放射性疼痛,则为阳性。见于腰椎间盘突出症,单纯性坐骨神经痛。

二、四肢与关节检查

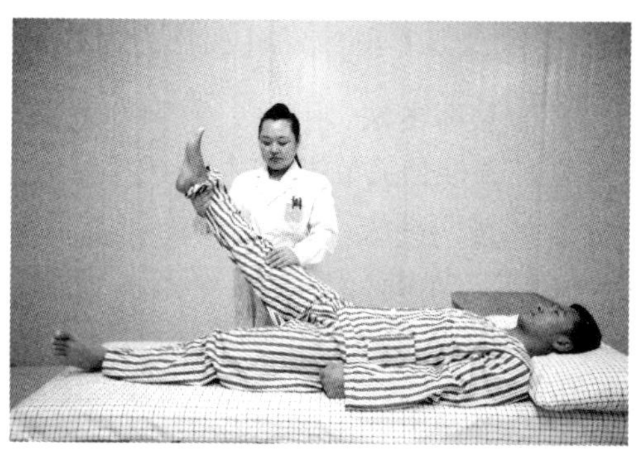

图 2-10-3　直腿抬高试验检查

（一）四肢形态

视诊和触诊互相配合。注意检查关节有无形态异常，有无肿胀、压痛及波动感等。关节有无脱位、变形，观察有无膝内、外翻及足内、外翻，有无杵状指、匙状甲或爪形手等。有无肢端肥大、肌肉萎缩、下肢静脉曲张及水肿等。

1. 上肢

（1）肩关节：外形、运动、压痛点。

（2）肘关节：形态、运动、触诊。

（3）腕关节及手：外形、局部肿胀与隆起、畸形。

2. 下肢

髋关节、膝关节、踝关节与足。

3. 病理性

（1）腕垂症：桡神经损伤。

（2）猿掌：正中神经损伤。

（3）爪形手：呈鸟爪形，尺神经损伤，进行性肌萎缩。

（4）餐叉样：Colles 骨折。

（5）杵状指：末端增生、肥厚、增宽，指甲从根部到末端拱形隆起呈杵状。

（6）匙状甲：反甲，指甲中央凹陷、边缘翘起，指甲变薄，表面粗糙有条纹。

（7）膝外翻：X 状，双腿并拢，二股骨内髁及二胫骨内髁可同时接触，两髁距离增宽，小腿向外偏斜。

（8）膝内翻：O 状，双股骨内髁间距增大，小腿向内偏斜，膝关节向内形成角度。

（9）足内翻：跟骨内旋、前足内收，足纵弓高度增加，足不能踏平，外侧着地。

（10）足外翻：跟骨外旋，前足外展，足纵弓塌陷，舟骨突出，扁平状，跟腱延长线落在跟骨内侧。

（二）功能

1. 上肢检查

（1）双手下垂，手心向内，两手能下垂说明肘关节伸直正常。

（2）两上肢向上举，两手合拢并能置于头后说明肩关节外展、外旋及肘关节屈曲运动正常。

（3）两肘弯曲至 90°，肘部靠拢腋下部胸壁，两前臂做内、外旋转运动如手掌向上能转为向下者，则表示桡尺关节功能正常。

2. 下肢检查

（1）被检者取直立姿势时，观察膝关节能否伸直。

（2）两下肢下蹲及立起活动，观察髋关节及膝关节的屈曲能力。

（3）一腿直立，另一腿伸直外展及旋转活动，检查髋关节的外展及旋转功能。

【模拟临床场景】

体格检查考试题目：手部及其关节视诊检查（须口述视诊内容）（6 分）

（一）体格检查（2 分）

1. 考生站位正确，告知被检查者体位、姿势正确（0.5 分）

告知被检者取站立位、坐位或仰卧位，双手自然放松并充分暴露，考生站在被检查者前面或右侧。

2. 视诊并口述检查内容及结果(1.5 分)

视诊被检者双手有无红肿、皮肤破溃、皮下出血、有无肌肉萎缩等(0.5 分)。手指末节有无发绀、苍白;有无杵状指、反甲(匙状甲)等(0.5 分)。双手指关节有无畸形、肿胀、活动受限(0.5 分)。

(二)考官提问(2 分)

1. 病理性的杵状指见于什么病(1 分)?

答:见于慢性肺气肿、先天性心脏病、肝硬化等。

2. 体检时发现指甲为"匙状甲"(反甲),有何临床意义(1 分)?

答:"匙状甲"(反甲)常见于缺铁性贫血和高原疾病。

(三)职业素养(2 分)

1. 检查前能告知被检者检查目的,与被检者沟通态度和蔼。检查中动作轻柔,能体现爱伤意识。检查后告知结果,整理衣物及被褥,能体现爱伤意识。

2. 考生着装(工作衣)整洁,举止大方,语言文明,体检认真细致,能表现出良好的职业素养。

(三)特殊试验——浮髌试验

[检查方法]

1. 向被检者交代检查目的,取得配合。被检者取仰卧位,下肢伸直放松。

2. 检查者左手虎口卡于被检者髌骨上极,并加压压迫髌上囊,使关节液集中于髌骨底面,另一手拇指与中指放在膝关节两侧,示指垂直按压髌骨并迅速抬起,按压时髌骨与关节面有碰触感,松手时髌骨浮起,即为浮髌试验阳性,提示中等量以上关节积液(50 mL)(如乒乓球放在水里沉浮感)(图 2-10-4),附示意图(图 2-10-5)。

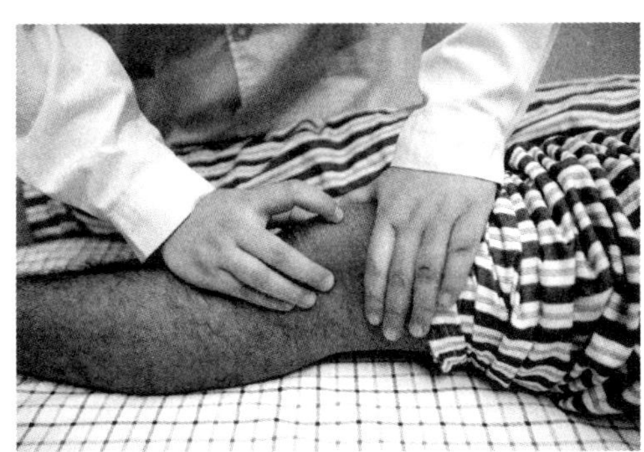

图 2-10-4 浮髌试验

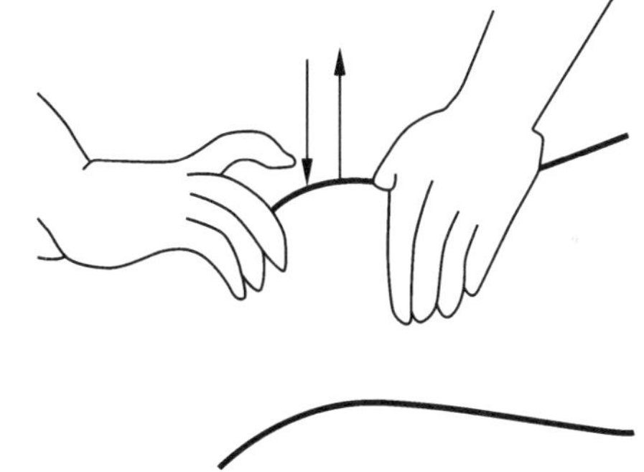

图 2-10-5 浮髌试验示意图

【模拟临床场景】

体格检查考试题目:小腿和膝关节检查(包括浮髌试验,须口述检查内容及浮髌试验阳性表现)(10 分)

(一)体格检查(6 分)

1. 考生站位正确,告知被检者体位、姿势正确(0.5 分)。

告知被检者取坐位或仰卧位,双侧小腿自然放松并充分暴露,考生站在被检查者前面或右侧。

2. 检查方法正确,动作规范(口述检查内容正确)(4.5 分)

(1)双侧小腿和膝关节视诊(2 分)

被检查者双侧小腿有无皮损或溃烂、皮下出血、粗细不等、肿胀、表浅、静脉曲张等(1 分),双膝关节有无畸形、肿胀、活动受限等。(1 分)

(2)双侧小腿和膝关节触诊(1 分)

考生按压胫前皮肤,观察有无凹陷(0.5 分);按压膝关节,观察膝关节有无压痛,周围有无包块(0.5 分)。

(3)浮髌试验(1.5 分)

考生左手拇指和其余手指分别固定在被检查者膝关节上方两侧(0.5 分),右手拇指和其余手指分别固定在被检查者膝关节下方两侧,以一手示指按压髌骨,了解髌骨有无浮动感(0.5 分)。浮髌试验阳性表现:髌骨若有浮动感,则为浮髌试验阳性(0.5 分)。

3. 膝关节活动检查(1 分)

屈曲被检查者膝关节,观察小腿后部与大腿后部能否相贴(0.5 分),关节能否伸直(0.5 分)。

(二)考官提问(2 分)

1. 浮髌试验阳性表现及意义是什么(1 分)?

答:浮髌试验阳性表现是按压髌骨时有浮动感(0.5 分),提示关节腔积液超过 50 mL(0.5 分)。

2. 简单描述髌阵挛的阳性反应及其临床意义(1 分)?

答:阳性反应是股四头肌发生节律性收缩,使髌骨上下移动(0.5 分)。为膝反射极度亢进、锥体束受损的表现(0.5 分)。

(三)职业素养(2 分)

1. 检查前能向被检者告知,与被检者沟通态度和蔼。检查中动作轻柔,能体现爱伤意识。检查后告知结果,整理衣物及被褥,能体现爱伤意识。

2. 考生着装(工作衣)整洁,举止大方,语言文明,体检认真细致,能表现出良好的职业素养。

第十一节　神经系统检查

【实训目标】

1. 能够描述神经系统检查的内容及方法(感觉、运动及自主神经功能的检查);描述神经反射的检查方法及临床意义。能够规范操作脑神经检查、运动功能检查、感觉功能检查、神经反射、脑膜刺激征等操作,并判断检查结果是否正常。

2. 明确神经系统疾病诊断的重要性,培养严谨的科学态度,在检查过程中能够表现出对被检者的尊重与关怀,体现职业素养。

【知识回顾】

一、脑神经检查

(一)嗅神经:感觉神经

[检查方法]

检查时用醋、酒、香皂等分别置于被检者左右鼻孔下试之(闭目,不试的一侧可令患者用手按住),要求被检者分辨各物品的气味。试验结果分别描述为正常、减退、消失、过敏(一侧或双侧),双侧嗅觉障碍多由于鼻腔和鼻道疾病所致,一侧嗅觉丧失或减退由于前颅凹病变引起。

(二)视神经:感觉神经

当被检查者有视物模糊,视力减退、盲点、头痛等症状时,应检查视神经。包括:

1. 眼底　用眼底镜检查。

2. 视力　可用远或近距离视力表。

3. 视野　分周边视野和中心视野。

[检查方法]

(1)周边视野(手势对比检查法):被检者与检查者相距 1 m 对面而坐,测试左眼时,被检者遮其右眼，左眼注视检查者右眼，检查者遮其左眼，用示指或视标在两人中间等距离处分别从上、下、左、右方向自周围向中央移动，嘱被检者看到后告知，可与检查者的正常视野比较。用周边视野计可精确测定。

(2)中心视野：被检者遮住一只眼，然后询问是否可以看到整个检查者的脸。若仅能看见一只眼或没看到嘴，则可能存在中心视野缺损。

(三)动眼神经、滑车神经、外展神经

共同支配眼球运动，合称眼球运动神经，可同时检查。

1. 外观　观察双侧眼裂的大小、上眼睑有无下垂，眼球有无突出或内陷，眼球有无斜视、同向偏斜。

2. 运动　注意其受限方向和程度，注意有无复视和眼球震颤。

3. 瞳孔　注意两侧瞳孔大小、对光反应、集合反射有无异常。

(四)三叉神经：混合性神经(先静态再动态)

感觉神经纤维周围性分布分为三叉神经眼支、三叉神经上颌支、三叉神经下颌支，主要支配面部皮肤、眼、鼻、口腔黏膜的感觉(图2-11-1)。运动纤维主要支配咀嚼肌、颞肌、翼状内外肌。检查内容有：面部感觉、角膜反射、运动功能等。

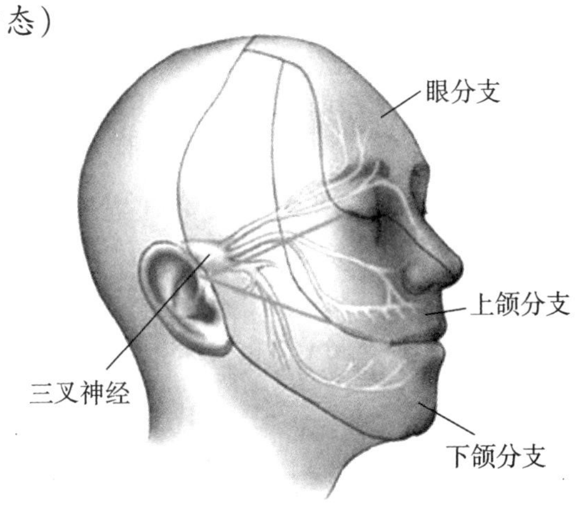

图2-11-1　三叉神经的分支

1. 面部感觉

[检查方法]

嘱被检者闭眼，用针、棉签以及盛冷、热水的试管分别检查三叉神经分布区域(眼支、上颌支、下颌支)皮肤的痛、触和温度觉，两侧对比，内外对比，观察有无感觉障碍并定出其区域。周围性感觉障碍表现为感觉缺失，核性感觉障碍呈葱皮样感觉障碍。

2. 角膜反射

[检查方法]

嘱被检者眼向内侧注视，以捻成细束的棉絮从被检者视野外接近并轻触外侧角膜，避免触及睫毛，正常反应为被刺激侧迅速闭眼和对侧也出现眼睑闭合反应，前者称直接角膜反射，后者称间接角膜反射。直接、间接角膜反射均消失见于三叉神经传入障碍。直接反射消失、间接反射存在，见于患侧面神经瘫痪(传出障碍)。

3. 运动功能

[检查方法]

先静态观察咀嚼肌、颞肌有无萎缩，再用双手分别按在两侧肌肉上，让被检者做咀嚼动作，注意有无肌张力与收缩力减弱，两侧是否相等。嘱被检者张口，以露齿时上下门齿的中缝线为标准，观察下颌有无偏斜。当一侧三叉神经运动纤维受损时，病侧咀嚼肌肌力减弱或出现萎缩，张口时由于翼状肌瘫痪，下颌偏向病侧。

(五)面神经：混合神经(先静止再动态)

1. 运动功能

[检查方法]

检查面部表情肌时，首先静态观察双侧额纹、眼裂、鼻唇沟和口角是否对称。然后，嘱被检者做皱额、闭眼、露齿、微笑、鼓腮或吹口哨动作(图2-11-2)。如有两侧面肌不对称,要区别中枢性或周围性面瘫(图2-11-3)。

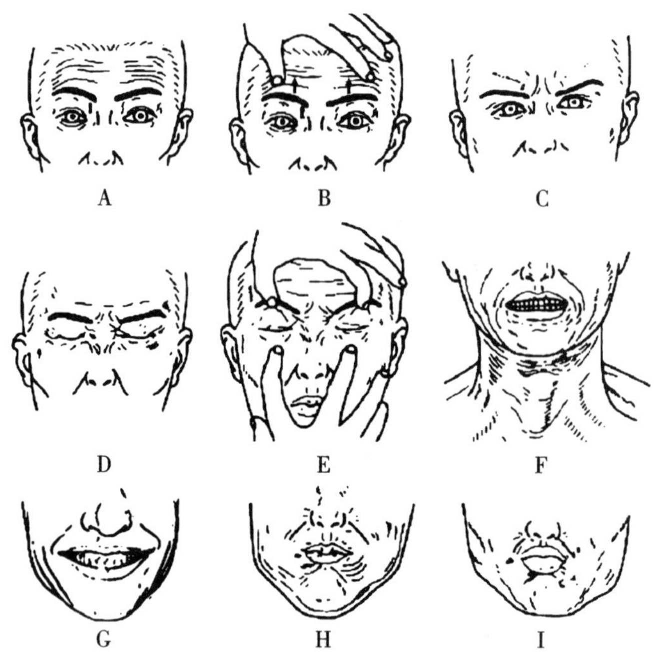

图2-11-2　面神经运动功能检查

A. 皱额;B. 皱额肌力;C. 皱眉;D. 闭眼;E. 闭眼力;F. 露齿;G. 微笑;H. 鼓腮;I. 吹口哨

(1)中枢性面瘫:(核以上的皮质脑干束受损时)病灶对侧1/4瘫。

由于上半部面肌受双侧皮质运动区的支配,皱额、闭眼无明显影响,只出现病灶对侧下半部面部表情肌的瘫痪,如上唇和口角的瘫痪,即鼻唇沟变浅,静止或露齿时口角歪向病灶侧,鼓腮及吹口哨时病灶对侧漏气。

(2)周围性面瘫:(核或核下性)患侧1/2瘫。

一侧面神经周围性损害,患侧额纹减少,眼裂增大、鼻唇沟变浅,不能皱额;闭眼、微笑或露齿时口角歪向健侧,鼓腮及吹口哨时患侧漏气。

2. 味觉检查

[检查方法]

被检者伸舌,将不同味感的物质少量以棉签涂于一侧舌面测试味觉,不能讲话、缩舌、吞咽,用手指指出纸上的甜、咸、酸或苦4个字之一。先试可疑

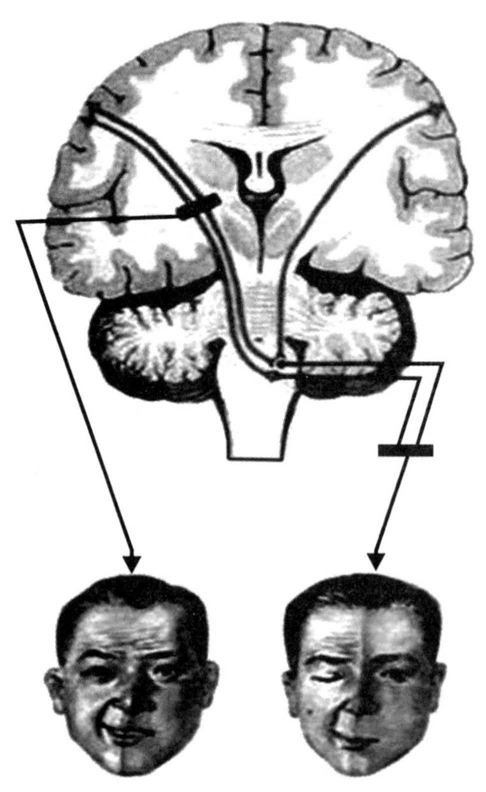

图2-11-3　中枢性和周围性面瘫

中枢性面瘫(左)和周围性面瘫(右)

侧，再试另一侧。每种味觉试验完后漱口。面神经损害者舌前2/3味觉丧失。

（六）位听神经

听神经：感觉神经，前庭、耳蜗。

听力检查通过对话、耳语、听表音、音叉等来判断，如需准确资料可用电测听仪检查，听神经损害出现听力障碍及耳鸣。

前庭功能：前庭症状主要是平衡障碍，包括：步态不稳、眩晕、眼球震颤等。

（七）舌咽神经、迷走神经：密切配合

1. 运动

［检查方法］

注意被检者有无发音嘶哑、带鼻音或完全失音，是否呛咳、有无吞咽困难。观察被检者张口发"啊"音时悬雍垂是否居中，两侧软腭上抬是否一致。

（1）一侧神经受损时，该侧软腭上抬减弱，腭垂偏向健侧（图2-11-4）。

（2）双侧神经麻痹时，腭垂虽居中，但双侧软腭上抬受限，甚至不能上抬。

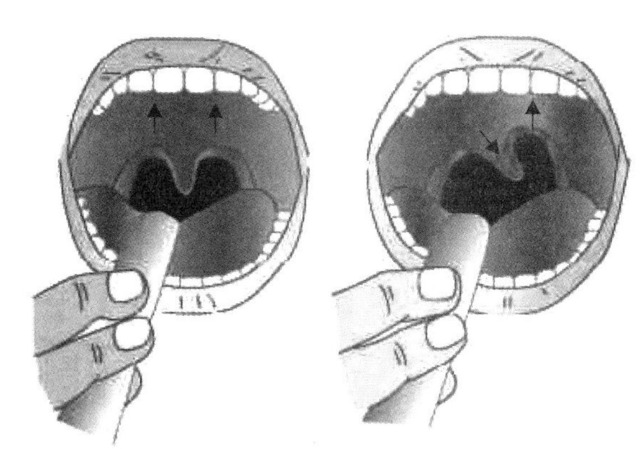

图2-11-4　右侧舌咽神经受损（右图）

2. 咽反射

［检查方法］

用压舌板轻触左侧或右侧咽后壁，正常者出现咽部肌肉收缩和舌后缩，并有恶心反应，有损害者则患侧反射迟钝或消失。

3. 感觉

［检查方法］

用棉签轻触两侧软腭和咽后壁，观察感觉。另外，舌后1/3味觉减退为舌咽神经损害。

（八）副神经：运动神经（先静止再动态）

功能：支配胸锁乳突肌、斜方肌。

［检查方法］

观察胸锁乳突肌及斜方肌有无萎缩，有无斜颈及垂肩。

嘱被检者做耸肩或转头运动，先让被检者自主做以上动作，然后检查者给予一定的阻力，比较两侧肌力。副神经受损时，向对侧转头及同侧耸肩无力或不能，同侧胸锁乳突肌及斜方肌萎缩。

（九）舌下神经：运动神经

功能：支配舌肌全部。

［检查方法］

嘱被检者伸舌，注意观察有无伸舌偏斜、舌肌萎缩、肌束颤动（图2-11-5）。

中枢性损害：一侧舌下神经核上性

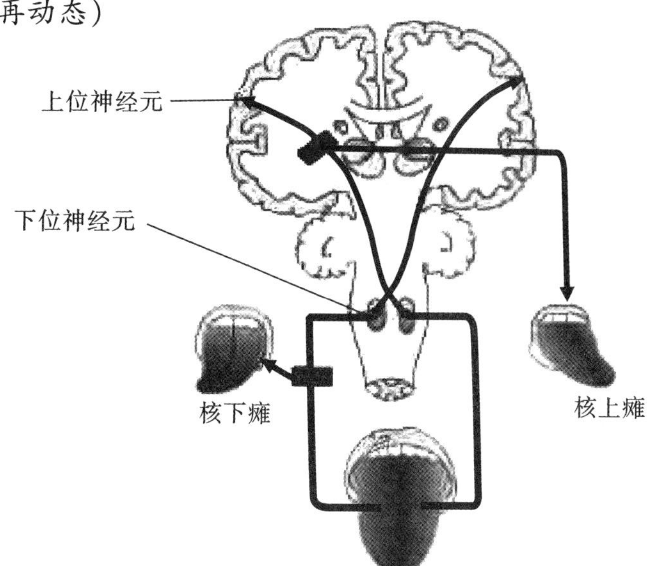

图2-11-5　中枢性与周围性舌瘫

病变引起伸舌时偏向病灶对侧，无舌肌萎缩及肌纤维震颤。

周围性损害：一侧舌下神经核下性病变引起伸舌时偏向患侧，并伴有舌肌萎缩及肌纤维性震颤。

二、运动功能检查

（一）肌力

肌肉运动的最大收缩力。

［检查方法］

1. 向被检者交代检查目的，取得配合。

2. 嘱被检者做肢体伸屈动作，检查者从相反方向给予阻力，测试其对阻力的克服力量，并注意两侧比较（图 2-11-6）。

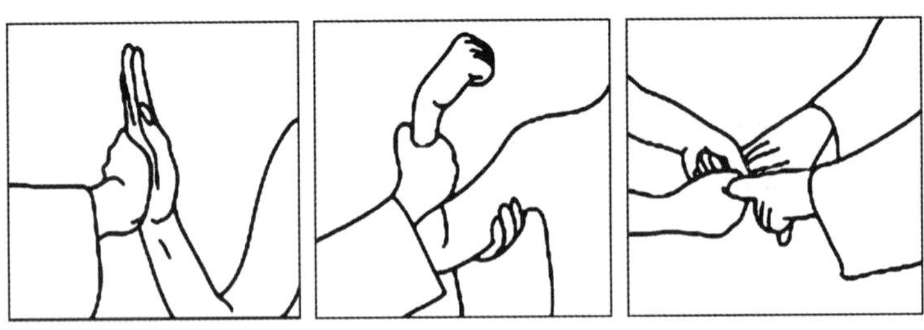

图 2-11-6　肌力检查

肌力记录 0 ~ 5 级的六级分级法：

0 级　完全瘫痪，测不到肌肉收缩。

1 级　仅测到肌肉收缩，但不能产生动作。

2 级　肢体在床面上能水平移动，但不能抵抗自身重力，不能抬离床面。

3 级　肢体能抬离床面，但不能抗阻力。

4 级　能做抗阻力动作，但不完全。

5 级　正常肌力。

（二）肌张力

指静息状态下的肌肉紧张度和被动运动时遇到的阻力，其实质是一种牵张反射，通过反射中枢控制。

［检查方法］

1. 向被检者交代检查目的，取得配合。

2. 嘱被检者肌肉放松，触摸肌肉的硬度，伸屈其肢体时感知肌肉被动伸屈的阻力作判断。

（1）肌张力增高：触摸肌肉坚实感，伸屈肢体时阻力增加。

1）痉挛状态（折刀现象）：在被动伸屈其肢体时，起始阻力大，终末突然阻力减弱，锥体束受损。

2）铅管样强直：即伸肌和屈肌的肌张力均增高，做被动运动时各个方向的阻力均匀一致增高。锥体外系受损。

3）齿轮状阻力增高

（2）肌张力降低：肌肉松软，伸屈其肢体时阻力低，关节运动范围扩大。下运动神经元病变、小脑病变。

（三）不自主运动

多为锥体外系受损。震颤、舞蹈样运动、手足徐动。

（四）共济运动

1. 指鼻试验

［检查方法］

（1）向被检者交代检查目的，取得配合。被检者取站立位或坐位，检查者站在被检者前面或右侧。

（2）嘱被检者先以示指接触距其前方 0.5 m 检查者的示指，再以示指触自己的鼻尖，先慢后快，先睁眼后闭眼，反复上述运动（图 2-11-7）。两侧对比。观察指鼻动作是否笨拙、不准确、不协调或不平稳。

小脑半球病变时同侧指鼻动作笨拙、不准确、不协调、不平稳。如睁眼时指鼻准确，闭眼时出现障碍则为感觉性共济失调。睁眼时仅见轻微障碍，闭目时由于失去了视觉的补偿，与睁眼时有很大差别，甚至找不到自己的鼻尖提示是感觉性共济失调。

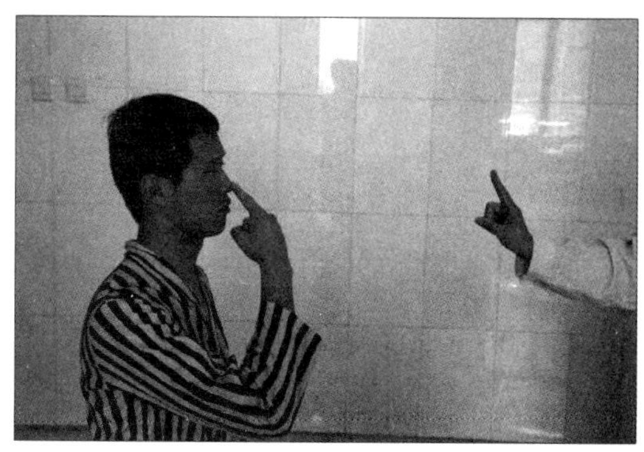
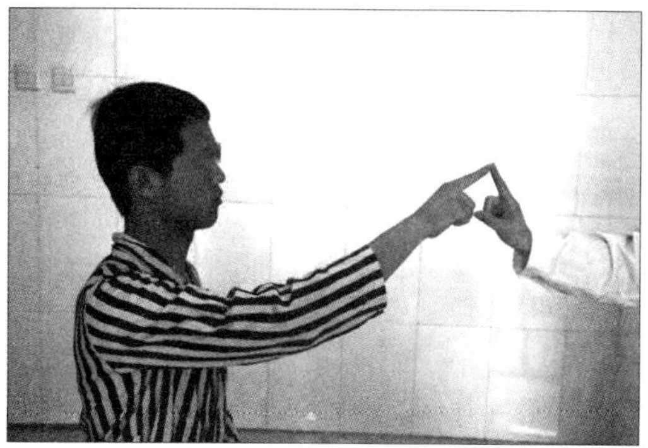

图 2-11-7　指鼻试验检查

［注意事项］

（1）手部有残疾或损伤的患者不宜检查。

（2）检查前要将指甲剪短剪平，防止戳伤自己的脸部。

（3）睁眼时，要小心患者戳到自己眼睛。

2. 跟-膝-胫试验

［检查方法］

（1）向被检者交代检查目的，取得配合。被检者取仰卧位，检查者站在被检者右侧。

（2）嘱被检者上抬一侧下肢，将足跟置于另一下肢膝盖下端，再沿着胫骨前缘向下移动，先睁眼、后闭眼重复进行（图 2-11-8）。两侧对比。

小脑损害时，睁眼、闭眼动作均不稳；感觉性共济失调者则闭眼时足跟难以寻到膝盖。

3. 快速轮替动作

［检查方法］

（1）向被检者交代检查目的，取得配合。

（2）嘱被检者伸直手掌并以前臂做快速旋前旋后动作，或一手用手掌、手背连续交替拍打对侧手掌。共济失调者动作缓慢、不协调。

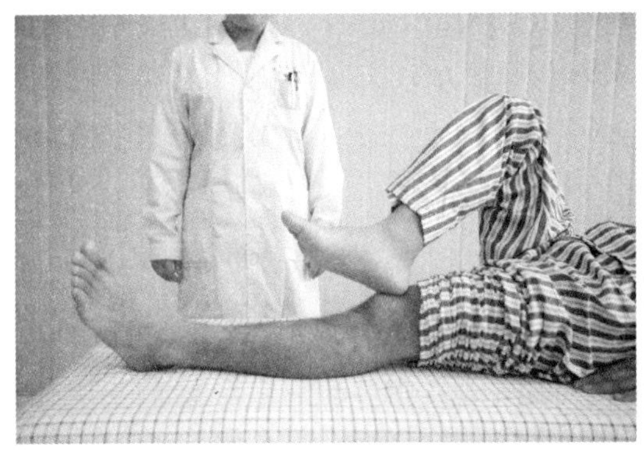
A

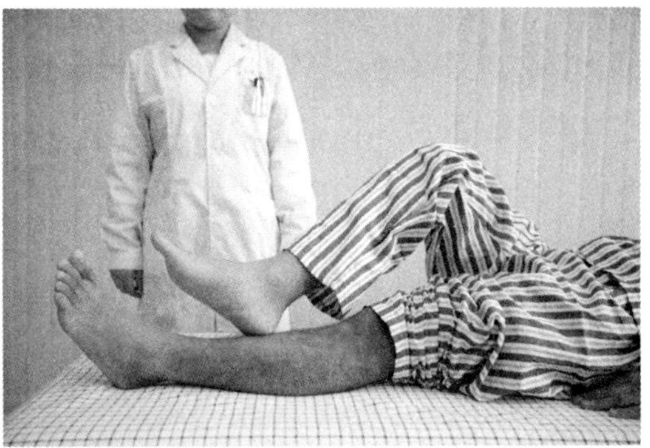
B

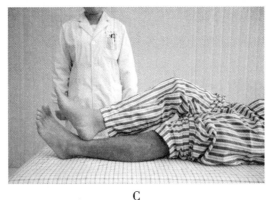

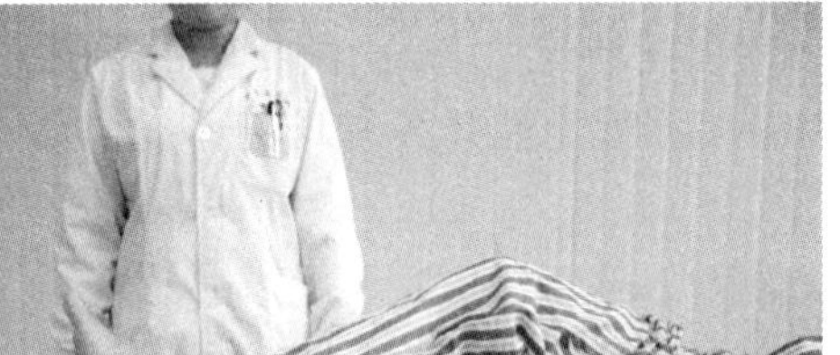
C

图2-11-8　跟-膝-胫试验检查

4. 闭目难立征

[检查方法]

(1)向被检者交代检查目的,取得配合。

(2)嘱被检者足跟并拢站立,双手向前平伸,先睁眼后闭眼,若出现身体摇晃或倾斜为阳性,提示小脑病变(图2-11-9),注意保护患者安全。如睁眼时能站稳而闭眼时站立不稳,则为感觉性共济失调。

三、感觉功能检查

要求:①被检者意识清晰;②要求被检者闭目;③检查时注意左右对比、远近对比。

(一)浅感觉检查

1. 痛觉

[检查方法]

(1)向被检者交代检查目的,取得配合。

(2)用大头针针尖或钝头竹签均匀地轻刺被检者皮肤,询问被检者是否疼痛,注意两侧对比,记录痛感障碍类型(正常、过敏、减退、消失)与范围。

障碍见于脊髓丘脑侧束损害。

2. 触觉

[检查方法]

(1)向被检者交代检查目的,取得配合。

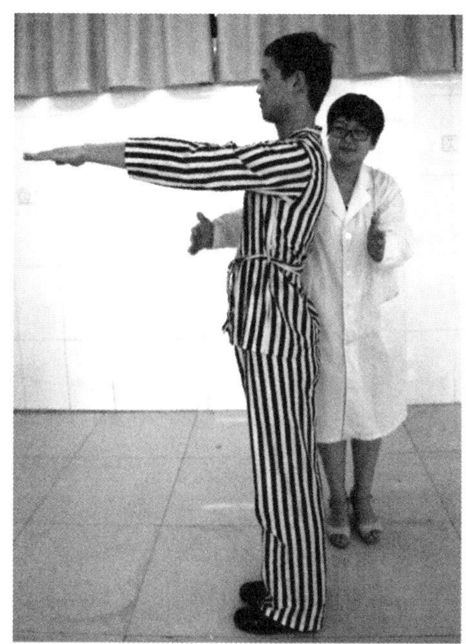
A. 睁眼

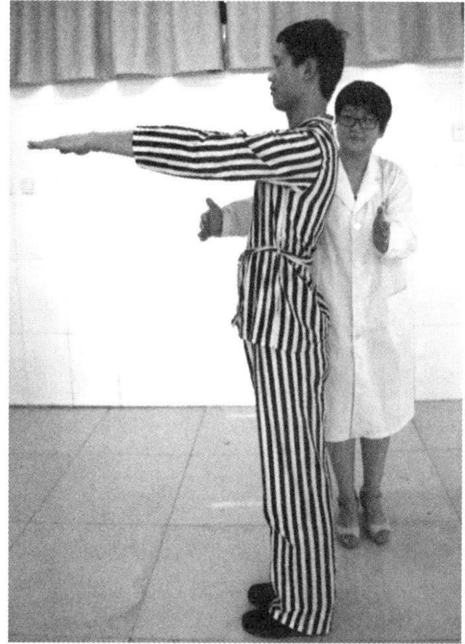
B. 闭眼

图 2-11-9　闭目难立征

(2)用棉签轻触被检者的皮肤或黏膜,询问有无感觉。

障碍见于脊髓丘脑前束和后索病损。

3. 温度觉

[检查方法]

(1)向被检者交代检查目的,取得配合。

(2)用盛有热水(40~50 ℃)、冷水(5~10 ℃)的试管分别交替接触被检者皮肤,嘱被检者辨别冷、热感。

障碍见于脊髓丘脑侧束损害。

(二)深感觉检查

1. 运动觉

[检查方法]

(1)向被检者交代检查目的,取得配合。

(2)检查者轻轻夹住被检者的手指或足趾两侧,上下移动(角度:15°~20°),令被检者根据感觉说出"向上"或"向下"(图 2-11-10)。

障碍见于后索病损。

2. 位置觉

[检查方法]

(1)向被检者交代检查目的,取得配合。

(2)检查者将被检者的肢体摆成某一姿势,请被检者描述该姿势或用对侧肢体模仿。

障碍见于后索病损。

3. 震动觉

[检查方法]

(1)向被检者交代检查目的,取得配合。

(2)用震动着的音叉(128 Hz)柄置于骨突起处(如内、外踝,手指、桡、尺骨茎突、胫骨、膝盖),询问有无震动感觉,判断两侧有无差别(图 2-11-11)。

障碍见于后索病损。

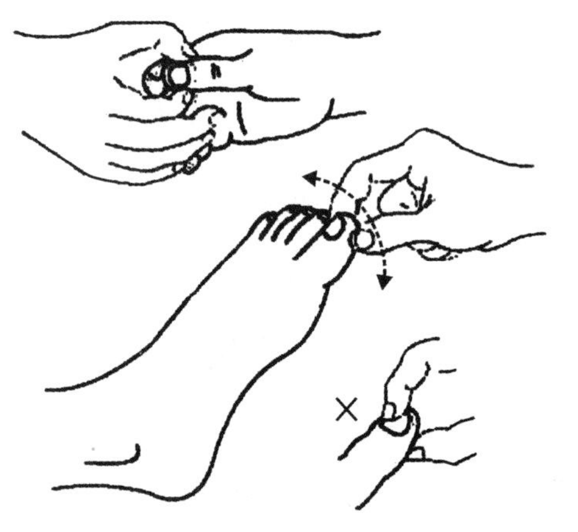

图 2-11-10　运动觉检查

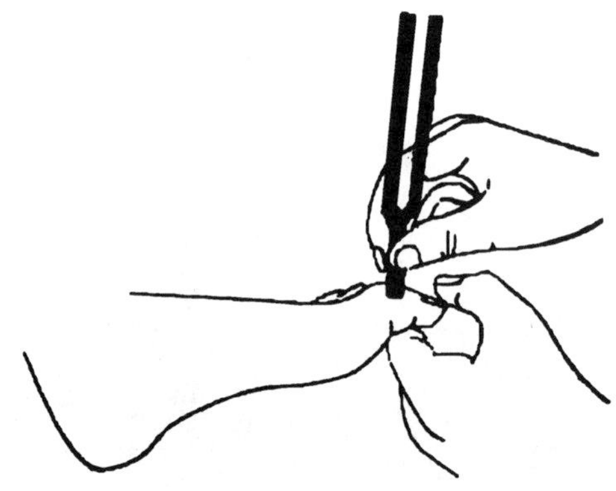
图 2-11-11　震动觉检查

(三)复合感觉检查

大脑综合分析的结果,也称皮质感觉。

1. 皮肤定位觉

[检查方法]

(1)向被检者交代检查目的,取得配合。

(2)以手指或棉签轻触患者皮肤某处,让被检者指出被触部位。

障碍见于皮质病变。

2. 两点辨别觉

[检查方法]

(1)向被检者交代检查目的,取得配合。

(2)以钝脚分规轻轻刺激皮肤上两点(小心不要造成疼痛),检测被检者辨别两点的能力,再逐渐缩小双脚间距,直到感觉为一点时,测其实际间距,两侧比较。

正常:手指 2 mm,舌 1 mm,脚趾 3 ~ 8 mm,手掌 8 ~ 12 mm,后背 40 ~ 60 mm;障碍时则为额叶病变。

3. 实体觉

[检查方法]

(1)向被检者交代检查目的,取得配合。

(2)嘱被检者用单手触摸熟悉的物体,如钢笔、钥匙、硬币等,并说出物体名称。先测功能差的一侧,再测另一手。

障碍见于皮质病变。

4. 体表图形觉

[检查方法]

(1)向被检者交代检查目的,取得配合。

(2)在被检者皮肤上画图形(方形、圆形、三角形等)或写简单的字(一、二、十等),观察其能否识别,双侧对照。

障碍见于丘脑水平以上病变。

四、神经反射检查

（一）浅反射

刺激皮肤、黏膜或角膜等引起的反应。

1. 角膜反射

［检查方法］

（1）向被检者交代检查目的，取得配合。被检者取仰卧位或坐位。

（2）被检查者向内上方注视，检查者用细长棉絮从被检者视野外接近并轻触外侧角膜，避免触及睫毛。正常反应为被刺激侧迅速闭眼和对侧也出现眼睑闭合反应；前者称为直接角膜反射，后者称为间接角膜反射（图 2–11–12），附示意图（图 2–11–13）。

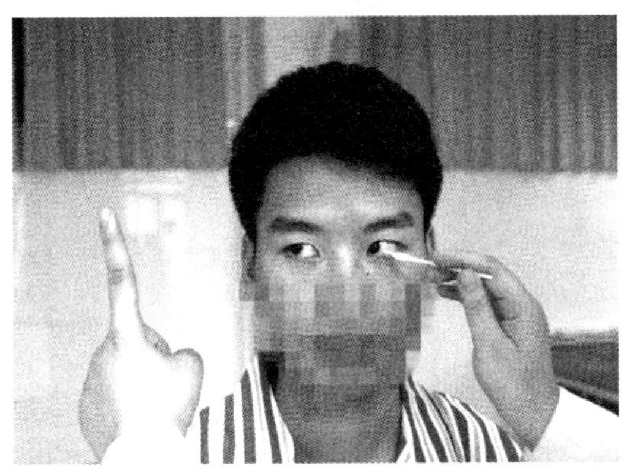

图 2–11–12　角膜反射

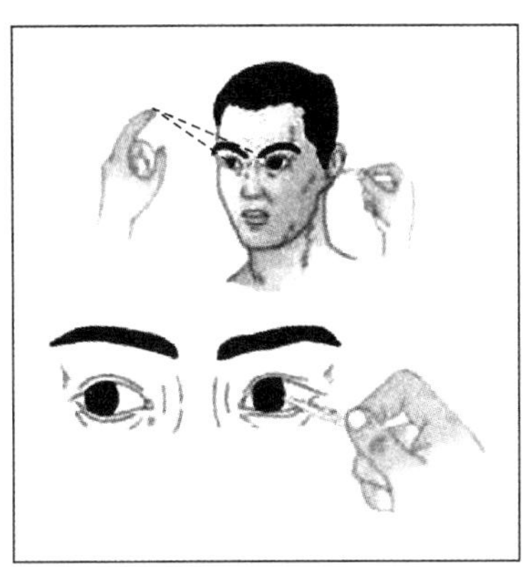

图 2–11–13　角膜反射示意图

直接、间接角膜反射均消失见于三叉神经传入障碍。

直接反射消失、间接反射存在见于患侧面神经瘫痪（传出障碍）。

2. 腹壁反射

［检查方法］

（1）向被检查者交代检查目的，取得配合。被检者取仰卧位。

（2）嘱被检查者双腿稍屈曲，使腹壁松弛，用钝头竹签分别沿肋缘下（胸髓 7 ~ 8 节）、脐平（胸髓 9 ~ 10 节）及腹股沟上（胸髓 11 ~ 12 节）的方向，由外向内轻划腹壁皮肤（图 2–11–14），正常反应是上、中或下部局部腹肌收缩。

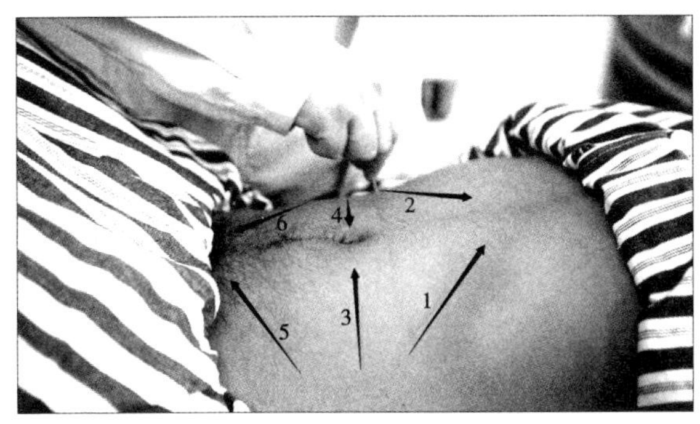

图 2–11–14　腹壁反射

反射消失分别见于上述不同平面的胸髓病损。

双侧上、中、下部反射均消失见于昏迷和急性腹膜炎患者。

一侧消失见于同侧锥体束病损。

3. 提睾反射　双侧反射消失为腰髓1～2节病损。

4. 跖反射

［检查方法］

(1)向被检者交代检查目的，取得配合。

(2)嘱被检者仰卧位，下肢伸直，检查者以手持患者踝部，用钝头竹签轻划被检者足底外侧缘，自足跟向前划至小趾跖关节处转向蹲趾侧(图2-11-15)。正常反应为足跖屈曲。反射消失为骶髓1～2节病损。

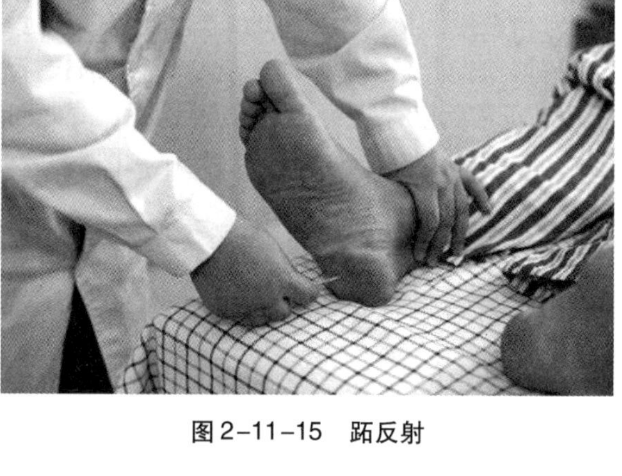

图2-11-15　跖反射

5. 肛门反射　反射障碍为骶髓4～5节或肛尾神经病损。

(二)深反射

刺激骨膜、肌腱经深部感受器完成的反射，也称腱反射。

检查时嘱被检者合作，肢体肌肉应放松，检查者叩击力量要均等，两侧要对比。

反射强度：

0:反射消失。

+:肌肉收缩存在，但无相应关节活动。

++:肌肉收缩并导致关节活动，为正常反射。

+++:反射增强，可为正常或病理状况。

++++:反射亢进并伴有阵挛，为病理状况。

1. 肱二头肌反射

［检查方法］

(1)向被检者交代检查目的，取得配合。

(2)被检者上肢肘部稍微屈曲，并使前臂稍内旋，检查者以左手拇指置于被检者的肱二头肌腱上，右手持叩诊锤叩击左拇指。可使肱二头肌收缩，前臂快速屈曲。反射中枢为颈髓5～6节(图2-11-16)。

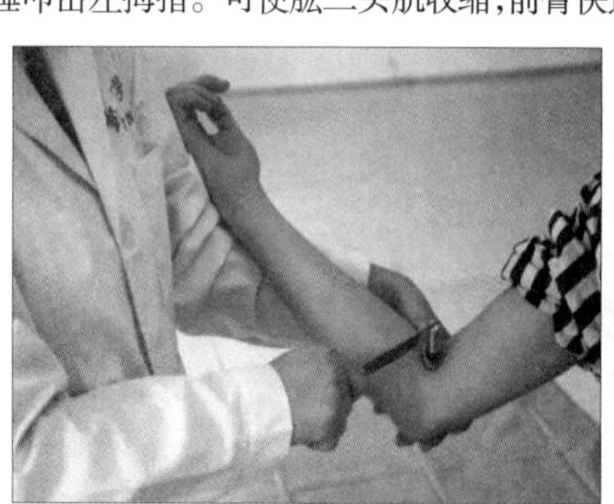

右上肢

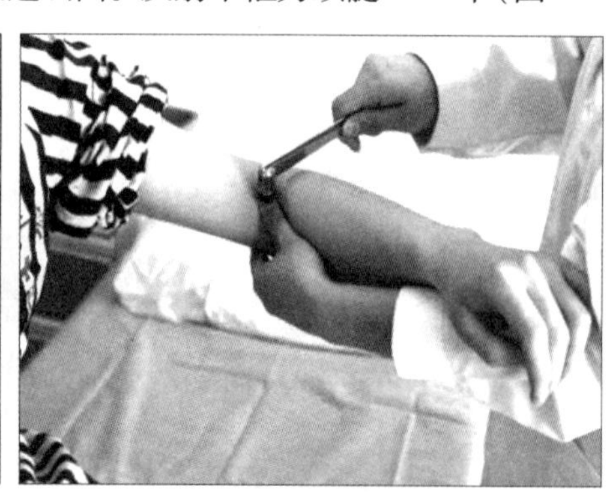

左上肢

图2-11-16　肱二头肌反射

2. 肱三头肌反射

［检查方法］

（1）向被检者交代检查目的，取得配合。

（2）被检者外展上臂，肘部半屈，检查者左手托住其前臂，用叩诊锤叩击鹰嘴上方的肱三头肌腱，可使肱三头肌收缩，引起前臂伸展（图 2–11–17）。反射中枢为颈髓 6 ~7 节。

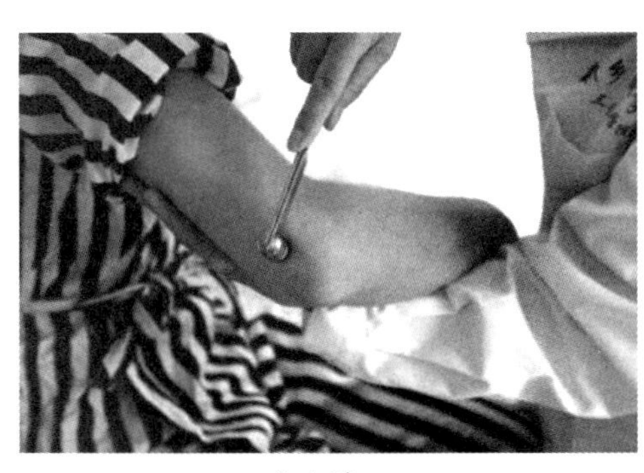

右上肢

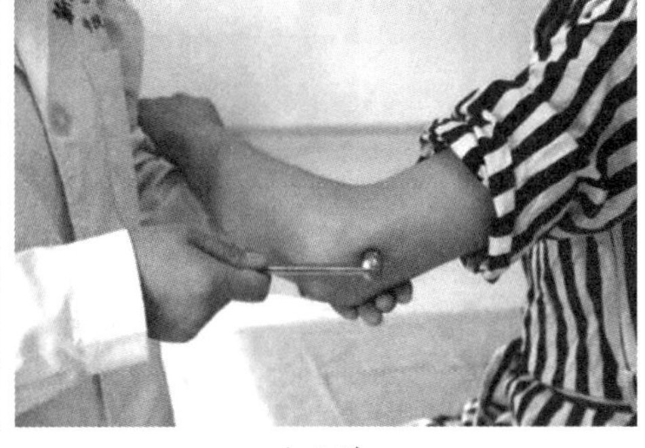

左上肢

图 2–11–17 肱三头肌反射

3. 桡骨膜反射

［检查方法］

（1）向被检者交代检查目的，取得配合。

（2）被检者前臂置于半屈半旋前位，检查者以左手托住其腕部，并使腕关节自然下垂，随即以叩诊锤叩桡骨茎突上方。可引起肱桡肌收缩，发生屈肘和前臂旋前动作。反射中枢为颈髓 5 ~6 节（图 2–11–18）。

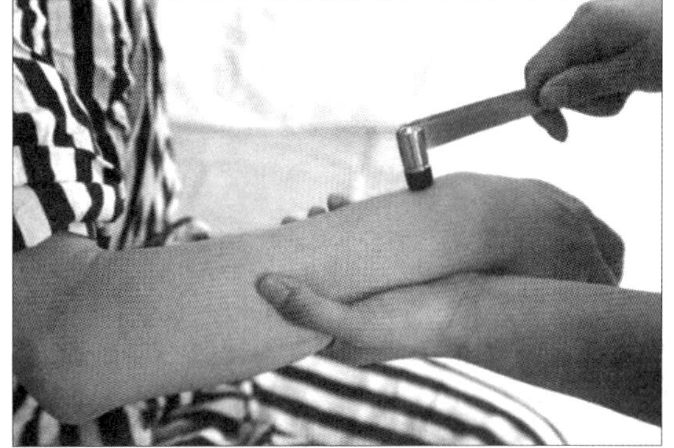

图 2–11–18 桡骨膜反射（坐位）

4. 膝反射

［检查方法］

（1）向被检者交代检查目的，取得配合。

（2）坐位检查时，被检者小腿完全松弛下垂与大腿呈直角；仰卧位检查时，被检者仰卧，检查者以左手于腘窝部托起被检者下肢，使髋、膝关节稍屈曲，呈 120°，右手持叩诊锤叩膝盖髌骨下方股四头肌腱，可引起小腿伸展（图 2–11–19A、B）。反射中枢在腰髓 2 ~4 节。

5. 跟腱反射（踝反射）

［检查方法］

（1）向被检者交代检查目的，取得配合。

（2）嘱被检者髋及膝关节稍屈曲，下肢取外旋外展位。检查者左手将被检者足部背屈成直角，以叩诊锤叩击跟腱，正常反应为腓肠肌收缩，足向跖面屈曲。若不能测出，可双腿跪于坐椅上，两足自然下垂，然后轻叩跟腱可测出。反射中枢为骶髓 1 ~2 节（图 2–11–20）。

6. 阵挛

（1）踝阵挛

［检查方法］

1）向被检者交代检查目的，取得配合。

2）被检者取仰卧位，髋与膝关节稍屈，检查者一手持被检者小腿，一手持被检者足掌前端，突然用力使踝关节背屈并维持之。阳性表现为腓肠肌与比目鱼肌发生连续性节律性收缩，而致足部呈现交替性屈伸动作(图 2-11-21)，系腱反射极度亢进。

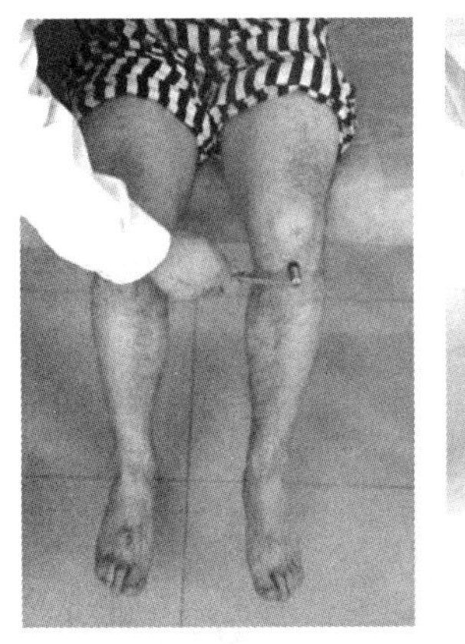
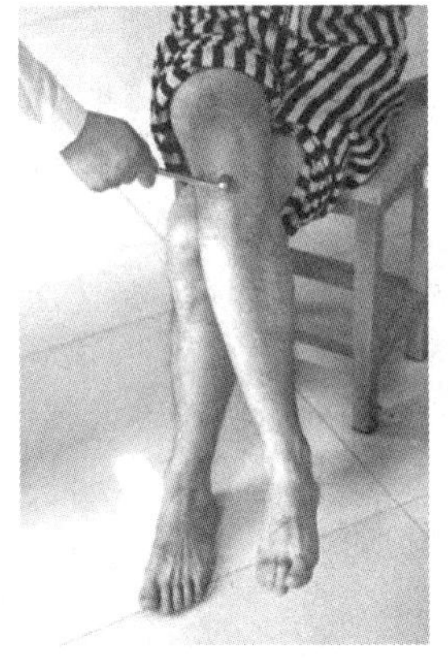

坐位

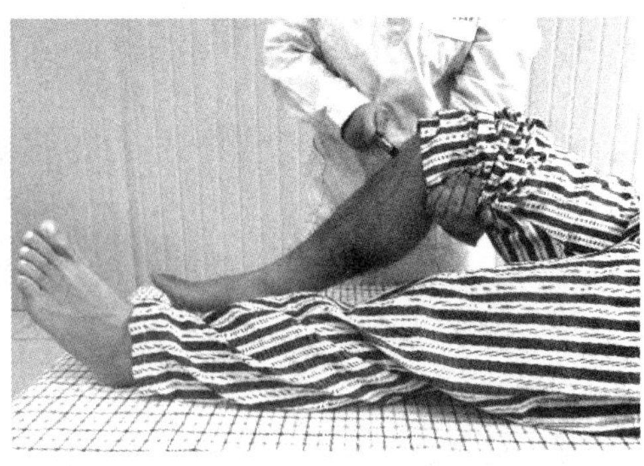

仰卧位

图 2-11-19 膝反射

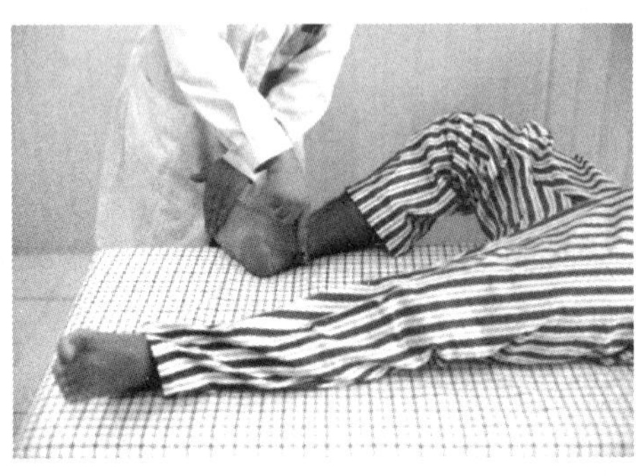

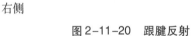

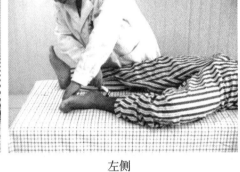

右侧

左侧

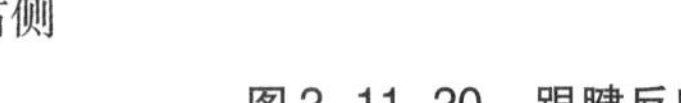

图 2-11-20 跟腱反射

(2)髌阵挛

[检查方法]

1)向被检者交代检查目的，取得配合。

2)被检者取仰卧位，下肢伸直，检查者以拇指与示指控住被检者髌骨上缘、用力向远端快速连续推动数次后维持推力。阳性反应为股四头肌发生节律性收缩使髌骨上下移动(图 2-11-22)。

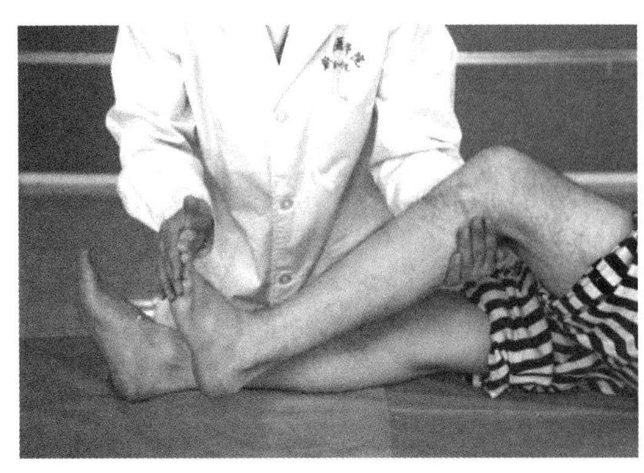

图 2-11-21 踝阵挛

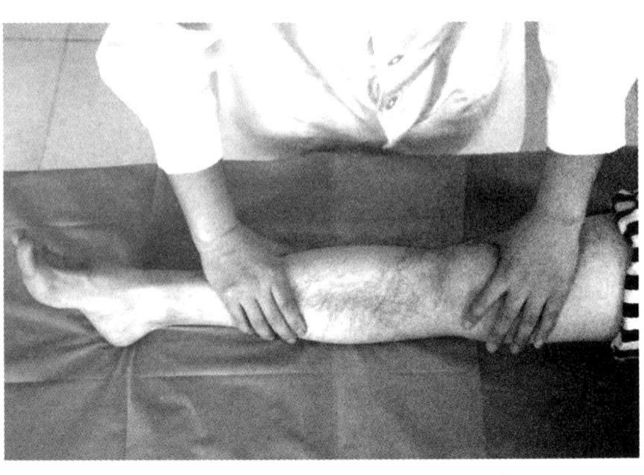

图 2-11-22 髌阵挛

（三）病理反射

1. 巴宾斯基（Babinski）征

［检查方法］

（1）向被检者交代检查目的，取得配合。被检者取仰卧位。

（2）用竹签沿被检者足底外侧缘，由后向前至小趾根部并转向内侧，阳性反应为踇趾背伸，余趾呈扇形展开（图 2-11-23）。

2. 奥本海姆（Oppenheim）征

［检查方法］

（1）向被检者交代检查目的，取得配合。被检者取仰卧位。

（2）检查者弯曲示指及中指沿被检者胫骨前缘用力由上向下滑压，阳性表现同 Babinski 征（图 2-11-24）。

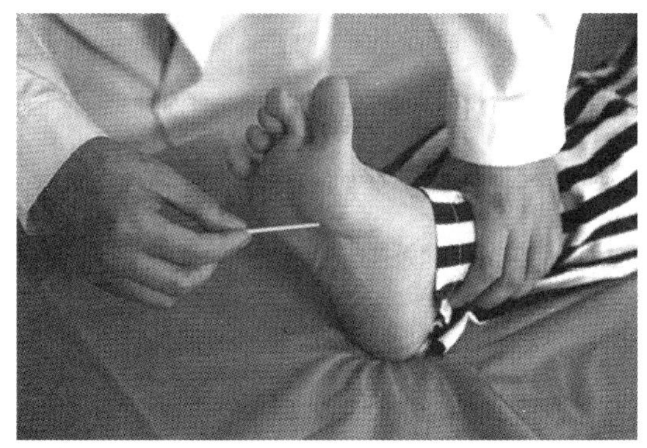

图 2-11-23　Babinski 征阳性

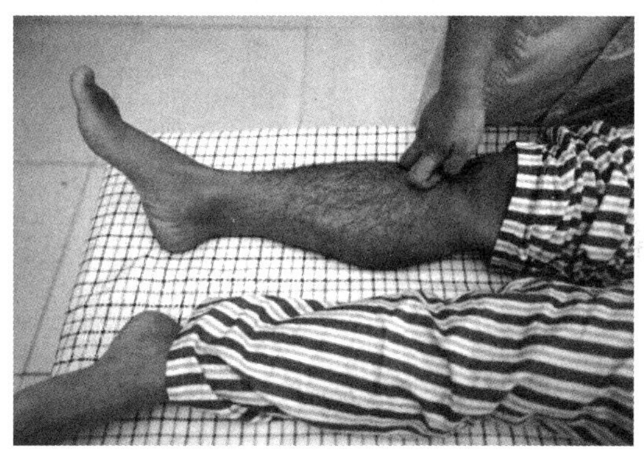

图 2-11-24　Oppenheim 征

3. 戈登（Gordon）征

［检查方法］

（1）向被检者交代检查目的，取得配合。被检者取仰卧位。

（2）检查者用手以一定力量捏压被检者腓肠肌（图 2-11-25），阳性表现同 Babinski 征。

4. 霍夫曼（Hoffmann）征

［检查方法］

（1）向被检者交代检查目的，取得配合。被检者取坐位或仰卧位。

（2）检查者以左手持被检者手腕部，然后以右手的中指、示指夹持被检者的中指并稍向上提，使其腕关节处于轻度过伸位，其余各指处于自然放松屈曲状态。检查者以拇指迅速弹刮被检者中指指甲，而引起其余四指掌屈则为阳性（图 2-11-26）。如果一侧阳性，表示该侧腱反射亢进，提示锥体束损害，如两侧阳性，且无神经系统体征则无定位意义。

（四）脑膜刺激征

1. 颈强直

［检查方法］

（1）向被检者交代检查目的，取得配合。被检者取去枕仰卧位。

（2）检查者左手托被检查者枕部，右手置于被检查者胸前做屈颈动作，如这一被动屈颈检查时感觉到抵抗力增强，即为颈部阻力增高或颈强直，重复 1 ~2 次。在除外颈椎或颈部肌肉局部病变后，即可认为脑膜刺激征阳性（图 2-11-27）。

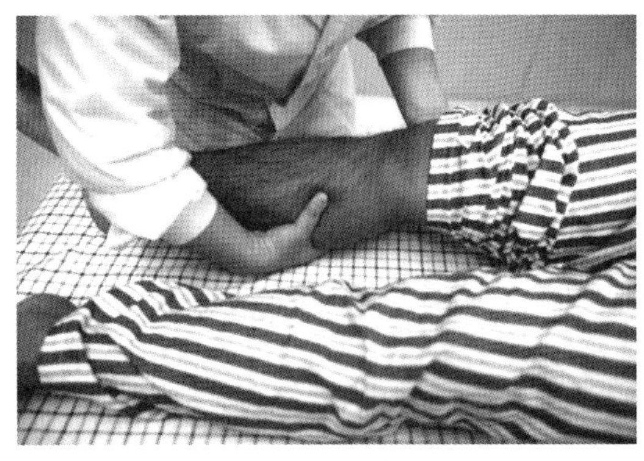

图 2-11-25　Gordon 征

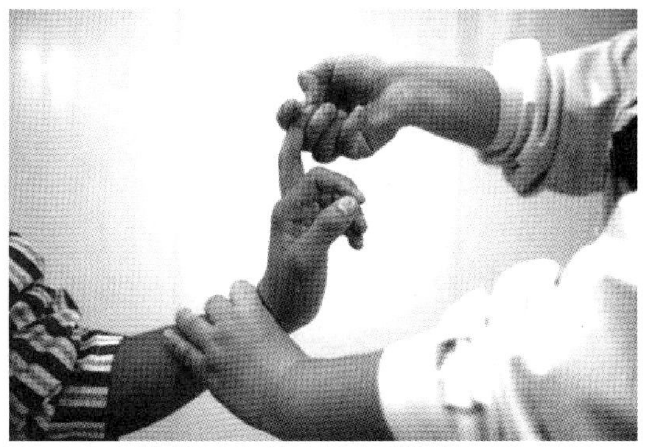

图 2-11-26　Hoffmann 征

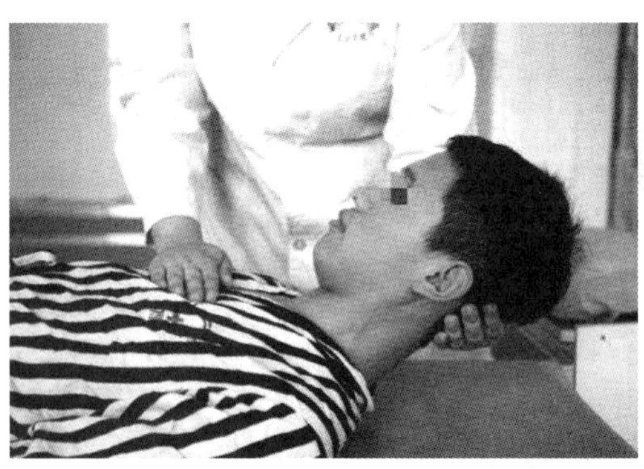

图 2-11-27　颈强直试验

2. 凯尔尼格(Kernig)征

[检查方法]

(1)向被检查者交代检查目的,取得配合。

(2)被检者仰卧位,一侧下肢髋、膝关节屈曲成直角。检查者将被检者小腿抬高伸膝。正常人膝关节可伸达 135°以上,当伸膝受阻且伴疼痛与屈肌痉挛为阳性(图 2-11-28)。

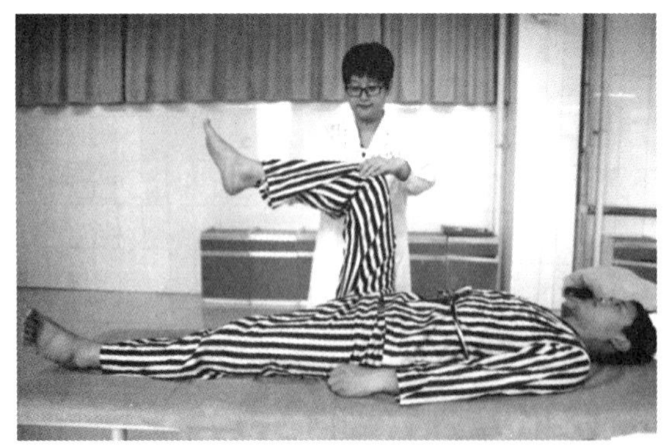

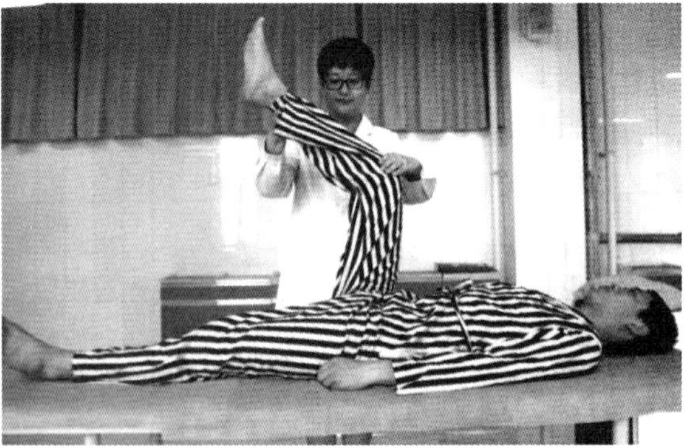

图 2-11-28　Kernig 征

3. 布鲁津斯基(Brudzinski)征

[检查方法]

(1)向被检查者交代检查目的,取得配合。被检查者取去枕仰卧位,双下肢伸直。

(2)检查者右手置于被检查者胸前,左手托起其枕部,当被动屈颈时,观察双膝关节和髋关节是否同时屈曲(图 2-11-29、图 2-11-30)。

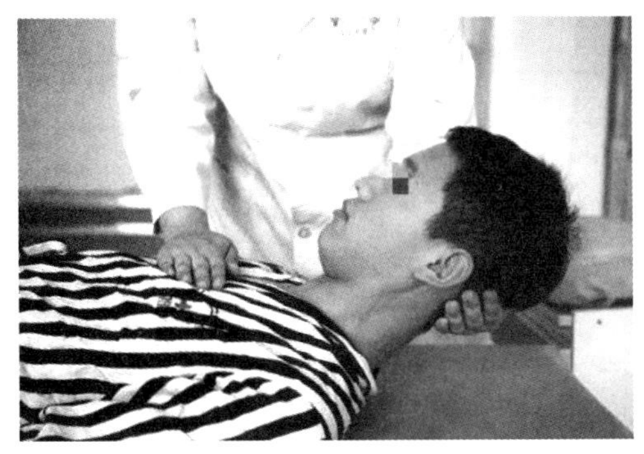

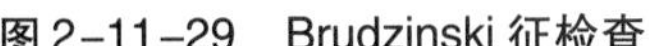

图 2-11-29 Brudzinski 征检查

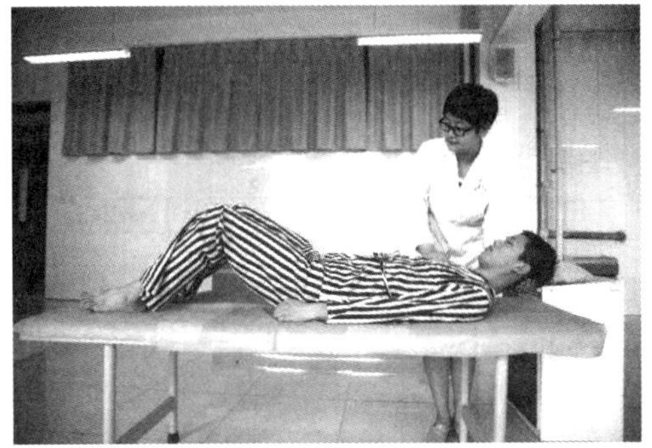

图 2-11-30 Brudzinski 征阳性示意图

脑膜刺激征阳性见于脑膜炎、蛛网膜下腔出血和颅内高压等。

【模拟临床场景】

体格检查考试题目:脑膜刺激征检查(须报告阳性表现和检查结果)(12 分)

(一)体格检查(8 分)

1. 考生站位正确,告知被检者体位、姿势正确(1 分)

告知被检者取去枕仰卧位,双上肢自然伸直置于躯干两旁,双下肢自然伸直,考生站在被检者右侧,嘱被检者放松。

2. 检查手法正确,动作规范(4.5 分)

(1)颈强直(2 分)

考生左手置于被检者枕部,托扶并左右转动被检者头部,通过观察或感觉被动运动时的阻力和询问有无疼痛,以了解被检查者是否有颈部肌肉或椎体病变(1 分)。

考生右手轻按被检者胸前,左手托付被检者枕部并做屈颈动作,体会被检者颈部有无抵抗感及其程度(1 分)。

(2)Kernig 征(1.5 分)

考生左手固定被检者右侧或左侧膝关节,右手托持于被检者右侧或左侧足跟部,屈曲髋、膝关节使之均呈 90°屈曲(1 分)。右手抬高被检者小腿并使之伸膝(0.5 分)。(检查 Kernig 征时,若只查一侧扣 0.5 分)

(3)Brudzinski 征(1 分)

考生右手置于被检者胸前,左手托扶被检者枕部并做屈颈动作(0.5 分),观察被检者髋、膝关节有无屈曲动作(0.5 分)。

3. 报告阳性表现和检查结果(2.5 分)

(1)颈强直阳性表现为被动屈颈时抵抗力增强(0.5 分)。

(2)Kernig 征阳性表现为伸膝受阻伴有疼痛与下肢屈肌牵拉痉挛(0.5 分)。

(3)Brudzinski 征阳性表现为双侧膝关节和髋关节屈曲(0.5 分)。

(4)报告检查结果:正常人脑膜刺激征为阴性(1 分)。

(二)考官提问(2 分)

1. 需要除外哪些情况才能认定颈强直为脑膜刺激征(1 分)?

答:需要除外颈椎(0.5 分)、颈部肌肉局部病变(0.5 分)后才能确认颈强直为脑膜刺激征。

2. Brudzinski 征阳性的意义(1 分)?

答:当头部被动前屈时,双髋关节和膝关节同时屈曲为阳性。提示脑膜炎、蛛网膜下腔出血和颅压升高等。

(三)职业素养(2 分)

1. 检查前能向被检者告知,与被检者沟通态度和蔼。检查中动作轻柔,能体现爱伤意识。检查后告知结果,整理衣物及被褥,能体现爱伤意识。

2. 考生着装(工作衣)整洁,举止大方,语言文明,体检认真细致,能表现出良好的职业素养。

第三章 基本操作

德育导读

最美奋斗者——林巧稚

林巧稚，福建厦门人，1901 年 12 月 23 日生于厦门鼓浪屿。她终身没有婚育，却亲手迎接了 5 万多个新生命，被称为“万婴之母”。她称自己是“一辈子的值班医生”，而这位“值班医生”，是中国现代妇产科学的主要开拓者和奠基人之一，首届中国科学院唯一的女学部委员（院士），北京协和医院第一位中国籍妇产科主任。

为了挑战女性不能拿手术刀的偏见，为了那些对妇产科疾病一无所知的中国妇女，她毅然选择了那时被许多人看不起的妇产科。在孕妇临产的时候，林巧稚总是握着她们的手，帮她们擦去脸上豆大的汗珠。当时协和妇产科主任美国人惠特克不屑地说：“林大夫，你以为拉拉产妇的手，给产妇擦擦汗就能成为教授吗？”而就是这一握手、一擦汗，让患者无条件地信任、信赖她。数十年后，她成了妇产科首屈一指的专家，仍会握着产妇的手，给她们擦擦汗。

冰心老人在《悼念林巧稚大夫》一文中这样写道：“她是一团火焰、一块磁石。她的为人民服务的一生，是极其丰满充实地度过的。”

临床基本操作课作为医学生由基础医学学习过渡到临床医学学习的桥梁课程，在医学教育过程中融入课程思政内容，在传授医学专业知识的同时加入人文教育，对医学生成长为医德高尚、医术精湛、服务人民群众的好医生具有重要的意义。进行临床基本操作之前，均需要跟患者进行充分交流沟通，消除患者疑惑，取得患者配合，才能更好地进行后续操作。注重加强医者仁心教育，在培养精湛医术的同时，教育引导医学生尊重患者，善于沟通，提升综合素养和人文修养。对于临床基本操作实践教学中涉及实验动物的情况，在操作中，对实验动物要适当安抚，各项处理动作要轻柔等。临床手术发展迅猛，但迄今仍存在诸多的不足与未知领域，通过对学科前沿知识、临床技术方法演进的讲述，加强善于思考，勇于进取的探索精神。临床基本操作中涉及外科、护理、麻醉、急诊、心电图等内容中最基础、最重要的技术，随着临床新技术和新材料的不断涌现，以外科腹部手术为例，手术技术经历开腹手术、腹腔镜手术、达芬奇机器人手术等过程，医学生的理论学习需要跟随发展实时更新，从医学开始树立实践创新的理念。

第一节　心肺复苏术

【实训目标】

1. 能够正确运用心肺复苏术抢救患者。

2. 养成操作者的职业素养。

3. 能够在操作中注意保护患者隐私。

【知识回顾】

[目的]

抢救因各种原因导致循环骤停(包括心搏骤停、心室纤颤及心搏极弱)的患者。

一、识别

首先观察周围环境,确保周围环境安全。

[操作步骤](图 3-1-1)

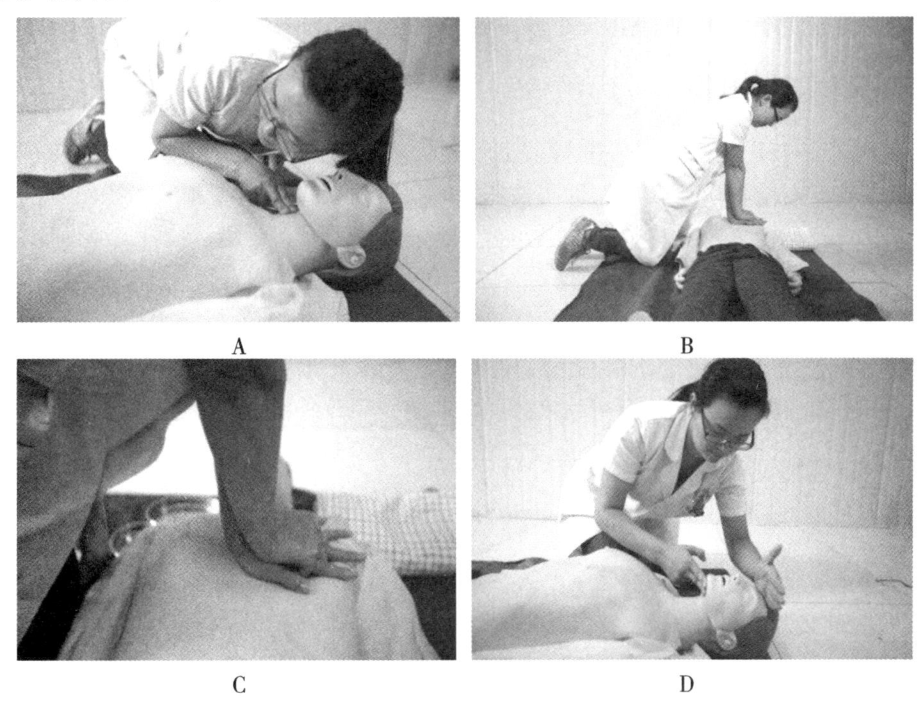

图 3-1-1　心肺复苏

A. 判断生命体征;B、C. 胸外按压;D. 开放气道

1. 判断意识　用双手拍患者双侧肩部并呼唤患者,看是否有反应。

2. 判断呼吸　看患者是否有正常呼吸动作,无正常呼吸等同于呼吸停止。判断时间小于 10 s。

3. 检查脉搏　施救者用一手示指及中指指尖触甲状软骨,并向施救者一侧滑动 2 cm 左右,在肌间沟处触及颈动脉,感受其搏动,检查时间不超过 10 s。

二、体位

将患者安置在平硬的地面上或在背后垫上一块硬板,解开衣扣及腰带。

三、胸外心脏按压

抢救者左手掌根放在患者的胸骨中下1/3处，男性在两乳头连线中点，右手掌叠放在左手背上。手指抬起不触及胸壁，肘关节伸直，借助身体重力垂直下压胸壁使胸骨下陷5～6 cm或胸部前后径的1/3（婴儿约4 cm），然后立即放松。放松时掌根不离开按压部位，按压要平稳、有规则，不能冲击猛压。频率为100～120次/min。

四、开放气道

用纱布或手帕清除患者口鼻分泌物及异物。一只手置于患者前额轻压患者头部使后仰，另一手的食指和中指指尖置于患者下颏骨下方，提起下颏开放气道，使下颌和耳垂连线与地面垂直。

五、人工呼吸

一般多采用口对口呼吸，按压患者额头的手捏住患者鼻孔两侧，另一手托起患者下颏，平静地吸一口气，用口对准患者的口且把患者的嘴完全包住，向患者口内吹气，时间持续1 s以上。吹气停止后放松鼻孔，让患者从鼻孔出气。依此反复进行，吹气量500～600 mL/次，同时要注意观察患者的胸部，操作正确应能看到胸部有起伏，并感到有气流逸出。

六、国际急救新标准

在实施胸外心脏按压的同时交替进行人工呼吸　心脏按压与人工呼吸的比例：按国际急救新标准，无论单人或双人抢救均为30∶2，即先按压30下，再口对口吹2口气，再按压30下，以此类推。

七、观察心肺复苏有效指征

1. 观察心跳、呼吸　触摸颈动脉（方法同前），同时观察呼吸，时间不超过10 s。
2. 观察意识　观察瞳孔变化、压眶反应、对光反射。
3. 观察循环　观察颜面、口唇、甲床发绀变化、末梢循环改善情况，测量血压。
4. 判断复苏成功　继续给予高级生命支持。

［注意事项］

1. 流程必须清晰。
2. 心脏复苏时，双手手法必须准确。
3. 人工呼吸前必须先开放气道。
4. 操作流程中数字要牢记。

【模拟临床场景】

临床情景：患者，男性，57岁。因心前区压榨样疼痛伴出汗半小时来院就诊，查体时，突然四肢抽搐，意识丧失，心音听不到。
要求：为患者进行心肺复苏抢救，至少做2个循环。
考试时间：11 min
评分标准：总分20分。
1. 操作前准备（4分） 使患者仰卧于病床上，背下垫硬板（2分）。 解开衣扣，松解腰带，清除口鼻腔分泌物、异物等，保持呼吸道通畅（2分）。

2. 操作过程(12 分) 考生站于患者右侧。两手掌根部重叠置于患者胸骨中下 1/3 处,男性在两乳头连线中点,手指抬起不触及胸壁(2 分)。 肘关节伸直,借助身体重力垂直向下按压,使胸骨下陷 5 ~ 6 cm,立即放松,按压和放松时间一致,放松时手掌不离开按压部位,按压频率为 100 ~ 120 次/min(2 分)。 右手抬起患者颈部,使其头部后仰,左手按压患者前额保持头部后仰位置,使患者下颌和耳垂连线与床面垂直,右手将患者下颌向上提起,左手以示指和拇指捏紧患者的鼻孔(2 分)。 平静吸气后,将口唇紧贴患者口唇,把患者口部完全包住,深而快向患者口内吹气,每次应持续 1 s 以上,直至患者胸廓向上抬起,吹气量 500 ~ 600 mL/次(2 分)。 使患者的口张大,并松开捏鼻的手指,观察胸部恢复情况,再进行下一次人工呼吸(2 分)。 (6)每胸外按压 30 次进行 2 次人工呼吸(至少做 2 个循环)(2 分)。
3. 提问(2 分) (1)婴幼儿做胸外心脏按压的部位在哪里?(1 分) 答:婴幼儿心脏位置较高,应按压胸骨中部。 (2)人工呼吸时患者取什么头位呼吸道最通畅?(1 分) 答:头部后仰,下颌向上提起,下颌和耳垂连线与床面垂直。
4. 职业素质(2 分) 操作时注意动作轻柔规范,体现爱护患者的意识。操作结束后告知患者相关注意事项(1 分)。 着装整洁,仪表端庄,举止大方,语言文明,认真细致,表现出良好的职业素质(1 分)。

第二节　外科无菌术

【实训目标】

1. 培养学生养成严格的无菌观念和严谨的医疗作风。
2. 能够熟练掌握手臂消毒、穿无菌衣、戴无菌手套及消毒、铺巾等基本技能。
3. 培养医学生团队协作的能力,养成爱伤意识。

【知识回顾】

[目的]

无菌技术是外科治疗的基本法则,也是外科手术重要组成部分。所谓外科无菌技术,一般指与患者伤口或手术区域接触的任何物品,包括敷料、器械以及药品、手术者的手及前臂等均应是无菌的。无菌的物品若与没有灭菌的物品接触后必须重新灭菌才能使用,否则就认为是有菌的。

自 19 世纪中期提出无菌术概念以来,该技术从简单的洗手换衣发展到今天,已形成了一整套先进、系统和行之有效的措施,使手术感染的发生率大大减少。实施外科无菌术已成为一所医院、一个外科工作人员最基本的条件之一。

[操作准备]

1. 洗手衣、帽子、口罩、拖鞋、毛刷、肥皂。
2. 泡手桶及消毒液、无菌小方巾。
3. 无菌手术衣(半包围式、包背式)、无菌手套。
4. 敷料及手术包(弯盘、卵圆钳、布巾钳、大单、中单、小单、洞巾)。
5. 消毒铺巾模拟人。

［操作步骤］

一、基础理论

(一)伤口污染的来源

1. 皮肤　皮肤表面的菌种和数量,常有较大的变动称为暂存菌。毛孔和皮脂腺管内的细菌,其菌种和数量变动较少,称为常存菌。这些细菌在一定条件下可以致病。

应重视下列有关情况:①隐蔽部位如脐、会阴等处的皮肤、指(趾)甲下、浓厚的毛发存在大量细菌;②患者住入外科病室时间愈久,皮肤带菌增多;③感染伤口者的皮肤存在大量致病菌;④医护人员接触患者或污染的敷料用品等以后,皮肤上可存在各种致病菌。

2. 鼻咽腔　鼻咽腔内的细菌,可通过呼气、说话、咳嗽或喷嚏传播。

3. 感染病灶和有腔器官　感染病灶可通过接触伤口的敷料、物品,向周围人员和环境散布细菌;空腔脏器如气管和胃肠道内存在细菌,手术切开时,可成为手术后感染的原因。

4. 空气中的微粒　带菌的微粒可能直接落入伤口,或先落到器械物品上面后污染伤口。

5. 器械、物品及药物　手术中误用未消毒的器械或敷料将未消毒的导管插入血管等,都会造成感染。

(二)伤口污染变为感染的条件

1. 细菌的毒性和数量:细菌的毒性是指其外毒素、内毒素和酶的作用;细菌数量也是伤口污染后形成感染的重要因素之一。细菌数与伤口污染程度及处理伤口的早晚相关。

2. 异物:伤后存留在体内的异物,可使伤口感染经久不愈。

3. 失活和坏死的组织:伤口内的坏死组织,可加重炎症反应,成为细菌的培养基,还有类似异物的作用。

4. 机体抵抗力降低:局部血循环不良、免疫功能低下如糖尿病、粒细胞减少或功能低下、使用免疫抑制剂、某些恶性肿瘤等的患者,伤口容易发生感染。

(三)清除细菌的方法

1. 机械的除菌方法:包括刷洗、隔离、超滤等方法。一般能起清洁作用,减少物体和人体表面的细菌数量,或者能起阻挡细菌散布的屏障作用。这类方法虽不能起杀菌作用,但却是无菌术的基本方法。如果不认真施行这类除菌法,消毒剂和物理灭菌法就不能达到良好的效果。

(1)刷洗:属于手术前患者皮肤准备、手术人员准备和器械用品消毒前的常规处理。据研究,先用肥皂水洗净手,再按手术洗手法用肥皂水刷洗 1 min,可以除去 97% 的皮肤暂存细菌,连续 2 ~ 4 min 可能除尽,实施中要注意清除皮肤或物体上的油垢、污物、血痂等,因为这些物质可以阻碍消毒剂的作用。

(2)隔离:手术所用的手套、手术服、口罩、手术巾(单)等,均对伤口起一定时屏障作用。

(3)超滤:此法已用于某些药液的除菌,在外科则主要用以净化手术室空间。用压气装置使空气通过过滤器进入手术室内 ,以减少空间的微粒。

2. 物理灭菌法:包括热力、紫外线、放射线等。

(1)热力:能使细菌或其他微生物的蛋白质变性、酶失活、胞膜熔化而灭亡。适用于耐热的器械、敷料、用品和药物,不适用于纤维内窥镜、有机玻璃制品、精致的导管、生物制品等,尤不可用于易爆品。

最常用且效果良好的是高压蒸汽灭菌法。蒸汽压力 1.05 ~ 1.40 kg/cm^2,温度 121 ~ 126 ℃,持续时间 30 min,能杀灭包括芽孢在内的一切细菌。

煮沸灭菌法在实际工作中常用。清水煮沸 20 min 可使非芽孢菌死亡:用碳酸氢钠煮沸,沸点升至 105 ℃,杀菌时间可缩短到 10 min。但煮沸对芽孢菌的杀菌时间要长达 1 h 以上。在海拔 300 m 以上的地区水的沸点降低,故应用压力锅代替一般的煮沸,其温度可达 120 ℃左右,10 min 即能杀灭一般的细菌。

(2)紫外线:微生物受照射后,细胞蛋白质化学结构改变。这种方法常用于手术室、治疗室、换药室、隔离病房等的消毒。每 10 m^2 面积用 30 W 紫外线灯照射,1 h/次,有效距离为 2 m,1 m 以内效力显著。其杀菌作用主要是对受照射的物体和墙地表面。

(3)放射线:如 γ 线或 X 射线能破坏微生物体内的酶、核酸等。此类灭菌法用于不耐热的制剂,如抗生素、激素、维生素等,也用于一次性的缝线、导管、注射器等制品。

(4)超声波:可通过介质使菌体破坏。手术人员洗手消毒时,用带有超声波装置的洗必泰或新洁尔灭浸泡,可提高效率。超声波还可辅助用于器械和用品的消毒。但其冲击作用不易达到物品深部。

3. 化学消毒法:有液体浸泡或涂擦以及气体熏蒸两种方式。

(1)酒精能使微生物体的蛋白质变性、凝固。70% 酒精杀菌作用最强,细菌接触 1 ~ 2 min 内即死亡。主要优点是刺激性和毒性甚微,引起过敏者极少见。

(2)氧化剂如碘剂、过氧化氢、漂白粉(含氯)、过氧乙酸、高锰酸钾等,能使微生物体的蛋白质或氨基酸等氧化过速。

手术区消毒常用的碘剂,有较强的杀菌作用。碘酊刺激性大,可损伤皮肤黏膜表层,现基本被碘伏代替。碘伏涂布于皮肤后逐渐释出碘,可保持杀菌作用 2 ~ 4 h,对皮肤的暂存细菌和常存细菌均有效。

(3)表面活性剂用于临床的有新洁尔灭、洗必泰、消毒净、优安净等。洗必泰应用普遍,不仅对一般的细菌有效,而且对芽孢、真菌等也有效。但普通肥皂液的阴离子可降低洗必泰的效力,所以用前应先将肥皂液冲净。

(4)酚类:能破坏微生物的细胞膜和使蛋白质变性。煤酚为来苏儿的主要成分,用于消毒环境和污染的用品。石炭酸加碳酸氢钠、酒精等配合成剂,可浸泡金属器械。

(5)烷化剂:能使微生物的酶烷基化,并阻止核酸代谢,有强杀灭作用。常用的有甲醛、戊二醛和环氧乙烷。甲醛和戊二醛溶液可浸泡器械,也可加热气化熏蒸。其优点是不损及消毒物品,避免消毒物品受潮。环氧乙烷沸点低,易气化,需用特质的容器熏蒸消毒物品,杀菌谱广,渗透性良好,但可能有部分环氧乙烷残留在消毒物品表面,对人体有害。本品易燃,对操作人员的皮肤、眼睛等有刺激作用,使用时必须防护。

(四)注意事项

1. 消毒前应将器械上的防护油类和锈斑擦去。
2. 开放注射器、导管等的管腔,张开器械的关节,使消毒剂能接触物品内部。
3. 消毒物品包装不宜过大和过紧。
4. 用前应清除物品表面和内部的消毒剂。
5. 使用后要及时清除物品表面和内部的干血、浆液、油脂、组织碎片等。

二、手术人员及其职责分工

一台手术,无论是如何简单还是多么复杂,都不可能一个人独立完成,而往往需要若干名手术人员组成一个手术小组,通过相互协作,互相配合来进行。因此,要想保证手术安全、顺利、尽快地完成,就必须明确手术人员之间的职责分工。

(一)手术小组的人员构成

一般一个手术小组由术者、助手、器械人员、麻醉人员和巡回人员等组成。根据手术的大小及难易程度,助手、器械、麻醉、巡回人员数目可从一个到数个不等(图3-2-1)。

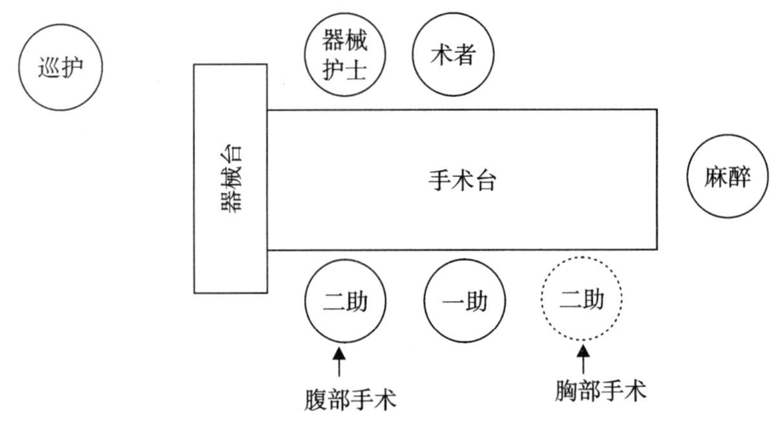

图3-2-1 手术人员的站位

(二)手术人员的分工

1. 术者　又称主刀医生,是本次手术的组织者和主要实施者,也是本台手术的总指挥。手术的主要操作步骤均由术者完成或由术者指挥来完成。术者对手术的成败负责。因此,必须做到术前心中有数。

2. 第一助手　协助术者完成主要手术操作,如止血、分离、打结等。应先“洗手”,在穿手术衣、戴无菌手套前负责患者手术区皮肤的消毒及铺治疗巾。完成该项任务后再泡手5 min,方可穿手术衣、戴手套进行手术。

3. 第二助手　与第三、第四等助手职责相似,术中主要通过拉钩、负压吸引等来显露手术野,并负责剪线、传递器械、整理手术台。从而使术者和一助可以更便利地进行手术操作。

4. 器械人员　也称器械师或器械护士,多由手术室护士承担。最先“洗手”,安放器械台,整理手术器械。手术开始前与巡回人员一同清点器械及物品的种类和数目并分类排好,放置于手术器械台上。当一助消毒、铺巾结束后,协助术者铺中单、有孔大单。术中根据需要及时、准确传递器械和物品,并穿针引线,从而保证手术顺利进行。手术完毕关闭切口前再次核对器械物品以防误留于切口内。最后,清洗器械并擦干点数,交还器械房。

5. 麻醉人员　负责麻醉并观察麻醉情况。术中详细观测受术者的生命体征并认真填写麻醉记录单。发现异常情况,及时处理。手术前后负责接送病员。

6. 巡回人员　由手术室护士承担,负责准备和供应工作。如备好手术包并及时打开,协助手术人员穿衣,随时供应手术中所需物品,为患者输血、补液、术前、术毕清点器械物品等。

(三)手术人员的术中站位

一般术者站在受术者的右侧;一助、二助站于术者对侧;若设有三助,则站在术者两侧,器械与术者同侧,站在其右方;麻醉人员则不离受术者的头侧,随时监测生命体征。根据手术需要,手术人员术中可随时变换位置。总之,参加手术的人员应职责分明,手术中既有分工、又有协作。这样,才能保证忙而不乱,有条不紊,从而使手术顺利进行。

(四)手术人员的准备

手术人员的准备工作包括常规准备,手、手臂皮肤的准备,以及穿无菌手术衣和戴无菌手套等。

1. 手术人员常规准备(图3-2-2)

手术人员进手术室前,在更衣室里更换清洁洗手衣、裤和拖鞋,自身内衣不可露于洗手衣外,取下手上的饰物，剪短指甲，去除甲沟污垢。戴好口罩、帽子、帽子必须盖住头发，口罩应罩住口鼻。戴眼镜者可用肥皂液涂擦镜片后，再擦干，以防止呼出热气上升使镜片模糊。双袖卷至肘上 12 cm。（注意：有呼吸道感染、手臂皮肤破损或有化脓感染者，禁止参加手术。）

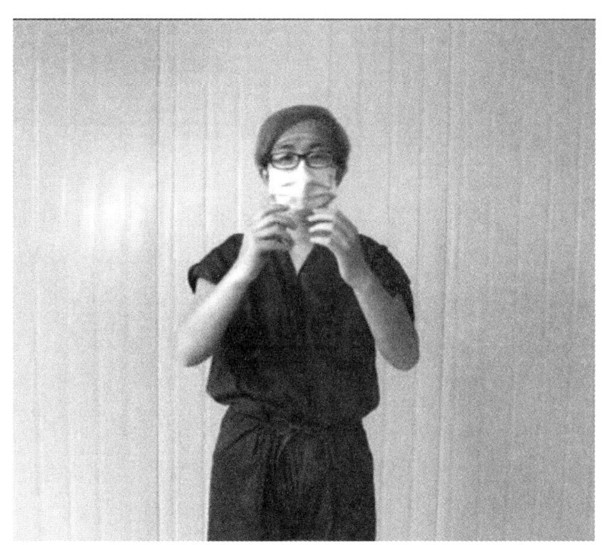

图 3-2-2 手术人员的常规准备

2. 手、手臂皮肤的准备

手和手臂皮肤的准备习惯称为手臂消毒，其目的是清除手和手臂皮肤表面的暂居细菌。方法有多种，手术人员可根据情况选择。

（1）肥皂洗刷并酒精浸泡法：

1）先用肥皂将手、前臂、肘部和上臂清洗一遍。

2）取第一把无菌手术刷蘸灭菌肥皂液刷洗手和手臂，从指尖到肘上 10 cm 处，共分三段，双手交替对称刷洗。第一段刷洗顺序：从指尖→拇指桡侧→背侧→尺侧→掌侧→指间（虎口）到食指、中指、无名指、小指（每个手指和指间均按拇指同样顺序刷洗）、手掌、手背、腕部掌、桡、背、尺侧面。第二段：从前臂掌侧、桡侧面到背、尺侧面。第三段：肘上 10 cm 至肘部。

3）用清水冲净手和手臂上的肥皂。冲洗时指尖朝上，肘部朝下，注意肘部的水不能流向手部。

4）刷完第一遍后，另换一把毛刷，照此法再刷第二、三遍，每刷完一遍均用流水冲净，共刷洗三遍，计 10 min。

5）取一条无菌小毛巾，擦干双手后，将小毛巾对折成三角形，放于腕部，三角尖端指向手部。另一手抓住下垂两角，拉紧毛巾旋转，逐渐向上移动至肘上 8 cm。再将小毛巾翻面对折，用同样的方法擦干另一手臂。注意小毛巾不能向手部倒退移动，握巾的手不能接触小毛巾已使用的部分。

6）将手和手臂浸泡在盛有 70% 酒精的桶内 5 min，注意浸泡范围应达肘上 6 cm。浸泡完毕，屈曲肘部使酒精由肘部流入泡手桶内。双手保持拱手姿势，手臂不应下垂，手也不可触及桶边和未消毒的物品，否则用重新洗手。

（2）新洁尔灭洗手法：对酒精过敏的手术人员适宜本法。新洁尔灭溶液是一种能抑制细菌吸收酶的消毒液。其刷手的方法与肥皂刷手酒精浸泡法相同。洗手后将手臂浸泡在 1‰新洁尔灭溶液内 5 min。在浸泡前彻底冲净皮肤上的肥皂。因为新洁尔灭在水中溶解成阳离子活性剂，肥皂在水中溶解成阴离子活性剂，由手臂带入的肥皂残液将明显降低新洁尔灭的杀菌效力。浸泡完毕后，应拱手自干，不可用毛巾擦干，否则影响新洁尔灭在皮肤表面形成的药膜。每桶新洁尔灭消毒液应在使用 40 人次后更换。

（3）灭菌王洗手法：灭菌王是不含碘的高效复合型消毒液。首先用清水冲洗双手及手臂，用无菌毛刷蘸灭菌王液 3 ~ 5 mL 刷手和手臂至肘上 10 cm，时间为 3 min，清水冲洗后无菌小毛巾擦拭干。然后，再用浸润灭菌王的纱布（或海绵块）涂擦手和前臂至上肘 6 cm 处，待干后穿手术衣和戴手套。注意本品禁与肥皂、甲醛、红汞、硝酸银合用。

（4）连续手术洗手法：如手术者要参加多台手术，在第一台手术后由助手解开手术衣腰带，将手术衣自背部向前反折脱下；然后，以左手指插入右手手套内面将右手手套推下。然后在 70% 酒精或 1‰的新洁尔灭内浸泡 5 min，晾干再穿手术衣、戴无菌手套再次上台手术。注意在脱手套过程中手部不能接触手套外面以免污染。如双手已被污染或前一次手术为污染手术，则在连台手术前按洗手法重新洗手,消毒手和手臂。

(5)急诊手术洗手法:当患者生命危急,需紧急手术时,不容许按常规程序洗手,此时只需用肥皂进行一般清洗,用毛巾擦干后先戴一双无菌手套,然后穿无菌手术衣使手套在手术衣袖口里面,最后再戴一双无菌手套。另外,灭菌王洗手法、活力碘或碘伏洗手法,都可作为急诊洗手法。

(6)注意事项:刷手时应有手指到手臂,双手交替对称逐渐上行,用力适当,不能漏刷,尤其应该注意甲缘、甲沟、指蹼、前臂尺侧和肘部的刷洗;冲洗时两手向上屈肘,使水从指尖流向肘部,而肘部的水不可流向手部;用新洁尔灭洗手法,手、手臂浸泡完毕让其自干,不可用毛巾擦干以免影响皮肤表面形成的药膜而降低药效;擦手的毛巾尖端朝手部,擦手顺序为手腕、肘、上臂,不可倒擦,抓巾的手指不可接触毛巾用过的部分。

3. 穿无菌衣和戴无菌手套的方法

手和手臂消毒仅能清除皮肤表面的细菌,而在皮肤皱纹内和皮肤深层如毛囊、皮脂腺等存在的细菌不易完全消灭,手术中这些细菌会逐渐转移到皮肤表层,所以在手和手臂消毒后还必须穿无菌衣和戴无菌手套,以防细菌污染手术野造成感染。

(1)穿无菌手术衣(图 3-2-3):双手消毒后,呈拱手姿势,用背部开门(感应门除外)入手术间,开始穿手术衣。

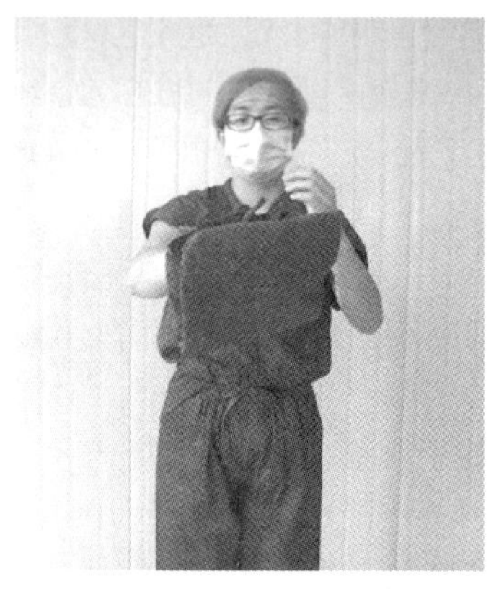
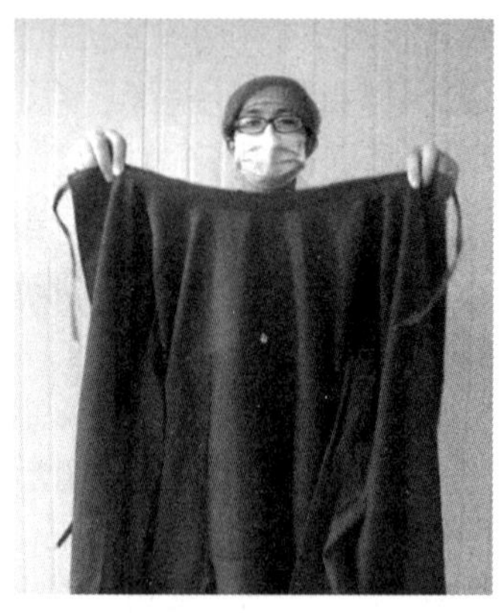
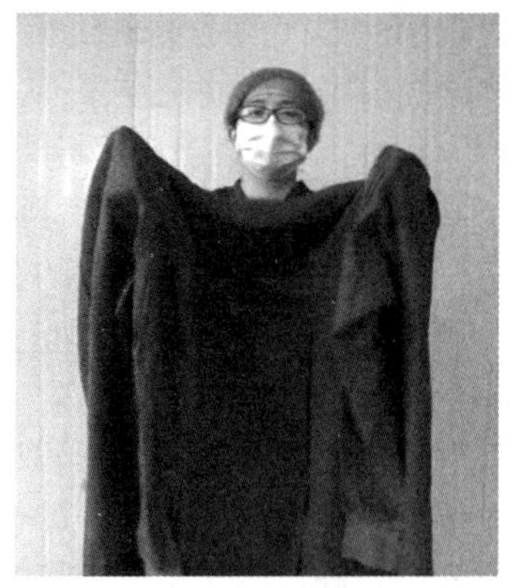
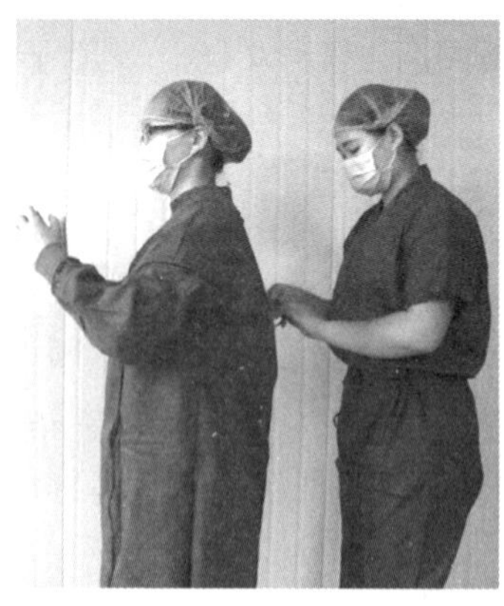
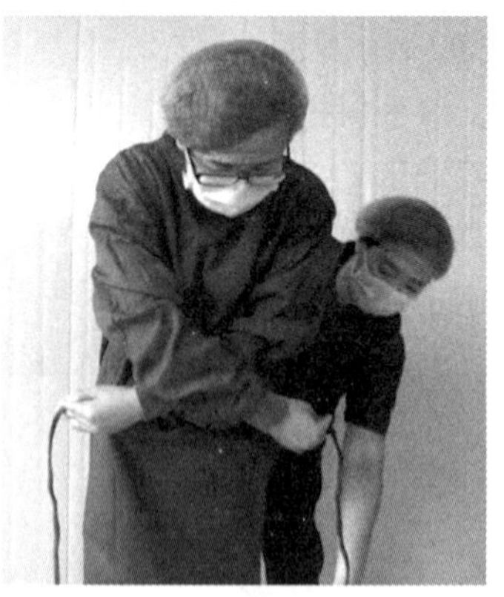
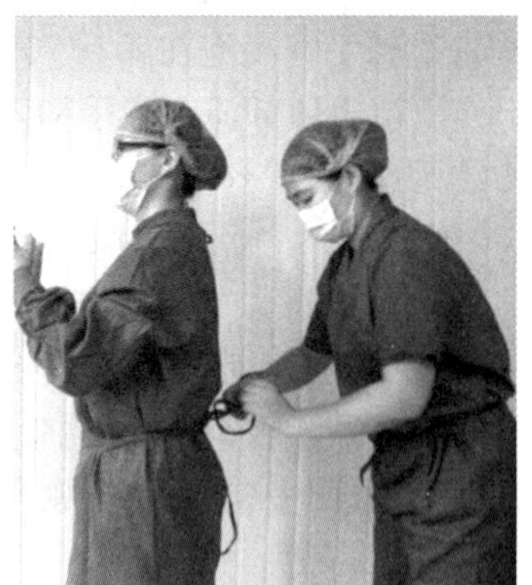

图 3-2-3　穿无菌手术衣

穿手术衣方法如下:

1)取出无菌手术衣站在较宽敞的地方。

2)认清衣服的上下、正反面并注意衣服的折法。手术衣的衣襟(开口)对前方,袖筒口对自己,提住衣领、向两边分开、轻轻抖开手术衣。

3)将手术衣轻轻向前上方抛起,两手臂顺势伸入袖内,手向前伸。

4)请巡回护士从身后抓住两侧的衣领内侧向后拉,双手前伸出袖口。

5)稍弯腰使腰带悬空(避免手接触手术衣正面),两手交叉提起腰带中段向后传递(腰带不交叉,手不能超过腋中线),请巡回护士将腰带系好。

6)穿手术衣时,手臂必须位于无菌区域内及腰部以上肩部以下腋前线以前。

(2)穿包背式无菌手术衣(图3-2-4):手术中,手术人员的背部,往往会触及手术器械台以及手术人员相互接触面造成无菌区的污染。包背式手术衣是在普通手术衣的背部增了一块三角巾,穿妥后可将术者背部包裹,减少了手术中污染的机会。

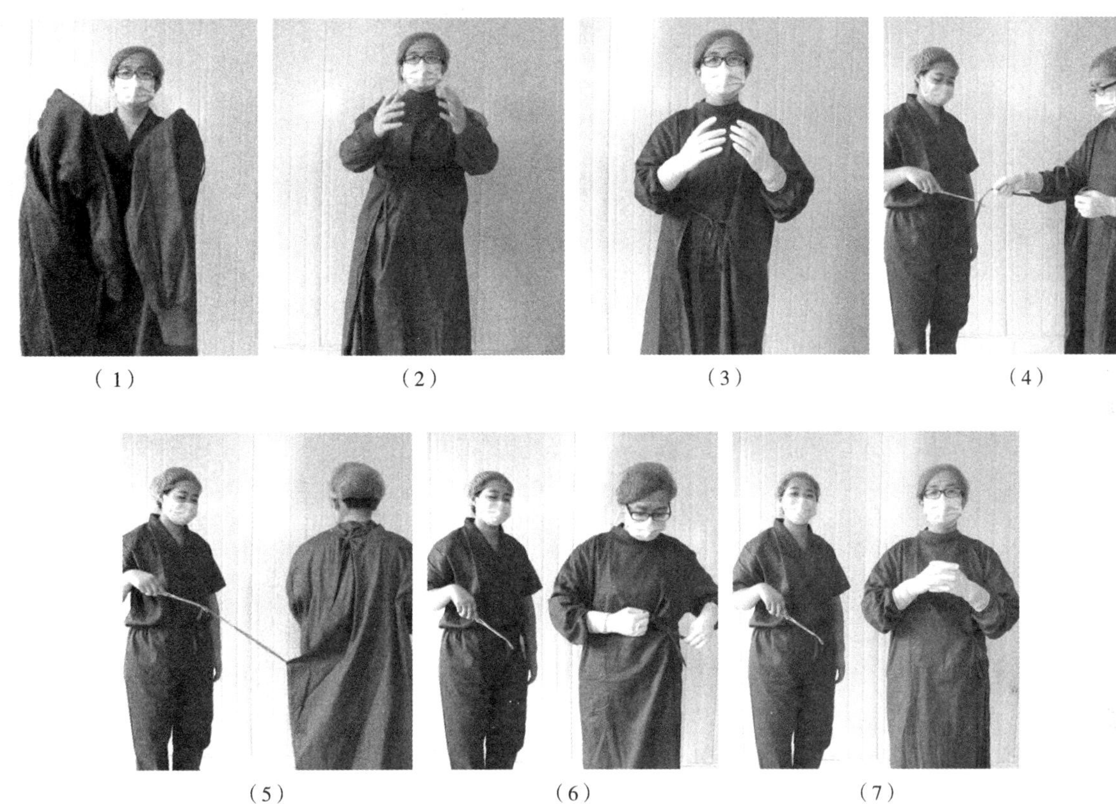
(1) (2) (3) (4)
(5) (6) (7)

图3-2-4 穿包背式手术衣

1)、2)、3)、4)同上法。

5)戴好无菌手套。

6)解开胸前衣带的活结,右手捏住三角部相连的腰带,递给巡回人员或已穿戴好手术衣和手套的手术人员,巡回人员应用消毒钳夹住腰带的尾端,穿衣者原地自转一周、接传递过来的腰带并于胸前系好。

注意事项:取衣时应一次整件地拿起,不能只抓衣领将手术衣拖出无菌区,穿衣时双手不能超过胸前无菌区(肩以下,腰以上,腋前线以前),否则手部超出视野范围,容易碰触未消毒物品。未戴手套的手不能触及手术衣的正面,更不能将手插入胸前衣袋里。传递腰带时,不能与协助穿衣人员手相接触。

(3)戴干无菌手套(图3-2-5):穿好无菌衣后,取出手套夹内无菌滑石粉,轻轻地涂擦双手,使之干燥光滑,若为一次性手套则无须预先涂擦滑石粉,用左手捏住手套套口翻折部从手套袋内取出,分清手套左右,将右手插入右手手套内,再用右手2、3、4、5指插入左手手套的翻折部,帮助左手指掌插入手套内。双手分别折叠腕部衣袖,将手套翻折部拉上盖住手术衣袖口,用无菌生理盐水冲净手套外面的滑石粉，以减少对组织的刺激。

注意事项：戴无菌手套时，先穿手术衣，后戴手套；戴手套的手指可接触手套的内面而不应接触手套的外面，相反，已戴上手套的手，只可接触手套的外面，而不应接触手套内面；等待手术时，双手应拱手置于胸前或放置于胸部的衣袋里，切不可下垂或双手交叉置于腋下。

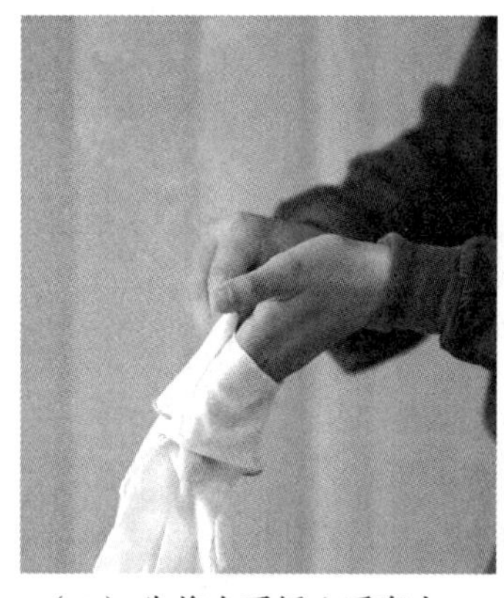
（1）先将右手插入手套内

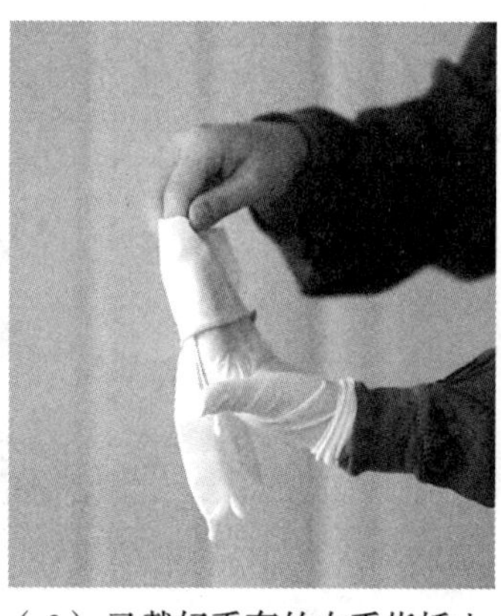
（2）已戴好手套的右手指插入左手套的翻折部，帮助左手插入手套内

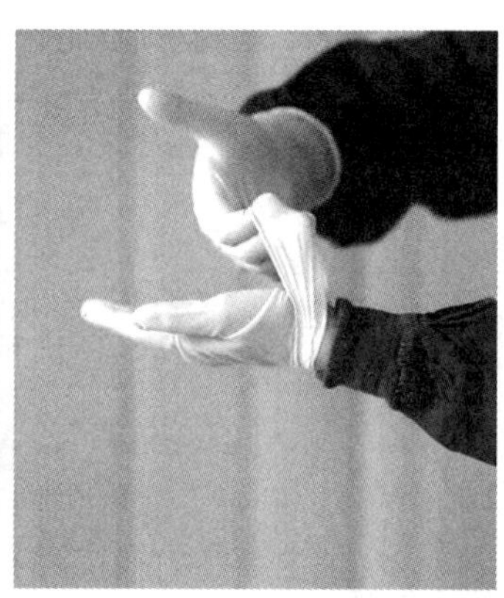
（3）将手套翻折部翻回盖住手术衣袖口

图 3-2-5 戴无菌手套

（五）手术区域的准备

1. 手术前的一般准备

为防止皮肤表面的细菌进入切口内，患者在手术前一日或当日应准备皮肤，又称备皮。如下腹部手术，剔除腹部及会阴部的毛发；胸部和上肢的手术应剔除胸部及腋下毛发。头颅手术应剔除一部分或全部头发。皮肤上若留有油垢或胶布粘贴痕迹需用乙醚或松节油擦净，除去皮肤上的污垢并进行沐浴、更衣。骨科的无菌手术除常规准备皮肤外，术前 1 次/d，连续 3 d，用 70% 酒精消毒手术部位，并用无菌巾包裹。

2. 手术区皮肤消毒

见图 3-2-6。

目的是杀灭皮肤切口及其周围的细菌。一般由第一助手在洗手后完成，第一助手消毒铺巾完成后应重新洗手。

（1）常用消毒剂：有 70% 酒精、10% 活力碘（含有效碘为 1%）、碘伏原液等。对于黏膜、婴儿皮肤、面部皮肤、肛门、外生殖器，一般用 5% 活力碘。

（2）消毒方法：一般情况下，第一助手在手臂消毒后，站在患者右侧（腹部手术），接过器械护士递出的卵圆钳和盛有浸过消毒剂的棉球或小纱布块弯盘，左手托持弯盘，右手持夹棉球或纱布，用上臂带动前臂，腕部稍用力涂擦术野。

（3）消毒方式：小手术野消毒从中心向外环形成或螺旋形消毒；大手术野消毒从上至下平行或叠瓦式涂擦，以切口为中心向两侧展开。

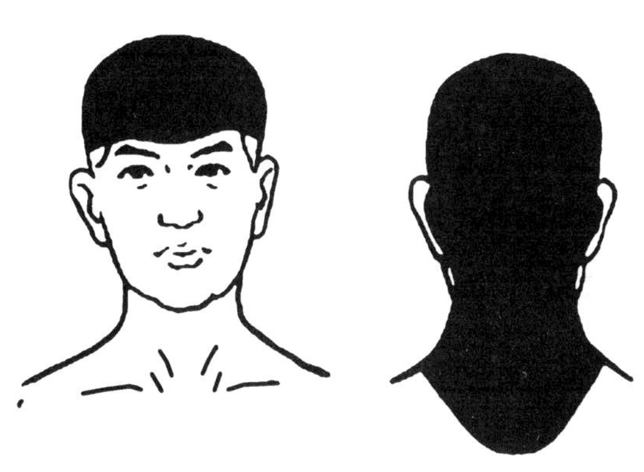

颅脑手术皮肤消毒范围

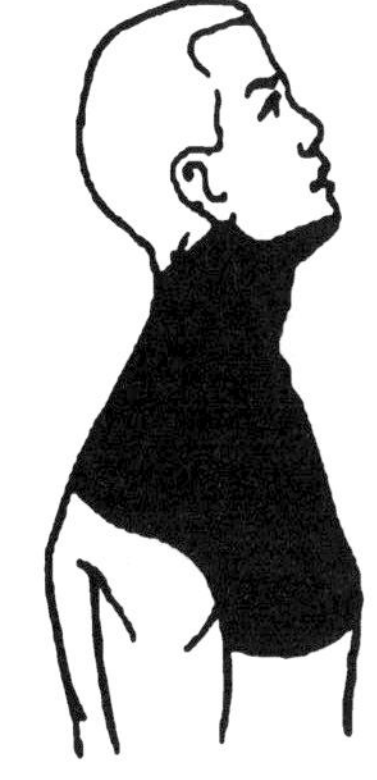

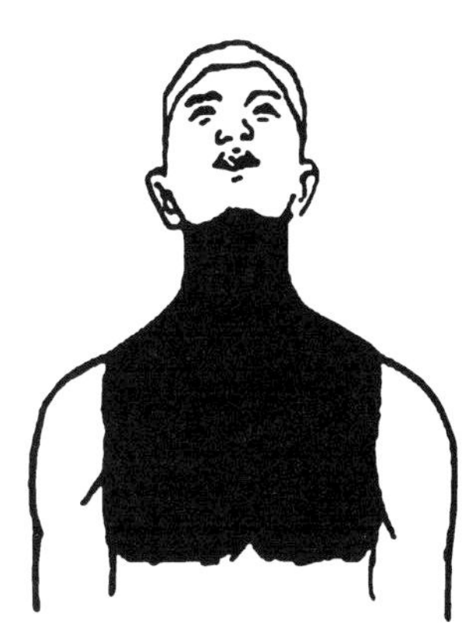

颈部手术皮肤消毒范围

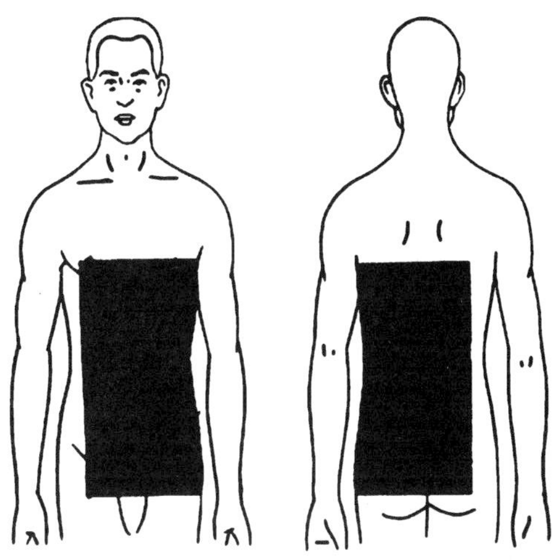

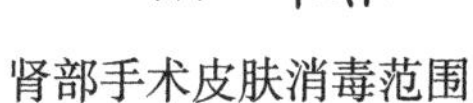

肾部手术皮肤消毒范围

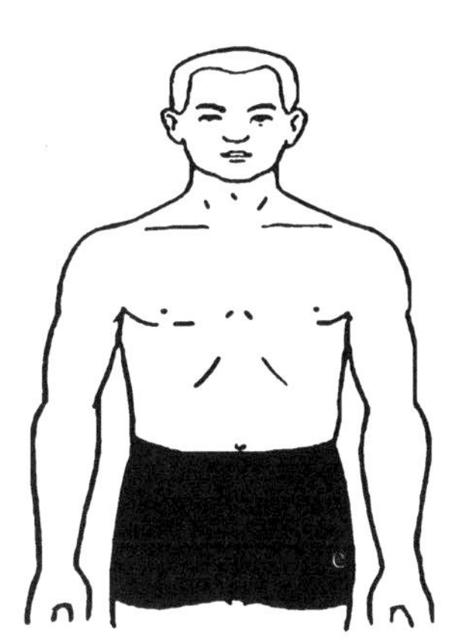

腹股沟和阴囊部手术皮肤消毒范围

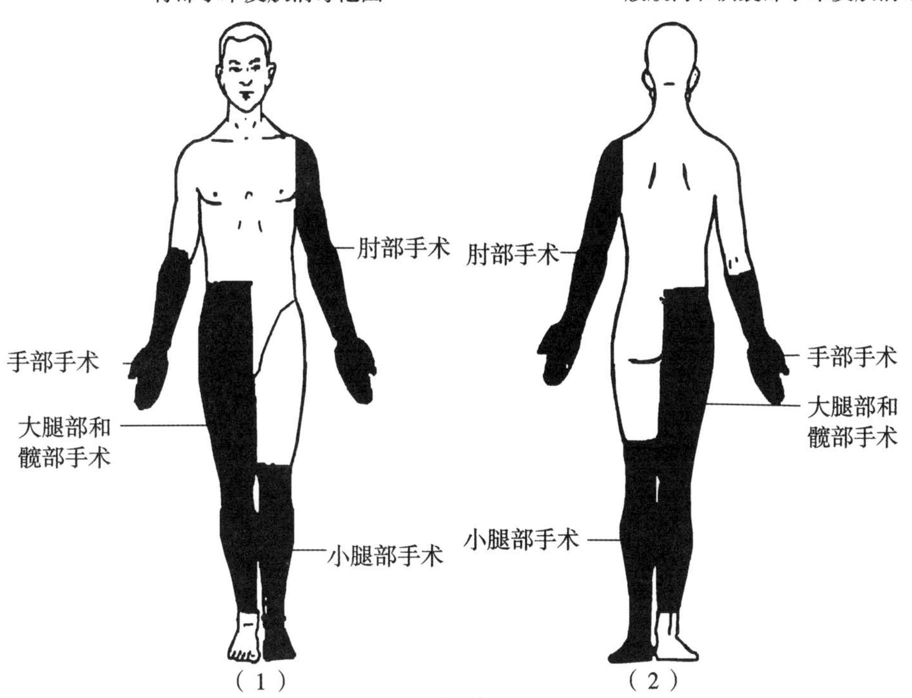

（1）　（2）

（甲）

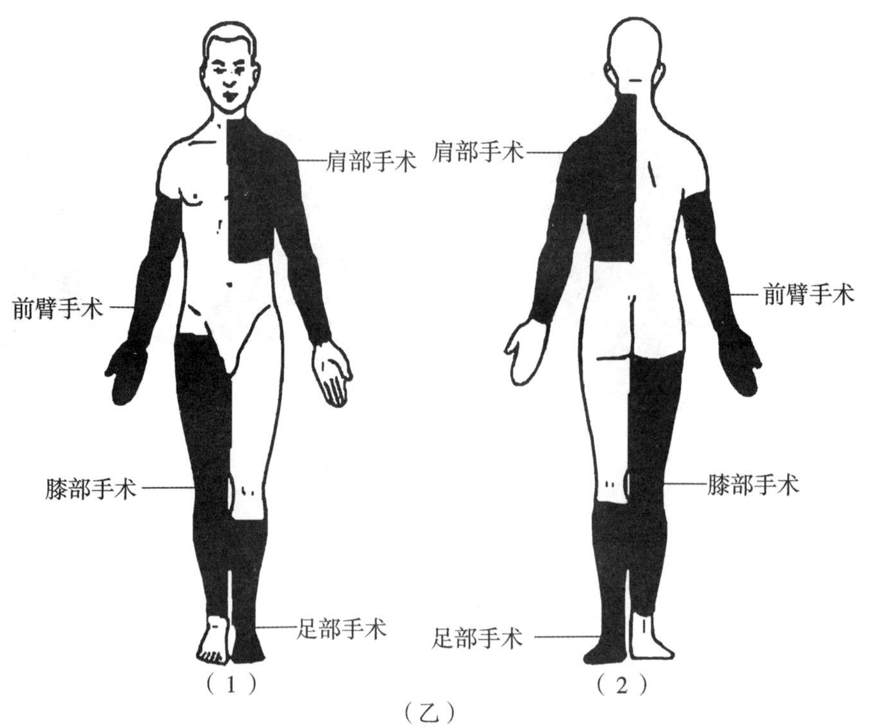

（乙）

四肢手术皮肤消毒范围

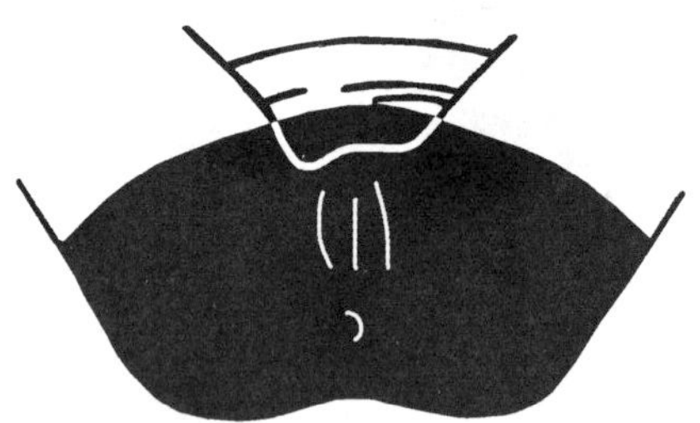

会阴部和肛门部手术皮肤消毒范围

图 3-2-6 各部位手术消毒范围

(4)消毒原则:由清洁区开始到相对不洁区,如一般的手术是由手术区中心(切口区)开始向四周(由内向外),切记返回中心。会阴、肛门及感染伤口等区域的手术则应由外周向感染伤口或会阴、肛门处涂擦(由外向内)。

(5)消毒范围:至少包括手术切口周围 15 cm 的区域。

注意事项:消毒涂擦时应方向一致,忌来回涂擦,每次涂擦应有 1/4 ~ 1/3 的区域重叠,不能留下未消毒的空白区,已经接触污染部位的棉球或纱布,不可再擦已经消毒的部位;消毒腹部皮肤时,先将消毒液滴入脐窝内,待皮肤消毒完后,再用棉球擦拭脐窝。

3. 手术区无菌巾的放置

除显露手术切口所必须的皮肤以外,其他部位均用无菌巾遮盖,以避免和尽量减少手术中的污染。以腹部手术为例。

(1)铺巾原则:中等以上手术特别是涉及深部组织的手术,切口周围至少要有 4 ~ 6 层,术野周边要有 2 层无菌巾遮盖。

(2)铺巾范围:头侧要铺盖过患者头部和麻醉架,下端遮盖过患者足部,两侧部位应下垂过手术床边 30 cm 以下。

(3)铺巾方法:手术区域消毒后,一般先铺小手术巾(亦叫皮肤巾或消毒巾),再铺中单,最后铺剖腹单。铺皮肤巾顺序为(图 3-2-7):由器械护士将皮肤巾递给助手,传递时注意皮肤巾折边方向。先铺相对不洁区(如会阴部、下腹部)然后铺上方,再铺对侧,最后铺靠近操作者的一侧。还有一种方法是先铺下方、对侧、上方,最后铺操作的一侧。如果操作者已穿好手术衣,则应先铺近操作者一侧,再按顺序依次铺巾。铺好皮肤巾后,用布巾钳固定皮肤巾交角处。在上、下方各加盖一条中单。取剖腹单,其开口对准切口部位,先展开上端(一般上端短,下端较长)遮住麻醉架。再展开下端,遮住患者足端。

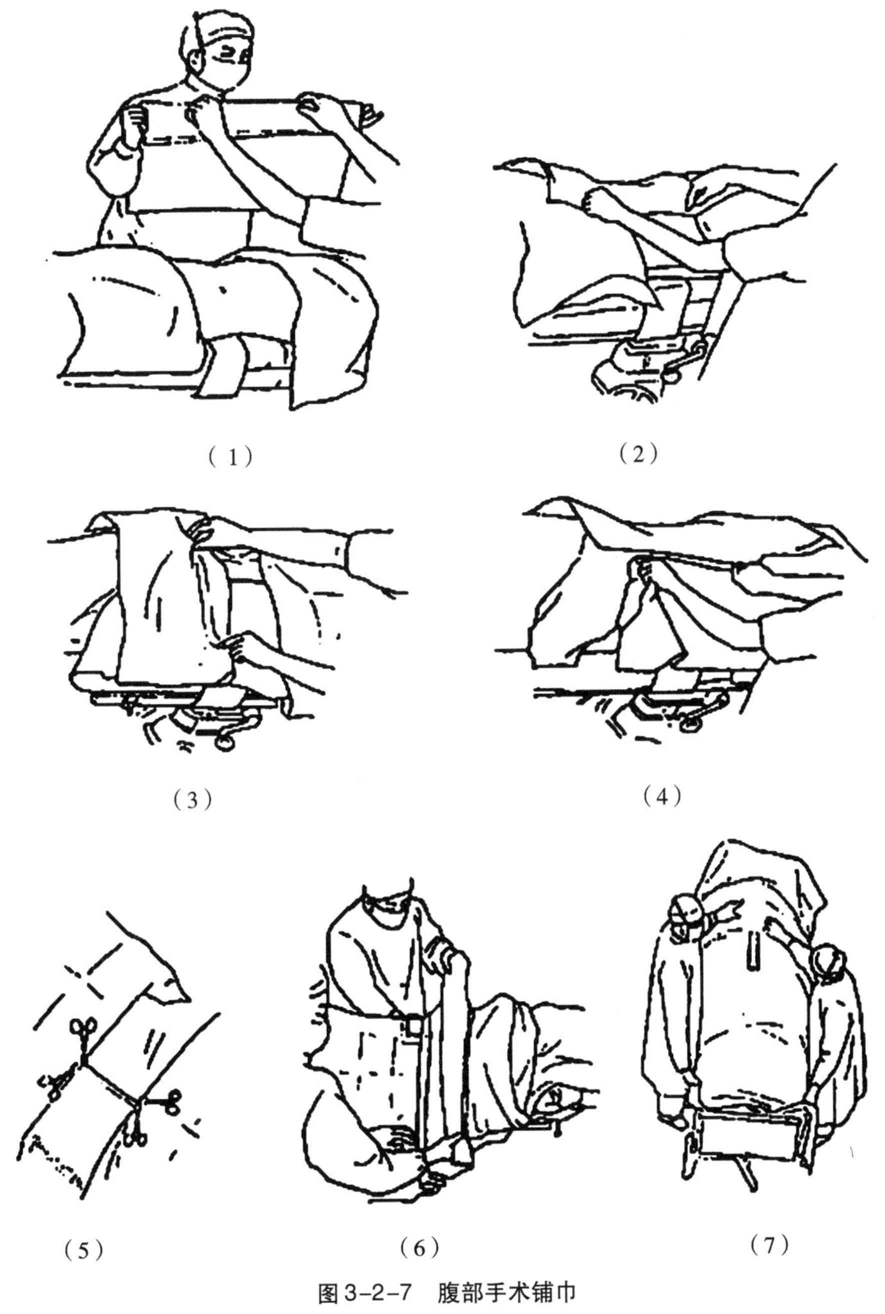

图 3-2-7　腹部手术铺巾

(4)注意事项:

1)铺巾时,助手未戴手套的手不得碰撞器械护士已戴手套的手。

2)铺巾前,应先确定手术切口的部位,铺巾外露切口部分的范围不可过大,也不可太窄小,行探查性手术时需留有延长切口的余地。已铺好的手术巾不得随意移位,如果必须移动少许,只能够从切口部位向外移动,不能向切口部位内移,否则更换手术巾,重新铺巾。

3)铺切口周围小手术巾时,应将其折叠1/4,使近切口部位有两层布。

4)铺中、大单时,手不得低于手术台平面,也不可接触未消毒的物品以免污染。第一助手消毒铺巾后,手、手臂应再次消毒后才能穿手术衣、戴手套继续手术。

虽然无菌设施以及各项消毒灭菌技术为手术提供了一个无菌操作的环境,但是如果没有一定的规章来保持这种无菌环境,则已经消毒灭菌的物品和手术区仍有可能受到污染,引起伤口感染,因此,在整个手术过程中,应严格遵循以下无菌操作原则。

(5)无菌操作原则:

1)手术人员一经"洗手",手和前臂即不准再接触未经消毒的物品。穿无菌手术衣和戴无菌手套后,背部、腰部以下和肩部以上都应认为是有菌地带,不能接触,手术台以下的床单也不能接触。

2)不可在手术人员背后传递器械及手术用品,手术人员不要伸手自取,应由器械护士传递,坠落到无菌巾或手术台边以外的器械物品,不准拾回再用。

3)手术过程中,同侧手术人员如需调换位置时,应背靠背进行交换,出汗较多或颜面被血液污染,应将头偏向一侧,由他人代为擦拭,以免落入手术区内。

4)手术中如手套破损或接触到有菌地方,应更换无菌手套,前臂或肘部触碰到有菌地方,应更换无菌手术衣或加套无菌袖套。如果无菌布单已湿透,其无菌隔离作用不再可靠,应加盖干的无菌单。

5)手术开始前要清点器械、敷料,手术结束后,检查胸、腹等体腔,认真核对器械、敷料(尤其是纱布块)无误后,方能关闭切口,以免异物遗留体内,产生严重后果。

6)切口边缘应用大纱布块或手术巾遮盖,并用巾钳或缝线固定,仅显露手术切口。切皮肤用的刀、镊等器械不能再用于体腔内,应重新更换。做皮肤切口以及缝合皮肤之前,应用消毒液再次涂擦消毒皮肤一次。

7)切开空腔器官之前,要先用纱布垫保护好周围组织,以防止或减少污染。

8)手术如需额外添加器械,应由巡回护士用无菌钳夹送,并记录增加物品种类及数目,以便术后核对,手术人员严禁自行取物。

9)参观手术人员不可太靠近手术人员或站得太高,尽量减少在手术室内走动,有条件的医院可设专门的隔离看台,或现场录像转播。

10)施行连台手术,若手套未破,可由巡回护士将手术衣背部向前反折脱去,手套的腕部随之倒转于手上,脱手套时注意手套外面不能接触皮肤,此时术者无需重新刷手,仅需用消毒剂重新消毒即可,但前一手术如为污染手术,则需重新刷手。

第三节 外科常用手术器械

【实训目标】

1. 能够认识外科常用手术器械。
2. 知道手术器械的特征及性能。

3. 能够熟练掌握常用手术器械的使用方法及应用时的注意事项。

【知识回顾】

［目的］

手术器械为外科手术必需的工具，外科常用手术器械根据结构特点不同而分为许多种类型和型号。只有掌握了各种手术器械的结构特点和基本性能，才能正确、灵活地使用，才能达到手术“稳、准、快、细”的基本要求。

［操作准备］

外科常用手术器械一套。

［操作步骤］

一、手术刀

分刀片和刀柄两部分，用时将刀片安装到刀柄上。常用型号为20-24号大刀片，适用于大创口切割，9-17号属于小刀片，刀片的末端刻有号码，适用于眼科及耳鼻喉科，又根据刀刃的形状分为圆刀、弯刀、球头刀及三角刀。刀柄根据长短及大小分型，其末端刻有号码，一把刀柄可以安装几种不同型号的刀片。手术时根据实际需要，选择长短不同的刀柄及不同形状、大小的刀片（图3-3-1、图3-3-2）。刀片宜用持针钳（或血管钳）夹持安装，安装时避免割伤手指（图3-3-3）。

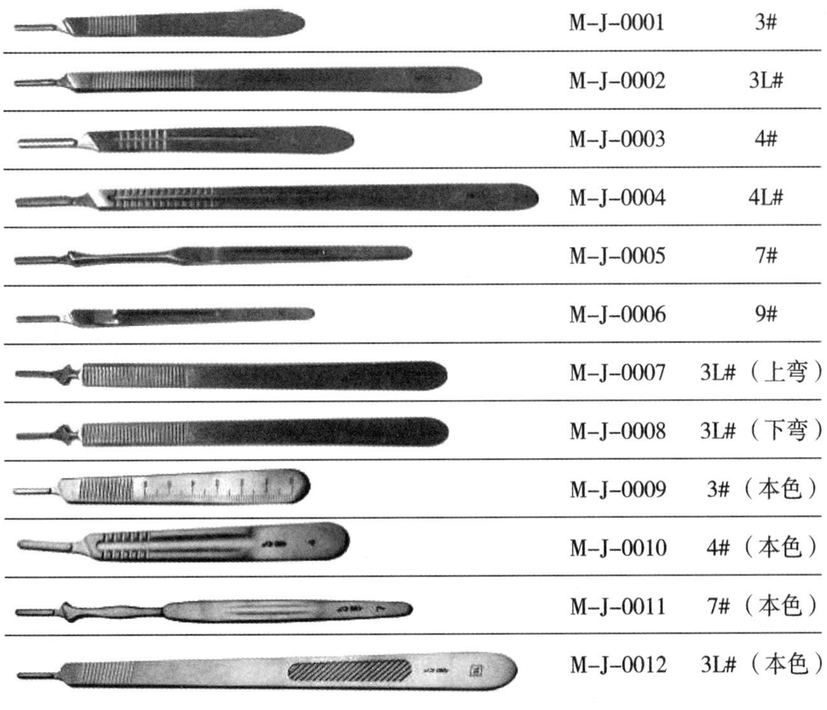

图3-3-1 手术刀柄

手术刀一般用于切开和剥离组织，目前已有同时具有分离和止血功能的手术刀，用于肝脾等实质性脏器或手术创面较大、需反复止血的手术（如乳腺癌根治术）。如各种电刀、激光刀、微波刀、等离子手术刀及高压水刀等。但这些刀具多需一套完整的设备及专业人员操作。另外还有一次性使用的手术刀、刀柄，操作方便，并可防止院内感染。在使用手术刀的过程中，一定要注意避免职业暴露。此处以普通手术刀为例说明其使用情况。

正确执刀方法有以下 4 种：

1. 执弓式　常用的执刀法，拇指在刀柄下，食指和中指在刀柄上，腕部用力。用于较长的皮肤切口及腹直肌前鞘的切开等（图 3-3-4）。

2. 执笔式　动作的主要力量来源在指部，为短距离精细操作，用于解剖血管、神经、腹膜切开和短小切口等（图 3-3-5）。

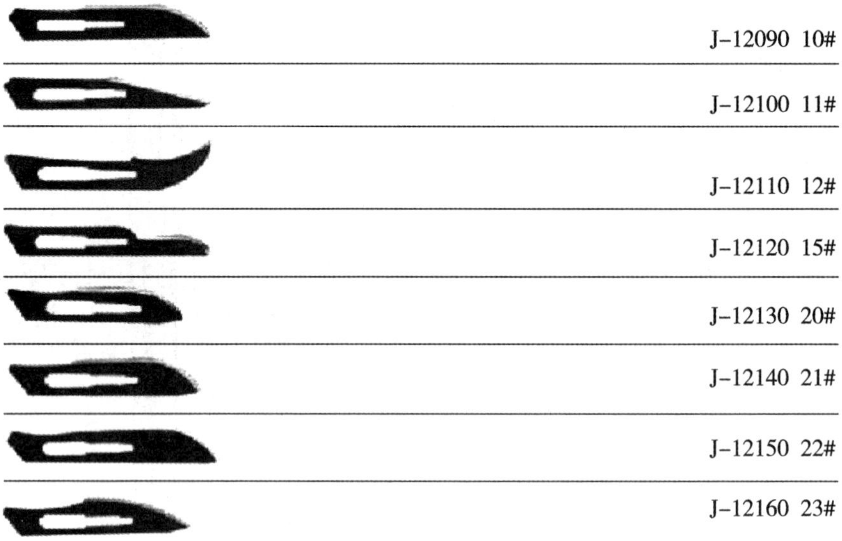

J-12090 10#

J-12100 11#

J-12110 12#

J-12120 15#

J-12130 20#

J-12140 21#

J-12150 22#

J-12160 23#

图 3-3-2　手术刀片

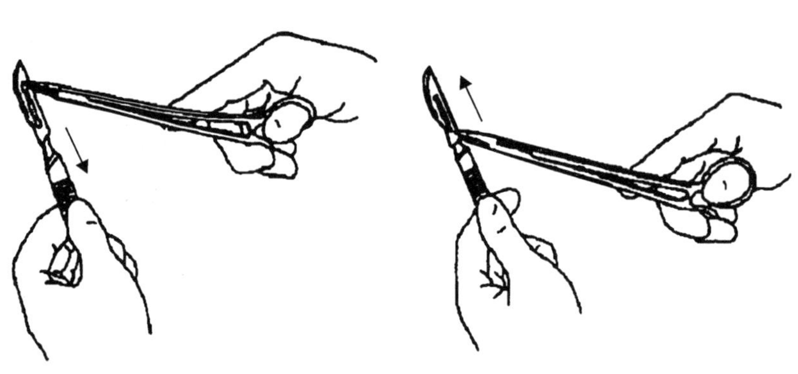

图 3-3-3　刀片的装、卸

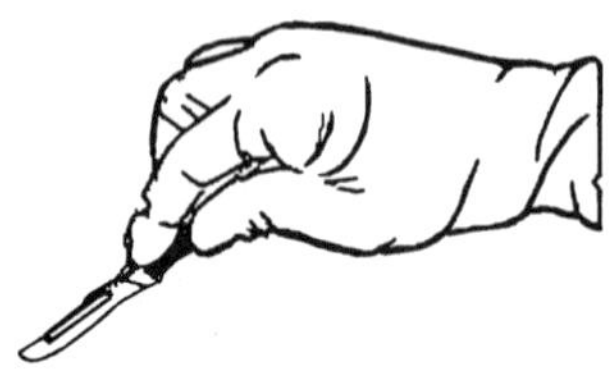

图 3-3-4　执弓式

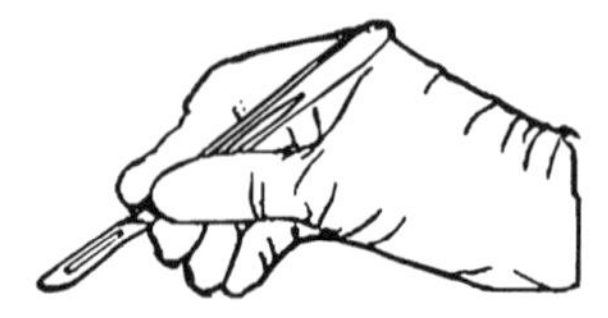

图 3-3-5　执笔式

3. 抓持式　握持刀比较稳定。切割范围较广。用于使力较大的切开。如截肢、肌腱切开，较长的皮肤切口等（图 3-3-6）。

4. 反挑式　全靠指端用力挑开，多用于脓肿切开，以防损伤深层组织（图 3–3–7）。

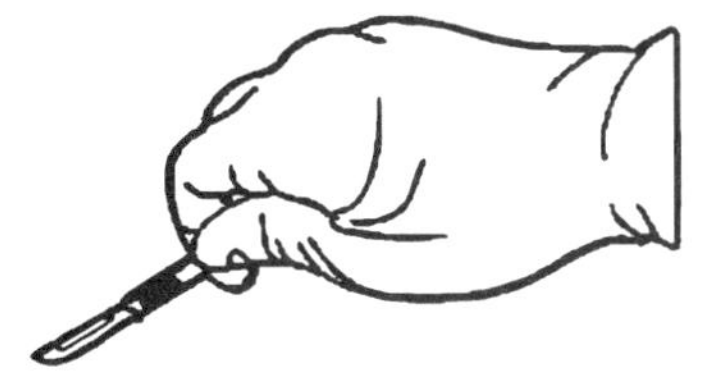

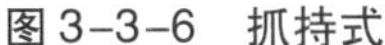

图 3–3–6　抓持式

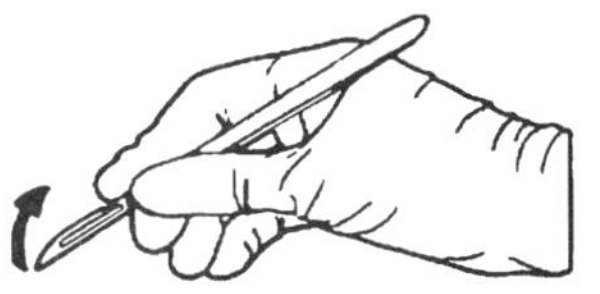

图 3–3–7　反挑式

二、手术剪

根据其结构特点有尖、钝，直、弯，长、短各型。据其用途分为组织剪、线剪及拆线剪。组织剪多为弯剪，锐利而精细用来解剖、剪断或分离剪开组织。通常浅部手术操作用直剪，胸、腹腔的深部手术操作用弯剪（图 3–3–8）。线剪多为直剪，用来剪断缝线、敷料、引流物等（图 3–3–9）。线剪与组织剪的区别在于组织剪的刃锐薄，线剪的刃较钝厚。所以，决不能图方便、贪快，以组织剪代替线剪，以致损坏刀刃，造成浪费。拆线剪是一页钝凹，一页直尖的直剪，用于拆除缝线（图 3–3–10）。正确持剪刀法为拇指和第四指分别插入剪刀柄的两环，中指放在第四指环的剪刀柄上，食指压在轴节处起稳定和向导作用，有利于操作（图 3–3–11）。

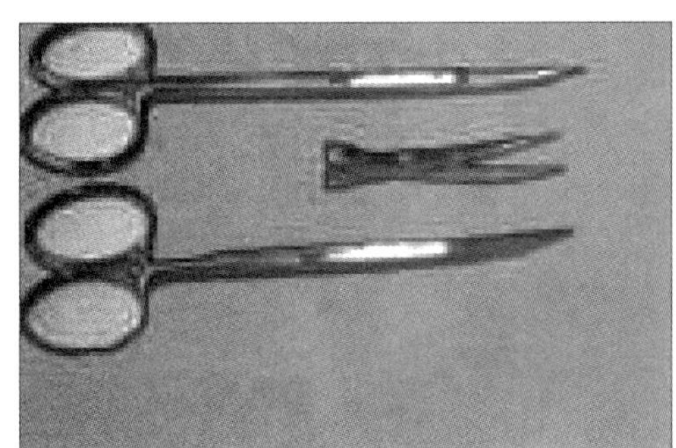

图 3–3–8　组织剪

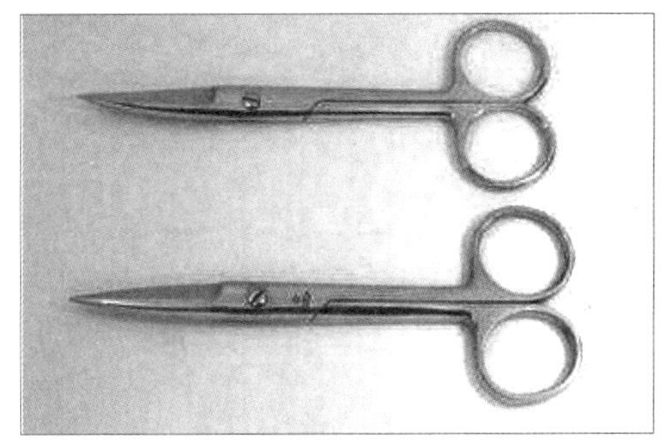

图 3–3–9　线剪

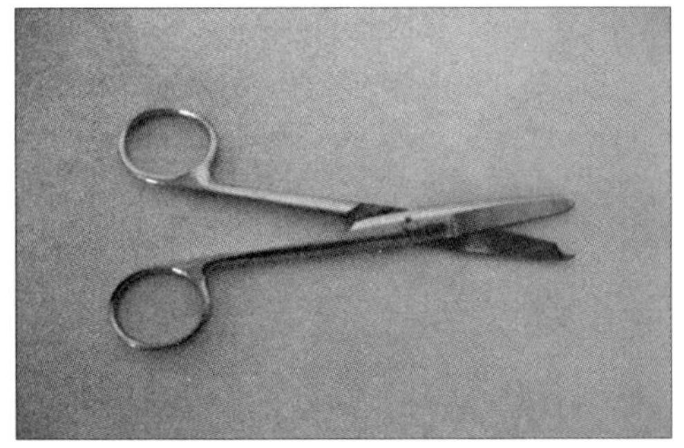

图 3–3–10　拆线剪

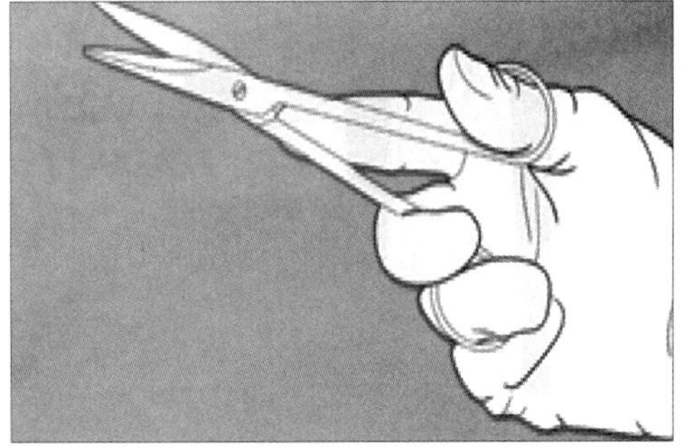

图 3–3–11　持剪方法

三、血管钳

血管钳为主要用于钳夹血管或出血点，亦称止血钳。血管钳在结构上主要的不同是齿槽床，由于手术操作的需要，齿槽床分为直、弯、直角、弧形（如肾蒂钳）等。用于血管手术的血管钳，齿槽的齿较细、较浅，弹性较好，对组织的压榨作用及对血管壁、血管内膜的损伤均较轻，称无损伤血管钳。一般常用的血管钳尖端为平端，尖端带齿者称有齿血管钳，多用于夹持较厚的韧组织以防滑脱，对组织的损伤较大。由于钳的前端平滑，易插入筋膜内，不易刺破静脉，也供分离解剖组织用。也可用于牵引缝线、拔出缝针，或代镊使用，但不宜夹持皮肤、脏器及较脆弱的组织。用于止血时尖端应与组织垂直，夹住出血血管断端，尽量少夹附近组织。止血钳有各种不同的外形和长度，以适合不同性质的手术和部位的需要(图 3-3-12)。

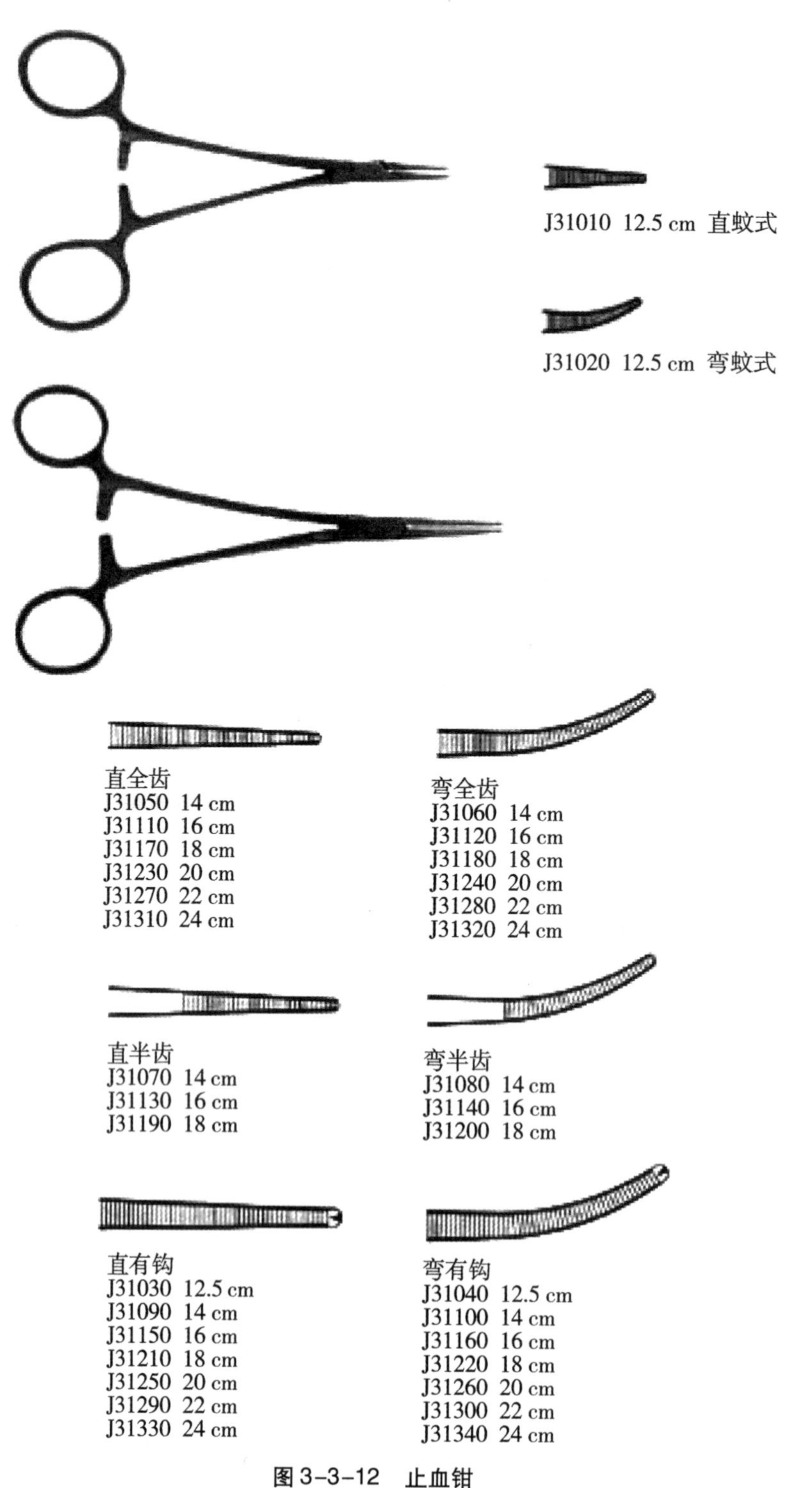

图 3-3-12　止血钳

血管钳的拿持方法同手术剪，但放开时需要一定技巧，可在拿持时，拇指和无名指轻轻用力对顶，或用拇指和食指持住血管钳一个环口，中指和无名指挡住另一环口，将拇指和无名指轻轻用力对顶（图 3-3-13、图 3-3-14）。

要注意：止血时只扣上一、二齿即可，要检查扣锁是否失灵，有时钳柄会自动松开，造成出血，应警惕。使用前应检查前端横形齿槽两页是否吻合，不吻合者不用，以防止血钳夹持组织滑脱。

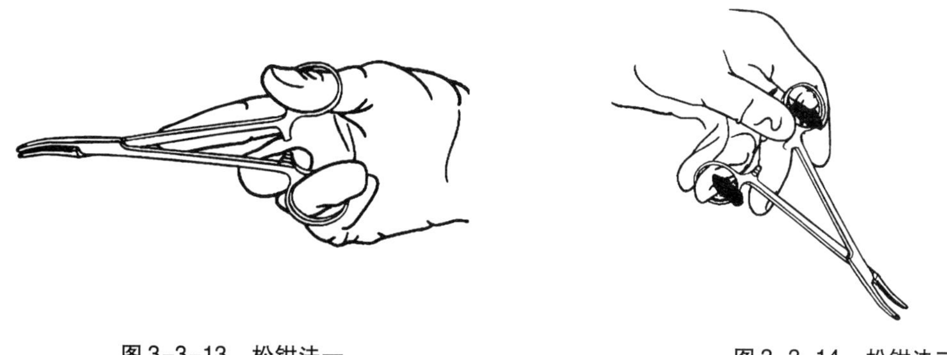

图 3-3-13　松钳法一

图 3-3-14　松钳法二

四、手术镊

手术镊有不同的长度，用于夹持组织，以利于解剖及缝合，也可夹持缝针及敷料等。镊的尖端分为有齿与无齿。无齿镊又叫平镊或敷料镊（图 3-3-15）。其尖端无钩齿，用于脆弱的组织及脏器及敷料。浅部操作时用短镊，深部操作时用长镊。镊的尖端又有尖头与钝头之分。精细的尖头平镊对组织损伤较轻，用于血管、神经手术。有齿镊又叫组织镊（图 3-3-16），因尖端有钩齿、夹持牢固，但对组织有一定损伤。齿又分为粗齿与细齿，粗齿镊用于夹持较硬的组织，损伤性较大，细齿镊用于精细手术，如肌腱缝合、整形手术等。持镊的部位应在镊的中部，用拇指对食指与中指（图 3-3-17）。

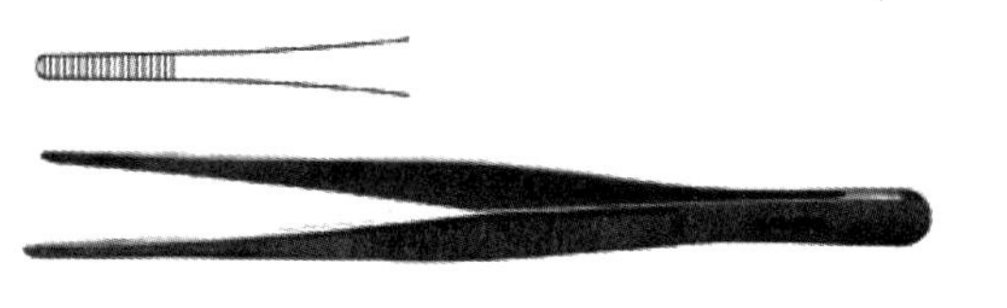

J42010	12.5 cm
J42020	14 cm
J42030	16 cm
J42040	18 cm
J42050	20 cm
J42060	22 cm
J42070	25 cm
J42080	30 cm

图 3-3-15　无齿镊

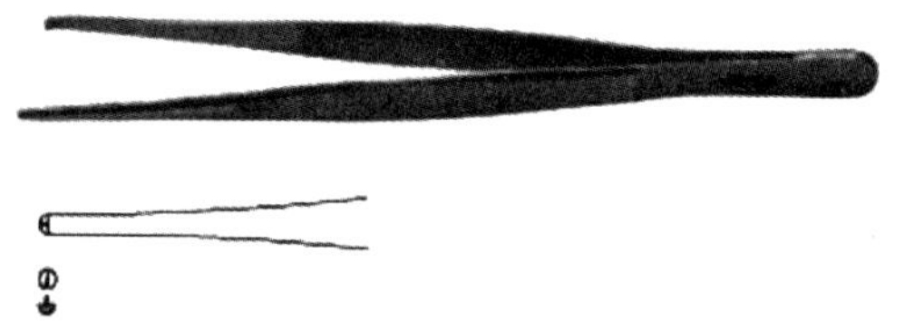

1 × 2 钩 /1 × 2Teeth

J41010	12.5 cm
J41050	14 cm
J41080	16 cm
J41110	20 cm
J41130	25 cm

图 3-3-16　有齿镊

五、持针钳

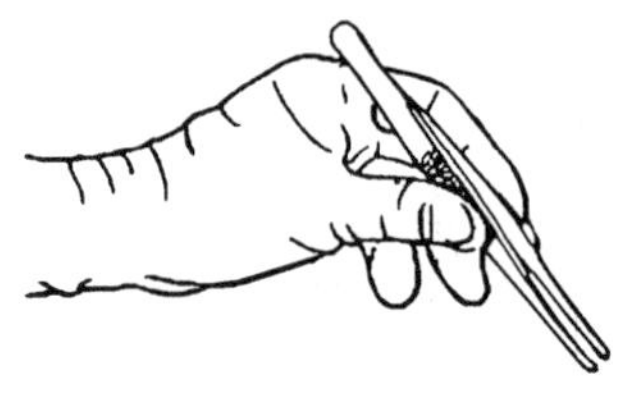

图 3–3–17　持镊法

持针钳或称持针器、针持(图 3–3–18)，主要用于夹持缝针缝合组织，有时也用于器械打结。缝针应夹在持针器的尖端，若夹持在齿槽中间，则容易将针折断。一般应夹在缝针的后 1/3 处，缝线应重叠 1/3，且将绕线重叠部分也放于针嘴内，以利于操作。一般执持针钳法有三种：一种与持血管钳的方法相同，第二种为单扣式，第三种为抓持法或握持法(图 3–3–19)。

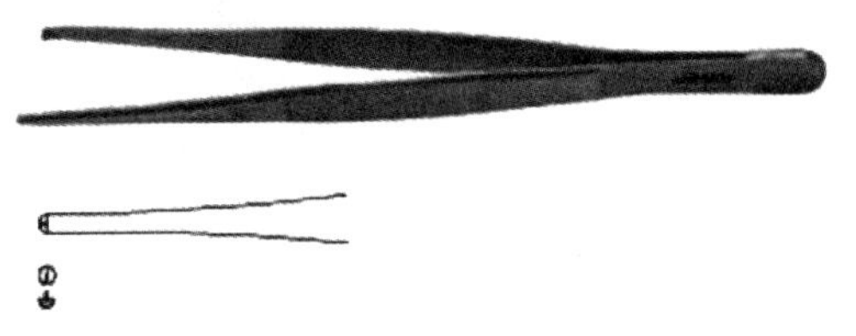

1 × 2 钩 /1 × 2Teeth

J41010	12.5 cm
J41050	14 cm
J41080	16 cm
J41110	20 cm
J41130	25 cm

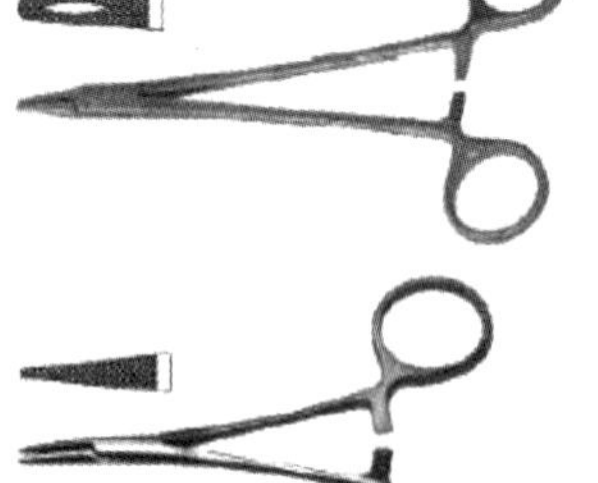

M–J–0121	14 cm	粗针
M–J–0122	16 cm	粗针
M–J–0123	18 cm	粗针
M–J–0124	20 cm	粗针
M–J–0125	22 cm	粗针
M–J–0126	25 cm	粗针

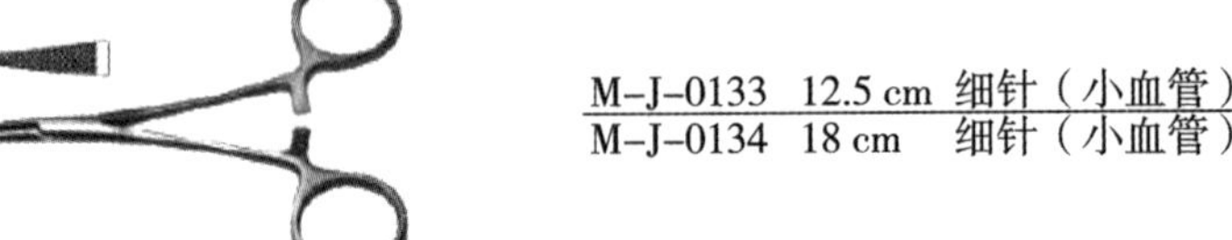

M–J–0133	12.5 cm	细针（小血管）
M–J–0134	18 cm	细针（小血管）

图 3–3–18　持针钳

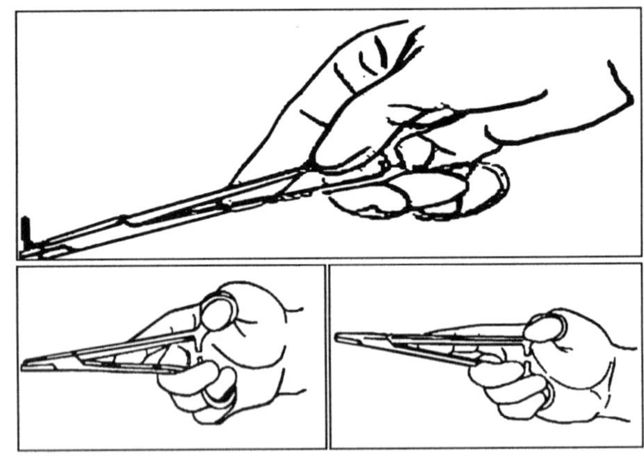

图 3–3–19　持针钳拿法

六、组织钳

组织钳亦称鼠齿钳或 Allis 钳。对组织的挤压较血管钳轻，故一般用以夹持软组织，不易滑脱，如夹持、牵引被切除的病变部位，以利于手术进行。也可用于钳夹纱布垫、切口边缘的皮下组织，钳端有齿状结构，钳夹后有创痕(图 3–3–20)。

七、巾钳

用于固定铺盖手术切口周围的小手术巾(图 3-3-21)。

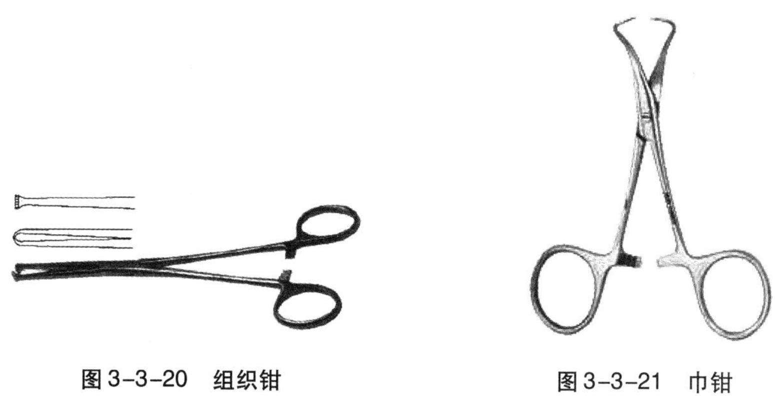

图 3-3-20　组织钳　　　　图 3-3-21　巾钳

八、海绵钳

海绵钳或称卵圆钳、持物钳,分有齿纹、无齿纹两种(图 3-3-22)。有齿纹的主要用以夹持、传递已消毒的器械、缝线、缝针、敷料、引流管等。也用于钳夹蘸有消毒液的纱布,以消毒手术野的皮肤,或用于手术野深处拭血;无齿纹的用于夹持脏器,协助暴露,但要注意不可夹闭,以免损伤脏器。换药室及手术室通常将无菌持物钳置于消毒的大口量杯或大口瓶内。用其取物时需注意:

1. 不可将其头端(即浸入消毒液内的一端)朝上,这样将消毒液流到柄端的有菌区域,放回时反流将污染头端。正常持法头端应始终朝下。

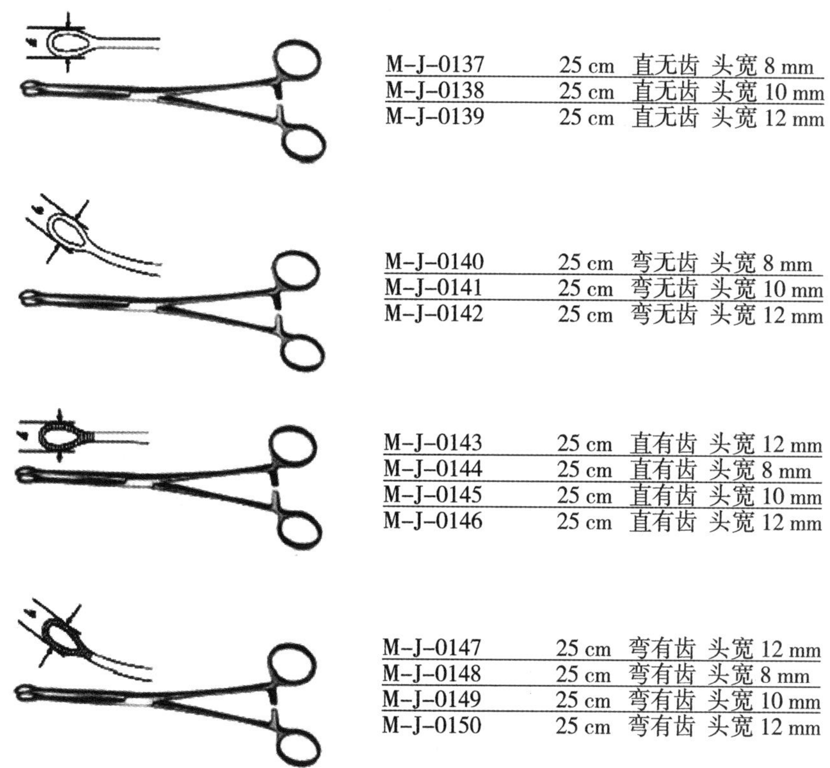

M-J-0137　25 cm　直无齿 头宽 8 mm
M-J-0138　25 cm　直无齿 头宽 10 mm
M-J-0139　25 cm　直无齿 头宽 12 mm
M-J-0140　25 cm　弯无齿 头宽 8 mm
M-J-0141　25 cm　弯无齿 头宽 10 mm
M-J-0142　25 cm　弯无齿 头宽 12 mm
M-J-0143　25 cm　直有齿 头宽 12 mm
M-J-0144　25 cm　直有齿 头宽 8 mm
M-J-0145　25 cm　直有齿 头宽 10 mm
M-J-0146　25 cm　直有齿 头宽 12 mm
M-J-0147　25 cm　弯有齿 头宽 12 mm
M-J-0148　25 cm　弯有齿 头宽 8 mm
M-J-0149　25 cm　弯有齿 头宽 10 mm
M-J-0150　25 cm　弯有齿 头宽 12 mm

图 3-3-22　海绵钳

2. 专供夹取无菌物品，不能用于换药。
3. 取出或放回时应将头端闭合，勿碰容器口和器械台。
4. 放持物钳的容器口应用塑料套遮盖。

九、直角钳

直角钳用于游离和绕过主要血管、胆道等组织的后壁，如胃左动脉、胆囊管等（图 3-3-23）。

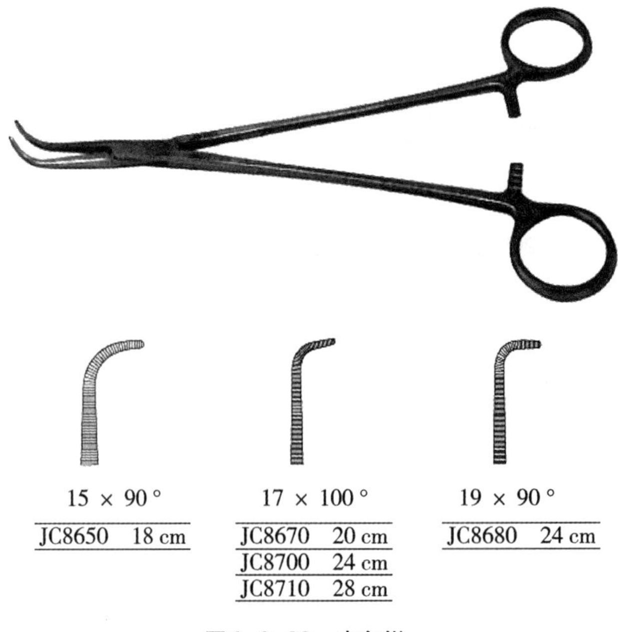

图 3-3-23 直角钳

十、肠钳（肠吻合钳）

肠钳用于夹持肠管，齿槽薄，弹性好，对组织损伤小，使用时可外套乳胶管，以减少对肠壁的损伤（图 3-3-24）。

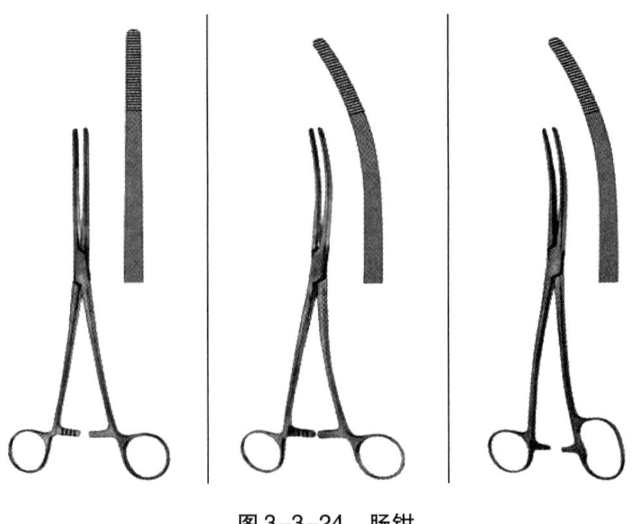

图 3-3-24 肠钳

十一、胃钳

胃钳用于钳夹胃以利于胃肠吻合，轴为多关节，力量大，压榨力强，齿槽为直纹且较深，组织不易滑脱（图 3-3-25）。

十二、阑尾钳

阑尾钳两钳臂的前端为弧形结构，形成一圆形孔，该结构的阑尾手术钳易固定，不易损伤阑尾系膜组织和造成阑尾断裂，用于医院中的阑尾切除手术（图 3-3-26）。

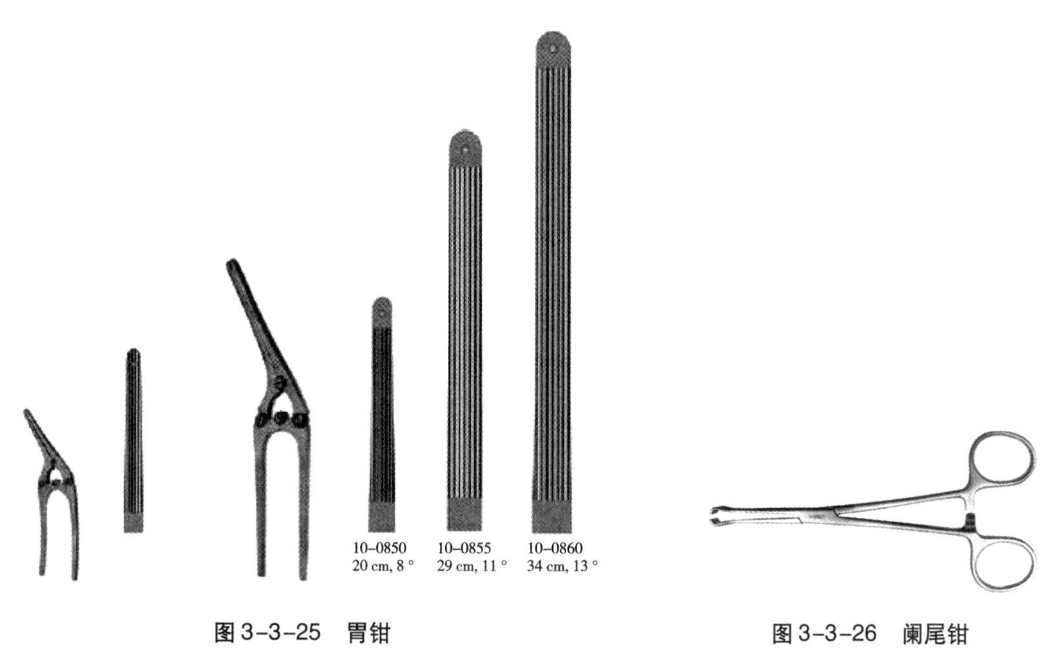

图 3-3-25　胃钳

图 3-3-26　阑尾钳

十三、牵引钩

牵引钩又叫拉钩或牵开器。为了保持手术野的显露及节省人力，有适合各种手术需要的固定牵开器。使用拉钩时，应以纱垫将拉钩与组织隔开，拉力应均匀，不应突然用力或用力过大，以免损伤组织。正确持拉钩的方法是掌心向上（图 3-3-27）。

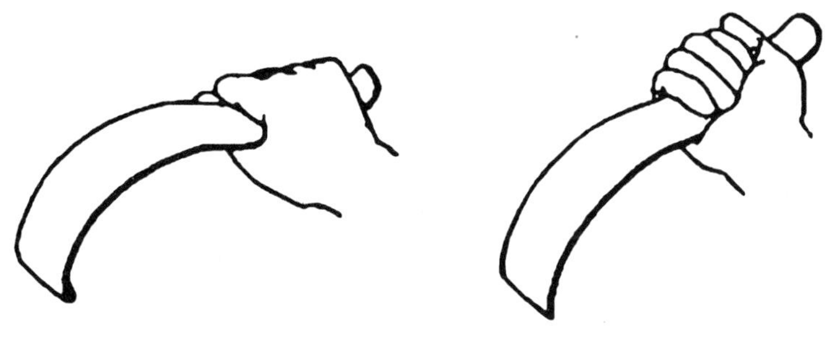

错误使用法（不易持久）　　正确使用方法（持续时间较长）

图 3-3-27　拉钩的拿法

常用几种拉钩分别介绍如下：

1. 皮肤拉钩　为耙状牵开器，用于浅部手术的皮肤拉开（图 3-3-28）。

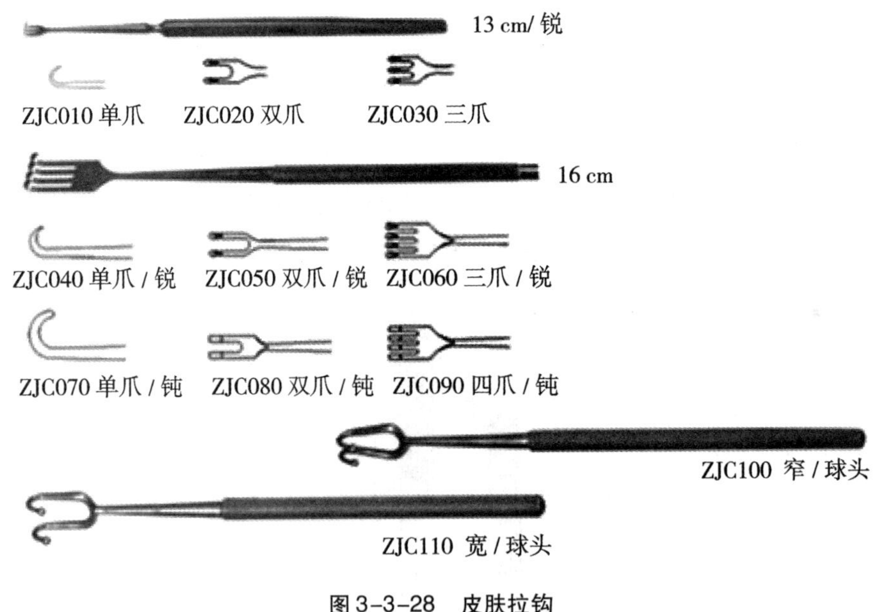

图 3-3-28　皮肤拉钩

2. 甲状腺拉钩　为平钩状，常用于甲状腺部位的牵拉暴露，也常用于腹部手术作腹壁切开时的皮肤、肌肉牵拉（图 3-3-29）。

3. 阑尾拉钩　亦为钩状牵开器，用于阑尾、疝等手术，用于腹壁牵拉（图 3-3-30）。

4. 腹腔平头拉钩　为较宽大的平滑钩状，用于腹腔较大的手术（图 3-3-31）。

5. S 状拉钩　是一种如“S”状腹腔深部拉钩（图 3-3-32）。

6. 自动拉钩　为自行固定牵开器，腹腔、盆腔、胸腔手术均可应用（图 3-3-33）。

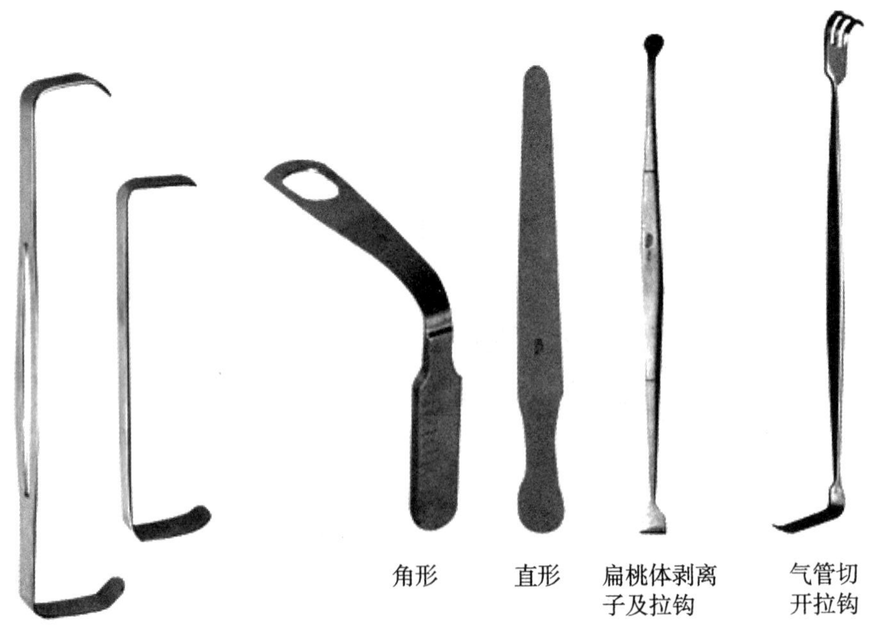

图 3-3-29　甲状腺拉钩

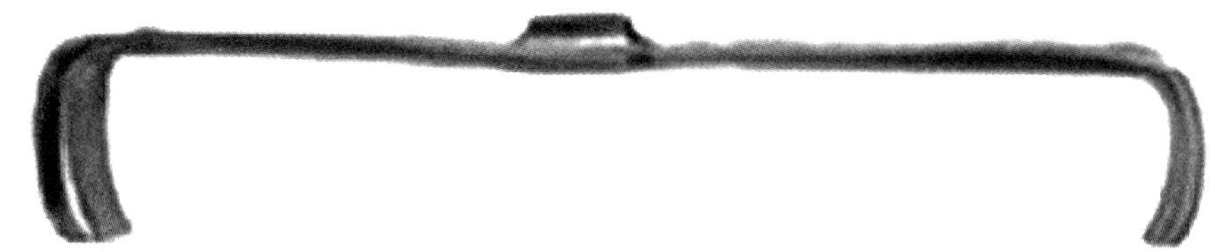

长 26 cm，一头宽 20 mm，另一头宽 30 mm

图 3-3-30　阑尾拉钩

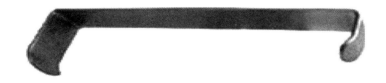

图 3-3-31　腹腔平头拉钩

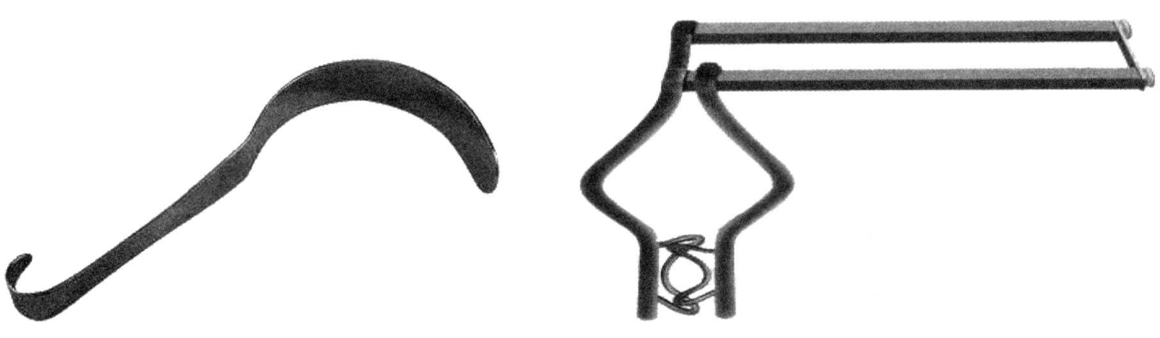

图 3-3-32　S 状拉钩

图 3-3-33　自动拉钩

十四、吸引器

用于吸除手术野中出血、渗出物、脓液、空腔脏器中的内容物，使手术野清楚，减少污染机会。吸引器由吸引头、橡皮管、玻璃接头、吸引瓶及动力部分组成（图 3-3-34）。吸引头结构和外形多种（图 3-3-35），主要有单管及套管型，尾部以橡皮管接于吸引瓶上待用。单管吸引头用以吸除手术野的血液及胸腹内液体等。套管吸引头主要用于吸除腹腔内的液体，其外套管有多个侧孔及进气孔，可避免大网膜、肠壁等被吸住、堵塞吸引头。用于脑外科的吸引头带有侧孔，可以调节吸引时的负压。有时为了减少对组织的损伤，吸引头端可加上一软胶管。

十五、缝合针

缝针是用于各种组织缝合的器械，它由 3 个基本部分组成，即针尖、针体和针眼。针尖按形状分为圆头、三角头 2 种；针体有近圆形、三角形及铲形 3 种；针眼是可供引线的孔。根据针尖与针眼两点间有无弧度可分直针和弯针。圆针根据弧度不同分为 1/2、3/8 弧度等（图 3-3-36 ~ 图 3-3-38）。

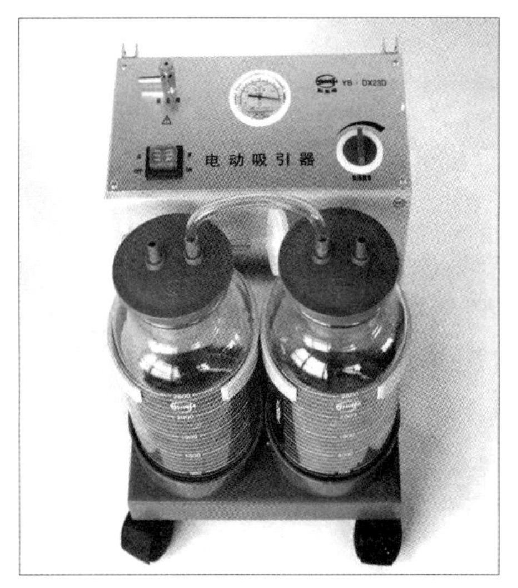

图 3-3-34　吸引器

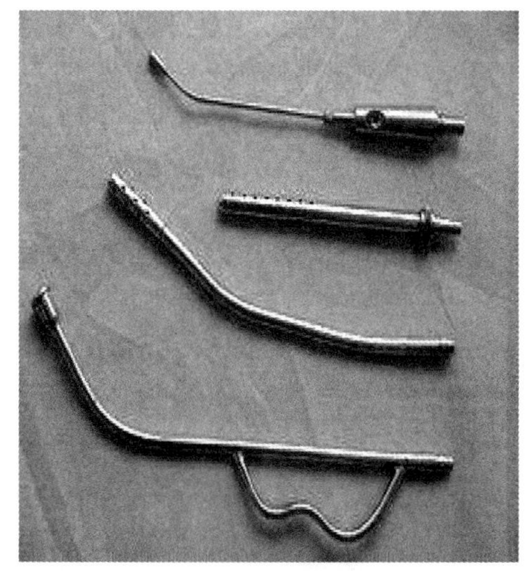

图 3-3-35　吸引头

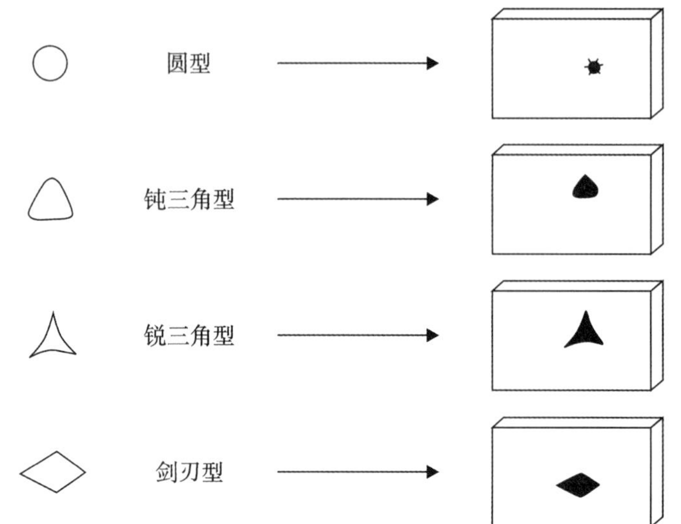

图 3-3-36　针锋断面及穿过硬纸板留下的孔洞

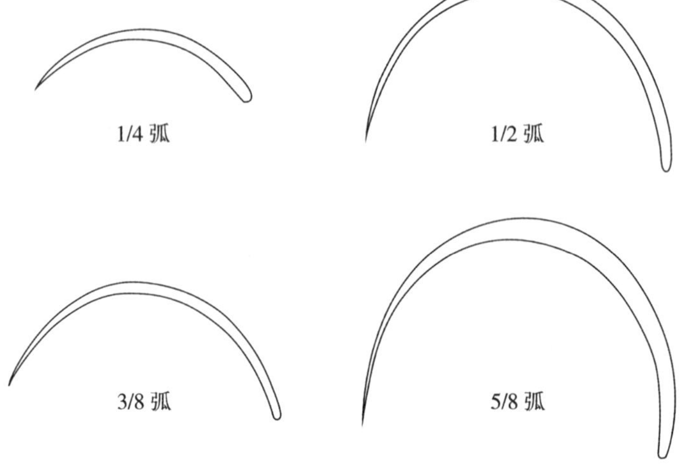

图 3-3-37　弯针的弧度

医用缝合针样板

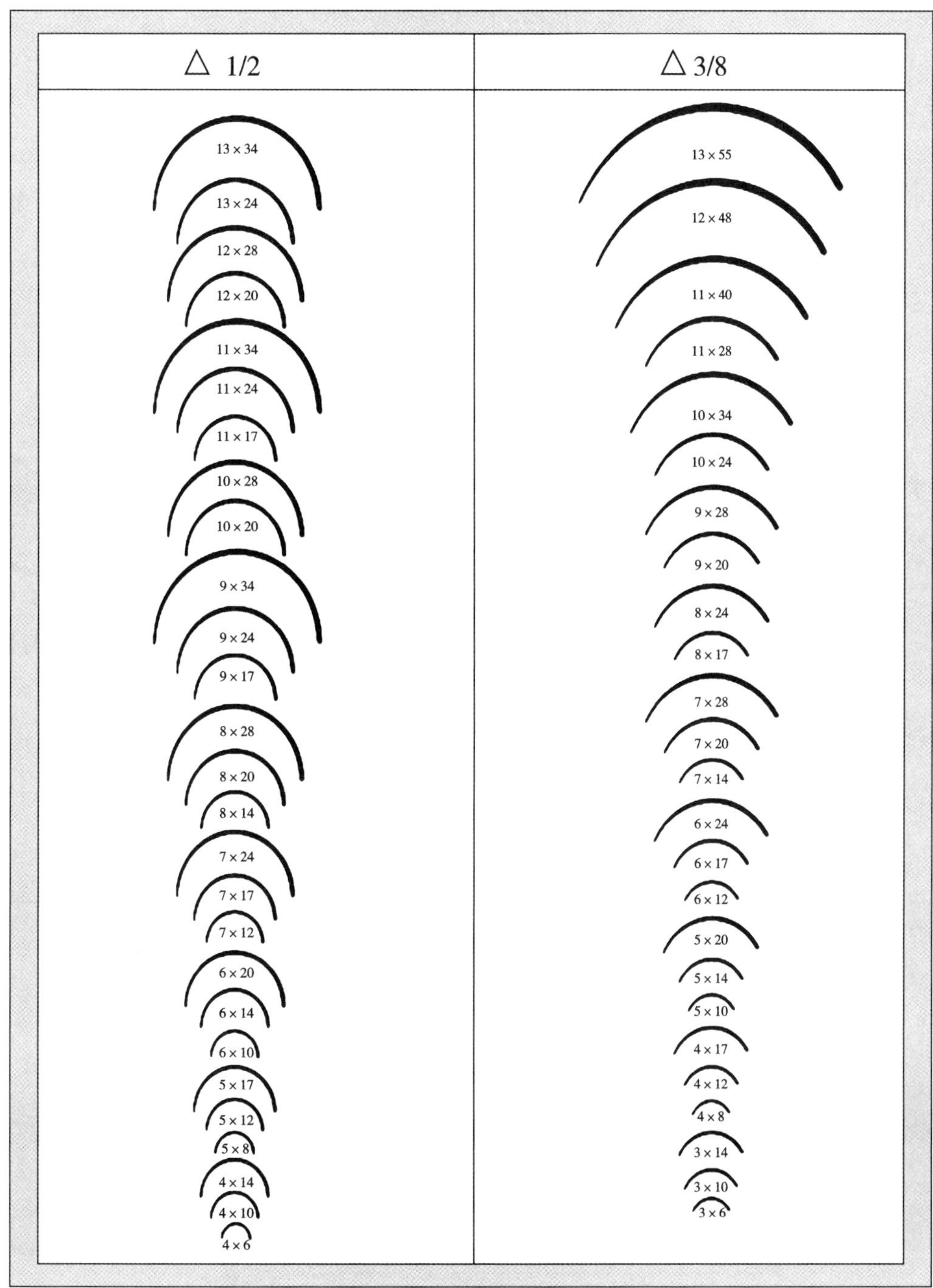

图 3-3-38　各种型号的手术缝针

手术选用缝针时，依身体组织、脏器及血管等的脆弱度，选用时必须注意针尖的锐利度及针眼的大小，避免造成组织的创伤；依组织脏器部位的深浅，选用时注意缝针的弯曲角度。弧度大者多用于深部组织。三角针前半部为三棱形，较锋利，用于缝合皮肤、软骨、韧带等坚韧组织，损伤性较大。无论用圆针或三角针，原则上应选用针径较细者，损伤较少，但有时组织韧性较大，针径过细易于折断，故应合理选用。此外，在使用弯针缝合时，应顺弯针弧度从组织拔出，否则易折断。

目前常用的几种介绍如下：

1. 圆形缝针　主要用于柔软容易穿透的组织，如腹膜、胃肠道及心脏组织，穿过时损伤小。

2. 三角形缝针　适用于坚韧的组织，其尖端是三角形的，针身部分是圆形的。

3. 三角形角针　针尖至带线的部位皆为三角形，用于穿透坚韧难穿透的组织，如筋膜及皮肤等。

4. 一次性皮肤钉合器　这种金属皮钉，装入特制钉匣内，用特制持夹钳夹住金属皮钉，多用于缝合皮肤及矫形外科(图3-3-39)。

目前已有针线一体的缝合针(无针眼)，这种针线对组织所造成的损伤小(针和线的粗细一致)，可防止缝线在缝合时脱针与免去引线的麻烦。无损伤缝针属于针线一体类，可用于血管神经的吻合等(图3-3-40)。

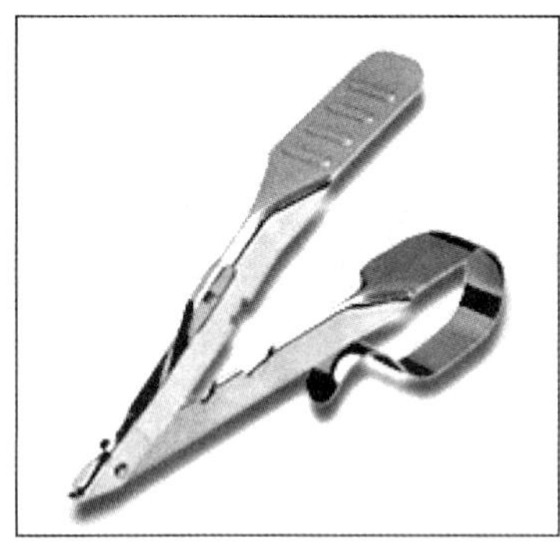

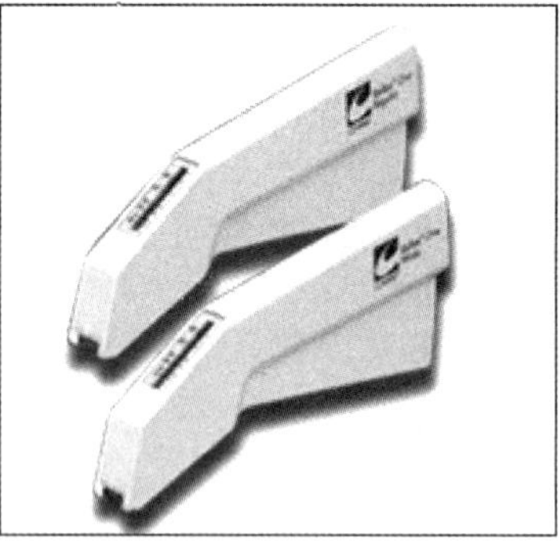

图3-3-39　一次性皮肤钉合器及起钉器

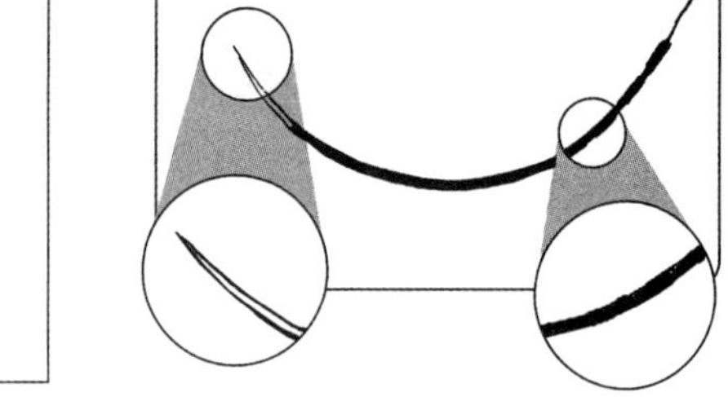

图3-3-40　无损伤缝针

十六、缝合线

缝合线(表3-3-1)分为可吸收缝线和不吸收缝线两大类。

表3-3-1　各种缝合线

缝合线种类	常用的度量	一般用途	特点
丝线	细	皮肤，皮下，胃肠道及一般缝合	1. 组织反应轻 2. 非吸收性，感染伤口易形成窦道 3. 柔软、容易打结，易于采购
	中	筋膜，结扎较大血管	
	粗	结扎大血管	
不锈合金钢线	35号	切口各层	1. 组织反应轻微 2. 使用不便
	30号	切口支持缝合	
肠线	0000	黏膜，眼科及其他精细手术	1. 吸收性(普通5 d吸收，铬制线2～3周吸收) 2. 组织反应较重 3. 可作连续缝合
	000	胃肠	
	0	腹膜	
合成纤维线	00000	皮内缝合	1. 60～90 d吸收 2. 组织反应低 3. 不易拉断，容易打结 4. 有抑菌作用
	000	胃肠、胆道	
	1号	腹膜、腱鞘	

1. 可吸收缝线类　主要为羊肠线和合成纤维线(图 3-3-41)。

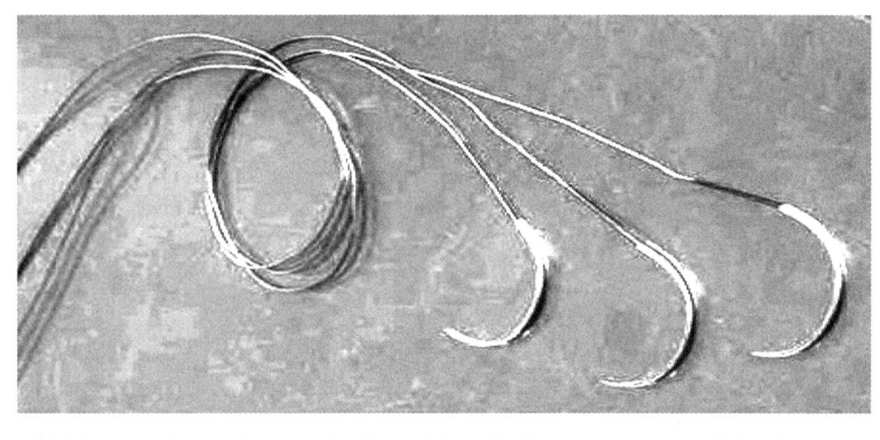

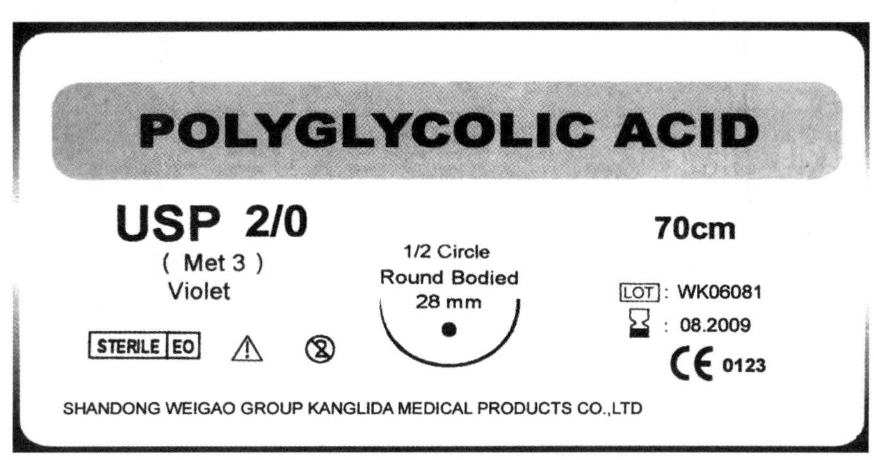

图 3-3-41　针线一体合成纤维可吸收线

肠线为羊的小肠黏膜下层制成。有普通与铬制两种,普通肠线吸收时间较短(4 ~5 d),多用于结扎及皮肤缝合。铬制肠线吸收时间长(14 ~21 d),用于缝合深部组织。肠线属异体蛋白质,在吸收过程中,组织反应较重。因此,使用过多,过粗的肠线时,创口炎性反应明显。其优点是可被吸收,不存异物。目前肠线主要用于内脏如胃、肠、膀胱、输尿管、胆道等黏膜层的缝合,一般用 1-0 至 3-0 的铬制肠线。此外,较粗的(0-2)号铬制肠线则常用于缝合深部组织或炎症的腹膜。在感染的创口中使用肠线,可减少由于其他不能吸收的缝线所造成的难以愈合的窦道。

使用肠线时,应注意以下问题:

(1)肠线质地较硬,使用前应用盐水浸泡,待变软后再用,但不可用热水浸泡或浸泡时间过长,以免肠线肿胀、易折影响质量。

(2)不能用持针钳或血管钳夹肠线,也不可将肠线扭曲,以至扯裂易断。

(3)肠线一般较硬、较粗、光滑,结扎时需要三叠结。剪断线时线头应留较长,否则线结易松脱。一般多用连续缝合,以免线结太多,致术后异物反应。

(4)胰腺手术时,不用肠线结扎或缝合,因肠线可被胰液消化吸收,进而继发出血或吻合口破裂。

(5)尽量选用细肠线。

(6)肠线价格较丝线稍贵。

合成纤维线品种较多,如 Dexon(PGA、聚羟基乙酸)、Maxon(聚甘醇碳酸)、Vicryl(Polyglactin 910、聚乳酸羟基乙酸)、PDS(Polydioxanone、聚二氧杂环己酮)和 PVA(聚乙酸维尼纶)。

它们的优点有:组织反应较轻,吸收时间延长,有抗菌作用。其中以 Dexon 为主要代表,外观呈绿白相间、多股紧密编织而成的针线一体线。粗细从 6-0 至 2#。抗张力强度高,不易拉断。柔软平顺,容易外科打结,操作手感好。水解后产生的羟基乙酸有抑菌作用。60 ~ 90 d 内完全吸收。3-0 线适合于胃肠缝合,1#线适合于缝合腹膜、腱鞘等。

2. 不吸收缝线类　有丝线、棉线、不锈钢线、尼龙线、银线、麻线等数十种。最常用的是丝线,其优点是柔韧性高,操作方便、对组织反应较小,能耐高温消毒。价钱低,来源易。缺点是在组织内为永久性的异物,伤口感染后易形成窦道,长时间后线头排出,延迟愈合。胆道、泌尿道缝合可导致结石形成。一般 0→多 0 号丝线可用于肠道、血管神经等缝合,1 号丝线用于皮肤、皮下组织和结扎血管等,4 号线用于缝合筋膜及结扎较大的血管,7 号用来缝合腹膜和张力较大的伤口组织(图 3-3-42)。

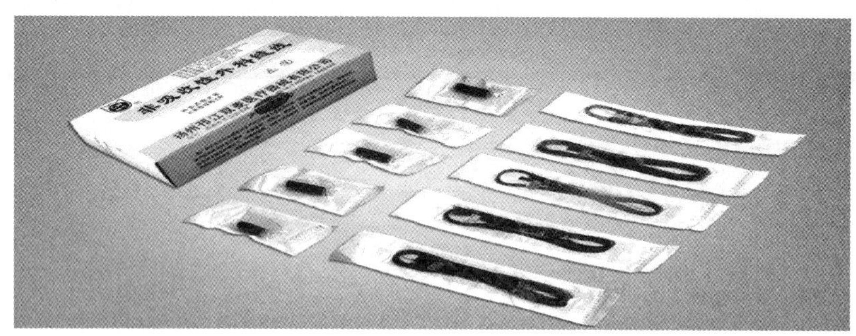

图 3-3-42　丝线

金属合金线习惯称“不锈钢丝”。用来缝合骨、肌腱、筋膜、减张缝合或口腔内牙齿固定(图 3-3-43)。尼龙线,组织反应少,且可以制成很细的线,多用于小血管缝合及整形手术。用于小血管缝合时,常制成无损伤缝合线。它的缺点是线结易于松脱,且结扎过紧时易在线结处折断,因此不适于有张力的深部组织的缝合。

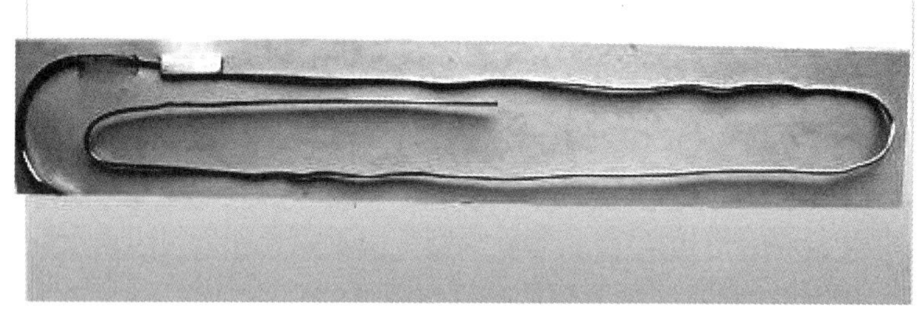

图 3-3-43　钢丝线

3. 目前已研制出许多种代替缝针、缝线的切口黏合材料,使用时方便、速度快,切口愈合后瘢痕小。

(1)外科拉链:主要用于皮肤的关闭,最大优点是切口内无异物(图 3-3-44)。

(2)医用黏合剂:可分为化学性黏合剂和生物性黏合剂,前者有环氧树脂、丙烯酸树脂、聚苯乙烯和氰基丙烯酸酯类等,后者有明胶、贻贝胶和人纤维蛋白黏合剂等,主要用于皮肤切口、植皮和消化道漏口的黏合。使用时将胶直接涂擦在切口创缘,加压拉拢切口即可。生物胶毒性作用小,吸收较快,应用前途较好(图 3-3-45)。

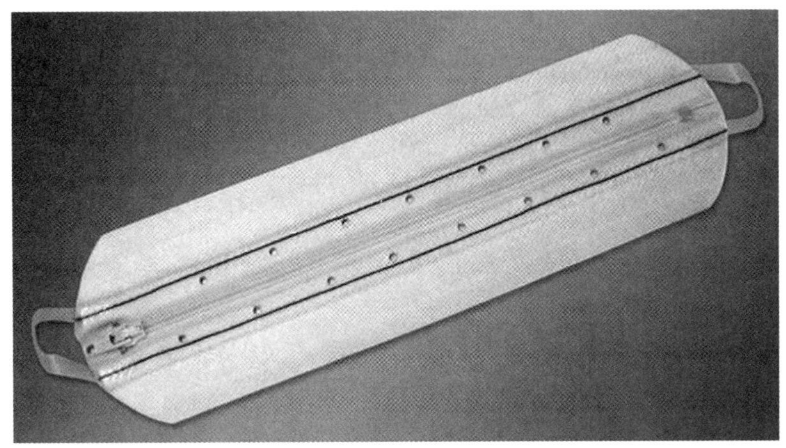

图 3-3-44　外科拉链

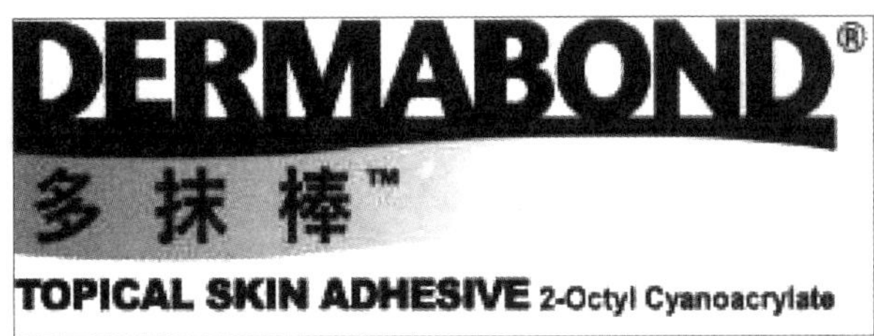

图 3-3-45　多抹棒局部皮肤黏合剂

十七、敷料

一般为纱布及布类制品，种类很多，常见敷料介绍如下。

1. 纱布块　用于消毒皮肤，拭擦手术中渗血、脓液及分泌物，术后覆盖缝合切口。进入腹腔用温湿纱布，以垂直角度在积液处轻压蘸除积液，不可揩抹、横擦，以免损伤组织(图 3-3-46)。

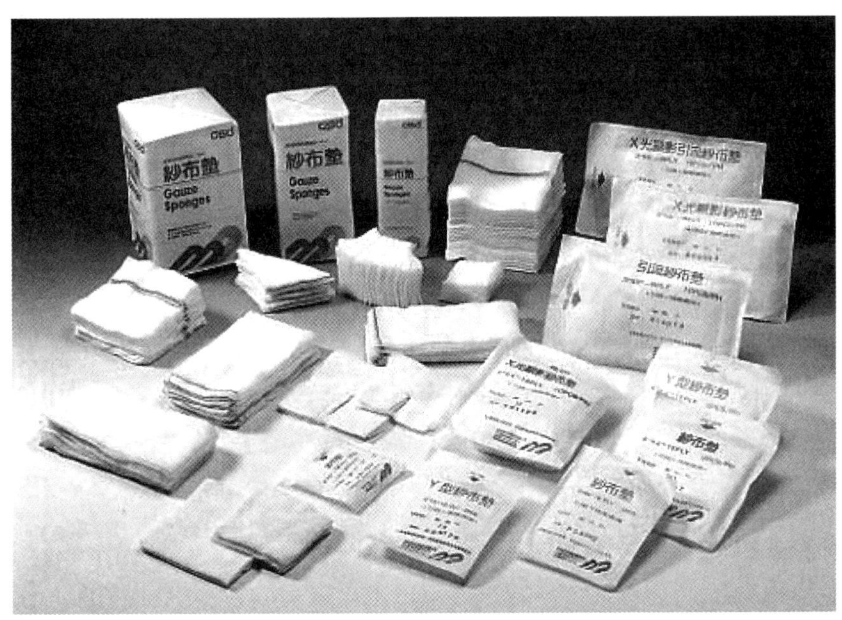

图 3-3-46　纱布块

2. 大纱布垫　用于遮盖皮肤、腹膜，湿盐水纱布垫可用于腹腔脏器的保护，也可以用来擦血。为防止遗留腹腔，常在一角附有带子(图3-3-47)。

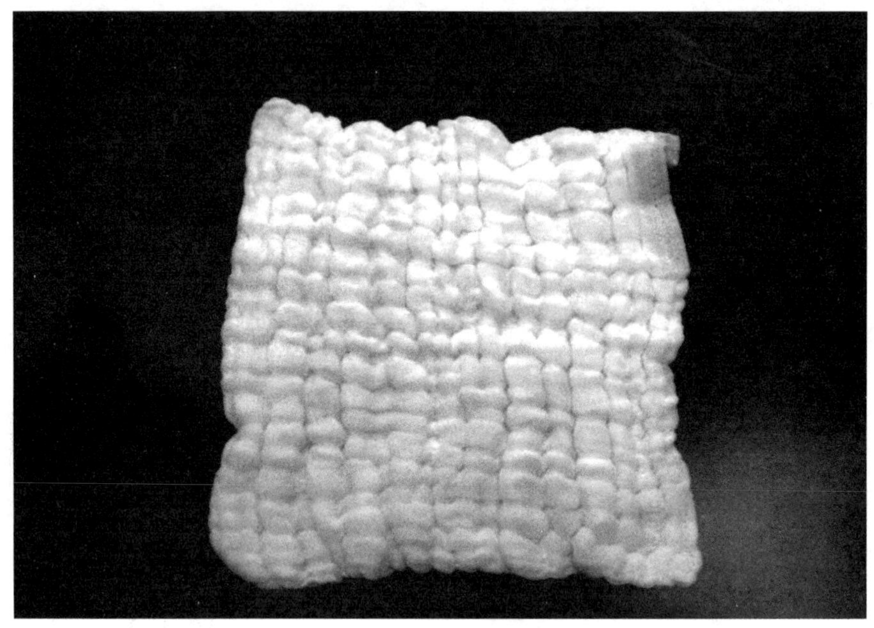

图3-3-47　大纱布垫

第四节　外科手术基本操作

【实训目标】

1. 能够按照正确的操作手法完成手术的切开、止血、分离、缝合、打结、剪线的手术相关基本操作。

2. 注重无菌观念。

3. 具有团队协作意识。

【知识回顾】

[目的]

切开是指使用某种器械(通常为各种手术刀)在组织或器官上造成切口的外科操作过程，是外科手术最基本的操作之一。手术时根据需要，选择长短不同的刀柄及不同形状、大小的刀片。

传递手术刀时，递者应握住刀柄与刀片衔接处，将刀柄的尾部交给术者，切不可刀刃朝向术者传递，以免刺伤术者(图3-4-1)。

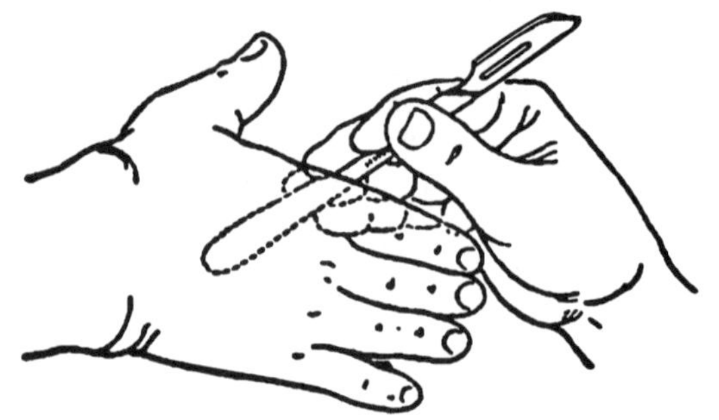

图3-4-1　手术刀的传递

[操作准备]

手术刀片、手术刀柄、缝合模块、持针器、有齿镊、线剪、针、线等。

［操作步骤］

一、切口的选择

（一）切口的选择

切口的选择关系到手术野的显露，后者是手术的先决条件。

理想的切口应具备：接近和容易暴露手术部位；有完美的几何形态；长短适宜；切开和关闭便捷；创伤小，失血少。

正确的切口是做好手术的重要因素之一，多年来，外科专家们对很多外科疾患创造了许多典型的定型切口，这对手术成功起了重要作用。

（二）选择切口的原则

对各部手术的切口选择应根据各种手术的特殊性以及手术野显露的需要全面分析而定，在切口选择上应考虑以下几点：①切口应选择于病变部位附近，通过最短途径以最佳视野显露病变；②切口应对组织损伤小，不损伤重要的解剖结构如血管神经等，不影响该部位的生理功能；③力求快速而牢固的愈合，并尽量照顾美观，不遗留难看的疤痕，如颜面部手术切口应与皮纹一致，并尽可能选取较隐蔽的切口；④切口必须有足够的长度，使能容纳手术的操作和放进必要的器械，切口宁可稍大而勿太小，并且需要时应易于延长；⑤应根据患者的体型、病变深浅、手术的难度及麻醉条件等因素来计划切口的大小。

（三）切开技术

1. 应用普通手术刀的切开技术

切开组织时使用手术刀腹切，与组织平面成45°角，并有割的动作。切开过程要保持刀刃与腹壁垂直，这样才能保持切口的两边缘对称。术者和助手牵拉组织时用力要对称，否则切口会向过度牵拉的对侧弯曲。

切开方法及要点：①将选定的切口线用专用画线笔标记，然后消毒皮肤及铺巾；②切口由术者左手拇、示两指分开，绷紧固定切口两侧皮肤，切口较大时由主刀和助手用左手掌边缘或纱布垫相对应的压迫皮肤固定（图3-4-2）；③术者拿手术刀，将刀腹刃部与组织垂直，防止斜切，刀尖先垂直刺入皮肤，然后再转至与皮面成45°斜角，用刀均匀切开皮肤及皮下组织，直至预定切口的长度，再将刀转成90°与皮面垂直方向，将刀提出切口（图3-4-3）；④切开时要掌握用刀力度，力求一次切开全层皮肤，使切口呈线状，切口边缘平滑，避免多次切割导致切口边缘参差不齐影响愈合；切开时也不可用力过猛，以免误伤深部重要组织；⑤皮下组织宜与皮肤同时切开，并须保持同一长度，若皮下组织切开长度较皮肤切口为短，则可用剪刀剪开；⑥切开皮肤和皮下组织后随即用小手术巾覆盖切口周围（现临床上多用无菌薄膜粘贴切口部位后再行切开）以隔离和保护伤口免受污染。

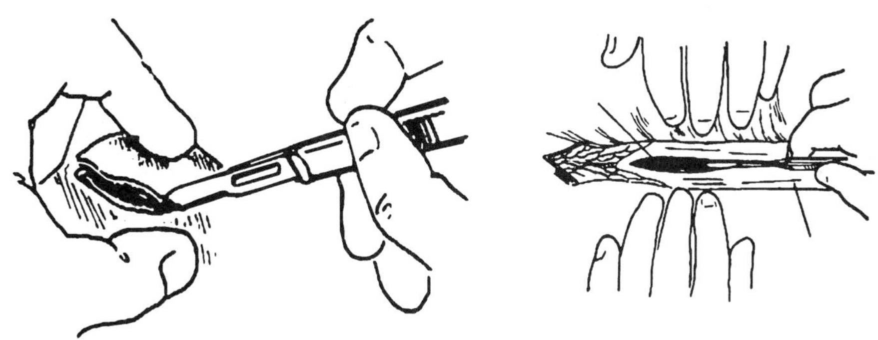

图3-4-2　切皮时固定皮肤

2. 应用电刀的切开技术

通过有效电极尖端产生的高频高压电流与肌体接触时对组织进行加热，实现对机体组织的分离和凝固，从而起到切割和止血的目的。①电刀不能直接切割皮肤，会灼伤皮缘，日后的瘢痕会比较明显。首先用手术刀完全切开皮肤达皮下后，才使用电刀；②组织应分层逐次切开，电刀头与被切割组织保持适当的接触，不必插入组织太深，速度均匀地连续地划过组织；③较大的血管可以事先预凝，止血时要把组织的损伤控制在最低程度。

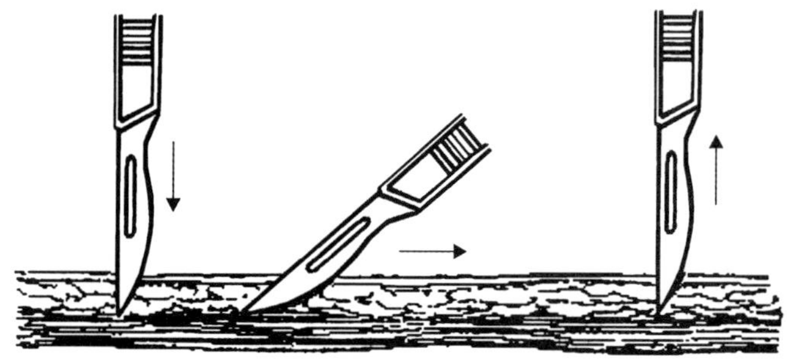

图 3-4-3　正确的切皮方法

二、分离

分离也叫解剖剥离或剥离及游离，是显露手术区解剖和切除病变组织、器官的重要手术基本操作，应尽量按照正常组织间隙进行，不仅操作容易、出血少而且不至于引起重要的损伤。在正确的解剖平面进行分离是手术的关键，可以减少出血、组织损伤，缩短时间。

根据需要选择剪刀、直角钳、手术刀、剥离子（用血管钳端夹持花生米大的小纱布球，又称花生米）等器械完成分离。目前在临床上使用的电刀、氩气刀、激光刀、微波刀等也可以当作分离器械使用。

（一）锐性分离

锐性分离是用手术刀或剪刀在直视下作细致的切割与剪开。此法对组织损伤最小，适用于精细的解剖和分离致密组织。

用剪时，可将锐性和钝性剥离结合使用，剪刀闭合用尖端伸入组织间隙内，不宜过深，然后张开剪柄分离组织，仔细辨清，无重要组织时予以剪开（图 3-4-4）。

用刀时，刀刃宜利，采用执笔式的执刀法，利用手指的伸缩动作（不是手腕或上肢动作）进行切割，刀刃沿组织间隙作垂直的短距离切开（图 3-4-5）。

解剖过程中遇有较大血管时应用止血钳夹住或结扎后再切断。

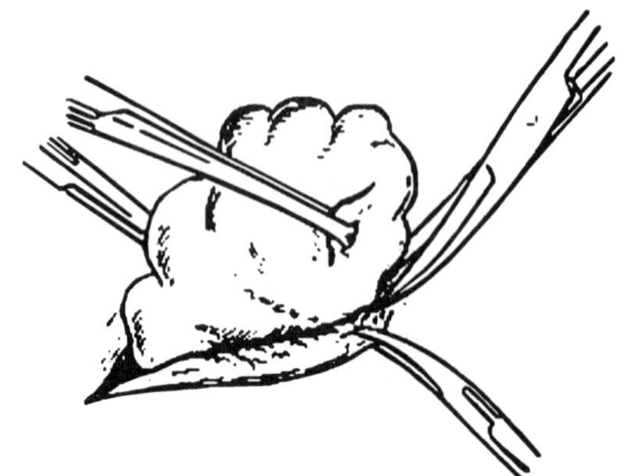

图 3-4-4　脂肪瘤切除用剪做锐性分离

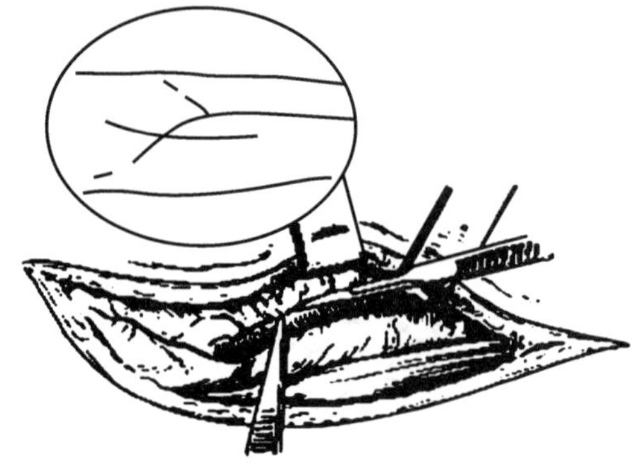

图 3-4-5　大隐静脉手术时用刀做锐性分离

（二）钝性分离

钝性分离是用血管钳、闭合的解剖剪、刀柄、剥离子以及特殊用途的剥离器（如膜衣剥离器、脑膜剥离器）等器械（图3-4-6）或手指伸入疏松的组织间隙（图3-4-7），以适当的力量轻轻地逐步推开周围组织。常用于疏松组织如正常组织间隙、较疏松的粘连、良性肿瘤或囊肿包膜外间隙等的解剖，因常无重要血管神经等组织结构，有时可在非直视下进行。

手指分离是钝性分离中常用的方法之一，不能粗暴地勉强分离，否则会引起重要组织结构的损伤或撕裂，造成不良后果。

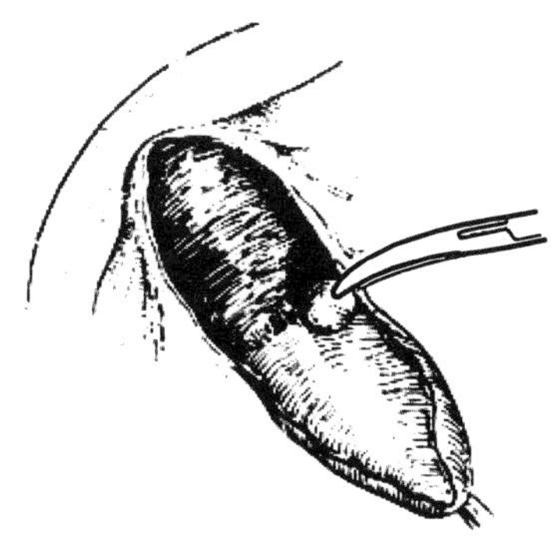

图3-4-6 用剥离子做钝性分离

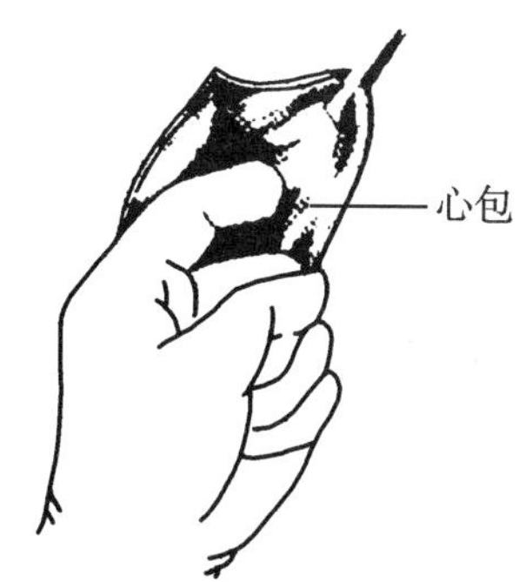

图3-4-7 用手指做钝性分离

（三）分离的注意事项

1. 精确的分离很大程度上取决于快速地辨认神经、血管、输尿管、胆总管等重要组织和结构，特别是当这些结构还没被解剖出之前。因此，必须具备扎实的解剖知识，再次手术因为组织粘连、解剖不清时要善于根据已有的解剖标志来确定将要分离的解剖平面和结构。术者应熟悉解剖及病变性质。

2. 锐性和钝性分离应根据情况结合使用，在进行解剖分离时，须弄清左右前后及周围关系，以防发生意外。

3. 在未辨清组织之前，不要轻易剪割或钳夹，以免损伤重要组织和器官。

4. 手术操作要轻柔细致准确，使某些疏松的粘连自然分离，显出解剖间隙。对于炎症等原因使正常解剖界限不清楚时更要注意。

5. 在进行解剖分离时，主刀者用食指放在待分离组织的后方来确定解剖平面引导分离是常用的分离方法。

三、止血

手术中的广泛出血与渗血是外科医师经常遇到的问题。在血供丰富的脏器施行手术时出血或渗血更是不可避免，尤其是多血管的实质性脏器（如肝脾外伤性出血）。对于动脉性和静脉性出血，一般采取结扎、直接缝扎或修补损伤的血管即可达到止血的目的，对于毛细血管性出血主要采用压迫、电凝等方法止血。止血是处理出血的手段和过程，是手术过程中自始至终经常碰到并需立即处理的基本操作，止血是否及时是否恰当至关重要。

（一）单纯结扎法

指使用结扎线将人体或生物体的某些管道（如血管、输精管、输卵管等）扎住或起到同样的效果。

1. 首先进行钳夹出血点，要求准确，最好一次成功。

2. 结扎线的粗细要根据钳夹的组织多少以及血管粗细进行选择，血管粗时应单独游离结扎。结扎时上血管钳的钳尖一定要旋转提出，结扎线要将所需结扎组织完全套住，在收紧第一结时将提出的血管钳放下逐渐慢慢松开，第一结完全扎紧时再松钳移去。

3. 止血钳不能松开过快，这样会导致结扎部位的脱落或结扎不完全而酿成出血，更危险的是因结扎不准确导致术后出血。

4. 有时对于粗大的血管要双重结扎，重复结扎，同一血管两道线不能结扎在同一部位，须间隔一些距离，结扎时收线不宜过紧或过松，过紧易拉断线或切割血管导致出血，过松可引起结扎线松脱出血。

（二）缝合结扎法

即贯穿缝扎，主要是为了避免结扎线脱落，或因为单纯结扎有困难时使用，对于重要的血管一般应进行缝扎止血（图 3-4-8）。

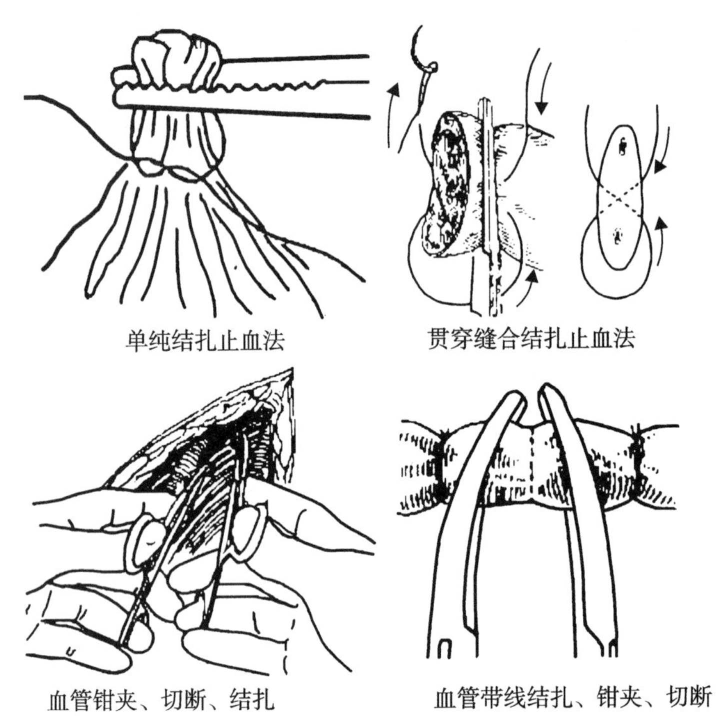

图 3-4-8　结扎止血法

（三）电凝止血法（图 3-4-9）

电凝止血即用电灼器止血，现常用的电灼器有高频电刀、氩气电刀，就其止血的方式有单极电凝及双极电凝。

在止血时，电灼器可直接电灼出血点，也可先用止血钳夹住出血点，再用电灼器接触止血钳，止血钳应准确地夹住出血点或血管处，夹住的组织越少越好，不可接触其他组织以防烧伤，通电 1 ~2 s 即可止血；也可用小的镊子或 Adison 镊（血管外科用的尖头镊子）直接夹住出血点电凝。

电凝止血适用于表浅的小的出血点止血，使用时要注意：

1. 使用前要检查电灼器有无故障，连接是否正确，检查室内有无易燃化学物质。

2. 电灼前用干纱布或吸引器将手术野蘸干净，电灼后残面不能用纱布擦拭，只能用纱布蘸吸，以防止血的焦痂脱落造成止血失败。

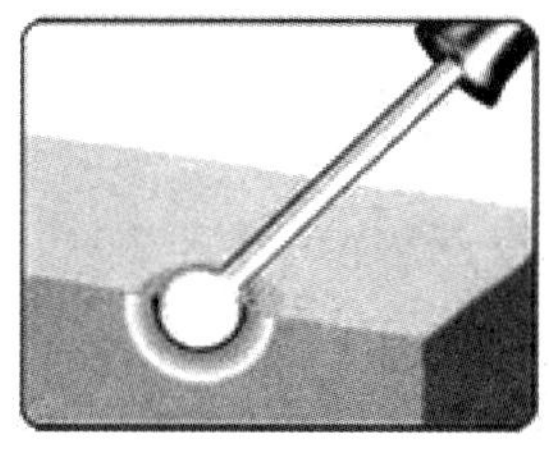
强力电凝

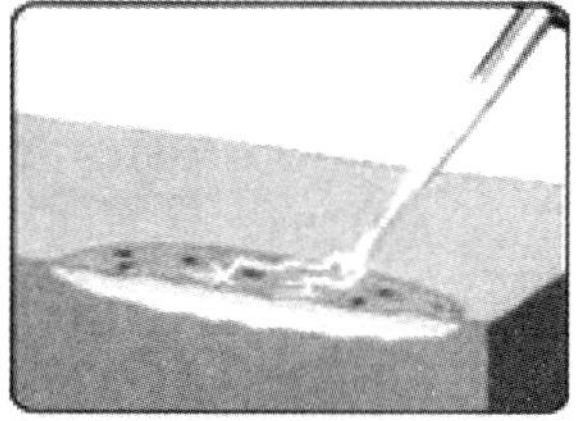
喷射电凝

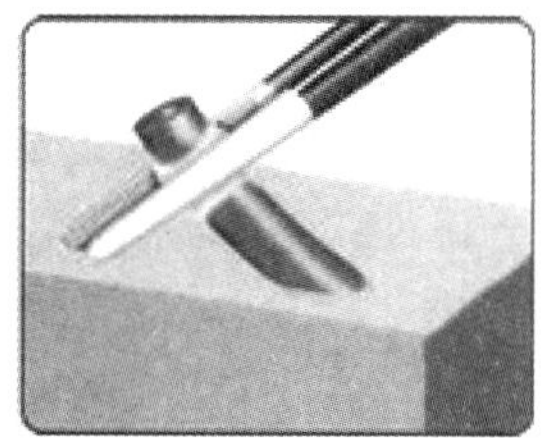
双极电凝

图 3-4-9 各种模式的电凝止血

3. 电灼器或导电的血管钳、镊不可接触其他组织，以防损伤。

4. 应随时用刀片刮净导电物前端的血痂，以免影响止血效果。

（四）压迫止血法（图 3-4-10）

是以一定的压力使血管破口缩小或闭合，继之由于血流减慢，血小板、纤维蛋白、红细胞可迅速形成血栓，使出血停止。

可用一般纱布压迫或采用 40 ~ 50 ℃ 的温热盐水纱布压迫止血，加压需有足够的时间，一般需 5 min 左右再轻轻取出纱布，必要时重复 2 ~ 3 次；压迫止血还可用纱布填塞压迫法，因其可能酿成再出血及引起感染，不作为理想的止血手段，但是对于广泛渗血及汹涌的渗血，如果现有办法用尽仍未奏效，在不得已的情况下，可采用填塞压迫止血以保生命安全。方法是采用无菌干纱布或绷带填塞压迫，填塞处勿留死腔，要保持适当的压力，填塞时纱布数及连接一定要绝对准确可靠，填塞时要做到有序的折叠。填塞物一般于手术后 3 ~ 5 d 逐步松动取出，并且做好处理再次出血的一切准备。

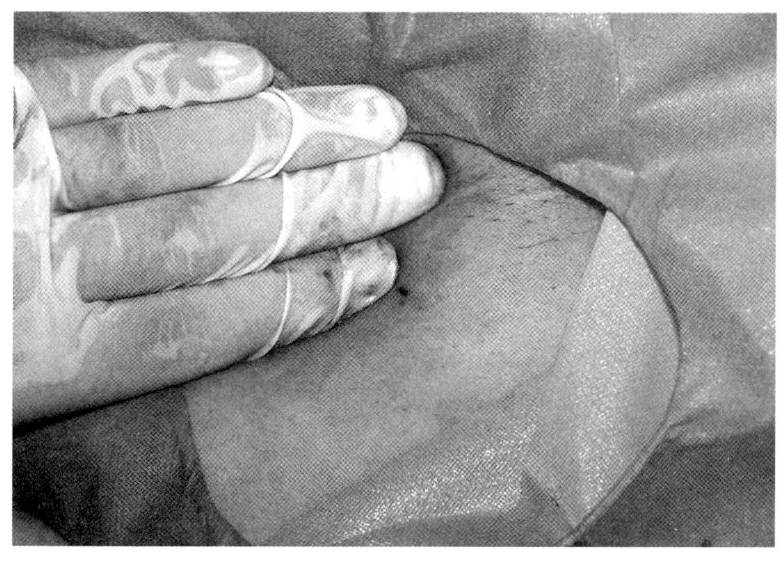

图 3-4-10 压迫止血

（五）局部药物或生物制品止血法

临床上常常遇到的严重手术创面出血，常表现为整个手术创面血液外渗，找不到明确的出血点，其原因除要考虑全身性因素所致外，与局部毛细血管丰富和毛细血管通透性增高有明显关系，在纠正全身凝血功能障碍和压迫、电凝止血的基础上，如仍不能止血时，使用局部止血材料有时可以达到立竿见影的效果。

常用的药物或生物制品有:立止血、肾上腺素、凝血酶、明胶海绵(图 3-4-11)、淀粉海绵、止血纱/粉(图 3-4-12)、解尔分思片、施必止等。可采用局部填塞、喷洒、局部注射等方法,如在手术部位注射加肾上腺素的盐水或用蘸有肾上腺素盐水的纱布压迫局部均可减少创面出血和止血,但应注意监测心脏情况。另外目前较新的有医用生物胶、纤维蛋白胶、氧化纤维素和氧化再生纤维素、微纤维胶原、巴曲酶、壳聚糖作局部喷洒亦有较好的止血作用。

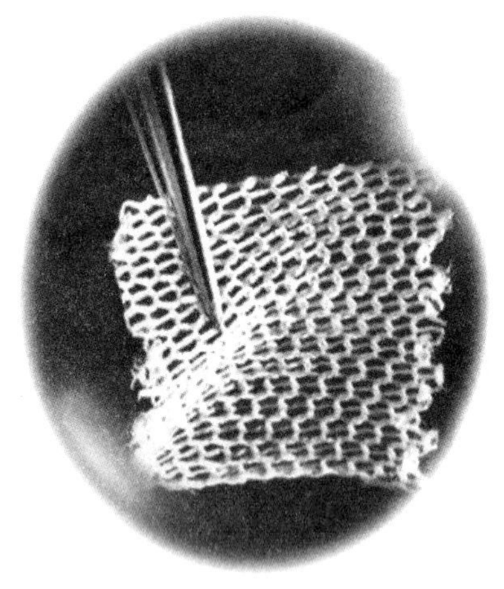

图 3-4-11 明胶海绵

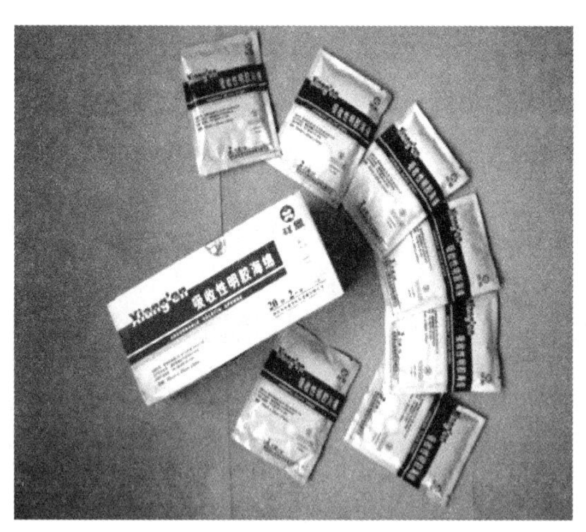

图 3-4-12 止血纱

四、打结

打结是手术的最基本技术之一,术中结扎血管、固定引流管及缝合都需要打结。手术打结操作是否正确、熟练程度如何等不仅体现了手术医生的基本素质,而且直接关系到手术的效果,甚至关系到患者的安危,质量不高的结或不正确的结,尤其是精细手术及涉及血管外科时,可导致结扎不稳妥不可靠,术后线结滑脱和松结引起出血、继发感染等。各种结扎,临床上采用丝线结扎最多,其主要原因是丝线柔韧性高,质软,拉力好,操作方便,不易滑脱,组织反应轻,能耐高温消毒、价廉、来源易。操作所用丝线的粗细,要以张力足够而又遗留异物最少为原则。

(一)常见手术结的名称及特点

1. 单结(图 3-4-13) 又称半结,是组成手术结的最基本单位。任何打结方法中,均有两种打单结的方式(如单手打结法中的“食指结”和“中指结”),简单分为“单结 A”和“单结 B”,任何手术结均由“单结 A”和“单结 B”不分前后交替排列组成,假如单由一种单结组成手术结,打出的结为假结。

2. 方结(图 3-4-14) 由两道方向不同的单结(单结 A 和单结 B)组成,是最基本的手术结。一般用于皮肤和皮下脂肪组织的缝合打结。

3. 外科结(图 3-4-15) 外科结打第一道单结时线重复绕两次,摩擦面积增大,打第二道单结时第一道结不易松脱,故牢固可靠。一般用于大血管的结扎打结及张力较大组织的缝合打结。

4. 三重结(图 3-4-16) 又称“三叠结”,为打完方结之后,再加一道第一个单结(单结 A)而成,此结亦牢固可靠一般用于结扎血管及皮肤、脂肪以外组织的缝合打结,缺点是遗留在组织内的线头略多于方结。

5. 多重结(图 3-4-17) 三重以上的结统称为多重结(如:四重结、五重结、六重结等),由“单结 A”和“单结 B”不分前后反复交替排列组成。一般用于肠线、合成可吸收线、尼龙线等易滑脱线缝合时的打结。

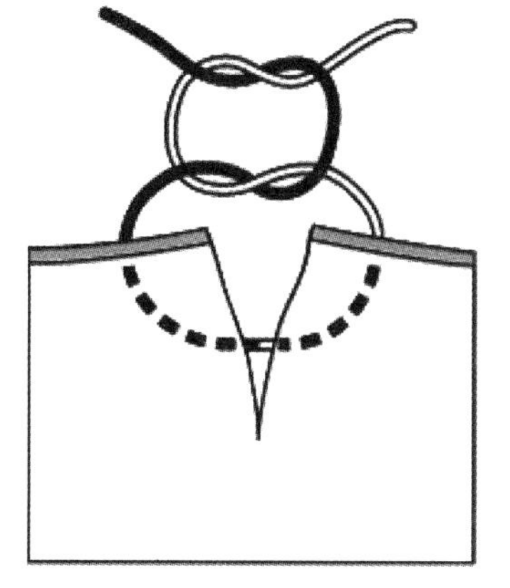
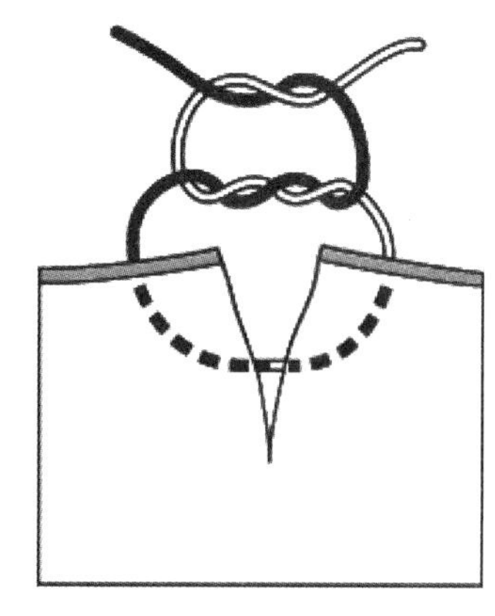

图 3-4-13 单结　　图 3-4-14 方结　　图 3-4-15 外科结

6. 假结(图 3-4-18) 为两个方向相同(两道动作相同)的单结,其张力仅为方结的 1/10,结扎后易自行松散、滑脱。

7. 滑结(图 3-4-19) 二个单结的形式与方结相同,但由于在打结的过程中将其中一个线头拉紧,只用了另一个线头打结所造成。此结打后易滑脱、改变拉线力量分布及方向即可避免。

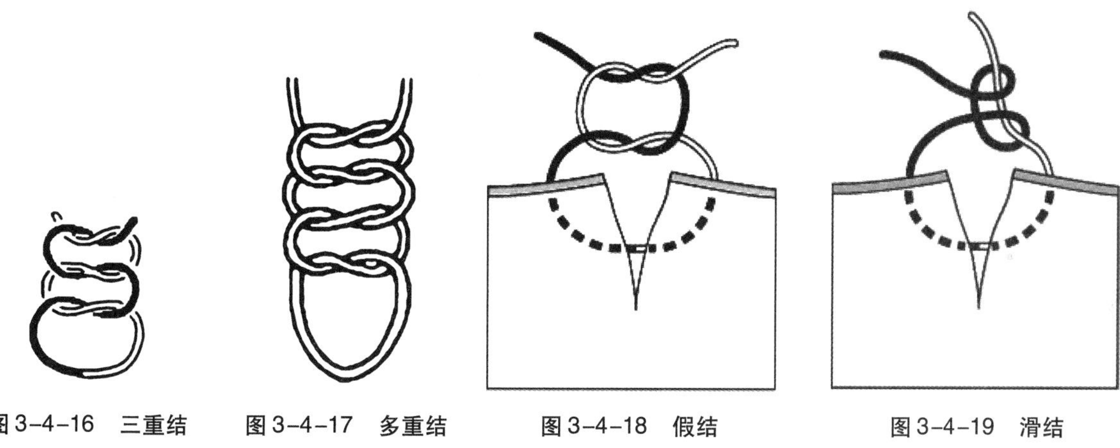

图 3-4-16 三重结　　图 3-4-17 多重结　　图 3-4-18 假结　　图 3-4-19 滑结

(二)常用的打结方法

打结方法分为单手打结法、双手打结法和器械打结法。双手打结法临床应用较少,这里不做介绍。每种打结方法均可用来打方结、外科结、三重结及多重结。不同情况下使用特定的打结方法,有利于更快更好地打出牢固可靠的手术结。

1. 单手打方结(图 3-4-20) 是最常用的一种打结法,方便、快捷,左右两手均可进行,应用广泛,主要由一只手牵线,另一只手来完成两种不同的打单结的动作(简称"示指结"和"中指结")。单手打结根据用来完成打结动作的手来分为左手打结和右手打结两种方法。打结时,一手持线,另一手打结,主要动用拇、食、中三指。凡"持线"、"挑线"、"钩钱"等动作必须运用手指末节近指端处,才能做到迅速有效。拉线作结时要注意线的方向。如用右手打结,右手所持的线要短些。此法适合于各部的结扎。在临床实际工作中,国内以右手打结较为普遍。

2. 器械打结法(图 3-4-21) 借助持针器进行打结。简单易学,适用于深部、狭小手术野的结扎或缝线过短用手打结有困难时,或为了节约用线或皮肤缝合等相对不重要部位的打结。另外,深部手术打结困难时(如腹腔镜手术)及显微手术时亦采用器械打结。优点是可节省缝线,节约穿线

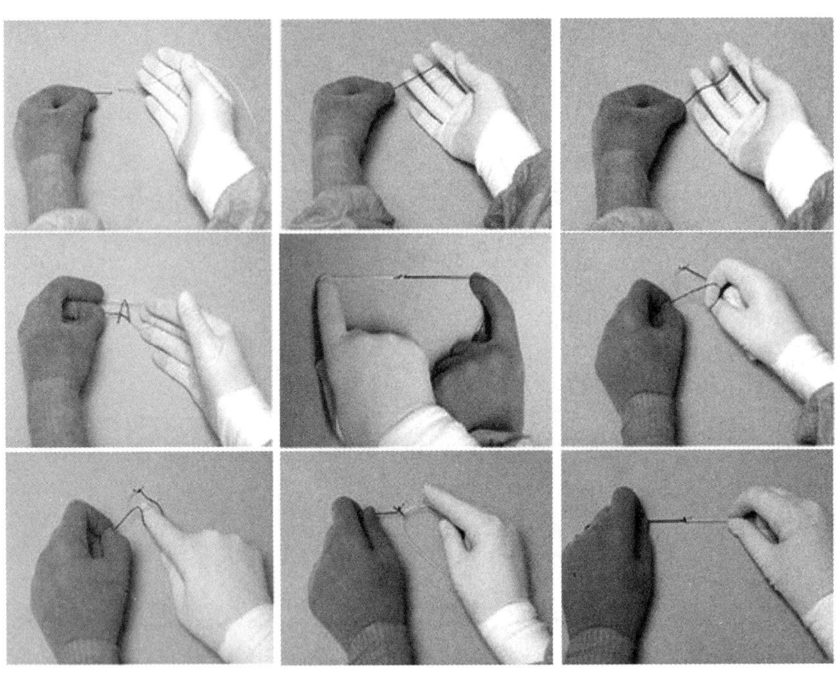

图 3-4-20 单手打方结

时间及不妨碍视线。其缺点是，当有张力缝合时，第一结易松滑，需助手辅助才能扎紧。防止松滑的办法是改变结的方向或者助手给予辅助。

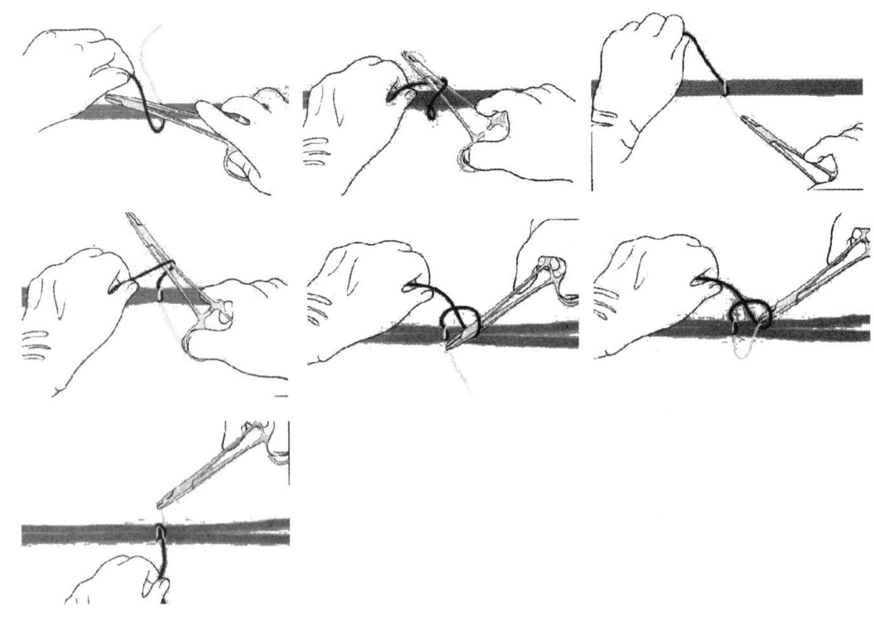

图 3-4-21 器械打方结

（三）打结的基本规范和要求

1. 交叉　是指打单结时两手需交叉（打结前后两手的位置调换）。无论用何种方法打结，第一及第二结的方向不能相同，如果打结的方向错误，也同样可能变成滑结，或者割线导致线折断。相同方向的单结也易形成假结。要打成一方结，两道打结方向就必须相反。开始第一结，缝线处于平行状态，结扎后双手交叉相反方向拉紧缝线，第二结，则双手不交叉，若开始第一结在结扎前缝线已处交叉状态，结扎后双手不交叉，拉紧缝线，第二结结扎后双手再交叉。当然在实际打结的过程中，打结的方向可因术野及操作部位的要求而有范围较小的方向性改变。但是这种改变，应在小于90°的范围内；如果大于90°或接近180°，就会造成滑结或割线折断线的可能。

2. 交替　是指任何相邻的两个单结均是用不同方式打出的两个单结（“单结A”和“单结B”）。

3. 打结收紧时要保证三点（两手拉线用力点与结扎点）成一直线。两手的反方向力量相等，每一结均应放平后再拉紧。如果未放平，可线尾交换位置，忌使之成锐角，否则稍一用力即被折断，不能成角向上提拉，否则易使结扎点撕裂或线结松脱，应双手平压使三点成一直线（图3-4-22）。

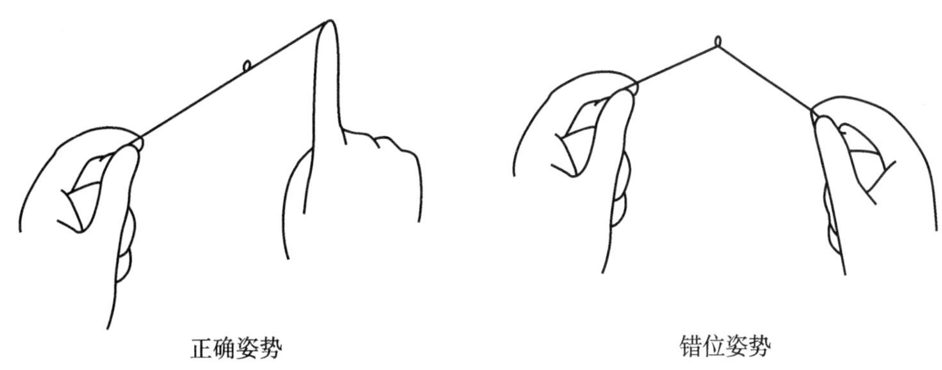

图3-4-22　三点在一线

4. 打结收紧时要保证两手用力均匀。在打结的过程中，两手的用力一定要均匀一致，这一点对结的质量及安全性至关重要。否则可能导致两种可能：滑结；对结扎组织牵拉，由此可酿成撕裂、撕脱等（图3-4-23）。

5. 两手的距离不宜离线结处太远。打结时，特别是深部打结时，最好用一个手指按线结近处，徐徐拉紧，用力缓慢、均匀。用力过猛或突然用力，均易将线扯断或未扎紧而滑脱。

6. 固定第一结。打第二结扣时，注意第一结扣不要松弛，必要时可用一把止血钳压住第一结扣处，待收紧第二结扣时，再移去止血钳，或第一结扣打完后，双手稍用力牵引结扎线不松开也可。

7. 打结应在直视下进行。以便根据具体的结扎部位及所结扎的组织，掌握结扎的松紧度，又可以使术者或其他手术人员了解打结及结扎的确切情况。即使对某些较深部位的结扎，也应尽量暴露于直视下操作。但有时深部打结看不清，就要凭手的感觉打结，但这需要相当良好的功底。

8. 皮上组织尽量少结扎。利用血管钳最前端来夹血管的断裂口。最好与血管方向垂直夹住断端，钳夹组织要少，切不可作大块钳夹。因大块结扎后将使组织坏死过多，术后全身和局部反应较大（图3-4-24）。

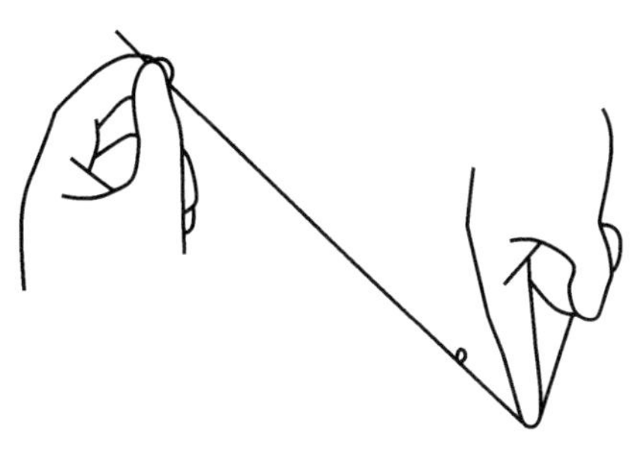

图3-4-23　两手用力均匀

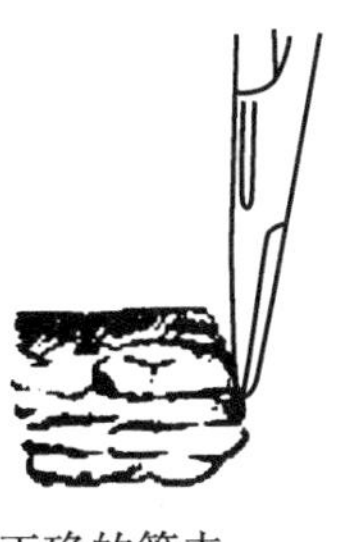

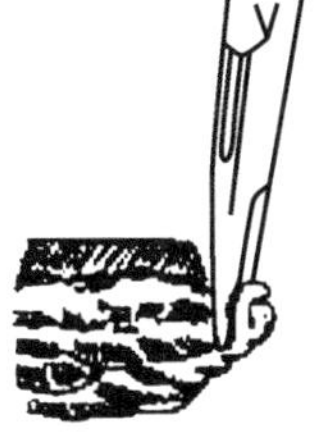

图3-4-24　钳夹结扎组织

9. 选择粗细合适的线。结扎前将线用盐水浸湿，因线湿后能增加线间的摩擦力，增加拉力。干线易断。

10. 打结要100%的正确、牢靠。

（四）避免假结和滑结

无论用何种方法打结，第一个单结与第二个单结的打结方式都不能相同，否则就打成“假结”，假结不牢靠，容易滑脱。打结时，即使两个相邻单结的形成方式不同，但如果用力不均匀或两手不交叉，亦可打成“滑结”，滑结的一段线被拉直，另一段线缠绕在拉直的线段上，剪线后线结极易滑脱。

五、缝合

缝合是将已经切开或外伤断裂的组织、器官进行对合或重建其通道，恢复其功能。缝合是保证良好愈合的基本条件，也是重要的外科手术基本操作技术之一。不同部位的组织器官需采用不同的方式方法进行缝合。缝合一般用持针钳进行，也用有皮肤钉合器、消化道吻合器、闭合器等。

（一）缝合的基本技术

1. 正确使用持针器

常规的持针方式是将拇指和无名指分别插入持针器的环中，食指扶在针持的前端，以增加稳定性。缝合时选择合适的进针点和角度，初学时应给自己预设一个理想的进针点和出针点，缝合时控制好进针和出针争取达到理想的点（图3-4-25）。

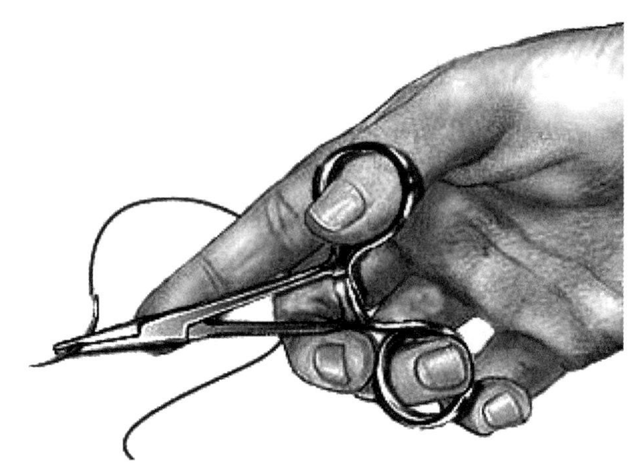

图3-4-25　常规持针法

缝合的要领是依照针的弧度，旋转手腕，使针穿过组织，针尖从预定的部位穿出。注意出针应有足够的长度，以便拔针。有时针尖刚刚露出，即停止推针，会给拔针带来困难。拔针时同样需要按照针的弧度拔出，以免撕扯组织。

深部缝合时，可以用指尖捏住持针器的后部，完成缝和松的动作都不必将手指插入环中，这样可以充分利用针持的长度，作深部缝合另一种方法则用手抓住持针器的中部进行缝合，便于在360°范围的任何角度进行缝合，特别是一些非常规角度的缝合。但是此项操作在缝的动作完成后要求将手指退入环中松开持针器以便拔针，这一过程要求手不能颤抖，持针器不能移位对新手来说确实是个挑战。

缝合时将持针器与切口保持平行，由于夹在上面的针与持针器呈90°，缝合与切口自然也就垂直了。缝合时术者掌面向下抓住持针器使针尖以合适的角度对准进针点手腕沿着针的弧度旋转180°恰好手掌向上，完成缝合，整个动作一气呵成。

2. 选择缝针　圆针用来缝合软组织，如筋膜、脂肪、胃肠道；三角针用来缝合皮肤，偶尔缝合纤维组织如乳腺。使用纤细的针有折断的危险，这往往是由于缝合时用力不当，或将针夹在持针器的后部宽大部分所致，所以应该将针夹在针持的尖端，以防折针，也方便于缝合。

3. 缝合组织量　根据组织的厚度和密度，标准的浆肌层缝合的宽度为4～6 mm。肥厚的胃壁较正常厚度的结肠缝合的组织要宽。缝合组织的多少必须符合缝合的目的，缝合的组织和缝线的强度都必须牢固。

4. 针距　标准的浆肌层间断缝合的间距为5 mm。连续缝合的针距应该和间断缝合一样。

5. 缝线的粗细 为了减少胃肠吻合口的张力，缝线不应该超过4-0或3-0。愈合不良往往是缝合时撕裂组织所致，而缝线断裂很少见。两层缝合时内层应该使用5-0或6-0的PG缝线。关闭腹壁切口使用粗壮缝线以经受住拉力，如1-0的PDS。

（二）缝合的基本步骤（图3-4-26、图3-4-27）

1. 进针 缝合时左手执有齿镊，提起皮肤边缘，右手执持针钳，用腕臂力由外旋进，顺针的弧度刺入皮肤，经皮下从对侧切口皮缘穿出。

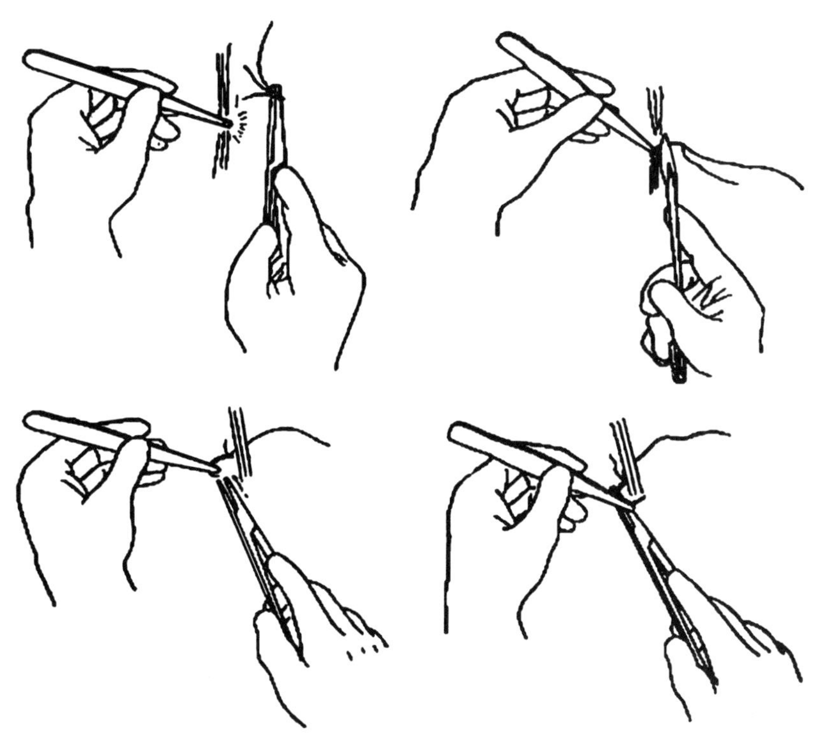

图3-4-26 缝合的步骤

（上左）进针；（上右）拔针；（下左）出针；（下右）夹针

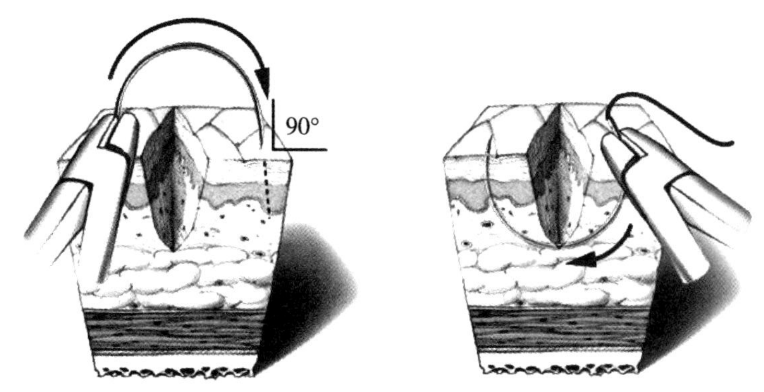

图3-4-27 进针与出针

2. 拔针 可用有齿镊夹住针的前端顺针的弧度外拔，同时持针器从针后部顺势前推；

3. 出针、夹针 当针要完全拔出时，阻力已很小，可松开持针器，单用镊子夹针继续外拔，持针器迅速转位再夹针体（后1/3弧处），将针完全拔出，由第一助手打结，第二助手剪线，完成缝合步骤。

(三)常见缝合方法

1. 单纯缝合法　使切口创缘的两侧直接对合的一类缝合方法,如皮肤缝合。

(1)单纯间断缝合:操作简单,应用最多,每缝一针单独打结,多用在皮肤、皮下组织、肌肉、腱膜的缝合,尤其适用于有感染的创口二期缝合(图 3-4-28)。

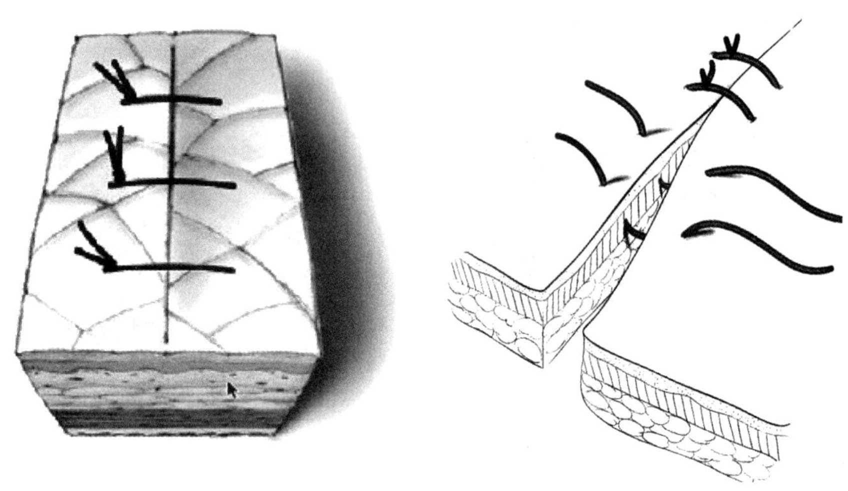

图 3-4-28　单纯间断缝合

(2)单纯连续缝合:在第一针缝合后打结,继而用该缝线缝合整个创口,结束前的一针,将重线尾拉出留在对侧,形成双线与重线尾打结(图 3-4-29)。

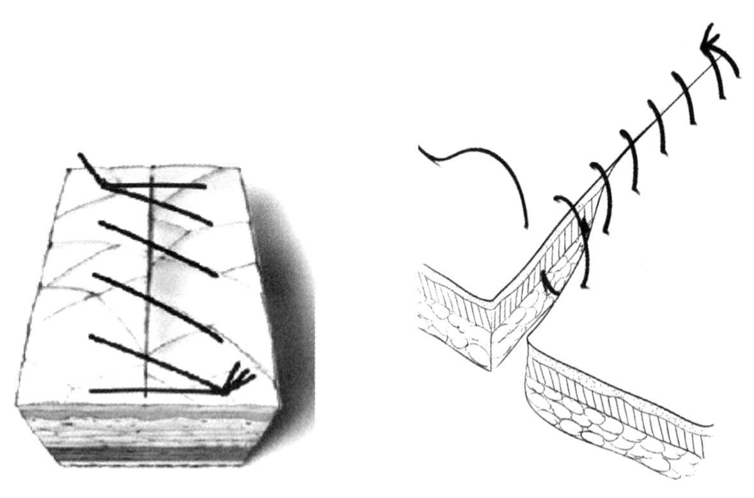

图 3-4-29　连续缝合法

(3)连续锁边缝合法:操作省时,止血效果好,缝合过程中每次将线交错,最后一针缝合应从对侧进针,多用于胃肠道断端的关闭、皮肤移植时的缝合(图 3-4-30)。

(4)“8”字缝合:由两个间断缝合组成,缝扎牢固省时,如筋膜的缝合(图 3-4-31)。

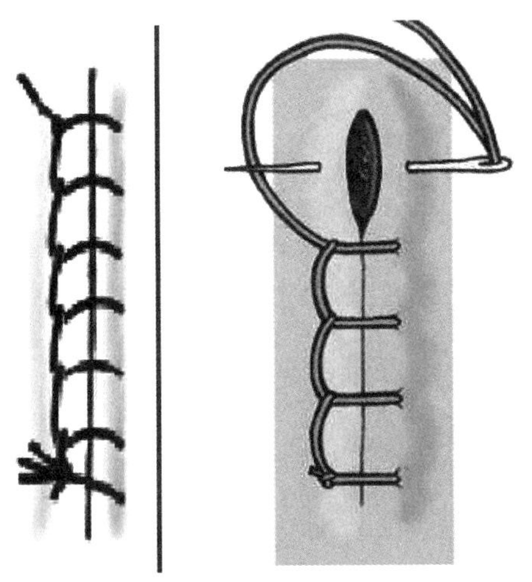

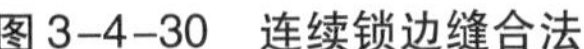

图 3-4-30 连续锁边缝合法

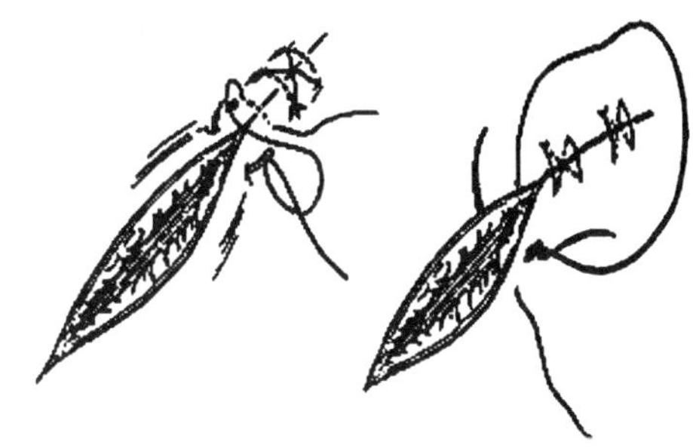

图 3-4-31 间断“8”字缝合法

(5)贯穿缝合法：也称缝扎法或缝合止血法，此法多用于钳夹的组织较多，单纯结扎有困难或线结容易脱落时(图 3-4-32)。

2. 内翻缝合法 使创缘部分组织内翻，外面保持平滑。如胃肠道吻合和膀胱的缝合。

(1)全层间断内翻缝合：常用于胃肠道全层的吻合(图 3-4-33)。

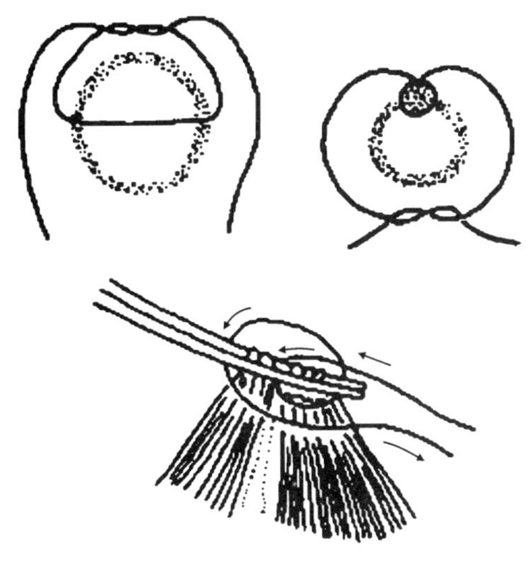

图 3-4-32 贯穿缝合法

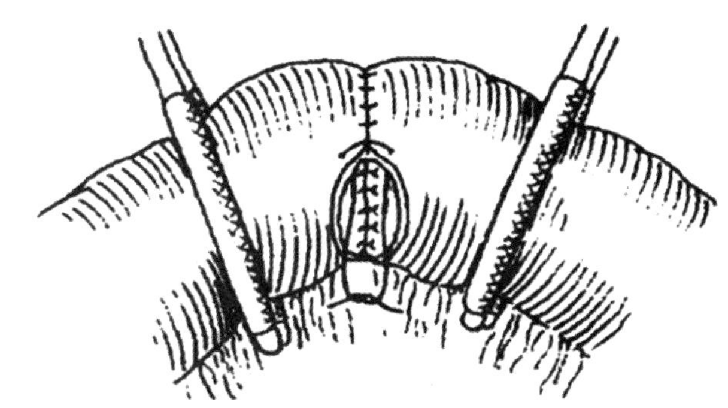

图 3-4-33 全层间断内翻缝合

(2)间断垂直褥式内翻缝合法：又称伦孛特(Lembert)缝合法，常用于胃肠道吻合时缝合浆肌层(图 3-4-34)。

(3)间断水平褥式内翻缝合法：又称何尔斯得(Halsted)缝合法，多用于胃肠道浆肌层缝合(图 3-4-35)。

(4)荷包缝合法：在组织表面以环形连续缝合一周，结扎时将中心内翻包埋，表面光滑，有利于愈合。常用于胃肠道小切口或针眼的关闭、阑尾残端的包埋、造瘘管在器官的固定等(图 3-4-36)。

(5)半荷包缝合法：常用于十二指肠残角部、胃残端角部的包埋内翻等(图 3-4-37)。

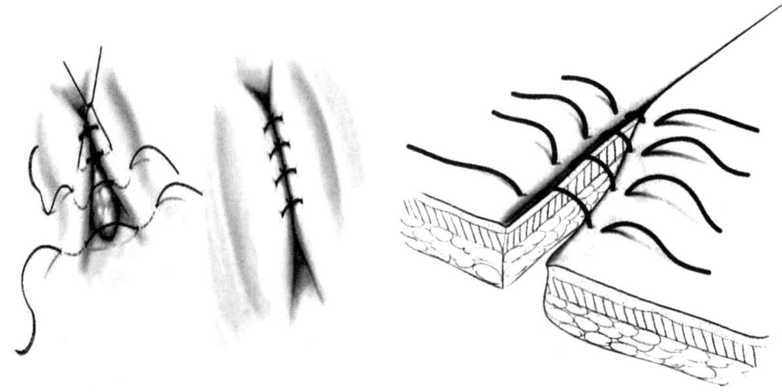

图 3-4-34　间断垂直褥式内翻缝合法(Lembert)

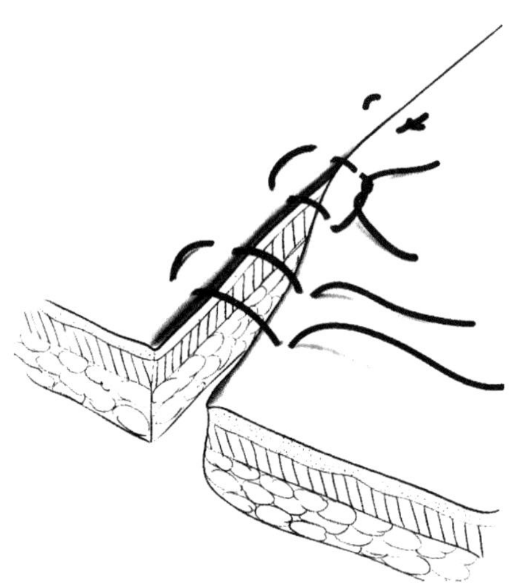

图 3-4-35　间断水平褥式内翻缝合法

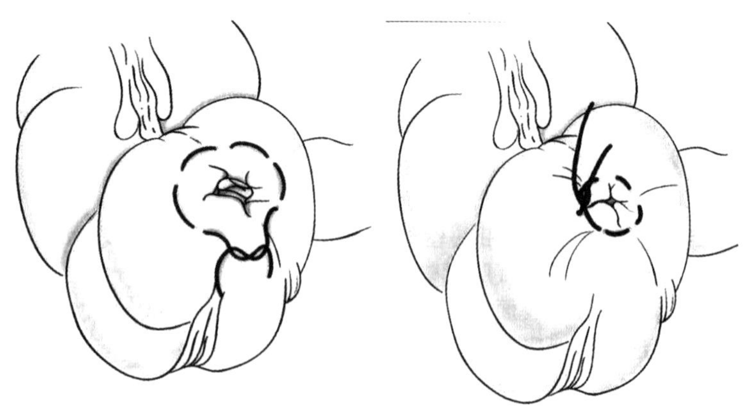

图 3-4-36　荷包缝合法

左:浆肌层缝合;右:包埋残端

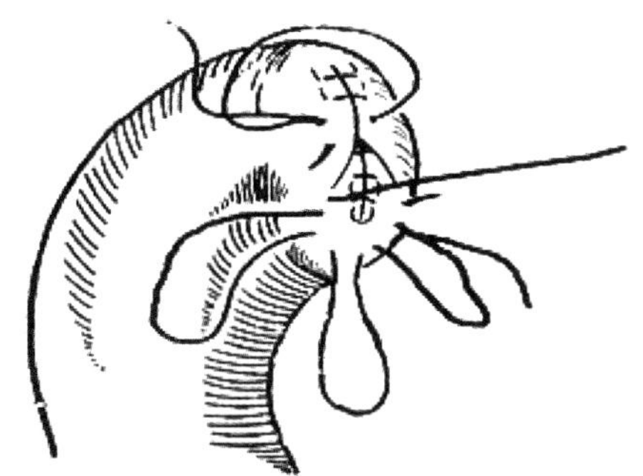

图 3-4-37　半荷包缝合法

3. 外翻缝合法　使创缘外翻，被缝合或吻合的空腔之内面保持光滑，如血管的缝合或吻合。

（1）间断垂直褥式外翻缝合法：如松弛皮肤的缝合（图 3-4-38）。

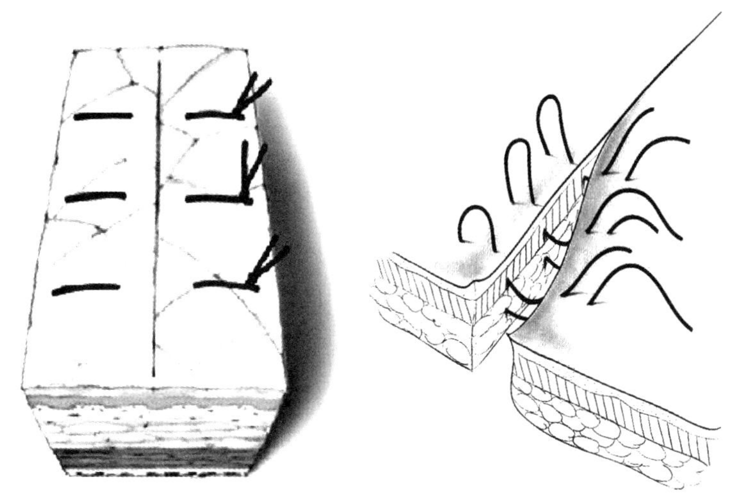

图 3-4-38　间断垂直褥式外翻缝合法

（2）间断水平褥式外翻缝合法：如血管破裂孔的修补、血管吻合有渗漏处的补针加固（图 3-4-39）。

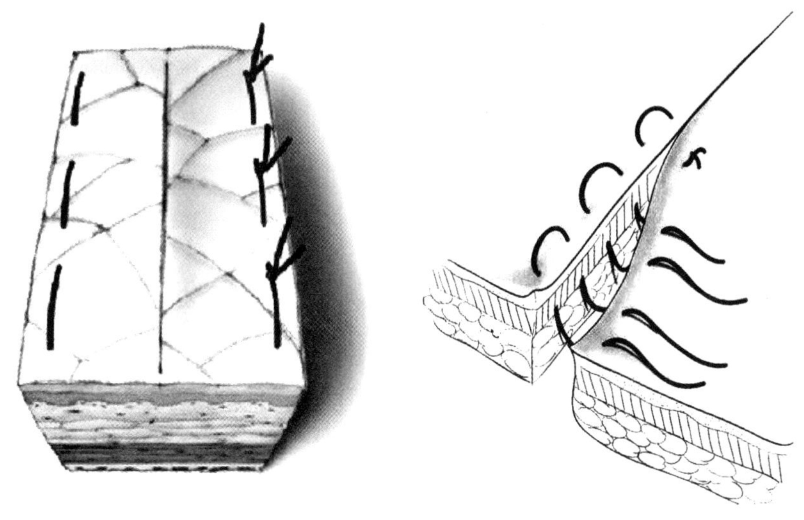

图 3-4-39　间断水平褥式外翻缝合法

(3)连续水平褥式外翻缝合法:多用于血管壁吻合(图 3-4-40)。

(4)减张缝合法:对于缝合处组织张力大,全身情况较差时,为防止切口裂开可采用此法,主要用于腹壁切口的减张。缝合线选用较粗的丝线或不锈钢丝,在距离创缘 2~2.5 cm 处进针,经过腹直肌后鞘与腹膜之间均由腹内向皮外出针,以保层次的准确性,亦可避免损伤脏器。缝合间距离 3~4 cm,所缝合的腹直肌鞘或筋膜应较皮肤稍宽。使其承受更多的切口张力,结扎前将缝线穿过一段橡皮管或纱布做的枕垫,以防皮肤被割裂,结扎时切勿过紧,以免影响血运(图 3-4-41)。

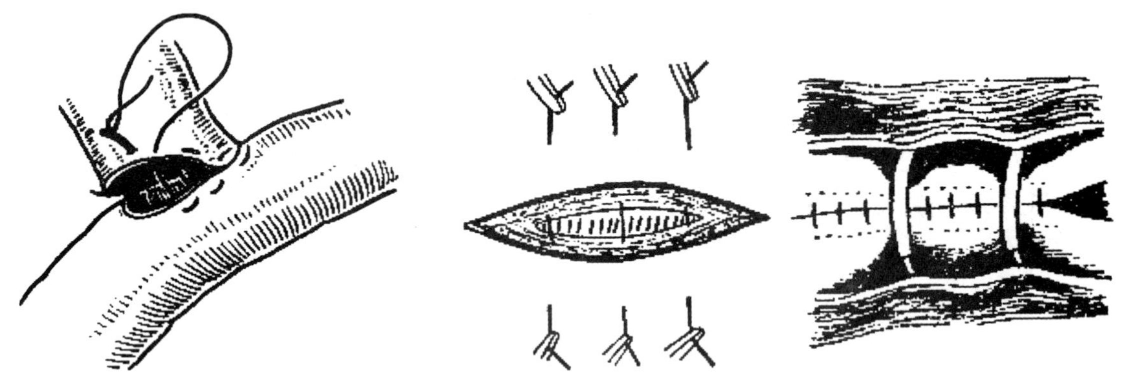

图 3-4-40　连续水平褥式外翻缝合法　　图 3-4-41　减张缝合法

(四)缝合的基本原则

1. 不留死腔　要保证缝合创面或伤口的良好对合。缝合应分层进行,按组织的解剖层次进行缝合,使组织层次严密,不要卷入或缝入其他组织,不要留残死腔,防止积液、积血及感染。缝合的创缘距及针间距必须均匀一致,这样看起来美观,更重要的是,受力及分担的张力一致并且缝合严密。

2. 缝合的张力适宜　结扎缝合线的松紧度应以切口边缘紧密相接为准,不宜过紧,换言之,切口愈合的早晚、好坏并不与紧密程度完全成正比,过紧过松均可导致愈合不良。伤口有张力时应进行减张缝合,伤口如缺损过大,可考虑行转移皮瓣修复或皮片移植。

3. 正确选择缝合线和缝合针　无菌切口或污染较轻的伤口在清创和消毒清洗处理后可选用丝线,已感染或污染严重的伤口可选用可吸收缝线,血管的吻合应选择相应型号的无损伤针线。

六、剪线

剪线是将缝合或结扎后残留的缝线剪除,一般由助手操作完成。剪线应在明视下进行,可单手或双手完成剪线动作(图 3-4-42、图 3-4-43)。

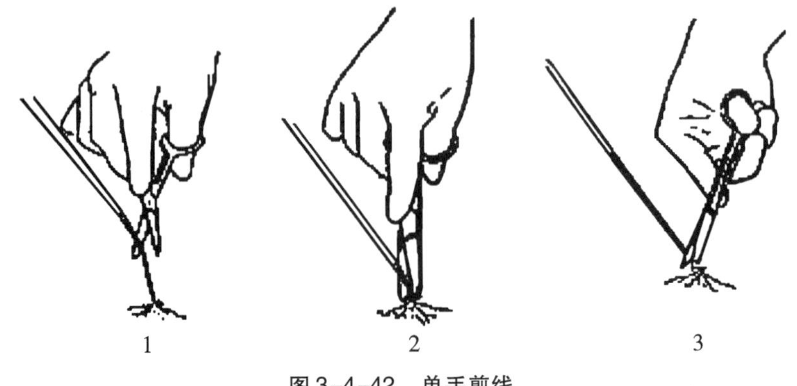

图 3-4-42　单手剪线

正确的剪线方法是手术者结扎完毕后，将双线尾提起略偏向手术者的左侧，助手将剪刀微微张开，顺线尾向下滑动至线结的上缘，再将剪刀向上倾斜 45°左右，然后将线剪断。剪刀倾斜角度一般为 25～45°，但取决于留下线头的长短，剪刀与缝线的倾斜角度越大，留的线头越长（图 3-4-44）。为了防止结扣松开，须在结扣外留一段线头，埋在组织内的结扎线头，在不引起松脱的原则下剪得越短越好。丝线、棉线一般留 1～2 mm，但如果为较大血管的结扎，保留线头应稍长；肠线保留 3～4 mm；不锈钢丝保留 5～6 mm，并应将"线头"扭转，埋入组织中；皮肤缝合后的结扎线的线头留 1 cm，以便拆线。细线可留短些，粗线留长些，浅部留短些，深部留长些，结扎次数多的可留短，次数少可留长些，重要部位应留长。

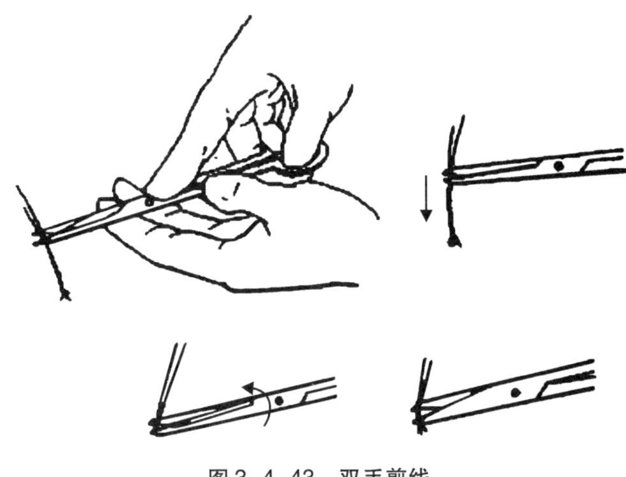
图 3-4-43　双手剪线

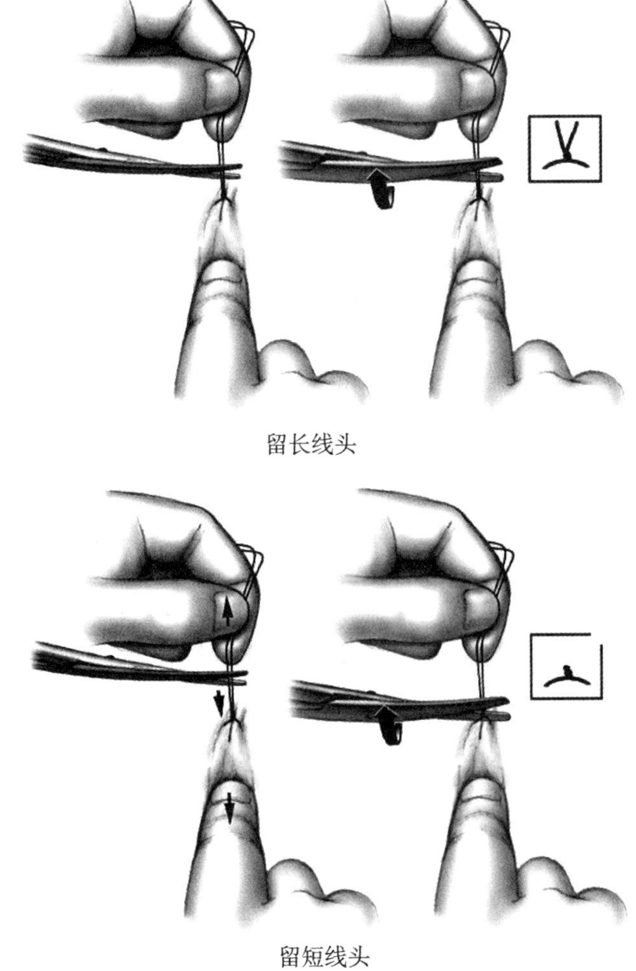
留长线头

留短线头

图 3-4-44　剪线留线头方法

【模拟临床场景】

临床情景:患者,男性,35 岁,“发现胸壁包块 3 个月”。诊断:胸壁脂肪瘤。
要求:给患者局麻下行脂肪瘤切除术。
考试时间:11 min
评分标准:总分 20 分。
1. 操作前准备(4 分) (1)和患者沟通,争取患者的知情同意(0.5 分)。 (2)个人准备:口罩、帽子、快速手消毒(0.5 分)。 (3)患者准备:体位(0.5 分)。 (4)物品准备:消毒缸、切开缝合包、胶带、局麻药、注射器(0.5 分)。
2. 操作过程(12 分) (1)快速手消毒(1 分)。 (2)正确打开切开缝合包(1 分)。 (3)再次手消毒,戴无菌手套(1 分)。 (4)消毒、铺洞巾(1 分)。 (5)局部麻醉,安装手术刀片(1 分)。 (6)切开模拟皮肤(分离过程略)(1 分)。 (7)缝合皮肤(三针),分别用器械、徒手打结(3 分)。 (8)积压积血,再次局部切口消毒,覆盖无菌纱布,胶带固定(2 分)。 (9)整理物品(0.5 分)。 (10)交代患者注意事项(0.5 分)。
3. 提问(2 分) (1)缝合操作的基本原则?(1 分) 答:不留死腔,张力适宜,正确选择缝合线和针。 (2)常用的打结方法?(1 分) 答:单手打结法,双手打结法,器械打结法。
4. 职业素质(2 分) (1)正确的医患沟通(术前、术后)(1 分)。 (2)着装整洁,仪表端庄,举止大方,语言文明,认真细致,表现出良好的职业素质(1 分)。

第五节　离体肠管吻合

【实训目标】

1. 能够按正确的操作步骤,应用相应的缝合技术将肠管模型端端吻合。
2. 团队成员能顺利配合,分工明确。
3. 能复述出怎样减少吻合口瘘及狭窄等并发症发生。

【知识回顾】

[目的]

将切断的肠管断端吻合,以恢复肠袢的连续性。

［操作步骤］

一、基础知识

（一）肠吻合的基本方式

1. 端-端吻合法　肠段切除后，两段端对端进行吻合。常用于小肠与小肠、结肠与结肠或两肠管断端口径接近时的吻合。此吻合方法最符合生理要求。

2. 端-侧吻合法　一段肠管的断端与另一段肠管的侧方开口作吻合。吻合时注意肠系膜的对合，常用于肠管两端口径差别较大时或端-端吻合张力较大时。

3. 侧-侧吻合法　两段肠管的侧方分别开口作吻合，吻合口大小可以不受限制；侧口应在对系膜缘上，以防缝合后肠管发生旋转。

（二）以端端吻合为例

1. 断端靠拢　在距肠管两端 3～4 cm 处，分别用两把肠钳夹住肠管，阻断肠腔，助手将两肠钳提起靠拢，注意应使两端系膜缘对应系膜缘，切勿扭转。

2. 缝牵引线　以小圆针、细丝线分别于距两肠管断端约 0.5 cm 的肠管对系膜缘及系膜缘处，用间断垂直褥式内翻缝合法各做一浆肌层缝合，缝线暂不打结，用蚊式血管钳钳夹固定、牵引（图 3-5-1）。

3. 缝标志线　用于区分前后壁。以小圆针、细丝线分别于距两肠管断端约 0.3 cm 的肠管对系膜缘及系膜缘肠壁上用全层间断内翻缝合法各做一全层缝合，打结但不剪线。其作用：一是前、后壁交界的标志，在缝合前壁第一针时便于掌握针距；二是可用作前壁缝合时的牵引，从而进一步保证前壁缝合时的内翻效果（图 3-5-2）。

4. 缝合后壁全层　可用单纯间断缝合法、单纯连续或毯边缝合法作肠管后壁全层缝合，自对系膜缘侧缝至系膜缘侧。针距 0.2～0.3 cm，边距约 0.3 cm（图 3-5-3）。

5. 缝合前壁全层　用全层内翻缝合法缝合前壁全层，可选用间断法或连续法。若用连续内翻缝合法（Connell），则第一针缝合时，先从一侧肠内向肠外穿出，至对侧断端从肠壁外向内穿入，于肠腔内打结后再穿出肠外，然后用全层连续内翻缝合法缝合完整个前壁，最后与最初预留的线尾打结于肠腔内（图 3-5-4）。前壁缝合最后一针用单纯间断缝合法缝合，贯穿全层，在外侧打结，打结时，可用无齿镊配合下压黏膜和肌层达到内翻效果。

6. 缝合前壁浆肌层　松开肠钳，用间断垂直内翻缝合法或间断水平内翻缝合法缝合前壁浆肌层（图 3-5-5）。

7. 缝合后壁浆肌层　方法同前壁浆肌层缝合，并注意与前壁相接。最后，解除两浆肌层牵引线并于此处作一浆肌层缝合加固。

8. 检查吻合口通畅情况　检查吻合口是否通畅，吻合口大小以能通过拇指末节为宜（图 3-5-6）。

9. 关闭系膜裂孔　采用单纯间断缝合法缝合系膜裂孔。

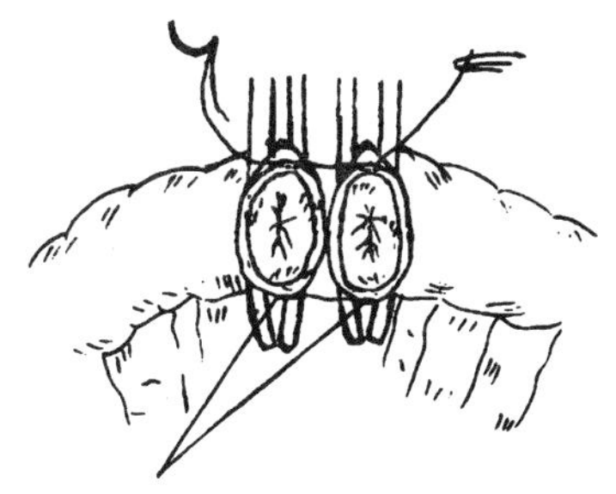

图 3-5-1　肠系膜及对侧各缝一牵引线

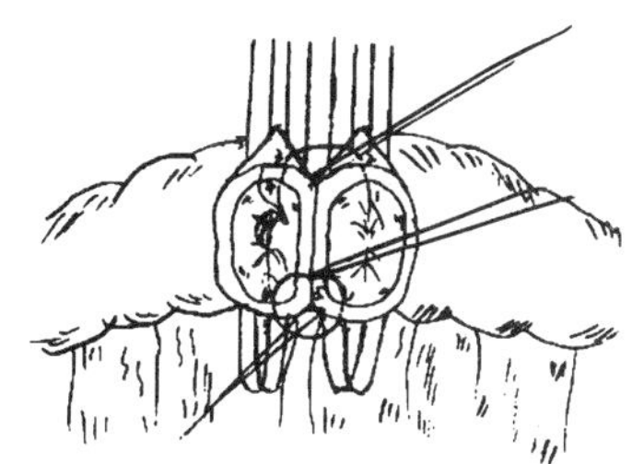

图 3-5-2　肠系膜及对侧各缝一标志线

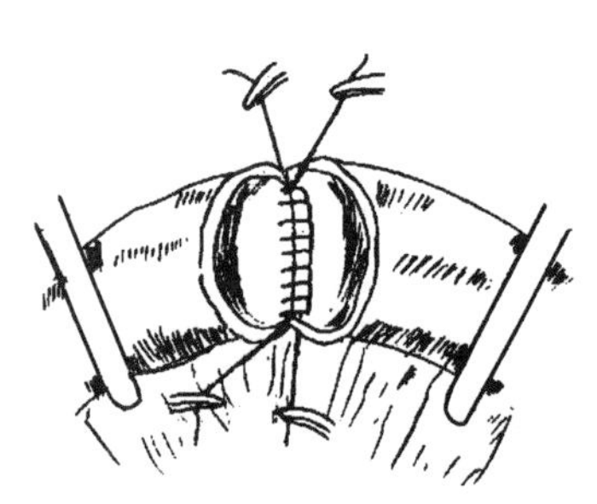
图 3-5-3　毯边缝合法缝合后壁全层

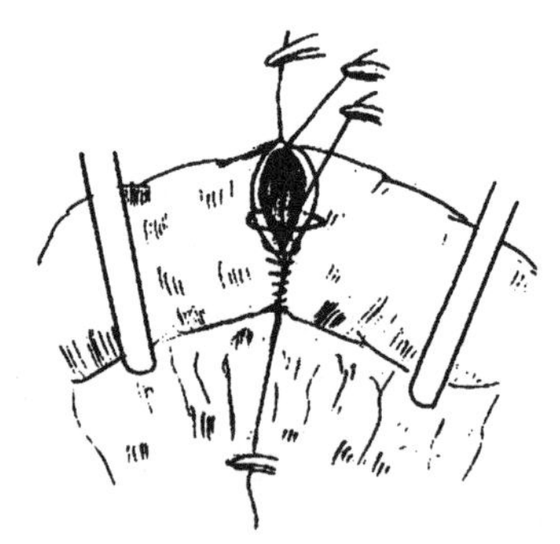
图 3-5-4　全层内翻缝合前壁全层

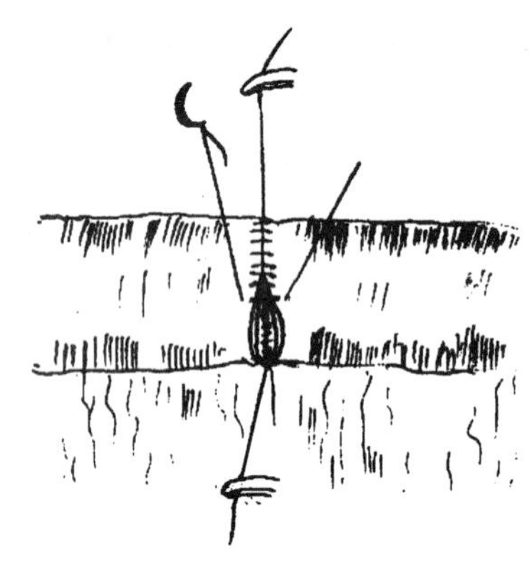
图 3-5-5　间断内翻缝合法缝合前后壁浆肌层

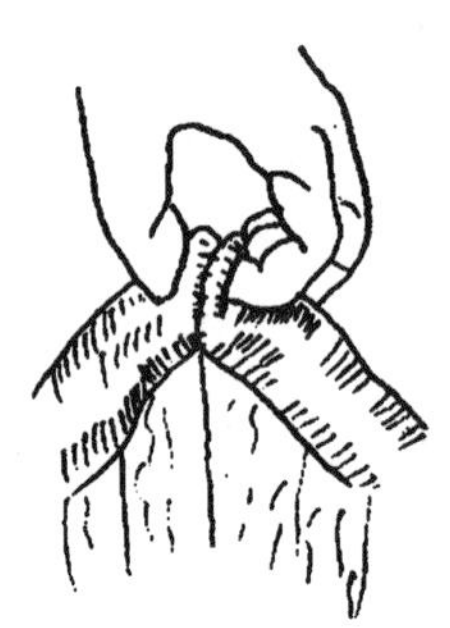
图 3-5-6　检查吻合口是否通畅

［注意事项］

1. 整理肠管断端　吻合前修整肠管两断端，注意要去除挫伤及坏死组织并使断端整齐、口径一致。若两个断端的口径大小不一致时，一种方法是使口径小的段端切线斜度加大，以增加口径，另一种方法是在缝合时适当调整两边缘线上缝线的间距。若为活体肠吻合，修整断端时还应保证断缘血供。

2. 断端边缘对合一致不扭曲　缝合时一定要注意两肠管系膜缘对系膜缘，且无扭曲发生。

3. 缝线及缝针　肠吻合宜选用小圆针、1 号线。

4. 针距及边距　针距 0.2～0.3 cm，边距 0.3 cm 左右为宜。

5. 缝合打结　肠吻合打结时应松紧适度且应将结扣牵向断缘一侧，不能过紧或过松。否则均易发生遗漏。

6. 缝合关闭系膜裂孔　活体肠吻合时一定要注意这一点，否则易发生内疝。

7. 常规检查吻合口通畅度。

第六节　剖腹探查及胃肠穿孔修复术

【实训目标】

1. 正确应用前期学的无菌术、外科基本操作技术完成动物模拟实验。

2. 能阐述胃肠穿孔的处理原则及步骤。

3. 能阐述胃肠穿孔的诊断。

【知识回顾】

［目的］

寻找病因或确定病变程度，若诊断不明，则可通过此手术直接检查并治疗疾病。

［操作准备］

以上腹部经腹直肌切口为例。

1. 麻醉　按动物麻醉方法麻醉，人常选用椎管内麻醉或全身麻醉。

2. 消毒铺巾　切口选择后（图 3-6-1），在术前备皮的基础上，用碘伏涂擦 3 遍。应由内向外、由中心向外围进行操作，范围是：上至双乳头平面，下到耻骨联合，两侧达腋中线。铺治疗巾、中单、大单等。

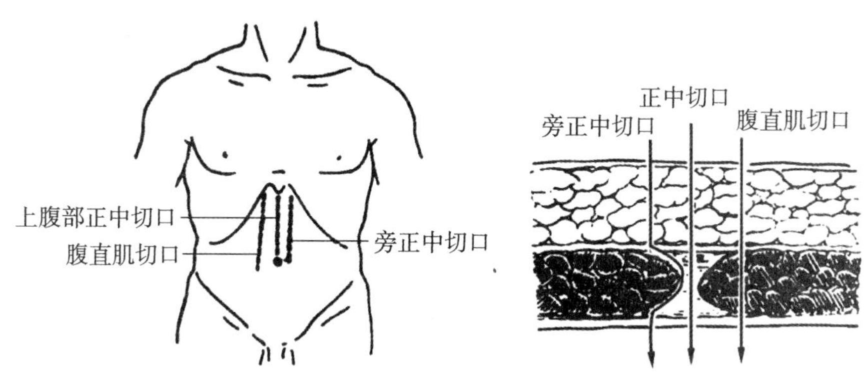

图 3-6-1　切口种类及进入腹腔途径

［操作步骤］

1. 腹壁皮肤及皮下组织切开

术者站在患者右侧，助手在患者左侧。术者持手术刀，用刀背在预定切口上划痕，然后再与切口垂直划痕 2～3 处，以便术终缝合时准确对合。按手术需要在距中线 2 cm 处作一直切口，上自肋缘，下至脐旁或脐下。

初学者在开腹用刀时，应特别注意：①执刀要正确，对手术刀片是否锋利、皮肤及皮下脂肪厚度等应心中有数；②切开皮肤由术者操作，应自上而下运刀；③用力适当，最好一次完成皮肤切开。

皮下组织出血点用直血管钳准确夹住，以 3-0 丝线结扎或电凝止血，钳夹止血要领有二：一是止血钳钳头两叶应上下排列，不可左右排列，以免夹住邻近其他组织；二是钳夹的组织越少越好。将附于腹直肌前鞘的脂肪组织向两侧略加分离。用两条消毒巾遮盖切口两旁的皮肤并以巾钳固定于切口的两侧缘，以保护切口。

2. 切开腹直肌前鞘并分离腹直肌（图 3-6-2）

更换手术刀。以刀尖轻轻地切开腹直肌前鞘而不损伤肌肉，或先切开小口，以弯组织剪伸向腹直肌前鞘的深面进行分离，然后再将其剪开。前鞘切口应略短于皮肤切口，以利于缝合。

沿肌纤维走向钝性分开腹直肌，遇有横过腹直肌的神经及血管时，应在两管钳间将其切断结扎。缝扎肌肉出血点。

3. 切开腹直肌后鞘及腹膜组织（图 3-6-2）

用拉钩将切口向两旁牵开，显露腹直肌后鞘，助手随同术者用血管钳将腹直肌后鞘连同腹膜一并提起，作纵向切开。切开前，可用刀柄轻击腹膜或用手指推挤，使内脏与腹腔分开，以确定无肠壁夹于钳内以免切开时误伤肠壁。

以组织钳或弯血管钳提起腹膜切口的两缘，将左手示、中指伸入腹腔内少许分开，向上提起腹膜，隔开肠管，在两指之间用手术刀或以组织剪向上剪开腹直肌后鞘及腹膜。然后再以左手示、中指提起切口下端，隔开腹膜下的肠管，以组织剪向下剪开腹直肌后鞘及腹膜。

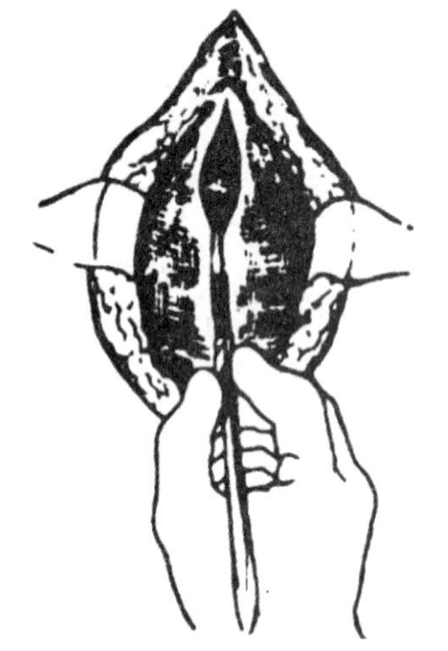

A. 切开腹直肌前鞘

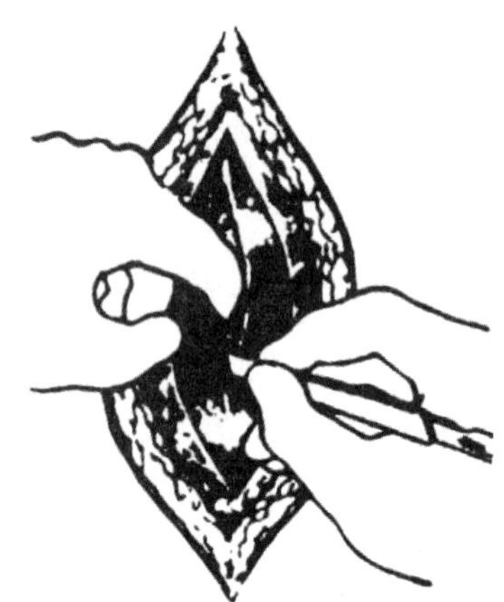

B. 分离腹直肌

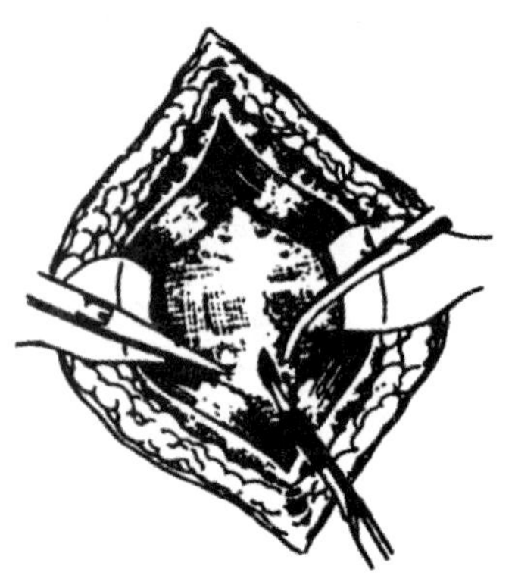

C. 切开腹直肌后鞘及腹膜

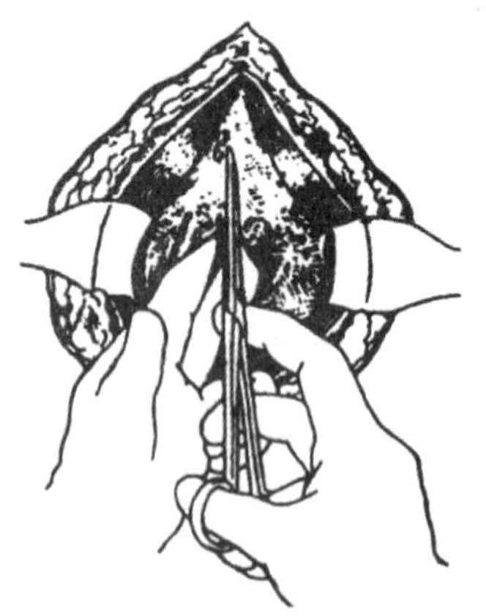

D. 向上剪开腹直肌后鞘及腹膜

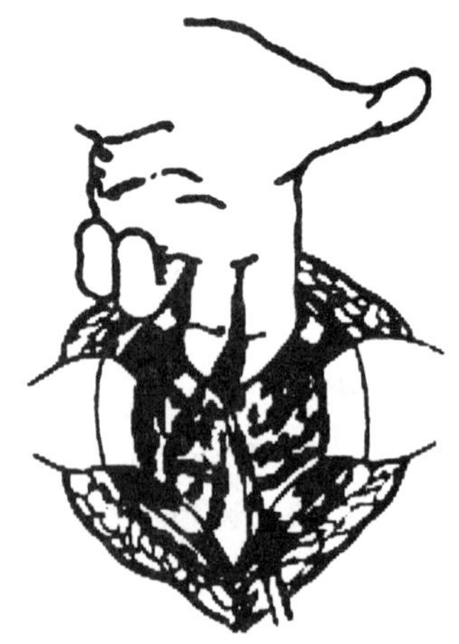

E. 向后剪开腹直肌后鞘及腹膜

图 3-6-2 经腹直肌切口切开

4. 探查腹腔

腹腔一旦打开，应弃去手术台上所有的小纱布块，以有尾线纱布代替。探查腹腔前，应先用生理盐水重新洗手。若有穿孔发生，则应首先吸除腹腔内积液及食物残渣（图 3-6-3）。溃疡急性穿孔多发生在十二指肠球部或胃的前壁或小弯侧。一般将胃向右下方轻轻牵拉，便可看到穿孔部位，多有食物残渣和胃肠液从穿孔处溢出。有时由于纤维蛋白的形成和邻近组织的粘连致穿孔处被堵塞，此时常需分开网膜、肠曲、胆囊或肝叶后，方能找到穿孔部位。若在前壁未找到穿孔，则应考虑胃后壁穿孔的可能，需切开胃结肠韧带，将胃向上翻转，检查胃后壁。发现穿孔后，如系胃溃疡疑有恶性变时，应先做活组织检查。

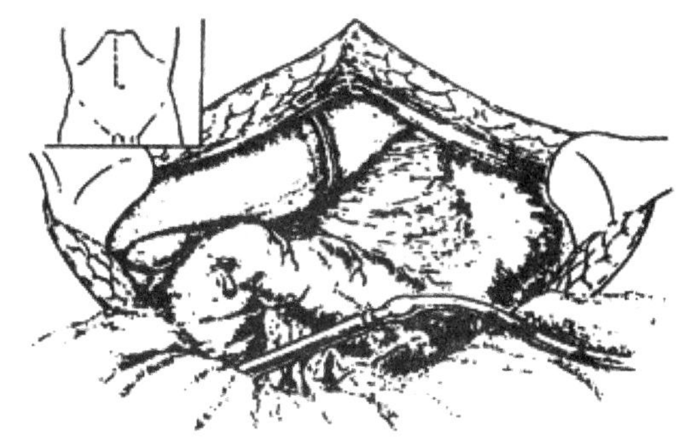

图 3-6-3　探查腹腔吸除腹腔积液

若是外伤性胃肠破裂穿孔，则应根据受伤史、受伤后症状、体征及演变和术中腹腔渗液的性质和聚集部位寻找病灶部位。

5.“模型”制作

探查腹腔后，由教师指导在动物特定部位做穿孔模型，一般在胃或肠管的前壁，直径约 0.5 cm。注意用纱布垫保护腹腔，并用吸引器及时清除穿孔处溢液，以防污染。

6. 穿孔修补

沿胃或十二指肠的纵轴，距穿孔边缘约 0.5 cm，用细丝线做全层间断缝合。一般在穿孔处上、中、下各缝一针即可。若穿孔边缘瘢痕不大，也可选择柔软处再做浆肌层间断缝合。结扎时须轻柔，以免割裂胃或十二指肠壁。取附近网膜覆盖穿孔处，用修补缝线扎住。若有结扎困难，也可将附近的大网膜覆盖于穿孔处，然后再结扎缝线。必要时，再缝合数针加强。若穿孔较大，缝合困难时，可先用大网膜堵塞穿孔，再用丝线将大网膜缝在穿孔周围的胃或十二指肠壁上。结扎时线不宜过紧，以免阻断大网膜血循环而发生坏死（图 3-6-4）。

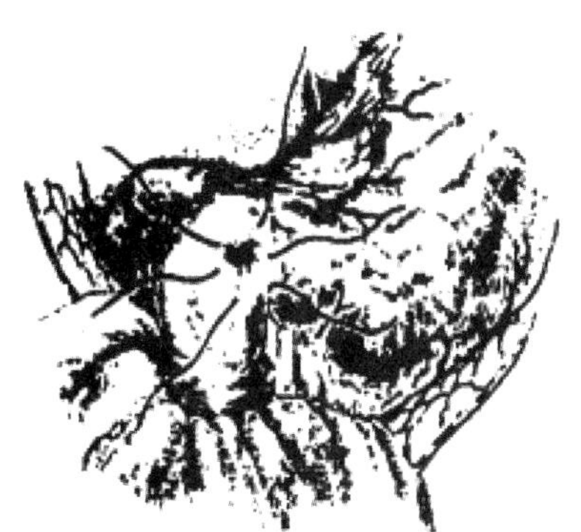

A. 在穿孔处全层缝合

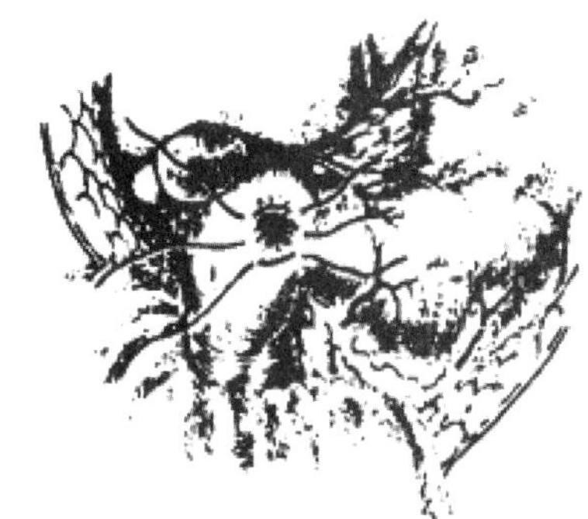

B. 在穿孔处浆肌层缝合

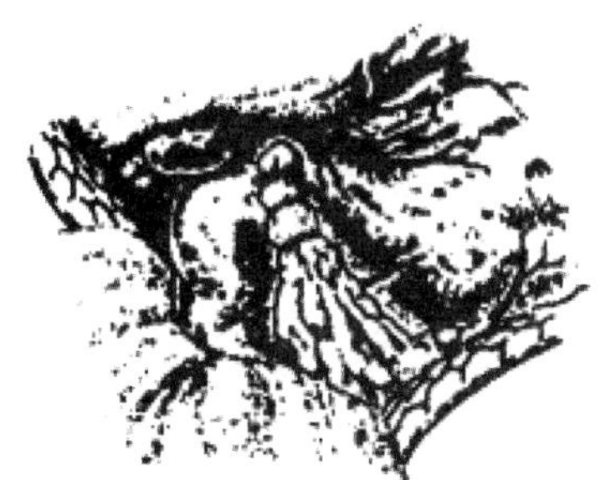

C. 大网膜覆盖后结扎

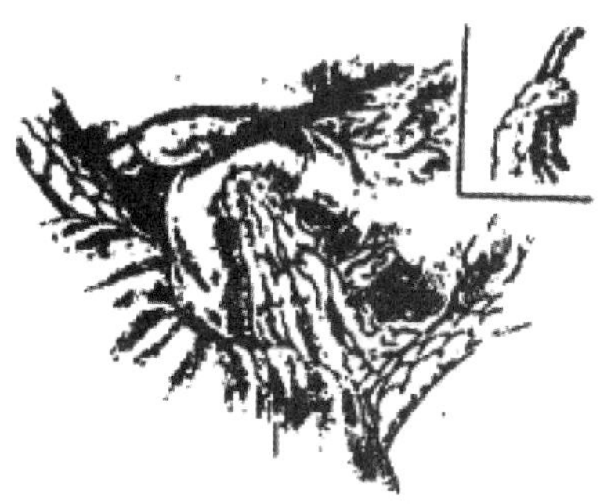

D. 大网膜堵塞穿孔后周围缝合固定

图 3-6-4　穿孔修补

若胃或肠壁为刀伤或其他外伤原因引起的破裂穿孔，一般创缘较整齐，修补前剪除坏死组织，用小圆针、细线做全层间断缝合关闭伤口，其外再作浆肌层间断缝合，包埋内层缝线即可（图3-6-5）。

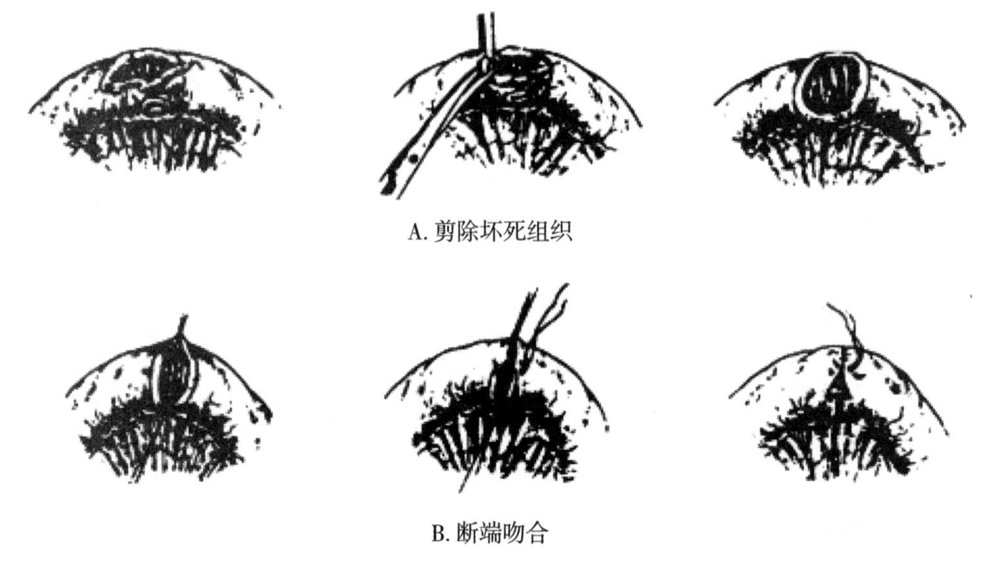

A. 剪除坏死组织

B. 断端吻合

图3-6-5 小肠穿孔修补术

7. 逐层关腹

关腹前应常规检查腹腔内有否异物残留、纱布及器械等清点是否无误。将腹直肌后鞘与腹膜做一层缝合（图3-6-6）。后鞘的纤维是横向，缝合时容易被撕裂，需要有较好的腹肌松弛。一般可用1号丝线连续缝合，或以4号丝线作连续水平褥式外翻缝合或间断缝合。对可能感染的伤口，不应用粗丝线连续缝合，以免感染后由于线结的存在，形成经久不愈的窦道。若腹壁松弛不佳，缝合有困难时，可在切口两旁加用0.25%利多卡因浸润麻醉，或待全部缝线缝好后一起交叉拉紧，趁患者呼气腹肌松弛之际，逐一结扎。若肌肉紧张，不可强行拉拢，以免撕破腹直肌后鞘及腹膜，造成缺损而使术后发生腹壁切口疝。腹直肌前鞘以4号丝线间断缝合，腹腔内放置的引流物，宜在侧腹壁另作一戳口引出体外，一般不应通过切口，以免发生切口感染。以3-0丝线或铬制肠线缝合皮下组织，消灭死腔，最后间断缝合皮肤切口。对体质较差，手术后可能发生腹胀、切口感染或切口裂开的患者，应在腹腔外加用尼龙线或不锈钢丝的减张缝合3-4针，结扎处垫以橡皮管，以减少缝线对皮肤的压迫，切口发生感染时，减张缝线并不需拆除（图3-6-7）。

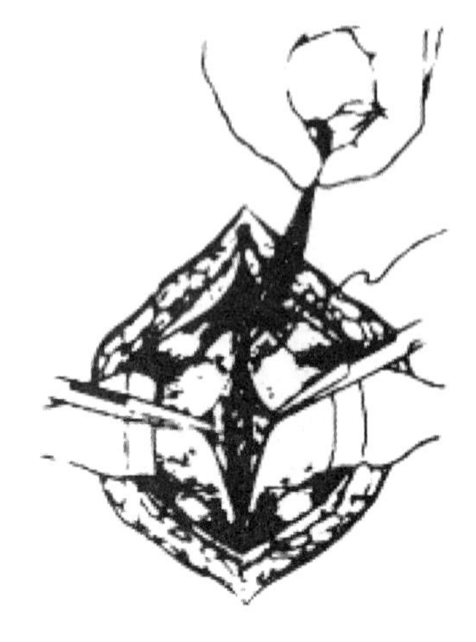

图3-6-6 缝合腹直肌后鞘及腹膜

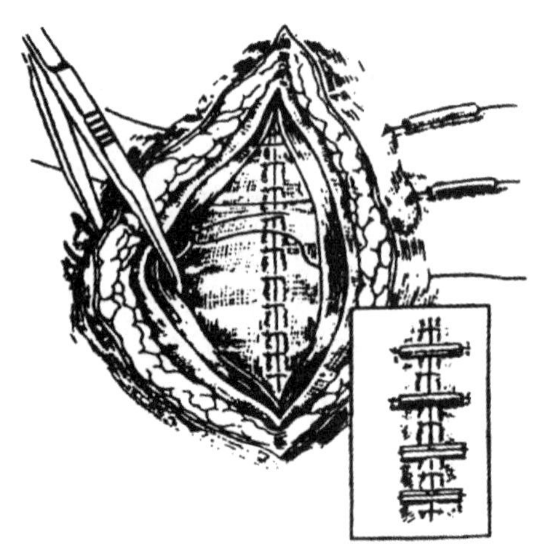

图3-6-7 腹膜外减张缝合

第七节　仿阑尾切除术

【实训目标】

1. 能够在活体上正确进行阑尾切除。

2. 能够严格遵守无菌原则。

3. 培养医学生职业素养和团队协作能力。

【知识回顾】

［目的］

阑尾切除术用于急性阑尾炎、化脓性阑尾炎、坏疽性阑尾炎等的治疗。

［操作准备］

1. 术前准备

(1)一般病员，手术前不需要特殊准备。

(2)急性阑尾炎穿孔并发急性弥漫性腹膜炎病情较严重者，应注意纠正脱水、电解质紊乱与酸中毒。有腹膜炎及肠麻痹者，手术前放置胃肠减压管。

2. 麻醉

动物实验(家兔蚓突切除)采用腹腔内麻醉，成人一般采用硬膜外麻醉，小儿多用全身麻醉。对年老、病危、手术困难不大者，亦可用局部浸润麻醉。为使局部浸润麻醉获得较好的效果，应注意：①将腹壁肌层内的肋间神经、髂腹下神经，髂腹股沟神经进行阻滞；②切开腹膜前后应将切口两旁的腹膜浸润；③进入腹腔后，封闭阑尾系膜。

［操作步骤］

1. 基础知识

(1)解剖概要：阑尾一般长 6 ~ 12 cm，与盲肠的后内侧相连。升结肠的三条结肠带向下交汇处，即为阑尾根部。阑尾开口于盲肠内，被一半月形黏膜皱襞所覆盖，称阑尾瓣，可防止粪屑及异物进入阑尾腔。当此皱襞缺如或功能丧失时，粪便及异物易进入阑尾腔内引起阻塞。阑尾有恒定的系膜，动脉来自回结肠动脉，一般只有一支，有时亦可有两支，分别起于回结肠动脉的盲肠前支及后支。阑尾根部的位置通常在右下腹部，但变异范围较大，特别是当活动性盲肠或由于中肠旋转不全时，阑尾及盲肠的位置可在右上腹或腹部的左侧，给外科手术治疗上造成困难。阑尾尖端的活动度也很大，位置亦多变，如位于盲肠或升结肠的后位；越过骨盆缘伸向盆腔；盲肠的下方、回肠的前方或后方；有时候又可以部分或全部位于腹膜后，致手术寻找阑尾困难。动物实验多以切除家兔的蚓突为例，其解剖位置详见图 3-7-1。

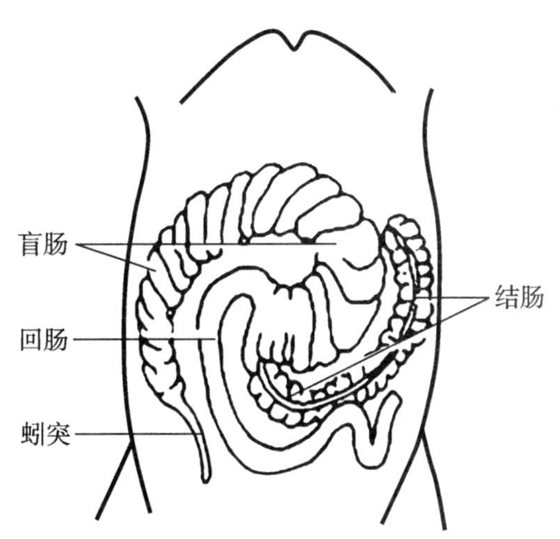

图 3-7-1　家兔蚓突解剖位置图

(2)手术指征：①急性单纯性阑尾炎。②急性化脓性或坏疽性阑尾炎或急性阑尾炎穿孔合并弥漫性腹膜炎者。③急性复发性阑尾炎。④阑尾炎周围脓肿经治疗好转后,3 个月后可择期行阑尾炎切除术。⑤阑尾蛔虫症或阑尾黏液囊肿。⑥少见的阑尾类癌及阑尾腺癌,应同时做右半结肠切除。

2. 具体步骤

(1)切口:当急性阑尾炎的症状比较典型时,最常用的是右下腹阑尾切口,或称麦氏切口,此切口的位置亦可根据最明显压痛点的高低而稍加修改。在右髂前上棘与脐连线中外 1/3 交界处,与此线垂直,做长为 5 ~7 cm 的切口。如果手术中仍暴露不良,可向上、下或内方适当扩大切口。而对术前诊断尚不明确或有弥漫性腹膜炎时,应采用剖腹探查切口(图 3-7-2)。

(2)腹壁切开:切开皮肤及皮下组织后,顺纤维走向切开腹外斜肌腱膜。用弯组织剪在腱膜的深面向内、外侧分离,牵开腹外斜肌腱膜,显露腹内斜肌,依肌纤维方向剪开腹内斜肌腱膜(图 3-7-3)。用血管钳由手术者和助手交替分开腹内斜肌与腹横机,直达腹膜,再用拉钩将肌肉向两旁拉开,以扩大切口。

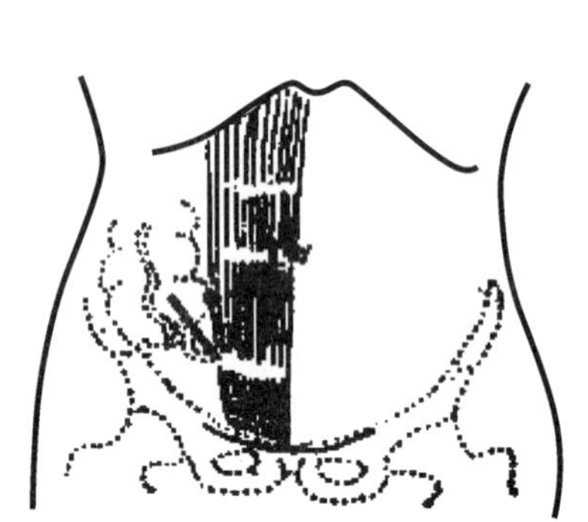

图 3-7-2　右下腹阑尾切口

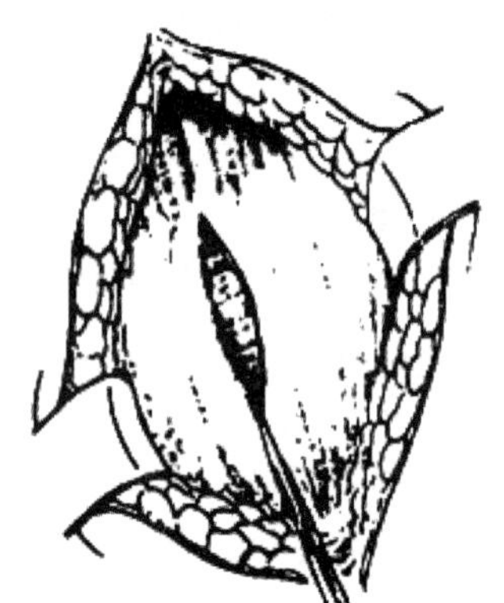

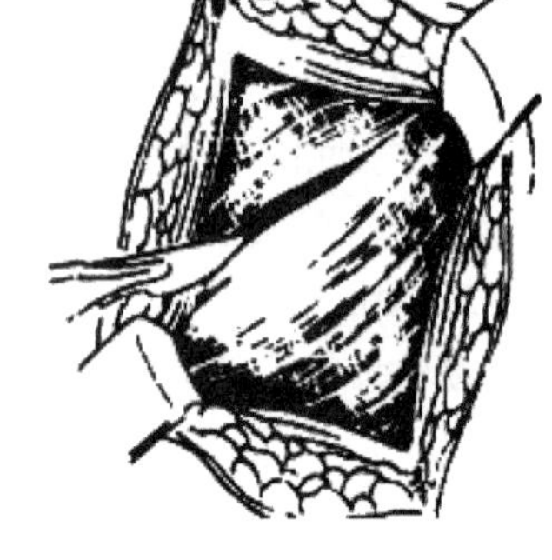

图 3-7-3　切开腹内斜肌腱膜

由术者及助手反复交替用无齿镊或血管钳提起腹膜,避免将肠壁连同腹膜一并提起。在两镊之间将腹膜切开一小口,以弯血管钳提起切口的两缘,再剪开腹膜(图 3-7-4)。切开腹膜前,应以纱布保护切口。切开后,若有渗出物或脓液溢出时,需立即吸除。

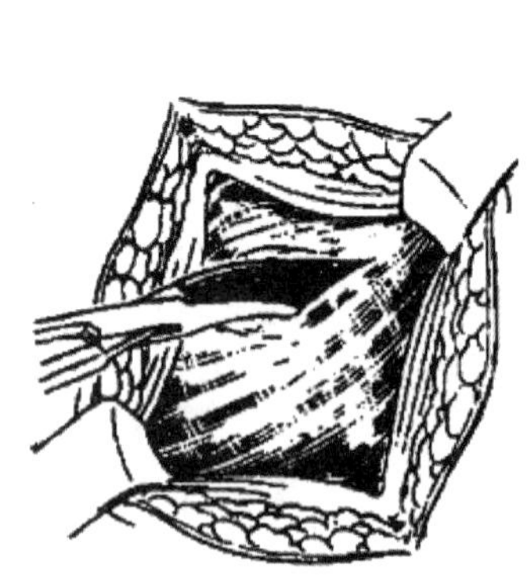

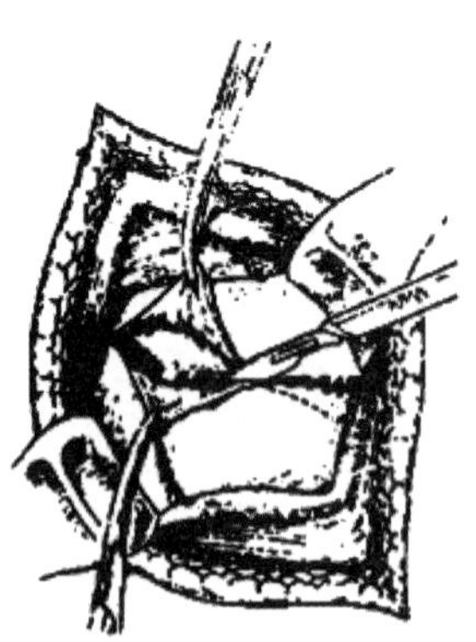

图 3-7-4　切开腹膜

(3)寻找阑尾:切开腹膜后,用拉钩将切口两侧牵开,一般即可见到盲肠。盲肠前面有结肠带,两侧有脂肪垂,可与小肠鉴别。有时乙状结肠较长,移位于右侧,可能被误认为盲肠,应予注意。若寻找盲肠有困难时,可用一薄层盐水纱布将小肠向内侧隔开,沿外侧腹膜至髂窝,再至结肠沟旁寻找,便可找到部分固定于腹膜后的升结肠及盲肠。若仍未找到,则盲肠可能位于髂窝以上,即高位游离的盲肠，宜继续向上方寻找，必要时向上延长切口。盲肠位于左侧腹腔的机会极少，但应注意。

若阑尾周围无粘连，用阑尾钳或一般组织钳夹住阑尾系膜，将阑尾提起。此时患者由于系膜的牵引，常感上腹不适恶心呕吐，可在阑尾系膜上用1%利多卡因封闭。若急性阑尾炎病程较长，局部易形成炎性肿块或局部性阑尾周围脓肿分离阑尾常十分困难，需密切注意避免损伤周围肠管。

(4)处理系膜：将盲肠提至切口处，周围垫以盐水纱布，在腹腔外进行阑尾切除。若切口较小或盲肠比较固定，则在阑尾尖端系膜上加一血管钳，将阑尾提出周围以纱布隔开。

若阑尾系膜较薄而柔软，炎症水肿较轻，可在其根部用血管钳穿一小洞，引过一条4号丝线进行结扎。在结扎线的远端，用两把血管钳钳夹，在两钳之间切断阑尾系膜。近端再贯穿缝合结扎一次。结扎时需将阑尾系膜放松，才能做到贯穿缝合结扎后不致出血。若阑尾系膜的急性炎症较重，呈明显缩短或水肿者，应采用分次钳夹切断法，以弯血管钳逐步钳夹切断阑尾系膜直达阑尾的根部，然后用一号丝线贯穿缝合结扎系膜(图3-7-5)。

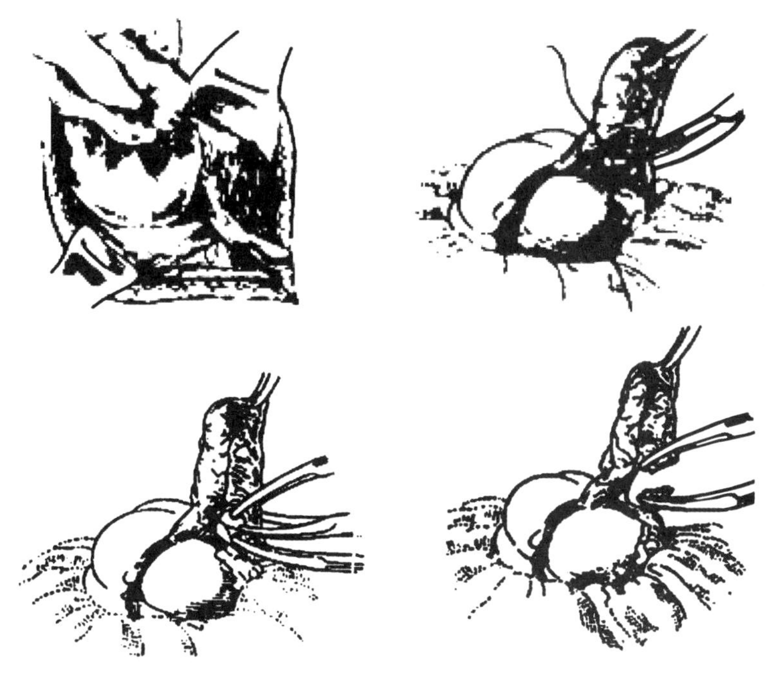

图3-7-5　处理系膜

(5)切除阑尾：围绕阑尾根部在盲肠壁上以1号丝线做一荷包缝合暂不收紧。若阑尾根部肿大，有炎症浸润，则缝线不宜过于靠近阑尾，否则，不易将其残端埋入盲肠壁内。

在阑尾根部以直血管钳轻轻按压，然后将血管钳向阑尾尖端方向移动约0.5 cm夹住，以0号线于按压处结扎。阑尾周围用盐水纱布垫妥为保护，紧贴血管钳下方切断阑尾。残端以石炭酸、酒精、盐水涂擦。移除阑尾残端周围的盐水纱布垫。在拉紧结扎荷包缝线的同时，将阑尾残端埋于盲肠内。必要时，在作浆肌层间断或“8”字缝合，也可将阑尾系膜或脂肪垂缝合覆盖以加强。

若残端包埋有困难，可间断缝合盲肠壁浆肌层，以覆盖残端，有时也可以丝线双重结扎阑尾根部，残端以阑尾系膜或脂肪垂覆盖，不做包埋。最后将盲肠放回腹腔内，检查无出血后，以0号肠线连续缝合，或用丝线间断褥式外翻缝合腹膜，再以生理盐水清洗伤口，分层缝合切口。

(6)逆行法阑尾切除：对盲肠后位或位置深，粘连多的阑尾，可将其逆行切除。首先分离阑尾基底部，以上述方法切除阑尾以及处理其残端。再逐步向阑尾尖端以弯血管钳钳夹，剪断阑尾系膜,直至移除阑尾。然后将系膜以丝线分别缝合结扎止血。

腹膜后阑尾,可将阑尾外侧腹膜剪开,游离并翻起盲肠,以显露阑尾。若系膜较短,阑尾游离有困难时,亦可用逆行法切除阑尾。

3. 术后处理

一般阑尾切除术后,不需做特殊处理,病员宜早期离床活动。术后 2 d 内进行流质饮食,以后酌情增加。对阑尾穿孔并发弥漫性腹膜炎者,则按腹膜炎进行处理。

[注意事项]

1. 在切开腹膜时,应用手术镊或弯血管钳将腹膜提起,使腹膜与内脏分开,以免切开腹膜的同时损伤内脏。

2. 盲肠系膜可作双重结扎或贯穿缝扎,以免出血影响手术操作。

3. 荷包缝合的大小以刚好包埋阑尾残端为宜。

4. 收紧荷包缝线时要求术者和助手密切配合,在术者将盲肠残端塞入内翻的同时,由助手逐渐收紧荷包缝线打结。

第八节　肠切除术及吻合术

【实训目标】

1. 能够正确运用肠切除术进行活体肠管切除,并能正确进行肠管吻合。

2. 能够严格遵守无菌原则。

3. 培养医学生职业素养和团队协作能力。

【知识回顾】

[目的]

将切断的肠管两断端吻合,以恢复肠袢的连续性和生理功能。

[操作准备]

1. 术前准备

(1)根据原发疾病对患者的影响而定,急诊患者除按一般急诊手术要求进行常规准备如禁食禁水、胃肠减压、放置导尿管、手术区备皮等以外,还应适时纠正水电解质及酸碱平衡紊乱,按需要给予输血、输液、抗休克、补充血浆蛋白,全身应用抗生素防止感染等治疗,对外伤者应注射 TAT。

(2)择期手术患者应尽可能准备充分,以保证手术安全,准备包括以下几个方面:

1)无肠梗阻时,手术前一天进流质饮食,有梗阻时则根据梗阻的程度于手术前 3 d 改流质食物或禁食。

2)改善患者的全身情况,必要时可输血。

3)术前 2 d 每晚灌肠 1 次。

4)术前上胃肠减压管。

5)如为结核应抗结核治疗 1 周以上。

6)应全面了解患者情况,应做血生化、肝肾功能、心肺等脏器的检查。

2. 麻醉及体位

动物实验采用腹腔内麻醉,人可选择硬膜外麻醉或全身麻醉,手术体位取平仰卧位。严防诱导过程中大量呕吐引起误吸,甚至窒息。

［操作步骤］

1. 基础知识　小肠肠段切除及肠吻合的适应证：

(1) 小肠外伤：包括小肠广泛损伤或多处穿孔不宜修补，以及肠系膜血管断裂所致小肠坏死。

(2) 绞窄性肠梗阻，急性肠扭转，肠套叠所致肠坏死，严重的粘连性肠梗阻粘连无法松解。

(3) 小肠以及肠系膜上的良性或恶性肿瘤。

(4) 肠系膜血管栓塞致肠壁血运障碍。

(5) 小肠局部炎性病变：如急性出血坏死性肠炎、节段性肠炎、肠伤寒、肠结核。

(6) 先天性肠管畸形：如肠闭锁肠狭窄、肠重复畸形、梅克尔憩室等。

(7) 其他手术如胸部、腹部及泌尿系手术需要小肠移植者。

2. 具体步骤

(1) 切口选择：选择中腹部正中切口或右旁正中切口及右侧经腹直肌切口，长 8 ~ 10 cm，逐层切开，进入腹腔。剖腹后确定病变性质，将准备切除的小肠托出腹腔外，用盐水纱布垫在切除肠段的四周（图 3-8-1）。

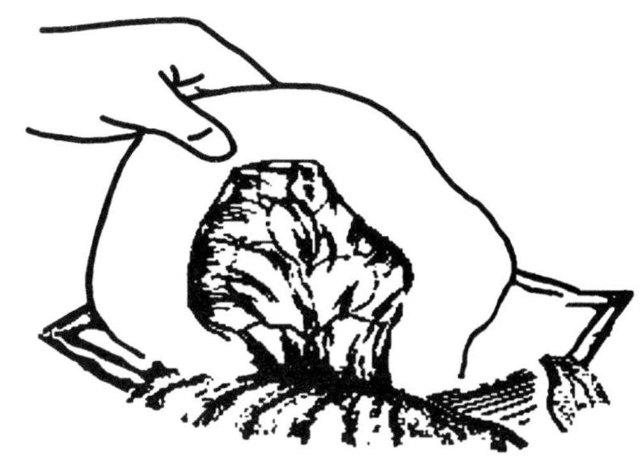

图 3-8-1　将病变小肠托出腹腔

(2) 游离肠系膜：计划好切除小肠段的范围，在预定切除肠管的肠系膜作扇形切开，用止血钳分离肠系膜分束钳夹，切断并结扎肠系膜及其血管，血管近端应双重结扎，必要时可贯穿缝扎，要逐钳分离每次不宜钳夹过多，将要切除的小肠系膜呈 V 形断开。除肿瘤的切除外，一般不需将系膜游离至根部（图 3-8-2）。

(3) 切断肠管：在小肠预定切断处，紧贴肠壁向两保留端分离系膜 1 cm，距预定切断线保留侧 5 cm 处安置弹性肠钳，于切断侧安置有齿血管钳，钳身向保留端的对系膜缘倾斜，与肠管纵轴呈 60°，在病变肠管下垫一块纱布，沿有齿止血钳切断并移去病变肠管，勿使肠内容物污染手术野，吻合端肠管之对系膜缘应切除多一些，以保证吻合肠壁血运充足且扩大吻合口。断端用 70% 酒精或稀释活力碘纱布涂擦，重新垫一干净纱布准备吻合（图 3-8-3）。

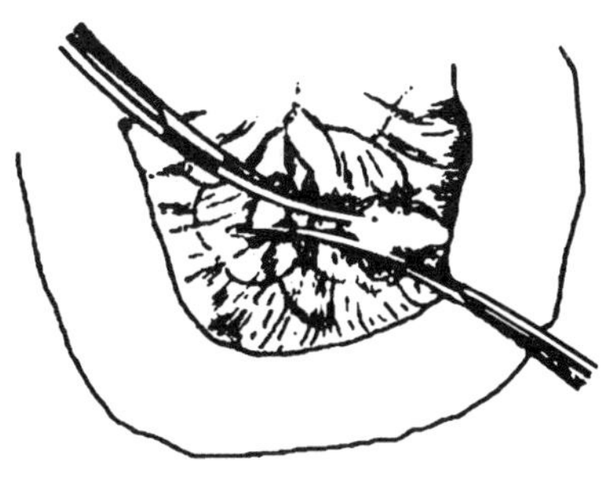

图 3-8-2　游离肠系膜

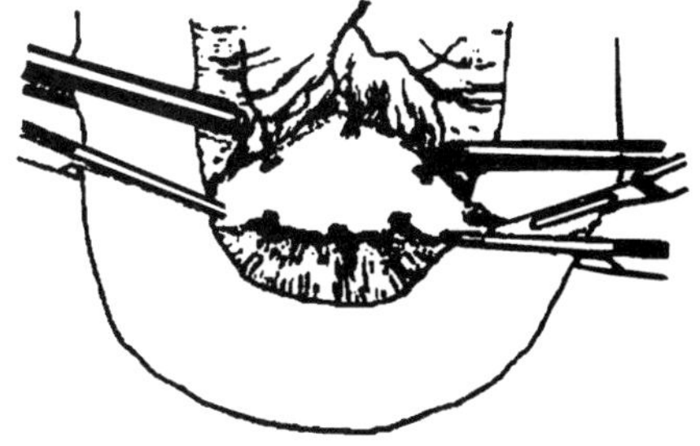

图 3-8-3　钳夹并切断肠管

(4) 小肠部分：切除后两端必须吻合以重建通畅的肠道，吻合方法有 3 种，介绍如下。

1) 端-端吻合法：最常用。

①吻合准备：肠管切除后将两侧肠钳靠拢，使两端肠腔的轴线对齐，系膜置于同侧，不要扭曲，在肠管系膜缘和对系膜缘各作一针浆肌层缝合，并留蚊式血管钳钳夹作为牵引。

②后壁全层吻合：自后壁一端开始，行全层连续锁边缝合（也可选用单纯间断缝合），每针间距

为 0.3 ~0.5 cm。全层缝合可采用丝线、肠线或 Dexon 线(图 3-8-4)。

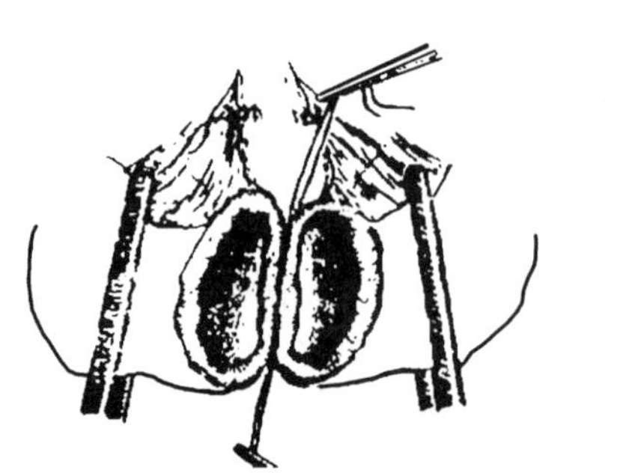
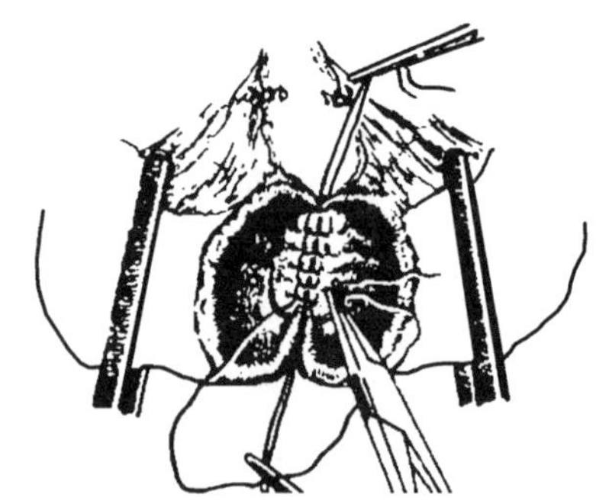

图 3-8-4　后壁全层吻合

③前壁全层吻合:当后壁缝线缝至另一端时,缝针由肠腔内穿出(可打结后继续缝亦可不打结)而后继行全层连续水平褥式内翻缝合,最后一针可自行结扎(线结留在肠腔外),或缝线自肠腔内穿出与后壁第一针线头结扎,然后将线结送入肠腔内(图 3-8-5)。

④前后壁浆肌层缝合:松开两侧肠钳,用细丝线间断垂直褥式内翻缝合法缝合前后壁的浆肌层,缝合时应注意前后壁浆肌层与全层缝合进针部位应尽可能错开使呈交错状,以保证吻合的可靠,缝合后不应露出全层之缝线,不宜缝合过密(图 3-8-6)。

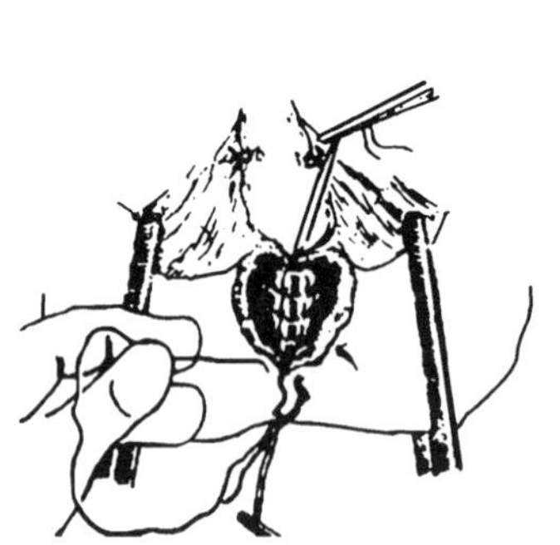

图 3-8-5　前壁全层吻合

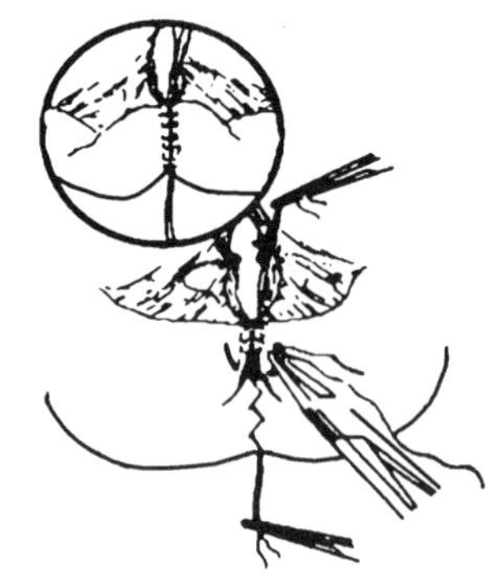

图 3-8-6　前后壁浆肌层吻合

⑤关闭系膜裂孔:用细丝线间断缝合肠系膜两侧切缘封闭系膜裂孔,以防内疝发生。缝合时勿刺伤系膜血管形成血肿(图 3-8-7)。

⑥检查吻合口:缝合完毕应常规检查是否有漏针以及吻合口大小,有漏针时应补缝,术者用拇指和食指对合检查吻合口大小,以能通过拇指末节,两指能顺利对合为宜,检查满意后,将肠管还纳入腹腔(图 3-8-8)。

端-端吻合法缝合亦可采取先缝合后壁再缝前壁的顺序,第一层为后壁浆肌层,第二层为后壁全层缝合,后壁缝完后再进行前壁两层吻合,先缝全层,此时可放开肠钳然后行前壁浆肌层缝合。

2)端-侧吻合法:切除病变肠管后,一般以近端肠管断端对远端肠管侧壁,依据近端肠管粗细,将远端肠管的对系膜侧肠壁顺肠管纵轴全层切开相应长度,将两肠管靠拢,两端各缝一针牵引,一般按后壁浆肌层、后壁全层、前壁全层、前壁浆肌层的顺序进行吻合,也可先缝前后壁的全层,再缝浆肌层。浆肌层缝合多采用间断垂直褥式内翻,全层多采用间断或连续内翻缝合。吻合完毕,同法检查吻合口是否通畅,关闭系膜间裂隙(图 3-8-9)。

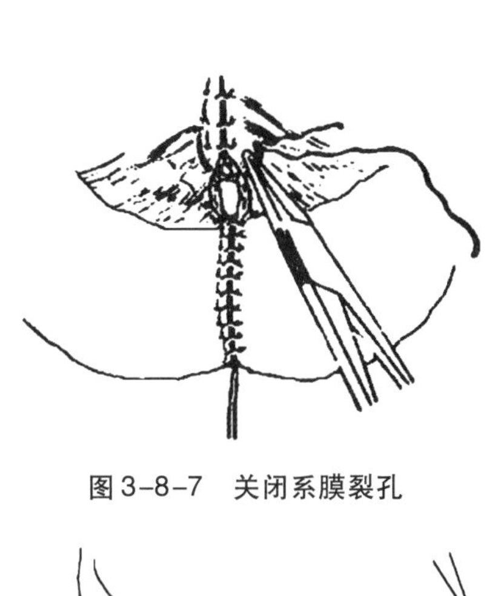

图 3-8-7　关闭系膜裂孔

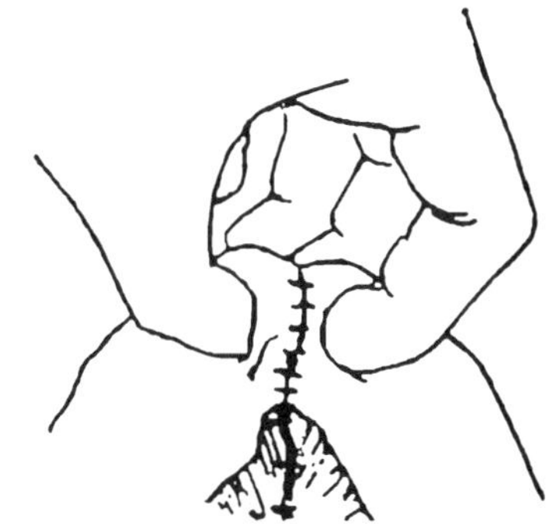

图 3-8-8　检查吻合口

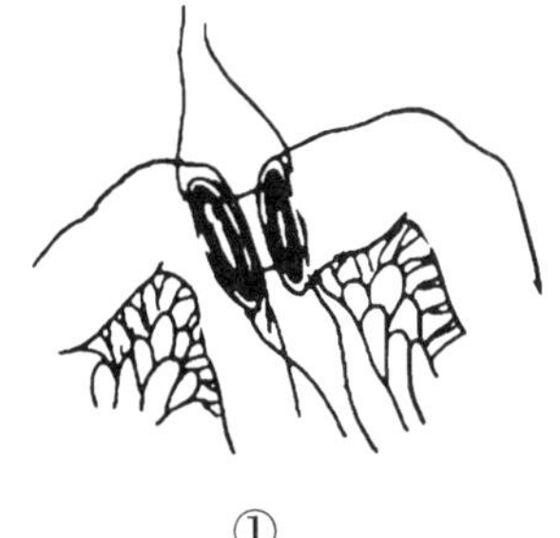

①

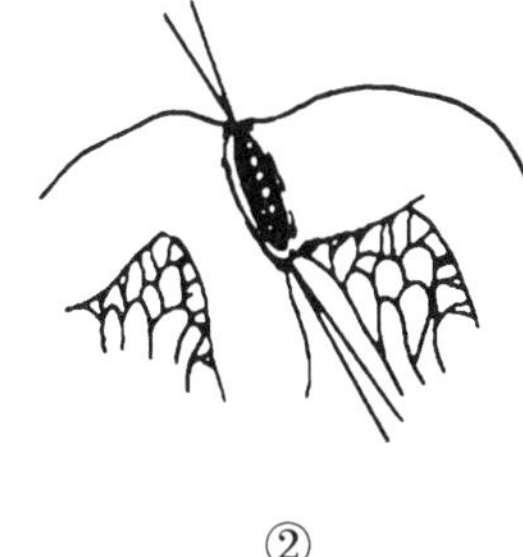

②

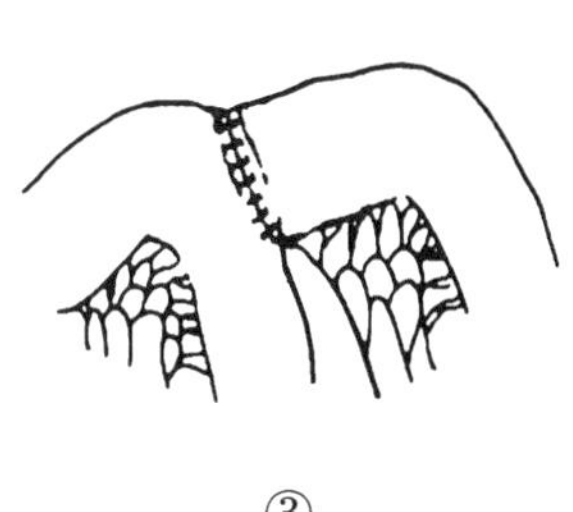

③

图 3-8-9　端侧吻合

③侧-侧吻合法：有 2 种情况，一种为小肠切除后按侧-侧吻合法进行肠道重建，另一种为短路手术，不需切断小肠，将梗阻近端与远端肠管直接侧侧吻合。以前者为例，方法为：切除肠管后，将两保留端肠管全层间断缝合关闭，再进行浆肌层缝合包埋两断端。将两断端按肠管蠕动方向重叠靠拢，在对系膜缘将两肠壁浆肌层行间断缝合 6 ~ 8 cm 长度，距此缝合线 0.5 cm处顺肠管纵轴方向切开两侧肠壁全层4 ~6 cm，清除肠腔内容物，采用单纯间断缝合或连续锁边缝合法缝合后壁全层，用间断内翻或连续水平褥式内翻缝合法缝合前壁全层，间断垂直褥式内翻缝合包埋前壁浆肌层，吻合完毕，关闭系膜裂孔（图 3-8-10）。

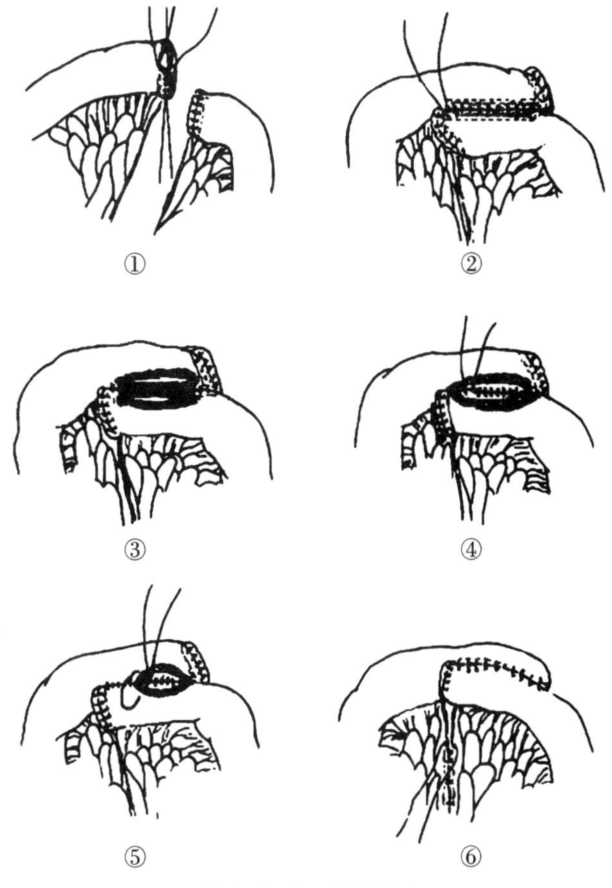

图 3-8-10　侧侧吻合

3. 术后处理

（1）禁食，补液。

（2）继续胃肠减压，持续 2 ~3 d，腹胀消失，肠鸣音恢复或肛门排气后拔除胃管，开始进流质饮食。

(3)给予抗菌药物抗感染治疗。

(4)根据引流量、引流液的性质,决定拔除腹腔引流物的时间。

(5)皮肤缝线可于术后7～10 d拆除。

[注意事项]

1. 肠切除为污染手术,术中须用盐水纱布保护手术野,并及时清除切开肠管的内容物,以免污染。

2. 要求做到吻合口无渗漏、无出血、无狭窄、无张力,且血运充分。

3. 吻合的肠袢应无扭转,吻合口远侧肠道应通畅。

4. 肠系膜裂孔必须缝闭,以防内疝发生。

5. 整个手术过程中,操作必须轻巧、细致,勿损伤系膜血管。

第九节　清创术及脓肿切开术

清创术

【实训目标】

1. 能够运用外科操作技术进行一般外伤的清创处理。

2. 能够严格遵守无菌原则。

3. 关注患者受伤组织、血运情况,培养医学生职业素养及爱伤意识。

【知识回顾】

[目的]

将污染伤口变为清洁伤口,促进伤口愈合。

[操作准备]

1. 实训器材　家兔、清创手术包、毛刷、无菌手套、生理盐水、3%双氧水等。

2. 实训方法　首先复习有关基础理论,教师示教、讲解,学生分组讨论练习。

3. 理论回顾

(1)清创术的概念:用外科手术处理污染的新鲜伤口,清除伤口内的异物,切除坏死、失活或严重污染的组织,使其转变为清洁伤口的方法称为清创术。

(2)清创适应证:各种类型开放性损伤视为新鲜伤口,具备以下条件者:①伤后6～8 h以内者。②伤口污染较轻,不超过伤后24 h者。③头面部伤口,一般在伤后24～48 h以内,争取清创后一期缝合。④若不能满足以上条件,则只清创不缝合。

(3)清创术前准备:①清创前须对伤员进行全面评估,如有休克,应先抢救,待休克好转后争取时间进行清创。②如颅脑、胸、腹部有严重损伤,应先予处理。如四肢有开放性损伤,应注意是否同时合并骨折,摄X射线片协助诊断。③应用止痛和术前镇痛药物。④如伤口较大,污染严重,应预防性应用抗生素,在术前1 h,术中术毕分别用一定量的抗生素。⑤注射破伤风抗毒素轻者用1500 U,重者用3000 U。

(4)术中注意事项:①伤口清洗是清创术的重要步骤,必须反复用大量生理盐水冲洗,务必使伤口清洁后再作清创术。选用局麻者,只能在清洗伤口后麻醉。②清创时既要彻底切除已失去活力的组织,又要尽量爱护和保留存活的组织,这样才能避免伤口感染,促进愈合,保存功能。③组织缝合必须避免张力太大,以免造成缺血或坏死。

(5)术后注意事项

1)严密观察包扎固定的肢体。应观察肢端血循环、血管搏动、颜色、温度、肿胀等情况,密切注意早期发现厌氧菌感染等,以便及早处理。

2)固定并抬高患肢。肢体创伤如有骨折,清创后必须进行有效的外固定,以防骨折移位刺伤组织,并保证受伤肢体得到休息。可采用小夹板、石膏托、石膏夹板,但不应使用管型石膏固定以免伤后组织肿胀,影响肢体血运,伤肢抬高有利血液、淋巴液回流,以减轻组织水肿,避免张力,促进愈合。

3)抗休克并注意心肾功能变化。

4)防治感染。肌注破伤风抗毒素(TAT)1 500 ~3 000 单位,如污染严重,应用气性坏疽抗毒血清 10 000 单位肌肉注射。注射前均应做皮肤过敏试验,阴性者方可应用;若为可疑阳性,则可行脱敏注射,应用抗生素防治一般化脓性感染。

5)对于血管损伤缝合修复者,术后要酌情应用抗凝剂如肝素、低分子右旋糖酐等,解痉药物如罂粟碱、普鲁卡因等。

6)对于神经损伤修复者,术后要用大量 B 族维生素,如维生素 B_1、维生素 B_{12}。维生素 B_6、维生素 B_2、地巴唑等也可以酌情应用。血管、神经手术后必须固定患肢于缝接组织松弛位,避免有张力,一般固定 4 ~6 周拆除固定后行理疗或体疗,进行功能训练。

[操作步骤]

1. 麻醉　根据受伤部位及患者情况采用不同的麻醉方式:上肢清创可用臂丛神经阻滞麻醉;下肢可用硬膜外麻醉;较小较浅的伤口可使用局麻;较大复杂严重的则可选用全麻。

2. 清洗伤口　术者戴上无菌手套,用无菌纱布覆盖伤口。剃除伤口周围的毛发,用乙醚或汽油擦净周围皮肤的油脂。用消毒肥皂水,软毛刷刷洗伤口周围皮肤一遍后再用灭菌生理盐水冲洗干净,再换毛刷重复刷洗共 2 ~3 遍,直至刷洗干净。去除覆盖伤口的纱布,用无菌生理盐水冲洗伤口,伤口表面较大的异物可以取出,明显的出血点应钳夹止血,然后根据伤口情况,用 3% 双氧水和无菌生理盐水依次冲洗伤口(图 3-9-1)。

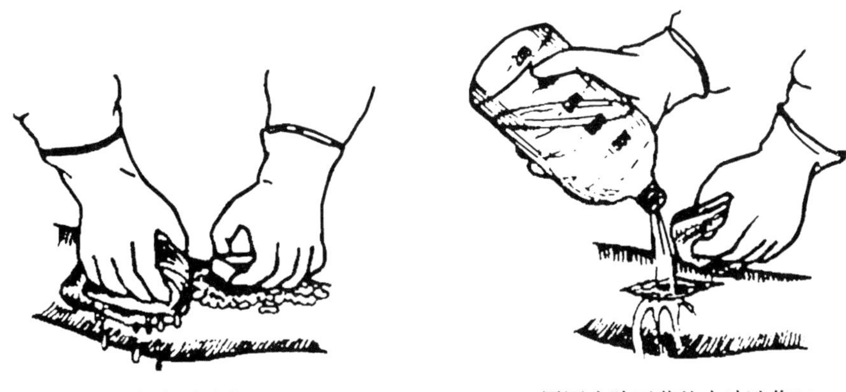

肥皂水刷洗伤口　　　周围皮肤灭菌盐水冲洗伤口

图 3-9-1　清洗伤口

3. 清理伤口　擦干皮肤,碘伏消毒伤口周围皮肤,铺无菌巾,术者进行外科手消毒、穿无菌手术衣、戴手套后,按由外围到中央、由浅入深的顺序进行伤口清理。

(1)创缘皮肤的处理:①伤口整齐、伤后时间短、污染不重,皮缘可不做特殊处理;②皮缘不整齐者,沿创缘切除 1 ~2 mm 挫伤的皮肤,使创缘整齐(图 3-9-2);③若皮肤失去生机,应予以切除,直至新鲜出血为止。正常皮缘尤其颜面部、手部、关节等处皮肤应尽量保留;④皮肤大块撕脱,但尚有生机者不可切除,如果血运已有障碍可将皮下脂肪组织尽量剪除使成中厚皮片,作植皮覆盖创面;

⑤若伤道较深或潜行剥离者，为了充分显露深部组织，可行伤口扩创，以延长伤口。

(2)清除伤口内异物及血块：去除破碎的皮下组织及坏死筋膜，扩大切口时筋膜切口方向应与皮肤相同(图3-9-3)。

(3)肌肉处理：坏死的肌肉(呈暗红色，切之不出血，刺激无收缩反应)应尽量切除，直至出血为止；断裂的肌肉，在将其污染严重且坏死部分切除后，若生机良好，肌肉断端可褥式缝合，若有死腔必须打开，异物、血肿尽可能清除干净，尤其泥沙、子弹及弹片、碎布及棉絮应力求取净。

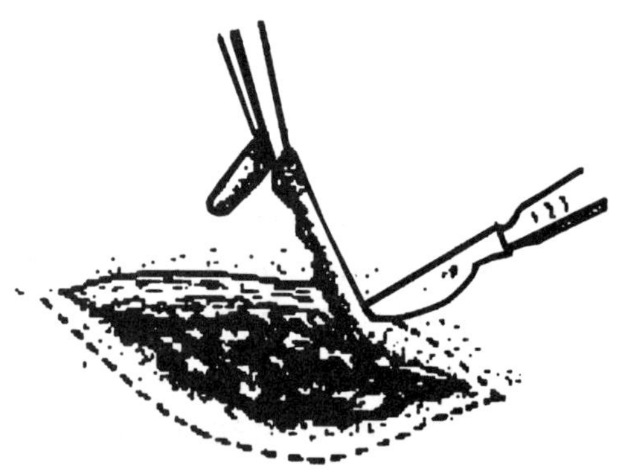

图3-9-2　切除创缘皮肤

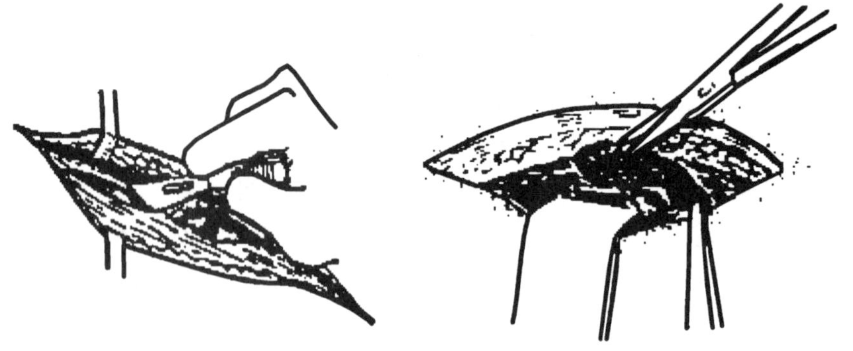

图3-9-3　清除伤口内异物及血块

(4)骨骼的处理：已完全与骨膜及周围组织分离的小骨片应清除。但大骨片虽与周围组织分离，亦应保留，以保持骨骼的连接。无骨膜覆盖的尖锐断端及污染骨端不易清除者，可用咬骨钳咬除，髓腔内的污染，可用刮匙刮净，然后进行骨折复位。

(5)肌腱处理：如已坏死和污染严重或挤压破坏者应切除，但也应尽可能保留有重要功能的肌腱。

(6)血管损伤：小的渗血可用温盐水纱布垫压迫止血，或钳夹结扎止血；大血管损伤时，如侧支循环良好，不妨碍远端血运，可用丝线双重结扎。如影响肢体远端血运的大血管损伤，不可结扎，可暂用血管夹控制出血，等待血管吻合。

再次用生理盐水冲洗伤口，彻底止血后更换手术单、器械和术者手套，重新消毒铺巾再进行下一步操作(图3-9-4)。

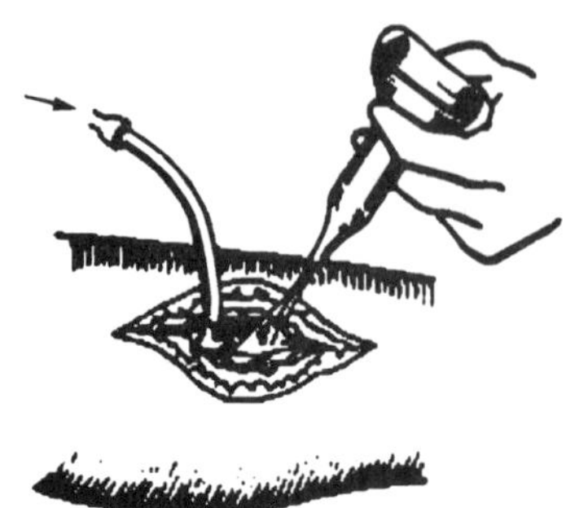

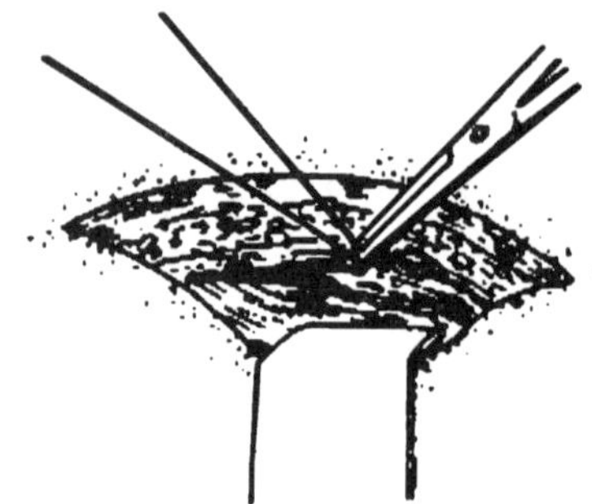

图3-9-4　冲洗伤口，彻底止血

4. 缝合伤口

(1)骨折复位固定：若受伤时间较短，污染不太严重，应作内固定，根据不同情况选择不同内固定方法，如髓内针、接骨板、钢针等。

(2)缝合肌腱及肌肉：缝合要求达到良好的对合，缝合口平滑，避免露出肌腱的粗糙面，以防粘连，并尽量不损伤肌腱内血供，以利其愈合。根据不同部位选用不同缝合方式，如编织缝合法、Kessler 显微肌缝合法。

(3)修复血管及神经：影响肢体血供的血管损伤，必须修复，应严格按照无创原则吻合血管。如血管缺损过大，无法直接缝合，可做静脉或人造血管移植；如神经损伤，有条件的应做一期修复，最好采用显微外科技术缝合，以提高疗效。如伤口污染严重，严重火器伤或当时手术条件有限，不宜进行一期缝合，可将两断端分别缝合两针固定于邻近组织上，有利于二期修复时寻找。

(4)缝合伤口：①如皮肤无缺损，可直接缝合。如创口皮肤张力过大，可作减张缝合；②如皮肤大片缺损，可在其他肢体取中厚皮植皮或利用撕脱的皮肤，去除皮下脂肪，剪成中厚皮片植皮覆盖创面。③如皮肤缺损合并软组织缺如，存在骨骼、肌腱、血管、神经等重要组织外露的，应作局部组织瓣转位或游离移植覆盖创面。④如伤口污染严重，组织水肿或有渗液，不宜一期缝合，伤口用凡士林或生理盐水纱布覆盖引流，待炎症消退后作延期缝合或植皮(图 3-9-5)。

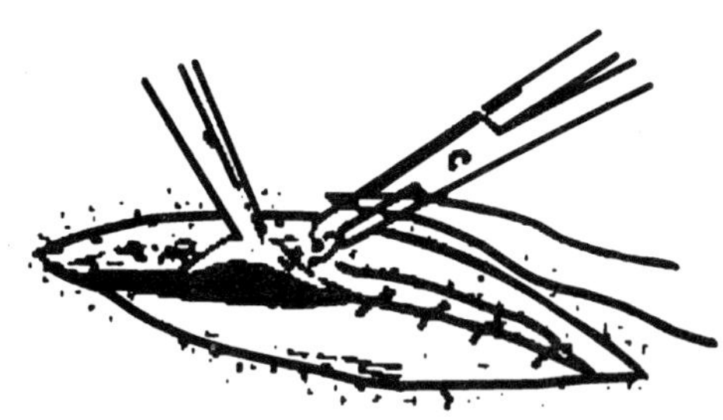

图 3-9-5　缝合伤口

[注意事项]

1. 本次实验课在动物身上进行，应爱护动物，以假当真。

2. 在教师指导下，先做创伤动物模型。

3. 血凝块、异物、坏死组织、重度挫伤且严重污染的组织均应彻底清除，但还应尽可能保留尚存生机的重要组织。

4. 注意严密止血，以免再形成血肿。

5. 缝合时注意组织层的对合，勿留死腔。

脓肿切开术

【实训目标】

1. 能够运用外科操作技术进行脓肿切开引流。

2. 能够严格遵守无菌原则。

3. 关注患者受伤组织、血运情况，培养医学生职业素养及爱伤意识。

【知识回顾】

[目的]

用于浅表脓肿、深部脓肿、口底蜂窝组织炎、手部感染及其他特殊部位脓肿的治疗。

[操作准备]

1. 物品准备　脓肿切开引流包、无菌手套、局部麻醉药、3% 双氧水、无菌纱布、引流条、凡士林纱布、注射器等(图 3-9-6)。

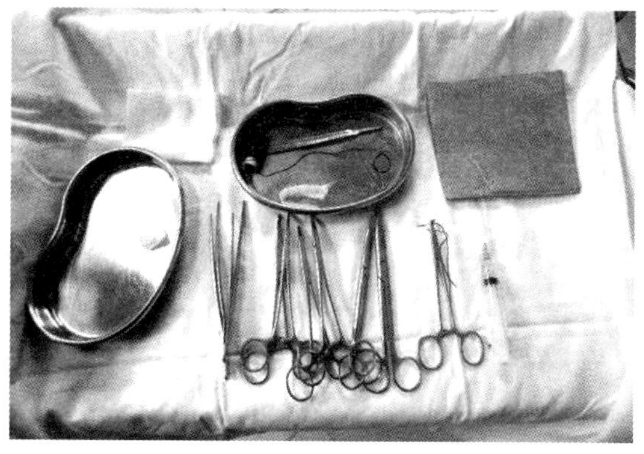

图 3-9-6　物品准备

2. 个人准备　洗手，戴口罩、帽子。

3. 患者准备　体位准备，给予患者心理安慰。

［操作步骤］

1. 洗净局部皮肤，必要时应备皮。

2. 局部皮肤常规消毒、戴手套和铺无菌巾。

3. 浅部脓肿

(1) 一般不用麻醉或采用2% 利多卡因做局部麻醉。

(2) 用尖刀刺入脓腔中央，向两端延长切口，如脓肿不大，切口最好达脓腔边缘。

(3) 切开脓腔后，一手指伸入其中，如有间隔组织，可轻轻地将其分开，使其形成单一的空腔，以利排脓；如脓腔大，可在脓肿两侧处切开做对口引流。

(4) 3% 双氧水冲洗脓腔，再用无菌生理盐水冲净双氧水。

(5) 蓬松填入湿盐水纱布或碘仿纱布或凡士林纱布，另一端留在脓腔外，并用干纱布或棉垫包扎(图 3-9-7)。

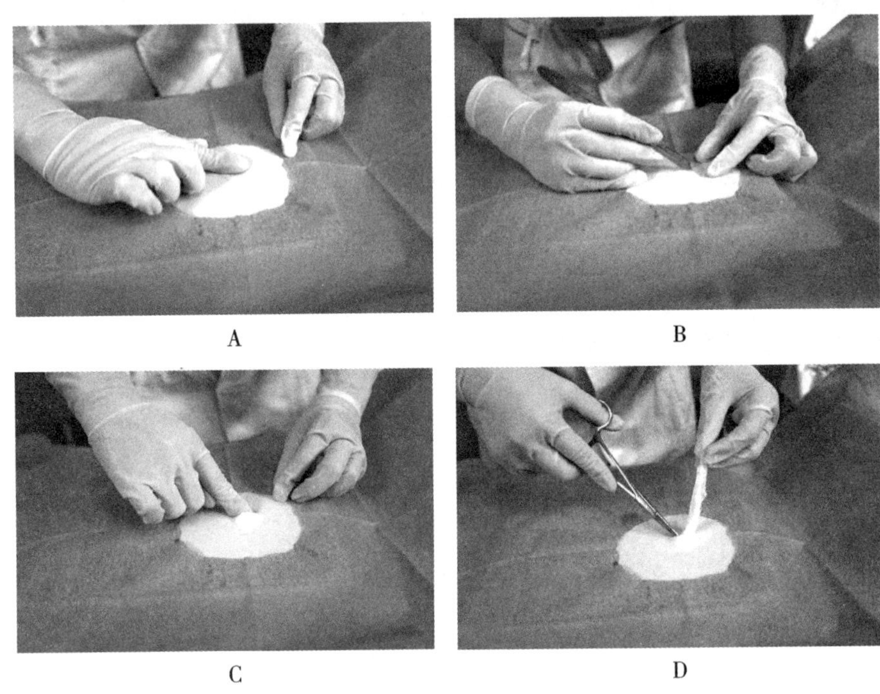

图 3-9-7　脓肿切开术

A. 定位；B. 切开；C. 指探脓腔；D. 引流

4. 深部脓肿

(1) 先适当有效地麻醉。

(2) 切开之前先用针穿刺抽吸，找到脓腔后，将针头留在原处，作为切开的标志。

(3) 先切开皮肤、皮下组织，然后顺针头的方向，用止血钳钝性分开肌层，到达脓腔后，将其充分打开，一手指伸入脓腔内检查。

(4) 3% 双氧水冲洗脓腔，再用无菌生理盐水冲净双氧水。

(5) 手术后置入碘仿纱布条，一端留在外面，或置入有孔的橡皮引流管。

(6) 若脓肿切开后，腔内有多量出血时，可用碘仿纱条按顺序紧紧地填塞整个脓腔，以压迫止血。术后 2 d，用无菌盐水浸湿全部填塞敷料后轻轻取出，改换烟卷或凡士林纱布引流。

(7)无菌纱布覆盖伤口,胶布固定。

[注意事项]

1. 切开之前需要定位。浅表脓肿可通过波动感进行定位,深部脓肿可通过 B 超或者穿刺方式定位。

2. 注意脓肿打开后用手指分离脓肿间隔。

第十节　外科换药及包扎法

外科换药

【实训目标】

1. 能够准确描述换药的定义及核心要点。

2. 能够严格遵守无菌原则,进行合理的医患沟通。

3. 能够在换药模拟人上正确进行换药操作,并进行切口拆线。

4. 培养医学生职业素养及爱伤意识。

【知识回顾】

[目的]

换药是观察伤口、处理伤口和更换敷料的总称。其目的是通过检查伤口的愈合情况,及时消除影响伤口愈合的不利因素,为伤口愈合创造有利条件,促使其早日愈合。

[操作准备]

1. 环境的准备　换药室应注意环境卫生,光线充足,温度适宜。换药地点最好在换药室,若患者活动不便或病情不允许则可在床旁进行。

2. 患者的准备　首先确认患者信息,解释换药目的,若患者存在恐惧心理应予以安慰。为患者换药时应位置舒适、稳定,并使伤口充分暴露,其姿势可据病情而定,但应避免患者着凉并注意保护患者隐私。若伤口较大,初次换药可给予止痛剂或麻醉剂。

3. 换药者的准备　换药前应戴帽子、口罩并用七步洗手法洗手。首先应检视伤口,以对伤口有充分的了解,需要揭开敷料(胶布条应由伤口外侧向伤口方向揭去,手不可碰触内层敷料),查看伤口内是否有引流物、是否有粘连、伤口的深度、应用的敷料及药物等,以免将引流物或纱布棉球遗留在伤口内,引起不良后果。检视伤口后,将敷料恢复原状。

4. 物品的准备　根据伤口的实际情况,准备换药物品,如换药拆线包、无菌纱布、无菌持物缸、棉球缸(碘伏、酒精、生理盐水)、换药模拟人、胶带等。准备时应注意种类、数量要适当,过多则浪费,过少则不够用,在床旁进行换药时,必须将物品准备齐全,因为换药开始后再从换药室取物,不仅需重新洗手,而且增加了伤口暴露和感染的机会。

[操作步骤]

1. 换药操作中无菌原则的基本要求

(1)“不接触”原则:即操作时一般左手持镊子夹取无菌物品再传递于右手镊子,右手持镊子直接接触伤口,传递过程中双手所持镊子不能接触。

(2)“头向下”原则:即镊子头始终向下,防止消毒液反流污染。

2. 换药操作的一般顺序

(1)摆放物品:检查并打开无菌包布,用持物镊将两弯盘分开摆放在无菌包内,夹出无菌纱布放到无菌包布内,并将两把镊子靠放在无菌弯盘边缘。用持物镊夹取消毒棉球至包内,遵守"先干后湿,先无色后有色"的原则。例如:换药前检查伤口有粘连时,则按照前述原则夹取生理盐水和碘伏棉球若干至无菌弯盘内备用(不同种类的棉球要分开存放,若无粘连可只准备碘伏棉球),用持物镊夹取另一弯盘,离开无菌包布后放在手上,作为污物盘放在患者换药部位旁边。

(2)揭开敷料、暴露创面:将粘贴的胶布条由伤口外侧向伤口方向揭开,外层敷料可用手取下,将污染敷料内面向上放在污物盘内,再用镊子轻揭内层敷料。如粘连过紧,应用生理盐水棉球浸润后再轻轻揭下,以免损伤肉芽组织和新生上皮。揭取敷料时应和伤口的纵轴保持一致,以免伤口哆开。操作时一切动作需轻柔,以免增加患者不必要的痛苦。

(3)观察伤口:仔细查看伤口周围皮肤有无红肿、有无分泌物及异味,伤口肉芽组织的性质等。缝合伤口应注意缝线周围皮肤反应,有无皮下积液、积血,伤口有无感染。脓腔伤口应注意局部感染情况是否减退或仍在进展,脓液的性质及量,引流是否通畅,伤口愈合情况。

(4)两把镊子法:一把镊子直接用于接触伤口,另一把镊子专用于传递无菌弯盘中的清洁物品,操作过程中两把镊子的头部始终朝下。

(5)消毒伤口:一般以切口为中心由内向外消毒伤口皮肤及周围皮肤,范围大约切口以外 3 ~ 5 cm,擦拭 2 ~ 3 遍。

(6)处理创面:根据伤口、创面情况作相应处理。

(7)覆盖创面:再次消毒后,创面覆盖无菌干纱布,其面积、厚度,视创面大小、渗液情况及部位不同而定。一般覆盖面积要超过伤口周围 3 ~ 5 cm 以达隔离作用,下层纱布光滑面向下,上层纱布光滑面向上,一般 8 ~ 12 层。对引流物多、四肢远端及寒冷季节,覆盖纱布宜厚,以免渗液浸透或不利保温。胶布粘贴固定时,其方向应与肢体或躯干长轴垂直,环绕手指(趾)时用力不可过大,以免影响血液循环,并注意保持外观整齐。胶布不宜固定时可用绷带包扎。

3. 伤口种类　分为三类:

(1)清洁伤口:指没有细菌污染、没有感染的手术切口。如甲状腺切除术、疝修补术的手术切口。

(2)污染伤口:指有细菌污染,但尚未发展为感染的伤口。一般指伤后 6 ~ 8 h 内进行处理的新鲜伤口。

(3)感染伤口:指延迟处理的污染伤口、慢性溃疡、窦、瘘及术后化脓的伤口。

4. 换药次数及时机　视具体情况而定。

(1)缝合伤口:一般术后 2 ~ 3 d 换药 1 次,如无感染,可预期拆线。

(2)有肉芽组织的伤口 肉芽组织生长良好的创面,可 1 ~ 3 d 换药 1 次。

(3)脓液引流伤口:视情况进行换药,脓液较多者,应每日换 1 次或多次。

多个患者都需要换药时,应先换清洁伤口,次换污染伤口,再换感染伤口,最后换特异性感染伤口。注意有时换药时,尚需一到两名助手协助,才能完成换药操作。

5. 不同创面的处理

(1)缝合伤口:无引流的缝合伤口,如无感染现象,可到拆线时再更换敷料。对于术中渗血较多或有污染的伤口,切口内常放置橡皮片或橡皮管引流,如渗血、渗液湿透外层纱布应随时更换敷料,以保持伤口干燥。术后体温增高不下降或 3 d 后仍有剧烈疼痛者,应及时检查伤口有无感染。一般手术后 2 ~ 3 d,由于组织对缝线的反应,针眼可稍有红肿,这时可用酒精纱布湿敷或红外线照射促使炎症吸收;如针眼有小脓包应提前拆除此针线;如局部红肿范围大并可触到硬结,且压痛明显甚至出现波动者,则需用针头穿刺,抽到脓液时立即将伤口敞开引流,按脓腔伤口处理。

(2)健康肉芽组织创面:色泽鲜红,表面呈均匀的细颗粒状,硬实,分泌物不多,触之易出血。此创面可用棉球拭净分泌物后，外敷等渗盐水或凡士林纱布即可。此种创面多能自行愈合，如创面过大应予以植皮。

(3)水肿肉芽组织创面：肉芽组织表面光滑晶亮，呈淡红或苍白色，触之不易出血。此创面可用5% ~10% 高渗盐水纱布湿敷，利用高渗液将肉芽组织中水分吸出，减轻水肿，同时应注意患者全身状况，纠正低蛋白血症。

(4)肉芽组织生长过度：可见肉芽组织生长过度并高出创面，从而使上皮不易覆盖创面而致愈合延迟。此创面可用剪刀剪平，用棉球压迫止血。

(5)萎缩肉芽组织创面(又称慢性肉芽组织创面)：色泽暗淡，表面光滑无明显颗粒，分泌物少，创面长期无明显变化，伤口愈合缓慢。局部可用鱼肝油软膏或蛋黄油等外敷治疗，刺激肉芽组织生长，同时需加强全身营养，改善局部血液循环。

(6)脓腔伤口(感染坏死肉芽组织创口)：此类伤口多是脓肿切开引流后残余脓腔或缝合伤口感染后引起深部组织化脓。其特点是伤口深，不断有脓液溢出。揭除敷料后，如敷料干燥，引流物拔出时有多量脓液流出，说明引流不畅；若敷料上有多量脓液而脓腔内积脓甚少且脓腔日益变浅变小，肉芽生长快，说明引流通畅。

换药时切勿将棉球或引流物遗留在伤口内，以免造成伤口不愈合。较深的脓腔可用盐水灌洗，脓液吸净后放入引流物，引流物要放至脓腔底部，如创口较小可用探针帮助送入，但勿堵塞过紧；若伤口过小而脓腔大，应及时扩大伤口；若脓液长久不减，应考虑是否有异物残留，必要时用刮匙搔刮探查有无异物。厌氧菌感染者，应用3% 过氧化氢冲洗；绿脓杆菌感染者，可用1% 醋酸溶液、2% 苯氧化乙醇或10% 水合氯醛冲洗。

(7)其他：感染口中的异物，应尽早去除；手术切口感染，伤口内线结必须去净；已形成瘘管或窦道者，应及时切开或手术切除。

6. 引流物的选择

根据手术时及手术后伤口情况而定，常用引流物有片状、烟卷式和管状引流物(图 3-10-1)。

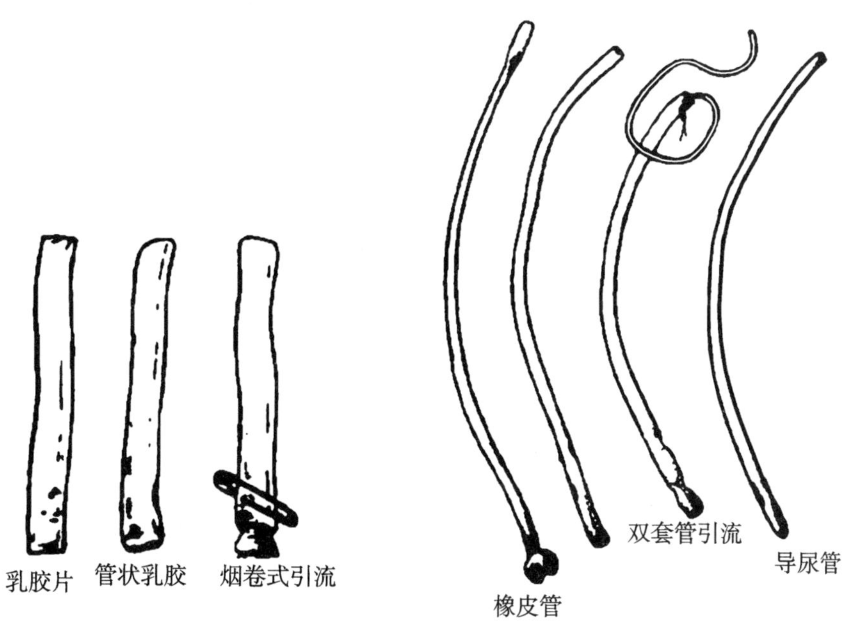

图 3-10-1　常用引流物

常用的片状引流物有盐水纱布、凡士林纱布、橡皮片等。橡皮片引流常用于表浅的切开或缝合伤口,避免积血或积液。应用盐水纱布填充伤口或引流管周围时,不宜过紧或过松,过紧将阻碍引流,过松则伤口表层过早缩小同样会妨碍引流,影响愈合。应填充成锥形,口大底小,以保持引流通畅。脓腔较深较大时,常用烟卷式或管状引流物。若佩戴时间较长,管状引流管一般 1 周后更换,并在取出后立即放入新的引流管,以免插入困难。

引流渗血、渗液的乳胶片,通常于 24 ~48 h 拔出;作为止血用的油纱布条于 2 ~3 d 出血停止后轻轻拔除,若在此之前若渗血较多,只换外层敷料;脓肿切开后的纱布引流,宜在术后 24 h 内更换;深部管状物引流情况而定,一般于术后 1 ~7 d 拔除。

7. 蝶形胶布的应用　伤口两创缘距离较远或创口拆线后如发现愈合不良、哆开,可用蝶形胶布牵拉。将胶布中间剪开折起,在火焰上消毒后将伤口拉拢,粘贴于伤口两侧(图 3-10-2)。

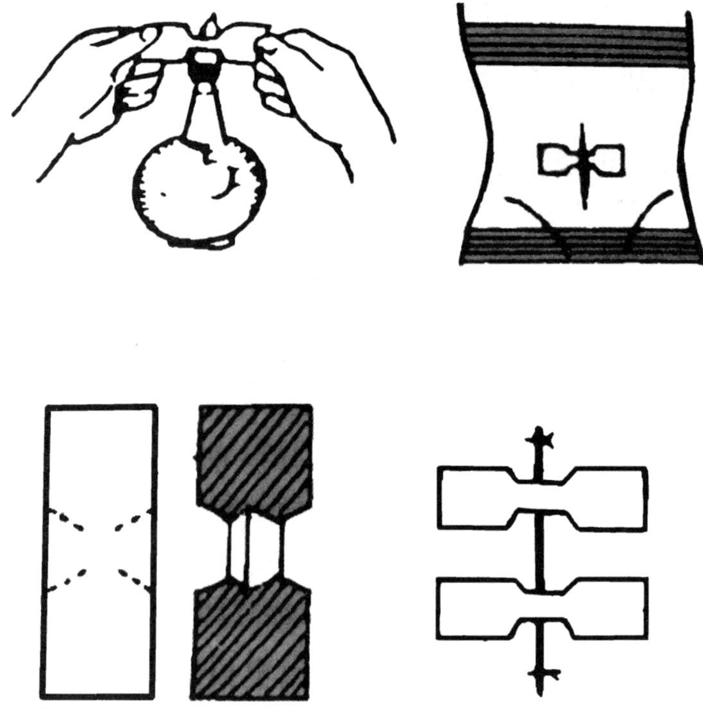

图 3-10-2　蝶形胶布的制作和应用

8. 换药后整理　包括患者的安置和所有物品的分类处置。

(1)患者的安置:操作结束,告知患者换药的情况,予以适当整理衣物,并嘱患者注意休息,如有不适及时告知医生。

(2)整理物品,丢弃敷料:将更换掉的敷料按指定医疗废物区域丢弃。

有传染性的伤口,如气性坏疽、破伤风、溶血性链球菌、绿脓杆菌等污染的伤口,必须严格执行隔离技术:①穿隔离衣;②除必要的用品外,不携带其他物品至患者处;③污染敷料另装袋,及时销毁,用过的器械及时浸入 2% 的来苏液中 1 h,再送高压灭菌或煮沸消毒 30 min;④换药完毕刷手 2 min。

9. 切口皮肤缝线的拆除

(1)拆线时间:切口愈合时间因年龄、营养状况、伤口部位、局部血运及张力大小不同而异。头、面、颈部手术后 4 ~5 d 即可拆除缝线,下腹部、会阴部手术后 6 ~7 d,胸部、上腹部、背部及臀部手术后 7 ~9 d,四肢手术后 10 ~12 d,近关节处手术和减张缝线需要 14 d;长切口张力大时可分批间隔拆线;年老体弱,婴幼儿营养不良者,均应酌情延长拆线时间。

(2)拆线方法:先用碘伏棉球消毒伤口2次,范围切口周围3~5 cm,左手用有齿镊夹起线结,使埋在皮肤内的缝线露出少许,右手以剪刀头部紧贴皮肤将缝线剪断,抽线方向应朝向剪断缝线的一侧。(注意:动作轻柔,勿使缝线的外露部分进入伤口线道内,以免造成伤口污染)拆线后再用碘伏棉球再次消毒切口,覆盖敷料,胶布固定。

(3)缝线拆除后应记录伤口愈合情况

1)缝合切口分3类:①无菌切口,为"Ⅰ"类切口;②可能污染的切口,为"Ⅱ"类切口,如胃大部切除术后切口;③污染切口,为"Ⅲ"类切口,如肠坏死手术及阑尾穿孔腹膜炎等术后切口。

2)愈合情况分三类:①甲级愈合,切口无不良反应,愈合良好;②乙级愈合,愈合欠佳,切口有红肿,尚未化脓;③丙级愈合,切口化脓,必须敞开引流。

3)伤口愈合情况的记录:如腹股沟斜疝修补术后感染者应记录Ⅰ/丙,胃大部切除术后切口愈合良好者应记录Ⅱ/甲。

[注意事项]

1. 换药次序　换药次序应先无菌伤口,再污染伤口;先污染伤口,再感染伤口;先普通感染伤口,再特殊感染伤口。如气性坏疽、破伤风、结核、耐药金葡菌感染等。

2. 严格执行无菌操作技术　凡接触伤口的物品均需无菌,避免无菌伤口发生感染或感染伤口发生重复感染。

(1)术者要戴口罩、帽子并清洗双手。

(2)接触伤口物品均需无菌,同一患者已给伤口用过的器械敷料未经灭菌处理,不能用于另一伤口。

(3)换药室所用器具、已接触伤口的物品和未灭菌的用具,三者不能混淆或直接接触。

(4)换下的敷料及使用过的棉球不准乱扔,特殊感染者要给予销毁,器械要单独消毒处理。

3. 清理创面过程中,应避免使用刺激性较强的化学药品,如碘酊、酒精直接接触创面,以免造成肉芽组织新的损伤。

4. 不宜用暴力挤压创口周围皮肤以达到排脓目的,或以血管钳乱捅,对坏死或失去生机的组织,不宜强行撕拉剥脱,要予以剪刀剪除。

5. 创面局部应用抗生素弊多利少。对感染伤口真正有效的抗生素很少,杀菌力越强的抗生素局部应用对组织损毁越重,因此多不主张应用。如果确有必要使用时,不宜频繁更换品种,以免产生耐药性、发生交叉感染或中毒。

6. 对放入脓腔或较深伤道中的引流物要记录数目,以免下次换药时将其遗留在腔内。

7. 拆线时间不应拘泥于手术后时间,应根据患者性别、年龄、体质、营养及伤口局部情况综合考虑。伤口过长或张力过高,应分2~3次拆完整个切口缝线。

包扎术

【实训目标】

1. 能够进行合理的医患沟通。

2. 能够在SP患者身上进行合适的绷带包扎、三角巾包扎以及多头带包扎。

3. 提升职业素养及爱伤意识。

【知识回顾】

[目的]

包扎术是战场救护及家庭医疗救护中的基本技术之一,它可直接影响伤病员的生命安全和健康恢复，及时正确的包扎，可以达到压迫止血、减少感染、保护伤口、减少疼痛以及固定敷料和夹板等目的。

［操作准备］

常用的包扎材料有绷带、三角巾、多头带等。

用绷带包扎伤口及肢体的方法称绷带包扎术。三角巾包扎是广泛用于较大创面的一种包扎方法。

［操作步骤］

1. 卷轴带（绷带）

（1）种类及规格：卷轴带有棉布、纱布和弹力卷轴带数种，宽度 3 cm、5 cm、8 cm 及 10～15 cm 不等，长度 5 m。应用时应以不同部位及特点选择适宜的宽度。一般情况下，手指用 3 cm 宽，手、前臂、足、头选用 3 cm 宽，上臂、肩、腿选用 8 cm 宽，躯干选用 10～15 cm 宽。

（2）基本绷扎法（图 3-10-3）：

1）环形绷扎法：在包扎原处作环形缠绕，后一周完全覆盖前一周，用于绷扎开始和结束时，或包扎颈、腕、手、足、额部。也可使绷带环向同一方向逐渐错开，适用于包扎单眼、单耳等。

2）螺旋形绷扎：如螺旋状缠绕，后一周压住前一周的 1/3～1/2，用于周径相近的部位，如手指、上臂、大腿和躯干等处。如果两周间留有空隙、各周互不遮盖，称为蛇形法。适用于临时简单固定或绷带不足时。

3）螺旋反折绷扎法：每周均在一定部位向下回折，逐周斜向上缠绕又折回，斜向下时遮盖其上周 1/2～2/3。适用于周径不一致的小腿及前臂。注意反折处不要在伤口或骨隆突处。

4）“8”字绷扎法：同“8”字书写行径包扎，交叉缠绕，每周遮盖上周 1/3～2/3。常用于肘、膝、踝、肩等关节处。

5）回返绷扎法：从正中开始分别向两侧分散的连串回返，常用于头部和断肢残端的包扎。

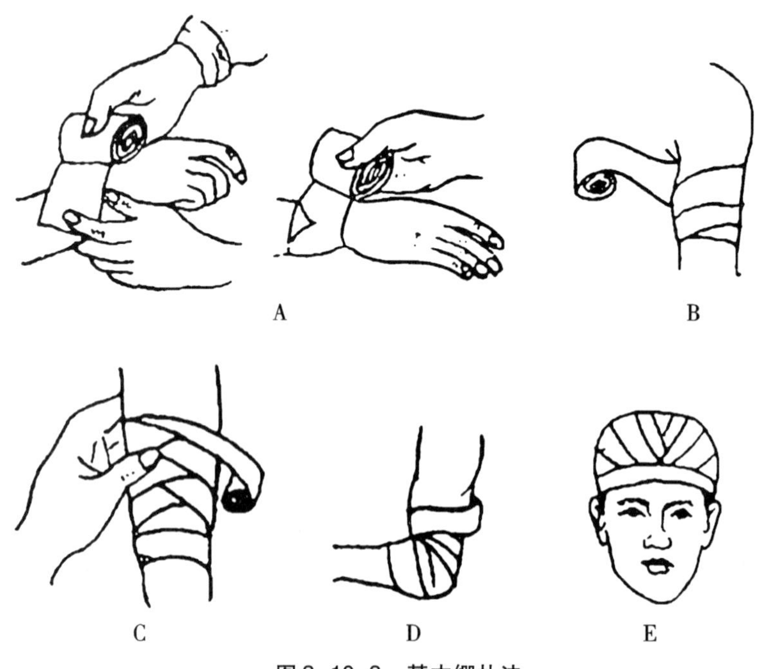

图 3-10-3　基本绷扎法

A. 环形绷扎法；B. 螺旋形绷扎法；C. 螺旋返折绷扎法；D. “8”字绷扎法；E. 回返绷扎法

(3)绷扎注意事项：

1)绷扎前准备:绷扎部位应保持清洁干燥,对于皮肤皱褶处,如腋下、乳下,腹股沟等处更为重要,应用棉垫、折叠纱布遮盖,骨隆突处用棉垫保护。患者位置应舒适,肢体应保持功能位置。根据绷扎部位选绷带。

2)绷扎操作及注意事项:①绷扎部位必须保持清洁干燥,皮肤皱褶及骨隆起处应以棉垫保护。②包扎要松紧适度,每周应压力均匀,过紧易造成压迫,妨碍血运。过松易移动脱落。避免用湿绷带包扎,以免干后收缩过紧。③一般应从远心端向躯干方向绷扎,先循环包扎 2 周,动作轻柔迅速,每周应遮盖前周绷带宽度的 1/2 ~ 2/3,以达到充分固定,并注意整齐与美观。④绷扎四肢时,指、趾应暴露在外,以便观察血运。⑤绷扎部位要准确,患者感觉舒适,保持肢体于功能位并符合科学性。⑥绷扎完毕后,再循环 2 周,可用胶布粘贴固定或剪开带尾打结固定,或安全别针固定。带结应固定在肢体外侧,避免固定在伤口敷料表面及骨隆起或坐卧位时的着力部位。⑦欲行加压包扎则应衬棉垫,绷缠处边缘棉垫应至少露 0.5 cm,以免绷带勒伤皮肤。⑧拆除绷带时,先解开固定处,然后两手交叉交替解除,不可脱落在地上,紧急情况下或伤口分泌物粘连时可用剪刀剪开。

2. 三角巾　三角巾包扎方法很多,可包扎全身任何部位,多用于战地救护,一般医院中少用(图 3-10-4)。

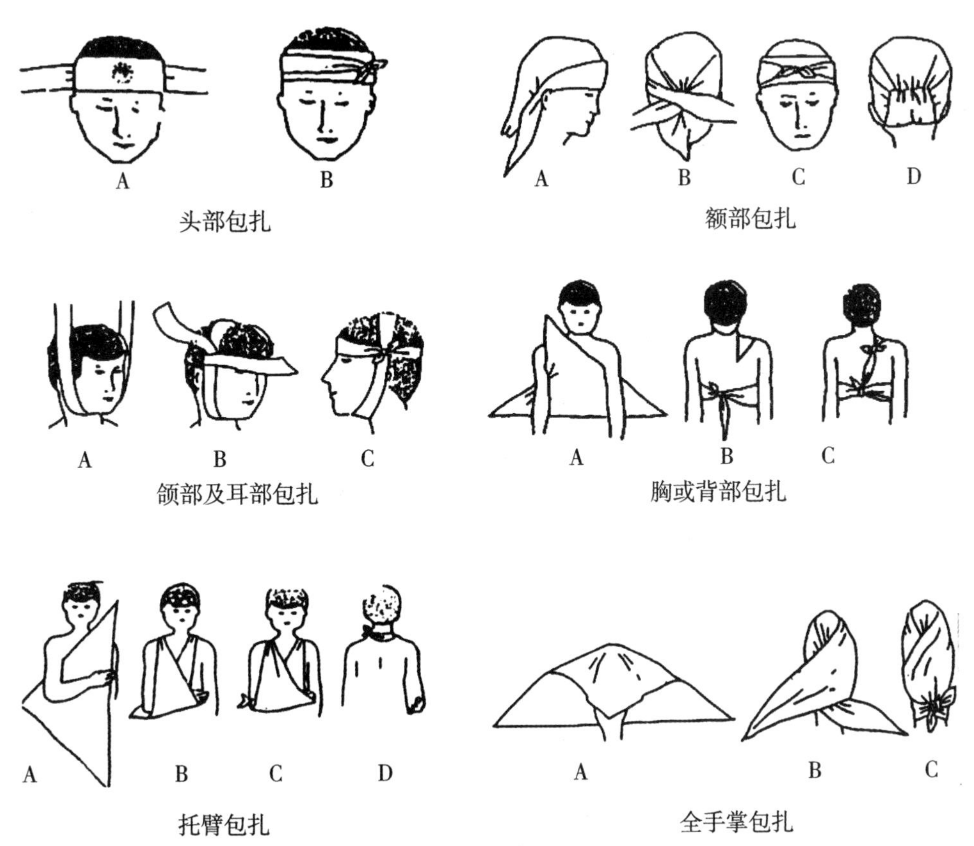

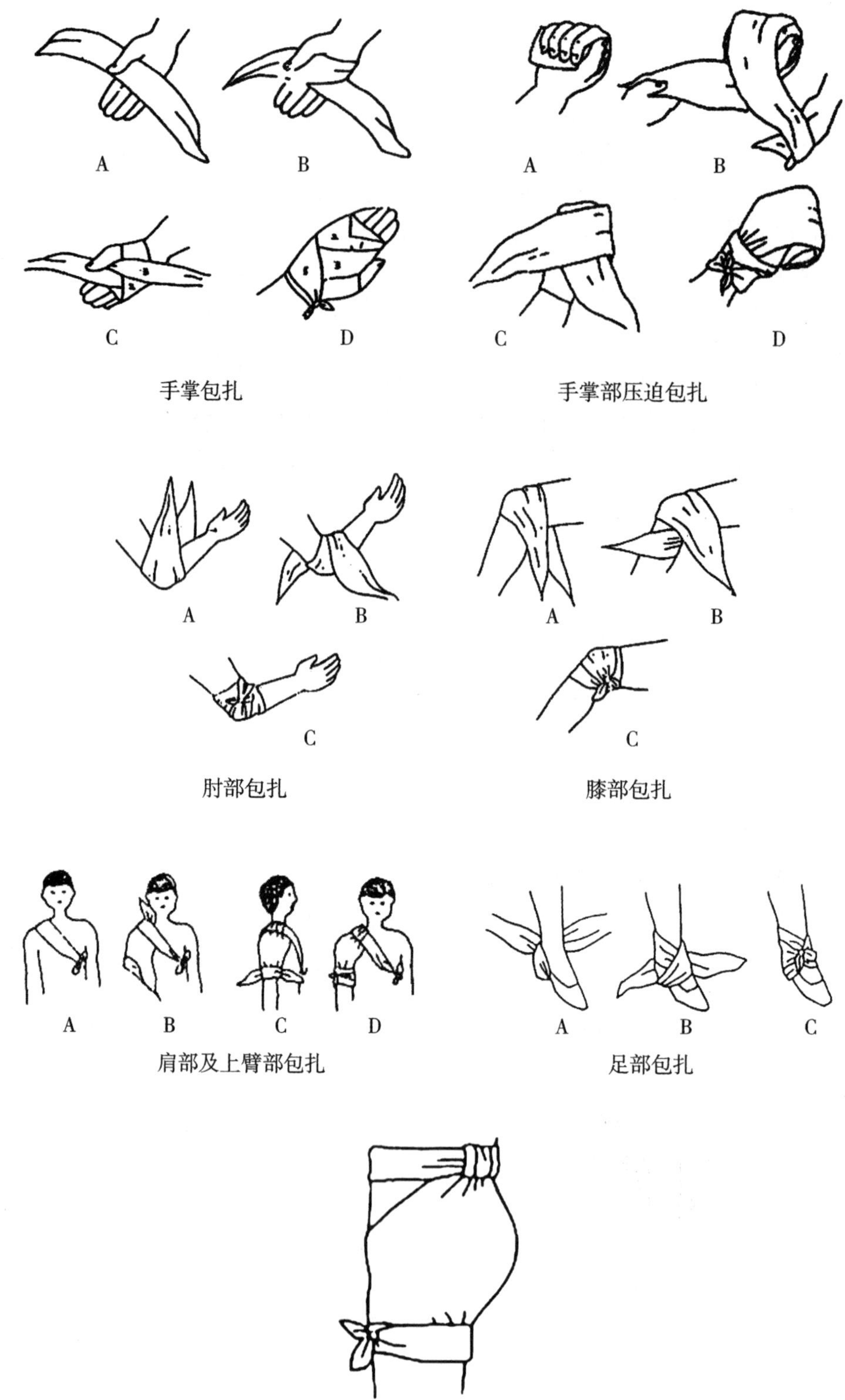

图 3-10-4　三角巾包扎术

3. 多头带　多头带有胸带、腹带、四头带、丁字带等多种。

(1)腹带(图 3-10-5):其构造为中间有包腹布,两侧各有相互重叠的 5 条带脚。使用时患者仰卧,将一侧的带脚卷起,从患者腰下递至对侧,由对侧一人接过,拉直带脚,将包腹布紧贴腹部包好,再将左右带交叉重叠包扎。创口在上腹部时,应由上向下包扎;创口在下腹部时,应由下向上包扎。最后均在中腹部打结或以别针固定。

(2)胸带(图 3-10-6):比腹带多两根竖带。包扎时先将两竖带从颈旁两侧拉下置于胸前,再交叉包扎横带,压住竖带。最后固定于胸前。

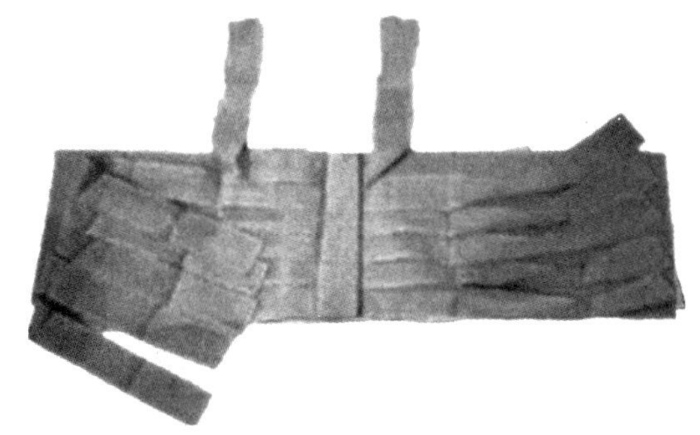

图 3-10-5　腹带

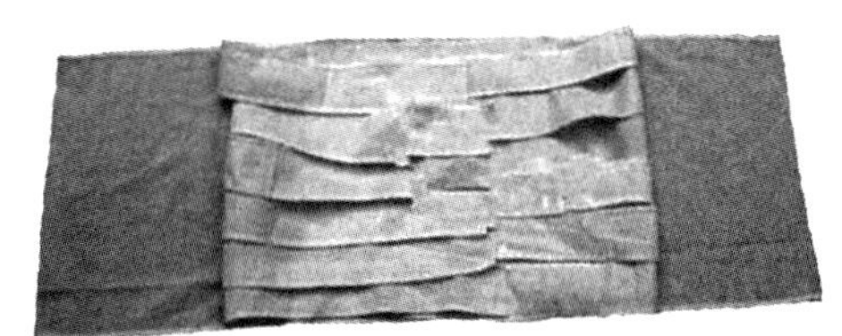

图 3-10-6　胸带

(3)四头带:用于包扎下颌、枕、额等处。

(4)丁字带:用于包扎会阴或肛门处,先将横带系于腰部,再将竖带从后方经会阴部拉向前方,结扎在横带上。

第十一节　局部麻醉与气管内插管术

局部麻醉

【实训目标】

1. 能够进行合理的医患沟通。
2. 能够准确描述局部麻醉的操作要点。
3. 能够在手术操作前正确完成局部浸润麻醉。
4. 培养医学生职业素养及爱伤意识。

【知识回顾】

[目的]

消除疼痛,保障患者的安全,给手术操作创造良好的条件。

[操作准备]

1. 物品准备　局部麻醉药(2% 利多卡因)、注射器及局麻针头、局麻操作模块等。
2. 操作者准备　戴帽子、口罩,洗手戴无菌手套。
3. 患者准备　沟通,签署麻醉协议书。

[操作步骤]

临床常用的麻醉方法有局部麻醉、椎管内麻醉、全身麻醉。临床医师可以单独进行部分局部麻醉,但神经阻滞麻醉、椎管内麻醉及全身麻醉常需要由专业的麻醉医师完成。故每个临床医师都必须掌握常见的局部麻醉方法。

1. 表面麻醉　表面麻醉即利用局部麻醉药的组织穿透作用,使其透过黏膜阻滞浅表的神经末梢(图 3-11-1)。眼、鼻、咽喉、气管、尿道等处的浅表手术或内镜检查常用此法。方法包括滴入、涂敷、喷雾、灌注,根据不同的部位选择不同的方法。由于气管和尿道黏膜吸收较快,应减少剂量。

2. 局部浸润麻醉　局部浸润麻醉即手术区域注射局麻药物,阻滞组织中的神经末梢冲动传导。它是临床应用最广泛的局麻方法(图 3-11-2)。具体操作方法是:先在手术切口线一端进针,针的斜面朝上刺入皮内,注药后形成橘皮样隆起,称皮丘。将针拔出,在第一个皮丘的边缘再进针,如法操作形成第二个皮丘,按此在切口线上形成皮丘带。再经皮丘向皮下组织注射局麻药,产生麻醉效果后即可切开皮肤和皮下组织。上述操作方法的目的是让患者只在第一针刺入时有痛感。如手术要达到深层组织,可在肌膜下和肌膜内注药。分开肌层后如为腹膜,应行腹膜浸润。如此浸润一层切开一层,注射器和手术刀交替使用,以期麻醉确切。

3. 区域阻滞麻醉　区域阻滞麻醉即围绕手术区,在其四周及底部注射麻醉药,阻滞疼痛的向心性传导。此种麻醉主要用于切除体表的新生物,如乳房良性肿瘤的切除术等。其优点是:①可避免刺入肿瘤组织;②避免因局部浸润麻醉药液后,一些小的肿块不易被发现,而使手术难度增加;③避免因局部浸润麻醉注药后使手术区的局部解剖难以辨认。

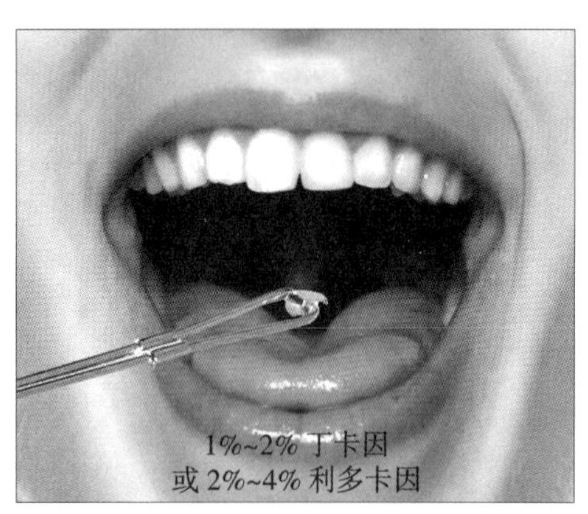

图 3-11-1　黏膜表面麻醉

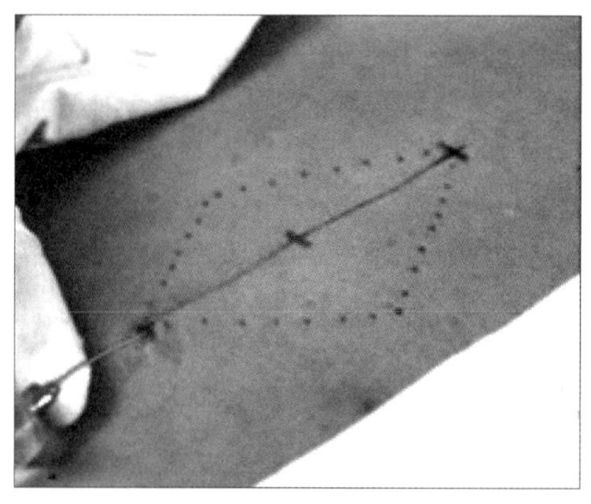

图 3-11-2　局部浸润麻醉和区域阻滞麻醉

4. 神经干(丛、节)阻滞麻醉　神经干(丛、节)周围注射局麻药物,阻滞冲动传导,使其支配区域无痛。临床常用的有指根神经阻滞、股神经及坐骨神经阻滞、颈神经丛和臂神经丛阻滞(需由专业的麻醉医师进行,不要求掌握)。

[注意事项]

局部浸润麻醉:

1. 注入组织内的药液需有一定容积,在组织内形成张力,使药液与神经末梢广泛接触,以增强麻醉效果。

2. 为避免用药量超过一次限量,应降低药液浓度。

3. 每次注药前都要回抽,以免注入血管内。

4. 实质脏器和脑组织等无痛觉,不用注药。

5. 药液中含肾上腺素浓度 1∶20 万 ~1∶40 万(即 2.5 ~5 μg/mL)可减缓局麻药的吸收,延长作用时间。

二、气管内插管术

【实训目标】

1. 能够进行合理的医患沟通。
2. 能够准确阐述气管插管的适应证。
3. 能够在模拟人上正确完成气管内插管，并进行位置判断。
4. 培养医学生职业素养及爱伤意识。

【知识回顾】

［目的］

保持上呼吸道通畅，用于全身麻醉的呼吸道管理以及抢救患者。

［操作准备］

1. 物品准备　气管内插管模拟人、喉镜、气管导管、石蜡油棉球、牙垫、胶布等。
2. 操作者准备　戴帽子、口罩，洗手戴无菌手套。
3. 患者准备　平仰卧位，沟通，签署协议书。

［操作步骤］

（一）适应证

1. 全身麻醉时　呼吸道难以保证通畅者，如颅内手术、开胸手术、需俯卧位或坐位等特殊体位的全麻手术；如颈部肿瘤压迫气管，颌面颈五官等全麻大手术；极度肥胖患者；全麻药对呼吸有明显抑制或应用肌松药者，都应行气管内插管。

2. 危重患者的抢救　呼吸衰竭需要进行机械通气者；心肺复苏；药物中毒及新生儿严重窒息时，都必须行气管内插管。

3. 某些特殊麻醉，如并用降温术及静脉普鲁卡因复合麻醉等。

（二）基本操作方法（经口明视插管）

1. 患者头后仰，使口与咽、喉几乎位于同一直线上，以直或弯喉镜经口腔明视插管。

2. 麻醉者右手从患者右口角处将口腔打开；左手执喉镜，自右口角放入口腔，将舌头推向左方，徐徐向前推进，显露会厌软骨；左手用力向上、向前提起喉镜，即可显露声门（图 3-11-3）。

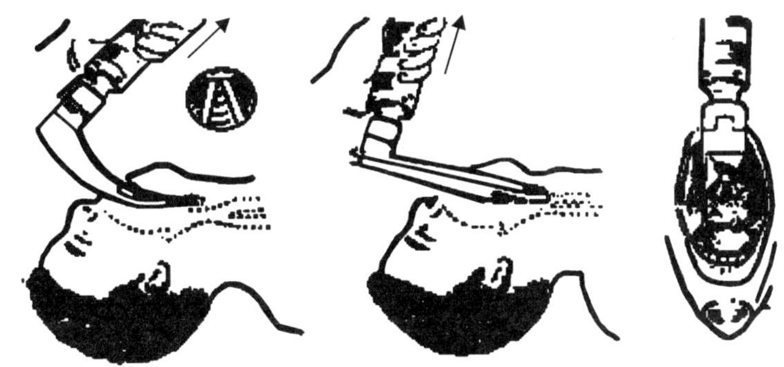

图 3-11-3　喉镜显露声门

3. 右手持气管导管前端对准声门，轻轻插入气管内（成人 4 ~ 5 cm）（图 3-11-4）。导管弯度不佳，管尖不能接近声门时，可在气管导管内插入一导管芯，导管进入声门后，即将管芯缓慢拔出。

4. 安置牙垫,退出喉镜,用听诊器听诊两肺呼吸音是否对称,防止气管导管位置过深。

5. 气囊内固定,然后导管外端和牙垫一并外固定于患者面部。

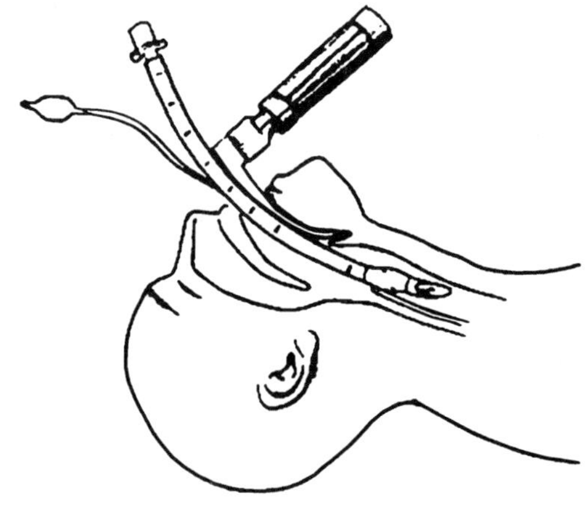

图 3-11-4　导管插入气管

(三)插管成功的常用判断方法

1. 人工通气时听诊两肺呼吸音正常并对称。

2. 呼气末可见导管末端管壁有白雾。

3. 按压胸廓有气流自导管末端流出。

4. 持续呼气末 CO_2 的监测。

[注意事项]

1. 气管插管时有引起牙齿损伤或脱落,口腔、咽喉部和鼻腔的黏膜损伤引起出血,下颌关节脱位的可能。

2. 浅麻醉下行气管内插管可引起剧烈呛咳、憋气、喉头及支气管痉挛,心率增快及血压剧烈波动而导致心肌缺血。严重的迷走神经反射可导致心律失常、心动过缓,甚至心跳骤停。因此,预防气管内插管时严重的心血管反应是十分必要的。预防方法有:适当加深麻醉;插管前行喉头和气管内表面麻醉;应用麻醉性镇痛药或短效降压药等。

3. 气管导管内径过小,可使呼吸阻力增加;导管内径过大或质地过硬都容易损伤呼吸道黏膜,甚至引起急性喉头水肿或慢性肉芽肿。导管过软容易变形或因压迫、扭折而引起呼吸道梗阻。

4. 导管插入太深可误入一侧支气管内,引起通气不足、缺氧或术后肺不张。导管插入太浅时,可因患者体位变动而意外脱出,导致严重意外发生。因此,插管后及改变体位时应仔细检查导管插入深度,并常规听诊两肺的呼吸音。

第十二节　无菌术综合训练

【实训目标】

1. 能够进行合理的医患沟通。

2. 能够正确地完成肥皂水洗刷手、免冲洗手消毒剂刷手。

3. 能够正确完成穿脱全包以及半包式手术衣,戴脱无菌手套。

4. 能够在模拟人身上正确地完成手术区域的消毒铺巾。

5. 能够按照分工围绕手术台正确站位,并阐述各自职责。

6. 能共同解决术中常见的无菌问题。

【知识回顾】

[目的]

保证外科手术和各种诊疗操作不受外源性感染。

[操作准备]

1. 物品准备　无菌毛刷、无菌巾、泡手桶、全包式手术衣、半包式手术衣、无菌手套、消毒铺巾包、消毒铺巾模拟人、无菌持物缸、碘伏纱布缸。

2. 操作者准备　戴帽子、口罩,更换洗手衣裤及拖鞋。

3. 患者准备　平仰卧位,暴露,沟通。

［操作步骤］

一、手术刷手法

手术前刷手作为一种简便易行的消毒措施，能有效预防和控制病原体传播，防止术后感染的发生。

（一）适应证

所有参加手术的人员都必须进行手术前刷手。

（二）禁忌证

1. 参加手术的人员手臂皮肤有破损或有化脓性感染者。
2. 参加手术的人员患有传染性疾病，且处于传染期者（如流感等）。

（三）操作前准备

1. 更换洗手衣，换鞋，戴好帽子（勿使头发暴露）、口罩（罩住口鼻）。
2. 修剪指甲，去除甲下污垢，摘除手部饰品。
3. 将洗手衣袖挽至肘上 15 cm 以上。
4. 物品准备：无菌毛刷、肥皂或皂液、酒精、无菌小毛巾。

（四）操作方法

传统的肥皂水刷手法沿用和演变至今。虽然临床上手术刷手的新方法很多，但是都与肥皂水刷手法有相同的基本原则。手术刷手法包含了两个基本的步骤：①机械性的皮肤刷洗：用肥皂水（皂液或洗手液）刷洗手和手臂；②化学性的皮肤消毒：采用 70% 酒精或 0.1% 苯扎溴铵（新洁尔灭）浸泡手臂，或用免冲洗手消毒剂（氯己定和乙醇的混合液）、碘伏等消毒剂涂擦手臂。新型免冲洗消毒剂的应用使刷手时间缩短。

1. 肥皂水刷手法

（1）先用清水冲洗双手、前臂和上臂至肘上 10 cm 处，再用无菌毛刷蘸肥皂水刷洗手和手臂。刷手顺序采用三段法：先刷双手，再刷双前臂，最后刷双上臂，顺序不可逆转。从指尖开始两手交替刷洗，特别要注意甲缘、甲沟、指蹼等处的刷洗。第一遍到肘上 10 cm 处，刷完后，手指朝上、肘部朝下，用清水冲去手臂上的肥皂水，一遍 3 min；更换无菌毛刷，蘸肥皂水同法刷洗第二遍至肘上 10 cm 处，清水冲去手臂上的肥皂水；不更换毛刷，蘸肥皂水刷洗第三遍至肘上 10 cm 处，清水冲去手臂上的肥皂水，刷三遍共约 10 min。

（2）用无菌小毛巾依次擦干手、前臂和上臂；再换另一面依次擦干另一侧。

（3）将手、前臂和上臂至肘上 6 cm 处浸泡在 70% 酒精内，浸泡 5 min。酒精过敏者可用 0.1% 苯扎溴铵（新洁尔灭）代替。配制的苯扎溴铵溶液在使用 40 次之后，不再继续使用。

（4）手臂浸泡结束后，保持拱手姿势，待其自然晾干。

2. 免冲洗手消毒剂刷手法

（1）方法一：先用清水冲洗双手、前臂和上臂至肘上 10 cm 处；用无菌毛刷接取适量皂液，采用三段法刷洗手和臂；先刷双手（顺序为指尖、指缝、手掌、手背），再刷双前臂，最后刷双上臂至肘上 10 cm 处；刷完后，手指朝上、肘部朝下，用清水冲去手臂上的皂液；共 3 min。

方法二：先用清水冲洗双手、前臂和上臂至肘上 10 cm 处；用手接取适量皂液，按六步洗手法揉搓双手至腕部；用右手取适量皂液从左侧腕部开始螺旋用力逐渐向上揉搓前臂和上臂至肘上 10 cm 处，再用左手取适量皂液从右侧腕部开始螺旋用力逐渐向上揉搓前臂和上臂至肘上 10 cm 处；手指朝上、肘部朝下，用清水冲去手臂上的皂液，共 3 min。

(2)用无菌小毛巾依次擦干手、前臂和上臂;先擦干一侧,再换另一面依次擦干另一侧。

(3)免冲洗手消毒剂消毒:一只手取适量免冲洗手消毒剂于掌心,另一只手的五指指尖将掌心中的消毒剂摊开,用手将消毒剂均匀涂擦于另一侧前臂和上臂至肘上 6 cm 处;同法用另一只手取适量免冲洗手消毒剂于掌心,对侧手的五指指尖将掌心中的消毒剂摊开,均匀涂擦于对侧前臂和上臂至肘上 6 cm 处。最后,两手再取适量免冲洗手消毒剂,按七步洗手法将消毒剂均匀揉搓涂擦于双手至手腕。保持拱手姿势,待自然晾干后穿手术衣和戴无菌手套。

3. 碘伏刷手法

(1)肥皂水刷洗双手、前臂和上臂至肘上 10 cm,刷洗 2 遍(第 2 遍至肘上 8 cm)。

(2)用无菌小毛巾依次擦干手、前臂和上臂;先擦干一侧,再换另一面依次擦干另一侧。

(3)用浸透碘伏的纱布涂擦手、前臂和上臂至肘上 6 cm 处 2 遍(第 2 遍略低于第 1 遍),保持拱手姿势,待自然晾干后穿手术衣和戴无菌手套。

(五)注意事项

1. 注意手指甲缘、掌纹处(或指蹼处)的刷洗。
2. 无菌毛刷、无菌小毛巾接触到上臂后,不能再接触手部和前臂。
3. 注意洗手及消毒范围和各步骤所需的时间。
4. 酒精浸泡前要冲干净手臂上的肥皂水,以免影响杀菌药效。
5. 需要连续施行另一台手术时,如果手套未破,可不用重新刷手,仅需浸泡 70% 酒精或 0.1% 苯扎溴铵溶液 5 min,再穿无菌手术衣和戴手套。若前一次手术为污染手术,则连续施行手术前应重新刷手。

二、穿脱手术衣

手术衣的作用是隔绝手术室医护人员皮肤及衣物上的细菌,防止细菌移位到手术切口和皮肤引起污染。

(一)适应证

所有参加手术的人员都需要穿手术衣。

(二)操作前准备

1. 手术人员已经完成术前刷手、消毒液泡手并晾干。
2. 巡回护士打开无菌手术衣包,内置半包式手术衣 1 件、全包式手术衣 1 件。

(三)操作方法

1. 穿手术衣

(1)取一件折叠的手术衣,手不得触及下面剩余的手术衣,远离胸前、手术台和其他人员,用双手分别提起手术衣的衣领两端,轻抖开手术衣,有腰带的一面向外。

(2)将手术衣略向上抛起,双手顺势同时插入袖筒,手伸向前,不可高举过肩,待巡回护士在后面协助穿衣,使双手伸出袖口,不得用未戴手套的手拉衣袖或接触其他处。

(3)穿半包式手术衣时,穿上手术衣后,稍弯腰,使腰带悬空,两手交叉提起腰带中段(腰带不要交叉),巡回护士在侧后接住手术衣带端头,并在背后系紧衣带,避免接触手术衣的其他部分。

(4)穿好手术衣、戴好手套,在等待手术期间,双手拱手置于胸前。双手不可高举过肩、垂于腰下或双手交叉放于腋下。

(5)穿全包式手术衣时,穿上手术衣、戴无菌手套后自行解开并提起胸前的腰带,将右手的腰带递给已戴好手套的手术人员,或由巡回护士用无菌持物钳夹持,自身向左后旋转一周,使腰带及连带的手术衣背后部分包绕术者,穿衣者接住腰带,自行将两根腰带在左侧腰间系结。

2. 脱手术衣

脱半包式手术衣时,由助手在背后解开衣结及腰带。脱全包式手术衣时,由助手在背后解开衣结,术者自行解开腰带。然后助手将手术衣从肩部向肘部翻转,再向手的方向拉脱下,使衣柚翻向外,手套的腕部内侧面随手术衣袖翻转于手上。或者术者自己双手依次分别抓住对侧手术衣肩部,自上拉向下,使衣袖翻向外,手套的腕部内侧面随手术衣袖翻转于手上。脱下全部手术衣,使衣里外翻,保护手臂及洗手衣裤不被手术衣外面所污染,最后脱下手术衣置于指定位置。

(四)注意事项

1. 先穿无菌手术衣,再戴无菌手套。
2. 应在手术室内比较空旷的区域穿无菌手术衣。
3. 如无菌手术衣接触到未消毒的物品,应及时更换。
4. 穿上无菌手术衣、戴上无菌手套后,肩部以下、腰部以上、腋前线前、双上肢为无菌区。

三、戴无菌手套

无菌手套的作用是隔绝手术人员手部皮肤的细菌,防止其对手术切口和皮肤的污染。

(一)适应证

参加手术的人员在洗手、穿手术衣后均需要戴无菌手套。

(二)操作前准备

1. 已经穿好无菌手术衣。
2. 选取与自己手尺寸相当的手套。

(三)操作方法

1. 术者取出内层手套袋。用左手自手套袋内捏住两只手套套口的翻折部而一并取出。
2. 先将右手伸入右手手套内,再用已戴手套的右手除拇指外的其余四指插入左手手套的翻折部,协助左手伸入手套内。
3. 整理双手衣袖口,避免触及腕部皮肤,将手套翻折部翻回盖住手术衣袖口。

(四)注意事项

1. 选用适合自己的手套,手套过大或过小都不利于手术操作。
2. 在未戴手套前,手不能接触手套外面,戴好手套后,手套外面不能接触皮肤。
3. 如手套外面有滑石粉,需用无菌盐水冲净。
4. 手术开始前,双手可放置于胸前口袋内。

四、手术区消毒、铺巾

消毒、铺巾的作用是消灭拟作切口处及其周围皮肤上的细菌,防止细菌进入创口内。

(一)适应证

所有手术在术前都需要对切口及周边皮肤进行适当范围的消毒。

(二)禁忌证

对某种消毒剂过敏者(可更换其他消毒剂进行消毒)。

(三)操作前准备

1. 患者准备

(1)手术前应对手术区进行清洗、剃毛和酒精消毒,并加以保护。剃毛时间以接近手术时间为佳，剃毛时勿损伤皮肤。

(2)择期手术患者在术前一天沐浴更衣，用肥皂温水洗净皮肤，如皮肤上留有膏药或胶布粘贴痕迹，需用松节油擦净。

(3)一般非急症手术，若发现患者皮肤切口处有红疹、毛囊炎、小疖肿等炎症，应延期手术，以免造成切口感染。

(4)消毒时患者手术区域的暴露要大于实际消毒的范围，以免消毒物品接触患者衣裤，影响消毒效果。

2. 物品准备　消毒液、消毒敷料(棉球或纱布)、消毒盘或碗、卵圆钳。

3. 操作者准备

(1)预先完成指甲修剪。

(2)更衣室更换洗手衣、裤、鞋，戴好口罩和帽子。

(3)完成术前刷手。

(4)进入手术室后接收器械护士传递的消毒器械。

(四)操作方法

1. 消毒范围

(1)腹部手术皮肤消毒范围：上自乳头连线，下至大腿上、中 1/3 交界处，两侧至腋中线。如果手术切口偏向腹部某侧，该侧则需要消毒至腋后线。

(2)体表小手术的皮肤消毒范围：手术切口周围至少 15 cm 的区域。

2. 消毒方式

(1)平行叠瓦形消毒，用于大手术野的消毒。

(2)环形或螺旋形消毒，用于小手术野的消毒。

3. 消毒过程

(1)以上腹部手术为例：用碘伏纱布涂擦 3 遍。第 1 遍先将碘伏滴入肚脐，以切口为中心自上而下、由内向外开始涂擦，绕过肚脐，左右交换进行，直到涂擦完整个消毒区，涂擦时不留空隙。第 1 遍消毒完毕后，更换消毒纱布，做第 2 和 3 遍消毒，第 2 和 3 遍消毒时，都不能超出上一遍的范围；3 遍消毒完毕，翻过卵圆钳用纱布的另一侧将肚脐的消毒液蘸干。上腹部手术的消毒范围一般为上至乳头连线，下至耻骨联合，两侧不超过腋中线。

(2)以背部小肿瘤切除手术为例：用碘伏纱布以手术切口为中心，由内向外环形涂擦 3 遍，至切口周围至少 15 cm，不留白，后一遍的消毒范围不超出前一遍的消毒范围。

4. 消毒原则

(1)离心形消毒，清洁皮肤消毒应以切口为中心开始向周围涂擦。

(2)向心形消毒，感染伤口或肛门、会阴部的消毒，应从手术区外周清洁部向感染伤口或肛门、会阴部涂擦。

5. 铺巾操作

(1)以上腹部手术为例：①用四块无菌巾，每块的一边反折 1/4，反折面朝下掩盖手术切口周围，每侧铺盖一块无菌巾，每块手术巾的反折部靠近切口。②通常先铺相对不洁区(如会阴部、下腹部)，再铺对侧，最后铺靠近操作者的一侧；若已穿好手术衣，则先铺自己的一侧，再铺相对不洁的一侧，然后铺对侧，最后铺头侧。用巾钳夹住手术巾交角处，以防止移动。③由穿好手术衣戴好手套的两人铺中单、大单。大单的头端应盖过麻醉架，两侧和足端部应垂下超过手术台边 30 cm。

(2)以背部小肿瘤切除手术为例：一般铺洞巾即可，操作者戴好无菌手套后，手持洞巾的两角，将洞口对准手术区，由己侧铺向对侧。

铺巾过程中注意保护双手，避免污染。

（五）注意事项

1. 已经接触污染部位的消毒纱布不应再返回涂擦清洁处。

2. 手术区皮肤消毒要有足够的范围。如手术有延长切口的可能，则应事先相应扩大皮肤消毒范围。

3. 无菌巾铺下后，不可随便移动，如位置不准确，只能由手术区向外移，而不应向内移动。

4. 铺巾过程和随后的手术中，应当保持各层无菌巾的干燥。

第十三节　简易呼吸器和电除颤

简易呼吸器

【实训目标】

1. 能够进行合理的医患沟通。
2. 能够独立正确地完成简易呼吸器的安装与检查。
3. 能够熟练地在模拟患者身上使用简易呼吸器。
4. 培养医学生职业素养及爱伤意识。

【知识回顾】

［目的］

用于窒息、呼吸困难或需要提高供氧量的情况，以维持和增加机体通气量，纠正威胁生命的低氧血量。适用于心肺复苏及需人工呼吸急救的场合。

［操作准备］

1. 物品准备　简易呼吸器、心肺复苏模拟人、听诊器等。
2. 操作者准备　戴帽子、口罩，洗手。
3. 患者准备　平仰卧位，沟通。

［操作步骤］

（一）适应证

1. 各种原因所致的呼吸停止或呼吸衰竭的抢救及麻醉期间的呼吸管理。
2. 运送伤员　适用于机械通气患者做特殊检查，进出手术室等情况。
3. 临时替代呼吸机　遇到呼吸机因故障、停机等特殊情况时，可临时应用简易呼吸器代替。

（二）禁忌证

有气胸者禁忌。

（三）简易呼吸器的组成

如图 3-13-1，其中储气阀及储氧袋必须与外接氧组合，如未接氧气时应将两项组件取下。

（四）操作方法

1. 操作者洗手、戴口罩；备齐操作用物，将简易呼吸器连接氧气，氧流量 8～10 L/min；将患者仰卧，去枕、头后仰。

2. 清除假牙等任何可见异物。

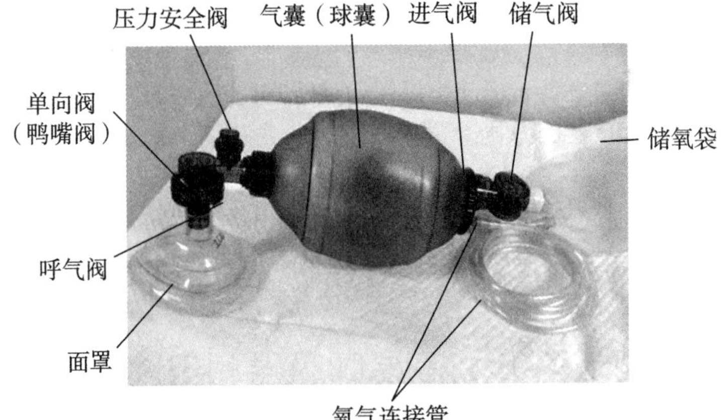

图 3-13-1　简易呼吸器的组成

3. 抢救者应位于患者头部的后方，将头部向后仰，并托牢下颌使其朝上，使气道保持通畅。

4. 将面罩扣住口鼻，并用“EC”手法固定面罩，即拇指和食指紧紧按住面罩，其他的手指则紧紧按住下颌(图 3-13-2)。

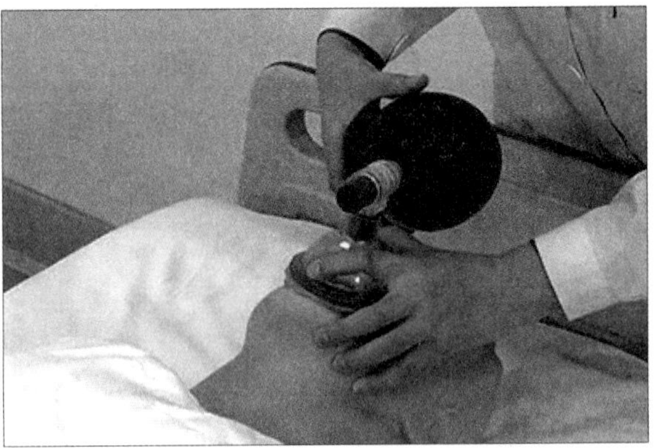

图 3-13-2　“EC”手法

5. 用另外一只手有规律地挤压气囊，使气体通过吸气活瓣送入患者肺部，放松时，肺部气体随呼气活瓣排出。每次送气 400 ~ 600 mL，挤压频率为每分钟成人 10 ~ 12 次(每 5 ~ 6 s 1 次)，儿童酌情增加。

6. 抢救者应注意患者是否有如下情形以确认患者处于正常的换气。

(1)注视患者胸部上升与下降(是否随着压缩球体而起伏)。

(2)经由面罩透明部分观察患者嘴唇与面部颜色的变化。

(3)经由透明盖观察单向阀是否适当运用。

(4)在呼气当中观察面罩内是否呈雾气状。

[注意事项]

1. 面罩要紧扣鼻部，以免发生漏气。

2. 若患者有自主呼吸，应与之同步，即患者吸气初顺势挤压气囊，达到一定潮气量便完全松开气囊，让患者自行完成呼气动作。

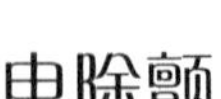

电除颤

【实训目标】

1. 能够进行合理的医患沟通。

2. 能够简单阐述电除颤的工作原理。

3. 能够在模拟人身上正确地完成除颤操作。

4. 培养医学生职业素养及爱伤意识。

【知识回顾】

［目的］

非同步用于治疗心室纤颤，同步用于治疗房颤、房扑等。

［操作准备］

1. 物品准备　心肺复苏模拟人、听诊器、除颤仪、导电膏、纱布等。

2. 操作者准备　戴帽子、口罩，洗手。

3. 患者准备　平仰卧位，暴露，沟通。

［操作步骤］

电除颤是以一定量的电流冲击心脏从而使室颤终止的方法。在急救中，当可以立即取得 AED 时，对于有目击的成人心跳骤停，应尽快使用除颤仪。若成人在未受监控的情况下发生心脏骤停，或不能立即取得 AED 时，应该在他人前往获取以及准备 AED 的时候开始心肺复苏，而且视患者情况，应在设备可供使用后尽快尝试进行除颤。

（一）适应证

1. 心室颤动是电除颤的绝对指征。

2. 慢性心房颤动（房颤史在 1～2 年以内），持续心房扑动。

3. 阵发性室上性心动过速，常规治疗无效而伴有明显血流动力学障碍者或预激综合征并发室上性心动过速而用药困难者。

4. 呈 1∶1 传导的心房扑动。

（二）禁忌证

1. 缓慢心律失常，包括病态窦房结综合征。

2. 洋地黄过量引起的心律失常（除室颤外）。

3. 伴有高度或完全性传导阻滞的房颤、房扑、房速。

4. 严重的低血钾暂不宜作电复律。

5. 左房巨大，心房颤动持续一年以上，长期心室率不快者。

（三）尽早进行电除颤的理由

1. 室颤是引起心跳骤停最常见致死性心律失常，在发生心跳骤停的患者中，约 80% 为室颤引起。

2. 室颤最有效的治疗是电除颤。

3. 除颤成功的可能性随着时间的流逝而降低，或除颤每延迟 1 min，成功率将下降 7%～10%。

4. 室颤可能在数分钟内转为心脏停搏。

因此，尽早快速除颤是生存链中最关键的一环。

（四）除颤设备

电复律机也称除颤器，是实施电复律术的主体设备。配有电极板，大多有大小两对，大的适用于成人，小的适用儿童，使用前检查除颤器各项功能是否完好，电源有无故障，充电是否充足，各种导线有无断裂和接触不良，除颤器作为抢救设备，应始终保持良好性能，蓄电池充电充足，方能在紧急状态下随时能实施紧急电击除颤。

由于医院使用的除颤设备难以满足现场急救的要求，80 年代后期出现的 AED 为早期除颤提供了有利条件，AED 使复苏成功率提高了 2～3 倍，对可能发生室颤危险的危重患者实行 AED 的监测，有助于及早除颤复律。

（五）除颤电极

除颤电极有两块，一块电极板放在胸骨右缘 2～3 肋间（心底部）。另一块放在左腋前线内第

5 肋间(心尖部)。这种方式迅速便利,适用于紧急电击除颤。两块电极板之间的距离不应<10 cm。

院内使用的除颤仪,其电极板应该紧贴患者皮肤并稍微加压,不能留有空隙,边缘不能翘起。安放电极处的皮肤应涂导电糊,也可用盐水纱布,紧急时甚至可用清水,但绝对禁用酒精,否则可能引起皮肤灼伤。消瘦而肋间隙明显凹陷而致电极与皮肤接触不良者宜用盐水纱布,并可多用几层,可改善皮肤与电极的接触。两个电极板之间要保持干燥,避免因导电糊或盐水相连而造成短路。也应保持电极板把手的干燥。不能被导电糊或盐水污染,以免伤及操作者。当心脏手术或开胸心脏按压而需作心脏直接电击除颤时,所需专有小型电极板,一块置于右心室面;另一种置于心尖部,胸壁表面洒上生理盐水,电极板紧贴心室壁。

AED 使用的电极片,按照语音提示贴在相应位置即可。

(六)电能的选择

电复律所用电能用 J 表示,按需要量充电。以单相波除颤仪为例:心室颤动为 250 ~ 300 J,非同步模式;室性心动过速为 150 ~ 200 J,心房颤动为 150 ~ 200 J,心房扑动为 80 ~ 100 J,室上性心动过速 100 J,均为同步复律。

(七)电除颤的操作步骤

1. 做好术前准备,备好各种抢救器械和药品。
2. 患者平卧于木板床上,开放静脉通道,充分暴露胸壁。
3. 术前常规作心电图。完成心电记录后把导联线从心电图机上解除,以免电击损坏心电图机。
4. 连接除颤器导线,接通电源,检查同步性能,选择 R 波较高导联进行示波观察。
5. 按要求放置电极板。
6. 选择电能剂量,充电。所有人员不得接触患者、病床以及与患者相连接的仪器设备以免触电。
7. 放电。

(八)电除颤注意事项

1. 室颤时,不作术前准备,不需麻醉,尽快实施非同步电击除颤。
2. 若心电显示为细颤,应坚持心脏按压或用药,先用 1% 肾上腺素 1 mL 静脉推注,3 ~ 5 min 后可重复一次,使细颤波转为粗波后,方可施行电击除颤。
3. 电击时电极要与皮肤充分接触,勿留缝隙,以免发生皮肤烧灼。
4. 触电早期(3 ~ 10 min 内)所致的心跳骤停,宜先用利多卡因 100 mg 静脉注射。

(九)除颤后护理

1. 继续观察心率、心律、呼吸、血压、面色、肢体情况及有无栓塞表现,随时做好记录。病情稳定后返回病房。术前抗凝治疗者术后仍需给药,并做抗凝监护。
2. 卧床休息 1 ~ 2 d,给予高热量,高维生素,易消化饮食,保持大便通畅。
3. 房颤复律后,继续服用药物维持,并观察药效及不良反应。
4. 保健指导　向患者说明诱发因素,如过度劳累、情绪激动等,防止复发。

第十四节　脊柱损伤的搬运

【实训目标】

1. 能够阐述脊柱损伤患者的搬运流程和注意要点。
2. 注重团队协助,培养医学生职业素养,培养爱伤意识。

3. 在临床实践中能够正确运用本章节所学知识。

【知识回顾】

［目的］

用于脊柱损伤患者的抢救和转运。

［操作准备］

1. 现场评估:观察周围环境安全后,急救员正面走向伤者表明身份;告知伤者不要做任何动作,初步判断伤情,简要说明急救目的。

2. 体位:仰卧位,脊柱不能屈曲或扭转。

3. 物品:脊柱板、硬质担架。

［操作步骤］

1. 检查患者生命体征 包括呼吸、脉搏、心率、意识等。

2. 现场选取搬运工具 硬质担架或者木板、软垫数块、4 条固定带。

3. 搬运时必须保持脊柱伸直位不能屈曲或扭转。将伤者双手放于胸腹部(对无意识者适当固定双手),三人同时用手抬伤员头颈、躯干及下肢,使伤员呈一整体平直移到木板上(禁用搂抱或一人抬头、一人抬足的搬运方法)。对颈椎损伤的伤员,要另有一人专门托扶头部,并沿纵轴向上略加牵引。

4. 用固定带子将伤员固定在木板或硬质担架上,使伤员不能左右转动、移动。一般用 4 条带子固定:胸、肱骨水平、腰、前臂水平、大腿水平、小腿水平各 1 条带子将伤员绑在硬质担架上,以防止搬运过程中伤者坠落。

【模拟临床场景】

临床情景:患者,男性,47 岁,建筑工人,不慎从脚手架(离地 3 m)跌落,臀部着地,腰部剧痛,站立及翻身困难。怀疑腰椎受伤,需送达医院进一步诊治。
要求:请将患者搬运至救护车上。
考试时间:11 min
评分标准:总分 20 分。
1. 操作前准备(4 分) (1)检测患者生命体征(2 分)。 (2)现场选择搬运用具:准备硬板搬运(2 分)。
2. 操作过程(12 分) (1)搬运时保持患者脊柱伸直位(不能屈曲或扭转)(2 分)。 (2)三人或者四人站在患者同一侧(1 分)。 (3)搬运的数人同时用力(2 分)。 (4)以平托的方法使患者平稳移到硬的搬运方板上(3 分)(禁用搂抱或一人抬头、一人抬足法,如有此情况不能得分)。 (5)固定:用带子将患者固定在硬板上(一般用 4 条带子:胸、上臂水平,腰、前臂水平,大腿水平,小腿水平各用 1 条带子将患者绑在板上)(4 分)。
3. 提问(2 分) (1)如果患者伴有颈椎损伤,搬运时还应注意什么(1 分)? 答:专人拖住其头部并向头端牵引,使头、颈随躯干一同移动,和其余人一致将患者平直抬到硬板上。 (2)搬运脊柱损伤患者为什么必须保持脊柱伸直位,严禁弯曲?(1 分) 答:避免出现或加重脊髓损伤。

4. 职业素质(2 分)
(1)操作前能以和蔼的态度告知患者此次操作的目的,取得患者的配合。操作时注意无菌观念、动作轻柔规范,体现爱护患者的意识。操作结束后告知患者相关注意事项(1 分)。
(2)着装整洁,仪表端庄,举止大方,语言文明,认真细致,表现出良好的职业素质(1 分)。

第十五节　四肢骨折现场急救外固定技术

【实训目标】

1. 掌握四肢骨折现场急救的流程和注意要点。
2. 在操作中体现出"爱伤"精神,尊重、同情患者。
3. 能够学以致用,灵活掌握,就地取材。

【知识回顾】

[目的]

急救时的固定主要是对骨折临时固定,防止骨折断端活动刺伤血管、神经等周围组织造成继发性损伤,并减少疼痛,便于抢救运输和搬运。

[操作准备]

1. 木质、铁质、塑料制作的夹板或固定架、棉垫、三角巾、绷带等。
2. 就地取材,选用适合的木板、竹竿、树枝、纸板等简便材料。

[操作步骤]

一、上臂骨折固定

将夹板放在骨折上臂的外侧,用绷带固定;再固定肩肘关节,用一条三角巾折叠成燕尾式悬吊前臂于胸前,另一条三角巾围绕患肢于健侧腋下打结,并使患侧肘关节屈曲成 90°。若无夹板固定,可用三角巾先将伤肢固定于胸廓,然后用三角巾将伤肢悬吊于胸前(图 3-15-1)。

二、前臂骨折固定

将夹板置于前臂四侧,然后固定腕、肘关节,用三角巾将前臂屈曲悬吊于胸前,用另一条三角巾将伤肢固定于胸廓。若无夹板固定,则先用三角巾将伤肢悬吊于胸前,然后用三角巾将伤肢固定于胸廓,在健侧腋下打结(图 3-15-2)。

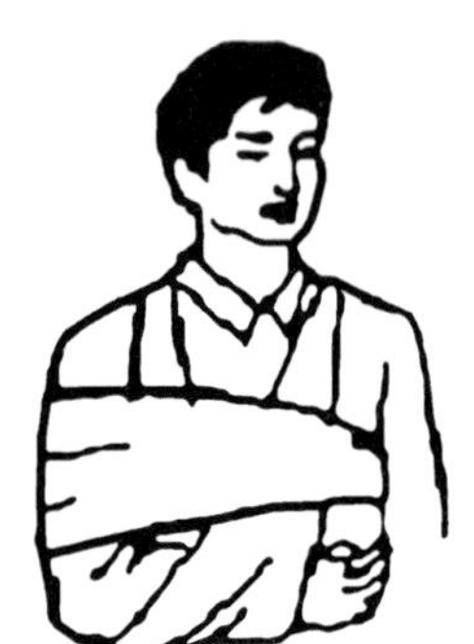
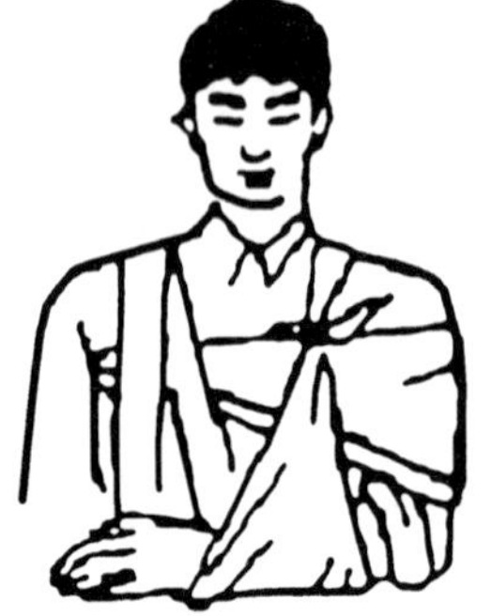

图 3-15-1　上臂骨折固定

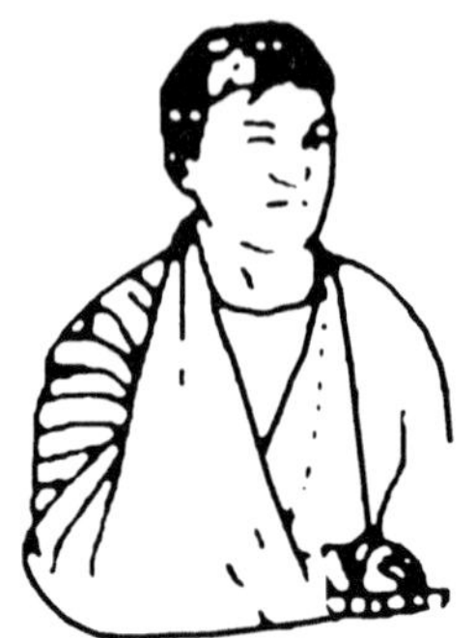
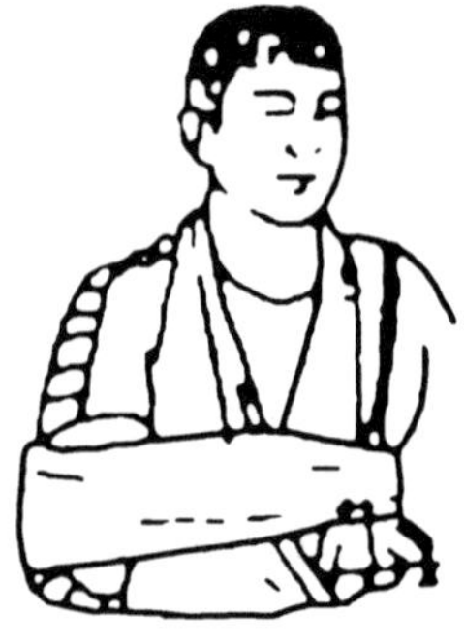

图 3-15-2　前臂骨折的固定

三、股骨骨折固定

1. 夹板固定法：用长夹板从脚跟至腋下，短夹板从脚跟至大腿根部，分别置于患腿的外、内侧，用绷带或三角巾捆绑固定。

2. 健肢固定法：用绷带或三角巾将双下肢绑在一起，在膝关节、踝关节及两腿之间的空隙处加棉垫（图 3-15-3）。

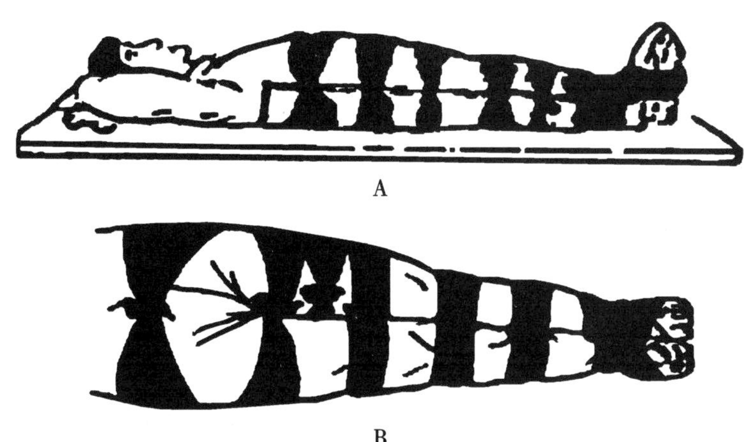

图 3-15-3　股骨骨折固定

A. 夹板固定法；B. 健肢固定法

四、小腿骨折固定

用长度由脚跟至大腿中部的两块夹板，分别置于小腿内外侧，再用三角巾或绷带固定。亦可用三角巾将患肢固定于健肢。

［注意事项］

1. 有创口者应先止血、消毒、包扎，再固定。
2. 固定前应先用布料、棉花、毛巾等软物，铺垫在夹板上，以免损伤皮肤。
3. 用绷带固定夹板时，应先从骨折的远端缠起，以减少患肢充血水肿。
4. 夹板应放在骨折部位的下方或两侧，应固定上下各一个关节。
5. 大腿、小腿及脊柱骨折者，不宜随意搬动，应临时就地固定。
6. 固定应松紧适宜。

【模拟临床场景】

临床情景：患者，男性，25 岁。在车祸中受伤，右小腿开放性骨折，伤口未见活动性出血，你在现场协助处理。
要求：为患者进行伤口处理并用夹板等行骨折外固定。
考试时间：11 min
评分标准：总分 20 分。
1. 操作前准备（4 分） （1）检测患者生命体征（口述）（2 分）。 （2）检查患肢：暴露右小腿，了解伤口情况及患肢有无畸形等（2 分）。

2. 操作过程(12 分) (1)充分暴露伤口,除去伤口周围污物(2 分)。 (2)伤口衬无菌纱布或棉垫,并包扎(2 分)。 (3)所选用的夹板长度超过膝关节及踝关节(2 分)。 (4)固定前用毛巾等软物铺垫在夹板与肢体间(2 分)。 (5)绷带捆扎,夹板上端固定至大腿,下端固定至踝关节及足底(2 分),松紧度以绷带上下可移动 1 cm 为宜(2 分)。
3. 提问(2 分) (1)如果四肢开放性伤口出血活跃,急救现场如何控制出血(1 分)? 答:应在出血点近心端使用止血带止血。 (2)骨折固定的目的是什么(1 分)? 答:为了避免骨折端进一步移位和摩擦,造成更大的损伤及增加疼痛,便于患者的搬运。
4. 职业素质(2 分) (1)操作前能以和蔼的态度告知患者操作的目的,取得患者的配合。操作时注意动作轻柔规范,体现爱护患者的意识。操作结束后告知患者相关注意事项(1 分)。 (2)着装整洁,仪表端庄,举止大方,语言文明,认真细致,表现出良好的职业素质(1 分)。

第十六节　开放性伤口的止血包扎

【实训目标】

1. 掌握开放性伤口的止血包扎的流程和注意要点。
2. 关注组织、器官血运情况,爱护患者受伤组织。
3. 操作中体现对患者的同情及尊重之情。

【知识回顾】

[目的]

紧急处理开放性伤口,避免失血过多或者感染等严重后果。

[操作准备]

1. 了解、熟悉患者病情,向患者或家属交代病情,做好解释工作,争取清醒患者配合。
2. 消毒用品、无菌纱布、棉垫、绷带、三角巾、止血带等,也可用清洁毛巾、手绢、布单、衣物等替代。

[操作步骤]

一、止血方法

1. 加压包扎法　为最常用的急救止血方法。用敷料盖住伤口,再用绷带加压包扎(图 3-16-1)。

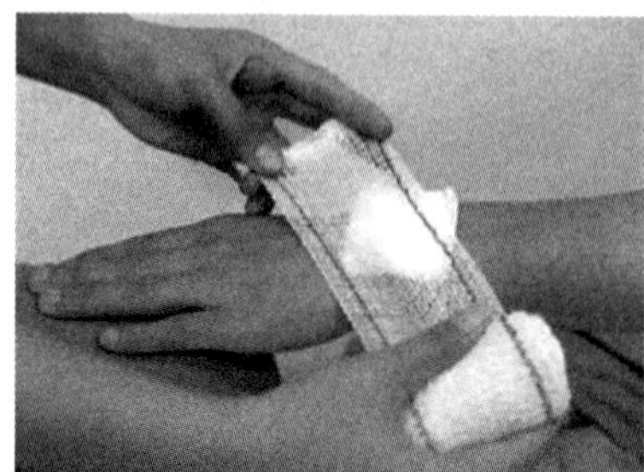
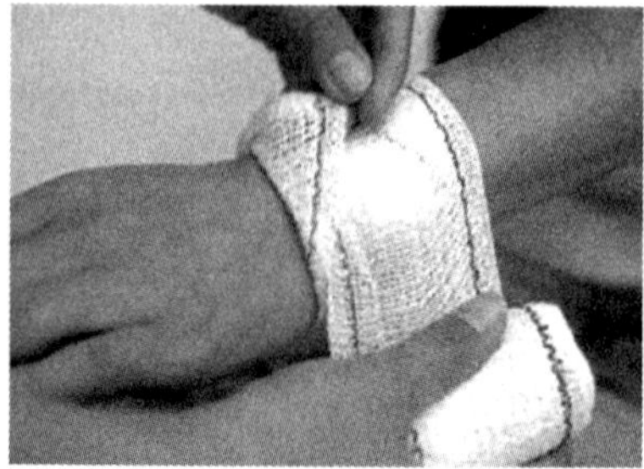

图 3-16-1　加压包扎

2. 填塞止血法　用消毒的纱布、棉垫等敷料填塞在伤口内，再用绷带、三角巾或四头带加压包扎，松紧度以达到止血为宜。常用于颈部、臀部等较深伤口（图 3-16-2）。

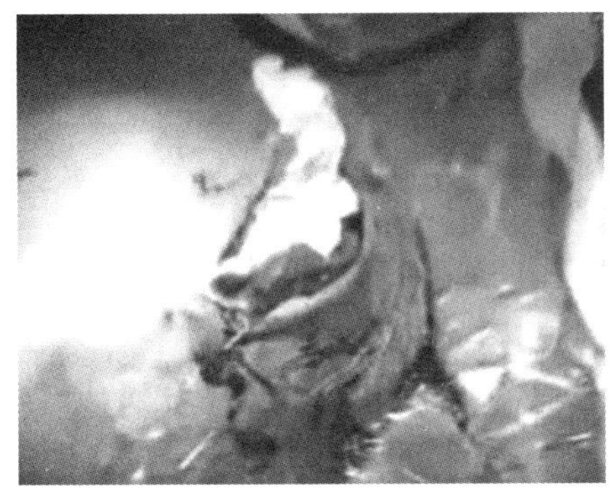
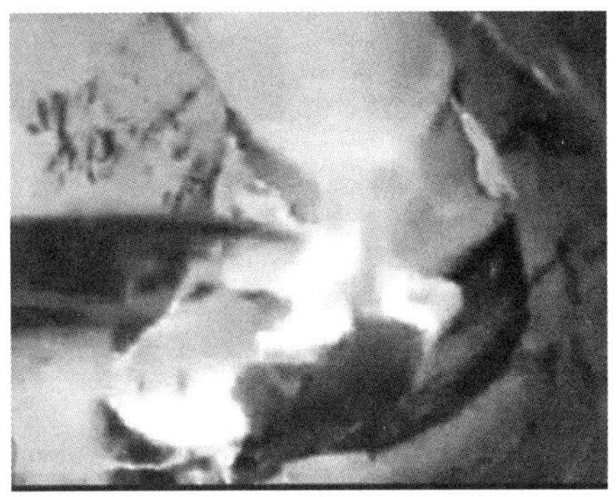

图 3-16-2　填塞止血法

3. 指压止血法　用手指压迫出血血管的近心端，使血管闭合阻断血流达到止血的目的。适用于头、面、颈部及四肢的动脉出血急救。

4. 屈曲加垫止血法　当前臂或小腿出血时，可在肘窝或腘窝内放置棉纱垫、毛巾或衣服等物品，屈曲关节，用三角巾或布带作“8”字形固定。注意有骨折或关节脱位者不能使用，但因此方法令伤员痛苦较大，不宜首选。（图 3-16-3）

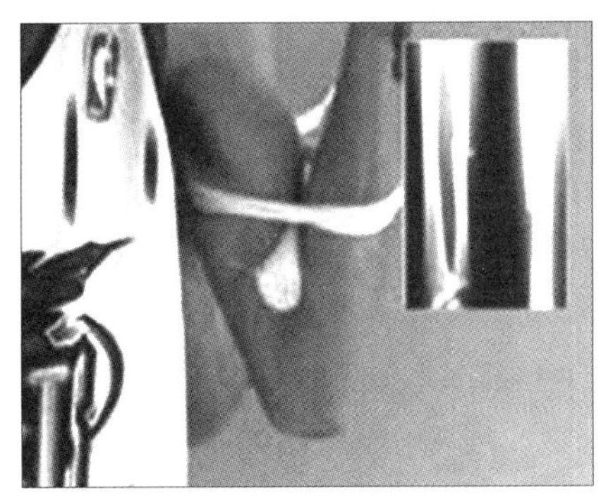
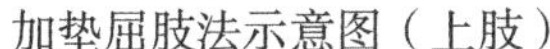

加垫屈肢法示意图（上肢）

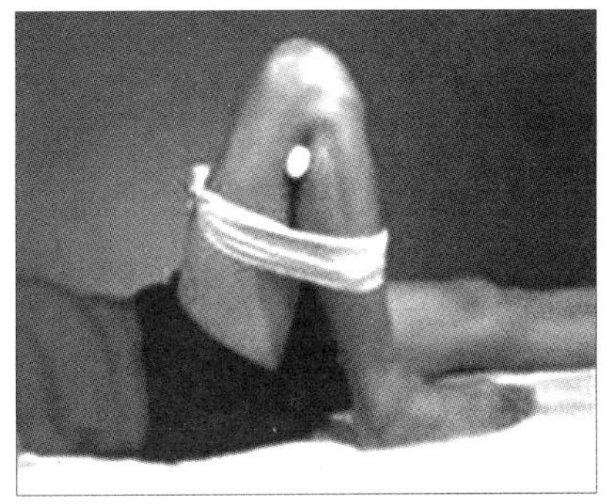

加垫屈肢法示意图（下肢）

图 3-16-3　屈曲加垫止血法

5. 止血带止血法　适用于四肢大血管破裂或经其他急救止血无效者。包括：

（1）橡皮止血带止血法：常用气囊止血带或长 1 m 左右的橡皮管，先在止血带部位垫一层布或单衣，再以左手拇指、食指、中指持止血带头端，另一手拉紧止血带绕肢体缠 2 ~ 3 圈，并将橡皮管末端压在紧缠的橡皮管下固定（图 3-16-4）。

（2）绞紧止血法：急救时可用布带、绳索、三角巾或者毛巾替代橡皮管，先垫衬垫，再将带子在垫上绕肢体一圈打结，在结下穿一短棒，旋转此短棒使带子咬紧，至不流血为止，最后将短棒固定在肢体上。

二、绷带包扎法

主要用于四肢、手、足部的包扎及敷料夹板的固定。有以下几种方法：

1. 环形包扎法　环绕数周，层层加压，最后撕开绷带打结或胶布固定，主要用于腕部和颈部。（图 3-16-5）

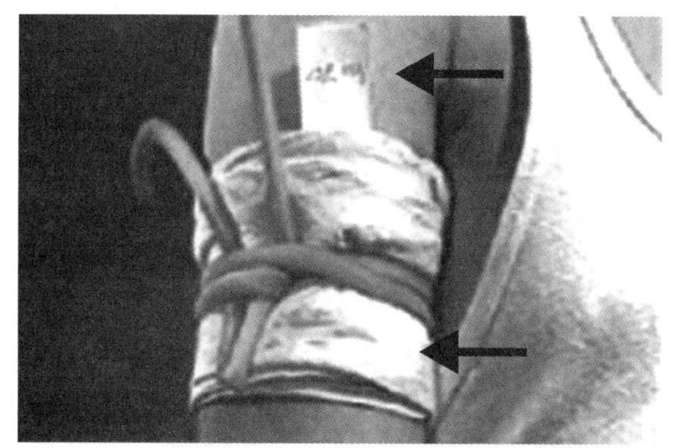

图 3-16-4　止血带止血法

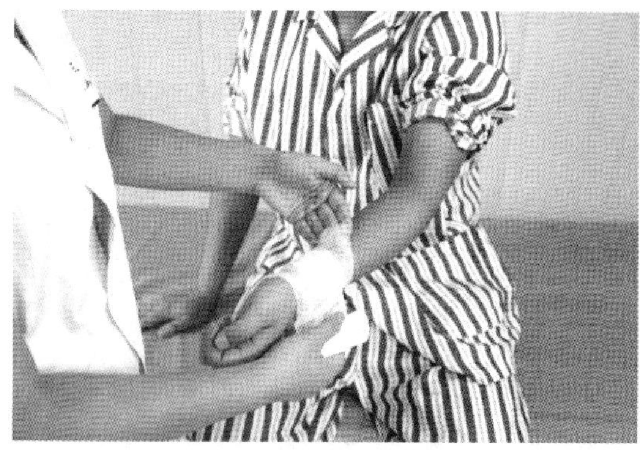

图 3-16-5　环形包扎法

2.“8”字形包扎法　主要用于关节附近的包扎(图 3-16-6)。

3. 螺旋形包扎法　绷带呈螺旋形上升,每层重叠 1/2,主要用于上肢和大腿的包扎(图 3-16-7)。

4. 螺旋反折包扎法　包扎时每圈均反折,多用于前臂和小腿的包扎(图 3-16-8)。

5. 回返包扎法　用于头部、指(趾)末端及断肢残端的包扎。先作环形绷扎,然后从正中开始向两侧做连续来回反折,助手在绷带反折时压住反折端,包严后再做环形绷扎,压住前后反折端,最后用胶布固定。

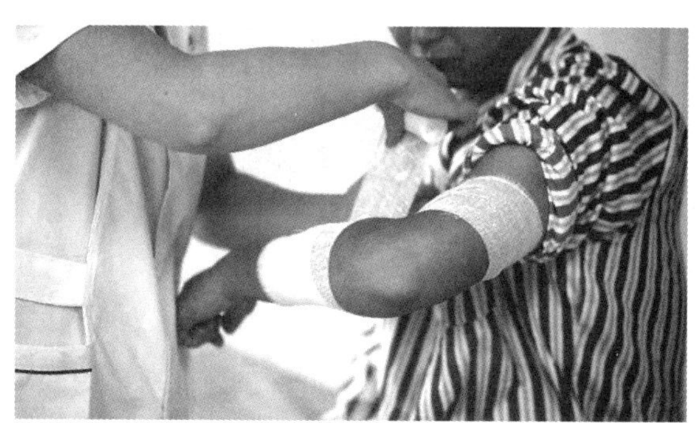

图 3-16-6　8 字形包扎法

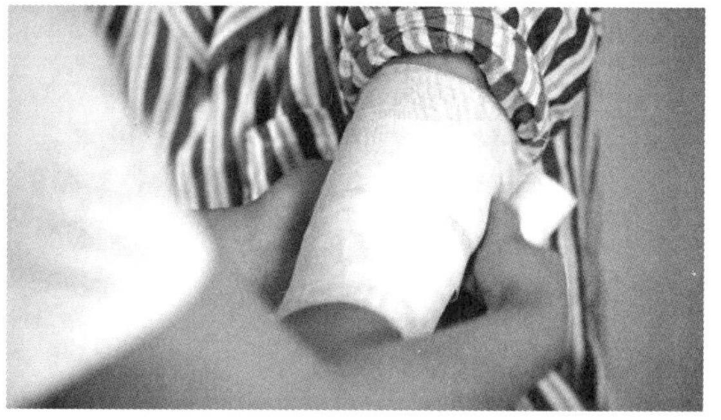

图 3-16-7　螺旋形包扎法

三、三角巾包扎法

1. 头顶帽式包扎法　将三角巾底边折边并齐眉,中点对鼻梁。顶角向后盖住头部,两底角从耳郭上方向后压住顶角,在枕骨粗隆下交叉反折向前,在前额打结,将后面顶角拉平,压迫伤口后,将剩余部分整理后塞入交叉处。适用于头顶部出血的包扎。

2. 头、耳部风帽式包扎法　将三角巾顶角打结放在额前,底边中点打结放在枕部,底边两角拉紧包住下颌,再绕至枕骨结节下方打结。

3. 前臂悬吊带

(1)前臂大悬吊带:适用于前臂外伤或骨折。将三角巾平展于胸前,顶角与伤肢肘关节平行,屈曲伤肢,提起三角巾下端,两端在颈后打结,顶角向胸前外折,用别针固定。

(2)前臂小悬吊带:适用于锁骨、肱骨骨折、肩关节损伤和上臂伤。将三角巾叠成带状,中央放在伤侧前臂的下 1/3 处,两端在颈后打结,将前臂悬吊于胸前。

4. 四肢肢体包扎法　将三角巾折叠成适当宽度的带状，在伤口部环绕肢体包扎（类似于绷带环形包扎）。

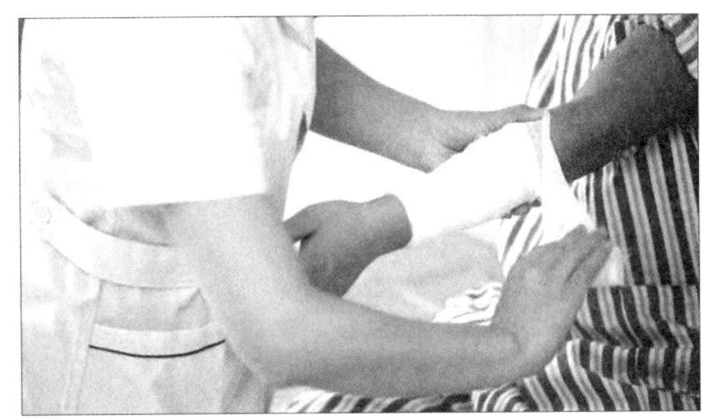

图 3-16-8　反折螺旋包扎法

［注意事项］

1. 迅速暴露伤口并检查，采取急救措施。

2. 有条件者应对伤口妥善处理，如清除伤口周围油污、局部消毒等。

3. 使用止血带必须扎在伤口的近心端；局部给予包布或单衣保护皮肤；在上止血带前应抬高患肢 2 ~ 3 min，以增加静脉血向心回流；必须注明每一次上止血带的时间，并每隔 1 小时放松止血带一次，每次放松止血带的时间为 3 ~ 5 min，松开止血带之前应用手压迫动脉干近端；绑止血带松紧要适宜，以出血停止、远端摸不到脉搏搏动为好。

4. 包扎材料尤其是直接覆盖伤口的纱布应严格无菌，没有无菌敷料则尽量应用相对清洁的材料，如干净的毛巾、布类等。

5. 包扎不能过紧或过松，打结或固定的部位应在肢体的外侧面或前面。

【模拟临床场景】

临床情景：患者，女性，41 岁。在车祸中受伤，左上臂开放性骨折，伤口未见活动性出血，你在现场协助处理。
要求：为患者进行伤口处理并用三角巾行骨折外固定。
考试时间：11 min
评分标准：总分 20 分。
1. 操作前准备（4 分） （1）快速检测患者主要生命体征（口述）（2 分）。 （2）检查患肢：暴露左上臂，了解伤口情况及患肢有无畸形等（2 分）。
2. 操作过程（12 分） （1）充分暴露伤口，除去伤口周围污物（2 分）。 （2）伤口覆盖无菌纱布或棉垫，并包扎（2 分）。 （3）三角巾折叠成燕尾式（2 分）。 （4）三角巾中央放在左前臂的中下 1/3 处（2 分）。 （5）三角巾两端在颈后打结，将左前臂悬吊于胸前（3 分）。 （6）另用一条三角巾绕左上臂于右腋下打结，固定左侧肩、肘关节于胸壁（1 分）。
3. 提问（2 分） （1）如果四肢开放性伤口出血活跃，急救现场如何控制出血（1 分）？ 答：应在出血点近心端使用止血带止血。 （2）骨折固定的目的是什么？（1 分） 答：为了避免骨折端进一步的移位和摩擦给患者造成更大的损伤及增加疼痛，而且便于患者的搬运。
4. 职业素质（2 分） （1）操作前能以和蔼的态度告知患者手术的目的，取得患者的配合。操作时注意无菌观念，动作轻柔规范，体现爱护患者的意识。操作结束后告知患者相关注意事项（1 分）。 （2）着装整洁，仪表端庄，语言文明，认真细致，表现出良好的职业素质（1 分）。

第十七节 吸氧术

【实训目标】

1. 掌握吸氧的流程和注意要点。

2. 具备操作者职业素养，在操作中体现爱伤意识。

【知识回顾】

［目的］

通过提高动脉血氧分压和动脉血氧饱和度，增加动脉血氧含量，纠正各种原因所致的低氧状态，改善组织缺氧，维持机体生命活动。

［操作准备］

1. 物品准备 氧气装置1套、鼻导管、棉签、胶布、纱布，手电筒、蒸馏水、治疗碗内盛温开水、用氧记录单、笔。

2. 个人准备 洗手，戴口罩、帽子。

3. 患者准备 患者平卧，给予心理安慰。

［操作步骤］

一、双侧鼻导管吸氧法

1. 操作者戴口罩、帽子、洗手，将所有物品携至床旁。核对患者信息，向患者解释操作目的，取得患者同意，协助患者取得舒适体位。

2. 用手电筒检查患者鼻腔，用湿棉签清洁两侧鼻孔。

3. 安装氧气表并检查是否漏气，安装湿化瓶（内盛1/2～2/3）蒸馏水，连接氧气管。先关流量表，后打开氧气瓶开关，再打开流量表开关，调节氧流量。

4. 将鼻导管插入盛有温开水的治疗碗中，检查导管是否通畅。

5. 将双侧鼻导管置于患者两侧鼻部，并挂于耳后，调节好松紧。观察吸氧情况，视病情调节氧流量。

6. 用纱布擦拭清洁患者口鼻。

7. 记录开始给氧时间、氧流量，并向患者及家属交代注意事项。

二、单侧鼻导管吸氧

1. 操作者戴口罩、帽子、洗手，将所有物品携至床旁。核对患者信息，向患者解释操作目的，取得患者同意，协助患者取得舒适体位。

2. 用手电筒检查患者鼻腔，用湿棉签清洁两侧鼻孔。

3. 安装氧气表并检查是否漏气，安装湿化瓶（内盛1/2～2/3）蒸馏水，连接氧气管。先打开氧气瓶开关，再打开流量表开关，调节氧流量。

4. 将鼻导管插入盛有温开水的治疗碗中，检查导管是否通畅。

5. 润滑鼻导管前端，将单鼻导管插入一侧鼻腔内，其深度为鼻尖至耳垂或外耳道距离的2/3。

6. 用胶布将鼻导管固定于鼻翼和面颊部，清洁患者面部，观察吸氧情况，视病情调节氧流量。

7. 用纱布擦拭清洁患者口鼻。

8. 记录开始给氧时间、氧流量，并向患者及家属交代注意事项。

［注意事项］

1. 严格遵守操作规程，注意用氧安全，切实做好“四防”，即防火、防震、防油、防热。

2. 患者吸氧过程中，需要调节氧流量时，应当先将患者鼻导管取下，调节好氧流量后，再与患者连接。停止吸氧时，先取下鼻导管，再关流量表。

3. 插管完毕注意清理患者口鼻处分泌物以体现爱伤意识。

4. 吸氧时，注意观察患者脉搏、血压、精神状态等情况有无改善，及时调整用氧浓度。

5. 吸氧前应查看氧气表，确定氧气瓶内的氧气量，氧气筒内氧气不可用尽，压力表上指针降至 5 kg/cm^{2}时，即不可再用。

【模拟临床场景】

临床情景：患者，女性，69 岁。因咳嗽、咳痰 15 年，胸闷、气急 1 d 入院，诊断为慢性阻塞性肺疾病，I 型呼吸衰竭。患者目前胸闷明显，需要吸氧治疗。
要求：请为患者（医学模拟人）行单侧鼻导管吸氧。
考试时间：11 min
评分标准：总分 20 分。
1. 操作准备（6 分） (1) 将治疗台（盘）置于床旁，向患者解释吸氧目的（1 分）。 (2) 戴帽子、口罩（头发、鼻孔不外露），洗手（口述）（1 分）。 (3) 用手电筒检查患者鼻腔，用湿棉签清洁两侧鼻孔（1 分）。 (4) 查看氧气表，确定氧气瓶内的氧气量（1 分）。 (5) 安装湿化瓶，连接氧气管及鼻导管（2 分）。
2. 吸氧操作过程（10 分） (1) 先打开氧气瓶开关，再打开流量表开关（2 分）。 (2) 将鼻导管插入水杯中，检查导管是否通畅（2 分）。 (3) 将鼻导管插入一侧鼻孔内，其深度为鼻尖至耳垂或外耳道距离的 2/3（2 分）。 (4) 用胶布将鼻导管固定于鼻翼和面颊部，清洁患者面部（2 分）。 (5) 观察吸氧情况，视病情调节氧流量（1 分）。 (6) 记录开始给氧时间、氧流量，并向患者及家属交代注意事项（1 分）。
3. 提问（2 分） (1) 吸氧时患者鼻腔干燥应当如何处理（1 分）？ 答：用棉签蘸温水擦拭鼻腔或用甘油湿润鼻腔。 (2) 为什么大手术之后常给予吸氧（1 分）？ 答：通常情况下，麻醉及疼痛等容易造成呼吸幅度受限，导致患者缺氧。
4. 职业素质（2 分） (1) 操作前能以和蔼的态度告知患者吸氧的目的与意义。操作过程中动作轻柔规范，体现爱护患者的意识，操作结束后能主动了解患者是否存在不良感受（1 分）。 (2) 着装整洁，仪表端庄，举止大方，语言文明，认真细致，表现出良好的职业素质（1 分）。

第十八节　吸痰术

【实训目标】

1. 能够正确完成吸痰术的操作流程。

2. 能够严格执行无菌技术，遵守无菌观念。

3. 具备医者职业素养，在操作过程中体现爱伤意识。

【知识回顾】

［目的］

吸出患者口腔及鼻腔分泌物，保持呼吸道通畅，预防肺部并发症的发生。

［操作准备］

1. 物品准备　电动吸引器或中心负压吸引装置、粗细适宜的吸痰管数根、纱布数块、压舌板、开口器、盛有生理盐水的治疗碗两个、盛有消毒液的治疗碗一个、弯盘、治疗巾、手套。

2. 个人准备　洗手，戴口罩、帽子。

3. 患者准备　患者平卧，给予心理安慰。

［操作步骤］

1. 操作者戴帽子、口罩、洗手，将物品携至床旁，核对患者信息，向患者解释操作目的。

2. 协助患者取舒适半卧位或平卧位，如有活动性义齿应取下，头转向一侧。

3. 接上电源，打开开关，检查吸引器性能是否良好，吸引管道是否畅通，调节负压在 40.0 ~ 53.3 kPa，儿童小于 40.0 kPa。

4. 铺治疗巾，戴手套。

5. 吸痰操作　连接吸痰管，试吸少量生理盐水检查是否通畅并湿润导管。一手反折吸痰管末端或打开侧孔装置，另一手持吸痰管前端，插入患者口咽部，然后放松导管末端或堵住侧孔装置，吸净口腔及咽喉部分泌物，冲洗并丢弃吸痰管。更换另一新的吸痰管，相同方法检查通畅度并且湿润导管。一手折叠吸痰管末端或打开侧孔装置，另一手将吸痰管从鼻孔或口颊部插入至咽部，当吸气时顺势插入气管，插入一定深度时放开导管折叠处或堵住侧孔进行吸痰，动作轻柔。

6. 一次吸痰持续时间小于 15 s，吸痰时将吸痰管左右旋转，向上提拉，吸尽气管内痰液，一次未吸尽，应间隔 3 ~5 min 后再吸。

7. 吸痰后抽吸生理盐水冲洗管道，关闭吸引器开关（图 3-18-1）。

［注意事项］

1. 严格执行无菌操作。

2. 吸痰动作轻柔，以防止损伤患者黏膜。

3. 鼻腔和口腔都要注意清理，注意更换吸痰管。

4. 痰液黏稠时，可配合扣背、雾化吸入等方法使痰液稀释，吸痰中患者如发生发绀、心率下降等缺氧症状时，应当立即停止吸痰，待症状缓解后再吸。

5. 吸痰结束后需要清理患者口腔和鼻腔周围的分泌物，以体现爱伤意识。

6. 一次吸痰持续不超过 15 s，若一次未吸尽间隔 3 ~5 min 再吸。

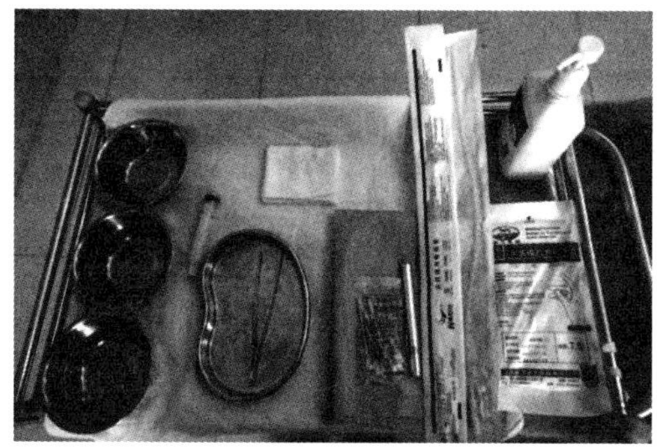
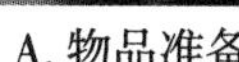

A. 物品准备

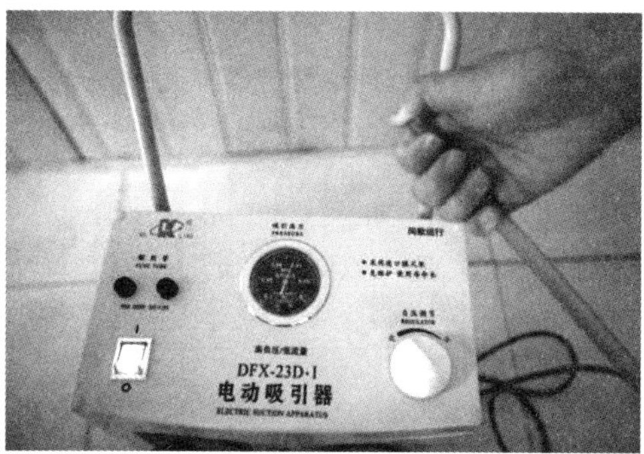

B. 检查吸引器

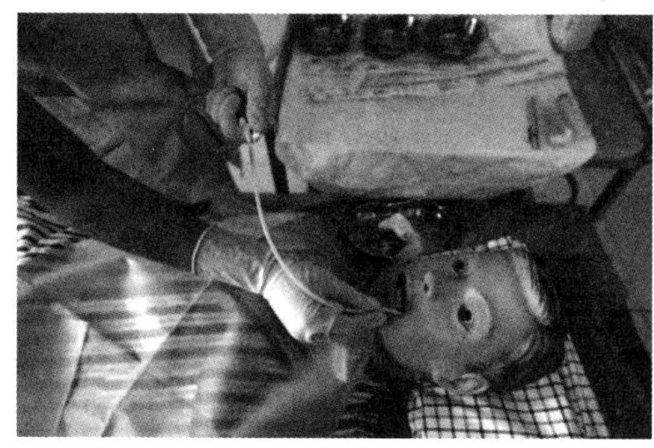

C. 经口吸浅部

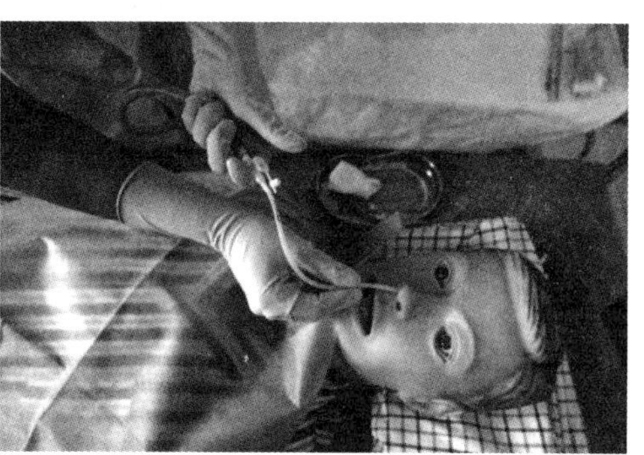

D. 经鼻吸深部

图 3-18-1　吸痰术

【模拟临床场景】

临床情景:患者,女性,75 岁。乙状结肠癌术后 7 d 出现咳嗽、气喘、痰多黏稠,难以咳出,影响呼吸。
要求:请为患者(医学模拟人)吸痰。
考试时间:11 min
评分标准:总分 20 分。
1. 操作前准备(4 分) (1)将治疗台(盘)放置床旁,患者取半卧位或平卧位(1 分)。 (2)吸引器接通电源,检查吸引器性能是否良好,吸引管是否通畅。调节负压在 40 ~ 53.3 kPa(2 分)。 (3)戴帽子、口罩(头发、鼻孔不外露)和手套。铺治疗巾(1 分)。
2. 吸痰操作过程(12 分) (1)连接吸痰管,试吸少量生理盐水确定其通畅并湿润导管(1 分)。 (2)一手反折吸痰管末端或打开侧孔,另一手持其前端,从口腔插入吸痰管至咽喉部(2 分)。 (3)松开吸痰管末端反折处或用拇指堵住侧孔,吸尽口腔或咽喉部分泌物(2 分)。 (4)冲洗后更换吸痰管(1 分)。 (5)再次反折吸痰管末端或打开侧孔,另一手持其前端,在无负压的状态下经一侧鼻孔在患者吸气时插入至气管深部(2 分)。 (6)松开吸痰管末端反折处或用拇指堵住侧孔,以轻巧的动作左右旋转、向上提拉,吸出气管深部分泌物(2 分)。 (7)吸痰后抽吸生理盐水冲洗管道,关闭吸引器开关(1 分)。 (8)处理吸痰管,清洁患者面部,脱手套。询问患者感受并洗手记录(1 分)。

3. 提问(2 分) (1)请问吸痰操作中,遇见吸痰管“堵塞”,可以迅速增加负压以提高吸引效果吗? 为什么(1 分)? 答:不可以(0.5 分)。应迅速查明“堵塞”原因并做针对性处理。盲目增加吸引的负压,会对呼吸道黏膜造成损伤(0.5 分)。 (2)吸痰时患者恶心、咳嗽明显,该如何处理(1 分)? 答:如无发绀等缺氧表现,可以调整吸痰管的深度,减少对咽喉部的刺激,在患者吸气时插到气管深部抽吸(0.5 分)。如有缺氧表现,应暂停吸痰,待缓解后再吸痰(0.5 分)。
4. 职业素质(2 分) (1)操作前能以和蔼的态度告知患者吸痰的目的与意义。操作中动作轻柔规范,体现爱护患者的意识(1 分)。 (2)着装整洁,仪表端庄,举止大方,语言文明,认真细致,表现出良好的职业素质(1 分)。

第十九节　动、静脉穿刺术

【实训目标】

1. 能够正确选择动、静脉穿刺部位。

2. 能够独立完成动、静脉采血或建立动、静脉通路的操作。

【知识回顾】

[目的]

用于血气分析或血液常规检查等。

[操作准备]

1. 物品准备　治疗巾、穿刺针、棉签、碘伏、止血带、注射器、橡皮塞或软木塞、肝素生理盐水或枸橼酸钠生理盐水等。

2. 个人准备　洗手,戴口罩、帽子。

3. 患者准备　体位准备,给予患者心理安慰。

[操作步骤]

一、动脉穿刺术

1. 检查用品,用肝素生理盐水或枸橼酸钠生理盐水冲洗注射器,核对患者及采血管信息,摆体位。

2. 穿刺点选择　常用桡动脉、锁骨下动脉、肱动脉、股动脉等。

3. 充分暴露穿刺部位,确定动脉走向,扪及搏动最明显处确定穿刺点,以穿刺点为中心由内向外消毒 2 ~3 次,同时消毒左手示指及中指末端指腹。

4. 术者以消毒后的左手示指及中指固定欲穿刺的动脉,右手持注射器,在两指间垂直或呈 30° ~45°角刺入动脉(图 3-19-1)。

5. 鲜红色血液直升入注射器或抽取所需血液后,快速拔针,穿刺点用棉签压迫不少于 5 min,同时确认注射器没有气泡后立即插入软木塞或橡皮塞后送检。

二、静脉穿刺术(以四肢浅静脉为例)

1. 携用物至床旁,核对患者及采血管信息,做好解释取得合作,局部肢体放置妥当,暴露采血部位。

2. 在采血部位近心端用止血带绕扎肢体，用消毒棉签对静脉穿刺区域由内向外消毒 2 ~3 遍。

3. 用左手固定好肢体及穿刺部位，右手持静脉采血针，在预定穿刺点穿刺，穿刺针向静脉近心端呈 15° ~30°角缓慢刺入，固定针头，另一端置入静脉采血管，抽取需用量暗红色血液（图 3-19-2）。

4. 采血完毕后，先放松止血带，迅速拔出穿刺针，用棉签局部压迫止血 3 ~5 min，穿刺点覆盖敷料并固定。

5. 取下静脉采血器，丢入利器盒内，再次核对后标本送检。

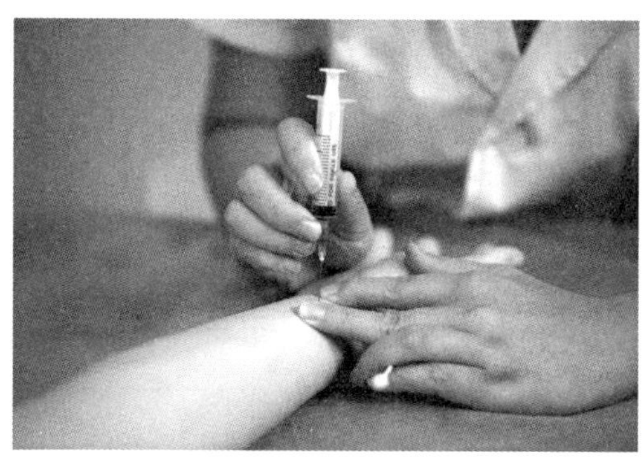

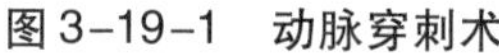

图 3-19-1　动脉穿刺术

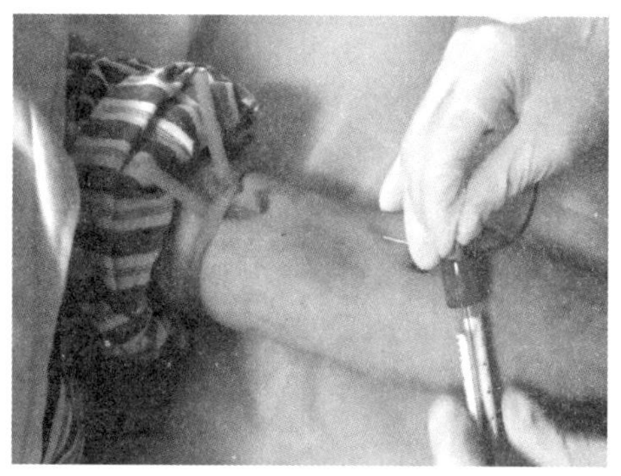

图 3-19-2　静脉穿刺术

［注意事项］

1. 注意动静脉穿刺时进针角度差异。

2. 注意静脉穿刺需要止血带，而动脉穿刺不需要止血带。

【模拟临床场景】

临床情景 1：患者，男性，82 岁，咳嗽，咳痰 20 年，加重伴发热、呼吸困难 3 d，诊断为慢性阻塞性肺疾病，为进一步了解病情，需做血气分析。
要求：请为患者（医学模拟人或模具）行股动脉穿刺采血。
考试时间：11 min
评分标准：总分 20 分（全过程中任何步骤违反无菌操作原则，一处扣 2 分）
1. 操作前准备（5 分） （1）戴帽子、口罩（头发、鼻孔不外露），洗手（口述）（1 分）。 （2）患者取平卧位，穿刺侧下肢外展外旋位（1 分）。 （3）用肝素生理盐水或枸橼酸钠生理盐水冲洗注射器（1 分）。 （4）用消毒棉签在腹股沟区股动脉处由内向外消毒 2 ~3 遍（1 分）。 （5）戴无菌手套（或消毒左手示指、中指末端指腹）（1 分）。
2. 穿刺操作过程（11 分） （1）穿刺点定位：左手示指、中指在腹股沟区股动脉搏动明显处（腹股沟韧带中点下方）固定（2 分）。 （2）右手持注射器，在两指间垂直或 40°角刺入动脉（2 分），见鲜红色血液直升入注射器（1 分）。 （3）抽取所需用量的动脉血（1 分）。 （4）快速拔出注射器，确认没有气泡后立即插入软木塞或橡皮塞（2 分）。 （5）压迫穿刺点至少 5 min（口述）（2 分），标本送检（1 分）。

3. 提问(2 分) (1)动脉穿刺过程中要严格执行无菌操作,为什么(1 分)? 答:为了避免引起全身感染。 (2)动脉穿刺后穿刺点需要压迫至少 5 min,为什么(1 分)? 答:为了避免穿刺部位出血和血肿形成。
4. 职业素质(2 分) (1)操作前能以和蔼的态度告知患者穿刺的目的与意义。操作中动作轻柔规范,体现爱护患者的意识(1 分)。 (2)着装整洁,仪表端庄,举止大方,语言文明,认真细致,表现出良好的职业素质(1 分)。

临床情景 2:患者,女性,73 岁。腹痛、腹胀伴呕吐 2 d,停止肛门排便、排气、诊断为乙状结肠扭转,需要进行血生化检查。
要求:请为患者(医学模拟人或模具)行四肢浅静脉穿刺采血。
考试时间:11 min
评分标准:总分 20 分:(全过程中任何步骤违反无菌操作原则,一处扣 2 分)
1. 操作前准备(5 分) (1)戴帽子、口罩(头发、鼻孔不外露);洗手(口述)(1 分)。 (2)局部肢体放置妥当,暴露采血部位(1 分)。 (3)在采血部位近心端用止血带绕扎肢体(2 分)。 (4)用消毒棉球对静脉穿刺区域由内向外消毒 2 ~3 遍(1 分)。
2. 穿刺操作过程(11 分) (1)用左手固定好肢体及穿刺部位(2 分)。 (2)右手持注射器,在预定穿刺点穿刺,穿刺针向静脉近心端呈 15° ~30°角缓慢刺入(2 分)。 (3)抽取需用量暗红色血液(1 分)。 (4)左手放松止血带(2 分)。 (5)迅速拔出穿刺针,用消毒棉球压迫止血 3 ~5 min(2 分),穿刺点覆盖敷料并固定(1 分)。 (6)静脉血标本送检(1 分)。
3. 提问(2 分) (1)如果静脉穿刺抽出鲜红色血液怎么办(1 分)? 答:如果抽出鲜红色血液表示穿刺针误入动脉,应立即拔出并压迫穿刺点 5 min。 (2)如果四肢浅静脉穿刺数次未成功,通常还有哪些静脉可以选择(1 分)? 答:股静脉、颈外静脉和颈内静脉。
4. 职业素质(2 分) (1)操作前能以和蔼的态度告知患者穿刺的目的与意义。操作中动作轻柔规范,体现爱护患者的意识(1 分)。 (2)着装整洁,仪表端庄,举止大方,语言文明,认真细致,表现出良好的职业素质(1 分)。

第二十节　导尿术

【实训目标】

1. 能够独立完成导尿操作。
2. 培养医学生职业素养与爱伤意识。

【知识回顾】

［目的］

1. 解除尿潴留。

2. 无菌法取尿标本做检查或做尿细菌学检查。

［操作准备］

1. 物品准备　无菌导尿包：内有治疗碗1个、尿管2根、小药杯1个（内盛棉球数个）、石蜡油棉球1个、标本瓶1个、洞巾1块、纱布数块、20 mL注射器1支（内含生理盐水）、镊子2把、无菌棉球、碘伏、弯盘一个，包装完好的一次性导尿包可以代替，无菌手套、中单。

2. 个人准备　洗手，戴口罩、帽子。

3. 患者准备　体位准备，患者给予心理安慰，嘱咐患者自行清洗外阴。

［操作步骤］

一、男性留置导尿术（图3-20-1）

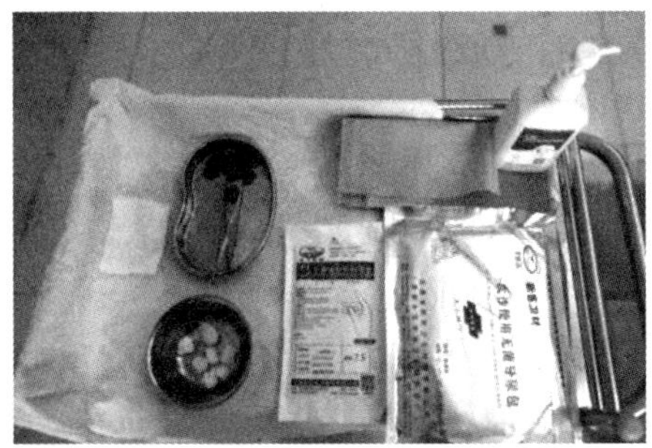

A. 物品准备

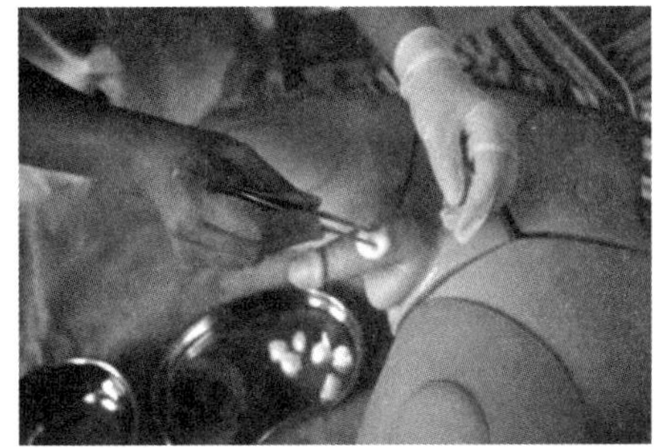

B. 第一遍消毒

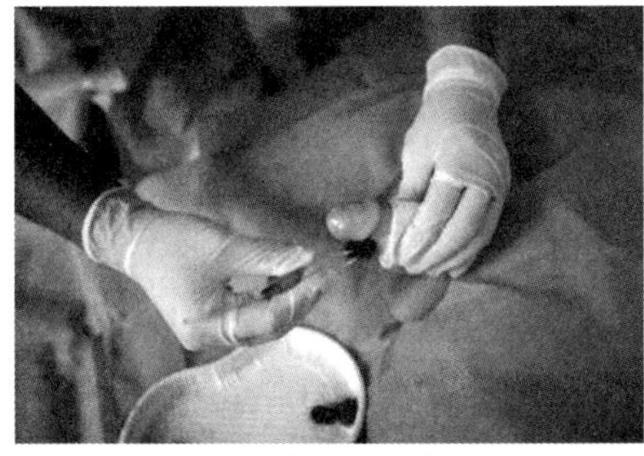

C. 第二遍消毒

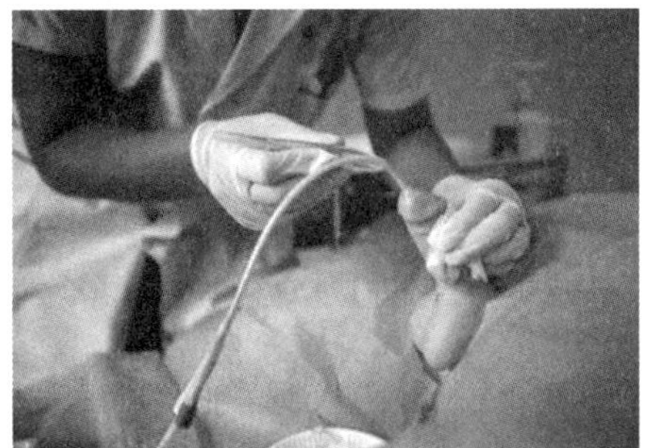

D. 插入尿管

图3-20-1　男性留置导尿管

1. 站于患者右侧，核对患者信息，沟通取得患者配合，检查用品。患者仰卧，两腿屈膝外展，臀下垫油布或中单。打开导尿包外包装，左手戴手套，第一遍消毒先用消毒棉球依次消毒阴阜、阴茎、阴囊。然后用左手翻开包皮暴露尿道口。自尿道口由内向外旋转擦拭尿道口、龟头及冠状沟，每只棉球限用一次。

2. 更换无菌手套，铺洞巾仅暴露阴茎。用无菌注射器检查导尿管是否通畅，气囊是否漏气，导尿管末端连接引流袋，用石蜡油涂抹导尿管前端。

3. 第二遍消毒　先用无菌纱布裹住阴茎并提起使其与腹壁呈一定角度（60°左右），将包皮后推暴露尿道口，依次消毒尿道口、龟头及冠状沟，消毒2遍，每个棉球只能使用一次。

4. 插入导尿管　左手用无菌纱布将阴茎提起与腹壁成一定角度，右手持镊子将涂有无菌润滑油的导尿管缓慢插入尿道，男性进入 15～20 cm，见尿液流出再插入 5～7 cm，经导尿管侧管注入生理盐水 15～20 mL 于球囊内，缓慢向外牵引导尿管至遇到阻力时为止，引流袋固定于床旁。

5. 如用普通导尿管导尿，先以止血钳夹闭导尿管末端，插入导尿管后松开止血钳，见尿液流出，缓慢退出导尿管至无尿液流出时，再插入约 2 cm，导尿管末端接引流袋，用胶布固定导尿管于阴茎及周围皮肤上。

6. 整理物品，洗手，记录。

二、女性留置导尿术（图 3-20-2）

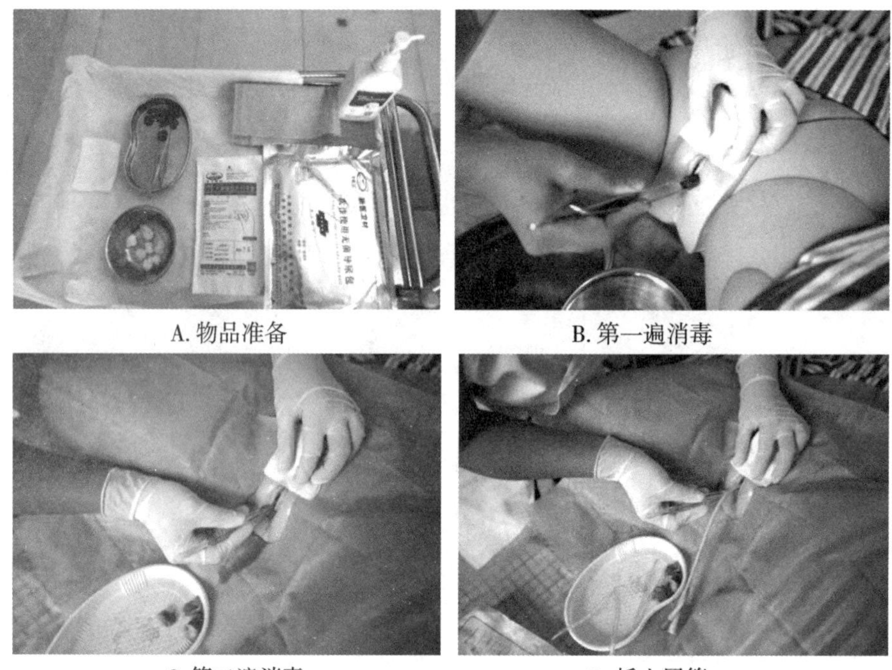

A. 物品准备　B. 第一遍消毒

C. 第二遍消毒　D. 插入尿管

图 3-20-2　女性留置导尿管

1. 站于患者右侧，核对患者信息，沟通取得患者配合，检查用品。患者仰卧，两腿屈膝外展，臀下垫油布或中单，左手戴手套。第一遍消毒用消毒棉球消毒阴阜、两侧大小阴唇、尿道外口至肛门，尿道口按自上而下、由外及内的原则消毒且每个消毒棉球只能用一次。

2. 更换无菌手套，铺洞巾仅暴露尿道口，用无菌注射器检查导尿管是否通畅，气囊是否漏气并用石蜡油涂抹导尿管前端，导尿管末端接引流袋。

3. 第二遍消毒　先以左手拇指、示指翻开小阴唇暴露尿道口，之后用消毒棉球由内而外、自上而下消毒尿道口和小阴唇，最后再次消毒尿道口。

4. 插入导尿管　左手拇指、示指翻开小阴唇暴露尿道口，右手持镊子将涂有无菌润滑油的导尿管慢慢插入尿道，女性进入 6～8 cm，见尿液流出再插入 5～7 cm；经导尿管侧管注入生理盐水 15～20 mL 于球囊内，缓慢向外牵引导尿管至遇到阻力时为止，引流袋固定于床旁。

5. 如用普通导尿管导尿，先以止血钳夹闭导尿管末端，插入导尿管后松开止血钳，见尿液流出，缓慢退出导尿管至无尿液流出时，再插入约 2 cm，导尿管末端接引流袋，用胶布固定导尿管于周围皮肤上。

6. 整理物品，洗手，记录。

[注意事项]

1. 女性尿道和男性尿道解剖结构差异性,女性导尿时避免插入阴道。

2. 清洗和消毒时手法和顺序。

【模拟临床场景】

临床情景1:患者,男性,76岁,因尿潴留入院,有夜间排尿次数多、排尿困难和尿线变细的表现,直肠指检前列腺肥大,准备为患者导尿。
要求:请用普通导尿管为患者(医学模拟人)留置导尿。
考试时间:11 min
评分标准:总分20分(全过程中任何步骤违反无菌操作原则,一处扣2分)
1. 操作前准备(3分) (1)嘱患者取平卧位(0.5分)。 (2)戴帽子、口罩(头发、鼻孔不外露);洗手(口述),戴手套(1分)。 (3)用肥皂棉球清洗患者阴部及阴囊,需翻开包皮清洗(1.5分)。
2. 导尿操作过程(13分) (1)用消毒棉球依次消毒阴茎、阴囊。然后用左手翻开包皮暴露尿道口。自尿道口由内向外旋转擦拭尿道口、龟头及冠状沟数次,每只棉球限用一次,消毒2~3遍(2分)。 (2)更换无菌手套(1分)。铺洞巾,仅暴露阴茎(1分),用无菌注射器检查导尿管是否通畅,气囊是否漏气并用石蜡油涂抹导尿管前端(1分),导尿管末端用血管钳夹闭置于消毒弯盘中(1分)。 (3)以消毒棉球,自阴茎尿道口由内向外依次消毒尿道口、龟头及冠状沟,最后再次用消毒棉球消毒尿道口(2分)。 (4)左手用无菌纱布裹住阴茎并提起,右手持镊子将导尿管慢慢插入尿道15~20 cm(2分)。 (5)松开血管钳,见尿液流出(1分)缓慢退出导尿管至无尿液流出时,再插入约2 cm(1分)。 (6)导尿管末端接引流袋,用胶布固定导尿管于阴茎及周围皮肤上(1分)。
3. 提问(2分) (1)持续导尿置尿管后,所接的无菌尿袋放置的位置有什么要求?为什么(1分)? 答:无菌尿袋放置必须低于膀胱水平位置(0.5分),避免尿液返流入膀胱(0.5分)。 (2)对长期留置导尿管的患者,如何实施间断引流法(1分)? 答:将导尿管夹闭后间断开放,一般每3~4 h开放1次。
4. 职业素质(2分) (1)操作前能以和蔼的态度告知患者导尿的目的与意义。操作中动作轻柔规范,体现爱护患者的意识(1分)。 (2)着装整洁,仪表端庄,举止大方,语言文明,认真细致,表现出良好的职业素质(1分)。

临床情景2:患者,女性,51岁,车祸导致腰部损伤,不能自行排尿。患者感觉下腹胀,尿意强,查体:膀胱底部达脐,准备留置导尿。
要求:请用普通导尿管为患者(医学模拟人)留置导尿。
考试时间:11 min
评分标准:总分20分(全过程中任何步骤违反无菌操作原则,一处扣2分)
1. 操作前准备(3分) (1)嘱患者取平卧位两腿屈膝外展,臀下垫油布或中单(0.5分)。 (2)戴帽子、口罩(头发、鼻孔不外露);洗手(口述),戴手套(1分)。 (3)用肥皂棉球清洗外阴,注意翻开大阴唇清洗(1.5分)。

2. 导尿操作过程(13 分) (1)左手戴手套,用消毒棉球消毒外阴 2～3 遍,先阴阜、两侧大小阴唇、尿道外口,最后一个棉球由尿道外口消毒至肛门部,自上而下、由外及内消毒(2 分)。 (2)更换无菌手套(1 分)。 (3)铺洞巾,露出尿道口(1 分)。 (4)以左手拇指、示指翻开小阴唇暴露尿道口,由内而外、自上而下消毒尿道口和小阴唇(2 分)。 (5)用无菌润滑油涂抹导尿管前端(1 分),导尿管末端用血管钳夹闭,将导尿管末端置于消毒弯盘中(1 分)。 (6)右手持镊子将导尿管慢慢插入尿道 6～8 cm,松开血管钳,见尿液流出(2 分)。 (7)缓慢退出导尿管至无尿液流出时,再插入约 2 cm(2 分)。 (8)导尿管末端接引流袋,用胶布固定导尿管于外阴周围皮肤上(1 分)。
3. 提问(2 分) (1)持续导尿置尿管后,所接的无菌尿袋放置的位置有什么要求? 为什么(1 分)? 答:无菌尿袋放置必须低于膀胱水平位置(0.5 分),避免尿液返流入膀胱(0.5 分)。 (2)对长期留置导尿管的患者,如何实施间断引流法(1 分)? 答:将导尿管夹闭后间断开放,一般每 3～4 h 开放 1 次。
4. 职业素质(2 分) (1)操作前能以和蔼的态度告知患者导尿的目的与意义。操作中动作轻柔规范,体现爱护患者的意识(1 分)。 (2)着装整洁,仪表端庄,举止大方,语言文明,认真细致,表现出良好的职业素质(1 分)。

第二十一节　胃管置入术

【实训目标】

1. 能够独立完成胃管置入操作。
2. 培养医学生职业素养与爱伤意识。

【知识回顾】

[目的]

1. 清理胃内各种毒物。
2. 治疗完全性或不完全性幽门梗阻。
3. 治疗急、慢性胃扩张。

[操作准备]

1. 物品准备　胃管,负压引流管,治疗碗,手套,棉签,纱布,治疗巾,注射器,石蜡油,弯盘,听诊器,胶布,手电筒等。

2. 个人准备　洗手,戴口罩、帽子。

3. 患者准备　患者平卧,给予心理安慰。

[操作步骤](图 3-21-1)

1. 核对患者信息,沟通取得患者配合,协助患者取半卧位。

2. 操作者戴帽子、口罩,洗手,戴手套,铺治疗巾,置弯盘于患者口角,清洁鼻孔。测量胃管插入长度,成人插入长度为 45～55 cm,测量方法有以下两种:一是患者前额发际到剑突的距离;二是由鼻尖至耳垂到胸骨剑突的距离。石蜡油润滑导管,由一侧鼻孔缓缓插入,插入 14～16 cm(咽喉部)时,告之患者做吞咽动作顺势插入食管并逐步插入至预定长度。

3. 检查胃管是否插入胃内。检查方法如下：①试抽胃液；②快速向胃管内注入 10 mL 空气，同时用听诊器于胃部听诊；③或将胃管末端置于盛水碗内，观察有无气泡逸出。

4. 在确定胃管已插入胃内后，用纱布擦去患者口鼻处分泌物，脱手套。用胶布将胃管固定于鼻及面颊部，将胃管末端接负压引流器，撤治疗巾，清洁患者面部。

5. 完毕后整理用品，协助患者休息。

［注意事项］

1. 插胃管前需要测量胃管插入深度。

2. 插胃管结束后需注意清理患者口腔周围分泌物。

3. 需要牢记 3 种确认胃管插入成功的标志。

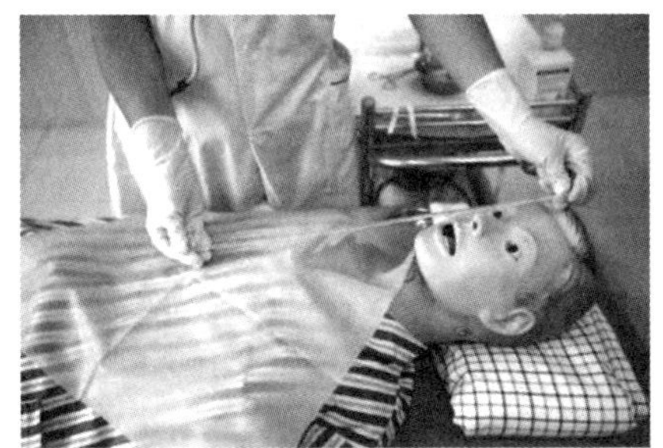

A. 测量胃管插入长度

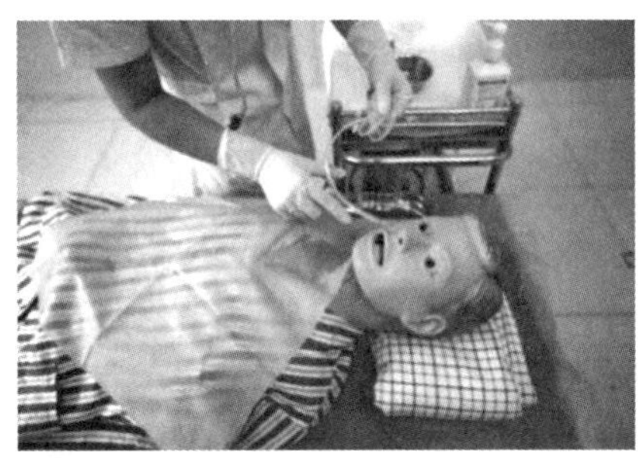

B. 插入胃管

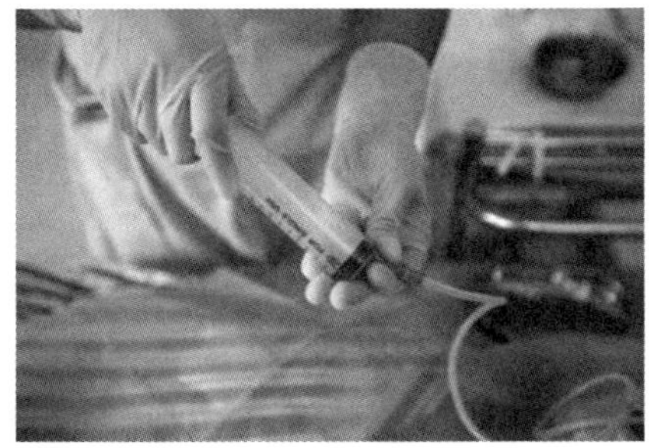

C. 确认方法一：抽出胃液

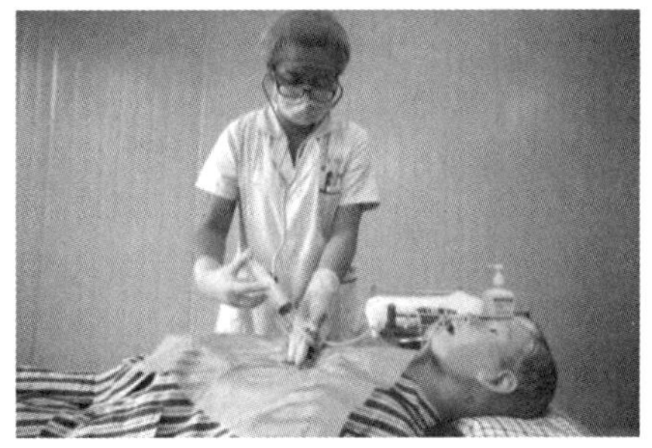

D. 确认方法二：有气过水声

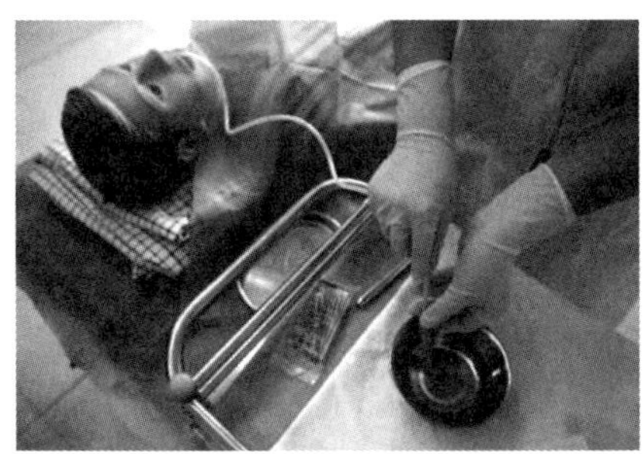

E. 确认方法三：无气泡逸出

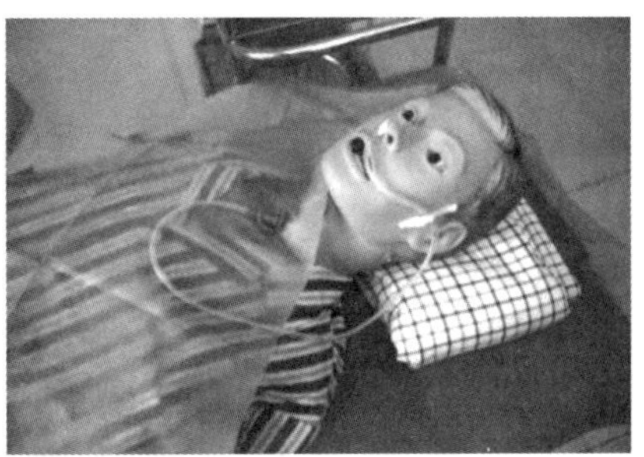

F. 固定

图 3-21-1　胃管置入术

【模拟临床场景】

临床情景:患者,男性,56 岁,因腹痛、腹胀伴呕吐 1 d 急诊入院。患者曾行阑尾切除术,术后 1 年。经检查初诊为粘连性肠梗阻。
要求:请为患者(医学模拟人)插胃管,行胃肠减压。
考试时间:11 min
评分标准:总分 20 分
1. 操作前准备(5 分) (1)向患者解释操作目的及配合方法,协助患者取半卧位;戴帽子、口罩(头发、鼻孔不外露);洗手(口述)(1 分)。 (2)物品准备:胃管、负压引流管、盛水的治疗碗、手套、棉签、纱布、治疗巾、大号注射器、石蜡油、弯盘、听诊器和胶布、手电筒等(1 分)。 (3)戴手套、铺治疗巾,置弯盘于患者口角旁(2 分)。 (4)检查双侧鼻腔,用湿棉签清洗双侧鼻孔(1 分)。
2. 操作过程(11 分) (1)取出胃管,测量需要插入的长度(或看清刻度)(1 分)。用石蜡油纱布或棉球涂在需要插入的胃管部分(1 分)。 (2)沿选定的鼻孔插入胃管,插入 14 ~ 16 cm(咽喉部)时,嘱患者做吞咽动作,并在吞咽时顺势将胃管向前推进,直至预定长度(45 ~ 55 cm)(2 分)。 (3)检查胃管是否弯曲在口中(1 分)。 (4)确定胃管是否在胃腔内(选用以下 3 种方法之一即可)(2 分): 1)抽取胃液法:经胃管抽出胃液。 2)气过水声法:将听诊器放在患者上腹部,快速经胃管向胃内注入 10 mL 左右空气,听到气过水声。 3)气泡逸出法:胃管末端置于盛水的治疗碗内,无气泡逸出,以排除误插入气管。 (4)确定胃管在胃内后,擦去患者口鼻处分泌物,脱手套。用胶布将胃管固定于鼻及面颊部(2 分)。将胃管末端接负压引流器,撤治疗巾,清洁患者面部(2 分)。
3. 提问(2 分) (1)为昏迷的患者插胃管时,如何调整患者头位配合操作(1 分)? 答:先使患者头部后仰,当胃管插入会厌部(约 15 cm)时,左手托起患者头部,使其下颌靠近胸骨柄,这样可加大咽部通道的弧度,使胃管沿后壁滑行插入。 (2)应用胃管引流时,是否引流的负压越大引流效果越好?为什么(1 分)? 答:不是(0.5 分)。因为过大的负压可能会使胃黏膜堵塞引流管入口,影响引流,甚至损伤胃黏膜(0.5 分)。
4. 职业素质(2 分) (1)操作前能以和蔼的态度告知患者胃管置入术的目的与意义。操作中动作轻柔规范,体现爱护患者的意识(1 分)。 (2)着装整洁,仪表端庄,举止大方,语言文明,认真细致,表现出良好的职业素质(1 分)。

第二十二节　三腔二囊管止血法

【实训目标】

1. 能够独立完成三腔二囊管止血操作。
2. 培养医学生职业素养与爱伤意识。

【知识回顾】

［目的］

主要用于食道胃底静脉破裂出血患者的紧急止血。

［操作准备］

1. 物品准备　三腔二囊管、消毒的石蜡油、牵引绳、剪刀、止血钳 3 把、50 mL 注射器、纱布、无菌手套、胶布、棉签、治疗巾、弯盘、沙袋或盐水瓶等。

2. 个人准备　洗手，戴口罩、帽子。

3. 患者准备　患者取平卧位，询问患者是否有严重冠心病、高血压和心力衰竭病史，检查并用湿棉签清洗患者鼻腔，同时给予心理安慰。

［操作步骤］（图 3-22-1）

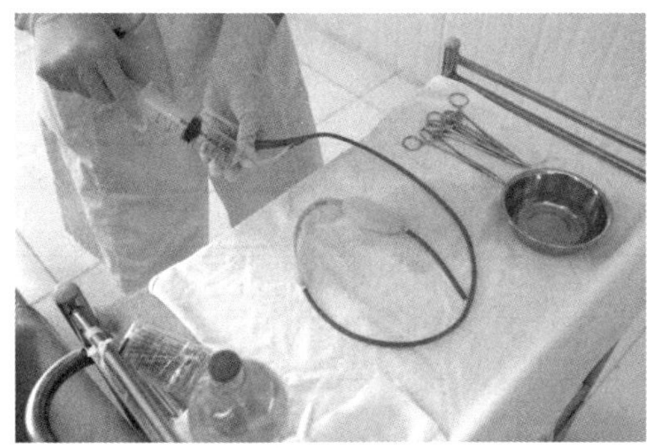

A. 检查是否漏气

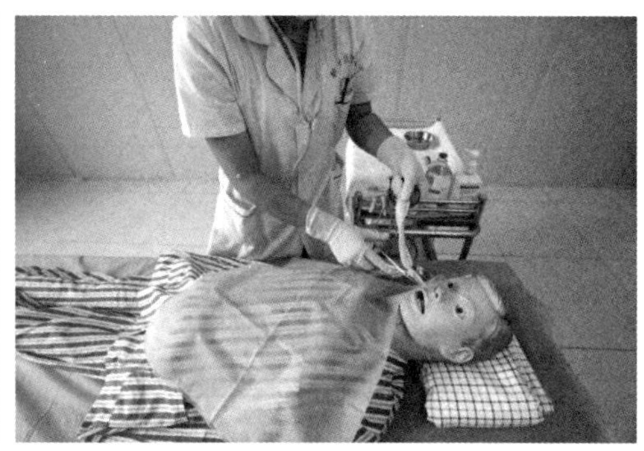

B. 插入胃内

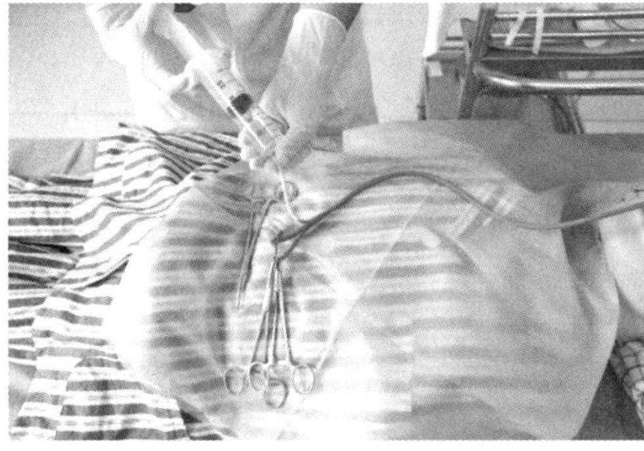

C. 注气

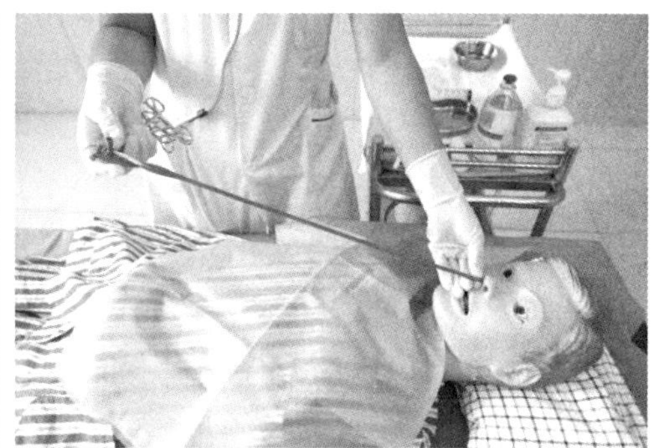

D. 牵引

图 3-22-1　三腔二囊管止血法

1. 核对患者信息，沟通取得患者配合，协助患者取半卧位。

2. 操作者戴帽子、口罩，洗手，戴手套、铺治疗巾，检查用品。检查三腔二囊管确保二囊不漏气，充气后球囊无偏移以及通畅良好，抽尽双囊中的气体后用血管钳夹闭末端，并且涂上石蜡油润滑以利插管。

3. 将三腔二囊管从一侧鼻腔中缓慢插入，到咽喉部时嘱患者做吞咽动作，三腔二囊管顺势插入直至 50 ~ 65 cm 处。胃管内抽出胃内容物或向胃内注气能听到胃内气过水声可证明三腔二囊管插入胃内。

4. 注气及牵引　证实三腔二囊管在胃内后向胃囊内注气 200 ~ 300 mL，并用钳子钳住末端以免漏气，往外牵引直到有轻度弹性阻力，表示胃囊压于胃底贲门部。牵引力为 0.5 kg 通过滑轮牵引三腔二囊管，角度呈 45°左右（顺着鼻腔方向）。

5. 经观察仍未能止血者,再向食管囊注气 100 ~ 150 mL 随即用血管钳夹闭末端,以免漏气,压迫食管下段下 1/3,并观察止血效果。一般胃囊先充气压迫观察止血效果,如果胃囊先充气压迫后无活动性出血,则食管囊不必充气,只有当胃囊压迫后仍有出血者才将食管囊充气压迫。

6. 拔管　压迫一般不能连续超过 24 h,24 h 后必须减压 15 ~ 30 min。减压前先服石蜡油 20 mL,10 min 后,将管向内略送,使气囊与胃底黏膜分离,将气囊放气,抽吸胃管观察是否有活动出血。如有出血立即再行压迫。无出血,30 min 后再充气压迫 12 h,然后喝石蜡油放气留观 24 h,如无活动性出血可拔管。如为双囊压迫,先解除食管囊,再解除胃囊。

[注意事项]

1. 插管前检查患者鼻腔通畅度。
2. 注意胃囊和食管囊注射气体的顺序。
3. 拔管时注意解除气囊的顺序。
4. 拔管完毕需清理患者鼻腔周围分泌物,体现爱伤意识。

【模拟临床场景】

临床情景:患者,男性,45 岁。呕血伴黑便 2 d,乙型肝炎病史 15 年。诊断为门静脉高压症、食管胃底曲张静脉破裂出血。患者现平卧在病床上,生命体征尚平稳。
要求:请用三腔二囊管为患者(医学模拟人)止血。
考试时间:11 min
评分标准:总分 20 分
1. 操作前准备(3 分) (1)询问患者是否有严重冠心病、高血压和心力衰竭(0.5 分),向患者及家属解释操作目的和配合方法(0.5 分)。 (2)准备三腔二囊管、50 mL 注射器、血管钳 3 把、石蜡油、无菌纱布、沙袋或盐水瓶等(1 分)。 (3)戴帽子、口罩(头发、鼻孔不外露);洗手(口述),戴手套(0.5 分);检查患者鼻腔,用湿棉签清洗鼻孔(0.5 分)。
2. 操作过程(3 分) (1)检查三腔二囊管有无漏气,充气后球囊是否偏移以及通畅程度(2 分)。 (2)抽尽双囊中的气体并用血管钳夹闭末端(1 分)。 (3)三腔二囊管插入段涂抹石蜡油(1 分)。 (4)将前端自患者一侧鼻孔插入,到达咽部时嘱患者做吞咽动作,使三腔二囊管顺利进入食管,直至 50 ~ 65 cm 处(1 分)。 (5)用注射器向胃囊注入空气 200 ~ 300 mL(或参照产品说明书),使胃囊充气,随即用血管钳将此管腔末端夹闭(3 分)。 (6)将三腔二囊管向外牵引,末端系上牵引绳,再以 0.5 kg 重的沙袋(或盐水瓶)沿鼻孔的方向与床面呈 45°通过固定于床架上的滑轮牵引(3 分)。 (7)经观察仍未能止血者,再向食管囊内注入空气 100 ~ 150 mL(或参照产品说明书)随即夹闭此管腔(2 分)。
3. 提问(2 分) (1)三腔二囊管拔管前为何要给患者石蜡油(1 分)? 答:可以减轻食管黏膜、胃黏膜与气囊的粘连,避免拔管时引起出血。 (2)三腔二囊管置管后,牵引过程中为避免黏膜糜烂、损伤,可以采取哪些预防措施(1 分)? 答:可以采取的措施有:定时放气减压(0.5 分)、避免压力过大(0.5 分)。

4. 职业素质(2 分)
(1)操作前能以和蔼的态度告知患者三腔二囊管术的目的与意义。操作中动作轻柔规范,体现爱护患者的意识(1 分)。
(2)着装整洁,仪表端庄,举止大方,语言文明,认真细致,表现出良好的职业素质(1 分)。

第二十三节 穿、脱隔离衣

【实训目标】

1. 能够独立完成穿、脱隔离衣。
2. 培养医学生的防护意识。

【知识回顾】

[目的]

保护工作人员和患者,防止病原微生物播散,避免交叉感染。

[操作步骤]

一、穿隔离衣(图 3-23-1)

1. 着装整齐,卷袖过肘,七步洗手法洗手,戴帽子、口罩。手持衣领取下隔离衣,清洁面朝穿衣者。将衣领的两端向外对折,对齐肩缝,露出袖笼。右手持衣领、左手伸入袖内上抖,右手将衣领向上拉,使左手露出。同以上方法,再穿好右袖,两手上举,将衣袖尽量上抖。注意勿触及面部。

2. 两手持衣领,由领子中央顺边缘向后扣好领扣,然后系好袖口。双手分别从两侧腰下约 5 cm 处捏住隔离衣拉向前,用左手按住,右手抓住右后身衣正面边缘,同法,左手抓住左后身衣正面边缘,两边缘对齐,向后拉直并向一侧按压折叠,系好腰带。

二、脱隔离衣(图 3-23-2)

1. 解开腰带,在前面打一活结。再解袖口,在肘部将部分袖子塞入工作服袖下,尽量暴露双手前臂。

2. 刷手 按前臂、腕部、手掌、手背、指甲、指缝等顺序蘸肥皂水刷洗,每只手刷半分钟后用流水冲净,再重复刷洗 1 次(共 2 min)。若为消毒液则每手各刷 1 min 后清水冲净,擦干。

3. 解开衣领,一手伸入另一袖口内,拉下衣袖包住手,用遮盖着的一手握住另一衣袖的外面将袖拉下过手。两手于袖内将解开的袖带尽量后甩,然后双手退出,手持衣领,将清洁面反叠向外,整理后,挂放在规定地方。

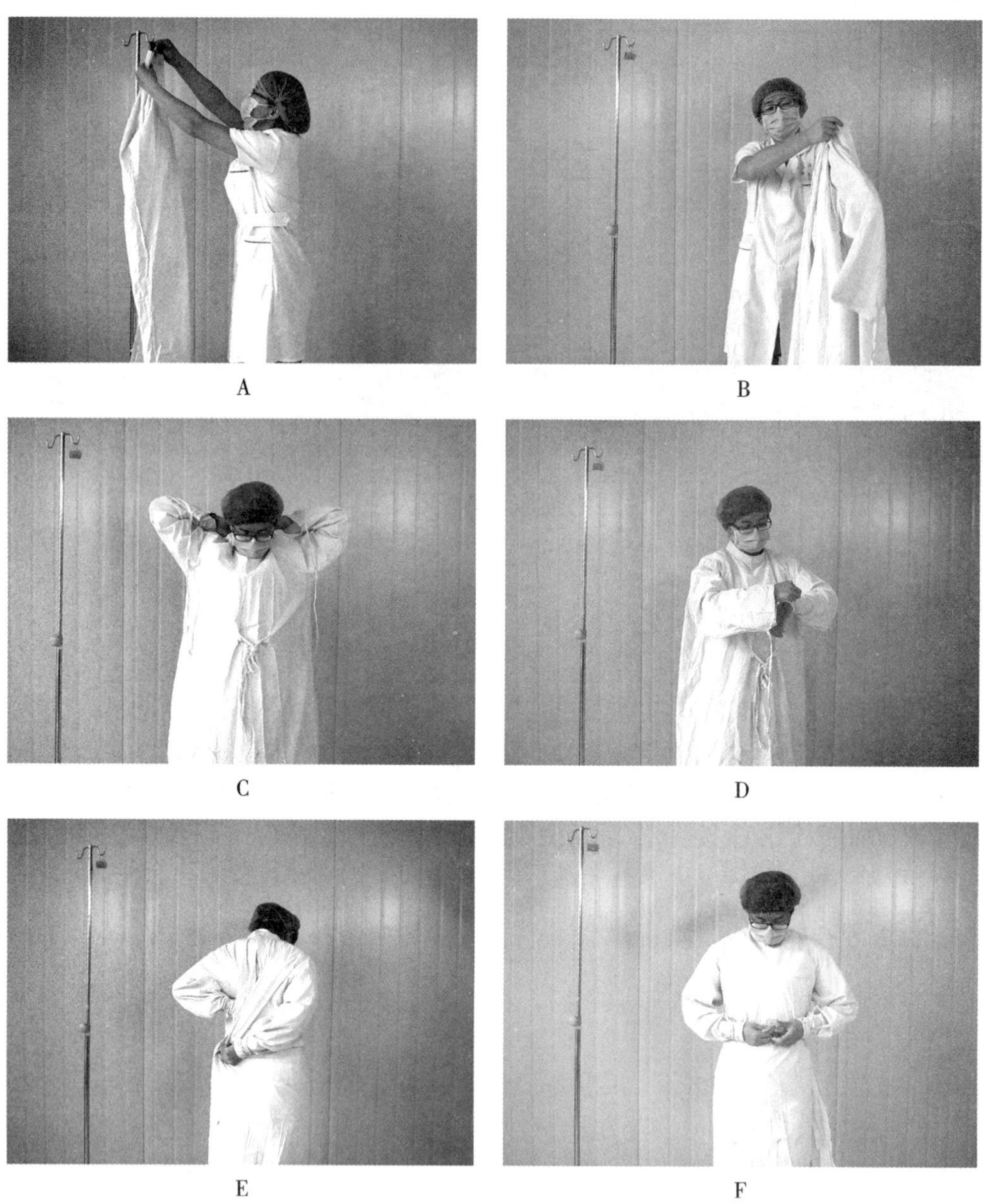

图 3-23-1 穿隔离衣

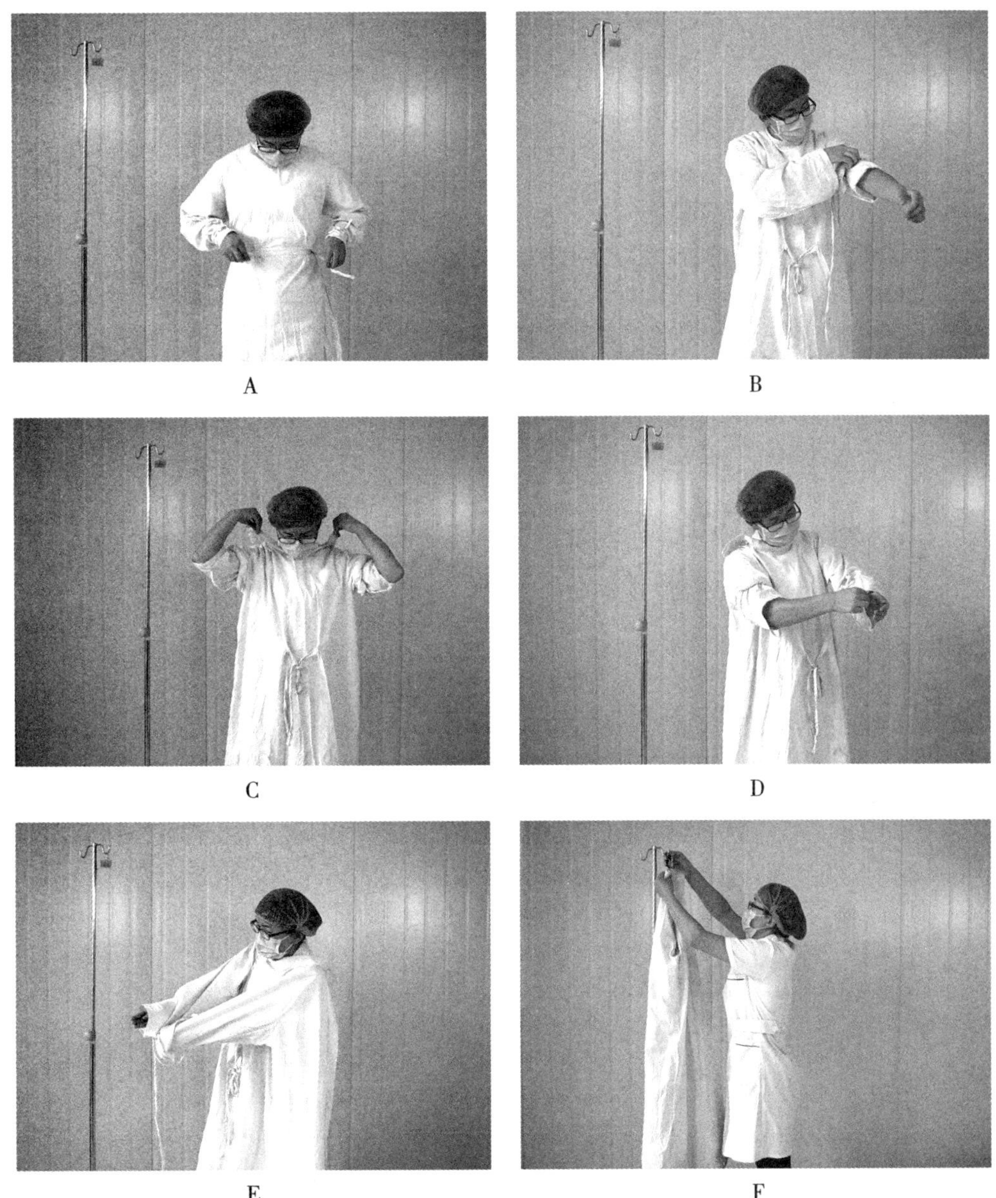

图 3-23-2　脱隔离衣

三、注意事项

1. 穿、脱隔离衣时流程务必清晰，即穿衣时先系领口，然后袖口、腰带。而脱衣时候顺序相反。
2. 注意能准确描述相关动作。

【模拟临床场景】

临床情景：作为一位住院医师，准备进入隔离病房，检查患者病情。
要求：请完成在半污染区穿隔离衣的操作，并脱隔离衣以备后用。
考试时间：11 min
评分标准：总分 20 分

1. 穿隔离衣(10 分) (1)准备工作:戴帽子、口罩(头发、鼻孔不外露),取下手表,卷袖过肘,并洗手(口述)(1 分)。 (2)手持衣领从衣钩上取下隔离衣,清洁面朝向自己将衣服展开,露出肩袖内口(1 分)。 (3)一手持衣领,另一手伸入袖内并向上抖,拉衣领使手露出。同法穿好另一衣袖(2 分)。 (4)两手沿衣领边缘由前向后,在颈后系好领口,然后扣好袖扣或系好袖带(2 分)。 (5)从腰下 5 cm 侧衣缝处将隔离衣后身部分向前拉并触及衣边,捏住。同法将另侧衣边捏住(2 分)。 (6)两手背后将两侧衣边对齐,向一侧按压折叠,以一手按住,另一手将腰带拉到背后压住折叠处,在背后交叉,回到前面打一活结,系好腰带(2 分)。
2. 脱隔离衣(6 分) (1)解开腰带,将腰带牵至身前,并打一活结(1 分)。 (2)解开袖口,在肘部将部分袖管塞入袖内,暴露前臂(1 分)。 (3)消毒双手,从前臂至指尖刷洗 2 min,清水冲洗,擦干(口述)(1 分)。 (4)解开衣领(1 分)。 (5)一手伸入另一侧袖口内清洁面,拉下衣袖过手;再用衣袖遮盖着的手在外面拉另一衣袖;两手在袖内使袖子对齐,双臂逐渐退出(1 分)。 (6)双手持衣领,将隔离衣清洁面向外两边对齐,挂在钩上(1 分)。
3. 提问(2 分) (1)脱下的隔离衣污染面向外挂在半污染区是否正确?为什么?(1 分) 答:不正确(0.5 分)。挂放在半污染区的隔离衣,应当清洁面向外,以免污染半污染区。(0.5 分)。 (2)脱隔离衣时,如果衣袖触及面部怎么办(1 分)? 答:应当立刻用肥皂水清洗面部。
4. 职业素质(2 分) 着装整洁,仪表端庄,举止大方,语言文明,认真细致,表现出良好的职业素质(2 分)。

第二十四节　腰椎穿刺术

【实训目标】

1. 能够熟练进行腰椎穿刺操作。
2. 能够合理进行医患沟通。
3. 培养学生无菌操作意识。

【知识回顾】

[适应证]

1. 了解脑脊液性质,明确诊断。
2. 测颅压。
3. 了解蛛网膜下腔是否梗阻。
4. 鞘内注射药物。

[禁忌证]

1. 有明显视乳头水肿或有脑疝先兆。
2. 休克、衰竭、濒危状态或有明显出血倾向。
3. 穿刺部位皮肤炎症。

4. 颅后窝占位性病变。

5. 脊髓压迫症的脊髓功能处于即将丧失的临界状态。

［准备工作］

1. 物品准备　无菌腰椎穿刺包（内有腰椎穿刺针、测压管及三通管、5 mL 注射器、7 号针头、血管钳 1 把、洞巾、纱布、棉球、试管 2 个），无菌镊子 1 把，碘酒、无菌棉签、胶布、弯盘 1 个、治疗巾 1 条、砂轮、止血钳、止血带、麻醉剂。

2. 个人准备　洗手，戴口罩、帽子。

3. 患者准备　体位准备患者侧卧于硬板床上，背部与床面垂直，头向前胸屈曲，两手抱膝紧贴腹部，使躯干呈弓形；使脊柱尽量后凸增宽椎间隙，便于进针，同时给予心理安慰。

［操作步骤］（图 3-24-1）

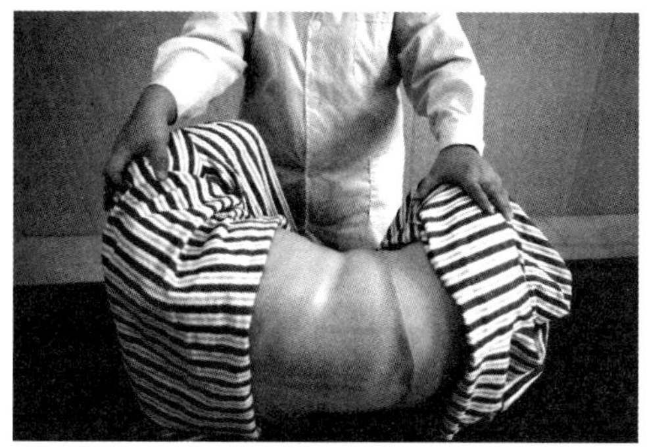

A. 体位

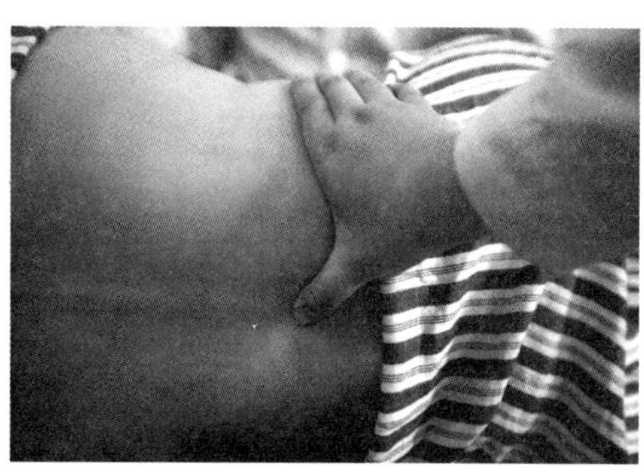

B. 定位

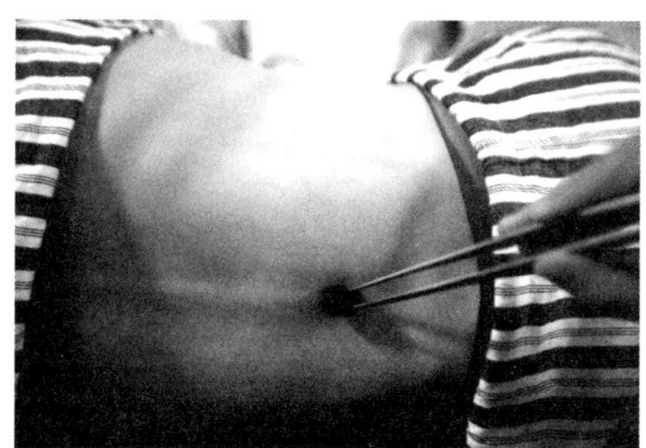

C. 消毒

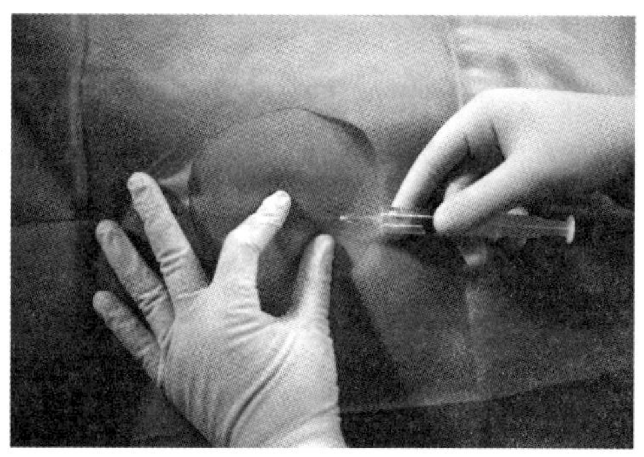

D. 麻醉

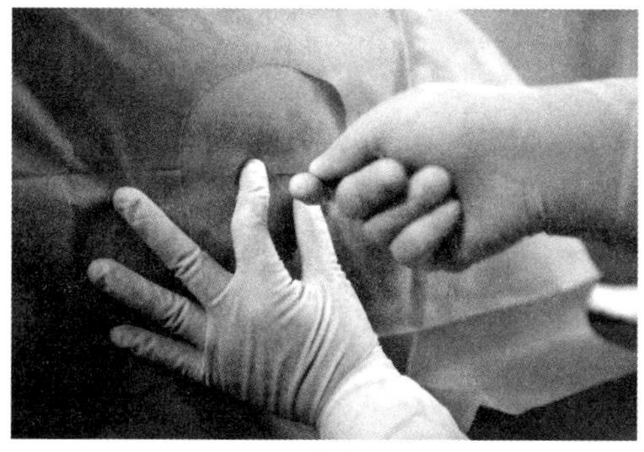

E. 穿刺

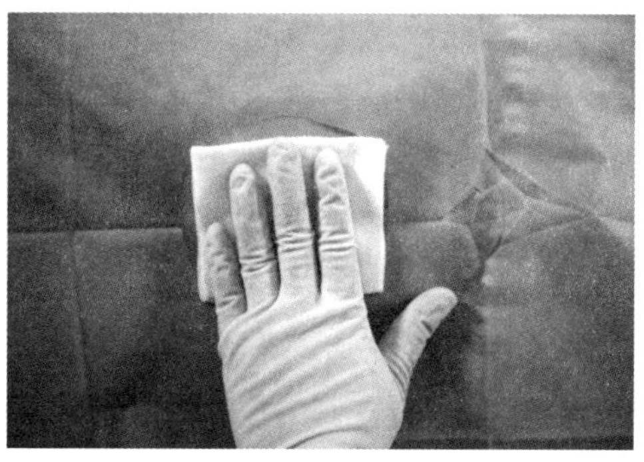

F. 包扎

图 3-24-1　腰椎穿刺术

1. 穿刺点选择　以双侧髂棘连线与后正中线的交会处为穿刺点。此处，相当于第3～4腰椎棘突间隙，有时也可在上一或下一腰椎间隙进行。

2. 常规消毒　用消毒棉球以穿刺点为中心由内向外消毒2～3遍，直径不小于15 cm。戴无菌手套，铺洞巾，麻醉。

3. 穿刺　首先检查穿刺针是否通畅，放入针芯。术者用左手固定穿刺点皮肤，右手持穿刺针以垂直背部、针尖稍斜向头部的方向缓慢刺入，成人进针深度4～6 cm，儿童2～4 cm。当针头穿过韧带与硬脑膜时，有阻力突然消失的落空感。

4. 测压与抽放液　放液前先拔出针芯，之后接上测压管测量压力。正常侧卧位脑脊液压力为80～180 mmH_2O 或40～50滴/min。撤去测压管，收集脑脊液2～5 mL送检。

5. 拔针包扎　收集脑脊液后将针芯插入，缓慢拔出穿刺针，消毒穿刺点后按压，覆盖无菌纱布，胶布固定，嘱患者去枕平卧4～6 h。

6. 收拾整理物品。

［注意事项］

1. 患者体位正确，穿刺定位准确。

2. 牢记腰椎穿刺成功标志为落空感且有脑脊液流出。

【模拟临床场景】

临床情景：患儿，男性，11岁。头痛、发热3 d。初步诊断为急性脑膜炎，需做脑脊液检查。
要求：请为患者（医学模拟人）行腰椎穿刺（包括测压、脑脊液标本收集）。
考试时间：11 min
评分标准：总分20分（全过程中任何步骤违反无菌操作原则，一处扣2分）。
1. 操作前准备（5分） （1）戴帽子、口罩（头发、鼻孔不外露）；洗手（口述）（1分）。 （2）患者取侧卧位，背部与床面垂直，头向前胸屈曲，两手抱膝紧贴腹部（1分）。 （3）选择穿刺点并在体表定位（一般以第3～4腰椎棘突间隙为穿刺点，即双侧髂嵴连线与后正中线的交会处，也可上移或下移一个腰椎间隙）（2分）。 （4）常规消毒皮肤：以穿刺点为中心由内及外消毒2～3遍，范围正确（1分）。
2. 穿刺操作过程（11分） （1）戴无菌手套（1分）。 （2）铺洞巾（1分）。 （3）用2%利多卡因自穿刺点皮肤至椎间韧带做局部浸润麻醉（1分）。 （4）用左手固定穿刺点皮肤，右手持穿刺针以垂直背部或针尖稍斜向头部的方向缓慢刺入（2分）。 （5）当感到穿刺阻力突然消失（即针头穿过韧带与硬脊膜），此时将针芯慢慢抽出，有脑脊液流出（2分）。 （6）测压与放液：接测压管测量压力并记录（1分）。撤去测压管，用试管收集适量脑脊液送检（1分）。 （7）收集脑脊液后将针芯插入，缓慢拔出穿刺针，消毒穿刺点后按压，覆盖无菌纱布，胶布固定（1分）。 （8）嘱患者去枕平卧4～6 h（1分）。
3. 提问（2分） （1）腰椎穿刺后为什么要患者去枕平卧（1分）？ 答：为了避免低颅压头痛。 （2）腰椎穿刺术的禁忌证有哪些（1分）？ 答：腰椎穿刺术的禁忌证包括疑有颅内高压、颅后窝有占位性病变、休克、濒危状态，穿刺部位有炎症（答出1项得0.25分，答出4项即可）。

4. 职业素质(2 分)
(1)操作前以和蔼的态度告知患者腰椎穿刺的目的,取得患者的配合。告知患者操作中出现不适,如果感到头晕、心慌或胸闷,请及时告诉医护人员。操作时注意无菌观念,动作轻柔规范,体现爱护患者的意识。操作结束后应告知患者相关注意事项(1 分)。
(2)着装整洁,仪表端庄,举止大方,语言文明,认真细致,表现出良好的职业素质(1 分)。

第二十五节 胸腔穿刺术

【实训目标】

1. 能够熟练进行胸腔穿刺操作。
2. 能够合理进行医患沟通。
3. 培养学生无菌操作意识。

【知识回顾】

[适应证]

1. 诊断性 主要用于采取胸腔积液,从而可进行胸腔积液的常规、生化、微生物学以及细胞学检测,明确积液的性质,寻找引起积液的病因。

2. 治疗性

(1)抽出胸膜腔内的积液、积气,减轻液体和气体对肺组织的压迫,使肺组织复张,缓解病人的呼吸困难等症状。

(2)抽吸胸膜腔的脓液,进行胸腔冲洗,治疗脓胸。

(3)胸膜腔给药,可向胸腔注入抗生素、促进胸膜粘连药物以及抗癌药物等。

[禁忌证]

1. 体质衰弱、病情危重难以耐受穿刺术者。
2. 对麻醉药物过敏。
3. 凝血功能障碍,严重出血倾向的病人,在未纠正前不宜穿刺。
4. 有精神疾病或不合作者。
5. 疑为胸腔棘球蚴病病人,穿刺可引起感染扩散,不宜穿刺。
6. 穿刺部位或附近有感染。

[准备工作]

1. 物品准备 胸腔穿刺包、无菌胸腔引流管及引流瓶、皮肤消毒剂、麻醉剂、无菌棉签、手套、洞巾、注射器、纱布以及胶布。

2. 个人准备 洗手,戴口罩、帽子。

3. 患者准备:取坐位面向椅背,两前臂置于椅背上,前额伏于前臂上。不能起床者可取半坐卧位,患者前臂上举双手抱于枕部,同时给予心理安慰。

[操作步骤](图 3-25-1)

1. 定位 穿刺点选择:穿刺点选在胸部叩诊实音(或鼓音)最明显部位,一般常取肩胛线或腋后线第 7 ~ 8 肋间,有时也选腋中线第 6 ~ 7 肋间或由超声波定位确定。抽取胸腔积气时一般选择锁骨中线第二肋间隙。

2. 消毒、铺巾、局麻 常规消毒皮肤范围:以穿刺点为中心由内向外消毒 2 ~ 3 遍,直径约15 cm。

戴无菌手套。覆盖消毒洞巾。检查胸腔穿刺包内物品，注意胸穿针与抽液用注射器连接后检查是否通畅，同时检查是否有漏气情况。抽取2%利多卡因5 mL在穿刺点的下一肋骨上缘自皮至胸膜壁层进行局部浸润麻醉。

3. 穿刺　以左手示指与中指固定穿刺部位的皮肤，右手将穿刺针的三通活栓转到与胸腔关闭处，再将穿刺针在麻醉处垂直刺入，有突破感时停止进针。

4. 取标本　助手用止血钳协助固定穿刺针，以防刺入过深损伤肺组织。转动三通活栓使其与外界相通，排出液体。如用较粗的长穿刺针代替胸腔穿刺针时，应先将针座后连接的胶皮管用血管钳夹住，穿刺进入胸膜腔后再接注射器，松开钳子，抽液。

5. 退针包扎　抽液结束时嘱助手用血管钳夹闭橡皮管末端或关闭三通阀门，拔出穿刺针、局部消毒、覆盖无菌纱布、稍用力压迫片刻、用胶布固定后嘱患者静卧。诊断性抽液50～100 mL，减压抽液首次不超过600 mL，以后抽液不超过1000 mL。

6. 收拾整理物品。

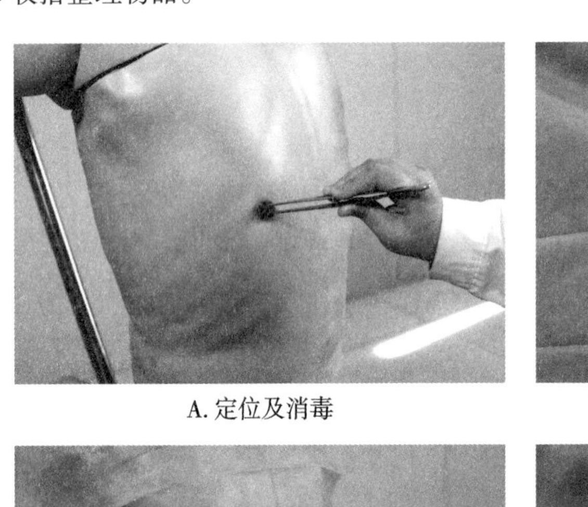

A. 定位及消毒

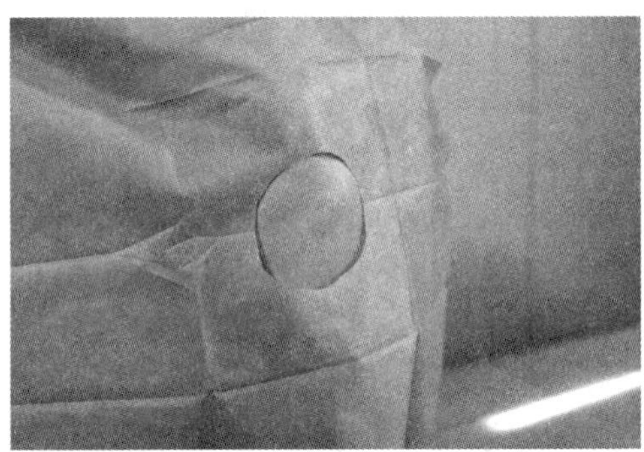

B. 铺巾

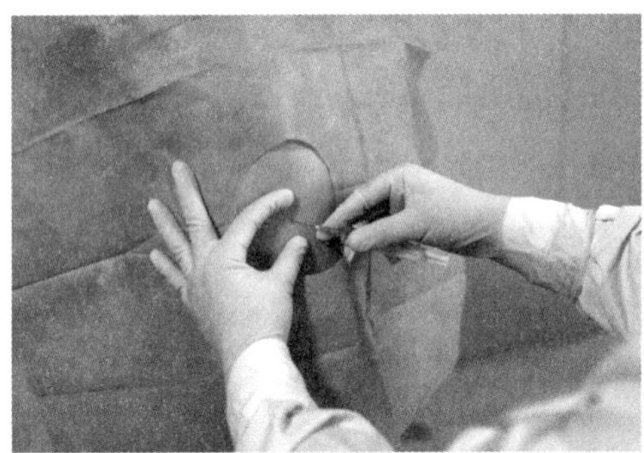

C. 麻醉

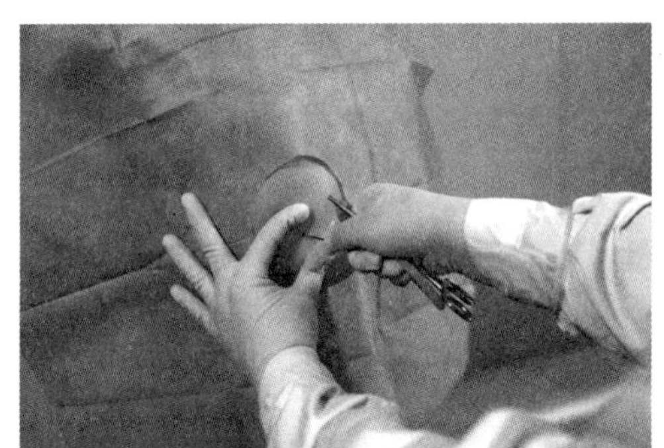

D. 穿刺

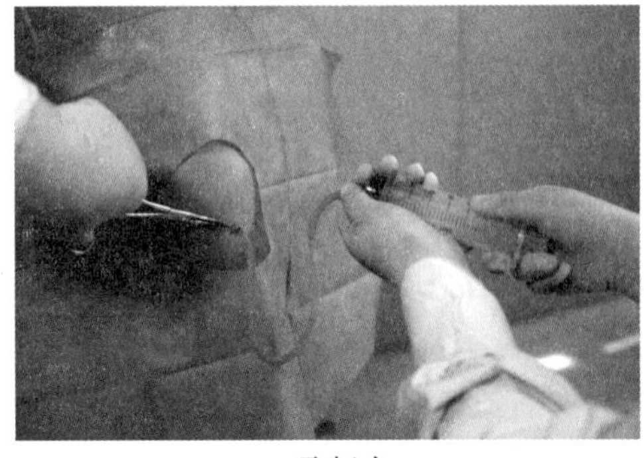

E. 取标本

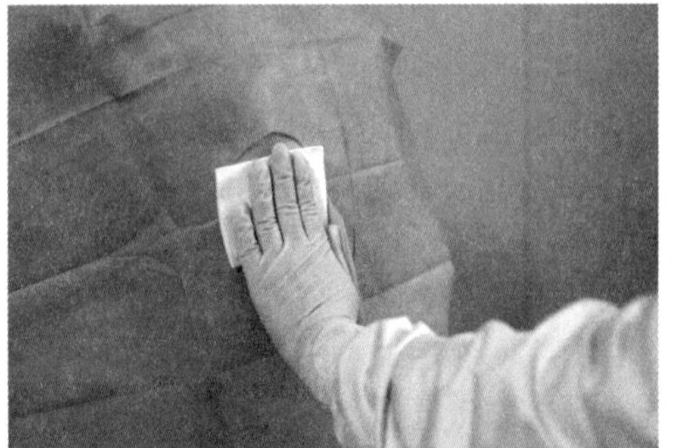

F. 包扎

图3-25-1　胸腔穿刺术

［注意事项］

1. 胸穿前应向患者说明胸穿的目的，消除顾虑。

2. 操作过程中应密切观察患者的反应，如出现头晕、面色苍白、出汗、心悸、胸闷、昏厥等胸膜反应等，或者出现连续咳嗽、气短、咳泡沫痰等，应立即停止操作，并皮下注射 0.1% 肾上腺素 0.3 ~ 0.5 mL，并给予其他对症治疗。

3. 抽液不宜过快、过多。诊断性抽液：50 ~ 100 mL；减压抽液：首先不超过 600 mL，以后抽液不超过 1000 mL，但脓胸则应尽量抽净。检查肿瘤细胞时，至少抽取 50 mL，并立即送检。

4. 严格无菌操作，胸穿过程中防止空气进入胸腔，始终保持胸腔负压。

【模拟临床场景】

临床情景：患者，男性，55 岁。因胸闷半个月，加重 2 d 来医院检查，胸片发现右侧胸腔中等量积液，为明确诊断，准备抽取胸腔积液做进一步检查。
要求：请为患者（医学模拟人）行诊断性胸腔穿刺。
考试时间：11 min
评分标准：总分 20 分（全过程中任何步骤违反无菌操作原则，一处扣 2 分）
1. 操作前准备（5 分） （1）戴帽子、口罩（头发、鼻孔不外露），洗手（口述）（1 分）。 （2）患者取坐位，面向椅背，两前臂置于椅背上，前额伏于前壁上（1 分）。 （3）选择常用的穿刺点之一并在体表定位（右侧肩胛下角线或腋后线第 7 ~ 8 肋间，腋中线第 6 ~ 7 肋间，腋前线第 5 肋间的下一肋骨上缘）（2 分）。 （4）常规消毒皮肤：以穿刺点为中心消毒 2 ~ 3 遍，范围正确（1 分）。
2. 胸腔穿刺操作过程（11 分） （1）戴无菌手套（1 分）。 （2）铺洞巾（1 分）。 （3）用 2% 利多卡因自穿刺点皮肤至胸膜壁层逐层进行浸润麻醉（1 分）。 （4）用血管钳夹闭与穿刺针针座连接的橡皮管（1 分），以左手示指与中指固定穿刺部位的皮肤（1 分）。 （5）右手持穿刺针在穿刺点局麻部位缓慢垂直进针（1 分），有突破感后让助手在橡皮管尾端接上注射器，松开血管钳，用血管钳协助固定穿刺针（1 分），用注射器缓慢抽取积液（1 分）。 （6）用注射器抽取适量胸腔积液留取标本后，嘱助手用血管钳夹闭橡皮管，拔出穿刺针，按压穿刺点（2 分）。 （7）穿刺点消毒，局部用无菌纱布覆盖，胶布固定，标本送检（1 分）。
3. 提问（2 分） （1）胸腔穿刺如果损伤肺组织，会产生什么并发症（1 分）？ 答：可能会造成气胸或血气胸。 （2）胸腔穿刺时哪些表现提示患者出现了胸膜反应（1 分）？ 答：若患者出现头晕、心慌、胸闷、出汗、面色苍白，甚至昏厥，提示患者出现了胸膜反应（答出 1 项得 0.25 分，答出 4 项即可）。
4. 职业素质（2 分） （1）操作前以和蔼的态度告知患者胸腔穿刺的目的，取得患者的配合。告知患者操作中出现不适，如果感到头晕、心慌或胸闷，请及时告诉医护人员。操作时注意无菌观念，动作轻柔规范，体现爱护患者的意识。操作结束后应告知患者相关注意事项（1 分）。 （2）着装整洁，仪表端庄，举止大方，语言文明，认真细致，表现出良好的职业素质（1 分）。

第二十六节　骨髓穿刺术

【实训目标】

1. 能够熟练进行骨髓穿刺操作。

2. 能够合理进行医患沟通。

3. 培养学生无菌操作意识。

【知识回顾】

［适应证］

1. 血液病的诊断。

2. 血液病治疗中疗效观察。

3. 恶性肿瘤怀疑骨髓转移。

4. 寄生虫学检查。

5. 骨髓液的细菌学检查。

［禁忌证］

1. 血友病。

2. 严重凝血功能障碍。

3. 穿刺部位有感染。

［准备工作］

1. 物品准备　常规消毒治疗盘 1 套。无菌骨髓穿刺包（内有骨髓穿刺针、5 mL 和 20 mL 注射器、7 号针头、洞巾、纱布、血管钳、载玻片 6 ~ 8 张）。无菌手套、2% 利多卡因、推玻片 1 张，按需要准备细菌培养管。

2. 个人准备　洗手，戴口罩、帽子。

3. 患者准备　体位准备：平卧或俯卧、侧卧，患者给予心理安慰。

［操作步骤］（图 3-26-1）

1. 定位　常用穿刺点：

（1）髂后上棘刺穿点：骶椎两侧，臀部上方突出的部位。

（2）髂前上棘穿刺点：髂前上棘后 1 ~ 2 cm 的髂嵴上。

（3）胸骨穿刺点：胸骨柄或胸骨体相当于第 1、2 肋间隙的位置。

（4）腰椎棘突穿刺点：位于腰椎棘突突出处。

2. 消毒　用消毒棉球以穿刺点为中心并进行散点麻醉，由内向外消毒 2 ~ 3 遍，直径至少15 cm。戴无菌手套、铺洞巾、局麻（2% 利多卡因局麻至骨膜）。

3. 检查穿刺针焊接是否牢固，有无倒刺，是否通畅，放入针芯。将骨髓穿刺针固定器固定在适当的长度上（髂骨穿刺约 1.5 cm）。用左手的拇指和示指固定穿刺部位，以右手持针向骨面垂直刺入，当针尖接触骨质时，则将穿刺针围绕针体长轴左右旋转，缓缓钻刺骨质，当感到阻力消失且穿刺针已固定在骨内时，表示已进入骨髓腔。若穿刺针未固定，则应再钻入少许达到能固定为止。

4. 拔出针芯，放于无菌盘内；接上干燥的 10 mL 或 20 mL 注射器，用适当力量抽吸（若针头在骨髓腔内，抽吸时患者感到轻微酸痛），随即有少量红色骨髓液进入注射器中。骨髓吸取量以 0.1 ~ 0.2 mL为宜。将抽取的骨髓液滴于载玻片上，速作涂片数张备送做形态学及细胞化学染色检查。

5. 抽吸完毕，将针芯重新插入。左手取无菌纱布置于针孔处，右手将穿刺针连同针芯一起拔出，随即将纱布盖于皮肤针孔处，并按压 1 ~2 min，移去纱布，局部消毒后并覆盖新的无菌纱布，再用胶布将纱布加压固定。

6. 收拾整理物品。

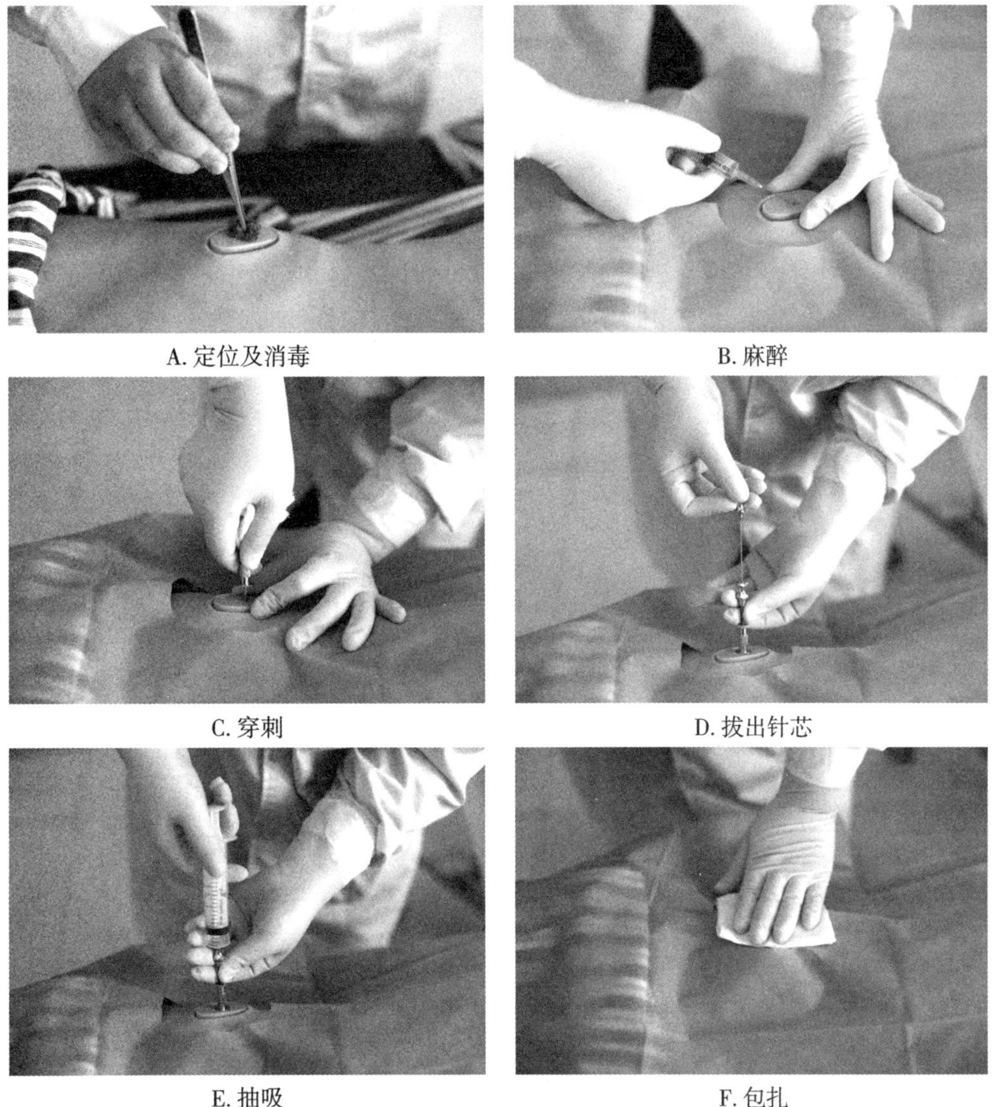

A. 定位及消毒　B. 麻醉　C. 穿刺　D. 拔出针芯　E. 抽吸　F. 包扎

图 3–26–1　骨髓穿刺术

［注意事项］

1. 牢记穿刺定位点。
2. 注意穿刺前先调整穿刺针固定器。
3. 穿刺完毕后需加压包扎。

【模拟临床场景】

临床情景：患者，女性，33 岁。发现双下肢多处瘀斑 10 d 来院就诊。血常规检查查显示血小板明显减少。为进一步明确诊断，准备做骨髓检查。
要求：请为患者（医学模拟人）行骨髓穿刺并涂片。

考试时间:11 min
评分标准:总分 20 分(全过程中任何步骤违反无菌操作原则,一处扣 2 分)。
1. 操作前准备(5 分) (1)戴帽子、口罩(头发、鼻孔不外露);洗手(口述)(1 分)。 (2)患者取平卧位或侧卧位(1 分)。 (3)选择常用的穿刺点之一,并在体表定位:髂后上棘穿刺点(患者侧卧位,取髂后上棘突出的部位)、髂前上棘穿刺点(患者平卧位,髂前上棘后 1 ~ 2 cm 骨面较宽、平处)、胸骨穿刺点(患者平卧位,前正中线第 2 肋间水平)(2 分)。 (4)常规消毒皮肤:以穿刺点为中心由内及外消毒 2 ~ 3 遍,范围正确(1 分)。
2. 骨髓穿刺操作过程(11 分) (1)戴无菌手套(1 分)。 (2)铺洞巾(1 分)。 (3)用 2% 利多卡因自穿刺点皮肤至骨膜做局部浸润麻醉(1 分)。 (4)将骨髓穿刺针固定在适当的长度上(髂骨穿刺约 1.5 cm,胸骨穿刺约 1.0 cm),用左手的拇指和示指固定穿刺部位(1 分)。 (5)以右手持针向骨面垂直刺入,当针尖接触骨质时,将穿刺针围绕针体长轴左右旋转,缓缓钻刺骨质,直至穿刺针阻力消失,穿刺针已固定在骨内,提示穿刺成功(2 分)。 (6)拔出针芯,放于无菌盘内:接上干燥的 10 mL 或 20 mL 注射器,用适当力量抽取 0.1 ~ 0.2 mL 骨髓液(2 分)。 (7)抽吸完毕,将针芯重新插入;左手取无菌纱布置于针孔处,右手将穿刺针连同针芯一起拔出,随即将无菌纱布盖于皮肤针孔处,并按压穿刺点 1 ~ 2 min,移去纱布,局部消毒后并覆盖新的无菌纱布,胶布固定(2 分)。 (8)将抽取的骨髓液滴于载玻片上,迅速作骨髓液推片 2 张(1 分)。
3. 提问(2 分) (1)骨髓穿刺部位有哪些(1 分)? 答:穿刺部位有髂前上棘、髂后上棘、腰椎棘突、胸骨(答出 1 项得 0.5 分,答出 2 项即可)。 (2)骨髓培养时,需抽取多少骨髓标本(1 分)? 答:骨髓培养时,骨髓抽取量以 1 ~ 2 mL 为宜。
4. 职业素质(2 分) (1)操作前以和蔼的态度告知患者穿刺的目的,取得患者的配合。告知患者操作中出现不适,如果感到头晕、心慌或胸闷,请及时告诉医护人员。操作时注意无菌观念,动作轻柔规范,体现爱护患者的意识。操作结束后应告知患者相关注意事项(1 分)。 (2)着装整洁,仪表端庄,举止大方,语言文明,认真细致,表现出良好的职业素质(1 分)。

第二十七节　腹腔穿刺术

【实训目标】

1. 能够熟练进行腹腔穿刺操作。
2. 能够合理进行医患沟通。
3. 培养学生无菌操作意识。

【知识回顾】

［适应证］

1. 抽取腹腔积液进行各种实验室检验，以便寻找病因，协助临床诊断。

2. 大量腹腔积液引起严重胸闷、气促、少尿等症状，病人难以忍受时，可适当抽放腹腔积液以缓解症状。

3. 因诊断或治疗目的行腹膜腔内给药或腹膜透析。

4. 各种诊断或治疗性腹腔置管。

［禁忌证］

1. 有肝性脑病先兆者。

2. 粘连型腹膜炎、棘球蚴病、卵巢囊肿。

3. 腹腔内巨大肿瘤（尤其是动脉瘤）。

4. 腹腔内病灶被内脏粘连包裹。

5. 胃肠高度胀气。

6. 腹壁手术瘢痕区或明显肠袢区。

7. 妊娠中后期。

8. 躁动、不能合作者。

［准备工作］

1. 物品准备　腹穿包、无菌手套、无菌试管、腹带、3% 碘酒、70% 酒精、棉签、胶布 2% 利多卡因，注射器。

2. 个人准备　洗手，戴口罩、帽子。

3. 患者准备　患者平卧，同时给予心理安慰。

［操作步骤］（图 3-27-1）

1. 术前须排尿以防穿刺损伤膀胱。叩诊有移动性浊音，确认有腹腔积液。取半卧位、平卧位或侧卧位。

2. 定位　穿刺点选择。常用的穿刺点：

（1）脐与左侧髂前上棘连线中、外 1/3 交点，此处不易损伤腹壁动脉。

（2）脐与耻骨联合连线中点上方 1.0 cm、偏左或偏右 1.5 cm 处，此处无重要器官且易愈合。

（3）侧卧位，在脐水平线与腋前线或腋中线之延长线相交处，此处常用于诊断性穿刺。

3. 常规消毒，戴无菌手套，铺洞巾，自皮肤至壁层腹膜以 2% 利多卡因做局部麻醉。

4. 穿刺以及取腹水操作：左手固定穿刺部皮肤，右手持穿刺针经麻醉处垂直刺入皮肤后，以 45° 斜刺入腹肌，再与腹壁呈垂直角度刺入腹腔有突破感时停止进针，放开橡皮管末端的夹子，见腹水流出。嘱助手用血管钳协助固定穿刺针，考生将橡皮管末端接引流袋或引流瓶，用输液夹调节放液速度。

5. 退针包扎　穿刺结束后嘱助手用夹子夹闭橡皮管末端，拔出穿刺针并按压穿刺点 3 min，防止腹水渗漏，再次消毒穿刺部位后用纱布覆盖并加蝶形胶布固定。大量放液者需加用腹带加压包扎。注意放液不宜过多过快，肝硬化患者一般一次不超过 3000 mL。

6. 收拾整理物品。

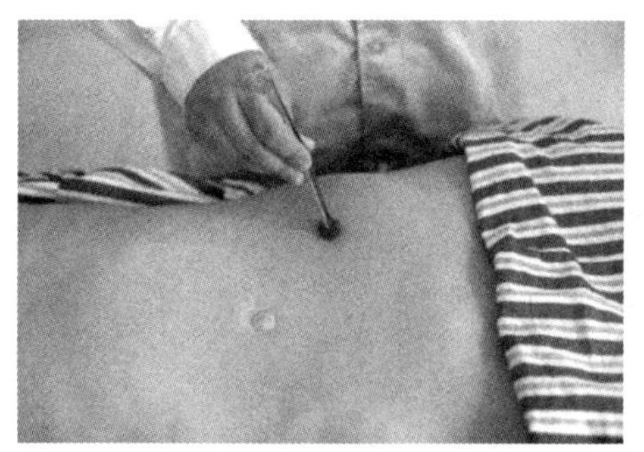
A. 定位及消毒

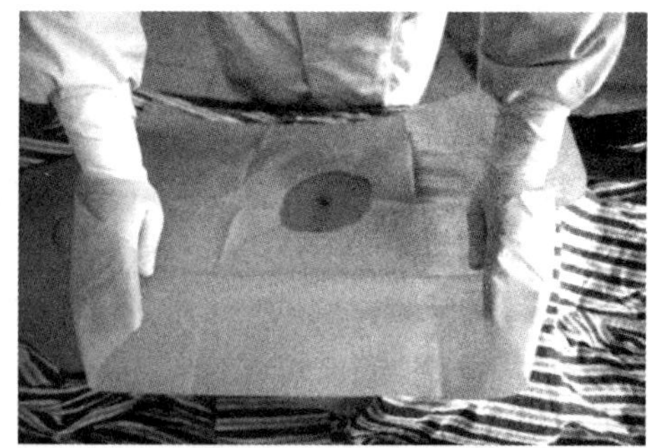
B. 铺巾

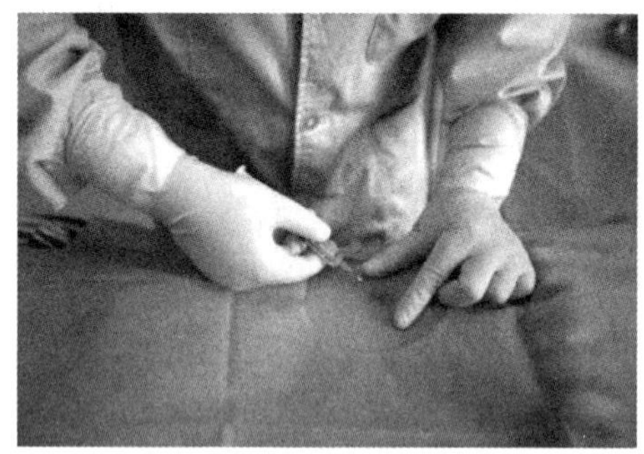
C. 麻醉

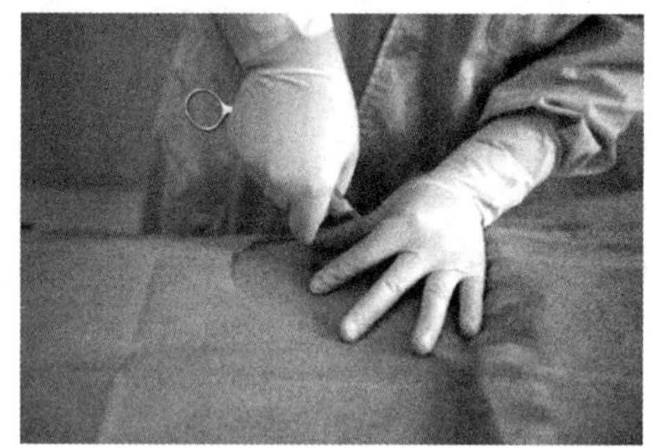
D. 穿刺

图 3-27-1　腹腔穿刺术

[注意事项]

1. 定位准确，3 种穿刺点定位方式都需牢记。

2. 穿刺针进入腹腔时的角度变换。

【模拟临床场景】

临床情景：患者，男性，60 岁。因腹胀进行性加重 2 周入院，诊断为肝硬化、腹水。目前出现呼吸困难，需给予放腹水减压治疗。
要求：请为患者（医学模拟人）行腹腔穿刺放腹水治疗。
考试时间：11 min
评分标准：总分 20 分（全过程中任何步骤违反无菌操作原则，一处扣 2 分）。
1. 操作前准备（5 分） （1）戴帽子、口罩（头发、鼻孔不外露），洗手（口述）（1 分）。 （2）患者取平卧位或侧卧位（1 分）。 （3）选择常用的穿刺点之一并在体表定位（平卧位：左下腹脐与左侧髂前上棘连线中、外 1/3 交点，脐与耻骨联合连线中点上方 1 cm、偏左或偏右 1.5 cm 处；侧卧位：脐水平线与腋前线或腋中线之延长线相交处）（2 分）。 （4）常规消毒皮肤：以穿刺点为中心消毒 2～3 遍，范围正确（1 分）。

2. 腹腔穿刺操作过程(11 分) (1)戴无菌手套(1 分)。 (2)铺洞巾(1 分)。 (3)用 2% 利多卡因自穿刺点皮肤至壁层腹膜作局部浸润麻醉(1 分)。 (4)穿刺针橡皮管末端夹闭置于消毒盘中,左手固定穿刺部位皮肤,右手持 8 号或 9 号穿刺针,经麻醉处垂直刺入皮肤后,以 45°~60°角斜刺入肌层,再呈垂直角度刺入腹腔,针尖抵抗感消失,放开橡皮管末端的夹子,见腹水流出(3 分)。 (5)助手用血管钳固定针头,考生将橡皮管末端接引流袋或引流瓶,用输液夹调节放液速度(2 分)。 (6)放液后,嘱助手用夹子夹闭橡皮管末端,拔出穿刺针后按压穿刺点 3 min(1 分)。穿刺点消毒,覆盖无菌纱布,胶布固定(1 分)。 (7)用腹带加压包扎腹部(1 分)。
3. 提问(2 分) (1)腹腔大量放液时,如何操作才能避免穿刺后腹水漏出(1 分)? 答:穿刺时,穿刺针垂直进针穿过皮肤、斜行进针穿过肌层,然后垂直穿入腹腔的穿刺方法,可防止腹水漏出。 (2)大量腹腔积液可以一次性把腹水完成抽尽吗? 为什么(1 分)? 答:不可以(0.5 分)。一般一次放液不超过 3000 mL,过多放液可引起电解质紊乱,肝硬化患者还会诱发肝性脑病(0.5 分)。
4. 职业素质(2 分) (1)操作前以和蔼的态度告知患者穿刺的目的,取得患者的配合。告知患者操作中出现不适,如果感到头晕、心慌或胸闷,请及时告诉医护人员。操作时注意无菌观念,动作轻柔规范,体现爱护患者的意识。操作结束后应告知患者相关注意事项(1 分)。 (2)着装整洁,仪表端庄,举止大方,语言文明,认真细致,表现出良好的职业素质(1 分)。

第四章 辅助检查

德育导读

一代名师——黄宛

黄宛，汉族，浙江嘉兴人，1918 年 9 月出生，教授，心脏内科学家。1943 年毕业于北京协和医学院，获医学博士学位。1952 年在国内最早推广应用十二导联心电图及心导管检查。1962 年提出“多发性大动脉炎”概念。1966 年创用加压给氧法抢救急性左心衰竭。黄宛教授是新中国心血管内科的开拓者，著有《临床心电图学》，主编有《临床心电图图谱》等，为中国的心电图学、心导管学的应用和发展做出了里程碑式的奠基性工作。

黄宛教授对党和人民无限忠诚，他长期担任中央首长的保健工作，为我国医疗保健事业做出了重要贡献。黄宛教授热爱党、热爱人民、热爱军队；他立场坚定，旗帜鲜明，无论在任何情况下，他都能够在思想上、政治上和行动上始终同党中央、中央军委保持高度一致；他严于律己，有很强的组织纪律观念和原则性；他平易近人，和蔼可亲，诲人不倦；他公道正派，生活俭朴，淡泊名利，任劳任怨，充分体现了一个共产党员高度自觉的政治觉悟和对人民、对祖国的赤胆忠心。黄宛教授一生对医学事业执着追求，无私奉献，创造了不平凡的业绩，为祖国医疗卫生事业做出了杰出贡献。黄宛教授勤奋好学、热爱临床。

辅助检查是医务人员进行医疗活动、获得有关资料的方法之一，即通过医学设备进行身体检查，是一种相对于主要的检查方法（问诊、查体）的辅助检查方法。辅助检查是辅助的检查，一般只提供参考性的临床资料，一般不用它作为最主要的临床诊断证据，它提供的数据可能与实际情况有一定的差距。辅助检查有时提供最主要的临床诊断证据——“金标准”。如一些肿瘤的良恶性主要靠病理学检查确定。辅助检查系统的技术支撑作用，是保证医院团队综合服务质量至关重要的环节之一。随着现代医学的不断发展，辅助检查系统对医院诊疗工作的介入性和指导性日趋突出，医技科室已逐步由临床辅助科室慢慢向诊断和技术支撑转变，在整个医疗工作中占有越来越重要的地位，其科室的设置和作用的发挥已不可或缺。

第一节 正常心电图

【实训目标】

1. 明白导联线与人体的连接方法及心电图机的操作。

2. 知道心电图各波段意义、命名和测量方法。

3. 懂得心电图的阅读分析方法及窦性心律的特点。

4. 会心电图报告的书写方法。

【知识回顾】

一、心电图机操作方法

为了获得质量合格的心电图，除了心电图机性能必须合格以外，还要求环境符合条件，受检者的配合和正确的操作方法。

(一)对环境的要求

1. 室内要求保持温暖(不低于 18 ℃)，以避免因寒冷而引起的肌电干扰。

2. 使用交流电源的心电图机必须接可靠的专用地线(接地电阻应低于 0.5 Ω)。

3. 放置心电图机的位置应使其电源线尽可能远离诊察床和导联电缆，床旁不要摆放其他电器具(不论通电与否)及穿行的电源线。

4. 诊察床的宽度不应窄于 80 cm，以免肢体紧张而引起肌电干扰，如果诊察床的一侧靠墙，则必须确定墙内无电线穿行。

(二)准备工作

1. 对初次接受心电图检查者，必须事先做好解释工作，消除紧张心理。

2. 在每次做常规心电图之前受检者应经充分休息，解开上衣，取仰卧位，在描记心电图时要放松肢体，保持平静呼吸。

(三)皮肤处理和电极安置

1. 如果放置电极部位的皮肤有污垢或毛发过多，则应预先清洁皮肤或剃毛。

2. 应该用导电膏(剂型分为：糊剂、霜剂和溶液等)涂擦放置电极处的皮肤，而不应该只把导电膏涂在电极上。

(四)导联连接

1. 严格按照国际统一标准，准确安放常规 12 导联心电图，必要时应加做其他胸壁导联，女性乳房下垂者应托起乳房，将 V_3、V_4、V_5电极安放在乳房下缘胸壁上，而不应该安置在乳房上。

2. 描记 V_7、V_8、V_9 导联心电图时，必须仰卧位，而不应该在侧卧位时描记心电图，因此背部的电极最好用扁的吸杯电极，或临时贴一次性心电监护电极并接上连接导线代替。

3. 不要为了图方便，将接左、右下肢的电极都放在一侧下肢，因为目前的心电图机都装有“右下肢反驱动”电路，它能有效地抑制交流电干扰，上述做法等于取消了此项功能，从而降低了抗交流电干扰的性能。此时操作者虽然可以用“交流电滤波”来减轻干扰，但是却同时使心电图波形失真。上述情况在使用旧式的心电图机时尤需注意。

4. 肢体导联 按红、黄、绿、黑顺序从右上肢顺时针方向连接左上肢、左下肢及右下肢。

具体步骤：首先选定部位，一般选择肢体内侧皮肤，然后用酒精棉球或局部涂导电糊，用导联电极板连接此部位即可。(记忆方法：右手拿红旗，左脚踩绿地)

5. 胸前导联 常规导联有 6 个，分别为 V_1 ~ V_6。在冠心病尤其心肌梗死时需加做 V_7 ~ V_9，V_{3R} ~ V_{6R}。具体连接部位如下：

V_1：胸骨右缘第 4 肋间。

V_2：胸骨左缘第 4 肋间。

V_3：位于 V_2 与 V_4 两点连线的中点。

V_4:左锁骨中线与第 5 肋间相交处。

V_5:左腋前线 V_4 水平处。

V_6:左腋中线 V_4 水平处。

V_7:左腋后线 V_4 水平处。

V_8:左肩胛骨线 V_4 水平处。

V_9:左脊旁线 V_4 水平处。

V_{3R} ~ V_{6R}:右胸与 V_3 ~ V_6 对称处。

(五)心电图机操作

1. 心电图机的性能必须符合标准。若使用热笔式的记录纸,其热敏感性和储存性应符合标准。单通道记录纸的可记录范围不窄于 40 mm。

2. 无自动描记 1 mV 定标方波的热笔式心电图机,在记录心电图之前必须先描记方波("打标准"),以便观察心电图机的各导联同步性、灵敏度、阻尼和热笔温度是否适当,必要时可按心电图使用说明加以调整,以后每次变换增益后都要再描记一次定标方波。方波勿过宽(约 0.16 s),尽可能与 P、QRS、T 波不重叠。

3. 接通电源。

4. 连接各导联及与心电图机的连接。

5. 打开心电图机开关,确定走纸速度,一般为 25 mm/s,确定电压,一般 1 mV=10 mm。

6. 作图

(1)将走纸开关放至观察位置,描笔上下摆动不超过纸宽且居中。

(2)若分析心律失常,应做一长Ⅱ或 V_1 导联。

7. 疑有或已有急性心肌梗死患者首次做常规心电图检查时必须加做 V_{3R}、V_{4R}、V_{5R}、V_7、V_8、V_9,并在胸壁各导联部位用色笔、龙胆紫或放射治疗标记用的皮肤墨水做上标记,使电极定位准确以便以后动态比较。

8. 疑有右位心或右心肌梗死者,应加做 V_{3R}、V_{4R}、V_{5R}导联。

9. 不论使用哪一种机型的心电图机,为了减少心电图波形失真,应该尽量不使用交流电滤波或"肌电滤波"。

10. 用手动方式记录心电图时,每次切换导联后,必须等到基线稳定后再启动记录纸,每个导联记录的长度不应少于 3 ~4 个完整的心动周期(即需记录 4 ~5 个 QRS 综合波)。

11. 遇到下列情况时应及时做出处理

(1)如果发现某个胸壁导联有无法解释的异常 T 或 U 波时,则应检查相应的胸壁电极是否松动脱落,若该电极固定良好而部位恰好在心尖搏动最强处,则可重新处理该处皮肤或更换质量较好的电极,若仍无效则可试将电极的位置稍微偏移一些,此时若波形变为完全正常,则可认为这种异常的 T 波或 U 波是由于心脏冲撞胸壁,使电极的极化电位发生变化而引起的伪差。

(2)如果发现Ⅲ和(或)aVF 导联的 Q 波较深,则应在深吸气后屏住气时,立即重复描记这些导联的心电图。若此时 Q 波明显变浅或消失,则可考虑横膈抬高所致,反之若 Q 波仍较深而宽,则不能除外下壁心肌梗死。

(3)如发现心率>60 次/min 而 PR>0.22 s 者,则应取坐位时再记录几个肢体导联心电图,以便确定是否有房室阻滞。

(六)心电图机的维护

1. 每天做完心电图后必须洗净电极。用铜合金制成的电极,如发现有锈斑,可用细砂纸擦掉后,再用生理盐水浸泡一夜,使电极表面形成电化性能稳定的薄膜,镀银的电极用水洗净即可,使用时应避免擦伤镀银层。

2. 导联电缆的芯线或屏蔽层容易损坏，尤其是靠近两端的插头处，因此使用时切忌用力牵拉或扭转，收藏时应盘成直径较大的圆盘，或悬挂放置，避免扭转或锐角折叠。

3. 交直流两用的心电图机，应按说明书的要求定期充电，以利延长电池使用寿命。

4. 心电图主机应避免高温、日晒、受潮、尘土或撞击，用布盖好防尘罩。

5. 由医疗仪器维修部门定期检测心电图机的性能。热笔记录式心电图，应根据记录纸的热敏感性和走纸速度而调整热笔的压力和温度。

二、心电图各波命名和定义

（一）P 波

代表左右心房除极的电位变化。形态可以为单向（正向和负向）、双向。双向 P 波是指波的描迹线在参考水平线两侧各有一个转折点，起始转折在水平线以上称正负（+-）双向，起始转折在参考水平线以下称负正（-+）双向。如果正向 P 波终末部在参考水平线以下，但无转折，仍应称正向 P 波；同样，如果负向 P 波终末部在参考水平线以上，但无转折，仍应称负向 P 波。

（二）PR 段与 PR 间期

PR 段反映心房复极过程及房室结、希氏束、束支的电活动。由于激动经过这段传导组织时所产生的电位影响极为微弱，在体表心电图上表现为一段平直的线。PR 间期是 P 波与 PR 段的合计，从 P 波起点至 QRS 波起点，代表心房开始除极至心室开始除极的时间。

（三）QRS 波

代表左右心室除极电位变化。QRS 波群可由一个或多个成分组成。确定 QRS 波成分时，应以 QRS 波起始部作为参考水平线。第一个在参考水平线以上的 QRS 波成分称为 R 波；R 波之前向下的波称为 Q 波；S 波是继 R 波之后第一个向下的波；R′波是继 S 波之后向上的波；如 R′波后有一个向下的波称为 S′波；依次类推 R″、S″波等。如 QRS 波只有向下的波，则称为 QS 波。QRS 波结束点称为 J 点或“ST 连接点”。当 J 点偏离参考水平线时，QRS 波终末成分的定义见图 4-1-1。

（四）J 点

QRS 波群的终末与 ST 段起始之交接点。J 点大多在等电位线上，也可如图 4-1-1 出现其他情况。

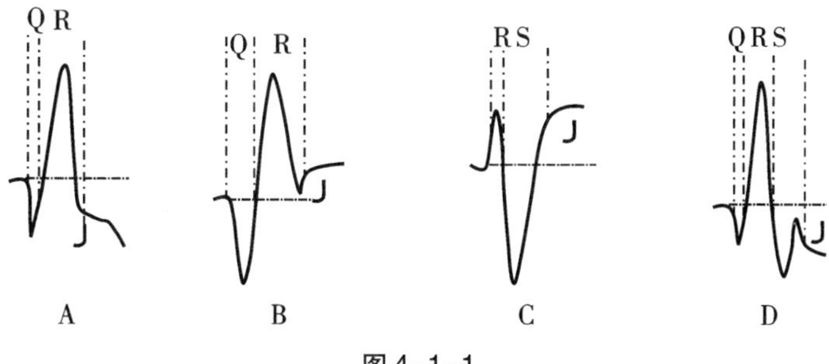

图 4-1-1

A、C. QRS 终末部描迹线虽不在参考水平线，但未发生转折；B、D. QRS 终末部描迹线虽再次转折，但未越过参考水平线。

（五）ST 段和 T 波

ST 段是指 J 点与 T 波起点之间的一段。ST 段和 T 波代表左右心室复极过程。ST 段常呈水平或平缓倾斜，并逐渐过渡为 T 波，因此在大多数情况下，不可能将 ST 段与 T 波截然分开。T 波形态可以为单向(正向或负向)、双向(正负双向或负正双向),其定义同P波。

(六)QT间期

从QRS波群开始至T波结束的时间,反映心室肌从开始除极至复极完毕的时间。

(七)U波

位于T波之后的小波,其产生机制尚不清楚。正常U波方向常与T波相同,以V_2、V_3导联U波较显著。

三、心电图测量和正常数据

(一)心电图测量

横坐标表示时间,当纸速25 mm/s,1 mm表示0.04 s;纵坐标表示电压,当标准电压1 mV=10 mm,1 mm表示0.1 mV。

1.心率

(1)心律整齐:测出一个R-R(或P-P)间期,再以60除以该间期,心率=60/P-P间期或R-R间期(秒)。

(2)心律不齐

1)采取数个心动周期的平均值来测算。

2)数6 s(30个大格)P和QRS波个数,乘以10分别得出心房率和心室率。

2.各波段振幅的测量　测正向波形高度时,应以参考水平线上缘垂直地测量到波顶,测负向波形深度时,应以参考水平线下缘垂直地测量到波形底端。

3.各波段时间的测量　测量各波时间应自波形起点的内缘测至波形终点的内缘。在12导联同步记录中,P波和QRS波从最早起点测至最晚终点,PR间期从最早的P波起点测量至最早的QRS波起点,ST段自QRS波群的终点至T波起点间的线段,ST段偏移测量点目前尚无统一标准。ST段呈水平型下移时,测量ST段水平部与QRS起始部的垂直距离。ST段呈非水平型下移时,ST段偏移在J点后0.06 s或0.08 s处测量。建议在报告ST段测量结果时,应说明ST段测量点及ST段移位类型(水平型、下斜型、上斜型)。测量应在QRS起始部与ST描迹线同一缘(上缘或下缘)之间进行。QT间期从最早的QRS波起点测量至最晚的T波终点。单导记录中,P、QRS应选最宽波测量,Q-T间期建议测量V_1、V_2或V_3导联,取其中最长的间距为QT间期。测量QT间期应排除U波,PR间期选P波宽大且有Q波的导联。

4.平均心电轴

(1)额面心电轴的判定:根据Ⅰ、Ⅲ导联QRS波群振幅来确定。

(2)心电轴的范围:Ⅰ导联左(正)侧端为0°,右(负)侧端为±180°。循0°顺时针的角度为正,逆时针的角度为负。正常额面心电轴向左下,在-30°~+90°之间;-30°~-90°为心电轴左偏;+90°~+180°为心电轴右偏,-90°~±180°为不确定电轴(图4-1-2)。

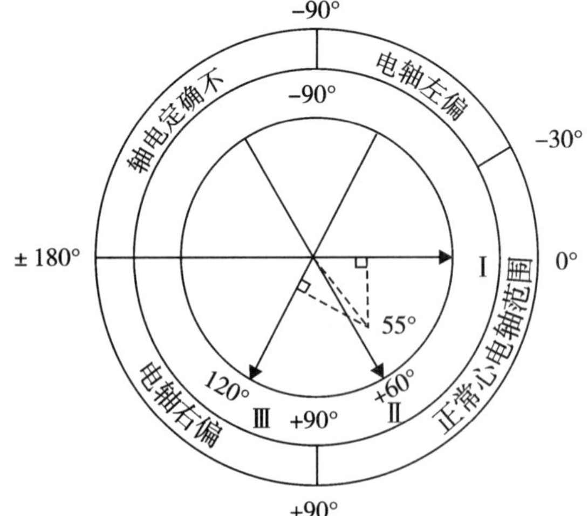

图4-1-2　正常心电轴及其偏移

(3)目测法

1)一般用标准Ⅰ或Ⅲ导联QRS波群主波的方向大致估计心电轴。Ⅰ和Ⅲ导联QRS波群,均为正向波,表示电轴不偏。Ⅰ导联主波为正向波,而Ⅲ导联出现较深的负向波,则为电轴左偏。如Ⅰ导联主波为较深的负向波,Ⅲ导联主波为正向波,则表示电轴右偏(图4-1-3)。

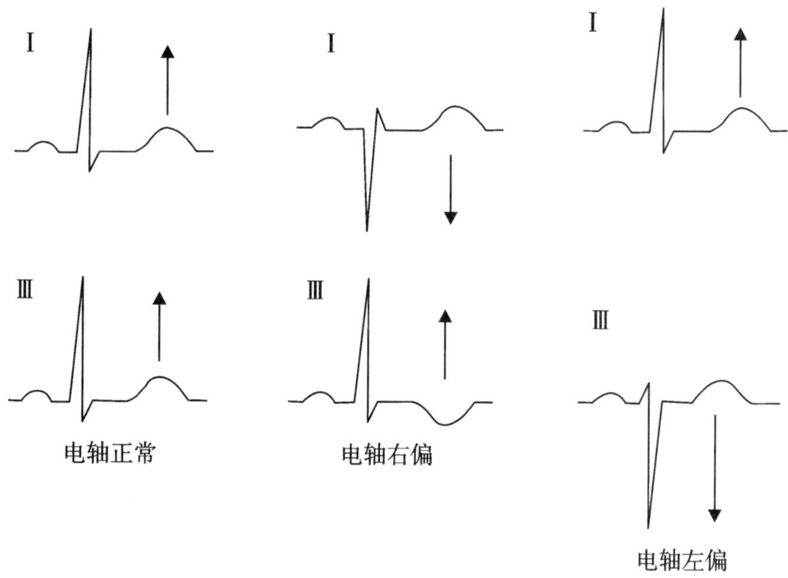

图4-1-3 心电轴目测法

2)目测Ⅰ和aVF导联QRS波群主波的方向,有时需结合Ⅱ导联QRS波群主波的方向粗略估测方法,以电轴不偏为例(图4-1-4、4-1-5)。

(4)振幅法:根据Ⅰ导联和Ⅲ导联QRS波群各波的代数和,将两个数值分别在Ⅰ导联及Ⅲ导联上画出垂直线,求得两垂直线的交叉点。电偶中心O点与该交叉点相连即为心电轴的角度。

(5)临床意义:心电轴左偏多见于正常横位心(如肥胖、妊娠、腹水等)、左室肥厚和左前分支阻滞等;心电轴右偏多见于正常垂位心(如儿童、瘦长体形等)、右室肥厚、广泛前壁心肌梗死和左后分支阻滞等;不确定电轴可以发生在正常人,亦可见于某些病理情况,如肺心病、冠心病、高血压等。

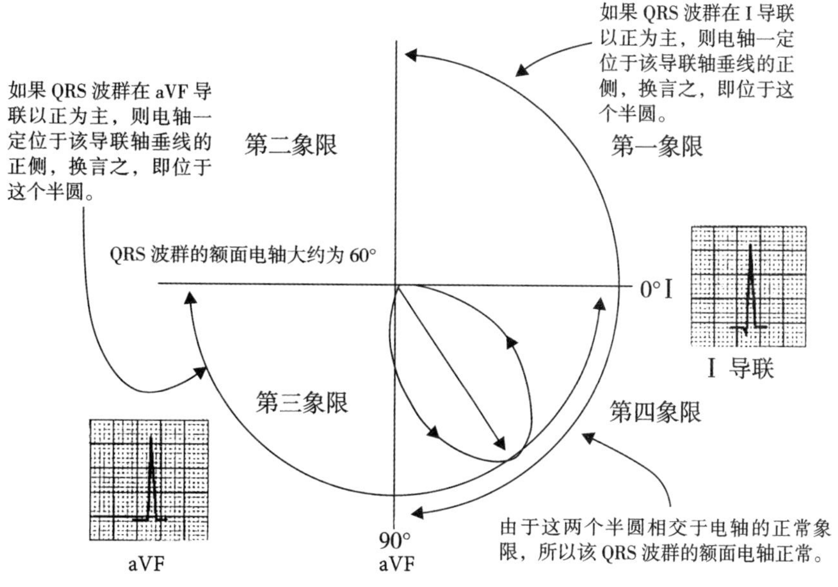

图4-1-4 心电轴不偏

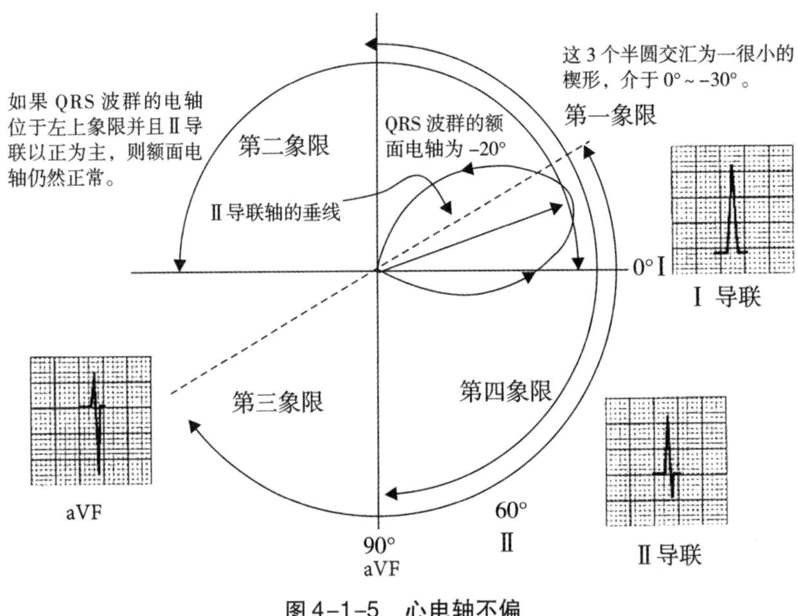

图4-1-5 心电轴不偏

5.钟向转位　主要根据过渡波形(R/S≈1)在胸导联的位置来判定。

(1)自心尖朝心底方向观察：正常 V_3 或 V_4 R/S 大致相等，当 V_3 或 V_4 图形呈 rS，V_5、V_6 呈 RS(R/S≈1)为顺钟向转位，当 V_3 或 V_4 图形呈 Rs，而 V_1、V_2 呈 RS 为逆钟向转位。

(2)临床意义：顺钟向转位见于右心室肥厚，逆钟向转位见于左心室肥厚，心电图上显示的钟向转位只提示心电位的变化，并非都是心脏在解剖上转位的结果。

(二)正常心电图波形特点和正常值：

1.P波　P波的形态在大部分导联上一般呈钝圆形，有时可能有轻度切迹。在Ⅰ、Ⅱ、aVF、V_4～V_6 向上、aVR 向下，其余导联呈双向、倒置或低平均可。时间小于0.12 s，振幅：肢导小于0.25 mV，胸导小于0.2 mV。

2.PR间期　心率在正常范围时，PR间期为0.12～0.20 s，年龄越小或心率越快，PR间期越短。老年人或心率慢者PR间期可长达0.21～0.22 s。

3.QRS波群

(1)时间：正常人多数在0.06～0.10 s，不超过0.11 s，QRS起点至R波顶端垂直线的时距即R峰时间，在 V_1、V_2 不超过0.03 s，V_5、V_6 不超过0.05 s。

(2)波形与振幅：正常人 V_1、V_2 导联呈 rS 型，V_5、V_6 导联可呈 qR、qRS、RS 或 R 型。胸导联 V_1～V_5 自右向左R波逐渐增高，V_6 的R波一般低于 V_5 的R波。S波从 V_2-V_6 逐渐变小。R/S自右至左逐渐增大，一般 V_1 的 R/S<1，V_5 的 R/S>1，V_3 或 V_4 的 R/S 近于1。aVR导联QRS波群向下，可呈QS、rS、rSr′或Qr型。R_{aVR} 一般不超过0.5 mV。

(3)Q波：正常Q波振幅不超过同一导联R波的1/4，时间不超过0.03 s(Ⅲ和aVR导联除外)，V_1、V_2 导联不应有Q波，偶可呈QS波。

4.J点　QRS波终末与ST段起始之交接点，大多在等电位线上，通常随ST段的偏移而发生移位。

5.ST段　所有导联下移不超过0.05 mV，抬高 V_1、V_2 ≤0.3 mV，V_3 ≤0.5 mV，余导联≤0.1 mV。

6.T波　正常T波形态两肢不对称，前半部斜度较平缓，而后半部较陡。方向应与QRS波群主波方向一致，在Ⅰ、Ⅱ、V_4～V_6 导联T波直立，aVR导联T波倒置，aVL、aVF、V_1～V_3 导联可以向上、向下或双向。若V_1的T波向上，$V_2 \sim V_6$的T波不应向下。T波振幅不应低于同一导联R波的1/10。胸导联T波可达1.2～1.5 mV。

7. QT间期 其长短与心率有关，心率越快则QT间期越短，心率越慢QT间期则越长。当心率为60～100次/min时，QT间期的正常范围为0.32～0.44 s。校正的QT间期$QTc=QT/\sqrt{R-R}$。

8. u波 T波后0.02～0.04 s出现的小波，其方向与T波一致，但振幅较小。V_2、V_3较明显，机制不明。u波明显增高常见于低血钾，u波倒置可见于高血压和冠心病。

四、窦性心律

（一）P波规律出现

（二）P波在Ⅰ、Ⅱ、aVF、V_4-V_6导联直立，aVR导联倒置

五、心电图分析阅读方法

在进行心电图分析的时候，首先应该关注走纸速度和标准电压，若心电图的走纸速度或标准电压发生变化，心电图波形的时间和振幅的测量也要做出相应的变化。

心电图的分析可按照心电图波形产生的顺序来进行分析，具体分析顺序如下：

（一）心率的计算

心率的计算对于临床决策及处理至关重要，大概的心率计算方法可以分为心脏节律规整或不规整分别加以计算，详细内容参见本篇第三小节。

（二）P波的分析

1. 分析心电图是否存在窦性P波，并分析窦性P波相关的异常心电图，包括窦性心动过速、窦性心动过缓、左右心房肥大。

2. 分析心电图是否存在非窦性P波，并分析非窦性P波相关的异常心电图，包括房性期前收缩、房性逸搏、交界性期前收缩、交界性逸搏。

3. 分析心电图是否没有P波，并分析没有P波的异常心电图，包括交界性期前收缩、室性期前收缩、交界性逸搏、窦性停搏、窦房传导阻滞、心房颤动、心房扑动。

（三）PR间期的分析

1. PR间期的延长，可能存在房室传导阻滞。

2. PR间期的缩短，可能存在预激综合征。

（四）QRS波群的分析

1. 正常QRS波群的形态及电压特点。

2. 借助QRS波群进行电轴偏转的判断。

3. 借助QRS波群电压的变化进行心室肥厚的判断。

4. 增宽的QRS波群的分析 室性期前收缩、室性逸搏、室内传导阻滞。

5. 无正常QRS波群的分析 心室扑动、心室颤动。

（五）ST段的分析

ST段抬高的分析；ST段压低的分析。

（六）T波的分析

T波高尖；T波低平；T波倒置。

(七)电解质及药物对心电图的影响

这种分析方法的优点在于可以收集足够多的心电图信息,避免对异常心电图的漏诊。另外,对分析的最后结果,还要反过来看与临床是否有明显不符合的地方,并提出适当的解释。原则上能用一种道理解释的不要设想过多的可能性;应首先考虑多见的诊断,从临床角度出发,心电图诊断要顾及治疗和患者的安全,确定心电图有无心电轴偏移、钟向转位、心律失常、传导问题、房室肥大及心肌方面的问题。

1. 正常心电图(图 4-1-6)

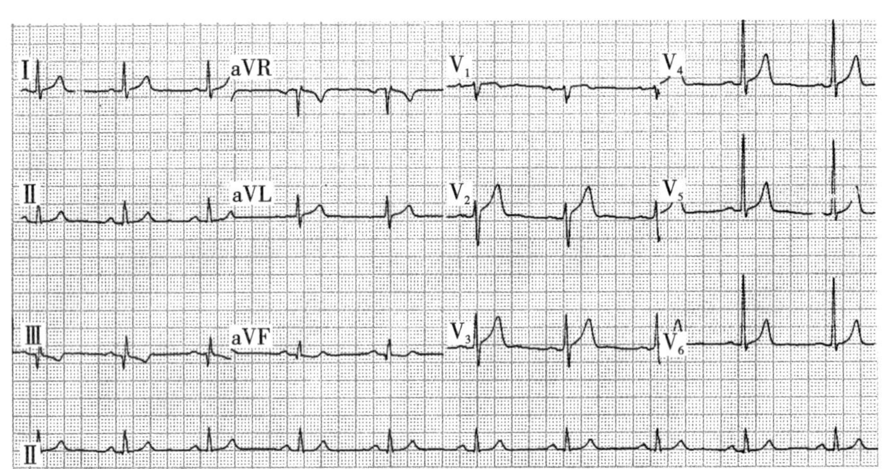

图 4-1-6 正常心电图

【模拟临床场景】

患者,女性,63 岁。心悸 4 d。最可能的心电图诊断是

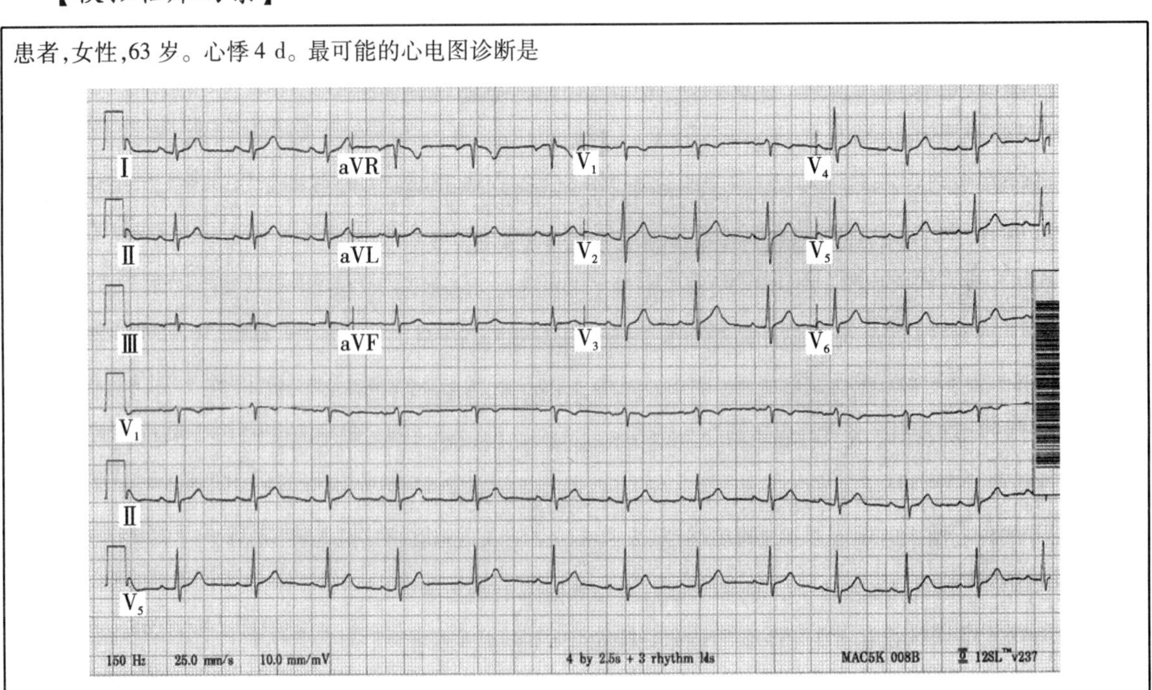

选项:A. 心房颤动 B. 左心室肥厚 C. 正常心电图 D. 三度房室传导阻滞

正确答案:C

第二节　心房肥大、心室肥厚心电图

【实训目标】

1. 会用心电图阅读分析方法判断出心房肥大和心室肥厚的心电图。

2. 会正确书写心房肥大和心室肥厚的心电图报告。

3. 谨记心房肥大、心室肥厚的诊断需结合临床。

【知识回顾】

一、心房肥大心电图表现

(一)右心房肥大

正常心房激动形成P波,右心房先激动,形成P波的前半部,左心房后激动,形成P波的后半部,当右心房肥大时其除极向量增大,传导时间延长,往往与左心房后除极的时间重叠,故总时间不延长,只表现电压增高。

心电图特征

1. P波高尖,其振幅在肢体导联≥0.25 mV,以Ⅱ、Ⅲ、aVF导联最为明显,P波的时间正常。临床上常见于慢性肺心病,又称“肺型P波”。

2. V_1导联P波直立时,振幅≥0.15 mV,如P波呈双向时,其振幅的算术和≥0.20 mV。

3. P波电轴右移超过75°。

4. 心电图示例(图4-2-1)。

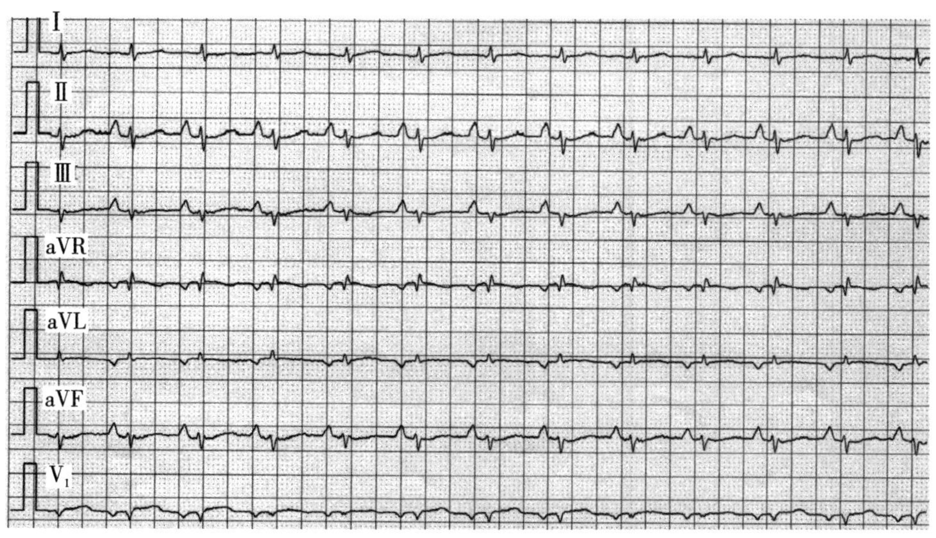

图4-2-1　右心房肥大

(二)左心房肥大

由于左心房后除极,故左心房肥大时主要表现为P波时间的延长。

心电图特征

1. P 波时间增宽时间≥0.12 s，常呈双峰，峰距≥0.04 s，以Ⅰ、Ⅱ、aVL 导联明显。临床上常见于风湿性心脏病二尖瓣狭窄，故又称“二尖瓣型 P 波”。

2. PR 段缩短，P 波时间与 PR 段时间之比>1.6。

3. Pv_1 可呈正负双向，负向波深，负向波的时间（s）乘以负向波的振幅（mm）称为 P 波终末电势（$Ptfv_1$），左心房肥大时，$Ptfv_{1\text{的绝对值}}$≥0.04 mm · s。

4. 心电图示例（图 4-2-2）。

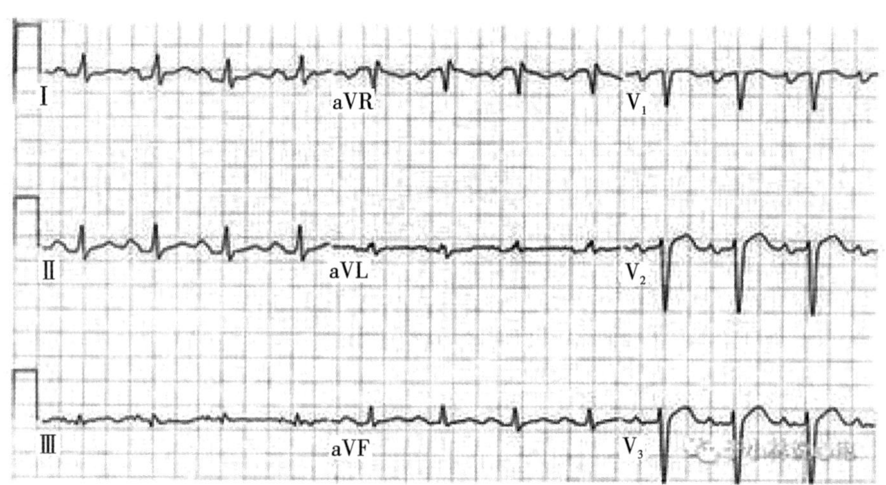

图 4-2-2　左心房肥大

（三）双侧心房肥大

诊断标准

1. P 波振幅≥0.25 mV，时间增宽≥0.12 s（图 4-2-3）。

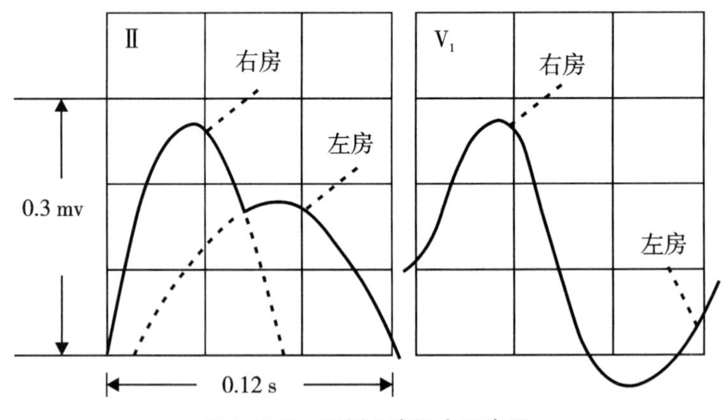

图 4-2-3　双侧心房肥大示意图

2. V_1 导联 P 波高大双相，正向振幅≥0.15 mV，负向时间≥0.04 s，临床上常见于风湿性心脏病及某些先天性心脏病。

3. 心电图示例（图 4-2-4）。

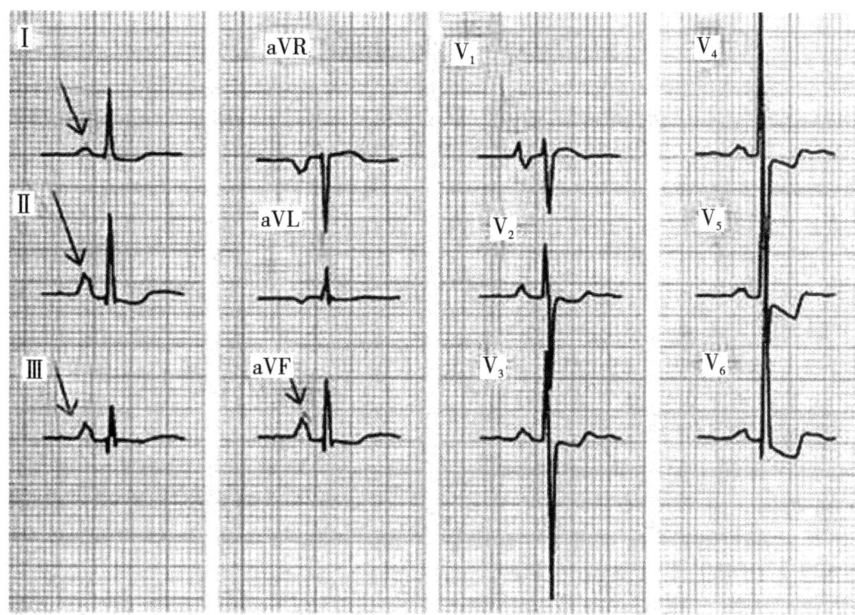

图 4-2-4　双心房肥大

二、心室肥厚心电图表现

心室肥厚心电图表现以 QRS 波振幅增高为主。

(一)左心室肥厚

正常左心室位置偏向左后,左心室明显比右心室厚,所以正常左心室的综合向量占优势,当左心室肥厚时,优势就更突出,在心电图上可有以下表现:

1. QRS 波群高电压

(1)胸导联:R_{V5}或 R_{V6}>2.5 mV,R_{V5}+S_{V1}>4.0 mV(男)或>3.5 mV(女)。

(2)肢体导联:R_{I}>1.5 mV,R_{aVL}>1.2 mV,R_{aVF}>2.0 mV,R_{I}+S_{III}>2.5 mV。

(3)Cornell 标准:R_{aVL}+S_{V3}>2.8 mV(男)或>2.0 mV(女)。

2. 电轴左偏。

3. QRS 时限延长到 0.10~0.11 s。

4. 可出现继发性 ST-T 改变

(1)以 R 波(如 V_5、V_6)为主的导联上 ST 段压低>0.05 mV,T 波低平、双向或倒置。

(2)以 S 波(如 V_1)为主的导联上,反而可见 T 波直立。

诊断标准:在符合一项或几项 QRS 电压增高标准的基础上,结合其他阳性指标之一,一般可诊断左心室肥厚;符合条件越多,诊断可靠性越大。

临床意义:常见于高血压性心脏病、主动脉病变等。

5. 心电图示例(图 4-2-5)。

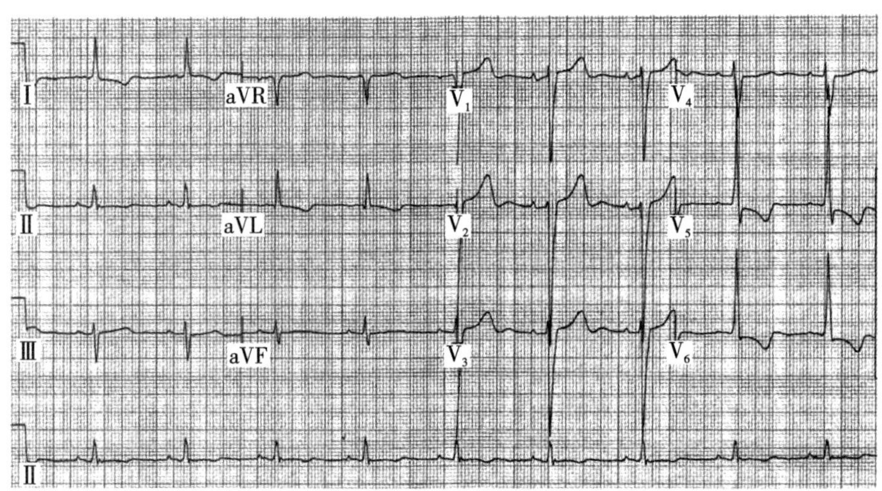

图 4-2-5　左心室肥厚

(一)右心室肥厚

右心室厚度仅有左室厚度的 1/3,当右室厚度非常明显时,才能在心电图上显示出来,所以心电图对诊断右心室肥厚不敏感,但阳性率较高。心电图表现如下:

1. QRS 高电压　V_1导联 R/S≥1;V_5导联 R/S≤1,aVR 导联 R/q 或 R/s≥1。

2. $R_{V1}+S_{V5}>1.05$ mV(重度肥大>1.20 mV),$R_{aVR}>0.5$ mV。

3. 电轴右偏≥+90°(重症可>+110°)。

4. 可出现继发 ST-T 改变　常伴有右胸导联(如 V_1、V_2)ST 段压低>0.05 mV,T 波倒置。

临床意义:常见于肺心病及某些先天性心脏病。

5. 心电图示例(图 4-2-6)。

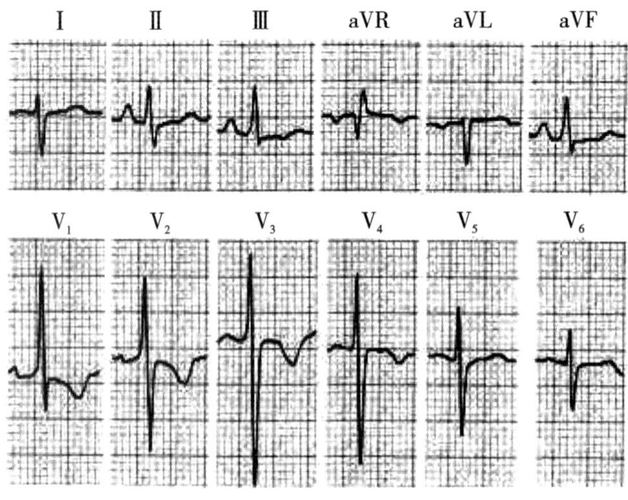

图 4-2-6　右心室肥厚

(三)双侧心室肥厚

1. 可呈现大致正常心电图,因左右心室高电压的表现相互抵消。

2. 可呈现单侧心室肥厚心电图，而另一侧被掩盖，多为左心室肥厚的图形。

3. 可呈现双侧心室肥厚心电图。

4. 心电图示例（图 4-2-7）。

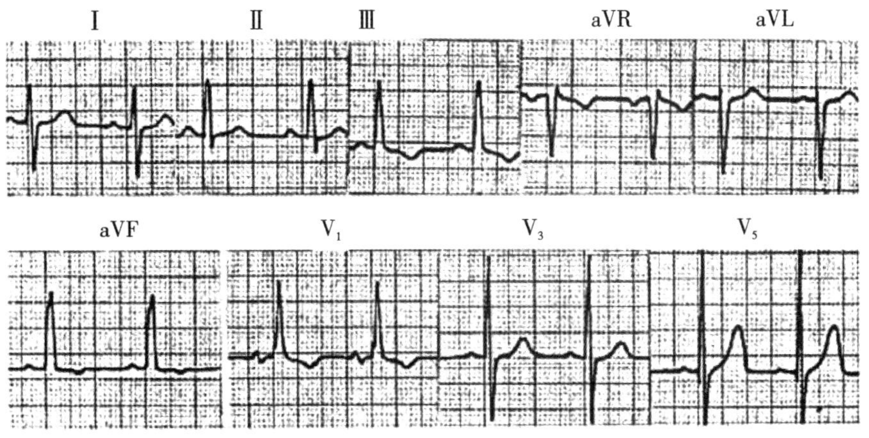

图 4-2-7　双侧心室肥厚

【模拟临床场景】

患者，男性，65 岁。胸闷 0.5 h。最可能的心电图诊断是

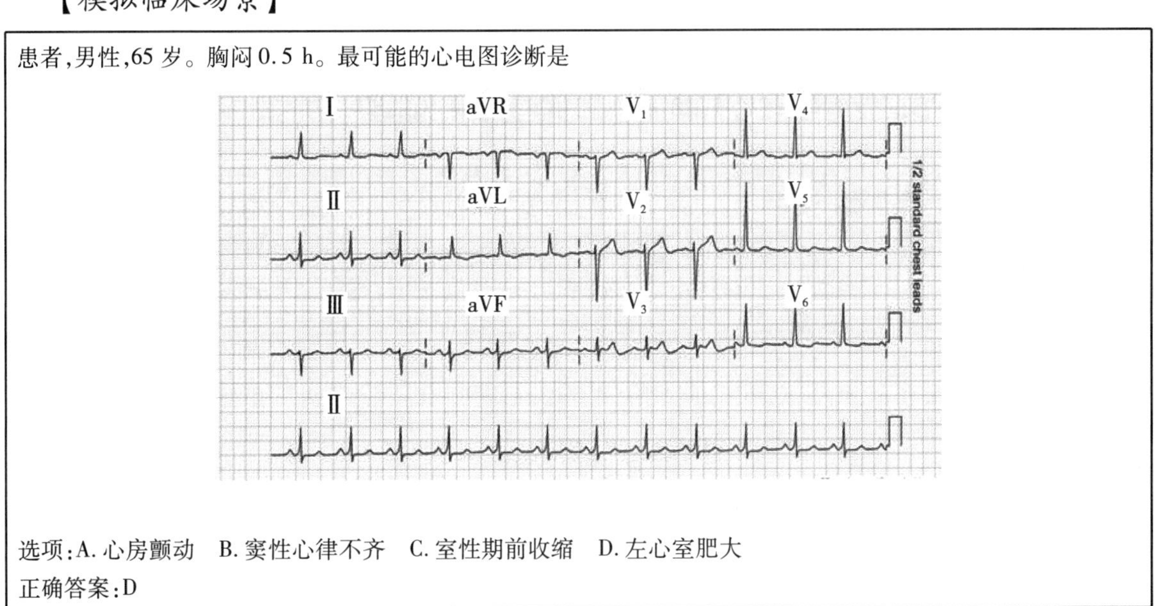

选项：A. 心房颤动　B. 窦性心律不齐　C. 室性期前收缩　D. 左心室肥大

正确答案：D

第三节　心肌缺血与心肌梗死心电图

【实训目标】

1. 能够运用心电图诊断标准，对心肌缺血及心肌梗死心电图做出诊断。

2. 懂得心肌梗死心电图的特征性改变、分期及定位诊断。

3. 理解心肌缺血、心肌梗死的心电图原理。

【知识回顾】

一、心肌缺血心电图表现

（一）心肌缺血的心电图类型

1. 缺血型改变　分为心内膜和心外膜缺血。心内膜下心肌缺血，使心内膜下心肌复极延迟，心内膜原来与心外膜复极时抗衡的向量减少或消失，使 T 波向量增加，而出现一个高大的 T 波；心外膜下心肌缺血（包括透壁型缺血），则引起复极顺序的逆转，由心内膜先开始复极，而缺血的心外膜心肌尚未复极，所以心外膜仍呈负电位，而面向缺血区的导联记录出倒置的 T 波，如倒置深尖、双肢对称称冠状 T 波，亦可见于心肌梗死。

2. 损伤型心电图改变　损伤改变主要表现是 ST 段的抬高或压低。心内膜下心肌损伤时，ST 向量背离心外膜面而指向心内膜，心外膜面的电极对准的是负电，所以描记的 ST 段是压低的；心外膜下心肌损伤时，ST 向量指向心外膜面，心外膜的电极对准的是正电，所以描记的 ST 段是抬高的。

（二）心绞痛发作时的心电图表现

1. 当典型心绞痛发作时，缺血部位导联上表现 ST 段压低≥0.1 mV 和（或）T 波倒置（图 4-3-1）。

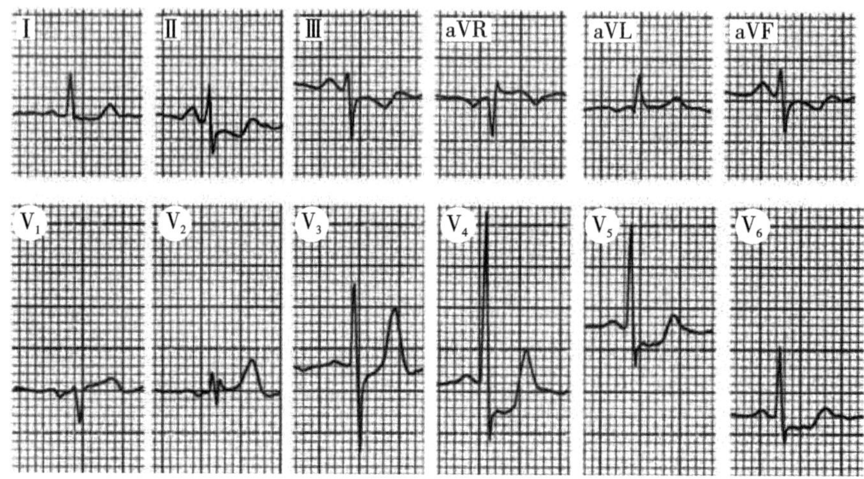

图 4-3-1　典型心绞痛发作

2. 变异型心绞痛主要因为冠脉痉挛性狭窄引起心肌急性严重缺血，多引起暂时性 ST 段抬高并常伴有高耸 T 波和对应导联的 ST 段下移（图 4-3-2）。

3. 有些冠心病患者心电图可呈持续性 ST 改变（水平型或下斜型下移≥0.05 mV），和（或）T 波倒置、低平和负正双向，而于心绞痛发作时出现 ST-T 改变加重或伪性改善。

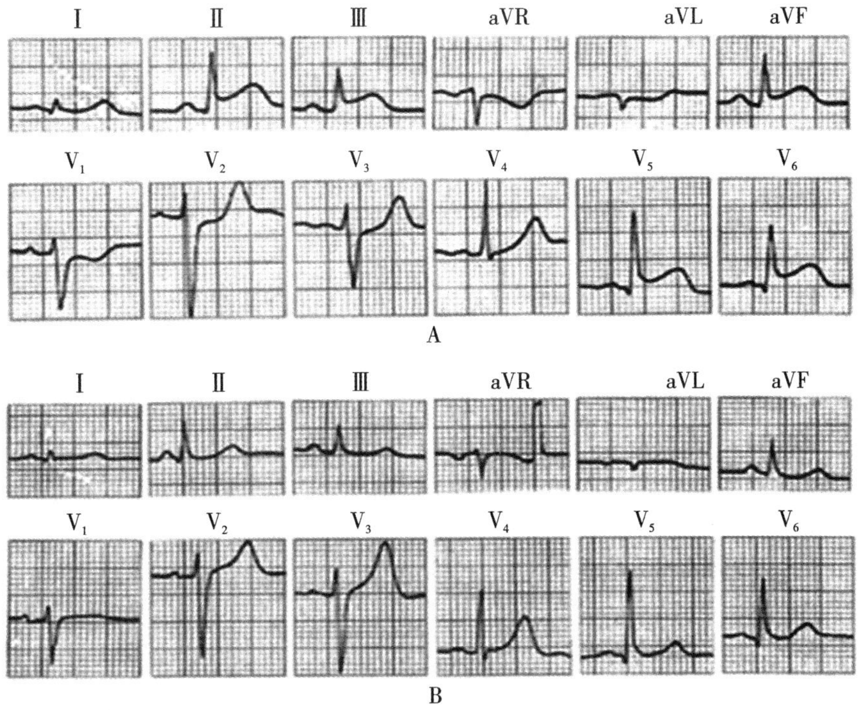

图 4-3-2　变异型心绞痛发作(A)发作后(B)

二、心肌梗死心电图表现

除临床表现外,心电图的特征性改变及其演变规律是确定心肌梗死诊断和判断病情的主要依据。其中以急性期为特征性改变。

(一)心肌梗死心电图特征性改变

1. 缺血型改变　T 波由高耸逐渐演变为倒置,倒置加深,渐变浅,最后浅倒置或恢复。

2. 损伤型改变　ST 段呈弓背向上抬高。

3. 坏死型改变　病理性 Q 波逐渐形成:时间≥0.03 s,振幅≥1/4R(同导联)或呈 QS 型。

(二)心肌梗死的图形演变及分期

1. 超急性期(超急性损伤期)　发生心肌梗死数分钟后。心电图表现为 T 波高尖,继之 ST 段上斜型或弓背向上型抬高,此时无异常 Q 波(图 4-3-3)。

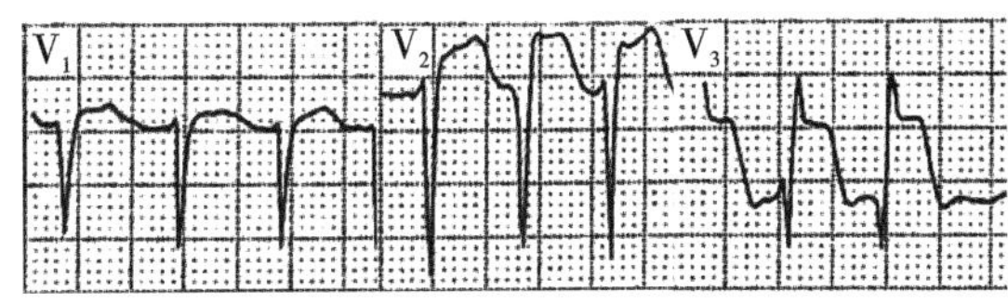

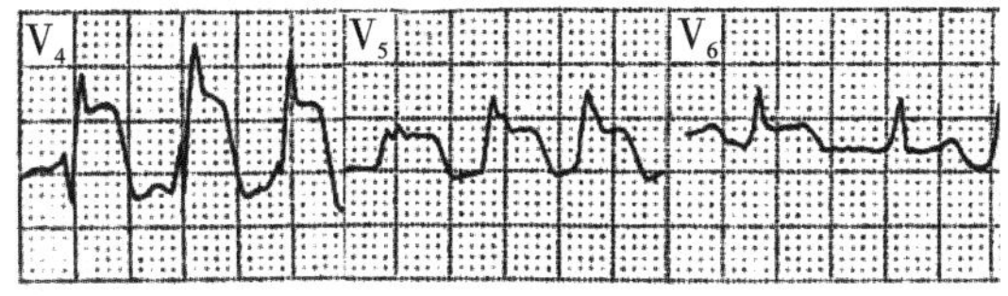

图 4-3-3　心肌梗死超急性期

2. 急性期　发生心肌梗死数小时或数日，可持续到数周，心电图呈现一个动态演变过程。心电图表现为病理性 Q 波逐渐形成（Q≥0.03 s，深度≥1/4R），ST 弓背抬高与 T 波形成单向曲线，之后 T 波开始倒置（图 4-3-4）。

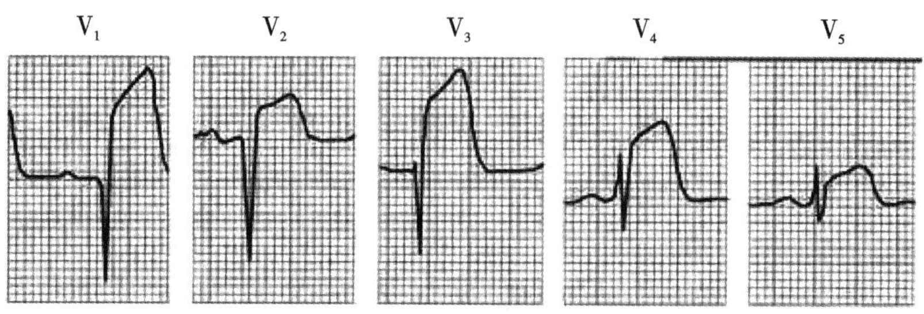

图 4-3-4　心肌梗死急性期

3. 近期（亚急性期）　发生心肌梗死数周数月，以坏死及缺血图形为主要特征。心电图表现为病理性 Q 波存在，ST 段恢复至基线，T 波倒置加深，渐变浅（图 4-3-5）。

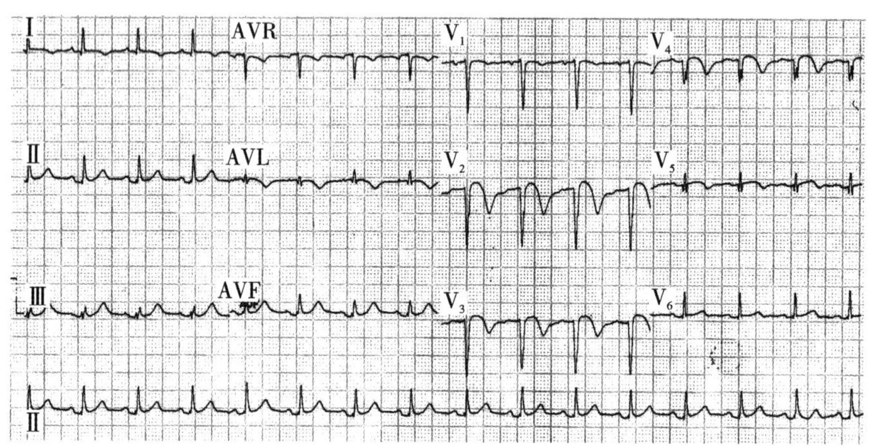

图 4-3-5　心肌梗死亚急性期

4. 陈旧期（愈合期）　发生心肌梗死数月后。心电图表现为病理 Q 波持续存在，ST 段恢复正常，T 波正常或浅倒置（图 4-3-6）。

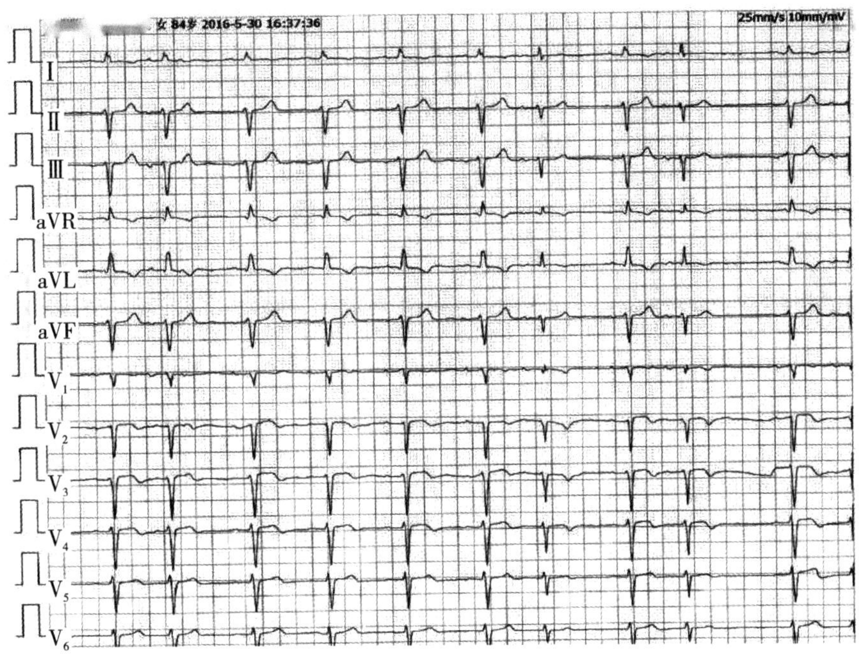

图 4-3-6　心肌梗死陈旧期(前间壁)

(三)心肌梗死的定位诊断

心电图出现上述规律性改变,但以出现病理性 Q 波诊断更可靠(表 4-3-1、图 4-3-7)。

表 4-3-1　心电图导联与心室部位及冠状动脉供血区域的关系

导联	心室部位	供血的冠状动脉
Ⅱ Ⅲ aVF	下壁	右冠状动脉或左回旋支
Ⅰ aVL V_5 V_6	侧壁	左前降支或左回旋支
V_1 ~ V_3	前间壁	左前降支
V_3 ~ V_5	前壁	左前降支
V_1 ~ V_5	广泛前壁	左前降支
V_7 ~ V_9	正后壁	右冠状动脉或左回旋支
V_3R ~ V_4R	右心室	右冠状动脉

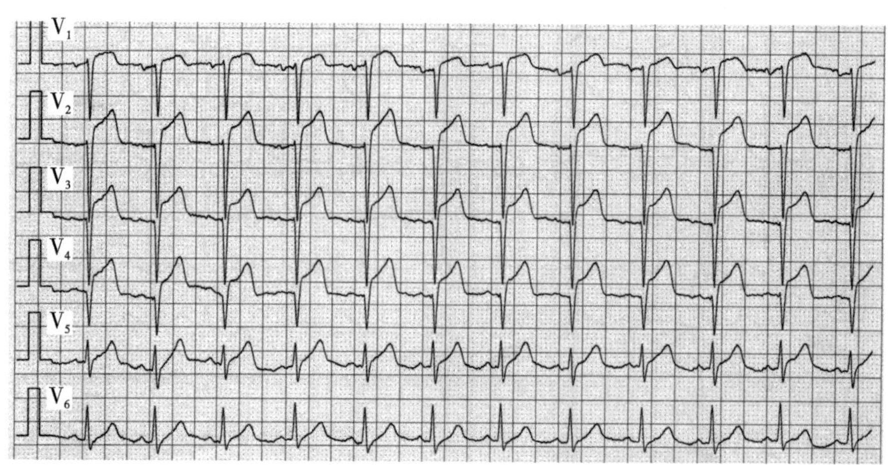

图 4-3-7　前间壁+部分前壁心肌梗死急性期

三、总结

（一）异常 Q 波

1. Q 波增深　深度≥同导联 R 波的 1/4。

2. Q 波增宽　Q 波宽度≥0.03 s。

3. 相应导联 R 波振幅降低或丢失和异常 Q 波共存。

4. 不应出现 Q 波的导联出现 Q 波。

（二）ST 段异常-心肌损伤

1. 下移　典型心绞痛、慢性冠心病。

2. 上移　变异型心绞痛、心肌梗死。

（三）T 波异常-心肌缺血

1. 心内膜缺血时，心内膜除极延长，T 波高尖。

2. 心外膜缺血时，心外膜除极延长，T 波倒置。

（四）ST-T 改变

ST-T 改变还可见于其他情况，在判断时一定要结合临床，强调动态改变。

四、口诀

心梗超急高尖 T，ST 段斜上移。
继续进展 Q 波现，急性心梗可诊断。
三种图形都包括，心梗急期没有错。
ST 段回基线，亚急心梗可诊断。
坏死 Q 波独自留，陈旧心梗心稍安。

【模拟临床场景】

患者，男性，57 岁。胸闷 5 h。其心电图如下，最可能的心电图诊断是

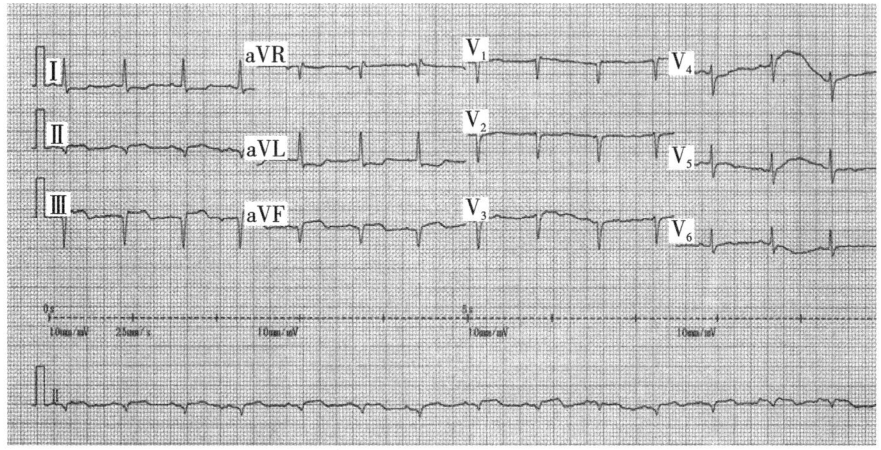

选项：A. 正常心电图　B. 急性心肌梗死　C. 室性心动过速　D. 室性期前收缩

正确答案：B

第四节　心律失常心电图

【实训目标】

1. 能够辨别窦性心律失常、期前收缩、房扑、房颤的心电图表现。
2. 能够识别各型房室传导阻滞的心电图表现。
3. 能够识别左右束支传导阻滞的心电图表现。
4. 能概述心律失常心电图形成原理。

【知识回顾】

一、窦性心律及窦性心律失常

（一）窦性心律特征

1. P 波规律出现。
2. P 波在Ⅰ、Ⅱ、aVF、$V_4 \sim V_6$导联直立，aVR 导联倒置
3. 正常人心率 60～100 次/min，同一导联 P-P 间期相差<0.12 s。

（二）窦性心律失常

1. 窦性心动过速　窦性心律的频率>100 次/min（图 4-4-1）。

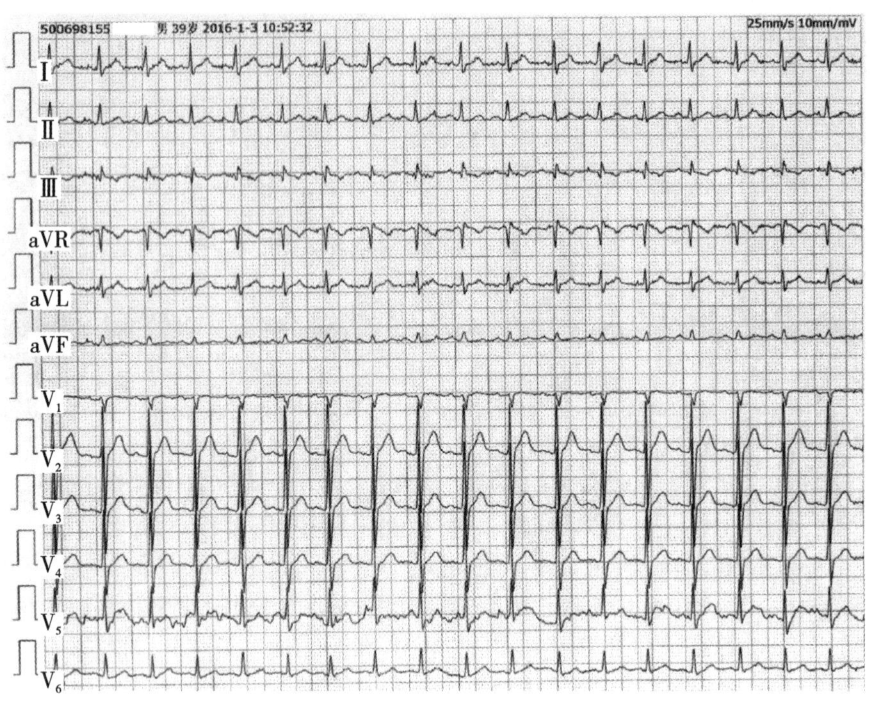

图 4-4-1　窦性心动过速

2. 窦性心动过缓　窦性心律的频率<60 次/min(图 4-4-2)。

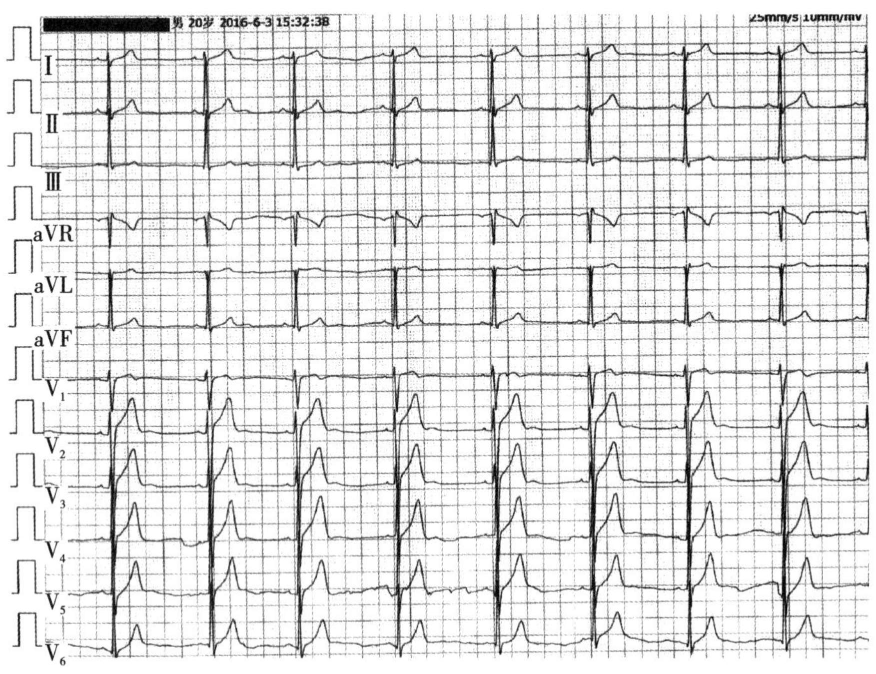

图 4-4-2　窦性心动过缓

3. 窦性心律不齐　窦性心律,节律不整,在同一导联上 PP 间期差异>0.12 s。

4. 窦性停搏　规则 PP 间距中突然 P 波脱落,形成长 PP 间距;长 PP 间距与正常 PP 间距不成倍数关系(图 4-4-3),窦性停搏后常出现逸搏或逸搏心律。

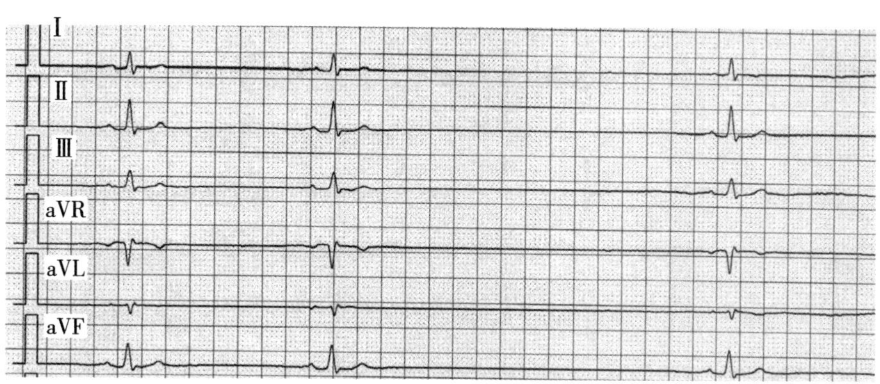

图 4-4-3　窦性停搏

【模拟临床场景】

患者,女性,23 岁。咳嗽 3 d。其心电图如下,最可能的心电图诊断是

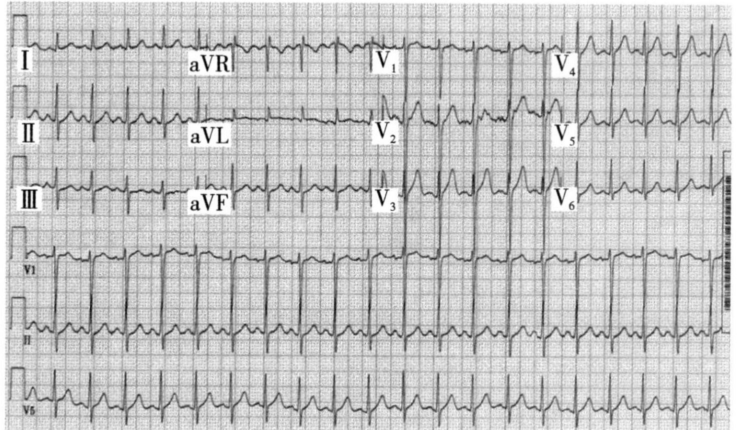

选项:A. 正常心电图　B. 左心室肥厚　C. 窦性心动过速　D. 心房颤动

正确答案:C

【模拟临床场景】

患者,女性,23 岁。入职查体,无不适。其心电图如下,最可能的心电图诊断是

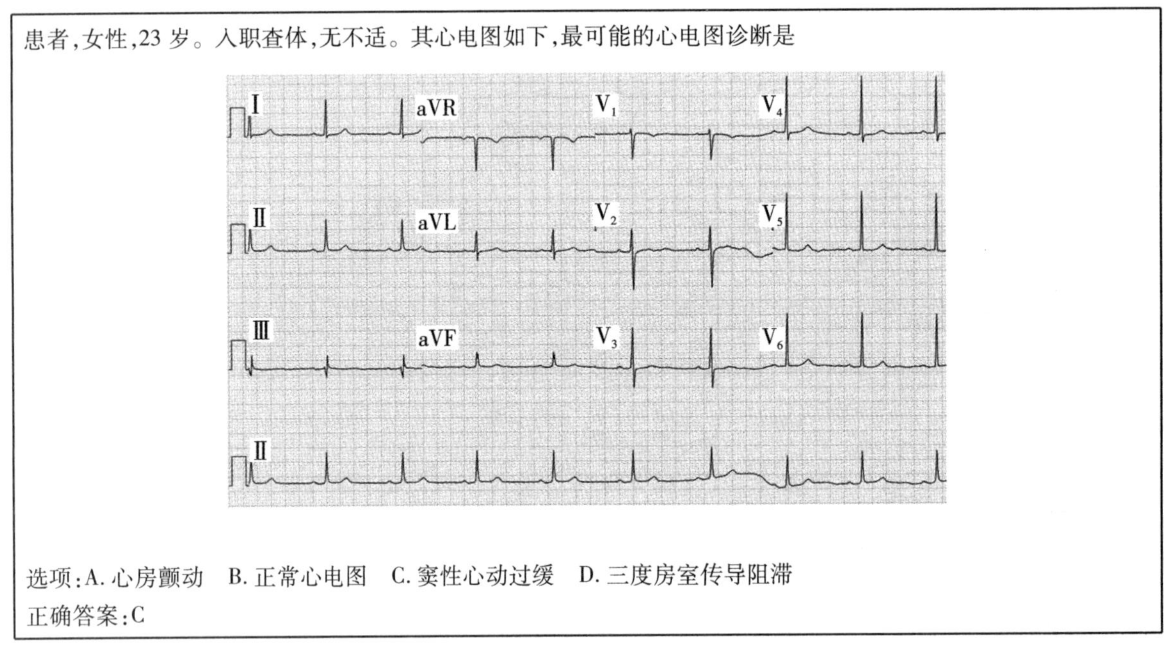

选项:A. 心房颤动 B. 正常心电图 C. 窦性心动过缓 D. 三度房室传导阻滞

正确答案:C

(三)期前收缩

1. 房性期前收缩(图 4-4-4)

(1)期前出现异位 P′波,其形态与窦性 P 波不同,P′波之后的 QRS 与窦性下传者基本相同,或不能下传,或存在室内差异性传导。

(2)P′R 间期 >0.12 s。

(3)多为不完全性代偿间歇。

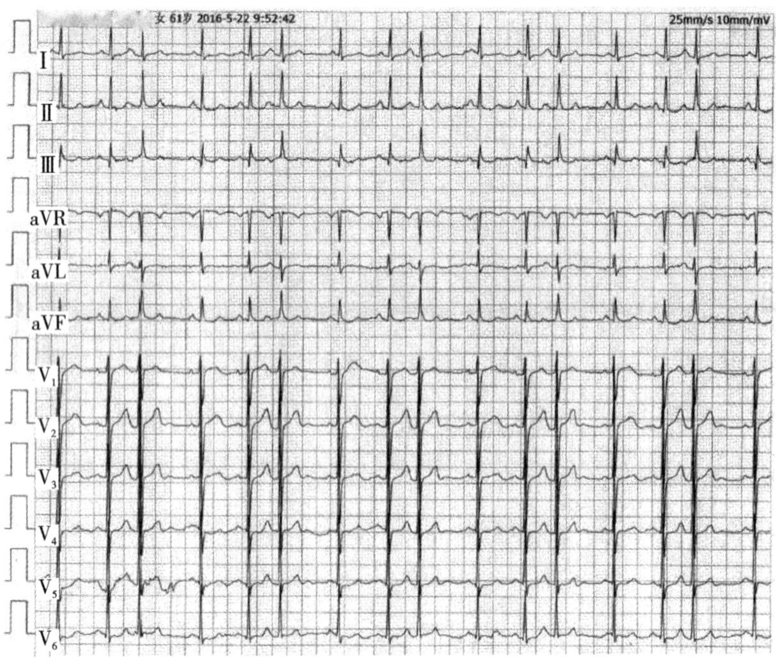

图 4-4-4 房性期前收缩

2. 交界性期前收缩

(1)期前出现 QRS-T 波,其前无窦性 P 波,QRS-T 波形态与窦性下传者基本相同。

(2)出现逆行 P′(Ⅱ、Ⅲ、aVF 导联倒置,aVR 导联直立),可出现于 QRS 波群之前(图 4-4-5)、之后(图 4-4-6)或与 QRS 相重叠,在 QRS 前 P′R 间期<0.12 s,在 QRS 后 R-P′间期<0.20 s。

(3)多为完全性代偿间期。

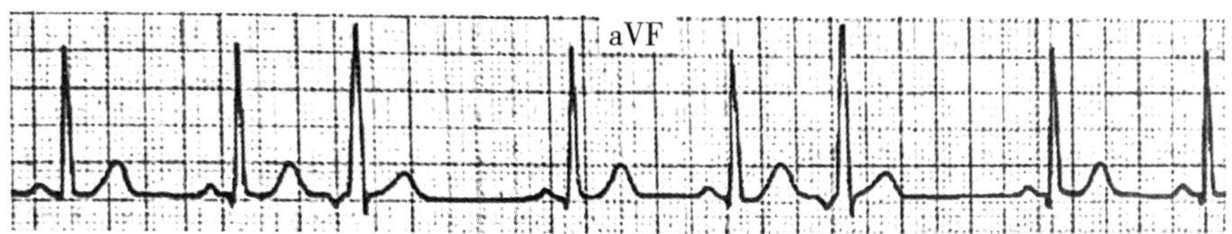

图 4-4-5　交界性期前收缩(P′波在 QRS 波群前)

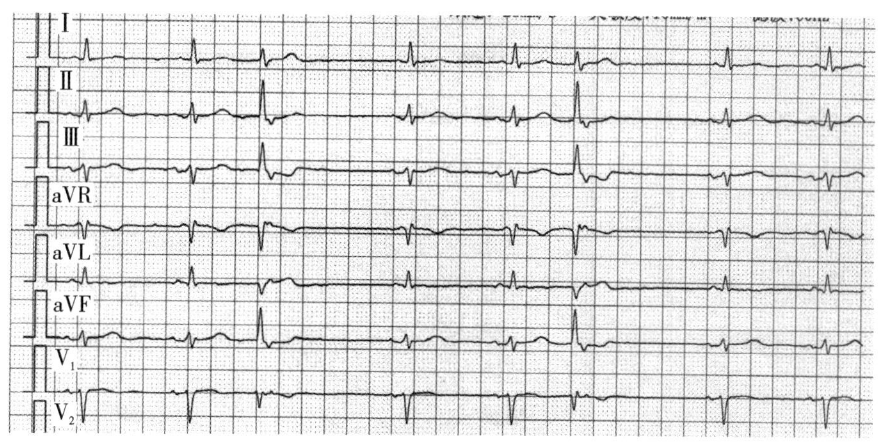

图 4-4-6　交界性期前收缩(P′波在 QRS 波群后,伴室内差异传导)

3. 室性期前收缩(图 4-4-7)

(1)期前出现 QRS-T 波,前无 P 波或无相关 P 波。

(2)期前出现的 QRS 波宽大畸形,时间>0.12 s,T 波与 QRS 波主波方向相反。

(3)多为完全性代偿间歇。

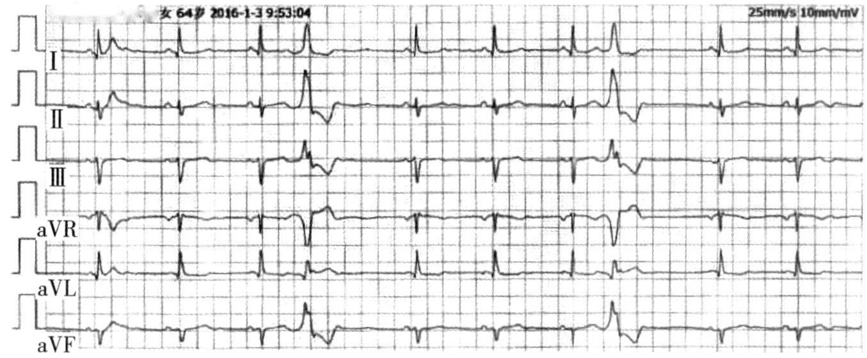

图 4-4-7　室性期前收缩

【模拟临床场景】

患者,女性,68 岁。反复咳嗽、咳痰 14 年,加重 1 d。其心电图如下,最可能的心电图诊断是

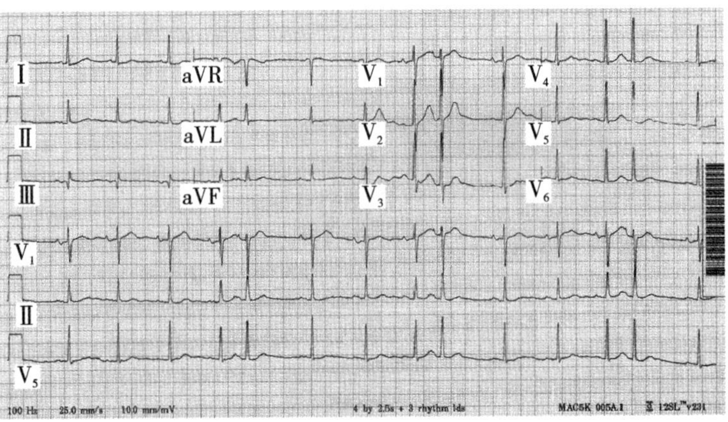

选项:A. 窦性心动过速　B. 二度房室传导阻滞　C. 房性期前收缩　D. 室性期前收缩

正确答案:C

【模拟临床场景】

患者,男性,57 岁。胸闷半天。其心电图如下,最可能的心电图诊断是

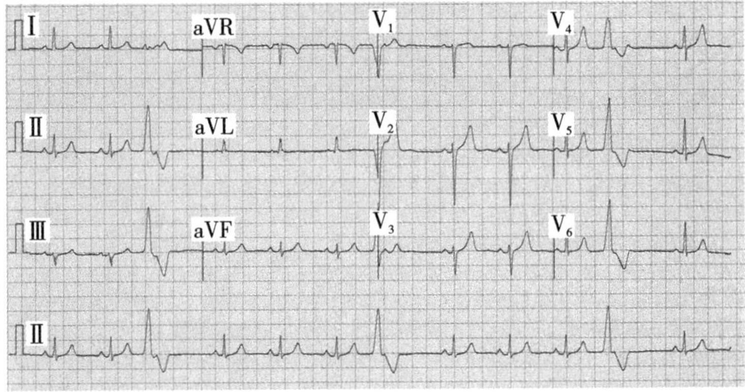

A. 急性心肌梗死　B. 房性期前收缩　C. 室性期前收缩　D. 三度房室传导阻滞

正确答案:C

(四)异位性心动过速

1. 阵发性室上性心动过速(图 4-4-8)

(1)突发突止。

(2)频率 160～250 次/min,节律快而规则。

(3)QRS 形态一般正常。

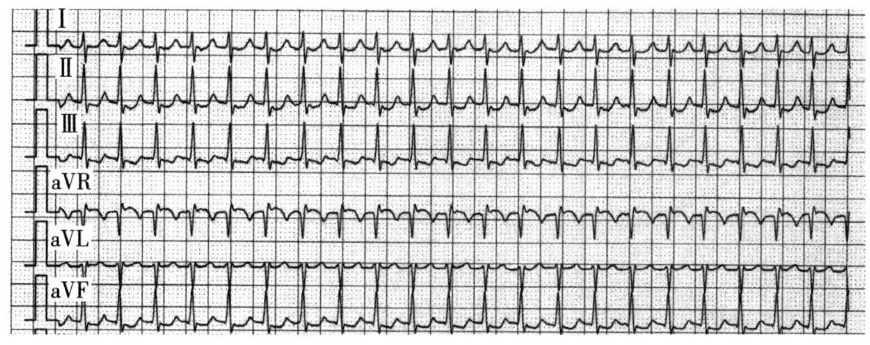

图 4-4-8 阵发性室上性心动过速

【模拟临床场景】

患者,女性,69 岁。胸闷 0.5 h。其心电图如下,最可能的心电图诊断是

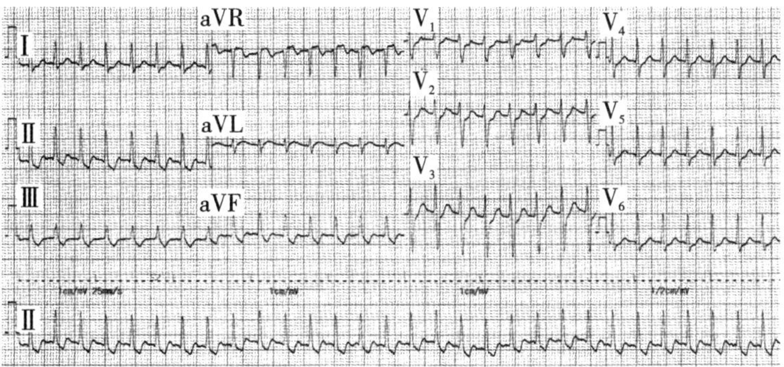

选项:A. 心房颤动 B. 室性心动过速 C. 急性心肌梗死 D. 阵发性室上性心动过速

正确答案:D

2. 室性心动过速(图 4-4-9)

(1)频率多在 140～200 次/min,节律可稍不齐。

(2)QRS 波群宽大畸形,时限>0.12 s。

(3)如能发现 P 波,且 P 波频率<QRS 波频率,PR 无固定关系(房室分离)则可明确诊断。

(4)偶尔出现心室夺获或发生室性融合波也能明确诊断。

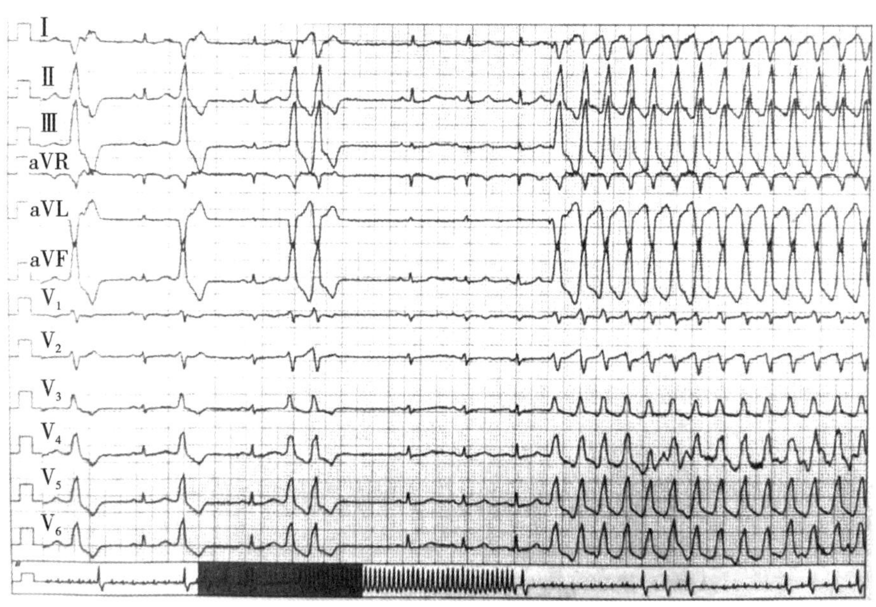

图 4-4-9 室性心动过速

(五)扑动与颤动

1. 心房扑动(图 4-4-10)

(1)正常 P 波消失,代之以连续的大锯齿状扑动波(F 波),多数在Ⅱ、Ⅲ、aVF 导联上清晰可见。

(2)F 波间无等电位线,波幅大小一致,间隔规则,240 ~ 350 次/min。

(3)常以固定房室比例下传(2∶1 或 4∶1)。

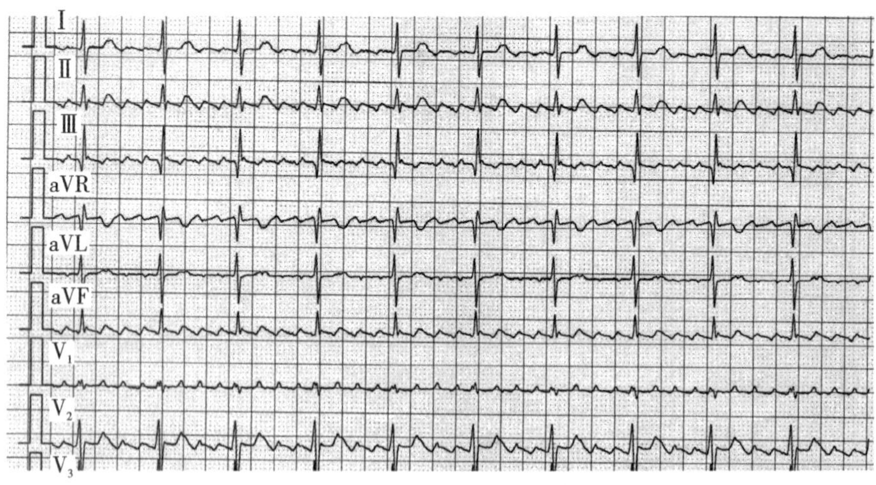

图 4-4-10 心房扑动

2. 心房颤动(图 4-4-11)

(1)正常 P 波消失,代以大小不等,形状各异颤动波(f 波),通常以 V_1 导联最明显。

(2)f 波频率 350 ~ 600 次/min。

(3)RR 绝对不齐,QRS 波一般不增宽。

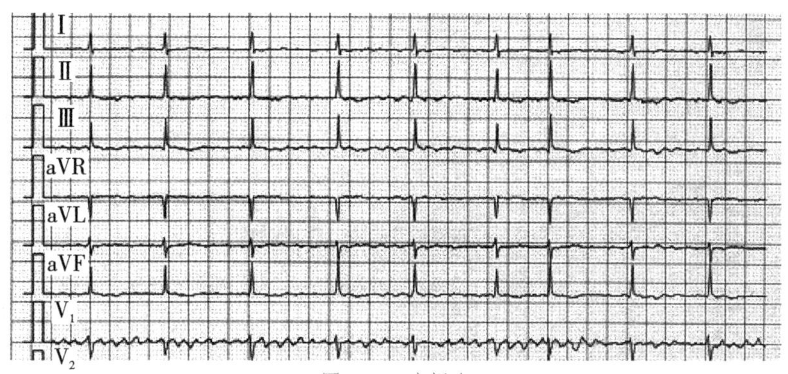

图 4-4-11　心房颤动

3. 心室扑动(图 4-4-12)

(1)无正常 QRS-T 波,代以快速而相对规则的大振幅波动,类似正弦波。

(2)频率 200～250 次/min。

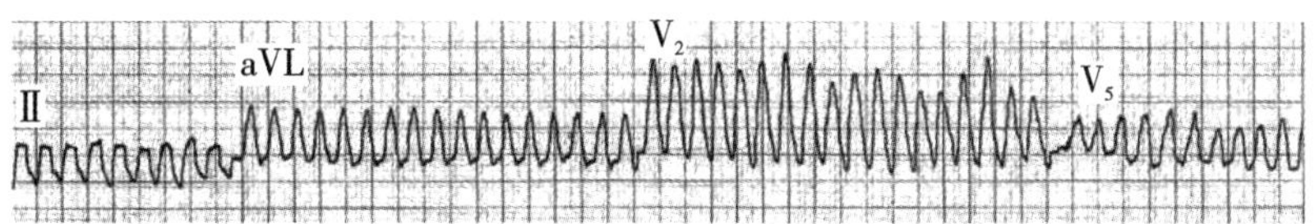

图 4-4-12　心室扑动

4. 心室颤动(图 4-4-13)

(1)QRS-T 消失,出现大小不等、极不匀齐的极小波。

(2)频率 200～500 次/min。

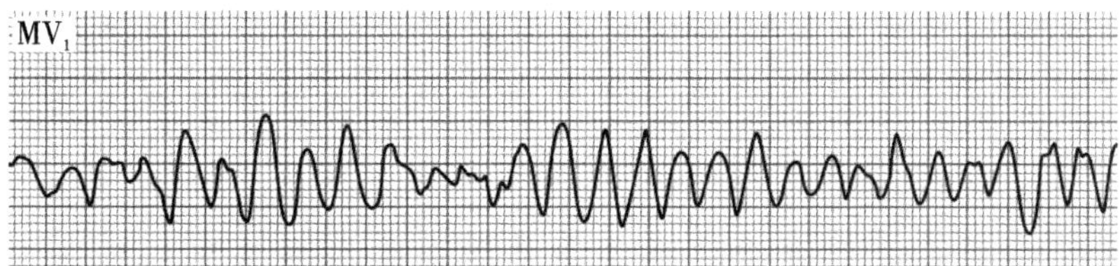

图 4-4-13　心室颤动

【模拟临床场景】

患者,男性,67 岁。突感心悸 0.5 h。其心电图如下,最可能的心电图诊断是

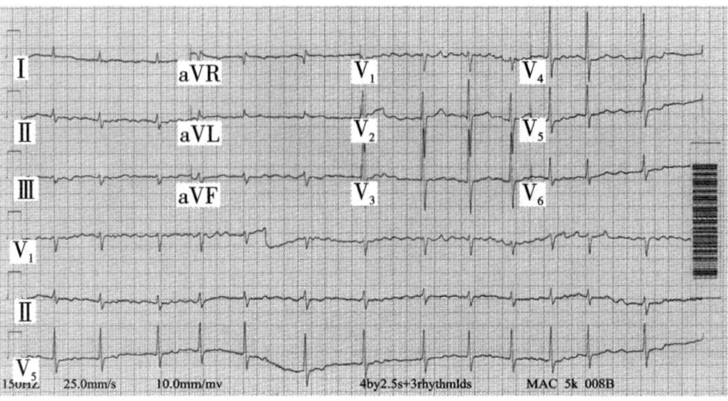

选项:A. 心房颤动 B. 窦性心动过速 C. 房性期前收缩 D. 阵发性室上性心动过速

正确答案:A

【模拟临床场景】

患者,男性,70 岁。突然倒地。其心电图如下,最可能的心电图诊断是

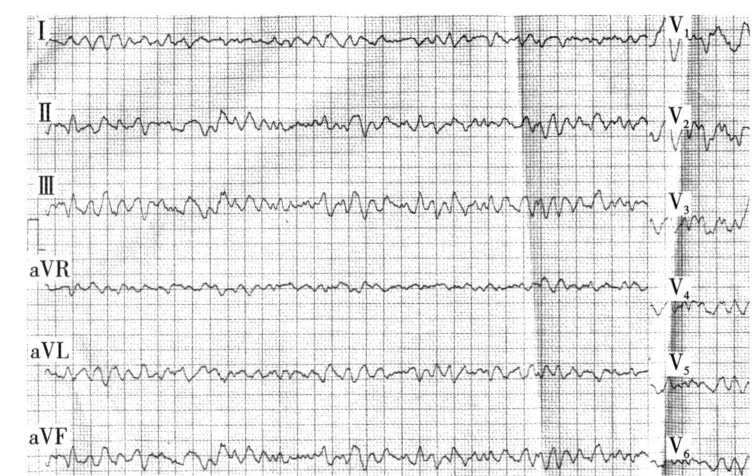

选项:A. 室性心动过速 B. 窦性心动过速 C. 心室颤动 D. 心房颤动

正确答案:C

五、传导异常

(一)房室传导阻滞

1. 一度房室传导阻滞(图 4-4-14)

(1)主要表现为 PR 间期延长,PR 间期>0.20 s(老年人 PR 间期>0.22 s)

(2)在同一心率范围内,PR 间期延长>0.04 s。

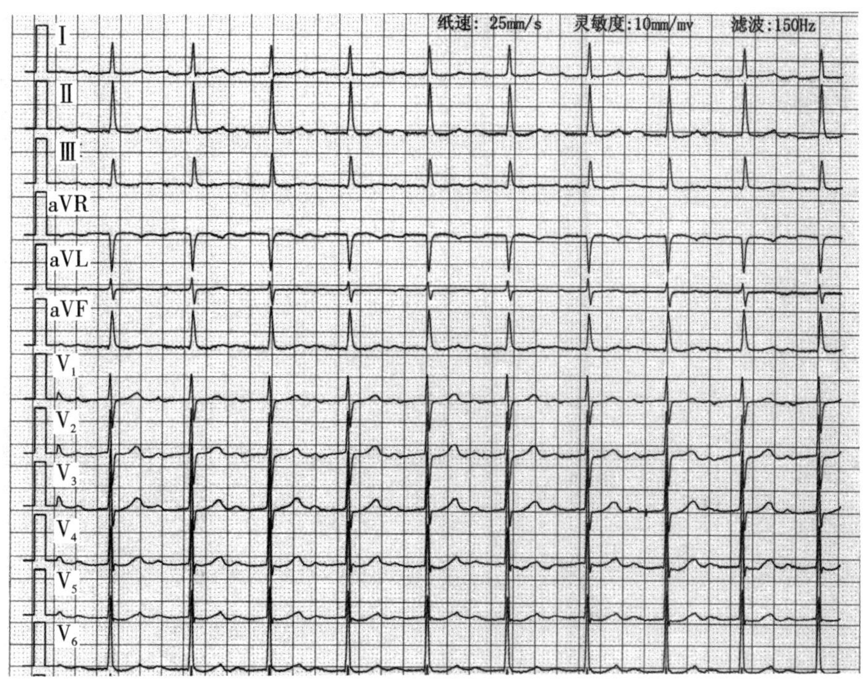

图 4-4-14　一度房室传导阻滞

2. 二度房室传导阻滞

(1)二度Ⅰ型:P 波规律出现,PR 间期逐渐延长,直至 P 波后脱漏一个 QRS 波群,漏搏后 P-R 间期又趋缩短,再逐渐延长,QRS 脱落,如此周而复始,称文氏现象(图 4-4-15)。凡连续出现 2 次或 2 次以上的 QRS 波群脱漏,称为高度房室阻滞。

(2)二度Ⅱ型:P-R 间期恒定(正常或延长),部分 P 波后无 QRS 波群(图 4-4-16)。

3. 三度房室传导阻滞　P 波与 QRS 无关,心房率快于心室率,PR 间期不固定,伴室性或交界性逸搏(图 4-4-17)。

(1)交界性逸搏心律:QRS 形态正常,频率一般为 40 ~ 60 次/min。

(2)室性逸搏心律:QRS 形态宽大畸形,频率一般为 20 ~ 40 次/min。

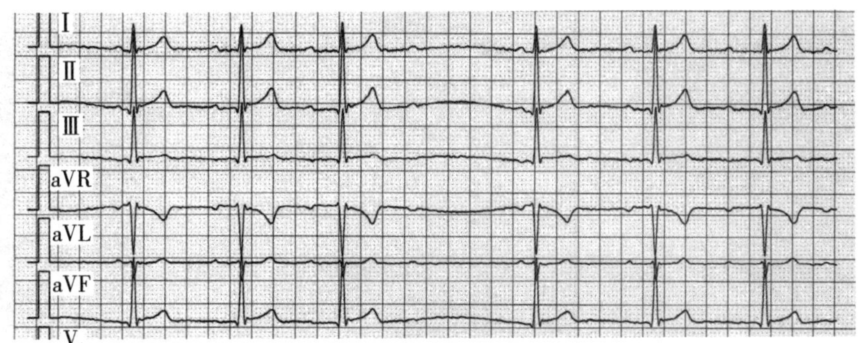

图 4-4-15　二度Ⅰ型房室传导阻滞

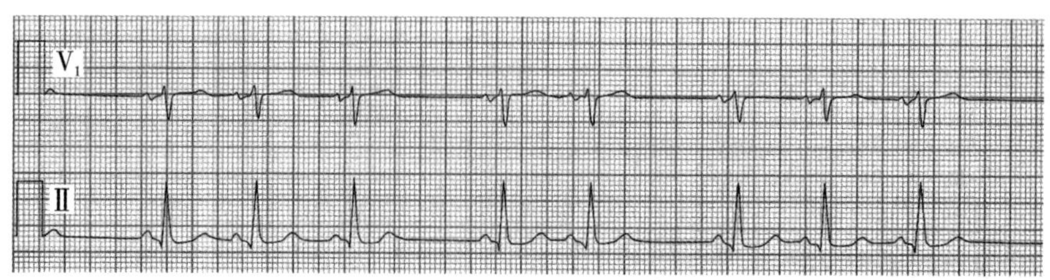

图 4-4-16　二度Ⅱ型房室传导阻滞

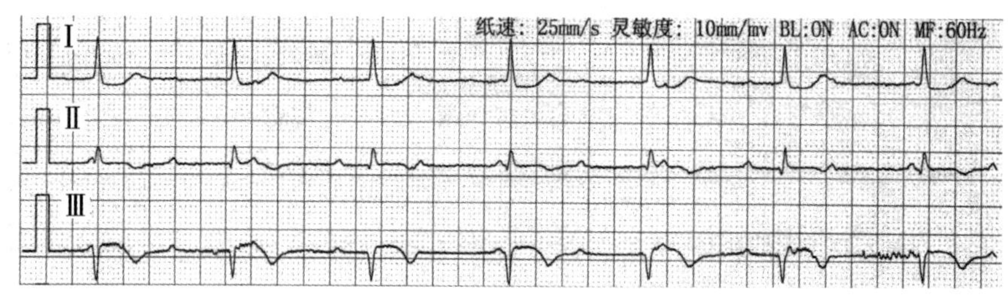

图 4-4-17　三度房室传导阻滞(交界性逸搏)

(二)室内阻滞

1. 完全性右束支传导阻滞(图 4-4-18)

(1)QRS 波时间增宽≥0.12 s。

(2)V_1或 V_2导联的 QRS 波呈 rsR′或 M 型,此为最具特征性的改变;Ⅰ、V_5、V_6导联的 S 波宽钝,时间≥0.04 s;aVR 导联呈 QR 型,其 R 波宽而有切迹。

(3)V_1导联的 R 峰时间>0.05 s;V_1、V_2导联继发性 ST 段压低,T 波倒置,Ⅰ、V_5、V_6导联的 T 波直立。

(4)心电轴一般正常。

若 QRS 形态和完全性右束支阻滞相似,但 QRS 波群时间<0.12 s,诊断为不完全性右束支传导阻滞。

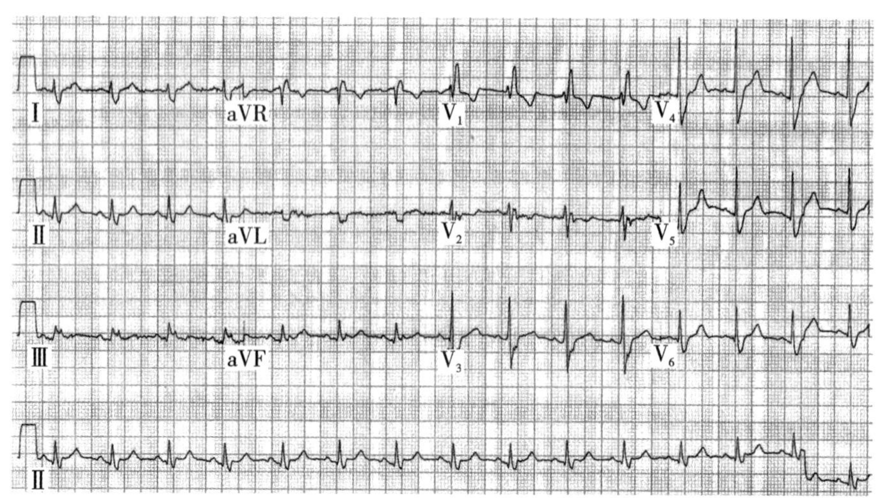

图 4-4-18　完全性右束支传导阻滞

2. 完全性左束支传导阻滞

(1)QRS 波时间延长≥0.12 s。

(2)V_1、V_2导联呈 rS 波或呈宽而深的 QS 波；Ⅰ、aVL、V_5、V_6的 R 波增宽、顶峰粗钝或有切迹。

(3)Ⅰ、V_5、V_6导联的 q 波消失；V_5、V_6的 R 峰时间>0.06 s。

(4)ST-T 方向与 QRS 波群主波方向相反。

(5)左束支阻滞时，QRS 心电轴可以在正常范围或向左上偏移，也可以出现电轴右偏(图 4-4-19)。

若 QRS 形态和左心室肥厚的心电图十分相似，但 QRS 波群时间<0.12 s，诊断为不完全性左束支传导阻滞。

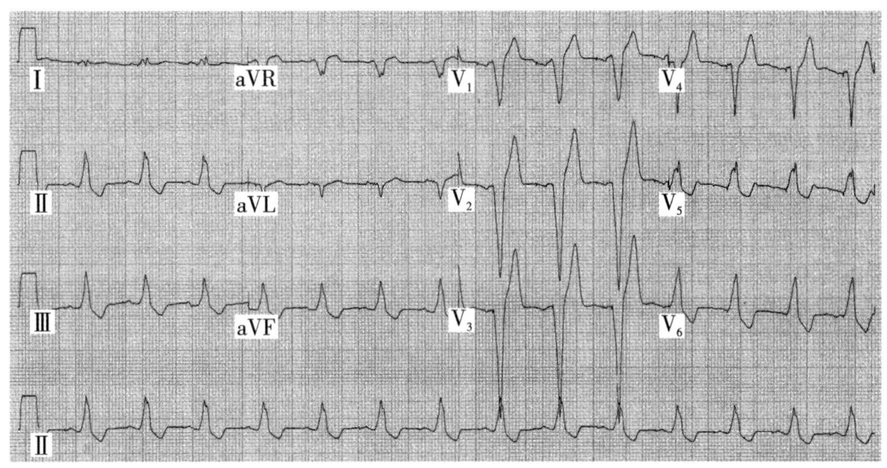

图 4-4-19　完全性左束支传导阻滞

【模拟临床场景】

患者，女性，59 岁。平素体健，常规查体行心电图检查结果如下。最可能的心电图诊断是

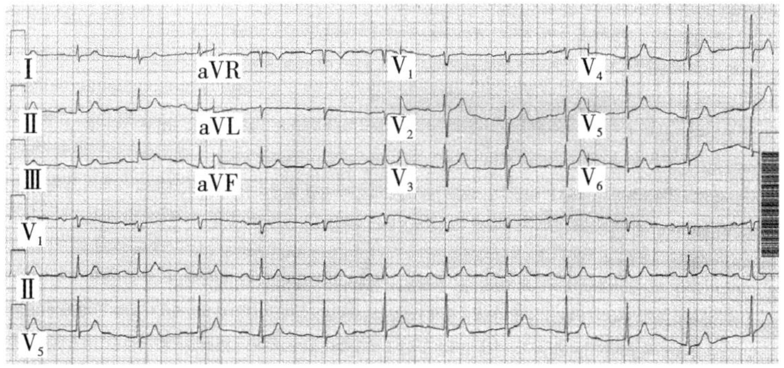

选项：A. 正常心电图　B. 窦性心动过缓　C. 房性期前收缩　D. 一度房室传导阻滞

正确答案：D

患者,男性,64 岁。头晕 1 h。其心电图如下,最可能的心电图诊断是

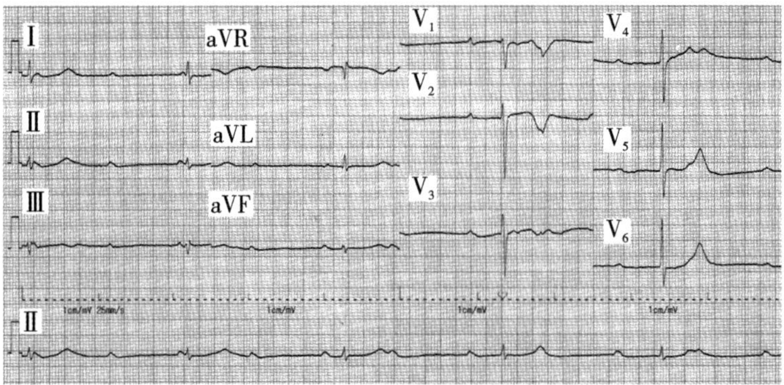

选项:A. 心房颤动　B. 急性心肌梗死　C. 窦性心动过缓　D. 三度房室传导阻滞

正确答案:D

【模拟临床场景】

患者,男性,78 岁。胸闷 3 h。其心电图如下,最可能的心电图诊断是

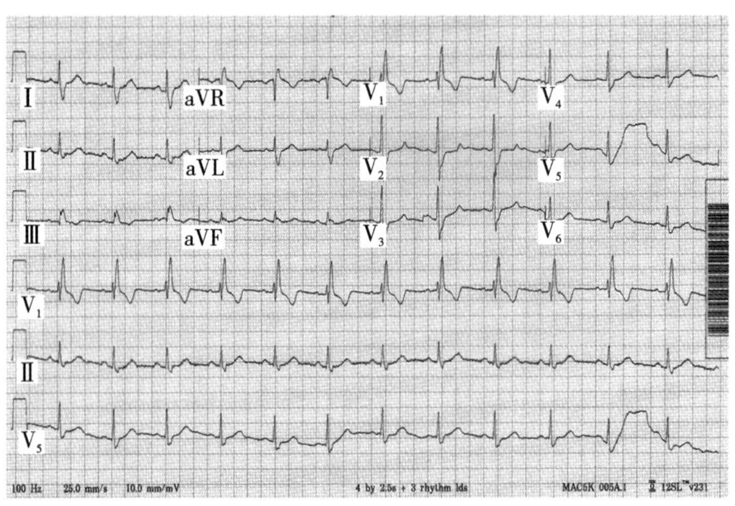

选项:A. 急性心肌梗死　B. 室性期前收缩　C. 室性心动过速　D. 右束支传导阻滞

正确答案:D

患者,男性,68 岁。胸闷 3 d。其心电图如下,最可能的心电图诊断是

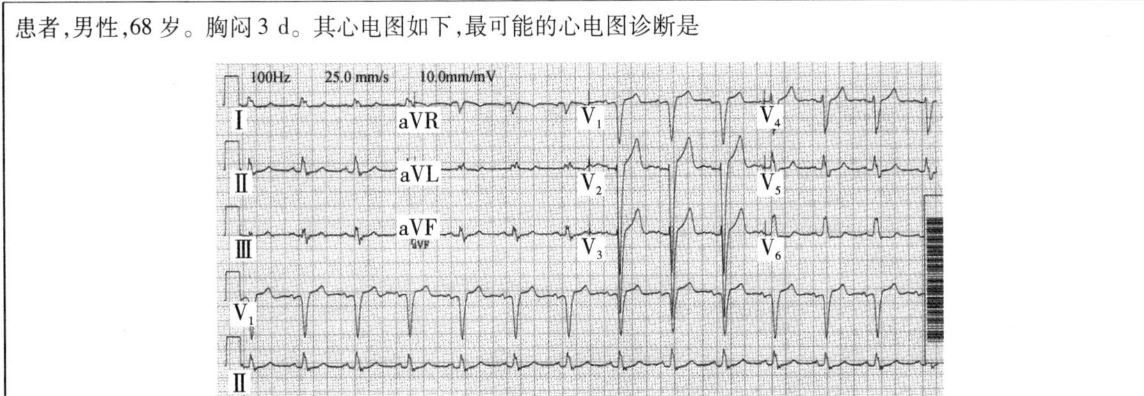

选项:A. 完全性左束支传导阻滞 B. 室性心动过速 C. 正常心电图 D. 心房颤动

正确答案:A

第五节 实验室检查

【实训目标】

1. 知识目标 能够识别各项实验室检查项目的适应证,合理选择检验项目及参考值范围。

2. 技能目标 能够分析实验室检查结果,并结合临床资料进行分析评价和诊断疾病,评估疗效及预后,重在提高实际应用能力。

3. 情感目标 通过学习,提升学生的爱伤意识,关心患者,激发为完成临床诊断而主动分析问题的动力。

【教学内容】

1. 讲解实验室检查包含的一般检测项目、正常值及临床意义。

2. 对实验室检查单进行判读,明确判读方法、步骤。

3. 学生分组讨论,分析实验室检查单,并给出初步的检查结果及临床意义。

一、血常规

【知识回顾】

(一)红细胞的检测(见表 4-5-1)

正常人群血红蛋白和红细胞数参考值。

表 4-5-1　正常人群血红蛋白和红细胞数参考值

人群	参考值	
	红细胞数/($\times10^{12}$/L)	血红蛋白/(g/L)
成年男性	4.0～5.5	120～160
成年女性	3.5～5.0	110～150
新生儿	6.0～7.0	170～200

[临床意义]

1. 红细胞及血红蛋白增多　指单位容积血液中红细胞数及血红蛋白量高于参考值高限。多次检查成年男性红细胞>6.0×10^{12}/L,血红蛋白>170 g/L;成年女性红细胞>5.5×10^{12}/L,血红蛋白>160 g/L 时即认为增多。可分为相对性增多和绝对性增多两类:

(1)相对性增多:是因血浆容量减少,使红细胞容量相对增加。见于严重呕吐、腹泻、大量出汗、大面积烧伤、慢性肾上腺皮质功能减退、尿崩症、甲状腺功能亢进危象、糖尿病酮症酸中毒。

(2)绝对性增多:临床上称为红细胞增多症,按发病原因可分为继发性和原发性两类,后者称为真性红细胞增多症,是血液肿瘤的一种。

2. 红细胞及血红蛋白减少

(1)生理性减少:婴幼儿及 15 岁以下的儿童,红细胞及血红蛋白一般比正常成人低 10%～20%;部分老年人、妊娠中、晚期均可有红细胞数及血红蛋白减少。

(2)病理性减少:见于各种贫血(见表 4-5-2)。根据贫血产生的病因和发病机制不同,可将贫血分为红细胞生成减少、红细胞破坏增多、红细胞丢失过多。

表 4-5-2　贫血的诊断标准

人群	血红蛋白(WHO 标准)	血红蛋白(中国标准)
成年男性	<130 g/L	<120 g/L
成年女性	<120 g/L	<110 g/L
孕妇	<110 g/L	<100 g/L

3. 红细胞形态改变(见表 4-5-3)　球形细胞见于遗传性球形红细胞增多症、自身免疫性溶血性贫血。泪滴形细胞见于骨髓纤维化、珠蛋白生成障碍性贫血、溶血性贫血。红细胞缗钱状形成见于多发性骨髓瘤、淋巴浆细胞淋巴瘤的特殊类型如华氏巨球蛋白血症。红细胞内出现嗜碱性点彩见于铅中毒、巨幼细胞贫血。卡-波环见于严重贫血、溶血性贫血、铅中毒、巨幼细胞贫血及白血病等。有核红细胞见于各种溶血性贫血、白血病、骨髓纤维化、骨髓转移癌等。红细胞出现嗜多色性增多反映骨髓造血功能活跃、见于增生性贫血,尤以溶血性贫血最多见。红细胞内出现染色质小体(Howell-Jolly body)见于溶血性贫血、巨幼细胞贫血、红白血病等。

表 4-5-3　贫血的形态学分类

贫血的形态学分类	MCV (80～100 fl)	MCH (27～34 pg)	MCHC (320～360 g/L)	病因
正常细胞性贫血	80～100	27～34	320～360	再生障碍性贫血、急性失血性贫血、溶血性贫血等
大细胞性贫血	>100	>34	320～360	巨幼细胞贫血及恶性贫血等
单纯小细胞性贫血	<80	<27	320～360	慢性感染、炎症、肝病、尿毒症、恶性肿瘤、风湿性疾病等所致的贫血
小细胞低色素性贫血	<80	<27	<320	缺铁性贫血、珠蛋白生成障碍性贫血、铁粒幼细胞性贫血

(二)白细胞的检测

[参考值]

成人(4～10)×10^9/L；新生儿(15～20)×10^9/L;6 个月至 2 岁(11～12)× 10^9/L。

白细胞总数高于参考值(成人为 10×10^9/L)称白细胞增多,低于参考值(成人为 4×10^9/L)称白细胞减少。白细胞总数的增多或减少主要受中性粒细胞数量的影响,淋巴细胞数量上的较大改变也会引起白细胞总数的变化,之外的其他白细胞一般不会引起白细胞总数大的变化(见表 4-5-4)。

表 4-5-4　各种白细胞正常百分数和绝对值

细胞类型		百分数/%	绝对值/(×10^9/L)
中性粒细胞(N)	杆状核(st)	0～5	0.04～0.5
	分叶核(sg)	50～70	2～7
嗜酸性粒细胞(E)		0.5～5	0.05～0.5
嗜碱性粒细胞(B)		0～1	0～0.1
淋巴细胞(L)		20～40	0.8～4
单核细胞(M)		3～8	0.12～0.8

[临床意义]

1. 白细胞总数低于 4.0×10^9/L 为白细胞减少症,中性粒细胞绝对值低于 1.5×10^9/L 为粒细胞减少症,中性粒细胞绝对值低于 0.5×10^9/L 为粒细胞缺乏症。

2. 中性粒细胞增多见于急性感染、严重组织损伤、急性大出血、急性中毒、白血病、骨髓增殖性疾病及一些恶性肿瘤。中性粒细胞减少见于革兰氏阴性杆菌感染、病毒感染、再生障碍性贫血、巨幼细胞贫血、阵发性睡眠性血红蛋白尿症(PNH)、物理化学因素损伤、脾功能亢进、自身免疫性疾病等。核左移见于急性化脓性感染、急性失血、急性溶血、白血病和类白血病反应。核右移见于巨幼细胞贫血和应用抗代谢药物。中性粒细胞出现中毒性改变见于感染,恶性肿瘤,大面积烧伤等;棒状小体见于急性髓系白血病。

3. 嗜酸性粒细胞增多见于过敏性疾病、寄生虫病、皮肤病和血液病(如慢性粒细胞白血病、淋巴瘤、多发性骨髓瘤、特发性嗜酸性粒细胞增多症)等。

4. 嗜碱性粒细胞增多见于过敏性疾病、转移癌和血液病(如慢性粒细胞白血病和原发性骨髓纤维化症）等。

5. 淋巴细胞增多见于病毒感染，肿瘤，移植物抗宿主病等。淋巴细胞减少见于应用肾上腺皮质激素、烷化剂治疗和放射线损伤。异型淋巴细胞见于传染性单核细胞增多症、药物过敏、输血、血液透析。

6 单核细胞增多见于疟疾、急性感染恢复期、活动性肺结核和一些血液病（如单核细胞白血病、粒细胞缺乏症恢复期）等。

7. 中性粒细胞型类白血病反应与慢性粒白血病的鉴别诊断（见表 4-5-5）。

表 4-5-5　中性粒细胞型类白血病与慢性粒白血病的鉴别

鉴别要点	类白血病反应	慢性粒细白血病
明确的病因	有原发病	无
临床表现	原发病症状明显	消瘦、乏力、低热、盗汗、脾脏明显肿大
白细胞及分类计数	中度增高，大多数 $<100\times10^9/L$，以分叶核及杆状核粒细胞为主，原粒细胞少见	显著增高，常 $>100\times10^9/L$，可见各发育阶段粒系细胞
嗜酸及嗜碱性粒细胞	不增多	常增多

（三）网织红细胞

［参考值］

成年人：0.005～0.015（百分数为 0.5%～1.5%）；绝对数 $(24\sim84)\times10^9/L$。

儿童：0.005～0.015（百分数为 0.5%～1.5%）。

新生儿：0.03～0.06（百分数为 3%～6%）。

［临床意义］

网织红细胞增多见于溶血性贫血、急性失血及缺铁性贫血、巨幼细胞贫血治疗后。网织红细胞减少见于再生障碍性贫血、急性白血病 。

（四）血小板计数

［参考值］

$(100\sim300)\times10^9/L$

［临床意义］

1. 血小板减少　低于 $100\times10^9/L$ 称为血小板减少。见于：①血小板的生成障碍 见于再生障碍性贫血、放射性损伤、急性白血病 、巨幼细胞贫血、骨髓纤维化晚期等；②血小板破坏或消耗增多：见于免疫性血小板减少性紫癜（ITP）、系统性红斑狼疮（SLE）、淋巴瘤、上呼吸道感染、风疹、新生儿血小板减少症、输血后血小板减少症、弥散性血管内凝血（DIC）、血栓性血小板减少性紫癜（TTP）、先天性血小板减少症；③血小板分布异常：如脾肿大、血液被稀释（输入大量库存血或大量血浆）等。

2. 血小板增多　血小板数超过 $400\times10^9/L$ 为血小板增多。原发性增多：见于骨髓增殖性肿瘤。反应性增多：见于急性感染、急性溶血、某些癌症患者，这种增多是轻度的，多在 $500\times10^9/L$ 以下。

（五）红细胞沉降率

红细胞沉降率（简称血沉）（erythrocyte sedimentation rate，ESR）的快慢与血浆黏度，尤其与红细胞间的聚集力有关系。红细胞间的聚集力大，血沉就快，反之就慢。临床上常用血沉作为红细胞间聚集性的指标。可以反映身体内部的某些疾病。血沉增快，病因复杂，无特异性，不能单独用以诊断任何疾病。

[参考值]

男性 0 ~ 15 mm/1 h 末;女性 0 ~ 20 mm/1 h 末。

[临床意义]

血沉增快见于生理性增快如妇女月经期、妊娠期、老年人特别是 60 岁以上的高龄者,多因纤维蛋白原的增高而致血沉增快。

血沉增快常与以下疾病有关:

1. 炎症性疾病,如急性细菌性炎症,2 ~ 3 d 就会出现血沉加快的现象。

2. 各种急性全身性或局部性感染,如活动性结核病、肾炎、心肌炎、肺炎、化脓性脑炎、盆腔炎等。

3. 各种结缔组织病,如类风湿性关节炎、系统性红斑狼疮、硬皮病、动脉炎等。

4. 组织损伤和坏死,如大范围的组织坏死或损伤、大手术导致的损伤、心肌梗死、肺梗死、骨折、严重创伤、烧伤等疾病亦可使血沉加快。

5. 患有严重贫血、慢性肝炎、肝硬化、多发性骨髓瘤、甲亢、重金属中毒、恶性淋巴瘤、华氏巨球蛋白血症、慢性肾炎等疾病时,血沉也可呈现明显加快趋势。

(六)血细胞比容测定

血细胞比容(hematocrit,HCT)又称血细胞压积(PCV),是指血细胞在血液中所占容积的比值。用抗凝血在一定条件下离心沉淀即可测得。

[参考值]

微量法:男(0.467±0.039)L/L;女(0.421±0.054)L/L。

温氏法:男 0.40 ~0.50 L/L(40 ~50 vol%);平均 0.45 L/L。

女 0.37 ~0.48 L/L(37 ~48 vol%);平均 0.40 L/L。

[临床意义]

血细胞比容测定可反映红细胞的增多或减少,但受血浆容量改变的影响,同时也受红细胞体积大小的影响。

1. 血细胞比容增高　各种原因所致的血液浓缩,血细胞比容常达 0.50 以上。如脱水、真性红细胞增多症。

2. 血细胞比容减低　见于各种贫血。

【临床模拟场景】

标本类型:全血

检验项目	结果	参考范围	单位
白细胞计数	15.96 ↑	4.00 ~ 10.00	10^9/L
红细胞计数	3.72 ↓	4.00 ~ 5.50	10^{12}/L
血红蛋白	123	120 ~ 160	g/L
红细胞压积	37.50 ↓	40.00 ~ 50 00	%
血小板计数	272	100 ~ 300	10^9/L
血小板压积	0.290 ↑	0.108 ~ 0.282	%
平均血小板体积	10.5	9 ~ 13	fl
平均红细胞体积	100.8 ↑	6.5 ~ 12.0	fl
平均血红蛋白含量	33.1	86.0 ~ 100.0	Pg

检验项目	结果	参考范围	单位
平均血红蛋白浓度	328	26.0 ~ 34.0	g/L
中性粒细胞百分比	90.40 ↑	320 ~ 360	%
淋巴细胞百分比	5.50 ↓	50.00 ~ 70 00	%
单核细胞百分比	3.80	20.00 ~ 40.00	%
嗜酸性粒细胞百分比	0.10 ↓	3.00 ~ 8.00	%
嗜碱粒细胞百分比	0.20	0.50 ~ 5.00	%
中性粒细胞计数	14.43 ↑	0.00 ~ 1.00	10^9/L
淋巴细胞计数	0.88	2.00 ~ 7.00	10^9/L
单核细胞计数	0.61	0.80 ~ 4.00	10^9/L
嗜酸粒细胞计数	0.01 ↓	0.12 ~ 0.80	10^9/L
嗜碱粒细胞计数	0.03	0.05 ~ 0.50	10^9/L
有核红细胞	0	0.00 ~ 0.10	%

二、尿常规

【知识回顾】

(一)尿量

[参考值]

成人:1000 ~ 2000 mL/24 h。儿童:按体重计算排尿量,约为成年人的 3 ~ 4 倍。

[临床意义]

1. 尿量增多　24 h 尿量超过 2500 mL,称为多尿。儿童 24 h 尿量大于 3000 mL 称为多尿。见于内分泌疾病,如糖尿病、尿崩症;肾脏疾病,如慢性肾盂肾炎、慢性肾间质肾炎、慢性肾衰竭早期,急性肾衰竭多尿期等。

2. 尿量减少　成人尿量低于 400 mL/24 h 或 17 mL/h,称为少尿;而低于 100 mL/24 h 或 12 h 无尿液排出,称为无尿。学龄前儿童尿量少于 300 mL/24 h,婴幼儿尿量少于 200 mL/24 h,称为少尿。肾前性少尿:休克、心力衰竭、脱水及其他引起有效血容量减少病症可导致。肾性少尿:见于各种肾脏实质性改变而导致的少尿。肾后性少尿:由结石、尿路狭窄、肿瘤压迫引起尿路梗阻或排尿功能障碍所致。

(二)尿液外观

1. 血尿　每升尿液中含血量超过 1 mL,即可出现淡红色,称肉眼血尿。如尿液外观变化不明显,离心沉淀后,镜检时每高倍镜视野红细胞平均>3 个,称为镜下血尿。血尿多见于泌尿系统炎症、结石、肿瘤、结核、外伤等,也可见于血液系统疾病,如血友病、血小板减少性紫癜等。

2. 血红蛋白尿及肌红蛋白尿　当血红蛋白和肌红蛋白出现于尿中,可使尿液呈浓茶色、红葡萄酒色或酱油色。血红蛋白尿主要见于严重的血管内溶血,如溶血性贫血、血型不合的输血反应、阵发性睡眠性血红蛋白尿症等。肌红蛋白尿常见于挤压综合征、缺血性肌坏死等。

3. 胆红素尿　尿内含有大量的结合胆红素,尿液呈豆油样改变,振荡后出现黄色泡沫且不易消失,常见于胆汁淤积性黄疸和肝细胞性黄疸。

4. 脓尿和菌尿　见于泌尿系统感染如肾盂肾炎、膀胱炎等。

5. 乳糜尿和脂肪尿　乳糜尿和乳糜血尿可见于丝虫病及肾周围淋巴管梗阻。脂肪尿见于脂肪挤压损伤、骨折和肾病综合征等。

(三)气味

有机磷中毒者的尿带蒜臭味。糖尿病酮症酸中毒时尿呈烂苹果味,苯丙酮尿症者有鼠臭味。

(四)酸碱反应

[参考值]

pH 约为6.5,波动在4.5~8.0。

[临床意义]

1. 尿 pH 降低　见于酸中毒、高热、痛风、糖尿病及口服氯化铵、维生素 C 等酸性药物。

2. 尿 pH 增高　见于碱中毒、尿潴留、膀胱炎、应用利尿剂、肾小管性酸中毒等。

(五)尿液比重

[参考值]

1.015~1.025,晨尿最高,一般大于1.020,婴幼儿尿比重偏低。

[临床意义]

1. 尿比重增高　血容量不足导致的肾前性少尿、糖尿病、急性肾小球肾炎、肾病综合征等。

2. 尿比重降低　大量饮水、慢性肾小球肾炎、慢性肾衰竭、肾小管间质性疾病、尿崩症等。

(六)化学检查

1. 尿蛋白　定性尿蛋白(±)~(+),定量0.2~1.0 g/24 h;(+)~(++)常为1~2 g/24 h;(+++)~(++++)常>3 g/24 h。

[参考值]

尿蛋白定性试验阴性;定量试验0~ 80 mg/24 h。

[临床意义]

尿蛋白定性试验阳性或定量试验超过150 mg/24 h时,称为蛋白尿。病理性蛋白尿见于:

(1)肾小球性蛋白尿:常见于肾小球肾炎、肾病综合征等原发性肾小球损害性疾病,如糖尿病、高血压、系统性红斑狼疮、妊娠高血压综合征等继发性肾小球损害性疾病。

(2)肾小管性蛋白尿,常见于肾盂肾炎、间质性生肾炎、肾小管性酸中毒、重金属(如汞、镉、铋)中毒、药物(庆大霉素、多黏菌素 B)及肾移植术后。

(3)混合性蛋白尿:如糖尿病、系统性红斑狼疮等。

(4)溢出性蛋白尿:见于溶血性贫血和挤压综合征等。另较常见的是本周蛋白,见于多发性骨髓瘤、浆细胞病、轻链病等。

(5)假性蛋白尿:肾以外的泌尿道疾病如膀胱炎、尿道炎、尿道出血,尿蛋白定性试验可阳性。

2. 尿糖

[参考值]

尿糖定性试验阴性,定量为0.56~5.0 mmol/24 h。

[临床意义]

(1)血糖增高性糖尿:①糖尿病最为常见;②其他使血糖升高的内分泌疾病,如库欣综合征、甲状腺功能亢进症、嗜铬细胞瘤、肢端肥大症等均可出现糖尿,又称为继发性高血糖性糖尿;③其他,如肝硬化、胰腺炎、胰腺癌等。

(2)血糖正常性糖尿:又称肾性糖尿,常见于慢性肾炎、肾病综合征、间质性肾炎和家族性糖尿等。

(3)暂时性糖尿:①生理性糖尿;②应激性糖尿,见于颅脑外伤、脑出血、急性心肌梗死。

(4)假性糖尿:尿中很多物质具有还原性,如维生素 C、尿酸、葡萄糖醛酸或一些随尿液排出的药物如异烟肼、链霉素、水杨酸、阿司匹林等,可使班氏定性试验出现假阳性反应。

3. 酮体　是 β-羟丁酸、乙酰乙酸和丙酮的总称。

[参考值]

阴性。

[临床意义]

(1)糖尿病性酮尿:常伴有酮症酸中毒,酮尿是糖尿病性昏迷的前期指标。对接受苯乙双胍(降糖灵)等双胍类药物治疗者,虽然出现酮尿,但血糖、尿糖正常。

(2)非糖尿病性酮尿:高热、严重呕吐、腹泻、长期饥饿、禁食、过分节食、妊娠剧吐、酒精性肝炎、肝硬化等,因糖代谢障碍而出现酮尿。

4. 尿胆红素与尿胆原

[参考值]

正常人尿胆红素定性阴性,定量≤2 mg/L;尿胆原定性为阴性或弱阳性,定量≤10 mg/L。

[临床意义]

(1)尿胆红素阳性或增高见于①急性黄疸型肝炎、阻塞性黄疸;②门脉周围炎、纤维化及药物所致的胆汁淤积;③先天性高胆红素血症。尿胆红素阴性见于溶血性黄疸。

(2)尿胆原阳性或增高见于肝细胞性黄疸和溶血性黄疸。尿胆原减低见于阻塞性黄疸。

(七)显微镜检查

1. 红细胞

[参考值]

玻片法平均 0 ~3 个/HP,定量检查 0 ~5 个/μL。

[临床意义]

尿沉渣镜检红细胞>3 个/HP,称为镜下血尿。多形性红细胞>80% 时,称肾小球源性血尿,常见于急性肾小球肾炎、急进性肾炎、慢性肾炎、紫癜性肾炎、狼疮肾炎等。多形性红细胞<50% 时,称非肾小球源性血尿,见于肾结石泌尿系统肿瘤、肾盂肾炎、多囊肾、急性膀胱炎、肾结核等。

2. 白细胞和脓细胞

[参考值]

玻片法平均 0 ~5 个/HP,定量检查 0 ~ 10 个/μL。若有大量白细胞,多为泌尿系统感染如肾盂肾炎、肾结核、膀胱炎或尿道炎。

3. 上皮细胞

(1)肾小管上皮细胞:在尿中出现,常提示肾小管病变。对肾移植术后有无排斥反应亦有一定意义。

(2)移行上皮细胞:正常尿中无或偶见移行上皮细胞,在输尿管、膀胱、尿道有炎症时可出现。大量出现应警惕移行上皮细胞癌。

(3)复层扁平上皮细胞:见于尿道炎。

4. 管型　管型是蛋白质、细胞及其崩解产物在肾小管、集合管内凝固而成的圆柱形蛋白聚体,是尿沉渣中最有诊断价值的成分。构成管型的主要成分有由肾小管分泌的 Tamm-Horsfall 蛋白(T-H 蛋白)、血浆蛋白、各种细胞及其变性的产物等。

(1)透明管型:正常人 0 ~ 偶见/LP,老年人清晨浓缩尿中也可见到。在运动、重体力劳动、麻醉、用利尿剂、发热时可出现一过性增多。在肾病综合征、慢性肾炎、恶性高血压和心力衰竭时可见增多。有时透明管型内含有少量红细胞、白细胞和上皮细胞，又称透明细胞管型。

（2）颗粒管型：①粗颗粒管型，见于慢性肾炎、肾盂肾炎或某些（药物中毒等）原因引起的肾小管损伤；②细颗粒管型，见于慢性肾炎或急性肾小球肾炎后期。

（3）细胞管型：①肾小管上皮细胞管型，在各种原因所致的肾小管损伤时出现；②红细胞管型，常与肾小球源性血尿同时存在；③白细胞管型，常见于肾盂肾炎、间质性肾炎等。

（4）蜡样管型：该类管型多提示有严重的肾小管变性坏死，预后不良。

（5）脂肪管型：常见于肾病综合征、慢性肾小球肾炎急性发作及其他肾小管损伤性疾病。

【临床模拟场景】

标本类型：尿液

检验项目	结果	参考范围	单位
颜色	黄色	淡黄或深黄	
透明度	清晰	清澈透明	
尿比重	1.020	1.003～1.030	/
葡萄糖	—	阴性	mmol/L
蛋白质	—	阴性	g/L
酸碱度	5.5	4.5～8.0	/
隐血	+- ↑	阴性	cell
白细胞脂酶	—	阴性	
亚硝酸盐	—	阴性	/
胆红素	—	阴性	μmol
酮体	—	阴性	μmol
尿胆原	正常	<3.4	μmol
白细胞	19	0～25	/μL
白细胞（高倍镜）	4 ↑	0～3	/HPF
红细胞	59 ↑	0～28	/μL
红细胞（高倍镜）	11 ↑	0～3	/HPF
管型	0	0～2	/μL
黏液丝	0	0～264	/μL
管型（低倍镜）	0	0～1	/LPF
小圆上皮细胞	0	0	/μL
细菌	62	0～130	/μL
病理管型	0	0～0.5	/μL
结晶	0	0～6	/μL
类酵母菌	0	0～3	/μL
鳞状上皮细胞	0	0～5	/μL
鳞状上皮细胞	0	0～2	/μL

三、粪常规

【知识回顾】

（一）一般性状

1. 鲜血便　见于直肠息肉、直肠癌、肛裂及痔疮等。

2. 柏油样便　见于消化道出血。

3. 白陶土样便　见于各种原因引起的胆管阻塞患者。

4. 脓性及脓血便　当肠道下段有病变，如痢疾、溃疡性结肠炎、局限性肠炎、结肠或直肠癌，常表现为脓性及脓血便。阿米巴痢疾以血为主，血中带脓，呈暗红色稀果酱样；细菌性痢疾则以黏液及脓为主，脓中带血。

5. 米泔样便　见于重症霍乱、副霍乱患者。

6. 稀糊状或水样便　大量黄绿色稀汁样便（3000 mL 或更多），并含有膜状物时见于假膜性肠炎。

7. 细条样便　多见于直肠癌。

8. 气味　患慢性肠炎、胰腺疾病 、结肠或直肠癌溃烂时有恶臭。阿米巴肠炎粪便呈血腥臭味。脂肪及糖类消化或吸收不良时粪便呈酸臭味。

（二）显微镜检查

1. 白细胞　小肠炎症时白细胞数量一般<15 个/HP，细菌性痢疾时可见大量白细胞、脓细胞或小吞噬细胞。过敏性肠炎、肠道寄生虫病时可见较多嗜酸性粒细胞。

2. 红细胞　当下消化道出血、痢疾、溃疡性结肠炎、结肠和直肠癌时，粪便中可见到红细胞。

（三）化学检查粪便隐血试验（FOBT）

[参考值]

阴性。

[临床意义]

对消化道出血特别是消化道肿瘤的诊断与鉴别诊断有重要意义。24 h 内出血量在 5 ~ 10 mL 者仅表现为粪隐血试验阳性。失血量在 60 mL 以上者可出现黑便。

【临床模拟场景】

标本类型：粪便

检验项目	结果	参考范围	单位
外观	稀便	软便	
颜色	黄绿色	黄色	
潜血	阳性	阴性	
白细胞	0 ~ 1	阴性	/HP
红细胞	阴性	阴性	/HP
虫卵	阴性	阴性	/LP
脂肪滴	阴性	阴性	
其他	阴性	阴性	
快速轮状病毒鉴定	阳性	阴性	

四、骨髓常规检查

【知识回顾】

(一)血细胞的细胞化学染色

1. 髓过氧化物酶(MPO)染色

[临床意义]

主要用于急性白血病类型的鉴别。急性粒细胞白血病时,白血病细胞多呈强阳性反应:急性单核细胞白血病时呈弱阳性或阴性反应;急性淋巴细胞白血病则呈阴性反应。MPO 染色对急性粒细胞白血病与急性淋巴细胞白血病的鉴别最有价值。

2. 中性粒细胞碱性磷酸酶(NAP)染色

[参考值]

成人 NAP 阳性率 10% ~40%;积分值 40 ~80 分。

[临床意义]

(1)感染性疾病:急性化脓菌感染时 NAP 活性明显增高,病毒性感染时其活性在正常范围或略减低。

(2)慢性粒细胞白血病的 NAP 活性明显减低,积分值常为 0 分。类白血病反应的 NAP 活性极度增高,故可作为与慢性粒细胞白血病鉴别的一个重要指标。

(3)急性粒细胞白血病时 NAP 积分值减低;急性淋巴细胞白血病的 NAP 积分值多增高;急性单核细胞白血病时一般正常或减低。

(4)再生障碍性贫血时 NAP 活性增高;阵发性睡眠性血红蛋白尿症时活性减低。

(5)淋巴瘤、慢性淋巴细胞白血病、骨髓增殖性疾病如真性红细胞增多症、原发性血小板增多症、骨髓纤维症等,NAP 活性中度增高,恶性组织细胞病时 NAP 活性降低。

(6)腺垂体或肾上腺皮质功能亢进,应用肾上腺皮质激素、ACTH、雌激素等,NAP 积分值可增高。

3. a-醋酸萘酚酯酶(a-NAE)染色

又称非特异性酯酶(NSE)、单核细胞型酯酶。

[临床意义]

急性单核细胞白血病细胞呈强阳性反应,但单核细胞中的酶活性可被氟化钠(NaF)抑制,故在进行染色时常同时做氟化钠抑制试验。急性粒细胞白血病时,呈阴性反应或弱阳性反应,但阳性反应不被氟化钠抑制。因此,本染色法主要用于急性单核细胞白血病与急性粒细胞白血病的鉴别。

4. 糖原染色(又称 PAS 反应)

[临床意义]见表 4-5-6。

表 4-5-6　几种常见急性白血病的细胞化学染色结果

细胞化学染色	急性淋巴细胞白血病	急性粒细胞白血病	急性单核细胞白血病
POX	-	+ ~ +++	- ~ +
a-NAE		- ~ ++	++ ~ +++
a-NAE+NaF		不被 NaF 抑制	能被 NaF 抑制
NAP	增加	减少	正常或增加
PAS	+,粗颗粒状或块状	-或+,弥漫性淡红色	-或+,弥漫性淡红色或细颗粒状

(1)纯红血病或红白血病时幼红细胞呈强阳性反应,积分值明显增高。

(2)急性粒细胞白血病,原粒细胞呈阴性反应或弱阳性反应,阳性反应物质呈细颗粒状或均匀淡红色;急性淋巴细胞白血病原淋和幼淋细胞常呈阳性反应,阳性反应物质呈粗颗粒状或块状;急性单核细胞白血病原单核细胞大多为阳性反应,呈弥漫均匀红色或细颗粒状,有时在胞质边缘处颗粒较粗大。PAS 反应对三种急性白血病类型的鉴别有一定参考价值。

(3)其他:巨核细胞 PAS 染色呈阳性反应,Gaucher 细胞 PAS 染色呈强阳性反应,腺癌细胞呈强阳性反应。

5. 铁染色

[参考值]

细胞外铁(+)~(++),大多为(++)。

细胞内铁 20%~90%,平均值为 65%。

[临床意义]

(1)缺铁性贫血时,早期骨髓中贮存铁就已耗尽,细胞外铁呈"-"。铁粒幼细胞百分率减低,常<15%,甚至为"0"。铁染色是目前诊断缺铁性贫血及指导铁剂治疗的一项可靠和临床实用的检验方法。

(2)铁粒幼细胞贫血时,铁粒幼细胞增多,可见到环状铁粒幼细胞,占幼红细胞的 15% 以上。

(3)珠蛋白生成障碍性贫血、铁粒幼细胞贫血、溶血性贫血、巨幼细胞贫血、再生障碍性贫血及骨髓病性贫血时细胞外铁多增加,常>(+++)~(++++)。

(二)常见血液病的骨髓象特征

1. 缺铁性贫血　血中红细胞体积减小,淡染,中央苍白区扩大。可见嗜多色性红细胞及点彩红细胞增多。

[骨髓象]

(1)骨髓增生明显活跃。

(2)红细胞系统增生活跃,幼红细胞百分率常>30%,使粒红细胞比例降低。红系以中幼及晚幼红细胞为主。

(3)幼红细胞体积减小,胞质量少,着色偏嗜碱性。晚幼红细胞的核固缩呈小而致密的紫黑色"炭核"。

(4)粒细胞系相对减少。

(5)巨核细胞系正常。

2. 溶血性贫血

[骨髓象]

(1)骨髓增生明显活跃。

(2)红细胞系显著增生,幼红细胞常>30%,急性溶血时甚至>50%,粒红比例降低或倒置。各阶段幼红细胞增多,以中幼及晚红细胞增多为主。核分裂型幼红细胞多见。可见幼红细胞胞质边缘不规则突起、核畸形、Howell-Jolly 小体、嗜碱点彩等。

(3)粒细胞系相对减少。

(4)巨核细胞系一般正常。

3. 再生障碍性贫血

[骨髓象]

(1)急性型:①骨髓增生明显减低,细胞稀少,造血细胞罕见,大多为非造血细胞;②粒、红两系细胞极度减少,淋巴细胞相对增高,可达 80% 以上;③巨核细胞显著减少,多数病例常无巨核细胞可见;④浆细胞比值增高。有时还可有肥大细胞、网状细胞增高。

(2)慢性型:慢性再障的骨髓中可出现一些局灶性代偿性造血灶,故不同部位骨髓穿刺的结果可有差异,有时需多部位穿刺检查及配合骨髓活检,才能获得较可靠的诊断依据。①骨髓多为增生减低;②巨核细胞、粒细胞、红细胞三系细胞均不同程度减少;③淋巴细胞相对增多,浆细胞、肥大细胞和网状细胞也可增高。如穿刺部位为代偿性造血灶,则骨髓象呈增生活跃,粒系百分率可正常或减低,红细胞百分率常增高,但巨核细胞仍显示减少或明显减少。

4. 急性白血病

[骨髓象]

(1)骨髓增生明显活跃或极度活跃。

(2)原始细胞明显增多,根据 WHO 2000 年分类标准原始细胞需≥20%(非红系细胞计数)。

(3)其他系列血细胞均受抑制而减少。

(4)涂片中分裂型细胞和退化细胞增多。在急淋白血病中,"篮细胞"较其他类型白血病中多见;在急粒和急单白血病中,可见到 Auer 小体;急性红白血病时,可见幼红细胞呈巨幼样变。

[FAB 分型]

(1)急性髓细胞白血病

M0 型(急性髓细胞白血病微小分化型):原始细胞类似淋巴细胞;MPO 染色弱,电镜下 MPO(+);CD13、CD33(+);淋巴系抗原(-)。

M1 型(急性粒细胞白血病未分化型):分化型未分化原粒细胞占骨髓非幼红细胞≥90%;MPO(+)。

M2 型(急性粒细胞白血病部分分化型):原粒细胞占骨髓非幼红细胞 30%~89%;单核细胞<20%。

M3 型(急性早幼粒细胞白血病):早幼粒细胞占骨髓非幼红细胞≥30%。

M4 型(急性粒-单核细胞白血病):原始细胞占骨髓非幼红细胞≥30%;粒细胞> 20%;单核细胞>20%。

M5 型(急性单核细胞白血病):单核细胞占骨髓非幼红细胞≥80%。

M6 型(红白血病):骨髓幼红细胞≥50%;非红系细胞中原始细胞占≥30%。

M7 型(急性巨核细胞白血病):原始巨核细胞占骨髓非幼红细胞≥30%。

(2)急性淋巴细胞白血病

L1 型:原始和幼稚淋巴细胞以小细胞为主。

L2 型:原始和幼稚淋巴细胞以大细胞为主;细胞大小不均,核形不规则。

L3 型:原始和幼稚淋巴细胞以大细胞为主,大小较一致,核型规则,细胞有明显空泡。

5. 慢性粒细胞白血病

[慢性期骨髓象]

(1)骨髓增生极度活跃。

(2)粒细胞系显著增生,常在 90% 以上,粒红比例明显增高。各阶段粒细胞均增多,以中性中幼粒以下阶段为主,中性中幼粒和晚幼粒细胞居多,原粒和早幼粒细胞<10%。嗜碱性粒细胞和嗜酸性粒细胞也增多,一般均<10%。粒细胞常见形态异常. 细胞大小不一,核染色质疏松,核质发育不平衡,胞质中出现空泡,分裂象增加等。

(3)幼红细胞增生受抑制。

(4)巨核细胞早期增多,晚期减少。

6. 骨髓增生异常综合征(MDS)

(1)FAB 分型(见表 4-5-7)。

表 4-5-7 MDS 的 FAB 分型标准

分型	难治性贫血(RA)	环形铁粒幼细胞性难治性贫血(RAS)	难治性贫血伴原始细胞增多(RAEB)	难治性贫血伴原始细胞增多转变型(RAEB-T)	慢性粒-单细胞白血病(CMML)
血象	原始细胞<1%	原始细胞<1%	原始细胞<5%	原始细胞≥5%	原始细胞<5%,伴单核细胞计数>1×10^9/L
骨髓象	原始细胞<5%	原始细胞<5%,环形铁粒幼细胞>15%	原始细胞5%~20%	20%<原始细胞>30%或有Auer小体	原始细胞5%~20%,以幼单细胞为主

(2)WHO 分型:①RA,仅红系病态造血;②RCMD,有多系异常的难治性血细胞减少(骨髓幼稚细胞<5%);③RAS 和 RCMD-RS,伴有环形铁粒幼细胞:④RAEB,RAEB-Ⅰ(骨髓原始细胞 5%~9%),RAEB-Ⅱ(骨髓原始细胞 10%~19%);⑤5q 综合征;⑥不能分型的 MDS(u-MDS)。

(3)血象病态造血表现:①红细胞和血红蛋白减少,多出现正常细胞正常色素性贫血,红细胞大小不均及异形,可见椭圆形大红细胞、嗜多色性红细胞、点彩红细胞及有核红细胞、网织红细胞减少;②白细胞正常或减少,粒细胞可有形态异常,可见核分叶过多、PelgEr-Huet 样畸形、胞质中颗粒减少或缺如,或有异常大颗粒、成熟粒细胞胞质嗜碱性、核质发育不平衡等,可见幼稚细胞、单核细胞增多;③血小板正常或减少,可见巨大或畸形血小板。

(4)骨髓象表现为各系细胞增生及病态造血:①骨髓增生明显活跃。②红系细胞常明显增生,>30%甚至>50%,使粒红比例减低或倒置。幼红细胞多有形态异常,可呈巨幼样变/核形异常,可见双核、多核、核芽、核分叶状、核碎裂、核质发育不平衡等现象。③粒系细胞正常或减少。中性粒细胞呈核左移及形态异常(同血象)。④巨核细胞正常或增多。可见小原巨核细胞、多个小圆核巨核细胞、单个大圆核巨核细胞及明显畸形的巨核细胞。易见巨大血小板或畸形血小板。

7. 细胞免疫分型

这是用单克隆抗体及免疫学技术对细胞膜表面和(或)细胞质存在的特异性抗原进行检测以分析细胞所属系列、分化程度和功能状态的方法。临床应用包括:

(1)有助于识别不同系列的细胞:单克隆抗体的不同组合可以识别细胞系列,如髓系细胞的抗体有 CD13、CD14、CD33、CD117 等,淋系细胞的抗体有 CD3、CD5、CD7、CD10、CD19、CD20、CD57 等,识别巨核细胞和血小板的抗体有 CD41、CD42、CD61 等,识别红细胞系列的抗体常用血型糖蛋白 A 或 B、CD71。

(2)识别不同的淋巴细胞:成熟 T 淋巴细胞的识别抗体有 CD2、CD3、CD4、CD7、CD8 等,识别成熟 B 细胞的抗体有 CD19、CD20、CD22 等,识别 NK 细胞的抗体有 CD16、CD56 等。

(3)识别不同分化阶段的细胞:CD34 被认为是造血干细胞的标志。

(4)用于白血病微小残留病的检测:一个完全缓解的白血病患者骨髓细胞中出现 CD19、CD22、CD10、CD7、CD5、CD13、CD34、TDT 等任一抗原阳性,可诊断微小残留病存在,敏感性可达到 10^{-5}~10^{-4}水平。

【临床模拟场景】

姓　名：	科室：血液内科	标本：骨髓	接收时间：2020-12-22 11:56:19
病人号：20291435	床号：00005	费别：新农合病人	申请时间：2020-12-18 09:41:21
性　别：男	年龄：21 岁	诊断：三系减少原因待查，再生障	

细胞名称			髓片 %	血片 %	正常范围 %
粒系		原始粒细胞			
		早幼粒细胞			
	中性	中幼粒细胞	1.5		5 ~ 20
		晚幼粒细胞	2.0		9 ~ 18
		中性杆状核	0.5		4 ~ 14
		中性分叶核	16.5		7 ~ 30
	嗜酸性	嗜酸中幼粒			
		嗜酸晚幼粒			
		嗜酸杆状核			
		嗜酸分叶核			
	嗜碱性	嗜碱中幼粒			
		嗜碱晚幼粒			
		嗜碱杆状核			
		嗜碱分叶核			
红系		原始红细胞			
		早幼红细胞			
		中幼红细胞			
		晚幼红细胞			
		早巨红细胞			
		中巨红细胞			
		晚巨红细胞			
淋巴系		原始淋巴细胞			
		幼稚淋巴细胞			
		成熟淋巴细胞	71		
		异型淋巴细胞			
单核系		原始单核细胞			
		幼稚单核细胞			
		成熟单核细胞	7.5		0.5 ~ 5
浆系		原始浆细胞			
		幼稚浆细胞			
		成熟浆细胞	0.5		
巨核系		原始巨核细胞			
		幼稚巨核细胞			
		颗粒巨核细胞			
		产板巨核细胞			
		裸核巨核细胞			
		巨核细胞总数	0		7 ~ 35
其他细胞		原始细胞			
		分类不明细胞			
		组织细胞			
		噬血组织细胞			
		组织嗜碱细胞			
		成骨细胞			
		破骨细胞			
		粒细胞系 / 红细胞系	4 : 1		
		血片共计有核细胞			
		骨髓片共计有核细			

髓片：骨髓增生极度低下。

粒系增生偏低，部分粒细胞颗粒增多增粗。
NAP 积分：细胞太少无法计数。

红系增生偏低，成熟红细胞大小不一 (++)，部分细胞中央淡染区扩大，可见少量靶形红和泪滴红细胞。
外铁：未见骨髓小粒。
内铁：细胞太少无法计数。

巨系增生偏低，血小板少见。

髓片中淋巴细胞比例增加占 71%；脂肪空泡 (++)。

实验室意见：骨髓增生极度低下；粒、红、巨三系增生偏低，血小板少见。髓片中淋巴细胞比例增加占 71%, 脂肪空泡 (++)。请结合临床，骨髓活检和染色体除外 AA。

五、凝血功能及纤溶活性检查

【知识回顾】

(一)血浆凝血酶原时间(PT)测定

[参考值]

手工法和血液凝固仪法11～13 s或(12±1)s。测定值超过正常对照值3 s以上为异常。凝血酶原时间比值(PTR)参考值为1.00±0.05(0.82～1.15)s。国际标准化比值(INR)1.0±0.1。

[临床意义]

1. PT延长　先天性凝血因子Ⅰ(纤维蛋白原)、Ⅱ(凝血酶原)、Ⅴ、Ⅶ、Ⅹ缺乏;获得性凝血因子缺乏,如严重肝病、维生素K缺乏症、纤溶亢进、DIC、使用抗凝药物(如口服抗凝剂)和异常抗凝血物质等。

2. PT缩短　血液高凝状态如DIC早期、心肌梗死、脑血栓形成、深静脉血栓形成、多发性骨髓瘤等。

3. PTR及INR　是监测口服抗凝药物的首选指标。国人以2.0～2.5为宜。

(二)活化部分凝血活酶时间(APTT)测定

[参考值]

手工法:为31～43 s。测定值与正常对照值比较,延长超过10 s以上为异常。

[临床意义]

1. APTT延长　见于因子Ⅻ、Ⅺ、Ⅸ、Ⅷ、Ⅹ、Ⅴ、Ⅱ、PK(激肽释放酶原)、HMWK(高分子量激肽原)和纤维蛋白原缺乏,尤其见于Ⅷ、Ⅸ、Ⅺ缺乏以及它们的抗凝物质增多;此外,APTT是监测普通肝素和诊断狼疮抗凝物质的常用试验。

2. APTT缩短　血栓性疾病和血栓前状态。

3. APTT和PT都正常　除正常人外,仅见于遗传性和获得性因子ⅩⅢ缺陷症。

4. APTT延长,PT正常　多数是内源性凝血途径缺陷所引起的出血病,如遗传性或获得性因子Ⅷ、Ⅸ、Ⅺ、Ⅻ缺陷症等。

5. APTT正常,PT延长　多数是外源性凝血途径缺陷所引起的出血病,如遗传性或获得性因子Ⅶ缺陷症等。

6. APTT和PT都延长　多数是共同凝血途径缺陷所引起的出血病,如遗传性或获得性因子Ⅹ、Ⅴ、凝血酶原(因子Ⅱ)和纤维蛋白原(因子Ⅰ)缺陷症等。

此外,临床应用肝素治疗时APTT相应延长,口服抗凝剂治疗PT相应延长,纤溶综合征和抗磷脂抗体时APTT和PT可同时延长。

(三)血浆纤维蛋白原测定

[参考值]

2～4 g/L。

[临床意义]

1. 增高　见于糖尿病、急性心肌梗死、急性传染病、风湿病、急性肾小球肾炎、肾病综合征、灼伤、多发性骨髓瘤、休克、大手术后、妊娠高血压综合征、急性感染、恶性肿瘤等以及血栓前状态、部分老年人等。

2. 减低　见于DIC、原发性纤溶症、重型肝炎、肝硬化和低(无)纤维蛋白原血症。

(四)D-二聚体

D-二聚体是纤维蛋白单体经活化因子ⅩⅢ交联后,再经纤溶酶水解所产生的一种特异性降解产物,是一个特异性的纤溶过程标记物。D-二聚体来源于纤溶酶溶解的交联纤维蛋白凝块。

［参考值］

定性:阴性。

定量:小于 200 μg/L。

［临床意义］

D-二聚体主要反映纤维蛋白溶解功能。纤维蛋白降解产物 D 的水平升高,表明体内存在着频繁的纤维蛋白降解过程。因此,纤维 D-二聚体是深静脉血栓(DVT)、肺栓塞(PE)、弥散性血管内凝血(DIC)的关键指标。

增高或阳性见于继发性纤维蛋白溶解功能亢进,如高凝状态、弥散性血管内凝血、肾脏疾病、器官移植排斥反应、溶栓治疗等。

只要机体血管内有活化的血栓形成及纤维溶解活动,D-二聚体就会升高。心肌梗死、脑梗死、肺栓塞、静脉血栓形成、手术、肿瘤、弥散性血管内凝血、感染及组织坏死等均可导致 D-二聚体升高。特别对老年人及住院患者,因患菌血症等病易引起凝血异常而导致 D-二聚体升高。

【临床模拟场景】

标本类型:静脉血浆

代号	检验项目	结果	参考范围	单位
PT	凝血酶原时间	12.40	9.00～13.00	s
INR	国际标准化比值	1.08	0.80～1.20	
PT%	PT 活动度	80.9	70.0～130.0	%
APTT	部分凝血酶原时间	36.8	20.0～40.0	s
FIB	纤维蛋白原	2.809	2.000～4.000	g/L
TT	凝血酶时间	15.90	14.00～21.00	s
D-Di	D—二聚体测定	1 010.00↑	0～550.00	μg/L

六、痰液病原学检验

【知识回顾】

(一)一般性状检查

1. 量　呼吸道病变时痰量增多,突然增加并呈脓性见于肺脓肿或脓胸破入支气管腔。

2. 颜色

(1)红色或棕红色:血性痰见于肺癌、肺结核、支气管扩张等,粉红色泡沫样痰见于急性肺水肿,铁锈色痰是由于血红蛋白变性所致,见于大叶性肺炎、肺梗死等。

(2)黄色或黄绿色:黄痰见于呼吸道化脓性感染,如化脓性支气管炎、金黄色葡萄球菌肺炎、支气管扩张、肺脓肿及肺结核等。铜绿假单胞菌或干酪性肺炎时痰呈黄绿色。

(3)棕褐色:见于阿米巴肺脓肿及慢性充血性心力衰竭肺淤血时。

3. 性状

(1)黏液性痰:见于支气管炎、支气管哮喘和早期肺炎等。

(2)浆液性痰:见于肺水肿、肺淤血。

(3)脓性痰:将痰液静置,分为三层,上层为泡沫和黏液,中层为浆液,下层为脓细胞及坏死组织。见于呼吸系统化脓性感染,如支气管扩张、肺脓肿及脓胸向肺组织溃破等。

(4)血性痰:见于肺结核、支气管扩张、肺癌、肺吸虫病等。

4.气味　有血腥气味,见于各种原因所致的呼吸道出血。肺脓肿、支气管扩张合并厌氧菌感染时痰液有恶臭,晚期肺癌时痰液有特殊臭味。

(二)显微镜检查

1.直接涂片检测

(1)白细胞:正常痰液内可见少量白细胞。中性粒细胞(或脓细胞)增多,见于呼吸道化脓性炎症或有混合感染;嗜酸性粒细胞增多,见于支气管哮喘、过敏性支气管炎、肺吸虫病等;淋巴细胞增多见于肺结核患者。

(2)红细胞:脓性痰中可见少量红细胞,呼吸道疾病及出血性疾病,痰中可见多量红细胞。

(3)上皮细胞:正常情况下痰中可有少量来自口腔的鳞状上皮细胞或来自呼吸道的柱状上皮细胞。在炎症或患其他呼吸系统疾病时大量增多。

(4)肺泡巨噬细胞:吞噬炭粒者称为炭末细胞,见于炭末沉着症及吸入大量烟尘者。吞噬含铁血黄素者称含铁血黄素细胞,又称心力衰竭细胞,见于心力衰竭引起的肺淤血、肺梗死及肺出血患者。

(5)硫磺样颗粒:见于放线菌病患者。

2.染色涂片

(1)脱落细胞检测:正常痰涂片以鳞状上皮细胞为主,若痰液确系肺部咳出,则多见纤毛柱状细胞和尘细胞。支气管炎、支气管扩张、肺结核等急、慢性呼吸道炎症,均可起上皮细胞发生一定程度的形态改变。肺癌患者痰中可带有脱落的癌细胞,对肺癌有较大诊断价值。

(2)细菌学检检测:①涂片检查:革兰氏染色,可用来检测细菌和真菌。抗酸染色,用于检测结核杆菌感染;荧光染色,用于检测真菌和支原体等。②细菌培养。

【模拟临床场景】

项目名称	英文缩写	参考范围
量		无痰或少量泡沫痰或黏液痰,无色或灰白色
颜色		无色或灰白色
气味		无气味
性状		少痰或无痰
白细胞	WBC	少量
红细胞	RBC	无
上皮细胞		少量
肺泡巨噬细胞		无
肿瘤细胞		无
细菌		涂片可见正常菌群,如草绿色链球菌
寄生虫	FSOF	阴性

七、脑脊液常规及生化检查

【知识回顾】

（一）一般性状检查

1. 颜色　正常脑脊液为无色透明液体。

(1)红色：常因出血引起，主要见于穿刺损伤、蛛网膜下腔或脑室出血。

(2)黄色：常因脑脊液中含有变性血红蛋白、胆红素或蛋白量异常增高引起，见于蛛网膜下腔出血，血清中胆红素超过 256 μmol/L 或脑脊液中胆红素超过 8.6 μmol/L 时，可使脑脊液黄染；椎管阻塞（如髓外肿瘤）、多神经炎和脑膜炎时，脑脊液中蛋白质含量升高（>1.5 g/L）而呈黄变症。

(3)乳白色：多因白细胞增多所致，常见于各种化脓菌引起的化脓性脑膜炎。

(4)微绿色：见于铜绿假单胞菌、肺炎链球菌、甲型链球菌引起的脑膜炎等。

(5)褐色或黑色：见于脑膜黑色素瘤等。

2. 透明度　正常脑脊液清晰透明。病毒性脑膜炎、流行性乙型脑膜炎、中枢神经系统梅毒等由于脑脊液中细胞数仅轻度增加，脑脊液仍清晰透明或微浊；结核性脑膜炎时细胞数中度增加，呈毛玻璃样混浊；化脓性脑膜炎时，脑脊液中细胞数极度增加，呈乳白色混浊。

3. 凝固物　正常脑脊液不含有纤维蛋白原，放置 24 h 后不会形成薄膜及凝块。当有炎症渗出时，因纤维蛋白原及细胞数增加，可使脑脊液形成薄膜及凝块。急性化脓性脑膜炎时，脑脊液静置 1 ~2 h 即可出现凝块或沉淀物：结核性脑膜炎的脑脊液静置 12 ~24 h 后，可见液面有纤细的薄膜形成。蛛网膜下腔阻塞时，由于阻塞远端脑脊液蛋白质含量常高达 15 g/L，使脑脊液呈黄色胶冻状。

4. 压力　正常成人卧位时脑脊液压为 0.78 ~1.76 kPa（80 ~180 mmH_2O）或 40 ~50 滴/min，随呼吸波动在 10 mmH_2O 之内。儿童压力为 0.4 ~ 1.0 kPa（40 ~ 100 mmH_2O）。若压力超过 200 mmH_2O，放出脑脊液量不应该超过 2 mL。若压力低于正常低限可做动力试验，以了解蛛网膜下腔有无阻塞。脑脊液压力增高见于化脓性脑膜炎、结核性脑膜炎等颅内各种炎症性病变；脑肿瘤、脑出血、脑积水等颅内非炎症性病变；高血压、动脉硬化等颅外因素；还有其他如咳嗽、哭泣，低渗溶液的静脉注射等。脑脊液压力减低主要见于脑脊液循环受阻、脑脊液流失过多、脑脊液分泌减少等因素。

（二）化学检查

1. 蛋白质测定

(1)蛋白定性试验（Pandy 试验）。

［参考值］

阴性或弱阳性。

(2)蛋白定量试验

［参考值］

腰椎穿刺 0.20 ~0.45 g/L。

［临床意义］

蛋白含量增加见于：①脑神经系统病变，常见于脑膜炎（化脓性脑膜炎时显著增加，结核性脑膜炎时中度增加，病毒性脑膜炎时轻度增加）、出血（蛛网膜下腔出血和脑出血等）、内分泌或代谢性疾病（糖尿病性神经病变、甲状腺及甲状旁腺功能减退、尿毒症及脱水等）、药物中毒（乙醇、吩噻嗪、苯妥英钠中毒等）。②脑脊液循环障碍，如脑部肿瘤或椎管内梗阻（脊髓肿瘤、蛛网膜下腔粘连等）。③鞘内免疫球蛋白合成增加伴血脑屏障通透性增加；如 Guillain-Barre 综合征、胶原血管疾病、慢性炎症性脱髓鞘性多发性神经根病等。

2. 葡萄糖测定

［参考值］

2.5～4.5 mmol/L。

［临床意义］

脑脊液中葡萄糖含量降低见于：①化脓性脑膜炎，脑脊液中糖含量可显著减少或缺如；②结核性脑膜炎；③累及脑膜的肿瘤（如脑膜白血病）、结节病、梅毒性脑膜炎、风湿性脑膜炎、症状性低血糖等都可有不同程度的糖减少。脑脊液中葡萄糖含量增高主要见于病毒性神经系统感染、脑出血、下丘脑损害、糖尿病等。

3. 氯化物测定

［参考值］

120～130 mmol/L。

［临床意义］

结核性脑膜炎时脑脊液中氯化物明显减少，化脓性脑膜炎时脑脊液中氯化物可减少；非中枢系统疾病如大量呕吐、腹泻、脱水等造成血氯降低时脑脊液中氯化物减少。脑脊液中氯化物含量增高主要见于慢性肾功能不全、肾炎、尿毒症、呼吸性碱中毒等。

4. 酶学测定

(1)乳酸脱氢酶（LDH）

［参考值］

成人 3～40 U/L。

［临床意义］

①细菌性脑膜炎脑脊液中的 LDH 活性多增高。②颅脑外伤因新鲜外伤的红细胞完整，脑脊液中 LDH 活性正常；脑血管疾病 LDH 活性多明显增高。③脑肿瘤、脱髓鞘病的进展期脑脊液中 LDH 活性增高，缓解期下降。

(2)天冬氨酸氨基转移酶（AST）

［参考值］

5～20 U/L。

［临床意义］

脑脊液中 AST 活性增高见于脑血管病变、中枢神经系统感染、脑肿瘤、脱髓鞘病、颅脑外伤等。

(3)肌酸激酶（CK）

［参考值］

(0.94±0.26) U/L（比色法）。

［临床意义］

CK-BB 增高主要见于化脓性脑膜炎，其次为结核性脑膜炎、脑血管疾病及肿瘤。病毒性脑膜炎 CK-BB 正常或轻度增高。

(4)其他：在结核性脑膜炎时，脑脊液中溶菌酶活性多显著增高，可达正常的 30 倍。脑脊液中腺苷脱氨酶参考值范围为 0～8 U/L，结核性脑膜炎则明显增高，常用于该病的诊断和鉴别诊断。

（三）显微镜检查

［参考值］

细胞计数成人 $(0\sim8)\times10^6$/L；儿童 $(0\sim15)\times10^6$/L。

［临床意义］

脑脊液中细胞增多见于：

(1)中枢神经系统感染性疾病:①化脓性脑膜炎细胞数显著增加,以中性粒细胞为主;②结核性脑膜炎细胞中度增加,但不超过 $500\times10^6/L$,以中性粒细胞、淋巴细胞及浆细胞同时存在是本病的特征;③病毒性脑炎、脑膜炎,细胞数仅轻度增加,多为 $(50\sim100)\times10^6/L$,一般不超过 $1000\times10^6/L$,以淋巴细胞为主;④新型隐球菌性脑膜炎,细胞数中度增加,以淋巴细胞为主。

(2)中枢神经系统肿瘤性疾病:细胞数可正常或稍高,以淋巴细胞为主,脑脊液中找到白血病细胞,可诊断为脑膜白血病。

(3)脑寄生虫病:脑脊液中细胞数可升高,以嗜酸性粒细胞为主,脑脊液离心沉淀镜检可发现血吸虫卵、阿米巴原虫、弓形虫、旋毛虫的幼虫等。

(4)脑室和蛛网膜下腔出血:为均匀血性脑脊液,除红细胞明显增加外,还可见各种白细胞,但仍以中性粒细胞为主,出血时间超过 2 ~3 d 可发现含有红细胞或含铁血黄素的吞噬细胞。

【模拟临床场景】

项目名称	结果	参考范围	单位
颜色	淡红色		
透明度	浑浊		
蛋白质定性	阳性		
葡萄糖定性	阳性		
有核细胞总数	5310		$10^6/L$
多核细胞百分比	66%		%
单核细胞百分比	34%		%
红细胞	5		$10^9/L$
葡萄糖(葡萄糖氧化酶法)	3.08	2.5 ~4.5	mmol/L
氯(离子选择电极法)	110.1↓	120.0 ~130.0	mmol/L
蛋白定量	61.25↑	15.00 ~45.00	mg/dL

八、胸水常规及生化检查

【知识回顾】

(一)一般性状检查

1. 颜色　漏出液多为淡黄色,渗出液的颜色随病因而变化,如血性积液可为淡红色、红色或暗红色,见于恶性肿瘤、急性结核性胸膜炎、风湿性及出血性疾病、外伤或内脏损伤等;淡黄色脓性见于化脓菌感染;绿色可能系铜绿假单细胞菌感染;乳白色系胸导管或淋巴管阻塞引起的真性乳糜液。

2. 透明度　漏出液多为清晰透明,渗出液呈不同程度混浊。

3. 比重　漏出液比重多在 1.018 以下,渗出液比重多高于 1.018。

4. 凝固性　漏出液中纤维蛋白原含量少,一般不易凝固,渗出液往往自行凝固或有凝块出现。

(二)化学检查

1. 黏蛋白定性试验(Rivalta 试验)　漏出液黏蛋白含量很少,多为阴性反应,渗出液中因含有大量黏蛋白,呈阳性反应。

2. 蛋白定量试验　漏出液蛋白总量常小于25 g/L,而渗出液的蛋白总量常在30 g/L以上。

3. 葡萄糖测定　漏出液中葡萄糖含量与血糖相似,渗出液中葡萄糖常因细菌或细胞酶的分解而减少,如化脓性胸膜炎、化脓性心包炎,积液中葡萄糖含量明显减少,甚至无糖。30% ~50%的结核性渗出液,10% ~50%的癌性积液中葡萄糖含量可减少。类风湿性浆膜腔积液糖含量常<3.33 mmol/L,红斑狼疮积液糖基本正常。

4. 乳酸测定　当乳酸含量>10 mmol/L以上时,高度提示为细菌感染。风湿性、心功能不全及恶性肿瘤引起的积液中乳酸含量可见轻度增高。

5. 乳酸脱氢酶(LDH)　化脓性胸膜炎LDH活性显著升高,可达正常血清的30倍。癌性积液中度增高,结核性积液略高于正常。

(三)显微镜检查

1. 漏出液白细胞数常$<100\times10^6$/L,渗出液白细胞数常$>500\times10^6$/L。

2. 细胞分类　漏出液中细胞主要为淋巴细胞和间皮细胞。渗出液中各种细胞增多的临床意义不同:①中性粒细胞为主,常见于化脓性积液及结核性积液的早期。②淋巴细胞为主,多见于慢性炎症如结核性、梅毒性、肿瘤性以及结缔组织病引起的积液。③嗜酸性粒细胞增多,常见于气胸、血胸、过敏性疾病或寄生虫病所致的积液。

3. 脱落细胞检测　在浆膜腔积液中检出恶性肿瘤细胞是诊断原发性或继发性恶性肿瘤的重要依据。

【模拟临床场景】

标本类型:胸水

检验项目	结果	参考范围	单位
乳酸脱氢酶	135	109 ~ 245	U/L
颜色	黄色		
透明度	浑浊		
凝固物	无		
比重	1.032		
红细胞计数	3680		
白细胞计数	1400		
中性粒细胞	7		%
淋巴细胞	60		%
蛋白质	3.20		g/dL
腺苷脱氨酶	9.1	0.0 ~ 15.0	U/L

九、腹水常规及生化检查

【知识回顾】

(一)渗出液

1. 微生物毒素及炎性介质刺激　如结核性与其他细菌性感染等。

2. 外伤、化学物质刺激　血液、胆汁、胰液和胃液等刺激。

3. 癌细胞浸润　胃癌、肝癌、淋巴瘤等。

（二）漏出液

1. 毛细血管内静水压增高　如静脉回流受阻、晚期肝硬化。

2. 毛细血管内胶体渗透压降低　如低蛋白血症、肝硬化等。

3. 淋巴回流受阻　丝虫病、肿瘤压迫等所致的淋巴回流障碍。

【模拟临床场景】

标本类型：腹水

检验项目	结果	参考范围	单位
颜色	红色	淡黄	
透明度	浑浊	清或微浊	
凝固物	无	无	
李凡他氏试验	阴性	阴性	
红细胞计数	248		10^9/L
白细胞计数	80	≤100	$\times10^6$/L
多核细胞计数	180		10^6/L
多核细胞百分比	47.6		
单个核细胞计数	198.00		10^6/L
单个核细胞百分比	52.4		
总蛋白	11.3		g/L
白蛋白	8.2		g/L
球蛋白	3.10		g/L
白球比	2.6		%
腺苷脱氨酶	3.0		U/L
乳酸脱氢酶	55		U/L

十、肝功能检查

【知识回顾】

（一）蛋白质代谢功能检测

1. 血清总蛋白和清蛋白、球蛋白比值测定

［参考值］

正常成人血清总蛋白 60～80 g/L，清蛋白 40～55 g/L，球蛋白 20～30 g/L，A/G 为（1.5～2.5）∶1。

［临床意义］

常用于检测慢性肝损伤，并可反映肝实质细胞储备功能。

（1）血清总蛋白及清蛋白增高：见于各种原因导致的血液浓缩（严重脱水、休克、饮水量不足）、肾上腺皮质功能减退等。

（2）血清总蛋白及清蛋白降低：①肝细胞损害：常见肝脏疾病有亚急性重型肝炎，慢性中度以上

持续性肝炎、肝硬化、肝癌等,以及缺血性肝损伤、毒素诱导性肝损伤。血清总蛋白<60 g/L 或清蛋白<25 g/L 称为低蛋白血症,临床上常出现严重水肿及胸、腹水。②营养不良。③蛋白丢失过多:如肾病综合征、蛋白丢失性肠病、严重烧伤、急性大失血等。④消耗增加:见于慢性消耗性疾病,如重症结核、甲状腺功能亢进症及恶性肿瘤等。⑤血清水分增加:如水钠潴留或静脉补充过多的晶体溶液。

(3)血清总蛋白及球蛋白增高:当血清总蛋白>80 g/L 或球蛋白>35 g/L,分别称为高蛋白血症或高球蛋白血症。①慢性肝脏疾病:包括自身免疫性慢性肝炎、慢性活动性肝炎、肝硬化、慢性酒精性肝病。②M 蛋白血症:如多发性骨髓瘤、淋巴瘤、华氏巨球蛋白血症等。③自身免疫性疾病:如系统性红斑狼疮、风湿热、类风湿关节炎等。④慢性炎症与慢性感染:如结核病、疟疾、黑热病。

(4)血清球蛋白浓度降低:①免疫功能抑制,如长期应用肾上腺皮质激素或免疫抑制剂。②先天性低 γ 球蛋白血症。

(5)A/G 倒置:见于严重肝功能损伤及 M 蛋白血症,如慢性中度以上持续性肝炎、肝硬化、原发性肝癌、多发性骨髓瘤、原发性巨球蛋白血症等。

2. 血清蛋白电泳

[参考值]

醋酸纤维素膜法:清蛋白(62% ~71%),α_1 球蛋白(3% ~4%),α_2 球蛋白(6% ~10%),β 球蛋白(7% ~11%),γ 球蛋白(9% ~18%)。

[临床意义]

(1)肝脏疾病:如慢性肝炎、肝硬化、肝细胞型肝癌(常合并肝硬化)时,清蛋白降低,α_1、α_2、β 球蛋白也有减少倾向;γ 球蛋白增加,在慢性活动性肝炎和失代偿的肝硬化增加尤为显著。

(2)M 蛋白血症:如多发性骨髓瘤、华氏巨球蛋白血症等,清蛋白浓度降低,单克隆 γ 球蛋白明显升高,亦有 β 球蛋白升高,偶有 α 球蛋白升高。大部分患者在 γ 区带、β 区带或 β 区带与 γ 区带之间可见结构均一、基底窄、峰高尖的 M 蛋白。

(3)肾病综合征、糖尿病肾病:由于血脂增高,可致 α_2 及 β 球蛋白增高,清蛋白及 γ 球蛋白降低。

(4)结缔组织病伴有多克隆 γ 球蛋白增高。

3. 血清前清蛋白测定

[参考值]

1 岁:100 mg/L;1 ~3 岁:168 ~281 mg/L;成人:280 ~360 mg/L。

[临床意义]

(1)降低:①营养不良、慢性感染、晚期恶性肿瘤;②肝胆系统疾病:肝炎、肝硬化、肝癌及胆汁淤积性黄疸。对早期肝炎、急性重型肝炎有特殊诊断价值。

(2)增高:见于霍奇金淋巴瘤。

4. 血浆凝血因子测定

除组织因子及由内皮细胞合成的 vW 因子外,其他凝血因子几乎都在肝脏中合成;凝血抑制因子如抗凝血酶Ⅲ(AT-Ⅲ)、α_2 巨球蛋白、α_1 抗胰蛋白酶、C_1 酯酶抑制因子及蛋白 C 也都在肝脏合成。凝血因子半衰期比清蛋白短得多,因此在肝功能受损的早期,清蛋白检测完全正常,而维生素 K 依赖的凝血因子却有显著降低,故在肝脏疾病早期可用凝血因子检测作为过筛试验。通常进行的过筛试验有:

(1)凝血酶原时间(PT)测定:在急性缺血性肝损伤及毒性肝损伤 PT 延长极少超过 3 s;慢性肝炎患者 PT 一般均在正常范围内,但在进展为肝硬化后,PT 则延长。PT 延长是肝硬化失代偿期的特征,也是诊断胆汁淤积,肝脏合成维生素 K 依赖因子Ⅱ、Ⅴ、Ⅶ、Ⅹ是否减少的重要实验室检查。在急性重型肝炎时，如 PT 延长、纤维蛋白原及血小板都降低，则可诊断为 DIC。

(2)活化部分凝血活酶时间测定(APTT)：严重肝病时，致使 APTT 延长；维生素 K 缺乏时，APTT 亦可延长。

(3)凝血酶时间(TT)测定：肝硬化或急性暴发性肝衰竭合并 DIC 时，TT 是一个常用的检测手段。

(4)抗凝血酶Ⅲ(AT-Ⅲ)测定：严重肝病时，AT-Ⅲ活性明显降低，合并 DIC 时降低更显著。

5. 血氨测定

[参考值]

18 ~ 72 μmol/L。

[临床意义]

(1)升高：①生理性增高见于进食高蛋白饮食或运动后。②病理性增高见于严重肝损害(如肝硬化、肝癌、重型肝炎等)、上消化道出血、尿毒症及肝外门脉系统分流形成。

(2)降低：低蛋白饮食、贫血。

(二)脂类代谢功能检测　血清胆固醇和胆固醇酯测定。

[参考值]

总胆固醇 2.9 ~ 6.0 mmol/L；胆固醇酯 2.34 ~ 3.38 mmol/L；胆固醇酯：游离胆固醇 = 3 ∶ 1。

[临床意义]

1. 在肝细胞严重损害如肝硬化、暴发性肝功能衰竭时，血中总胆固醇也降低。

2. 胆汁淤积时血中总胆固醇增加，其中以游离胆固醇增加为主。胆固醇酯与游离胆固醇比值降低。

3. 营养不良及甲状腺功能亢进患者，血中总胆固醇减少。

(三)胆红素代谢检测

1. 血清总胆红素(STB)测定

[参考值]

成人 3.4 ~ 17.1 μmol/L。

[临床意义]

(1)判断有无黄疸、黄疸程度及演变过程：当 STB>17.1 μmol/L，但<34.2 μmol/L 时为隐性黄疸或亚临床黄疸；34.2 ~ 171 μmol/L 为轻度黄疸，171 ~ 342 μmol/L 为中度黄疸，>342 μmol/L 为重度黄疸。在病程中检测可以判断疗效和指导治疗。

(2)根据黄疸程度推断黄疸病因。

(3)根据总胆红素，结合及非结合胆红素升高程度判断黄疸类型。

2. 血清结合胆红素(CB)与非结合胆红素(UCB)测定

[参考值]

结合胆红素 0 ~ 6.8 μmol/L，非结合胆红素 1.7 ~ 10.2 μmol/L。

[临床意义]

根据结合胆红素与总胆红素比值，可协助鉴别黄疸类型，如 CB/STB<20% 提示为溶血性黄疸，20% ~ 50% 之间常为肝细胞性黄疸，比值>50% 为胆汁淤积性黄疸。

3. 尿液胆红素测定

[参考值]

阴性。

[临床意义]

尿胆红素试验阳性提示血中结合胆红素增加,见于:

(1)胆汁排泄受阻:肝外胆管阻塞,如胆石症、胆管肿瘤、胰头癌等;肝内小胆管压力升高,如门静脉周围炎症、纤维化,或因肝细胞肿胀等。

(2)肝细胞损害,如病毒性肝炎、药物或中毒性肝炎、急性酒精性肝炎。

(3)黄疸鉴别诊断。

(4)碱中毒。

4. 尿中尿胆原测定

[参考值]

定性:阴性或弱阳性。

定量:0.84 ~4.20 μmol/(L·24 h)。

[临床意义]

(1)尿胆原增多:①肝细胞受损如病毒性肝炎、药物或中毒性肝损害。②溶血性贫血及巨幼细胞贫血。③内出血、充血性心力衰竭伴肝淤血时。④肠梗阻、顽固性便秘,使肠道对尿胆原重吸收增加,使尿中尿胆原排出增加。

(2)尿胆原减少或缺如:胆道梗阻,如胆石病、胆管肿瘤、胰头癌、Vater 壶腹癌等,完全梗阻时尿胆原缺如,不完全梗阻时则减少,同时伴有尿胆红素增加。

(四)胆汁酸代谢检测

[参考值]

总胆汁酸(酶法)0 ~10 μmol/L。

[临床意义]

胆汁酸增高见于:①肝细胞损害如急性肝炎、慢性活动性肝炎、肝硬化、肝癌、酒精性肝病及中毒性肝病。②胆道梗阻。③门静脉分流。

(五)血清酶及同工酶检测

1. 血清氨基转移酶及其同工酶测定

[参考值]

速率法(37 ℃):

丙氨酸氨基转移酶(ALT):5 ~40 U/L。

天冬氨酸氨基转移酶(AST):8 ~40 U/L。

AST/ALT:1.15。

[临床意义]

(1)急性病毒性肝炎:通常 ALT>300 U/L、AST>200 U/L、AST/ALT<1,是诊断急性病毒性肝炎重要的检测手段。转氨酶的升高程度与肝脏损伤的严重程度无关。在急性肝炎恢复期,如转氨酶活性不能降至正常或再上升,提示急性病毒性肝炎转为慢性。急性重型肝炎时,病程初期转氨酶升高,以 AST 升高显著,如在症状恶化时,黄疸进行性加深,酶活性反而降低,即出现“胆酶分离”现象,提示肝细胞严重坏死,预后不佳。

(2)慢性病毒性肝炎。

(3)酒精性肝病、药物性肝炎、脂肪肝、肝癌等非病毒性肝病:转氨酶轻度升高(100 ~200 U)或正常,且 AST/ALT>1。酒精性肝病 AST 显著升高,ALT 接近正常。

(4)肝硬化:转氨酶活性取决于肝细胞进行性坏死程度,AST/ALT≥2,终末期肝硬化转氨酶活性正常或降低。

(5)肝内、外胆汁淤积:转氨酶活性通常正常或轻度上升。

(6)急性心肌梗死后 6 ~ 8 h,AST 增高,18 ~ 24 h 达高峰,其值可达参考值上限的 4 ~ 10 倍,与心肌坏死范围和程度有关,4 ~ 5 天后恢复,若再次增高提示梗死范围扩大或新的梗死发生。

(7)骨骼肌疾病(皮肌炎、进行性肌萎缩)、肺梗死、肾梗死、胰腺梗死、休克及传染性单核细胞增多症,转氨酶轻度升高(50 ~ 200 U)。

2. 碱性磷酸酶(ALP)测定

[参考值]

女性,15 岁以上:40 ~ 150 U/L。

男性,25 岁以上:40 ~ 150 U/L。

[临床意义]

(1)肝胆系统疾病:各种肝内、外胆管阻塞性疾病,如胰头癌、胆道结石引起的胆管阻塞、原发性胆汁性肝硬化、肝内胆汁淤积等,ALP 明显升高,且与血清胆红素升高相平行;累及肝实质细胞的肝胆疾病(如肝炎、肝硬化),ALP 轻度升高。

(2)黄疸的鉴别诊断:①胆汁淤积性黄疸,ALP 和血清胆红素明显升高,转氨酶仅轻度增高。②肝细胞性黄疸,血清胆红素中等度增加,转氨酶活性很高,ALP 正常或稍高。③肝内局限性胆道阻塞(如原发性肝癌、转移性肝癌、肝脓肿等),ALP 明显增高,ALT 无明显增高,血清胆红素大多正常。

(3)骨骼疾病:纤维性骨炎、佝偻病、骨软化症、成骨细胞瘤及骨折愈合期,血清 ALP 升高。

(4)生长中儿童、妊娠中晚期血清 ALP 生理性增高。

3. γ-谷氨酰转移酶(GGT)测定

[参考值]

男性:11 ~ 50 U/L;女性:7 ~ 32 U/L。

[临床意义]

(1)胆道阻塞性疾病:原发性胆汁性肝硬化、硬化性胆管炎等所致的慢性胆汁淤积,肝癌等均可使 GGT 明显升高。

(2)急性和慢性病毒性肝炎、肝硬化。

(3)急性和慢性酒精性肝炎、药物性肝炎。

(4)脂肪肝和胰腺炎、胰腺肿瘤、前列腺肿瘤等 GGT 亦可轻度增高。

【模拟临床场景】

标本类型:血清

检验项目	结果	参考范围
谷丙转氨酶	23.9	7.0 ~ 40.0 U/L
谷草转氨酶	30.5	13.0 ~ 35.0 U/L
总蛋白	68.4	65.0 ~ 85.0 g/L
白蛋白	40.3	40.0 ~ 55.0 g/L
球蛋白	28.10	20.00 ~ 45.00 g/L
白球比	1.4	1.2 ~ 2.3%
总胆红素	9.7	5.0 ~ 21.0 μmol/L
直接胆红素	2.0	0 ~ 7.0 μmol/L

检验项目	结果	参考范围
间接胆红素	7.70	0～17.00 μmol/L
前白蛋白	220	200～400 mg/L
碱性磷酸酶	75.7	35.00～135.0 U/L
谷氨酸转移酶	26.4	7.00～45.00 U/L
总胆汁酸	5.86	0～10.00 μmol/L
胆碱酯酶	6.43	4.00～12.60 KU/L
腺苷脱氨酶	14.0	0～18.0 U/L

十一、肾功能检查

【知识回顾】

(一)肾小球功能检测

1. 血清肌酐(Cr)测定

[参考值]

全血 Cr 为 88.4～176.8 μmol/L。

[临床意义]

血 Cr 增高见于各种原因引起的肾小球滤过功能减退:①急性肾衰竭,血肌酐明显地进行性的升高为器质性损害的指标,可伴少尿或非少尿。②慢性肾衰竭血 Cr 升高程度与病变严重性一致:肾衰竭代偿期,血 Cr<178 μmol/L;肾衰竭失代偿期,血 Cr>178 μmol/L;肾衰竭期,血 Cr 明显升高,>445 μmol/L。

(2)鉴别肾前性和肾实质性少尿:①器质性肾衰衰竭,血 Cr 常超过 200 μmol/L。②肾前性少尿,如心力衰竭、脱水、肝肾综合征、肾病综合征等所致的有效血容量下降,使肾血流量减少,血肌酐浓度上升多不超过 200 μmol/L。

(3)BUN/Cr(单位为 mg/dL)的意义:①器质性肾衰衰竭,BUN 与 Cr 同时增高,因此 BUN/Cr≤10∶1。②肾前性少尿,肾外因素所致的氮质血症,BUN 可较快上升,但血 Cr 不相应上升,此时 BUV/Cr 常>10∶1。

(4)老年人、肌肉消瘦者 Cr 可能偏低,因此一旦血 Cr 上升,就要警惕肾功能减退。

2. 内生肌酐清除率(Ccr)测定

[参考值]

成人 80～120 mL/min,老年人随年龄增长,有自然下降趋势。

[临床意义]

(1)判断肾小球损害的敏感指标:当 GFR 降低到正常值的 50%,Ccr 测定值可低至 50 mL/min,但血肌酐、尿素氮测定仍可在正常范围,因肾有强大的储备能力,故 Ccr 是较早反应 GFR 的灵敏指标。

(2)评估肾功能:根据 Ccr 一般将肾功能分为 4 期。

第 1 期(肾衰竭代偿期)Ccr 为 80～51 mL/min。

第 2 期(肾衰竭失代偿期)Ccr 为 50～20 mL/min。

第 3 期(肾衰竭期)Ccr 为 19～10 mL/min。

第 4 期(尿毒症期或终末肾衰竭)Ccr<10 mL/min。

(3)指导治疗:慢性肾衰竭 Ccr<30～40 mL/min,应开始限制蛋白摄入;Ccr<30 mL/min,噻嗪类

利尿治疗常无效，不宜应用；小于 10 mL/min，应结合临床进行肾替代治疗，肾脏对利尿剂（如呋塞米、利尿酸钠）的反应已极差。

3. 血尿素氮（BUN）测定

［参考值］

成人 3.2 ~7.1 mmol/L；婴儿、儿童 1.8 ~6.5 mmol/L。

［临床意义］

血 BUN 增高见于：

（1）器质性肾功能损害：①各种原发性肾小球肾炎、肾盂肾炎、间质性肾炎、肾肿瘤等所致的慢性肾衰竭。②急性肾衰竭肾功能轻度受损时，BUN 可无变化，但 GFR 下降至 50% 以下，BUN 才能升高。因此，血 BUN 测定不能作为早期肾功能指标。但对慢性肾衰竭，尤其是尿毒症 BUN 增高的程度一般与病情严重性一致。

（2）肾前性少尿：严重脱水、大量腹腔积液、心脏循环功能衰竭、肝肾综合征等导致的血容量不足、肾血流量减少灌注不足导致少尿。此时 BUN 增高，但肌酐增高不明显，BUN/Cr（mg/dL）>10 ∶ 1，成为肾前性氮质血症。

（3）蛋白质分解或摄入过多：急性传染病、高热、上消化道大出血、大面积烧伤、严重创伤、大手术后和甲状腺功能亢进、高蛋白饮食等，但血肌酐一般不升高。

（4）血 BUN 作为肾衰竭透析充分性指标。

4. 肾小球滤过（GFR）测定

［参考值］

总 GFR：（100±20）mL/min。

［临床意义］

（1）GFR 影响因素：与性别、年龄、体重有关。30 岁以后每 10 年 GFR 下降 10 mL/（min · 1.73 m^2），男性比女性 GFR 高约 10 mL/min，妊娠时 GFR 明显增加，第 3 个月增加 50%，产后降至正常。

（2）GFR 降低：急性和慢性肾衰竭、肾小球功能不全、肾动脉硬化、甲状腺功能减退、糖皮质激素缺乏。

（3）GFR 升高：肢端肥大症和巨人症、糖尿病肾病早期。

（二）肾小管功能检测

1. 尿 β_2-微球蛋白测定

［参考值］

成人尿<0.3 mg/L。

［临床意义］

根据 β_2-MG 的肾排泄过程，尿 β_2-MG 增多较灵敏地反映近端肾小管重吸收功能受损，如肾小管-间质性疾病、药物或毒物所致早期肾小管损伤，以及肾移植后急性排斥反应早期。

2. 尿 α_1-微球蛋白测定

［参考值］

成人尿<15 mg/24 h。

［临床意义］

（1）近端肾小管功能损害：尿 α_1-MG 升高是反应各种原因包括肾移植后排异反应所致早期近端肾小管功能损伤的特异、灵敏指标。

（2）评估肾小球滤过功能：血清和尿中 α_1-MG 均升高，表明肾小球滤过功能和肾小管重吸收功能均受损。

3. 尿渗透压测定

[参考值]

禁饮后尿渗量为 600 ~ 1000 mOsm/(kg · H_2O),平均 800 mOsm/(kg · H_2O);血浆 275 ~ 305 mOsm/(kg · H_2O),平均 300 mOsm/(kg · H_2O)。尿/血浆渗透量比值为(3 ~4.5):1。

[临床意义]

(1)判断肾浓缩功能

(2)鉴别肾前性、肾性少尿:肾前性少尿时,肾小管浓缩功能完好,故尿渗透压高,常>450 mOsm/(kg · H_2O);肾小管坏死致肾性少尿时,尿渗透压降低,常<350 mOsm/(kg · H_2O)。

(三)血尿酸检测

[参考值]

成人酶法血清尿酸浓度男性 150 ~416 μmol/L,女性 89 ~357 μmol/L。

[临床意义]

若能严格禁食含嘌呤丰富食物 3 天,排除外源性尿酸干扰再采血,血尿酸水平改变较有意义。

1. 血尿酸浓度升高:①肾小球滤过功能损伤。②体内尿酸生成异常增多:见于遗传性酶缺陷所致的原发性痛风,及多种血液病、恶性肿瘤等因细胞大量破坏所致的继发性痛风。亦见于长期使用利尿剂及抗结核药吡嗪酰胺、慢性铅中毒、长期禁食者。

2. 血尿酸浓度降低:各种原因所致肾小管重吸收尿酸功能损害、尿中大量丢失,以及肝功能严重损伤尿酸生成减少。

【模拟临床场景】

标本类型:血清

检验项目	结果	参考范围
肌酐	48	44 ~ 104 μmol/L
尿素/肌酐	0.14	

十二、血清电解质检查

【知识回顾】

(一)血清阳离子检测

1. 血钾测定

[参考值]

3.5 ~5.5 mmol/L。

[临床意义]

(1)血钾升高:血清钾超过 5.5 mmol/L 时称为高钾血症。原因:①摄入过多:高钾饮食、输入大量库存血液。②排出减少:急性肾衰竭少尿期、长期使用潴钾利尿剂、远端肾小管上皮细胞泌钾障碍。③胞内钾外移增多:组织损伤和细胞破坏、缺氧和酸中毒、家族性高血钾性麻痹、血浆晶体渗透压增高。④假性高钾:血管外溶血、白细胞增多症、血小板增多症。

(2)血钾减低:血清钾低于 3.5 mmol/L 时称为低钾血症。原因:①分布异常:细胞内钾外移,如应用大量胰岛素、碱中毒等;细胞外液稀释,如心功能不全、肾性水肿等。②丢失过多:频繁呕吐、长期腹泻、肾衰竭多尿期、肾小管性酸中毒、长期应用呋塞米等排钾利尿剂。③摄入不足:长期低钾饮食、禁食、营养不良、吸收障碍等。④假性低钾:血标本未能在 1 小时内处理,WBC>100×10^9/L,白细胞可从血浆中摄取钾。

2. 血钠测定

［参考值］

135～145 mmol/L。

［临床意义］

（1）血钠升高：血钠超过145 mmol/L，并伴有血液渗透压过高者，称为高钠血症。①水分摄入不足。②水分丢失过多。③内分泌病变：肾上腺皮质功能亢进、原发性或继发性醛固酮增多症。④摄入过多。

（2）血钠减低：血钠低于135 mmol/L时称为低钠血症。①丢失过多：慢性肾衰竭多尿期、大量应用利尿剂、大面积烧伤、浆膜腔穿刺丢失大量液体、严重呕吐、大量腹泻等。②细胞外液稀释：常见于水钠潴留。③消耗性低钠或摄入不足：慢性消耗性疾病、营养不良、长期低钠饮食等。

（二）血清阴离子检测

血氯测定

［参考值］

95～105 mmol/L。

［临床意义］

1. 血氯升高：血清氯超过105 mmol/L称为高氯血症。①排出减少：急性及慢性肾衰竭少尿期。②血液浓缩。③吸收增加：肾上腺皮质功能亢进。④低蛋白血症。⑤摄入过多。

2. 血氯减低：血氯低于95 mmol/L时称为低氯血症。①摄入不足：营养不良、低盐治疗等。②丢失过多：严重呕吐、腹泻、慢性肾衰竭、糖尿病、噻嗪类利尿剂使用。③慢性肾上腺皮质功能不全。④呼吸性酸中毒。

【模拟临床场景】

标本类型：血清

检验项目	结果	参考范围
钾	3.82	3.50～5.50 mmol/L
钠	145	135～145 mmol/L
氯	105	95～105 mmol/L
钙	2.22	2.11～2.52 mmol/L
磷	1.06	0.85～1.51 mmol/L
二氧化碳	25.5	22.0～29.0 mmol/L
尿素	3.10	2.50～7.10 mmol/L
葡萄糖	4.37	3.88～6.11 mmol/L
视黄醇结合蛋白	33.4	25.0～70.0 mmol/L
胱抑素C	0.91	0.55～1.05 mg/L
血浆晶体渗透压	305.11	280.00～320.00 mOsm/L

十三、血糖及糖化血红蛋白

【知识回顾】

(一)空腹血糖(FBG)检测

[参考值]

成人空腹血浆(清)葡萄糖:3.9~6.1 mmol/L。

[临床意义]

1. FBG增高:FBG增高而又未达到诊断糖尿病的标准时,称为空腹血糖受损;FBG增高超过7 mmol/L时称为高血糖症。根据FBG水平将高血糖症分为3度:FBG 7.0~8.4 mmol/L为轻度增高;FBG 8.4~10.1 mmol/L为中度增高;FBG大于10.1 mmol/L为重度增高。①生理性增高:餐后1~2 h、高糖饮食、剧烈运动等。②病理性增多:各型糖尿病、甲状腺功能亢进、大面积烧伤、药物影响等。

2. FBG减低:FBG低于3.9 mmol/L为血糖减低,当FBG低于2.8 mmol/L为低血糖症。①生理性减低:饥饿、长期剧烈运动等。②病理性减低:胰岛素过多、肾上腺皮质缺乏、急性重型肝炎、急性乙醇中毒、消耗性疾病等。

(二)口服葡萄糖耐量试验

[参考值]

1. FPG 3.9~6.1 mmol/L。
2. 口服葡萄糖后0.5~1 h,血糖达高峰(一般为7.8~9.0 mmol/L),峰值<11.1 mmol/L。
3. 2 h血糖<7.8 mmol/L。
4. 3 h血糖恢复至空腹水平。
5. 各检测时间点的尿糖均为阴性。

[临床意义]

诊断糖尿病:①具有糖尿病症状,FPG≥7.0 mmol/L。②OGTT 2 h PG≥11.1 mmol/L。③具有临床症状,随机血糖≥11.1 mmol/L,且伴有尿糖阳性者。临床症状不典型者,需另一天重复检测确诊。

判断IGT:FPG<7.0 mmol/L,2 h PG为7.8~11.1 mmol/L,且血糖到达高峰的时间延长至1 h后,血糖恢复正常的时间延长至2~3 h后,同时伴有尿糖阳性者为IGT。

(三)糖化血红蛋白检测

[参考值]

HbA1c 4%~6%,HbA_1 5%~8%。

[临床意义]

HbA1c水平取决于血糖水平、高血糖持续时间,其生成量与血糖浓度成正比。

1. 评价糖尿病控制程度　HbA1c<7%说明糖尿病控制良好;HbA1c增高提示近2~3个月的糖尿病控制不良;HbA1c越高,血糖水平越高,病情越重。

2. 筛检和预测糖尿病　HbA1c≥6.5%为诊断糖尿病的标准之一。HbA1c水平在5.7%~6.4%为糖尿病高危人群,预示进展到糖尿病前期阶段。

3. 预测血管并发症　长期HbA1c增高,可引起组织缺氧而发生血管并发症。

4. 鉴别高血糖　糖尿病高血糖的HbA1c水平增高,而应激性高血糖的HbA1c则正常。

【模拟临床场景】

标本类型:静脉血

检验项目	结果	参考范围	单位
空腹血糖	4.5	3.7～5.6	mmol/L
餐后 2 h 血糖	7.6	3.3～7.8	mmol/L
空腹胰岛素	14.0	1.5～15.0	μU/mL
餐后 2 h 胰岛素	47.7	3.0～60.0	μU/mL
空腹 C 肽	0.62	0.48～0.78	nmol/L
餐后 2 小时 C 肽	2.07	1.34～2.50	nmol/L
糖化血红蛋白 A1c	5.90	4.52～6.10	%

十四、血脂

【知识回顾】

(一)血清胆固醇与胆固醇酯测定

[参考值]

总胆固醇:2.9～6.0 mmol/L。

胆固醇酯:2.34～3.38 mmol/L。

胆固醇酯∶游离胆固醇=3∶1。

[临床意义]

1. 肝细胞损害时,LCAT 合成减少,胆固醇的酯化障碍,血中胆固醇酯减少;肝脏严重损害时,血中总胆固醇也降低。

2. 胆汁淤积时,由于胆汁排出受阻而反流入血,血中出现阻塞性脂蛋白 X,同时肝合成胆固醇能力增加,血中总胆固醇增加,以游离胆固醇增加为主。胆固醇酯与游离胆固醇比值降低。

3. 营养不良及甲状腺功能亢进患者血中总胆固醇减少。

(二)三酰甘油(TG)测定

[参考值]

合适水平　0.56～1.70 mmol/L

边缘水平　1.70～2.30 mmol/L

升高　>2.30 mmol/L

[临床意义]

1. TG 增高　见于冠心病、原发性高脂血症、动脉粥样硬化症、肥胖症、糖尿病、痛风、肾病综合征、高脂饮食等。

2. TG 减低　见于低 β-脂蛋白血症和无 β-脂蛋白血症、严重的肝脏疾病、吸收不良、甲状腺功能亢进、肾上腺皮质功能减退等。

【模拟临床场景】

标本类型:血清

检验项目	结果	参考范围
总胆固醇	4.96	2.90 ~ 6.00 mmol/L
甘油三酯	1.38	0 ~ 1.70 mmol/L
高密度脂蛋白胆固醇	1.64	1.20 ~ 1.68 mmol/L
低密度脂蛋白胆固醇	2.16	1.90 ~ 3.12 mmol/L

十五、心肌损伤标志物检测

【知识回顾】

(一)肌红蛋白(myoglobin,Mb)测定

[参考值]

1. 定性　阴性。

2. 定量　ELISA 法 50 ~ 85 μg/L,RIA 法 6 ~ 85 μg/L,>75 μg/L 为临界值。

[临床意义]

1. 在急性心肌梗死(AMI)发病后,Mb 在 0.5 ~ 2 h 即可升高,5 ~ 12 h 达到高峰,18 ~ 30 h 恢复正常。阴性特别有助于排除 AMI 的诊断。

2. 在 AMI 发生的 1.5 ~ 6 h 内,2 次检测 Mb,如第 2 次检测值明显高于第 1 次,则具有较高的阳性预测价值,如 2 次无差异,则有 100% 阴性预报价值。

3. 溶栓后 0.5 ~ 2 h 内 Mb 浓度达到最高,可作为冠脉再通指标。

4. Mb 升高也可见于①骨骼肌损伤,如急性肌肉损伤、肌病。②休克。③急性或慢性肾衰竭。

(二)肌酸激酶 MB 型同工酶(creatine kinase-MB,CK-MB)测定

[参考值]

0.00 ~ 5.00 μg/L。

[临床意义]

1. CK-MB 一般在 AMI 发病后 3 ~ 8 h 增高,9 ~ 30 h 达高峰,48 ~ 72 h 恢复正常水平。若患者具有 CK-MB 活性升高和下降的序列性变化,且峰值超过参考上限 2 倍,又无其他原因可解释时应考虑 AMI。

2. 其他心肌损伤　心绞痛、心包炎、慢性心房颤动、安装起搏器等。

3. 肌肉疾病及手术　骨骼肌疾病时 CK-MB 也增高,但 CK-MB/CK 常小于 6%,以此可与心肌损伤鉴别。

(三)心肌肌钙蛋白 I(cardiac ponin I,cTnI)测定

[参考值]

1. <0.2 μg/L。

2. >1.5 μg/L 为临界值。

[临床意义]

1. cTnI<0.2 μg/L 就可以排除心肌损伤;如果 cTnI 的水平在 0.2 ~ 1.5 μg/L 之间,说明心肌损伤处于低风险状态;如果 cTnI 处于 1.5 ~ 75 μg/L,说明有心肌损伤的高风险状态;如果

cTnI>75 μg/L,说明患者存在着严重的心肌损伤。

2. AMI 发病后 3～6 h,cTnI 即升高,14～20 h 达到高峰,5～7 d 恢复正常。

3. 判断不稳定型心绞痛等患者的微小心肌损伤。

4. 其他病因所致的心肌损伤　心肌炎、心包炎、心脏挫伤、导管消融、终末期肾病、急性肺栓塞、感染等。

【模拟临床场景】

标本类型:血清

项目名称	结果	参考范围
肌红蛋白	120.00↑	0～70.00 μg/L
CK-MB 同工酶	16.75↑	0～5.00 μg/L
肌钙蛋白 I	3.04↑	0～1.50 μg/L
N 末端-前脑钠肽测定	<100	0～300.00 μg/L

十六、血、尿淀粉酶检测

【知识回顾】

淀粉酶(amylase,AMY)主要来自胰腺和腮腺。淀粉酶检测的适应证:①急性胰腺炎的监测和排除(出现急性上腹部疼痛)。②慢性(复发性)胰腺炎。③胰管阻塞。④腹部不适、外科手术、厌食和食欲过盛等。⑤逆行胆胰管造影(ERCP)后的随访。⑥腮腺炎(流行性、乙醇中毒性)。

[参考值]

血液 AMY 35～135 U/L;24 h 尿液 AMY <1000 U/L。

[临床意义]

1. AMY 活性增高

(1)急性胰腺炎:是 AMY 增高最常见的原因。血 AMY 一般于发病 6～12 h 开始增高,12～72 h 达到峰值,3～5 d 恢复正常。尿 AMY 一般于发病 12～14 h 开始增高,下降缓慢,持续 1～2 周。AMY 高低不一定反映病情轻重。慢性胰腺炎急性发作、胰腺囊肿、胰腺管阻塞时 AMY 也可增高。

(2)胰腺癌:胰腺癌早期 AMY 增高。

(3)非胰腺疾病:①腮腺炎;②消化性溃疡穿孔、上腹部手术后、机械性肠梗阻、胆管梗阻、急性胆囊炎等;③服用镇静剂,如咖啡等;④乙醇中毒;⑤肾衰竭;⑥巨淀粉酶血症。

2. AMY 活性减低　①慢性胰腺炎;②胰腺癌;③胰腺广泛切除;④重症糖尿病。

【模拟临床场景】

标本类型:血清

项目名称	结果	参考范围
总胆红素	16.20	3.42～20.52 μmol/L
谷丙转氨酶	11	0～40 U/L
胆碱酯酶	7000	4000～12 000 U/L
血淀粉酶	500.0↑	35～135 U/L

十七、血清铁、血清铁蛋白、血清总铁结合力检测

【知识回顾】

(一)血清铁(serum iron)测定

[参考值]

男性:10.6～36.7 μmol/L;女性:7.8～32.2 μmol/L;儿童:9～22 μmol/L。

[临床意义]

1. 血清铁增高

(1)利用障碍:铁粒幼细胞贫血、再生障碍性贫血、铅中毒。

(2)释放增多:溶血性贫血、急性肝炎、慢性活动性肝炎。

(3)铁蛋白增多:白血病、含铁血黄素沉着症、反复输血。

(4)铁摄入过多:铁剂治疗过量时。

2. 血清铁减低

(1)铁缺乏:缺铁性贫血。

(2)慢性失血:月经过多、消化性溃疡、恶性肿瘤、慢性炎症等。

(3)摄入不足:①长期缺铁饮食;②生长发育期的婴幼儿、青少年,生育期、妊娠及哺乳期的妇女。

(二)血清铁蛋白(serum ferritin,SF)测定

[参考值]

男性:15～200 μg/L;女性:12～150 μg/L。

[临床意义]

1. SF 增高

(1)体内贮存铁增加:原发性血色病、继发性铁负荷过大。

(2)铁蛋白合成增加:炎症、肿瘤、白血病、甲状腺功能亢进症等。

(3)贫血:溶血性贫血、再生障碍性贫血、恶性贫血。

(4)组织释放增加:肝坏死、慢性肝病等。

2. SF 减低

SF 减低常见于缺铁性贫血、大量失血、长期腹泻、营养不良等。

(三)血清总铁结合力(total iron binding capacity,TIBC)测定

[参考值]

男性:50～77 μmol/L;女性:54～77 μmol/L。

[临床意义]

1. TIBC 增高

(1)Tf(转铁蛋白)合成增加:如缺铁性贫血、红细胞增多症、妊娠后期。

(2)Tf 释放增加:急性肝炎、亚急性重型肝炎等。

2. TIBC 减低

(1)Tf 合成减少:肝硬化、慢性肝损伤等。

(2)Tf 丢失:肾病综合征。

(3)铁缺乏:肝脏疾病、慢性炎症、消化性溃疡等。

【模拟临床场景】

标本类型:血清

项目名称	结果	参考范围
血清铁	2.75↓	10.60～36.70 μmol/L
血清铁蛋白(SF)	15	15～200 μg/L
总铁结合力(TIBC)	60	54～77 μmo/L

十八、甲状腺功能检测

【知识回顾】

(一)促甲状腺激素(thyroid stimulating hormone,TSH)测定

TSH 为腺垂体分泌的促进甲状腺的生长和功能的激素。TSH 全面促进甲状腺的功能。TSH 的分泌受促甲状腺激素释放激素(TRH)的兴奋性和生长抑素的抑制性的影响,并受甲状腺素的负反馈调节。

[参考值]

正常范围:2～10mU/L。

[临床意义]

TSH 是诊断原发性和继发性甲状腺功能减退症的最重要指标。

1. 增高　原发性甲状腺功能减退症、单纯性甲状腺肿、伴有甲状腺功能低下的桥本病、异源性促甲状腺激分泌综合征、亚急性甲状腺炎恢复期。摄入金属锂、碘化钾、促甲状腺激素释放激素可使促甲状腺激素增高。

2. 减低　垂体性甲状腺功能减退、甲状腺功能亢进,以及皮质醇增多症。TSH 减低也可见于过量应用糖皮质激素和抗甲状腺药物等。

(二)甲状腺激素测定

包括三碘甲腺原氨酸(T_3)和四碘甲腺原氨酸(甲状腺素,T_4)等。

[参考值]

FT_3(游离 T_3):6.0～11.4 pmol/L;FT_4(游离 T_4):10.3～25.7 pmol/L。

[临床意义]

FT3、FT_4和 TSH 是评价甲状腺功能的首选指标。

1. 升高　见于弥漫性或毒性结节性甲状腺肿伴功能亢进症、亚急性甲状腺炎、局限性垂体小腺瘤及急性肝炎、妊娠、新生儿或应用雌激素、碘化物治疗等。

2. 降低　见于甲状腺功能减退症、甲状腺次全切除术后、腺垂体功能减低症及地方性甲状腺肿等。

【模拟临床场景】

标本类型:血清

项目名称	结果	参考范围
FT_3	30.90↑	6.00～11.40 pmol/L
FT_4	45.96↑	10.30～25.70 pmol/L
TSH	1.9↓	2.0～10.0 mU/L

十九、乙肝病毒免疫标志物

【知识回顾】

[参考值]

乙肝各项指标 ELISA 法为阴性,RIA 法为阴性。

[临床意义](表 4-5-7)

1. HBsAg 阳性　见于急性乙肝的潜伏期,发病时达高峰;如果发病后 3 个月不转阴,则易发展成慢性乙型肝炎或肝硬化。携带者 HBsAg 也呈阳性。HBsAg 本身不具传染性;但因其常与 HBV 同时存在常被用来作为传染性标志之一。

表 4-5-7　HBV 标志物检测与分析

HBsAgAg	HBeAg	抗 HBc	抗 HBcIgM	抗 HBe	抗 HBs	检测结果分析
+	+	-	-	-	-	急性 HBV 感染早期,HBV 复制活跃(传染性强)
+	+	+	+	-	-	急性或慢性 HB,HBV 复制活跃
+	-	+	+	-	-	急性或慢性 HB,HBV 复制减弱
+	-	+	+	+	-	急性或慢性 HB,HBV 复制减弱
+	-	+	-	+	-	HBV 复制停止
-	-	+	+	-	-	HBsAg/抗-HBs 空白期,可能 HBV 处于平静携带中
-	-	+	-	-	-	既往 HBV 感染,未产生抗-HBs
-	-	+	+	+	-	抗-HBs 出现前阶段,HBV 低度复制
-	-	+	-	+	+	HBV 感染恢复阶段
-	-	+	-	-	+	HBV 感染恢复阶段
+	+	+	+	-	+	不同亚型(变异型)HBV 再感染
+	-	-	-	-	-	HBV-DNA 处于整合状态
-	-	-	-	-	+	病后或接种 HB 疫苗后获得性免疫
-	+	+	-	-	-	HBsAg 变异的结果
+	-	-	-	+	+	表面抗原,e 抗原变异。

2. 抗-HBs 是一种保护性抗体。抗-HBs 阳性提示机体对乙肝病毒有一定程度的免疫力。抗-HBs 一般在发病后 3～6 个月才出现,可持续多年。注射过乙型肝炎疫苗或抗-HBs 免疫球蛋白者,抗-HBs 可呈现阳性反应。

3. HBeAg 阳性表明乙型肝炎处于活动期,并有较强的传染性。孕妇阳性可引起垂直传播。HBeAg 持续阳性,表明肝细胞损害较重,且可转为慢性乙型肝炎或肝硬化。

4. 抗-HBe 阳性　乙肝急性期即出现抗-HBe 阳性者,易进展为慢性乙型肝炎;慢性活动性肝炎出现抗-HBe 阳性进展为肝硬化;HBeAg 与抗-HBe 均阳性,且 ALT 升高时可进展为原发性肝癌。抗-HBe 阳性表示大部分乙肝病毒被消除,复制减少,传染性减低,但并非无传染性。

5. 抗-HBc　作为 HBsAg 阴性的 HBV 感染的敏感指标。在 HBsAg 携带者中多为阳性。抗-

HBc 检测也可用作乙型肝炎疫苗和血液制品的安全性鉴定和献血员的筛查。抗-HBc IgG 对机体无保护作用,其阳性可持续数十年,甚至终身。

6. HBcAg 阳性 提示患者血清中有感染性的 HBV 存在,其含量较多表示复制活跃,传染性强,预后较差,但不易检测,所以通常不包含在乙肝五项的检查中。

【模拟临床场景】

标本类型:血清

检验项目	结果	参考范围	单位
乙肝表面抗原	123.0 ↑	0 ~ 0.5	ng/mL
乙肝表面抗体	0	0 ~ 10	m IU/mL
乙肝 e 抗原	0.04	0 ~ 0.50	PE IU/mL
乙肝 e 抗体	0.31 ↑	0 ~ 0.20	PE IU/mL
乙肝核心抗体	3.61 ↑	0 ~ 0.90	PE IU/mL

二十、自身抗体(ANA、RF、抗环瓜氨酸肽抗体、抗双链 DNA 抗体)

【知识回顾】

(一)抗核抗体(anti-nuclear antibody,ANA)

[参考值]

阴性。

[临床意义]

ANA 是识别真核生物细胞核内抗原的多种抗体的总称,也是自身免疫性疾病最常见及重要的检测指标。按照其核内各个分子的性能不同可将 ANA 分为:①抗 dsDNA 抗体;②抗组蛋白抗体;③抗非组蛋白抗体;④抗核仁抗体等。其中每一类又因抗原特性再分为许多种类。

ANA 的检测主要采用人喉癌上皮细胞(HeLa)作为底物的间接免疫荧光方法,不同的荧光类型称为核型,主要可分为均质型、颗粒型、核仁型、核点型以及核膜型等,不同核型对应的自身抗体以及临床意义不同。针对阳性 ANA 标本,还需要进一步检测具体的自身抗体类型,在解读 ANA 结果时,应注意将核型与自身抗体结果结合比对,排除假阳性结果。

(二)类风湿因子(rheumatoid factor,RF)

[参考值]

<20 U/mL(乳胶凝集法、浊度分析法)。

[临床意义]

RF 见于约 70% 的类风湿关节炎患者中,对诊断有一定的帮助。但是 RF 的特异性较差,多种结缔组织病(如干燥综合征、系统性红斑狼疮、系统性硬化病等)、某些感染性疾病和肿瘤性疾病中均可能出现 RF 阳性,在 5% 正常人群也可以检测到 RF 的存在。因此,RF 阳性不一定是类风湿关节炎,诊断需要密切结合临床。

(三)抗环瓜氨酸肽(cyclic citrullinated peptide,CCP)抗体

[参考值]

阴性。

[临床意义]抗 CCP 抗体是环状聚丝蛋白的多肽片段,是对类风湿关节炎最具特异性的自身抗

体。抗 CCP 抗体对类风湿关节炎的诊断,尤其是早期诊断非常重要,同时也是类风湿关节炎预后不良的因素。抗 CCP 抗体大于 3 倍以上正常值高限称为高滴度阳性,对类风湿关节炎的诊断意义更高。

(四)抗双链 DNA(double strand DNA,dsDNA)抗体

[参考值]

阴性。

[临床意义]

抗 dsDNA 抗体是 SLE 的标记性抗体,敏感性为 40% ~60%,特异性高达 75% ~99%。抗 dsDNA 抗体的检测分为间接免疫荧光法和 ELISA 法。间接免疫荧光法选择短膜虫作为检测底物,短膜虫体内仅存在双链 DNA,因此检测特异性很高;相比之下,ELISA 法检测敏感性高,但特异性较差。抗 dsDNA 抗体滴度与 SLE 临床活动度有一定相关性。

【模拟临床场景】

标本类型:血清

检验项目	结果	参考范围	单位
类风湿因子 IgG	2.64	0 ~ 30	IU/mL
抗 ds-DNA	阴性	阴性	
抗环瓜氨酸肽抗体	阴性	阴性	
抗核抗体	阴性	阴性	

二十一、血气分析

【知识回顾】

(一)动脉血氧分压(PaO_2)

[参考值]

95 ~ 100 mmHg(12.6 ~ 13.3 kPa)。

[临床意义]

1. 判断有无缺氧(hypoxia)和缺氧的程度。

2. 判断有无呼吸衰竭的指标　若在海平面附近安静状态下呼吸空气时 PaO_2 测定值<60 mmHg(8 kPa),并可除外他因素(如心脏内分流等)所致的低氧血症,即可诊断为呼吸衰竭。呼吸衰竭根据动脉血气分为Ⅰ型和Ⅱ型。

Ⅰ型是指缺氧而无 CO_2 潴留(PaO_2<60 mmHg,$PaCO_2$ 降低或正常);Ⅱ型是指缺氧伴有 CO_2 潴留(PaO_2<60 mmHg,$PaCO_2$>50 mmHg)。

(二)动脉血氧饱和度(SaO_2)

[参考值]

95% ~98%。

[临床意义]

可作为判断机体是否缺氧的个指标,SaO_2 在较轻度的缺氧时尽管 PaO_2 已有明显下降,SaO_2 可无明显变化。

(三)动脉血二氧化碳分压($PaCO_2$)

[参考值]

35~45 mmHg(4.7~6.0 kPa),平均值40 mmHg(5.33 kPa)。

[临床意义]

1. 判断呼吸衰竭类型与程度的指标 Ⅰ型呼吸衰竭,$PaCO_2$可正常或略降低;Ⅱ型呼吸衰竭,$PaCO_2$必须>50 mmHg(6.67 kPa);肺性脑病时,$PaCO_2$一般应>70 mmHg(9.93 kPa)。

2. 判断呼吸性酸碱平衡失调的指标 $PaCO_2$>45 mmHg(6.0 kPa)提示呼吸性酸中毒;$PaCO_2$<35 mmHg(4.7 kPa)提示呼吸性碱中毒。$PaCO_2$升高可由通气量不足引起,如慢性阻塞性肺疾病(慢阻肺)、哮喘、呼吸肌麻痹等疾病;呼吸性碱中毒表示通气量增加,见于各种原因所致的通气增加。

3. 判断代谢性酸碱失调的代偿反应 代谢性酸中毒时经肺代偿后$PaCO_2$降低,代谢性碱中毒时经肺代偿后$PaCO_2$升高。

(四)pH

[参考值]

pH 7.35~7.45,平均7.40。

[临床意义]

可作为判断酸碱失调中机体代偿程度的重要指标。pH<7.35为失代偿性酸中毒,存在酸血症;pH>7.45为失代偿性碱中毒,有碱血症。pH正常可有3种情况:无酸碱失衡、代偿性酸碱失衡、混合性酸碱失衡。

(五)标准碳酸氢盐(SB)

[参考值]

22~27 mmol/L,平均24 mmol/L。

[临床意义]

SB是准确反映代谢性酸碱平衡的指标。一般不受呼吸的影响。

(六)实际碳酸氢盐(AB)

[参考值]

22~27 mmol/L。

[临床意义]

1. AB同样反映酸碱平衡中的代谢性因素,与SB的不同之处在于AB尚在一定程度上受呼吸因素的影响。

2. AB增高可见于代谢性碱中毒.亦可见于呼吸性酸中毒经肾脏代偿时的反映;AB降低既见于代谢性酸中毒,亦见于呼吸性碱中毒经肾脏代偿的结果。

3. AB与SB的差数反映呼吸因素对血浆HCO_3^-影响的程度。当呼吸性酸中毒时,AB>SB;当呼吸性碱中毒时,AB<SB;相反,代谢性酸中毒时,(AB=SB)<正常值;代谢性碱中毒时,(AB=SB)>正常值。

(七)缓冲碱(BB)

[参考值]

45~55 mmol/L,平均50 mmol/L。

[临床意义]

1. 反映机体对酸碱平衡失调时总的缓冲能力,不受呼吸因素、CO_2改变的影响。

2. BB减少提示代谢性酸中毒,BB增加提示代谢性碱中毒。

（八）剩余碱（BE）

［参考值］

（0±2.3）mmol/L。

［临床意义］

BE 只反映代谢性因素的指标，与 SB 的意义大致相同。

（九）阴离子间隙（AG）

［参考值］

8～16 mmol/L。

［临床意义］

1. 高 AG 代谢性酸中毒以产生过多酸为特征，常见于乳酸酸中毒、尿毒症、酮症酸中毒。

2. 正常 AG 代谢性酸中毒又称为高氯型酸中毒，可由 HCO_3^-减少（如腹泻）、酸排泄衰竭（如肾小管酸中毒）或过多使用含氯的酸（如盐酸精氨酸）

3. 判断三重酸碱失衡中 AG 增大的代谢性酸中毒。>30 mmol/L 时肯定酸中毒；20～30 mmol/L 时酸中毒可能性很大；17～19 mmol/L 只有 20% 酸中毒。

（十）常见酸碱平衡失调类型及血气特点

1. 代谢性酸中毒　可见于糖尿病酮症酸中毒；高热、外伤、严重感染与休克、缺氧、大量使用水杨酸类药物等可出现乳酸酸中毒；肾脏疾病所致尿毒症和碱的丢失以及酸摄入过多等导致酸中毒。血气改变的特点为：AB、SB、BB 下降，pH 接近或达到正常，BE 负值增大，$PaCO_2$下降。当机体不能代偿时，$PaCO_2$正常或增高，pH 下降。

2. 呼吸性酸中毒　常见于多种呼吸系统疾病如慢性阻塞性肺疾病、哮喘、胸廓畸形、呼吸肌麻痹、异物阻塞以及其他可以累及呼吸系统的疾病均可降低肺泡通气量。血气改变的特点为：急性呼吸性酸中毒时，$PaCO_2$增高，pH 下降，AB 正常或略升高、BE 基本正常。慢性呼吸性酸中毒，$PaCO_2$增高，pH 正常或降低，AB 升高，AB>SB，BE 正值增大。

3. 代谢性碱中毒　临床常见的原因包括大量丢失胃液、严重低血钾或低血氯、库欣综合征等。血气改变的特点：AB、SB、BB 增高，pH 接近正常，BE 正值增大，$PaCO_2$上升。机体失代偿时，$PaCO_2$反而降低或正常，pH 上升。

4. 呼吸性碱中毒　见于癔症、颅脑损伤、脑炎、脑肿瘤以及缺氧，机械通气应用不当等。血气改变的特点：$PaCO_2$下降，pH 正常或升高 AB 在呼吸性碱中毒时正常或轻度下降，慢性呼吸性碱中毒时下降明显，AB<SB，BE 负值增大。

5. 呼吸性酸中毒合并代谢性酸中毒　多见于慢性阻塞性肺疾病患者。血气改变的特点：$PaCO_2$上升，正常或轻度下降，pH 明显降低，AB、SB、BB 减少、正常或轻度升高，BE 负值增大。

6. 呼吸性酸中毒合并代谢性碱中毒　见于慢性阻塞性肺病患者，除有 CO 潴留、呼吸性酸中毒外，还可因利尿不当、低血钾、低血氯等引起代谢性碱中毒。血气改变的特点：$PaCO_2$ 上升，pH 升高、正常或下降，AB 明显增加，BE 正值增大。

7. 呼吸性碱中毒合并代谢性酸中毒　见于肺炎、肺间质性疾病、感染性发热等可产生呼吸性碱中毒，同时因肾功能障碍、机体排酸减少而产生代谢性酸中毒。血气改变特点：$PaCO_2$下降，AB、SB、BB 减少，BE 负值增大，pH 升高或大致正常。

8. 呼吸性碱中毒合并代谢性碱中毒　肝硬化患者并肝肺综合征时，发生呼吸性碱中毒，同时又因利尿剂治疗而发生代谢性碱中毒。血气改变的特点：$PaCO_2$下降、正常或轻度升高，pH 明显上升，AB 增加、正常或轻度下降，BE 正值增大。

【模拟临床场景】

标本类型:动脉血

检验项目	结果	参考范围	单位
体温	36.6		℃
血红蛋白	123	110～160	g/L
pH 值	7.42	7.35～7.45	
pH 修正值	7.42	7.35～7.45	
氧分压	102↑	95～100	mmHg
二氧化碳分压	34.7↓	35.0～45.0	mmHg
二氧化碳分压修正值	34.7↓	35.0～48.0	mmHg
血氧饱和度	98	95～98	%
标准碱剩余 实际碱剩余 实际碳酸氢盐	-1.7 -1.4 22.1	-3.0～3.0 -3.0～3.0 22.0～27.0	mmol/L mmol/L mmol/L
标准碳酸氢盐	23.3	22.0～27.0	mmol/L
二氧化碳总量	19.9↓	23.0～27.0	mmol/L

二十二、肿瘤标志物

【知识回顾】

(一)甲胎蛋白(AFP)测定

[参考值]

血清<25 μg/L。

[临床意义]

1. 原发性肝细胞癌。
2. 生殖腺胚胎肿瘤(睾丸癌、卵巢癌、畸胎瘤等),胃癌或胰腺癌时。
3. 病毒性肝炎、肝硬化。
4. 妊娠 3～4 个月,孕妇 AFP 开始升高,7～8 个月达高峰,但多低于 400 μg/L 分娩后 3 周恢复正常。胎儿神经管畸形、双胎、先兆流产等均会使孕妇血液和羊水中 AFP 升高。

(二)癌胚抗原(CEA)测定

[参考值]

血清<5 μg/L。

[临床意义]

1. CEA 升高主要见于胰腺癌、结肠癌、直肠癌、乳腺癌、胃癌、肺癌等患者。
2. 结肠炎、胰腺炎、肝脏疾病、肺气肿及支气管哮喘等也常见 CEA 轻度升高。
3. 大量吸烟者可升高。

（三）糖链抗原199（CA199）测定

［参考值］

ELISA：血清 CA199<3.7 万 U/L。

［临床意义］

胰腺癌、肝胆和胃肠道疾病时血中 CA199 的水平可明显升高。

1. CA199 是胰腺癌的首选肿瘤标志物。

2. 诊断胆囊癌和胆管癌的阳性率为 85% 左右，胃癌、结肠癌为 40%，直肠癌为 30% ~50%；但无早期诊断价值。

3. 连续检测对病情进展、手术疗效、预后估计及复发诊断有重要价值。

4. 急性胰腺炎、胆汁淤积性胆管炎、胆石症、急性肝炎、肝硬化等，血清 CA199 也可出现不同程度的升高。

5. 若结合 CEA 检测，对胃癌诊断符合率可达 85%。

（四）癌抗原125（CA125）测定

［参考值］

ELISA：血清<3.5 万 U/L。

［临床意义］

1. CA125 存在于卵巢癌组织细胞和浆液性腺癌组织中，不存在于黏液性卵巢癌中。卵巢上皮癌患者的 CA125 浓度可明显升高。

2. CA125 可用于鉴别卵巢包块，特别适用于绝经后妇女。

3. 宫颈癌、乳腺癌、胰腺癌、胆道癌、肝癌、胃癌、结肠癌、肺癌等也有一定的阳性反应。

4. 3% ~6% 的良性卵巢瘤、子宫肌瘤患者血清 CA125 有时也会明显升高，但多数不超过 10 万 U/L。

5. 肝硬化失代偿期血清 CA125 明显升高。

6. 生理状态下，如早孕期（3 个月）CA125 也可升高。

【模拟临床场景】

标本类型：血清

检验项目	结果	参考范围	单位
前列腺特异性抗原	4	<4	ng/mL
CA19-9 抗原	<0.6	<3.7	万 U/L
甲胎蛋白	1.05	<25.00	μg/L
癌胚抗原	4.2	<5.0	μg/L

二十三、血、尿 hCG 检测

【知识回顾】

人绒毛膜促性腺激素（hCG）

［参考值］

血清：男性或未孕女性<5 IU/L，绝经期后妇女<10 IU/L。

尿：①定性（用于常规妊娠检查）：阴性。②定量（用于 hCG 非常规检查）：男性、女性（未妊娠）<5 U/L。

［临床意义］

人绒毛膜促性腺激素是胎盘滋养层细胞合成和分泌的激素之一，是低分子量糖蛋白，可以通过肾小球随尿排出。在受孕 10～14 d 自胎盘开始分泌，60～70 d 达高峰，以后逐渐降低至分娩后。

1. 检测尿 hCG 可用于早期妊娠的诊断，判断妊娠早期胎盘功能和宫外孕及流产的诊断。

2. 作为葡萄胎、绒癌、睾丸畸胎瘤的诊断、鉴别诊断以及病情观察的重要参考指标。其升高常见于滋养体瘤和绒毛膜上皮细胞癌、70% 非精原细胞性睾丸癌和部分精原细胞性睾丸癌、乳腺癌、胃肠道癌、肺癌。

3. 脑脊液中出现 hCG 和血清中 hCG 浓度比值>60∶1，说明肿瘤脑转移。

【模拟临床场景】

标本类型：血清

检验项目	结果	参考范围	单位
β 人绒毛膜促性腺激素	72.0	<5	IU/L

第六节　X 射线影像诊断

【实训目标】

1. 能够根据 X 射线的表现进行疾病的分析、诊断。
2. 学会观察、分析疾病的临床特点。
3. 培养细心、耐心、关心病人的职业素质。

【知识回顾】

一、正常胸片（图 4–6–1）

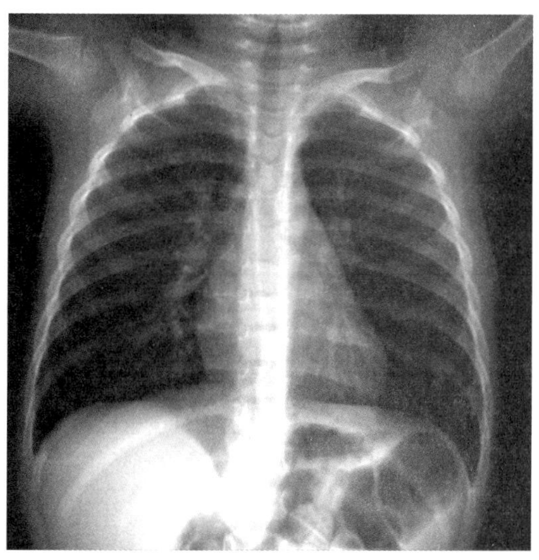

图 4–6–1　正常胸片

图解:胸片正位示两侧胸廓对称,肺纹理清晰,肺内未见异常密度影。两侧肺门大小、形态和位置正常。

纵隔位置居中,无增宽表现。心影不大,形态未见异常。双侧膈肌光整,肋膈角锐利。

[X 射线表现]

1. 肺野:正位胸片上自纵隔、肺门向外的透光区域。正常时双侧肺野透亮度相同。为便于定位,分别沿第 2、4 前肋下缘水平画线将肺野分为上、中、下部,并将一侧肺野纵行均分为内、中、外带。

2. 肺门:正位胸片上肺门阴影位于两肺中野内带,左侧略高,由肺动脉、肺静脉、支气管和淋巴组织等组成。

3. 肺纹理:自肺门向外周放射状分布的树枝状影,逐渐变细,是肺动脉、肺静脉和支气管的投影。

4. 肺叶:右肺分为上、中、下三叶,左肺分为上、下两叶,肺叶由叶间胸膜分隔而成。

5. 肺段:右肺分 10 段,左肺分 8 段,肺段的名称与相应的段支气管一致。胸片上不能显示肺段间的界限,但可确定其大致位置。

6. 纵隔:位于胸骨之后,胸椎之前,两肺之间,上为胸廓入口,下为横膈。主要由心脏、大血管、气管、大支气管、食管、胸腺等构成。胸片上仅能显示气管、主支气管及与肺邻接的纵隔轮廓。

7. 横隔:介于胸腹腔之间,呈圆顶状,右膈顶一般在第 5 ~ 6 前肋间水平,通常右膈较左膈略高。横隔与胸壁和心脏分别构成肋膈角和心膈角。

8. 胸壁软组织:能显示胸锁乳突肌、锁骨上皮肤皱褶、胸大肌、女性乳房及乳头等软组织阴影。

9. 骨骼:能显示肋骨、肩胛骨、锁骨、部分胸骨及胸椎。

【模拟临床场景】

患者,女性,35 岁。胸部不适 2 周。结合 X 射线片,此患者的诊断为

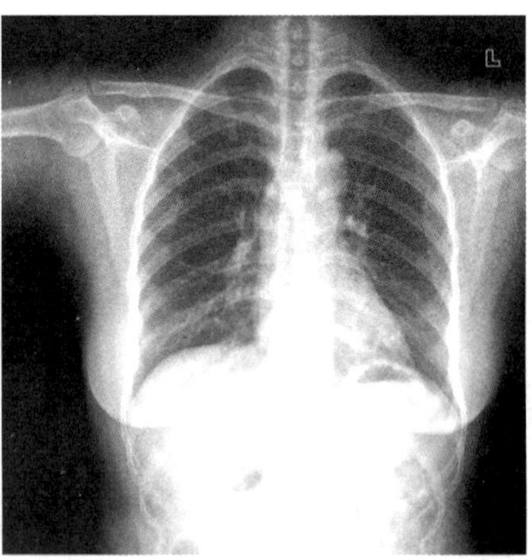

选项:A. 气胸　B. 肺炎　C. 肺结核　D. 正常胸片

正确答案:D

二、大叶性肺炎(图 4-6-2)

［临床特点］

多见于青壮年,起病急,以突然高热、畏寒、胸痛、咳嗽和咳铁锈色痰为临床特征,血液中白细胞总数及中性粒细胞比例明显增高。

［X 射线表现］

病理上常分为四期:即充血期、红色肝样变期、灰色肝样变期和消散期。充血期在 X 射线胸片上常无异常征象,或仅表现为肺纹理增多、增重;红色与灰色肝样变期表现为肺内大片状实变影,实变分为多与肺叶或肺段一致,呈密度均匀的高密度影,内可见透亮支气管影,即“空气支气管征”。炎症累及肺段表现为片状或三角形高密度影,若累及整个肺叶,表现为以叶间裂为界的大片高密度影,边缘清晰,叶间裂无移位。消散期则肺内高密度逐渐减低,且密度不均匀,表现为散在不规则的斑片状影。炎症最终可完全吸收,或只留少量索条状影。

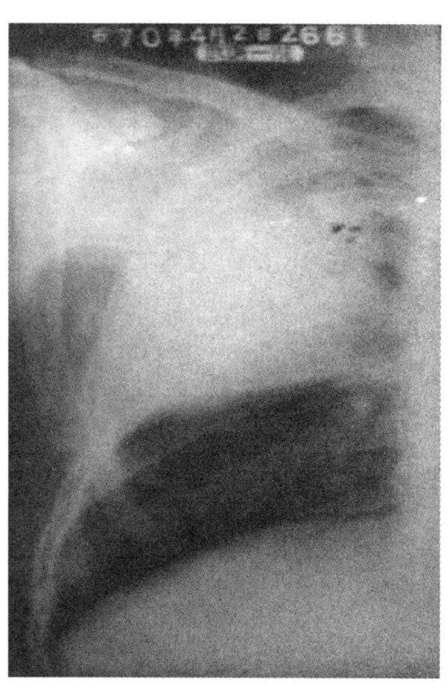

图 4-6-2　大叶性肺炎

【模拟临床场景】

患者,女性,26 岁。咳嗽 3 d,伴胸闷。结合 X 射线片,此诊断为

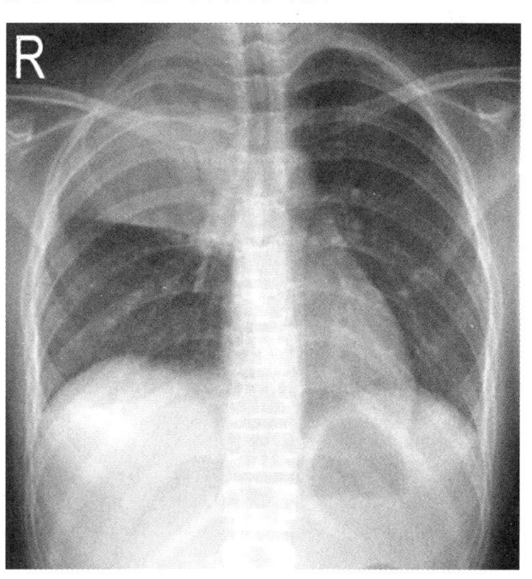

选项:A. 肺癌　B. 大叶性肺炎　C. 肺结核　D. 正常胸片

正确答案:B

三、小叶性肺炎（图 4-6-3）

［临床特点］

多见于婴幼儿和老年人。临床表现较重，多有高热、咳嗽、咳泡沫黏液脓性痰，并伴有呼吸困难、发绀及胸痛等。

［X 射线表现］

表现为肺纹理增多、模糊。肺内可见散在斑片状影，密度不均，边缘模糊，可融合成较大的片状影。病变好发于双肺中下野的中内带。

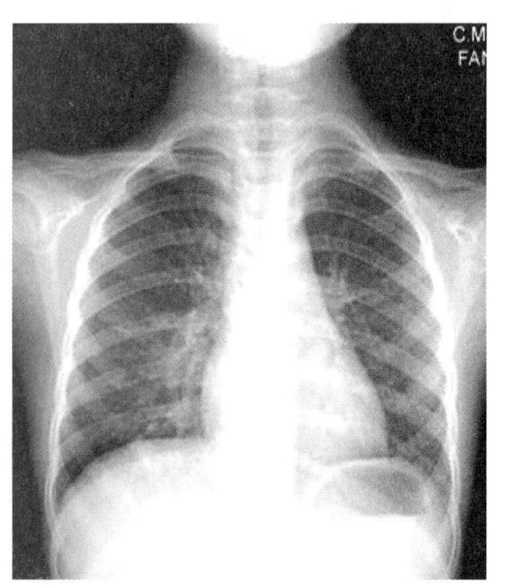

图 4-6-3　小叶性肺炎

【模拟临床场景】

患者，男性，66 岁。咳嗽发热 3 d，伴胸闷。结合 X 射线片，此诊断为

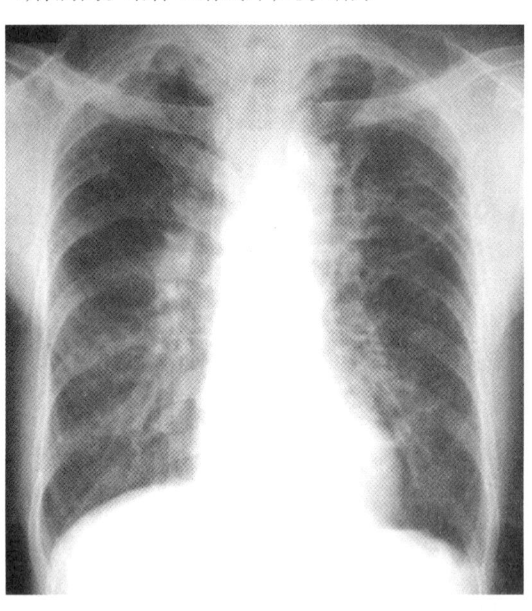

选项：A. 肺癌　B. 小叶性肺炎　C. 肺结核　D. 正常胸片

正确答案：B

四、气胸(图 4-6-4)

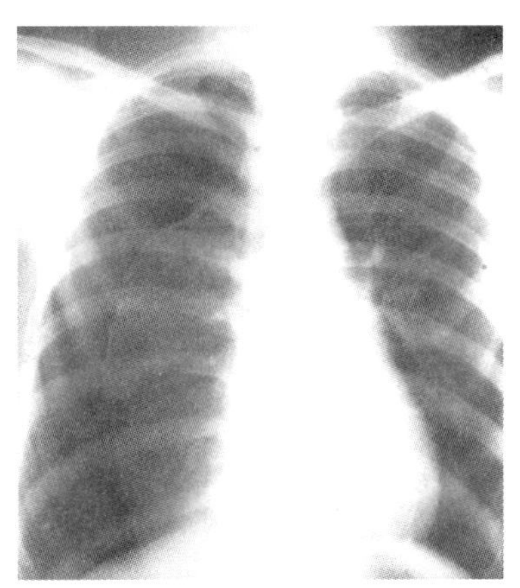

图 4-6-4　气胸

[临床特点]

突发胸痛,以一侧气胸多见,呈针刺样或刀割样,持续时间短暂,后出现胸闷、呼吸困难,患者不能平卧,需采取健侧卧位缓解。

[X 射线表现]

1. 肺体积缩小,受压的肺组织密度高于正常肺组织,并向肺门方向回缩,壁层与脏层胸膜之间形成无肺纹理区。

2. 少量气胸时,无肺纹理区表现为线状或带状,其内侧被压缩肺的边缘为脏层胸膜线,呼气时显示更为清楚。

3. 大量气胸时被压缩的肺组织在肺门区可形成密度均一的软组织影,同时可见横膈下降,纵隔向健侧移位。

【模拟临床场景】

患者,男性,18 岁。憋气 1 h。结合 X 射线片,此患者的诊断为

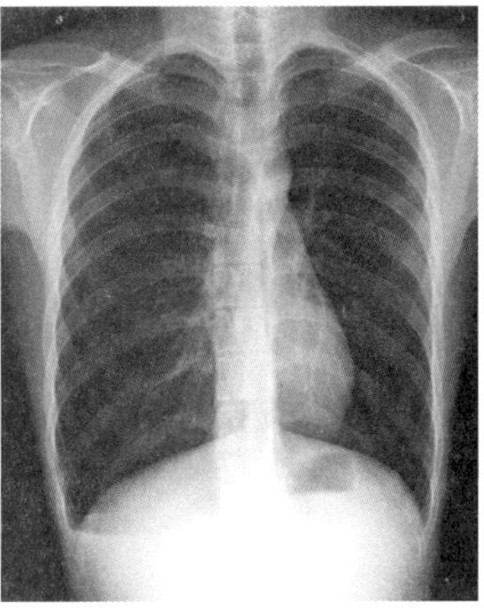

选项:A. 正常胸片　B. 肺炎　C. 气胸　D. 肺结核

正确答案:C

五、胸腔积液（图 4-6-5）

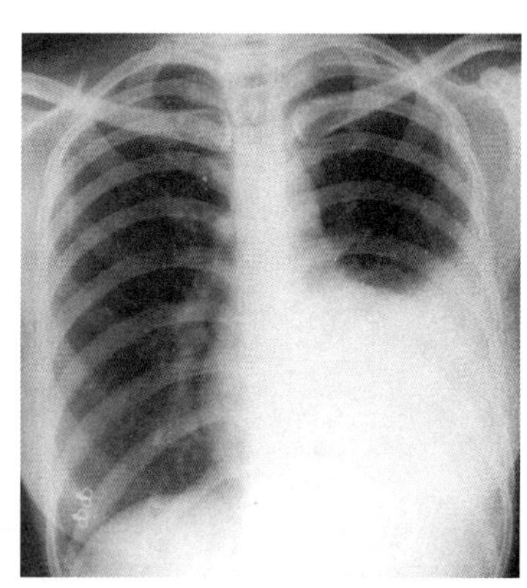

图 4-6-5　胸腔积液

［临床特点］

少量积液可无症状，积液量增多后患者可出现胸痛憋气等不适表现。

［X 射线表现］

1. 少量积液　正位胸片上可依次显示患侧肋膈角变钝。随液体量增加在正位胸片上可依次显示患侧肋膈角变钝，膈顶模糊，膈面以上呈均匀的致密影，其上缘在第 4 前肋水平以下，呈外高内低的弧形凹面。

2. 中量积液　中量积液的上缘在第 4 前肋水平以上，第 2 前肋水平以下，中下肺野呈均匀致密影，患侧心缘、膈面和肋膈角消失。

3. 大量积液　大量积液上缘达第 2 前肋水平以上，患侧肺野呈均匀致密阴影，肋间隙增宽，纵隔向健侧移位。

【模拟临床场景】

患者，女性，35 岁。胸痛 3 d。结合 X 射线片，此患者的诊断为

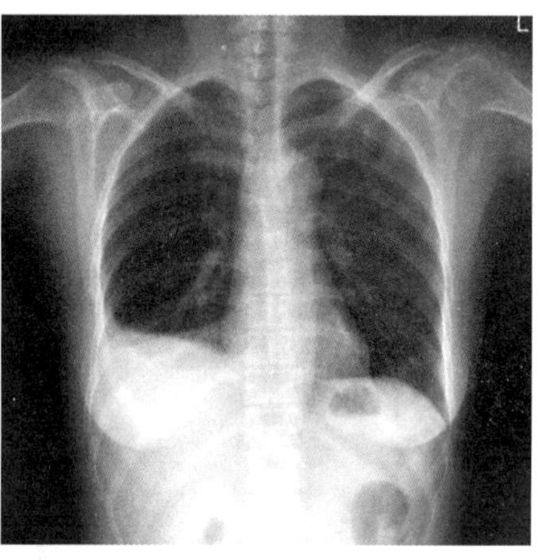

选项：A. 胸腔积液　B. 气胸　C. 肺炎　D. 正常胸片

正确答案：A

六、浸润型肺结核（图 4-6-6）

［临床特点］

通常表现为低热、盗汗、食欲缺乏以及消瘦，同时还可出现呼吸道症状，如咳嗽、咳痰、咯血以及胸痛等。

［X 射线表现］

1. 局限性斑片状模糊影　好发于上叶尖、后段及下叶背段。病灶可单发或多发，可见于肺的一侧或双侧。

2. 干酪性肺炎　表现为肺段或肺叶实变，呈大片致密影，边缘模糊，密度不均，急性空洞表现为“虫蚀样”。

3. 结核性空洞　多数空洞壁较薄，洞壁内、外缘较光滑，空洞内一般无液平，空洞周围常有卫星灶。可见引流支气管与空洞相连。

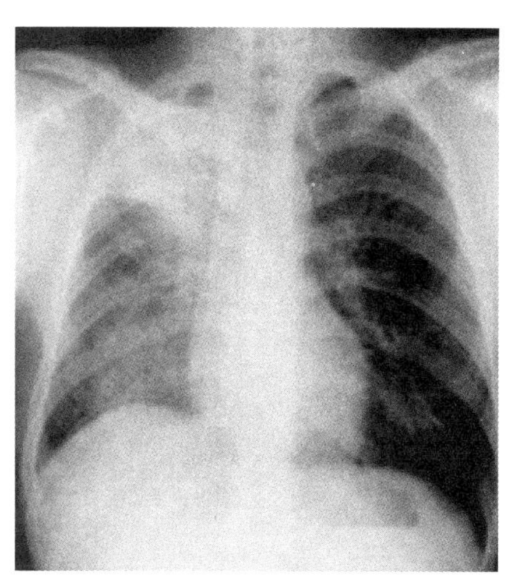

图 4-6-6　浸润性肺结核

4. 支气管播散病变　表现为沿支气管分布的斑点状、斑片状阴影，病变可相互融合。病理为干酪样物质经引流支气管排出时沿支气管播散。

5. 增殖性病变　呈斑点状高密度影，常排列成“花瓣样”，边界清楚，无融合趋势。

6. 结核球　为边缘清楚的类圆形阴影，密度较高，内常有钙化，周围可见卫星灶。

【模拟临床场景】

患者，女性，29 岁。发热伴咳嗽 2 周。结合 X 射线片，此患者的诊断为

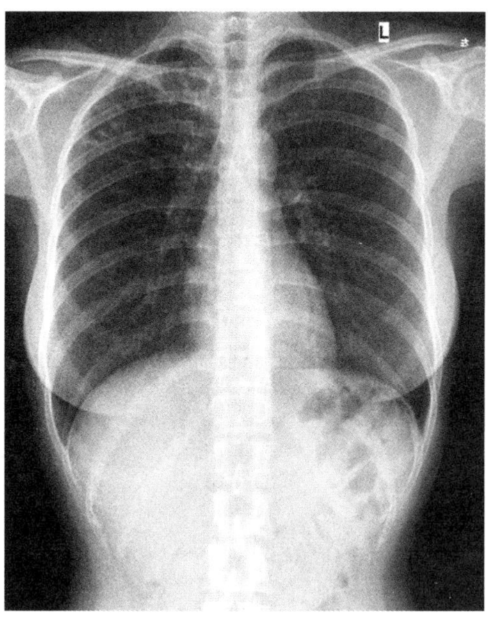

选项：A. 气胸　B. 肺炎　C. 肺结核　D. 正常胸片

正确答案：C

七、肺癌(图 4-6-7)

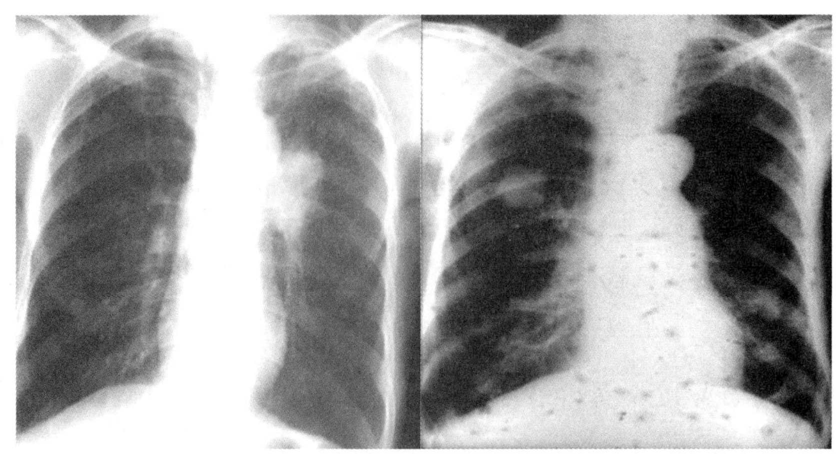

图 4-6-7　肺癌

[临床特点]

临床表现多不典型,早期可出现刺激性干咳,晚期可出现恶病质表现。

[X 射线表现]

1. 中央型肺癌　早期 X 射线胸片可能没有异常,偶尔可有局限性肺气肿或阻塞性肺炎。中晚期主要表现为肺门肿块和支气管阻塞改变。肿块位于一侧肺门区附近,突向肺野呈分叶状或边缘不规则形。阻塞性肺炎表现为局限于某一肺叶或肺段的斑片状模糊影或肺叶、肺段高密度影,病变不易吸收,或吸收后很快复发。阻塞性肺不张表现为肺叶或肺段的体积缩小、密度增高,周围结构向病变处移位。

2. 周围型肺癌　早期常表现为肺内结节影,有分叶,边缘模糊。晚期主要表现为肺内类圆形或不规则肿块,有分叶、细短毛刺,钙化少见。较大肿瘤内部发生坏死经支气管引流后可形成厚壁空洞,空洞内缘凹凸不平,有时可见壁结节。

3. 弥漫型肺癌　两肺弥漫分布的小结节或斑片状影或大片肺炎样改变,病变进一步发展有融合趋势。融合病灶呈肿块状,甚至发展为整个肺叶的实变。

【模拟临床场景】

患者,男性,75 岁。胸部不适 2 个月。结合 X 射线片,此诊断为

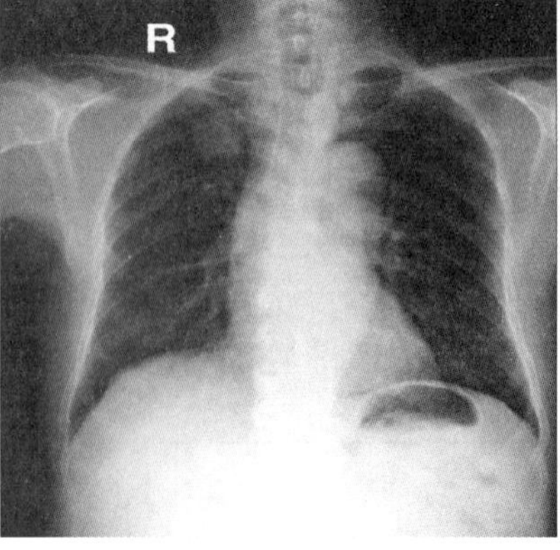

选项:A. 正常胸片　B. 浸润性肺结核　C. 肺癌　D. 肺炎

正确答案:C

八、心脏增大(图 4-6-8)

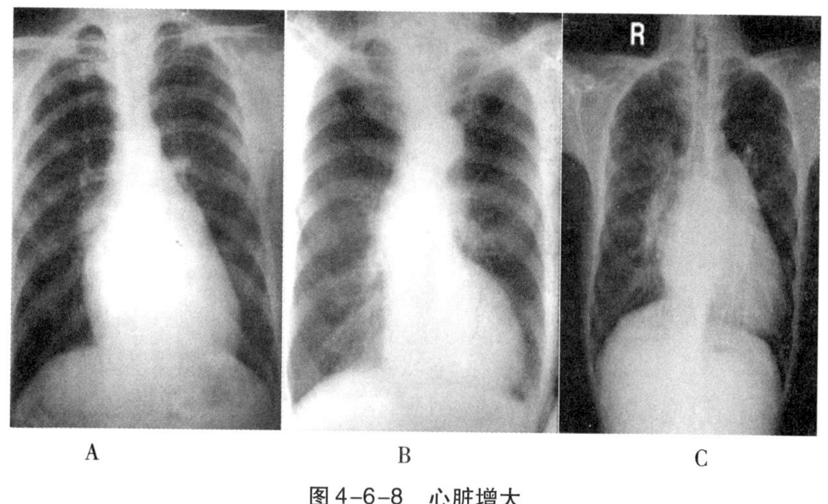

图 4-6-8 心脏增大

[X 射线表现]

1. 二尖瓣型 主动脉结缩小或正常,肺动脉段凸出,心尖圆隆抬高,心脏外形如梨状,常见于二尖瓣病变、房间隔缺损、肺动脉瓣狭窄、肺心病等。

2. 主动脉型 主动脉结增宽,肺动脉段凹陷,左心缘下段向左下延长,心尖下移,常见于主动脉瓣病变、高血压性心脏病、冠心病等。

3. 普大型 心脏较均匀地向两侧增大,常见于心衰、心肌炎等。

【模拟临床场景】

患者,女性,36 岁。胸闷、胸痛 1 周。结合 X 射线片,此诊断为

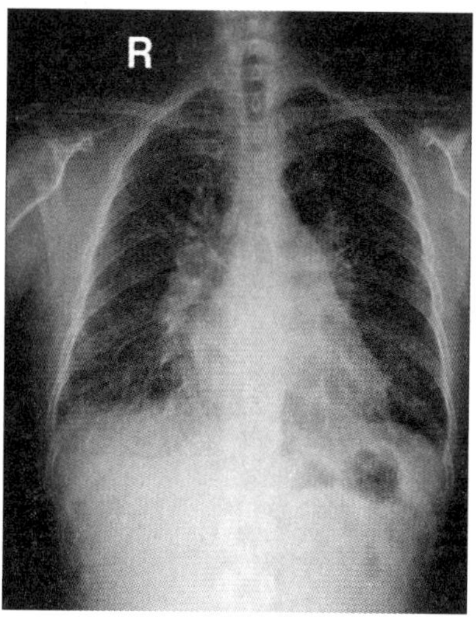

选项:A. 普大型心 B. 二尖瓣型心 C. 胸腔积液 D. 主动脉型心

正确答案:B

九、肠梗阻(图 4-6-9)

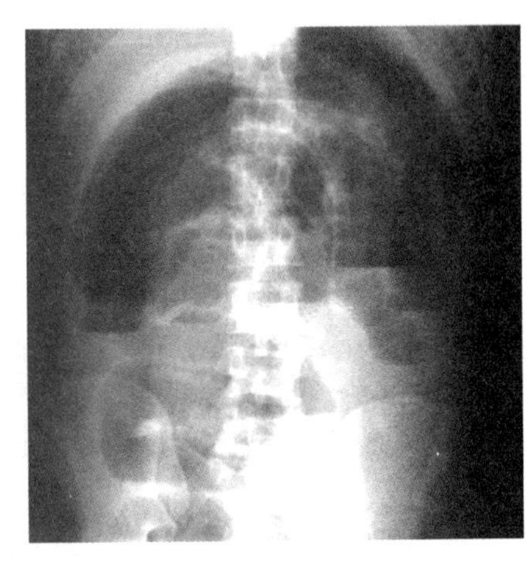

图 4-6-9 肠梗阻

[临床特点]

最常见的表现是腹痛、呕吐、腹胀和肛门停止排便排气。

[X 射线表现]

1. 单纯性小肠梗阻 立位片见梗阻近端小肠扩张,积液积气呈"弓状",肠腔内有多个气液平面,呈阶梯状分布。梗阻段远侧肠管内仅有少量气体或无气体。

2. 绞窄性小肠梗阻 除单纯性小肠梗阻的 X 射线表现外,还可出现特殊征象:如"假肿瘤"征、"咖啡豆"征等。"假肿瘤"征指闭襻肠管近端梗阻,闭襻肠管内无气体而有大量液体,在周围充气肠管的衬托下显示为类圆形软组织肿块影。"咖啡豆"征指因气体从闭袢肠管近端进入,但不能从闭袢肠管远端排出,致闭袢肠曲扩大充气,肠曲的内壁因水肿增厚并彼此靠近而形成致密带,形如咖啡豆。

3. 单纯性结肠梗阻 在仰卧位腹部平片上表现为梗阻近端结肠积气扩张,立位腹平片上可见结肠内有宽大气液平。积气扩大的结肠可显示出结肠袋结构,借此可与小肠区别。

4. 麻痹性肠梗阻 小肠、结肠呈均匀性扩张和积气,立位检查可见到液平面。其中结肠扩张显著,通常以全结肠扩张充气为诊断本病的重要依据。

【模拟临床场景】

患者,男性,57 岁。腹胀、腹痛半天。结合 X 射线片,此诊断为

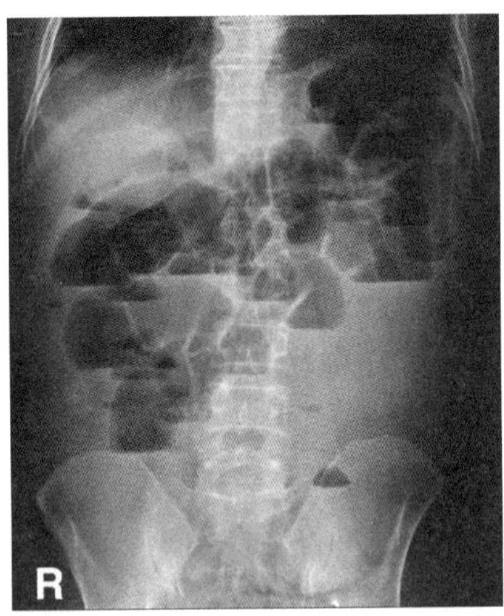

选项:A. 消化道穿孔 B. 肾结石 C. 肠梗阻 D. 正常腹平片

正确答案:C

十、消化道穿孔(图 4-6-10)

[临床特点]

通常表现为上腹部剧烈疼痛,呈持续性刀割样或烧灼样痛,并很快扩散到全腹;常伴有出汗、四肢冰冷、心慌、气短等休克现象;可有恶心呕吐、腹胀和发热。

[X 射线表现]

胃肠道穿孔表现有气腹、腹腔积液、腹脂线异常和麻痹性肠积气,其中以气腹最重要且出现较早。腹腔内游离气体可上浮到横膈与肝或胃之间,立位片表现为一侧或双侧膈下透亮的线条状或"新月形"气体影;气体可进入小网膜囊,在中腹部腰 1 椎体右侧见气腔或气液腔;气体可进入腹膜后间隙,衬托出肾脏的外形轮廓。

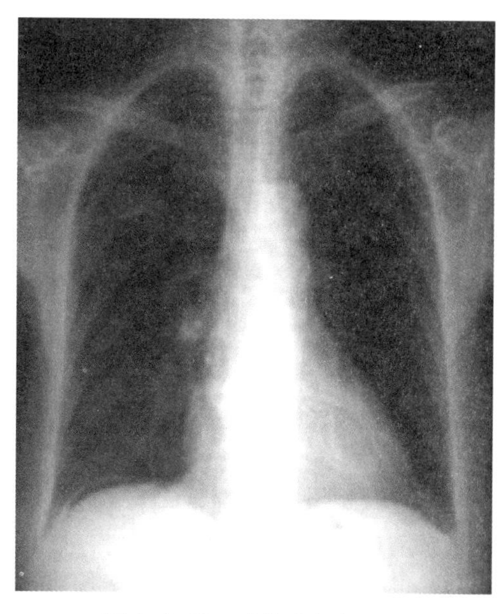

图 4-6-10 消化道穿孔

【模拟临床场景】

患者,女性,36 岁。上腹痛 2 d,加重半天。结合 X 射线片,此患者的诊断为

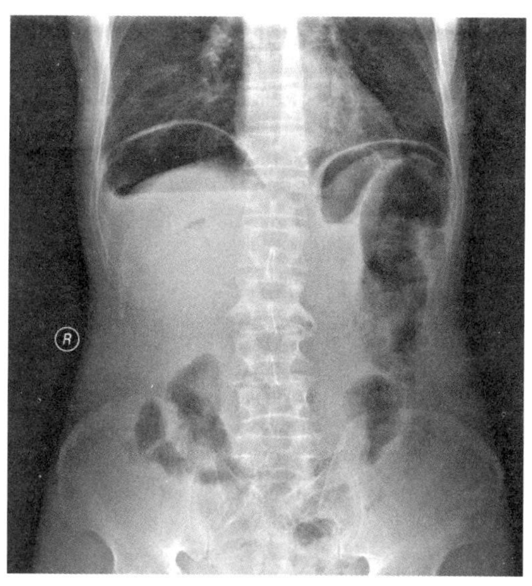

选项:A. 肠梗阻 B. 肾结石 C. 消化道穿孔 D. 正常腹平片

正确答案:C

十一、泌尿系结石（图 4-6-11）

［临床特点］

肾与输尿管结石的典型表现为肾绞痛与血尿，突然出现一侧腰部剧烈绞痛，并向下腹及会阴部放射，伴有腹胀、恶心、呕吐及程度不同的血尿。膀胱结石的主要表现是排尿困难和排尿疼痛。

［X 射线表现］

1. 肾结石　单侧或双侧肾轮廓内圆形、卵圆形或鹿角形高密度影。当结石充满全部肾盂、肾盏时称为“铸型”结石或“鹿角状”结石。

2. 输尿管结石　多源于肾结石下行所致，易停留在输尿管的三个生理狭窄处。呈类椭圆形或米粒状的致密影，上轴与输尿管走行相平行。

3. 膀胱结石　在耻骨联合上方单发或多发高密度影，可为圆形、椭圆形或不规则形，大小不等，边缘光滑或毛糙，密度均匀、不均或分层。变换体位后结石位置常发生变化。

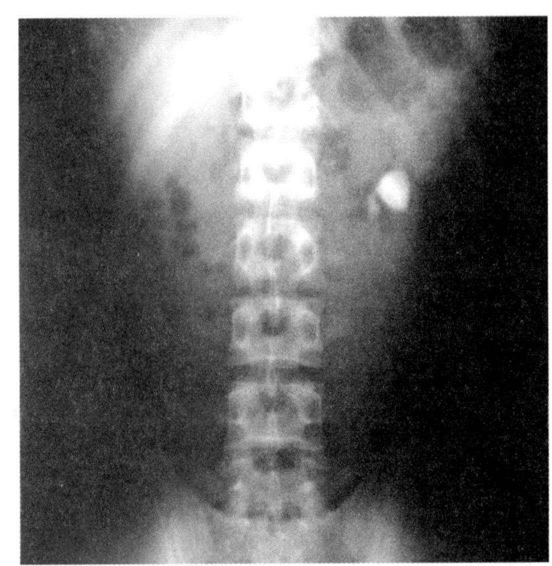

图 4-6-11　泌尿系结石

【模拟临床场景】

患者，男性，25 岁。间断左腰痛 10 d。结合 X 射线片，此诊断为

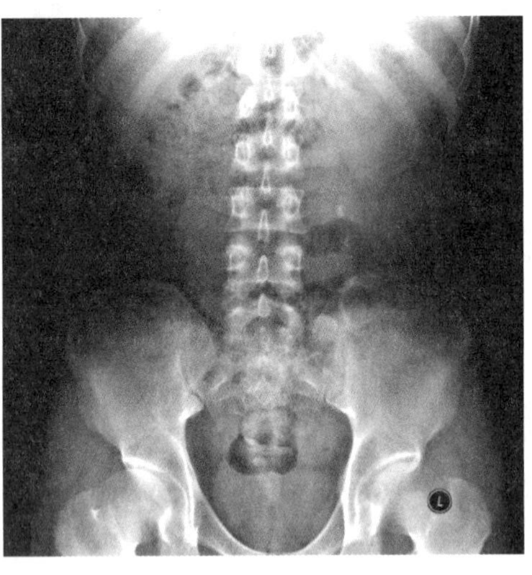

选项：A. 正常腹平片　B. 左肾结石　C. 左输尿管结石　D. 膀胱结石

正确答案：C

十二、食管静脉曲张(图 4-6-12)

[临床特点]

突出症状是呕血,往往是突然发作,血色新鲜涌吐而出,甚至呈喷射状。临床上多见于门静脉高压所致的食管静脉曲张出血。

[造影表现]

早期表现为食管下段黏膜皱襞稍增粗或略有迂曲,管壁边缘稍不整齐。中期病变延伸至食管中段,表现为食管中下段黏膜皱襞粗大、蜿蜒扭曲,呈"串珠状"或"蚯蚓状",管壁边缘呈锯齿状,管腔可稍扩张。晚期病变加重,范围扩大至上段,甚至累及食管全长,曲张所形成的充盈缺损更加明显呈"虫蚀状",管腔扩张,蠕动减弱,钡剂排空延迟。

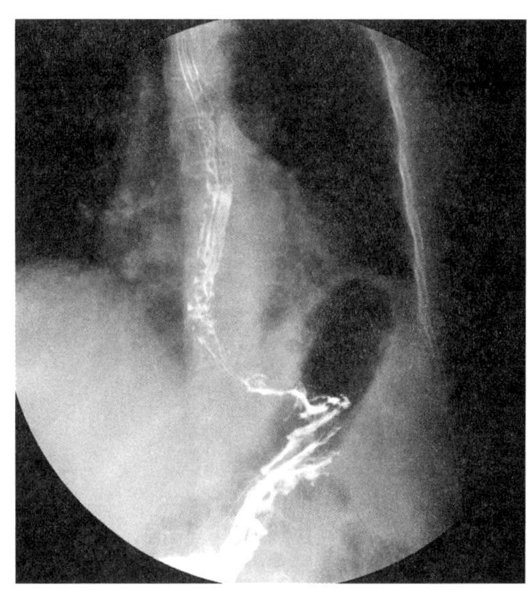

图 4-6-12　食管静脉曲张

【模拟临床场景】

患者,男性,67 岁。腹胀 4 个月,加重 1 d。结合 X 射线片,此诊断为

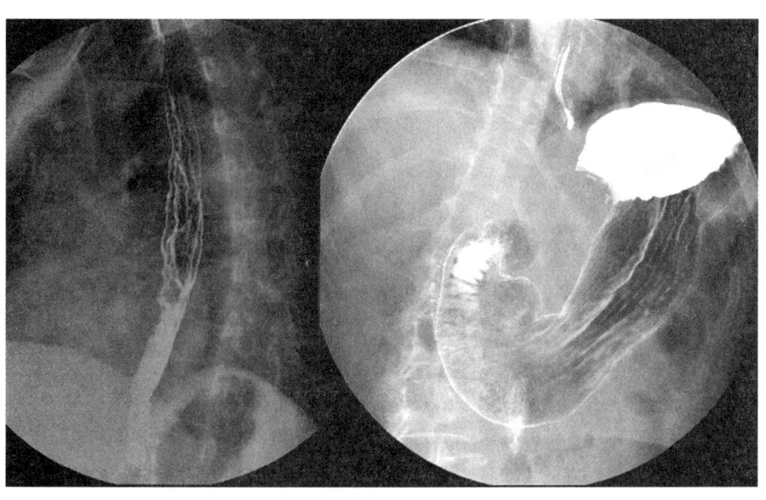

选项:A. 食管癌　B. 胃溃疡　C. 胃癌　D. 食管静脉曲张

正确答案:D

十三、食管癌(图 4-6-13)

[临床特点]

典型表现为进行性吞咽困难。

[造影表现]

1. 增生型食管癌　管腔内不规则充盈缺损,常出现于食管的一侧壁,可导致管腔不同程度的狭窄。

2. 浸润型食管癌　局限性环形狭窄,病变两端与正常食管分界清楚;钡剂通过病变处缓慢,病变上方食管扩张。

3. 溃疡型食管癌　食管轮廓内不规则龛影,其长径与食管的纵轴一致,周围有不规则的充盈缺损。

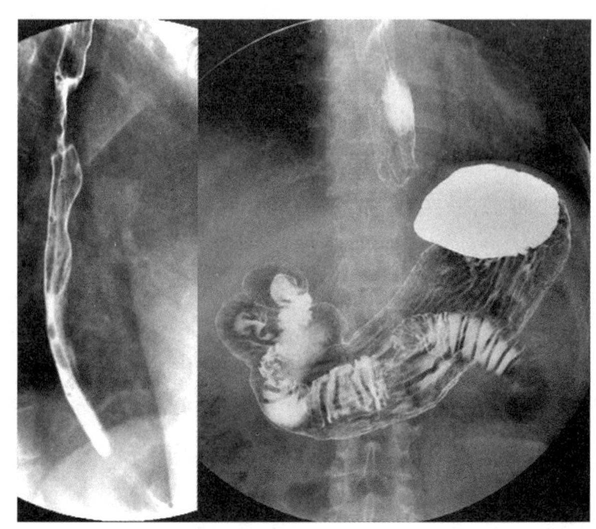

图 4-6-13　食管癌

【模拟临床场景】

患者,男性,82 岁。上腹部不适 1 个月。结合 X 射线片,此患者的诊断为

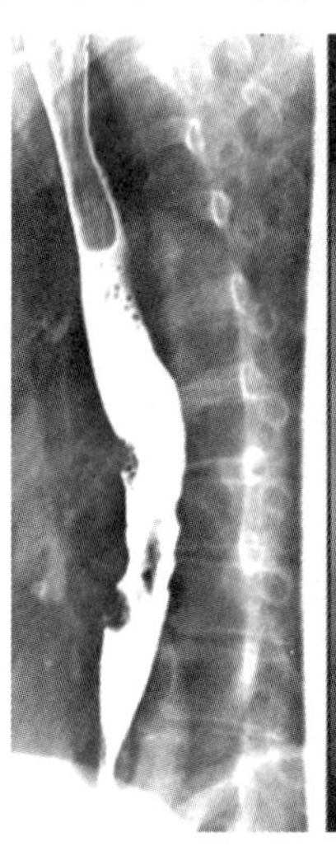

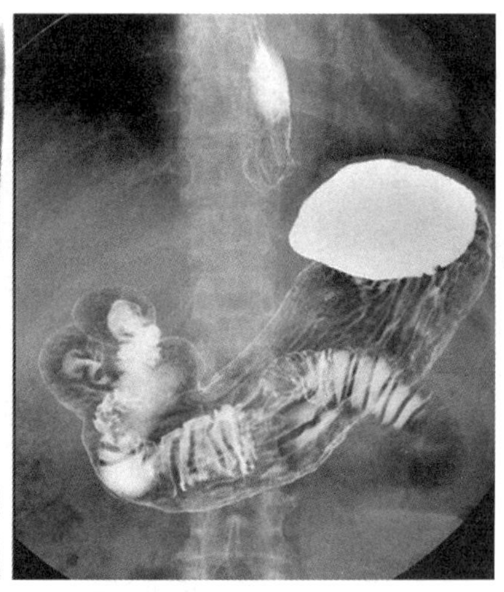

选项:A. 胃癌　B. 胃溃疡　C. 食管癌　D. 食管静脉曲张

正确答案:C

十四、胃溃疡(图 4-6-14)

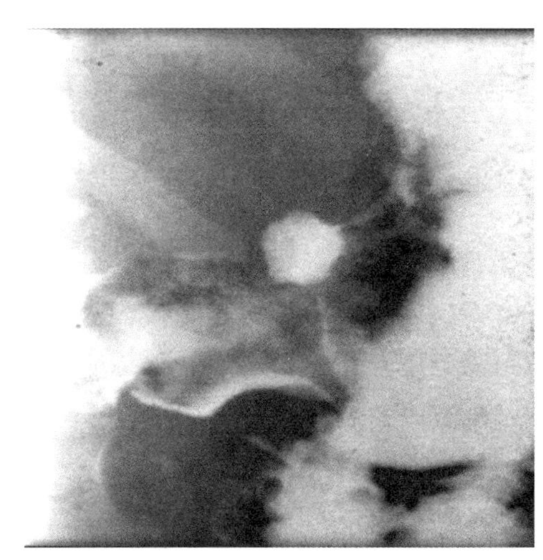

图 4-6-14　胃溃疡

[临床特点]

慢性病程,节律性上腹部疼痛,尤以进餐后明显。

[造影表现]

1. 龛影　是胃溃疡的直接征象,多见于胃小弯侧角切迹附近,切线位观察可见龛影位于胃轮廓外,呈乳头状或锥状,边界清楚,底部较平整。

2. 龛影口部改变　黏膜线,围绕龛影口部一圈密度减低的线状影,宽 1 ~2 mm,为黏膜水肿所形成;项圈征,如黏膜水肿带较宽,达 5 ~ 10 mm,则称为项圈征;狭颈征,龛影口部狭小,底部宽大使龛影犹如具有一个狭长的颈,称为狭颈征。黏膜线、项圈征和狭颈征均为良性溃疡的特征。

3. 龛影周围改变　瘢痕收缩常使龛影周围黏膜皱襞向龛影纠集,呈放射状,且直达龛影口部,这是良性溃疡的又一特征。

4. 胃溃疡引起的功能性改变　痉挛性收缩,表现为胃轮廓出现指样切迹。当胃小弯溃疡时可在胃大弯的相对应处出现深的痉挛切迹。胃窦痉挛和幽门痉挛也很常见;胃液分泌增多,表现为空腹滞留液增多,钡剂不易着于胃壁;胃蠕动增强或减弱,张力增高或减低,排空加速或减慢。

【模拟临床场景】

患者,男性,53 岁。腹痛 1 个月,黑便 1 周。结合 X 射线片,此诊断为

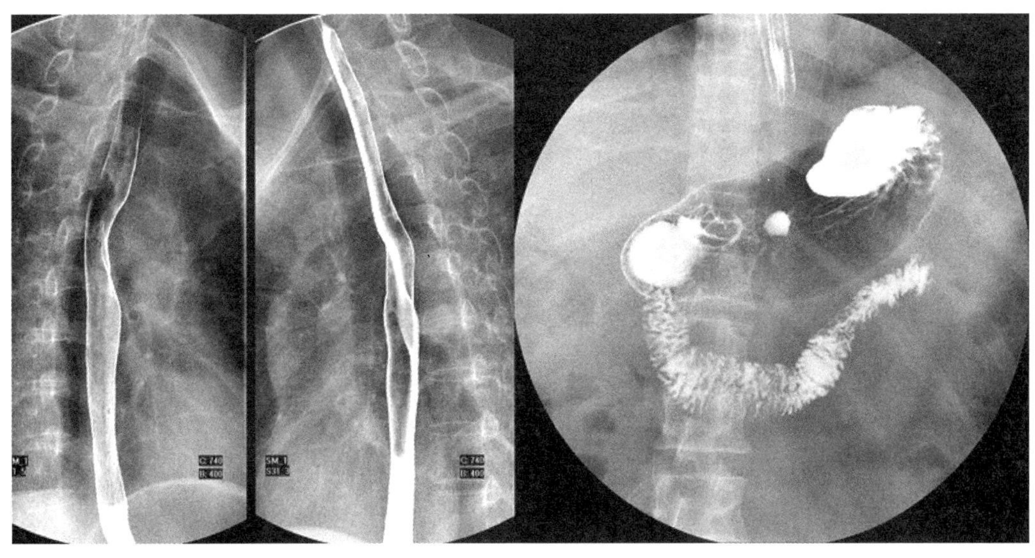

选项:A. 食管静脉曲张　B. 胃溃疡　C. 胃癌　D. 食管癌

正确答案:B

十五、十二指肠溃疡(图 4-6-15)

[临床特点]

慢性病程,节律性上腹部疼痛,进餐后可以缓解,夜间疼痛明显。

[造影表现]

1. 龛影　是十二指肠溃疡的直接征象,表现为类圆形或米粒状钡斑,其边缘大都光滑整齐,周围常有一圈透明带,或有放射状黏膜皱襞纠集。可以是单个或多个。

2. 球变形　主要是由于瘢痕收缩和痉挛所致,可以是山字形、三叶形、葫芦形等。许多十二指肠球部溃疡不易显示龛影,但有恒久的球部变形也能做出诊断。

3. 球部溃疡　可表现为钡剂到达球部后不易停留,很快排出,很难显示球的正常形态,称为“激惹征”;也可表现为幽门痉挛、胃液分泌增多等征象,球部可有固定压痛。

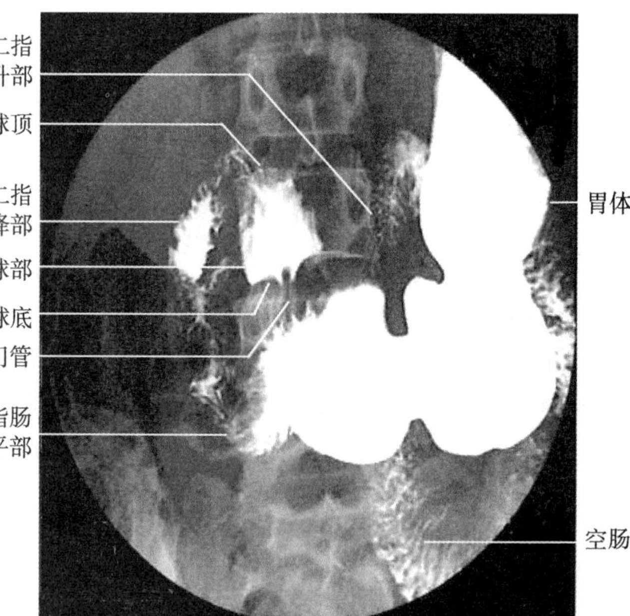

图 3-3-15　十二指肠溃疡

【模拟临床场景】

患者,男性,60 岁。黑便 5 d。结合 X 射线片,此患者的诊断为

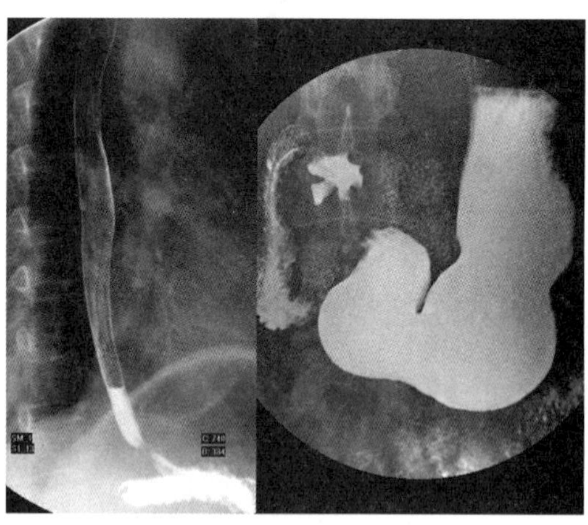

选项:A. 食管癌　B. 胃癌　C. 胃溃疡　D. 十二指肠球溃疡

正确答案:D

十六、胃癌(图 4-6-16)

［临床特点］

症状不典型，可出现上腹部饱胀感，食欲减退，消瘦乏力，以及呕血等。

［造影表现］

1. 蕈伞型胃癌　胃腔内不规则充盈缺损，表面呈菜花样。

2. 浸润型胃癌　胃腔环形不规则变窄，胃壁僵硬。

3. 溃疡型胃癌　龛影，为胃内肿瘤发生破溃形成。龛影位于胃轮廓之内，形态不规则，多呈半月形平直，内缘不整齐而有多个尖角；龛影周围有宽窄不等的透明带，称为环堤，环堤内常见结节状和指压迹状充盈缺损，以上表现统称为“半月综合征”。

4. 黏膜皱襞破坏、中断、消失。

5. 病变区胃蠕动消失。

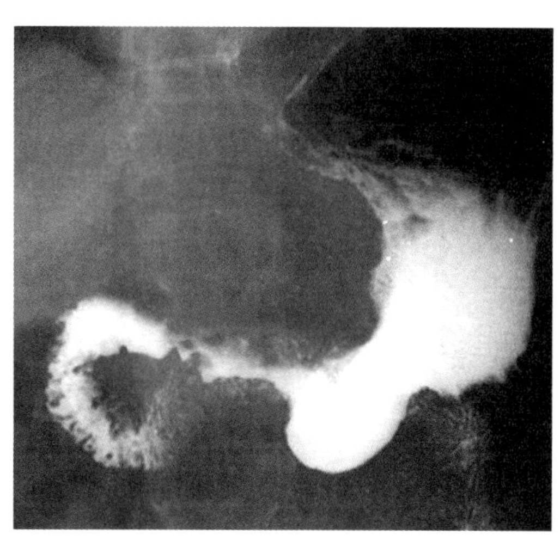

图 4-6-16　胃癌

【模拟临床场景】

患者，男性，84 岁。黑便 3 d。结合 X 射线片，此诊断为

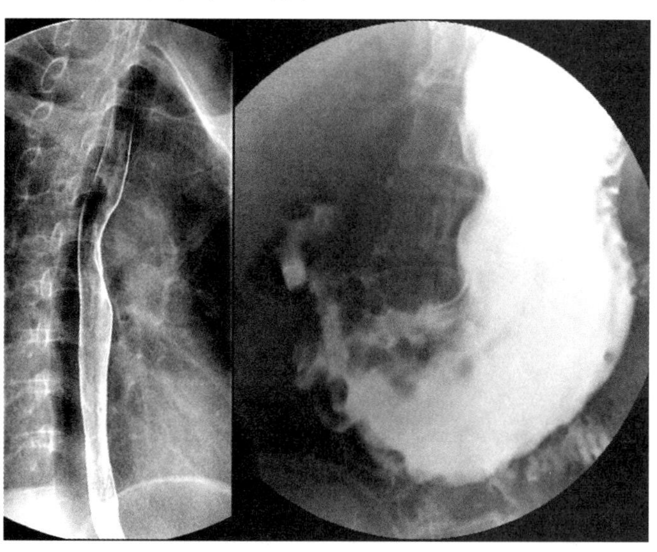

选项：A. 胃癌　B. 胃溃疡　C. 食管癌　D. 食管静脉曲张

正确答案：A

十七、结肠癌(图 4-6-17)

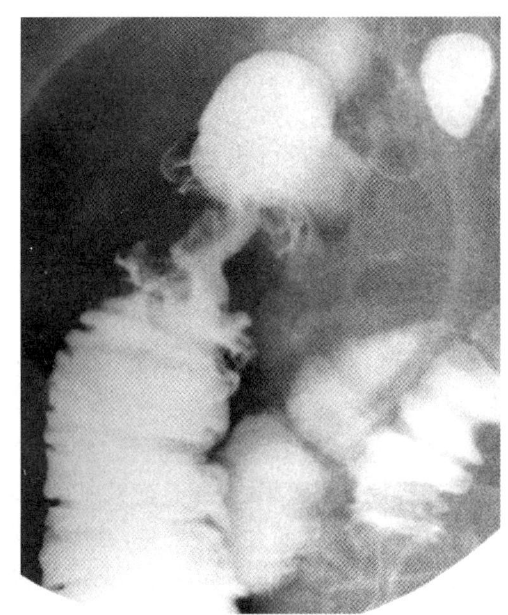
图 4-6-17 结肠癌

［临床特点］

症状不典型,可表现为腹痛不适,腹部肿块,脓血便,腹泻与便秘交替存在。

［造影表现］

1. 增生型结肠癌 肠腔内充盈缺损,可有分叶,轮廓不规则,肿块可侵犯一部分或大部分肠壁,致肠壁僵硬、结肠袋消失。如肿瘤较大,可使钡剂通过受阻。

2. 浸润型结肠癌 恒定的管腔狭窄,常只累及一小段肠管,狭窄可偏于一侧或环绕整个肠壁,形成环状狭窄。狭窄段轮廓可光滑亦可毛糙,肠壁僵硬,黏膜中断。此型肿瘤极易造成结肠梗阻。

3. 溃疡型结肠癌 肠腔肿块内出现不规则龛影,周围有宽窄不等的环堤,黏膜皱襞紊乱破坏。肠壁僵硬,结肠袋消失。

【模拟临床场景】

患者,男性,73 岁。腹痛半个月。结合 X 射线片,此诊断为

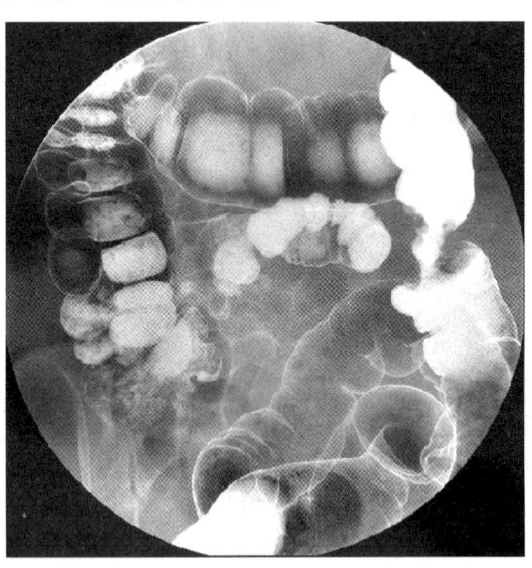

选项:A. 横结肠癌 B. 升结肠癌 C. 降结肠癌 D. 乙状结肠癌

正确答案:C

十八、骨折(图 4-6-18)

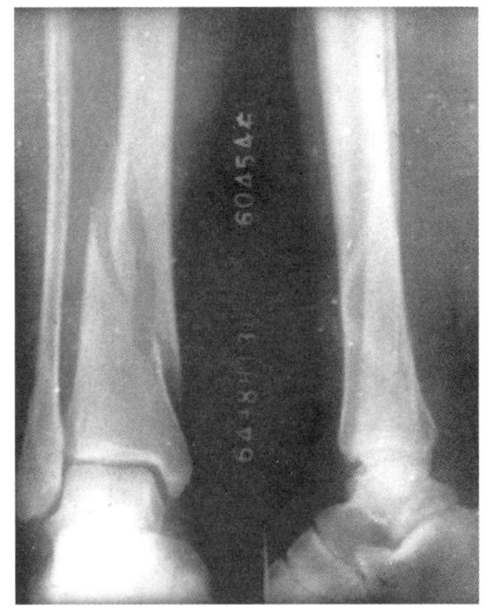

图 4-6-18　骨折

[X 射线表现]

骨皮质、骨小梁断裂。骨折多形成不整齐的断端,断端间可见锐利而不规则的透明线,称为骨折线。细微或不完全的骨折,骨折线可不明显,仅出现骨皮质皱褶、成角、凹陷,在骨松质有骨小梁扭曲、错位。严重骨折常因断端错位、成角、旋转、分离、重叠而致骨变形,有时还可见碎骨片脱落。嵌入性或压缩性骨折致骨小梁紊乱,甚至局部骨密度增高,而可能不显示骨折线。

【模拟临床场景】

患者,男性,55 岁。外伤半小时。结合 X 射线片,此诊断为

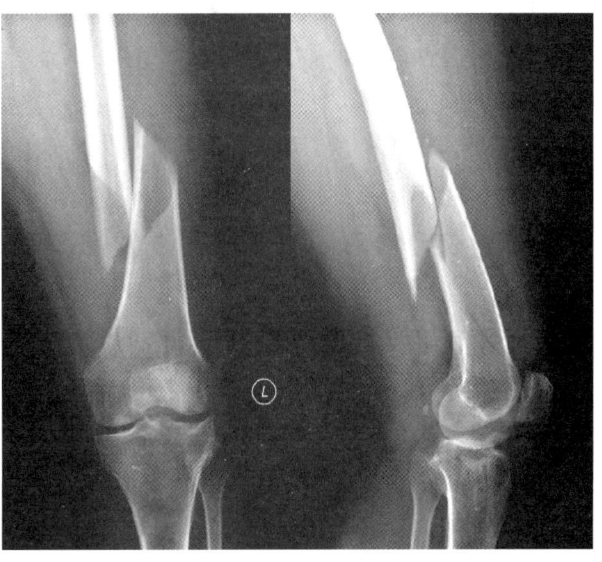

选项:A. 左胫、腓骨双骨折　B. 左股骨骨折　C. 左胫骨骨折　D. 左腓骨骨折

正确答案:B

患者,女性,56 岁,右小腿摔伤 45 min。结合 X 射线片,此诊断为

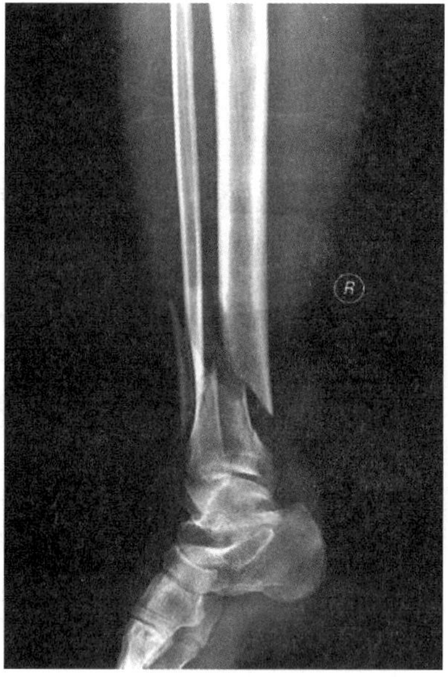

选项:A. 右胫骨折　B. 右腓骨骨折　C. 右跟骨骨折　D. 右胫腓骨双骨折

正确答案:D

患者,男性,80 岁,左髋外伤 1 h。结合 X 射线片,此诊断为

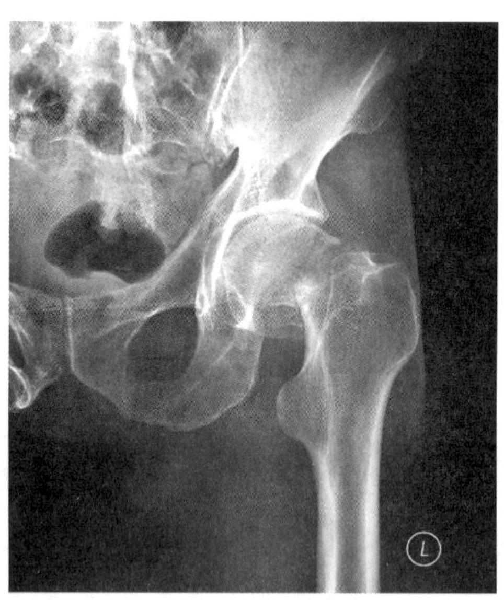

选项:A. 左坐骨骨折　B. 左耻骨骨折　C. 左髂骨骨折　D. 左股骨颈骨折

正确答案:D

第七节　超声诊断

【实训目标】

1. 能够根据超声表现进行疾病的分析、诊断。

2. 学会观察、分析疾病的临床特点。

3. 树立全心全意为病人服务的思想。

【知识回顾】

一、肝硬化(图 4-7-1)

[超声表现]

1. 外形　轻度肝硬化外形无变化,中重度时左、右肝叶不对称肿大,重度时全肝萎缩伴腹水。

2. 表面　随肝硬化的程度不同其表面高低不平,呈细粒状、锯齿状、结节状改变。位于肝前腹水易于观察。

3. 实质　回声粗糙、变亮成粗点、短线、网状或结节状改变,反映出肝内纤维化程度。强回声结节周边毛糙,低回声结节外形规则有包膜。

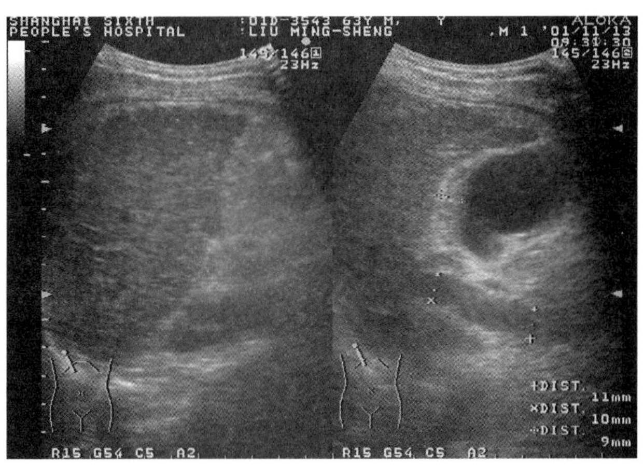

图 4-7-1　肝硬化

二、急性胆囊炎(图 4-7-2)

[超声表现]

1. 早期　多为胆囊稍增大、壁稍增厚。

2. 急性化脓性胆囊炎

(1)胆囊增大(短轴增加为主),壁毛糙。

(2)胆囊壁弥漫性增厚,呈“双边”影(黏膜水肿、出血和炎症浸润所致)。

(3)腔内透声差,内可见稀疏或致密的细小或粗大的强弱回声点,不形成沉积带,为胆囊积脓的表现,部分患者胆汁可无异常。

(4)常伴有胆囊结石或胆囊颈部结石嵌顿。

(5)急性胆囊炎发生穿孔时,可见胆囊壁局部外膨或回声缺损,胆囊窝局限性积液以及包裹的大网膜强回声。

(6)胆囊壁内动脉血流明显减少。

(7)超声墨菲征阳性。

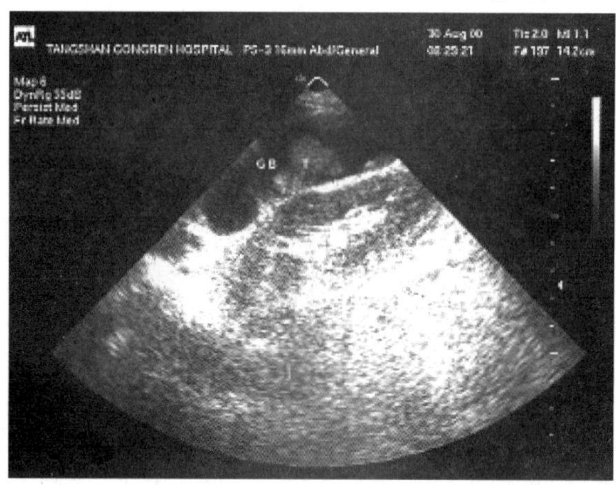

图 4-7-2　急性胆囊炎

三、胆囊结石(图 4-7-3)

[超声表现]

1. 典型结石表现　胆囊腔内形态各异、规则的强回声团,如半圆形、新月形或圆形;强回声后伴有声影(条状无回声暗带);强回声随体位改变而移动。

2. 非典型结石表现

(1)充填型结石:胆囊内充满结石,腔内缺少胆汁,正常胆囊影像消失。胆囊轮廓的前壁呈弧形中强回声带,后方见声影,即囊壁、结石、声影三合征。

(2)胆囊颈部结石:结石嵌顿在胆囊颈部,结石紧贴胆囊壁,局部缺少胆汁衬托,使结石强回声不典型,只表现为胆囊张力高或局部声影。

(3)胆囊泥沙样结石:结石颗粒细小,超声表现为胆囊后壁增厚,欠光滑,后方声影不典型,随体位改变而移动。

(4)胆囊壁内结石:胆囊壁增厚毛糙,内见单个或数个强回声,后伴彗星尾征(强回声后伴间隔相等、逐渐衰减的多次反射回声线段)。

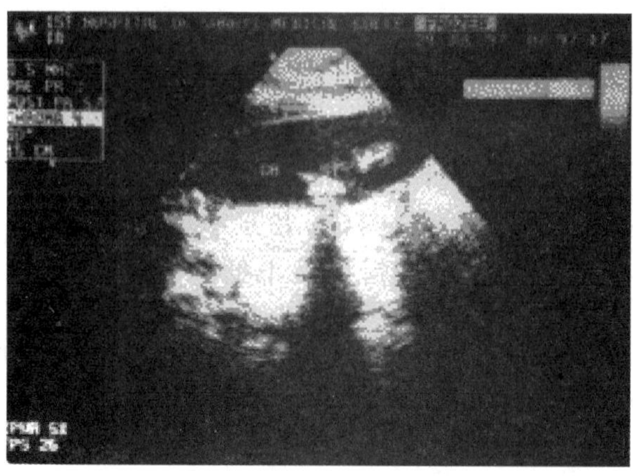

图 4-7-3　胆囊结石

四、肾结石(图 4-7-4)

[超声表现]

1. 草酸钙结石　表面光滑,仅显示表面一条强回声后伴典型声影。

2. 尿酸结石　表面毛糙,显示为圆/椭圆形强回声后伴典型声影。

3. 鹿角形结石　显示为上、中、下盏几个弧形强回声后伴声影,常与多发结石相混淆。

4. 微小结石(0.3 cm 左右)　可不显示声影,需多方动态扫查证实。肾结石伴肾积水者,出现肾集合系统内液性暗区。

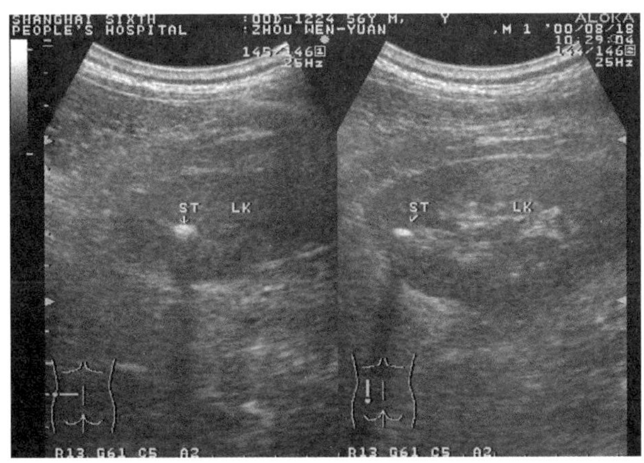

图 4-7-4　肾结石

第八节　CT 影像诊断

【实训目标】

1. 能够根据 CT 的表现进行疾病的分析、诊断。

2. 学会观察、分析疾病的临床特点。

3. 培养独立分析问题的能力。

【知识回顾】

一、肺炎(图 4-8-1)

[CT 表现]

1. 大叶性肺炎

(1)充血期,病变呈磨玻璃样密度影,边缘模糊,病变区血管影仍隐约可见。

(2)红色和灰色肝变期,可见呈大叶或肺段分布的致密实变影,内见"空气支气管征"。

(3)消散期,随病变的吸收,实变影密度减低,呈散在、大小不等的斑片状影,最后可完全吸收。

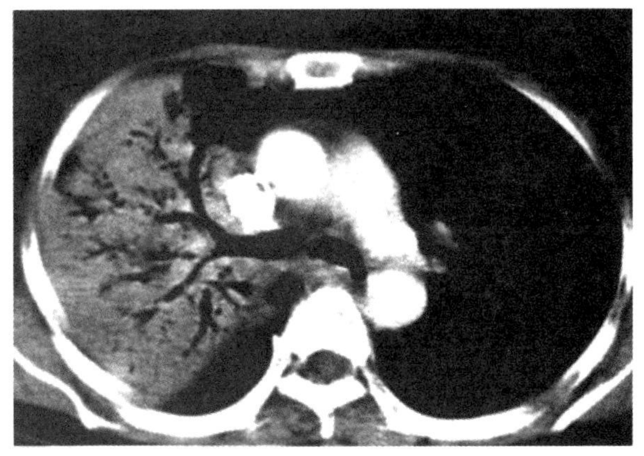

图 4-8-1　大叶性肺炎

2. 小叶性肺炎　两肺中下部可见局部支气管血管束增粗；有大小不等边缘模糊的结节状影及片状影。小叶支气管阻塞时，可伴有小叶性肺气肿或肺不张。小叶性肺炎治疗后可完全吸收或残留少许纤维条索影。

3. 间质性肺炎　常用于早期或轻症患者的诊断与鉴别诊断。主要表现为两侧支气管血管束增粗，有网状或小斑片状影；可伴有肺门及纵隔淋巴结增大，偶见少量胸腔积液。

二、肺结核

［CT 表现］

1. 原发性肺结核　在原发型肺结核中，CT 较 X 射线平片更易发现肺门与纵隔淋巴结增大，清楚显示其形态、大小、数目、边缘和密度等；由于增大淋巴结的中心常为干酪样坏死物质，增强 CT 时，中心不强化、周边强化，呈环状强化表现（图 4-8-2）。

2. 血行播散型肺结核　急性血行播散型肺结核可更加清晰显示粟粒性病灶，尤其对早期急性粟粒型肺结核显示优于胸片，有助于早期诊断，也表现为分布均匀、大小均匀和密度均匀的“三均匀”特点（图 4-8-3）。亚急性、慢性血行播散型肺结核 CT 表现与 X 射线相似，双肺上、中野粟粒状或较粟粒更大的小结节影，其大小不一、密度不等、分布不均，即“三不均匀”，但对病灶细节及重叠部位的病变显示更清晰。

3. 继发性肺结核

（1）浸润型肺结核：CT 较 X 射线胸片更易发现结核灶的细微改变及空间结构关系，并有助于活动性判定和鉴别诊断。其主要征象为①局限性斑片影：见于两肺上叶尖段、后段和下叶背段。②大叶性干酪性肺炎：为一个肺段或肺叶呈大片致密性实变，其内可见不规则的“虫蚀样”空洞，边缘模糊（图 4-8-4）。③增殖性病变：呈斑点状影，边缘较清晰，排列成“梅花瓣”状或“树芽征”，为结核病的较典型表现。④结核球：为圆形、椭圆形影，大小 0.5～4 cm 不等，多为 2～3 cm，边缘清晰，轮廓光滑，偶有分叶，密度较高，内部可见斑点、层状或环状钙化；结核球周围常见散在的纤维增殖性病灶，称“卫星灶”；增强 CT 上，结核球常不强化或环状强化（图 4-8-5）。⑤结核性空洞：空洞壁薄，壁内、外缘较光滑，周围可有不同性质的“卫星灶”（图 4-8-6）。⑥支气管播散病变：结核空洞干酪样物质经引流支气管排出，引起同侧或对侧肺野的支气管播散，表现为沿支气管分布的斑片状影或“树芽征”。⑦肺间质改变：少数患者以累及肺间质结构为主，HRCT 上表现为小叶内细网状线影微结节、“树芽征”、磨玻璃密度影、小叶间隔增厚和气道壁增厚等（图 4-8-7）。⑧硬结钙化或索条影：提示病灶愈合。

（2）纤维空洞型肺结核：①纤维空洞：以上中肺野常见，壁厚，内壁光整；②空洞周围改变：可见大片渗出和干酪样病变，亦可见不同程度的钙化或大量纤维化病灶；③肺叶变形：病变肺叶收缩，常见患侧肺门上提，肺纹理紊乱，呈“垂柳状”；④代偿性肺气肿：无病变肺常呈代偿性气肿表现；⑤胸膜肥厚及粘连；⑥纵隔向患侧移位。

4. 结核性胸膜炎　为不同程度的胸腔积液表现；慢性者可见胸膜广泛或局限性增厚，有时伴胸膜钙化。对叶间、肺底或包裹性积液，CT 更利于显示和诊断。

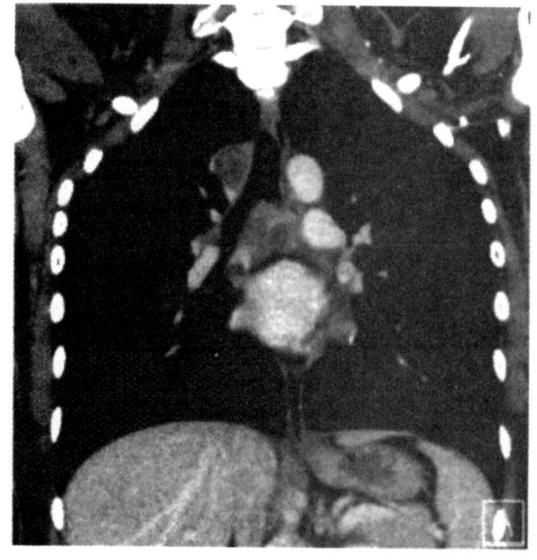

图 4-8-2 胸内淋巴结结核

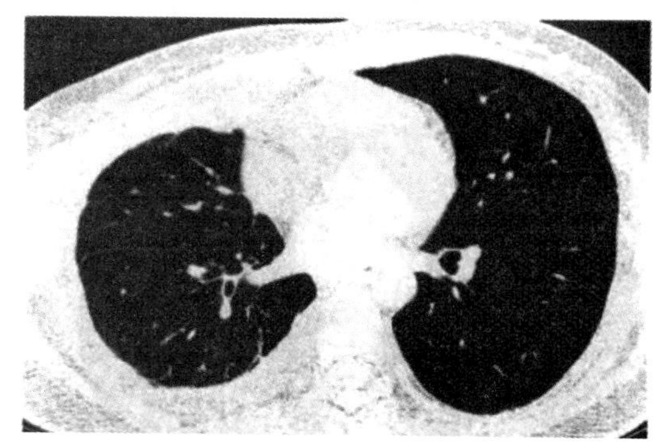

图 4-8-3 急性血行播散型肺结核

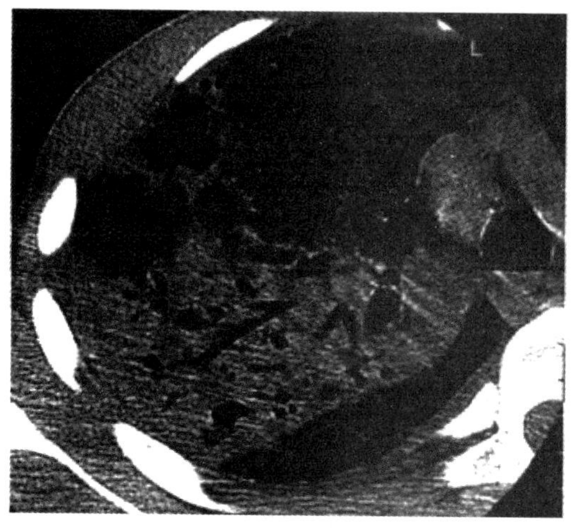

图 4-8-4 干酪型肺炎

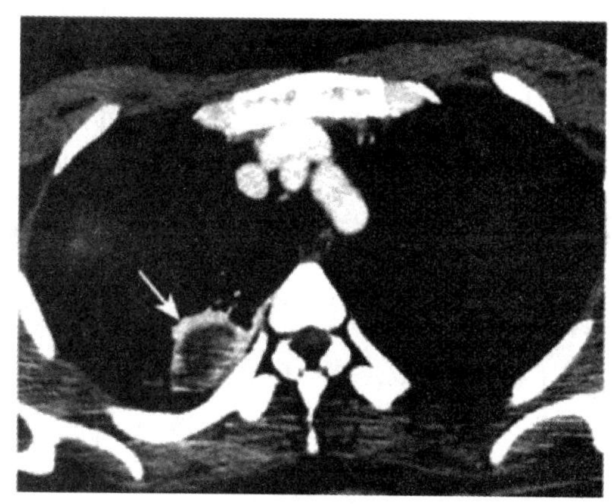

图 4-8-5 结核球

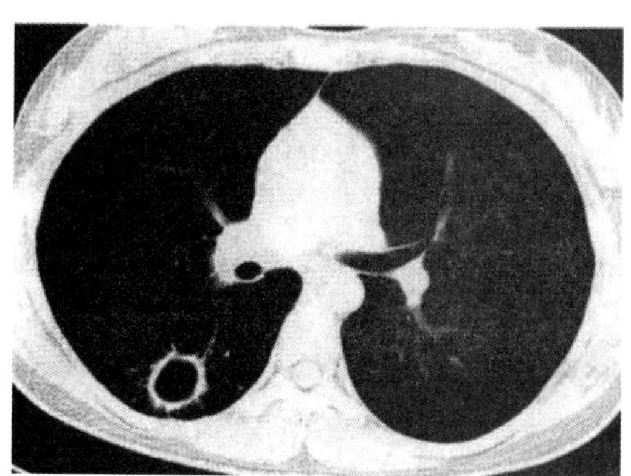

图 4-8-6 结核性空洞

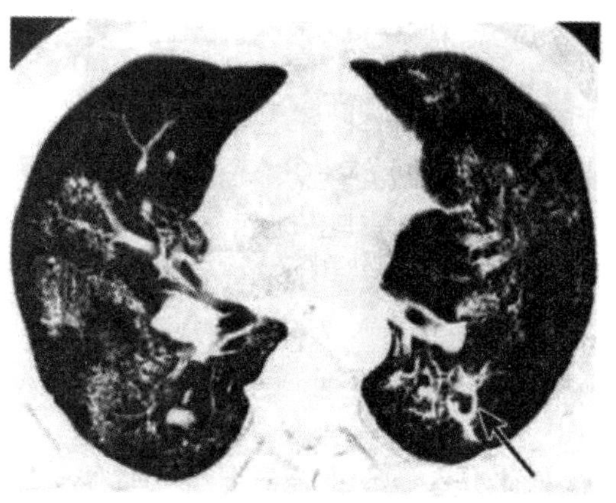

图 4-8-7 肺结核间质性改变

三、肺癌

［CT 表现］

1. 中央型肺癌　早期可清晰显示支气管壁的不规则增厚、管腔狭窄或腔内结节等改变(图 4–8–8)；中晚期可显示支气管腔内或壁内外肿块、管壁不规则和管腔呈“鼠尾状”狭窄或“锥形”“杯口状”截断。另外，增强 CT 可清楚显示中央型肺癌是否侵犯纵隔结构(或)是否伴有肺门、纵隔淋巴结转移，尤其对判断血管是否受侵或受压移位、管腔变窄或闭塞、管壁不规则等更为敏感。

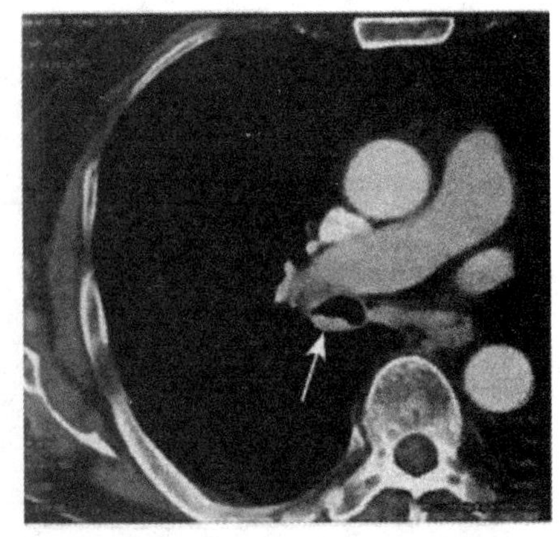

图 4–8–8　早期中央型肺癌

2. 周围型肺癌　早期周围型肺腺癌较小时可表现为磨玻璃结节或实性结节。可更清晰显示肿瘤内部特征边缘情况及周围征象，如图 4–8–9a. CT 肺窗示右肺结节，周边可见放射状细毛刺征；b. CT 纵隔窗，示右肺分叶状结节，内部可见多发的小泡征，外侧可见胸膜凹陷征。中晚期 CT 尤其是 HRCT 图像可较 X 射线胸片更敏感、更清晰地显示结节与肿块的细节，包括其形态、边缘、内部空洞、瘤周征象等改变；增强扫描时，肿块可呈较明显的均匀或不均匀强化，有助于肺癌的诊断。

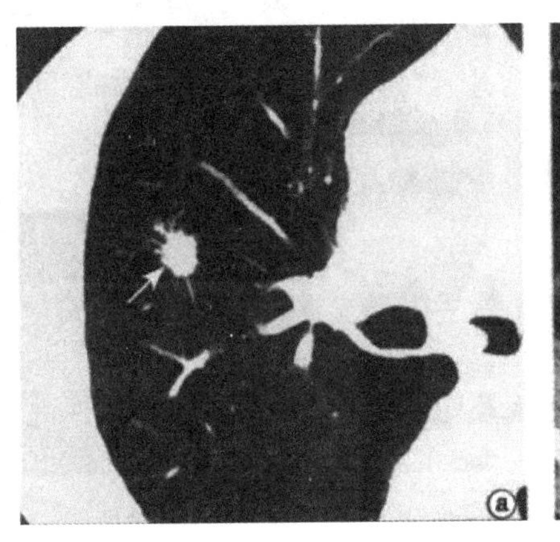

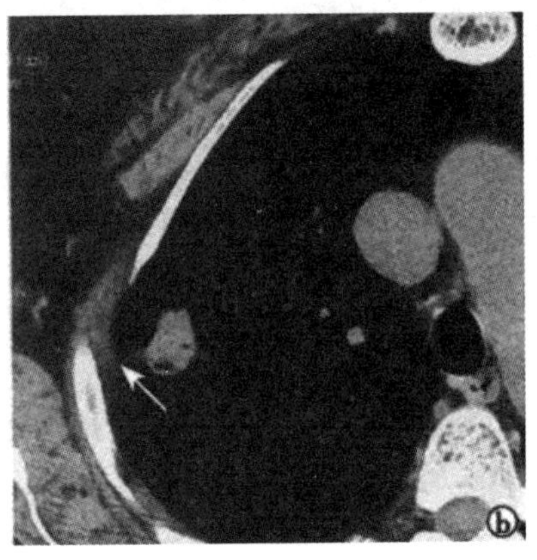

图 4–8–9　早期周围型肺癌

3. 弥漫型肺癌　表现为两肺弥漫分布的结节影，可伴有肺门纵隔淋巴结增大；病变融合成大片肺炎实变影，其内可见“空气支气管征”，但其走行僵硬，呈“枯树枝样”改变，不同于大叶性肺炎实变中的表现。增强扫描时，由于该类型肿瘤细胞可分泌多量黏液，故实变区密度较低，有时其中可见高密度血管影，称之为“CT 血管造影征”，为诊断的重要特征之一。

四、肝癌(图 4–8–10)

［CT 表现］

1. 平扫　肝实质内见单发或多发不均匀低密度肿块影，形状为类圆形或不规则形，边界清楚或模糊，部分肿块边缘出现线样更低密度影，为“假包膜征”。巨块型肝癌可发生中央坏死，显示为更低密度灶。

2. 增强扫描　动脉期，肿块呈明显的斑片状、结节状增强，密度高于正常肝实质；门静脉期和平衡期，肿块密度迅速下降，正常肝实质密度迅速升高，肿块的密度明显低于正常肝实质。肿块内对比剂呈“快进快出”的特征。“假包膜”显示为高密度或略高密度环影。肿瘤可侵犯胆道系统，引起胆管扩张；门、腔静脉内瘤栓形成时可见充盈缺损；发生肝外转移时，可见肝门或腹膜后淋巴结增大。

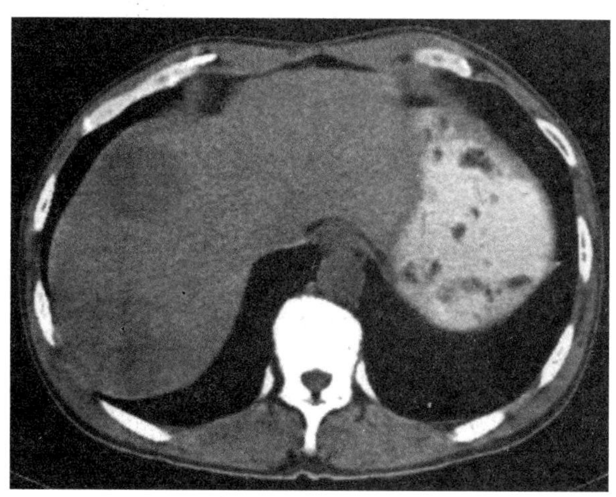

图 4-8-10　肝癌

【模拟临床场景】

患者，女性，77 岁。腹痛 1 d。结合 CT 片，此诊断为

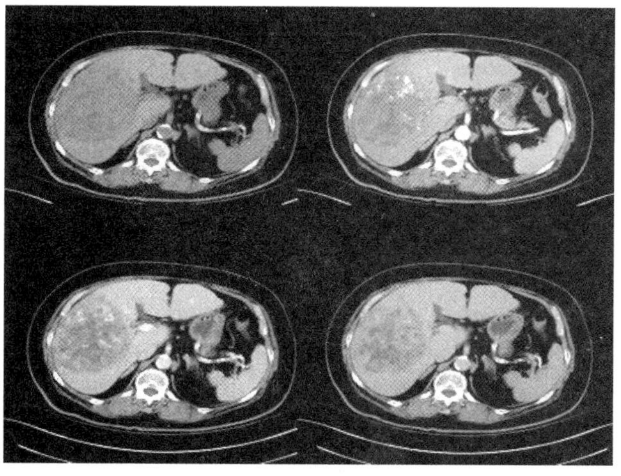

选项：A. 肝囊肿　B. 肝癌　C. 肝血管瘤　D. 肝破裂

正确答案：B

五、肝血管瘤

［CT 表现］

肝血管瘤 CT 平扫多表现为肝内单发或多发圆形、类圆形的低密度影，边界较清楚；增强扫描动脉期病灶边缘呈结节状、环状强化，静脉期强化区扩大或呈等、高密度强化，延迟扫描病灶填充呈等密度改变。

六、肝囊肿(图 4-8-11)

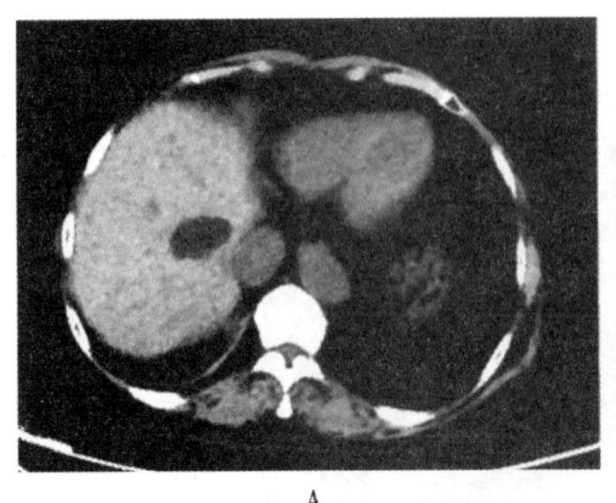
A

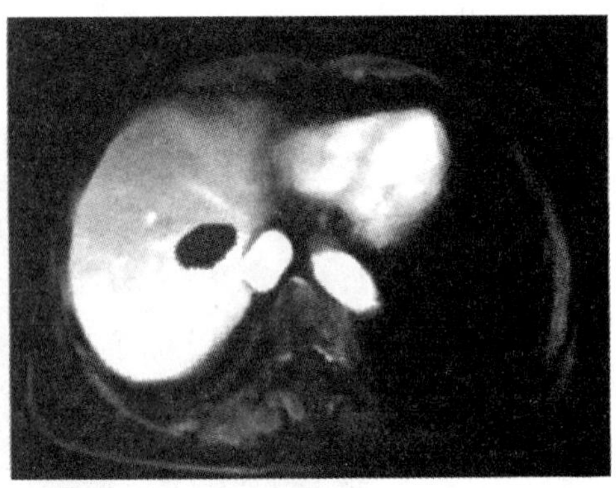
B

图 4-8-11　肝囊肿

[CT 表现]

CT 平扫,显示为肝实质内单发或多发类圆形、境界清楚锐利、密度均匀的水样低密度灶,CT 值为 0 ~ 20 HU。增强扫描,低密度灶无强化,在明显强化的肝实质对比下,境界更加清楚;囊壁菲薄,也无强化,一般不容易显示。

七、急性胰腺炎(图 4-8-12)

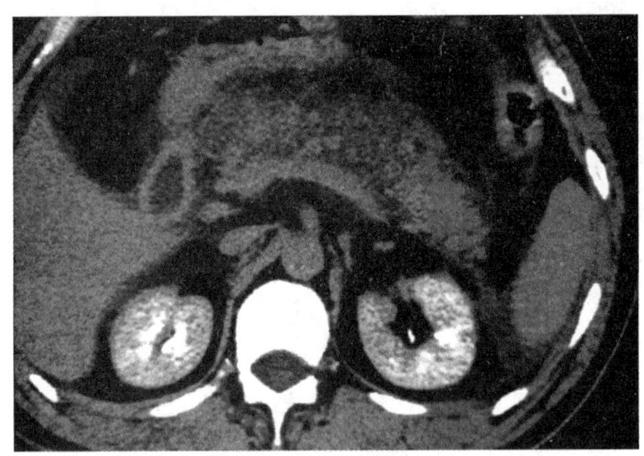

图 4-8-12　急性胰腺炎

[CT 表现]

1. 急性水肿型胰腺炎　表现为胰腺局部或弥漫性肿大,密度稍减低,胰周常有液性渗出,导致胰腺边缘模糊。增强扫描胰腺均匀强化。

2. 急性重症型胰腺炎　胰腺明显肿大,密度不均匀,可见更低密度坏死区和高密度出血灶,胰周积液增多并可向小网膜囊,脾、胃周围,肾前肾旁间隙,升、降结肠周围间隙,肠系膜及盆腔扩散。增强扫描胰腺内坏死区不强化。

【模拟临床场景】

患者,男性,33 岁。腹痛 2 d。结合 CT 片,此患者的诊断为

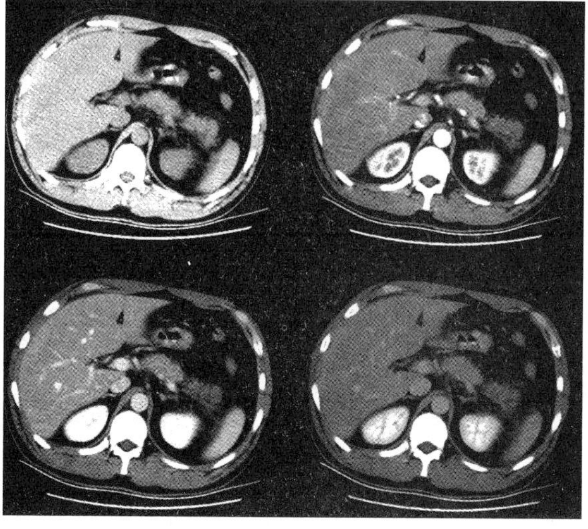

选项:A. 肝癌　B. 急性胰腺炎　C. 肝破裂　D. 左肾破裂

正确答案:B

八、脾、肝破裂(图 4-8-13)

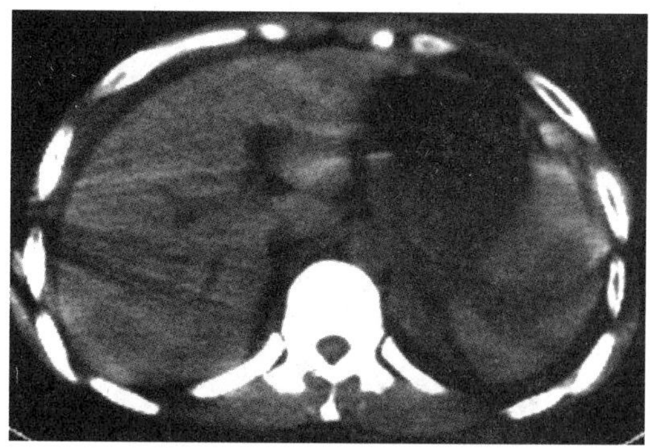

图 4-8-13　脾、肝破裂

[CT 表现]

1. 包膜下血肿　受损脏器包膜完整,平扫包膜下见新月形或双凸透镜形高密度或等密度影,边缘清楚。

2. 脏器内血肿　脏器内血肿密度较高。

3. 脏器破裂　受损脏器包膜不完整,脏器实质内可见血肿表现,腹腔内或腹膜后间隙显示积血或积液。

【模拟临床场景】

患者，男性，45 岁。车祸后腹部疼痛 2 h。结合 CT 片，此诊断为

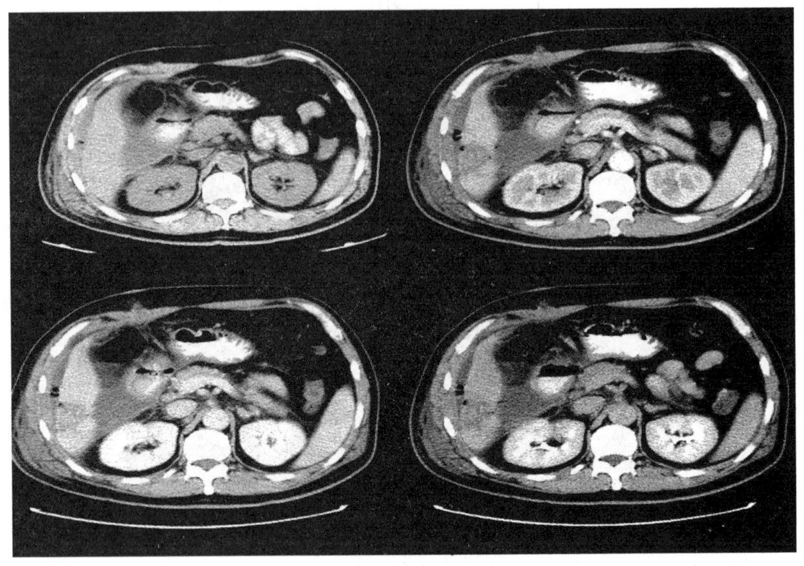

选项：A. 肝破裂　B. 脾破裂　C. 左肾破裂　D. 急性胰腺炎

正确答案：A

患者，男性，30 岁。摔伤后腹痛 5 h。结合 CT 片，此患者的诊断为

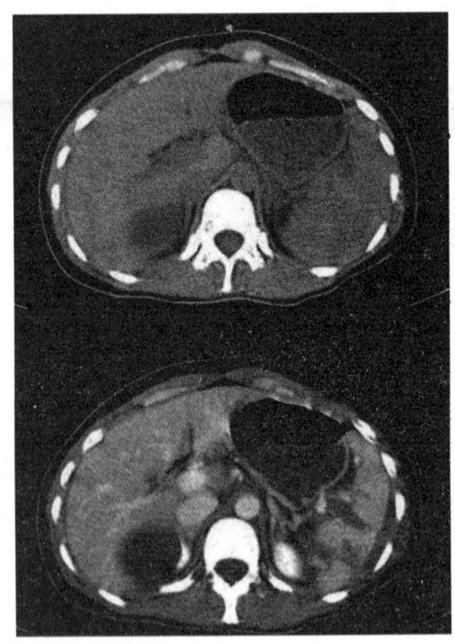

选项：A. 脾破裂　B. 肾破裂　C. 肝破裂　D. 肝癌

正确答案：A

九、颅脑骨折(图 4-8-14)

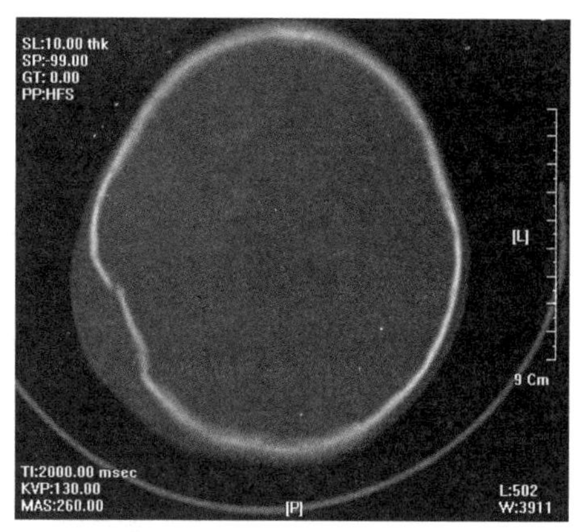

图 4-8-14　颅脑骨折

［CT 表现］

1. 线性骨折　以颞顶部多见,骨窗图像显示颅骨全层断裂,骨折线宽窄不一,可伴有硬膜下血肿或硬膜外血肿。

2. 颅缝分离　多见于儿童和青少年,常见于人字缝,也可合并颅骨骨折。骨窗图像显示颅缝宽度>1.5 mm,或两侧不对称,相差>1.0 mm,诊断可确立,需要注意的是与颅骨线样骨折相鉴别。

3. 凹陷性骨折　以顶部最多见,骨窗图像显示颅骨全层凹陷,骨片可移至颅内,常刺破硬脑膜造成局部出血。

4. 粉碎性骨折　多位于额部。骨窗图像显示骨折部位多个骨碎片,常伴有骨碎片移位和颅骨局部凹陷,骨碎片可刺破硬脑膜造成局部血肿形成。

5. 穿通性骨折或开放性骨折　多由火器伤或锐器伤所致。受伤局部头皮全层裂伤,骨窗图像显示颅骨缺损和移位的骨碎片,有时可见异物留在颅内,部分病例可伴有脑组织损伤、颅内血肿等。

【模拟临床场景】

患者,男性,42 岁。意识障碍 1 h,有头部外伤史。结合 CT 片,此诊断为

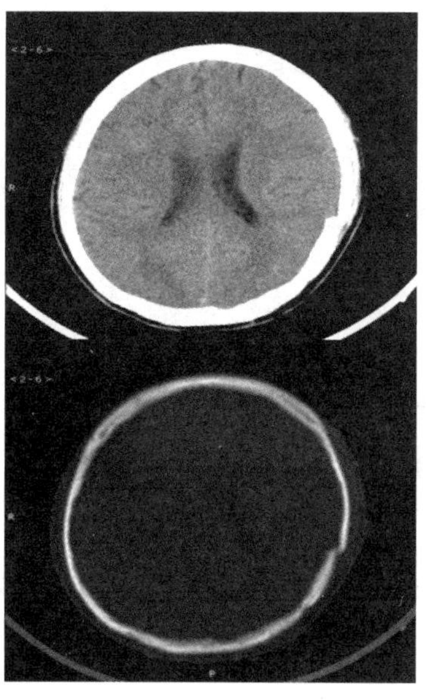

选项:A. 颅骨骨折　B. 硬膜外血肿　C. 硬膜下血肿　D. 脑出血

正确答案:A

十、颅脑血肿

1. 硬膜外血肿(图 4-8-15)

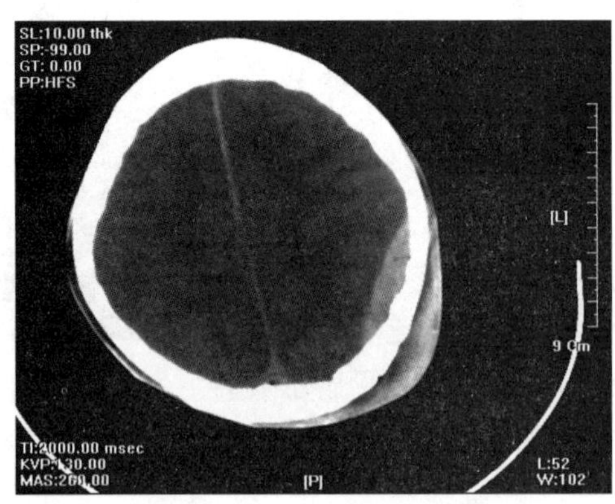

图 4-8-15 硬膜外血肿

[CT 表现]

表现为颅骨内板下梭形或双凸透镜形均匀一致高密度区,边缘光滑锐利,多位于骨折附近,一般不跨越颅缝,极少越过大脑中线,可伴有一定的占位效应。

【模拟临床场景】

患者,女性,22 岁。摔伤 1 d。结合 CT 片,此诊断为

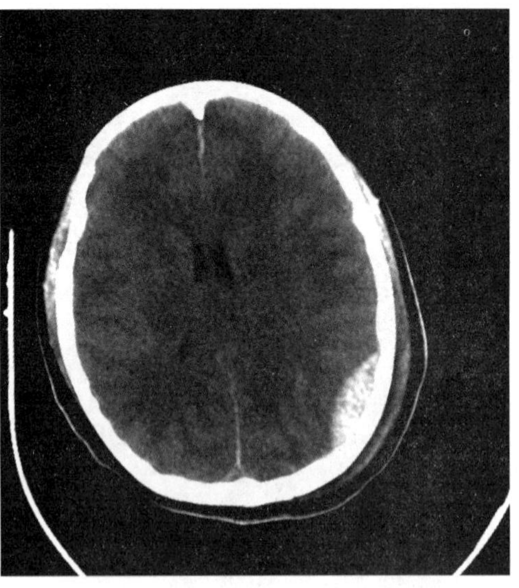

选项:A. 脑出血 B. 硬膜外血肿 C. 脑梗死 D. 硬膜下血肿

正确答案:B

2. 硬膜下血肿(图 4-8-16)

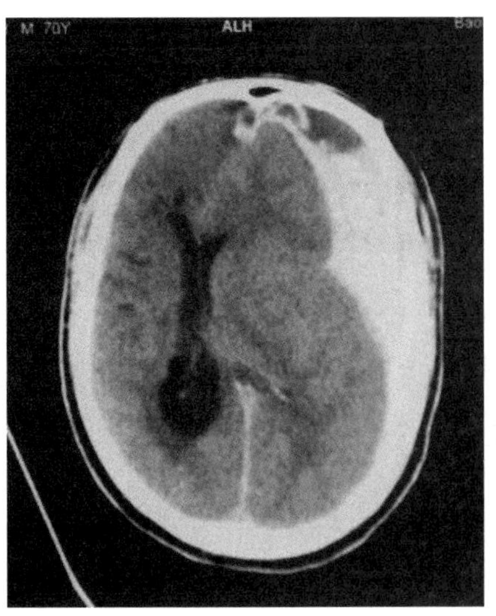

图 4-8-16　硬膜下血肿

[CT 表现]

1. 急性硬膜下血肿　表现为颅骨内板下“新月形”或弧形高密度影,血肿范围广泛,可超越颅缝,常伴有脑挫裂伤或脑内血肿,脑水肿和占位效应明显,即大脑中线结构向对侧明显移位,同侧侧脑室受压。

2. 亚急性硬膜下血肿　较早期表现与急性期相似,中晚期血肿可变为等密度或混杂密度影。增强扫描可见远离颅骨内板的皮层血管强化,血肿包膜呈连续或断续线样强化。

3. 慢性硬膜下血肿　早期表现与亚急性期相似,中晚期血肿为低密度影,增强扫描血肿包膜可有强化。

【模拟临床场景】

患者,男性,52 岁。意识障碍 1 h,有头部外伤史。结合 CT 片,此诊断为

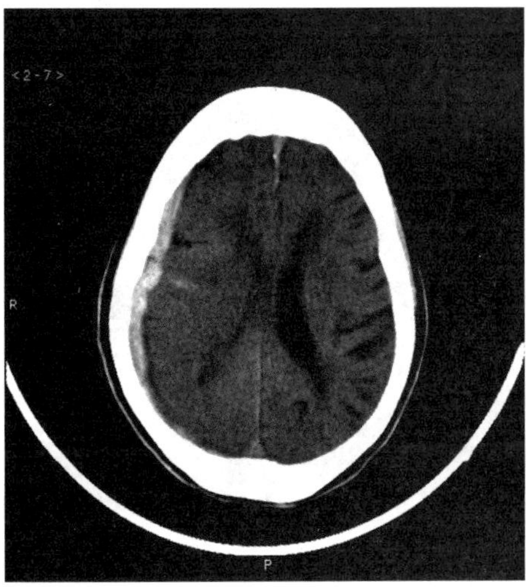

选项:A. 脑出血　B. 硬膜外血肿　C. 脑梗死　D. 硬膜下血肿

正确答案:D

十一、脑出血(图 4-8-17)

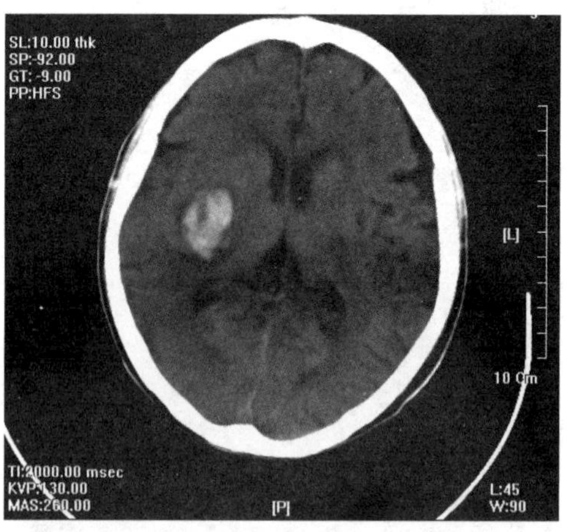

图 4-8-17　脑出血

［CT 表现］

1. 急性期　血肿呈边界清楚的均匀高密度影，基底核区血肿多呈“肾”形，其他部位的血肿可呈圆形或不规则形；血肿周围环以薄层低密度水肿带；血肿常产生占位效应，包括脑室受压、大脑中线结构移位及脑疝形成；脑出血可破入脑室或蛛网膜下腔，表现为脑室或蛛网膜下腔密度增高。

2. 吸收期　血肿缩小并密度减低，边缘模糊，周围水肿带增宽，占位效应于第 2 周最明显，而后逐渐消失。增强扫描血肿周围可有环状强化。

3. 囊变期　形成低密度囊腔，边界清晰，无占位效应，邻近的脑室或脑沟增宽。基底核区血肿的后遗囊腔多呈裂隙状低密度影。增强扫描环状强化消失。

【模拟临床场景】

患者，男性，57 岁。左侧肢体无力 5 h。结合 CT 片，此诊断为

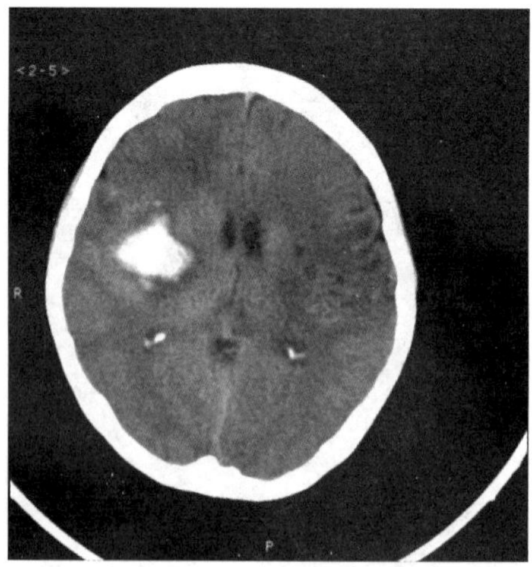

选项：A. 脑出血　B. 硬膜外血肿　C. 脑梗死　D. 硬膜下血肿

正确答案：A

十二、脑梗死(图 4-8-18)

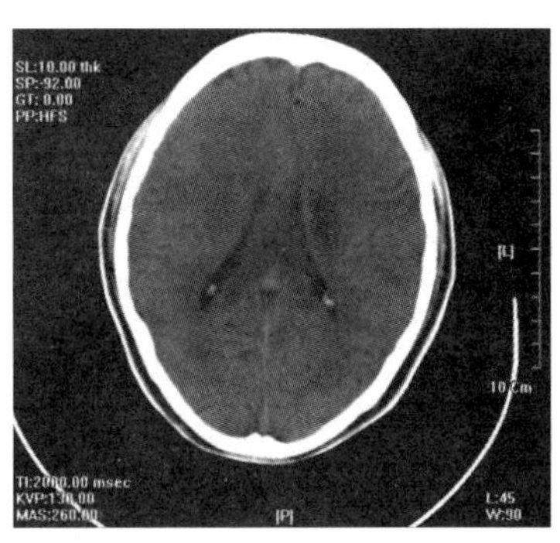

图 4-8-18 脑梗死

[CT 表现]

1. Ⅰ期 发病 24 h 之内。CT 检查可无阳性发现,或仅显示局部模糊的低密度影,CT 灌注成像可发现异常。

2. Ⅱ期 发病第 2 天~2 个月。CT 具有典型表现,平扫表现为低密度灶,部位、范围与闭塞血管供血区一致,皮、髓质同时受累;病变的大小、形态与闭塞的血管有关,可呈扇形、圆形、椭圆形等,若有占位效应,相对较轻。2~3 周时出现"模糊效应期",病灶变为等密度,增强扫描呈脑回状强化。第 4 周~2 个月,梗死区边界清晰,密度均匀降低,表现为近似脑脊液密度的囊腔。

3. Ⅲ期 发病 2 个月以后。梗死区形成边界清晰锐利的低密度影,病灶无强化,伴有局限性脑萎缩,可见邻近的脑室及脑沟扩大,大脑中线结构向患侧移位。

【模拟临床场景】

患者,女性,74 岁。突发意识不清 5 h。结合 CT 片,此患者的诊断为

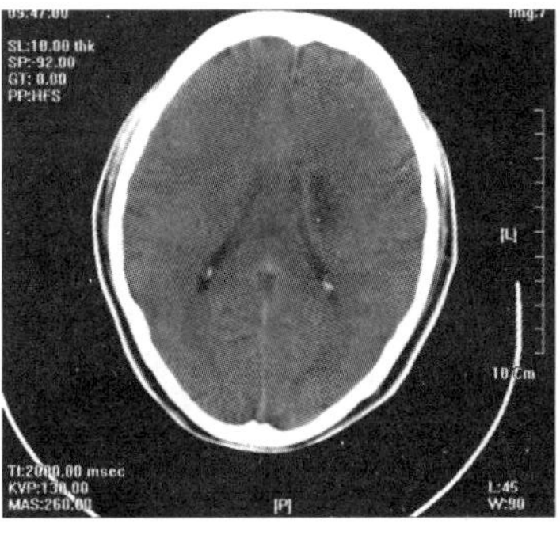

选项:A. 硬膜下血肿 B. 硬膜外血肿 C. 脑出血 D. 脑梗死

正确答案:D

第五章 诊断疾病的步骤和临床思维方法

德育导读

在患者面前,我们永远是个小学生——张孝骞

张孝骞,字慎斋,1897 年 12 月出生在湖南省长沙市。张孝骞作为一个杰出的临床医学家,从 1921 年 7 月开始看病,到 1986 年 7 月看最后一个患者为止,在整整 65 年的临床工作中,积累了极为丰富的经验,在临床诊断中显示出极为高超的技术,拯救了无数的危重患者。他特别善于正确诊断疑难患者,纠正误诊,使很多患者“起死回生”。有的病例在世界上只发现过几例。

张孝骞把临床医生的正确思想方法和工作概括为:“勤于实践,反复验证”。他一再教导他的学生要谦虚谨慎,实事求是,不主观,也不气馁,随时发现错误,承认错误,修正错误,变错误为正确,变认识的片面为接近全面。也正因如此,他能从患者的实际出发,全面、历史地了解患者的症状和体征,从而发现过去遗漏的某些重要的症状和体征,得出正确的诊断。

“协和”泰斗,“湘雅”轩辕,鞠躬尽瘁,作丝为茧,待患似母,兢兢解疑难。“戒慎恐惧”座右铭,严谨诚爱为奉献,公德堪无量,丰碑柱人间。

战乱西迁,浩劫逢难,含辛茹苦,吐哺犹鹃,视学如子,谆谆无厌倦。惨淡实践出真知,血汗经验胜宏篇。桃李满天下,千秋有风范。

患者是医生最好的老师,高度重视临床实践,从实践中学习,从实践中积累知识,最终得到思维的训练,能力的提升,是临床教学的一大特点。正如张孝骞教授所言,“临床思维就是对疾病现象进行调查、分析、综合、判断及推理等一系列的思维活动,以认识疾病的本质,它既是重要的诊断方法,也适用于疾病的治疗,临床思维的培养必须在医疗实践中进行。”总之,临床思维是医疗行为的核心。

培养清晰、严谨、高效的思维方式,有助于青年医生更快、更好地成长。当今社会信息资源的快速增长和方便获取,并不会直接带来诊疗水平的提高,医生的临床思维能力仍然是医疗行为的关键所在,是医疗质量的最终保证,正确应用临床思维克服不确定性,在复杂的环境中做出明智和审慎的决定,为患者提供最佳服务,正是医生这一职业的魅力所在和最令人自豪之处。

第一节 诊断疾病的步骤

【实训目标】

1. 能够完成资料收集并进行分析。

2. 能够提出初步诊断。
3. 能够验证或修正诊断。

【知识回顾】

诊断的过程包括收集资料、分析综合、初步诊断、验证或修正诊断。

一、收集资料

1. 病史　病史采集应全面系统、真实可靠，能够反映疾病的发生发展过程及患病个体的特征。

2. 体格检查　体格检查需全面系统并重点突出。阳性体征或阴性表现都可以成为诊断疾病的重要依据。体征是客观存在的，需要熟练的检查手法及准确的判断，体格检查时可以补充核实病史，保证资料的完整性、真实性及准确性。

3. 实验室检查及其他辅助检查　在问诊、体格检查基础上安排实验室检查及必要的辅助检查。检查部位应有针对性，检查结果应结合临床资料进行分析。

二、分析综合

将所获得的资料进行分析，归纳成症状体征、提炼出患者的主要问题，结合医生的医学理论和临床经验分析对比，不断形成诊断假设并进行验证或否定。因此，分析综合与收集资料是重叠交叉、不断推进提升的。

三、初步诊断

对收集到的临床资料进行分析综合后，选择可能性较大的、最能解释所有临床发现的疾病提出初步诊断。初步诊断是在疾病过程中患者就医的某个时刻由医生提出的。由于疾病是在不断发展的，特别是在一些疾病早期还无法提供准确的诊断，因此，初步诊断不一定完全正确、准确，为验证和修正诊断打下基础。

四、验证或修正诊断

认识是一个反复、动态的过程，初步诊断需要进一步临床实践来验证或修正诊断。

第二节　临床思维方法

【实训目标】

1. 能够叙述出临床思维的两大要素。
2. 正确解释临床诊断思维的基本原则。
3. 能够运用临床诊断思维的方法进行实践。
4. 简单说明常见的误诊和漏诊原因。

【知识回顾】

临床思维方法即是对患者的疾病现象进行调查研究、分析综合、判断推理等一系列思维活动，从而认识疾病、判断鉴别并做出决策的一种逻辑思维方法。

一、临床思维的两大要素

1. 临床实践　即床旁接触患者。通过临床实践活动、配合实验室及其他辅助检查，密切观察病情变化,发现、分析并解决问题,并不断提出深层次的问题,通过实践进行解决。

2. 科学思维　将疾病的一般规律应用于判断特定个体所患疾病的思维过程。

二、临床诊断思维的基本原则

1. 以人为本、全面评估　特别强调患病的主体是人,患者的年龄、性别、体质、生活环境、工作状态、营养条件、心理状态、文化程度等都会对疾病的发生及其临床表现产生影响,只考虑患者主要疾病病名的诊断而忽略人的因素,难以做出全面而准确的诊断、制定合理的诊断计划和治疗方案。临床思维中应摒弃单一的生物医学模式,总是用生物心理社会医学模式的观点全面考虑,才能使诊断思维更全面,使临床诊断更符合实际,更能有效、合理地解决患者的问题。

2. 实事求是　医生必须尽力掌握好第一手资料,实事求是地对待客观临床资料。在诊断分析与检查过程中,对一些客观资料的引用涉及科学的评价和分析,要避免主观性和片面性,不可根据自己的认知及经验任意取舍。近年来强调应用循证医学的基本原理对各种相关资料包括各种诊断方法进行系统性评价和可靠性分析,其精髓也是实事求是,以便更客观更科学地提出临床诊断。

3. “一元论”原则　即单一病理学原则,就是尽量用一个疾病去解释多种临床表现的原则。在临床工作中,同时存在多种关联性不大的疾病的概率较小,医生面对纷繁复杂的临床表现时,应尽量用一个疾病去概括或解释患者的多种表现。但是经证实确有几种疾病同时存在时,也应实事求是,分清主次和轻重缓急,不应以“一元论”牵强解释。

4. “首先考虑常见病”的原则　当几种诊断可能性同时存在的情况下,要首先考虑常见病、多发病,其次再考虑少见病、罕见病。这种选择诊断的原则,符合概率分布的基本原理,有其数学、逻辑学依据,指导着医生逻辑推理的基本思维过程,在临床上可以大大减少误诊的机会。疾病的发病率受多种因素的影响,人类的疾病谱随不同年代、不同地区、不同环境条件而变化,在临床实际工作中,临床医生就应该随时警惕特定时期,地区流行病与地方病的发生。

5. “首先考虑器质性疾病”的原则　可以尽量避免错失器质性疾病的治疗良机。同时也应注意器质性疾病可能存在一些功能性的症状甚至与功能性疾病并存,此时亦应重点考虑器质性疾病的诊断。

6. “首先考虑可治疾病”的原则　这样可以尽量早期、及时地予以恰当的处理,避免延误治疗。对不可治的疾病亦不能忽略,这样可最大限度地减少诊断过程中的周折,减轻患者的负担和痛苦。

三、临床诊断思维的方法

1. 临床诊断思维的基本方法

(1)完全彻底的思维方法:全面搜集资料,从不同角度,以不同组合全面分析,提出诊断与鉴别。这种方法较为严谨、全面,可能滴水不漏,但繁琐、累赘、缺乏效率。初学者、疑难病例可用此法。

(2)流程推导法:将主要临床资料代入拟定的诊断流程图,按步骤行事,完成诊断过程。此法简便易行、规律性强,但难免机械、生硬,容易出现遗漏和偏倚,适用于有一定临床经验的医生。

(3)类型识别法:由临床表现启动医师的回忆,与过去经历或书本模式进行对比、识别,使学识或经验的“画面”再现,“对号入座”地进行临床诊断。是有经验的临床医生常用的诊断思维方法。

(4)假设演绎法:将临床资料进行归纳整合、升华为临床症候群或综合征,提出多种可能性,按其大小进行排队,做出比较与鉴别。分析像什么病、不像什么病,保留可能性最大的诊断,而排除可能性最小的疾病。此法的前提是资料必须齐全、依据必须充分、假设必须符合逻辑,是临床上最常用的诊断思维方法。由于疾病的表现纷繁复杂,有很多“同病异症”与“异病同症”的情况,应警惕经验主义和主观主义的错误。

2. 临床诊断思维的步骤和具体内容

①从解剖的观点，有何结构异常？②从生理的观点，有何功能改变？③从病理生理的观点，提出病理变化和发病机制的可能性。④考虑几个可能的致病因素。⑤考虑病情的轻重，勿放过严重情况。⑥提出 1～2 个特殊的假说。⑦检验该假说的真伪，权衡支持与不支持的症状体征。⑧寻找特殊的症状体征组合，进行鉴别诊断。⑨缩小诊断范围，考虑诊断的最大可能性。⑩提出进一步检查及处理措施。

3. 临床诊断方法的种类

（1）直接诊断法：病情简单、直观，根据病史或体征，只需简单的实验室检查，或甚至无需任何实验室和其他辅助检查，即能做出诊断。

（2）排除诊断法：临床症状、体征不具特异性，有多种疾病可能性，经深入检查，综合分析，发现不符合之疑点，逐步对多种可能的诊断予以摒除，留下 1～2 个可能的诊断进一步证实，最终明确诊断。

（3）鉴别诊断法：主要症状和体征有多种可能性，通过综合分析仍难以区分，无法确定诊断，需不断的比较和权衡，并搜集多种资料予以鉴别。若新的资料不支持原有的诊断，应将原有的可能性剔除，或提出新的诊断。由于疾病表现多种多样，即使有的症状不全符合，只要抓住了重点，根据主要的资料提出诊断，仍可确定最可能的诊断。这种对多种可能的诊断，通过不断鉴别、比较，才能最后得出诊断的方法，是疑难、复杂疾病常用的方法。

4. 常见的误诊和漏诊原因　误诊是把一种疾病错误地诊断成为另一种疾病，并常常据此而进行治疗。漏诊是一个患者身上存在 2 种或 2 种以上急性疾病的情况下，由于诊断不全面或一种疾病的症状掩盖了另一种疾病的表现等原因，诊断上产生遗漏。临床上常见误诊和漏诊的原因：

（1）基本素材不齐：如病史资料不完整、不确切，未能反映疾病进程和个体的特征，体格检查不全面、不系统，因而难以作为诊断的依据或提供了错误的证据。

（2）观察不细致或检验结果误差：临床观察和检查中遗漏关键征象，不加分析地依赖检验结果或对检验结果解释错误，都可能得出错误的结论。

（3）先入为主：主观臆断某些个案的经验或错误的印象占据了思维的主导地位，妨碍了客观而全面地考虑问题，致使判断偏离疾病的本质。

（4）医学知识不足、缺乏临床经验，又未能及时有效地学习各种知识导致误诊。

（5）早期、罕见、疑难病例，临床表现不典型或诊断条件不具备等均可导致误诊。

第三节　临床诊断的内容

【实训目标】

能够写出较为完整的临床综合诊断。

【知识回顾】

临床诊断是医生制订治疗方案的重要依据，必须全面、概括和重点突出。

一、病因诊断

根据临床的典型表现，明确提出致病原因和本质。病因诊断对疾病的发展、转归、治疗和预防都有指导意义，因而是最重要的也是最理想的临床诊断内容。

二、病理解剖诊断

对病变部位 、性质、细微结构变化的判断。

三、病理生理诊断

疾病可引起机体功能的改变，病理生理诊断不仅是机体和脏器功能判断所必需的，而且也可由此做出预后判断和劳动力鉴定。

四、疾病的分型与分期

不少疾病有不同的型别与程期，其治疗及预后意义各不相同，诊断中亦应予以明确。对疾病进行分型、分期可以充分发挥其对治疗选择的指导作用。

五、并发症的诊断

并发症是指原发疾病的发展，导致机体、脏器的进一步损害，虽然与主要疾病性质不同，但在发病机制上有密切关系。

六、伴发疾病诊断

是指同时存在的、与主要诊断的疾病不相关的疾病，有的对机体和主要疾病可能发生影响。

七、临床综合诊断内容和格式举例

诊断：

1. 风湿性心瓣膜病

   二尖瓣狭窄和关闭不全。

   心房颤动。

   心功能Ⅰ级。

2. 慢性扁桃体炎。
3. 肠蛔虫症。

【模拟临床场景】

病历摘要： 患者，男性，50 岁，以“上腹部疼痛 1 d，呕吐伴发热 1 h”为主诉入院。1 d 前饮酒后出现上腹部疼痛，1 h 前出现剧烈呕吐，呕吐物为胃内容物，伴发热，热峰 38.7 ℃。查体：重病面貌，上腹部肌紧张明显增强，白细胞 22.2×10^9/L。既往史：糖尿病 7 年余。
初步考虑：患者可能是胃溃疡穿孔、胆囊炎、急性胃炎、急性阑尾炎、肠梗阻、急性胰腺炎，先选一个病进行排除诊断，胃溃疡穿孔，我们需要再进行一些检查取得更多资料，如腹部透视，是否有膈下游离气体。用假言推理的否定式，假如是胃溃疡穿孔，则常有胃溃疡病史，膈下可见气体，不应有反复的剧烈呕吐，现在患者有反复剧烈的呕吐，没有膈下游离气体，所以患者不是胃溃疡穿孔；重复上面的过程，排除胆囊炎、急性胃炎、急性阑尾炎、肠梗阻。按照选言推理，现在排除了以上疾病，诊断就指向了急性胰腺炎，再根据其他检查结果、病情进程等进一步检查。
患者继续进行辅助检查，腹部 CT 提示：①胰腺肿大、增厚，胰腺边缘不规则；②胆囊结石；③脂肪肝。
对患者进行综合诊断： 1. 急性胰腺炎。 2. 2 型糖尿病。 3. 胆囊结石。 4. 脂肪肝。

第六章 病例分析

德育导读

中国肝胆外科之父——吴孟超

吴孟超(1922.08.31—2021.05.22)，福建闽清人，著名肝胆外科专家，中国科学院院士，中国肝脏外科的开拓者和主要创始人之一，李庄同济医院终身名誉院长，被誉为“中国肝胆外科之父”。

抗日战争时期，身居海外的吴孟超响应党的号召，历尽千辛万苦 回到了国内。50 年代，他投入肝脏外科的研究，和两位同事组成了三人“攻关小组”。在艰苦的科研环境下，用做乒乓球的赛璐珞当灌注材料，做成肝脏标本，并创造了肝脏解剖的“五叶四段”理论。1960 年 3 月 1 日，他成功进行了中国首例肝癌切除手术。60 年间，吴孟超推动中国的肝脏医学从无到有，从有到精。1999 年，他推动建立了中国的肝胆外科专科医院，并成为国内最大，国际唯一的肝胆外科疾病诊疗和研究中心。现在一年收治的患者超过 10000 名，一年的手术量达到 4000 例。2009 年，吴孟超牵头的“国家肝癌科学中心”经国家批准在上海建立。

一个好医生，眼里看的是病，心里装的是人。吴孟超正是这样一位好医生。吴孟超总是设身处地为患者着想。他要求医生用最简单、最便宜、最有效的方法为患者治疗。吴孟超手术时，用的麻醉药和消炎药都是最普通的，缝合创面切口从不用专门的器械，他说：“用器械咔嚓一声 1000 多元，我用手缝合分文不要。”

吴孟超一生爱国爱党，他说：“我这一生有三条路走对了——回国、参军、入党。”2006 年 1 月 9 日，在北京人民大会堂召开的国家科学技术大会上，吴孟超获得国家最高科学技术奖。84 岁的吴孟超又一次热血沸腾：“要让中国肝胆外科站到世界最前沿！”

医学生病例综合分析能力的培养是医学教育的重要组成部分，提高医学生这方面的能力对其将来提高临床工作能力会有极大的帮助。严谨认真的科学态度是着力的关键。病例分析具有严谨严密的知识体系，要求医学生具有严谨认真的思维方法。

第一节 呼吸系统疾病

一、慢性阻塞性肺疾病

【实训目标】

1. 能够阐述慢性阻塞性肺疾病的临床表现、诊断、鉴别诊断及治疗原则。

2. 会运用病例分析的方法和技巧分析临床典型病例。

3. 尊重患者,注重人文关怀。

【知识回顾】

慢性阻塞性肺疾病(COPD)是一种具有气流受限特征的疾病,气流受限不完全可逆,呈进行性发展。

1. 临床特点

(1)年龄:多为中老年发病。

(2)诱因:常有长期大量吸烟史,好发于秋冬寒冷季节。

(3)症状:多表现为咳嗽、咳痰、喘息,往往连续 2 年或以上,每年症状持续超过 3 个月。可出现劳力性呼吸困难,晚期可并发慢性肺源性心脏病,出现呼吸衰竭和右心衰竭。

(4)体征:早期不明显,出现双下肺湿性啰音或干性啰音。后期可出现桶状胸及叩诊过清音。急性加重时干、湿性啰音可增加。出现肺心病时可表现肺动脉高压和右心扩大体征。

(5)肺功能鉴别标准:$FEV_1/FVC<70\%$,且在应用支气管扩张剂后 FEV_1 占预计值的百分比<80%时,可肯定患者有气流阻塞且不能完全逆转。

2. 鉴别诊断

(1)哮喘:以发作性喘息为主要表现;常见于儿童或青少年,以弥漫性哮鸣音为主;肺功能可正常或表现为阻塞性通气障碍;支气管扩张试验或激发试验阳性;吸入激素和支气管舒张药效果良好。

(2)支气管扩张:大量脓性痰,反复咯血,肺部固定性湿性啰音,可有杵状指。X 射线胸片可见囊状改变,HRCT 可见支气管囊状或柱状扩张。

(3)肺结核:有结核中毒症状;上肺湿性啰音较常见;X 射线胸片以上肺病变多见,可见空洞、纤维索条、钙化等表现。

(4)肺癌:可有多年吸烟史,多表现为刺激性干咳,可有痰中带血,胸部 X 射线片可见肺内块状结节状阴影,抗生素治疗不能完全消散,CT 痰脱落细胞学检查与纤维支气管镜检查有助于诊断。

3. 进一步检查

(1)血常规。

(2)胸部 X 射线检查。

(3)肺功能测定。

(4)血气检查。

(5)胸部 CT 检查。

(6)痰培养和药敏试验。

(7)心电图检查等。

4. 治疗原则

(1)评估和监测疾病变化。

(2)减少诱发因素。

(3)稳定期处理:戒烟,应用支气管舒张药和(或)吸入糖皮质激素治疗,接种疫苗,氧疗等。

(4)急性加重的处理:通畅气道、排痰、抗感染、氧疗、并发症的治疗。

【模拟临床场景】

病历摘要：
患者，女性，68岁，反复咳嗽、咳痰15年，活动后气短2年，加重3 d。 患者15年前开始每于秋冬季出现咳嗽、咳痰，多为白黏痰，有时为黄痰。经抗感染、止咳及祛痰治疗后，症状可缓解。近2年逐渐出现活动后气短。曾于当地医院行肺功能检查示"阻塞性通气功能障碍舒张试验阴性"。间断使用"氨茶碱、爱全乐"等治疗，呼吸困难可改变。3天前受凉后再次出现咳嗽、咳大量脓性痰，气短明显，无发热、胸痛，大小便正常，体重无明显变化。既往体健，无高血压、心脏病、糖尿病病史。吸烟30余年，每日20支，已戒2年。绝经15年，爱人及子女身体健康。否认遗传病家族史。 查体：T 36.4 ℃，P 86次/min，R 24次/min，BP 136/70 mmHg，口唇发绀，浅表淋巴结未触及肿大，颈静脉无怒张。桶状胸，呼气相延长，双肺可闻及散在干、湿性啰音。心界不大，心率86次/min，律齐，未闻及杂音。腹平软，无压痛，肝脾肋下未触及，双下肢无水肿。 血常规：Hb 135 g/L，WBC 7×10^9/L，N 0.86，PLT 250×10^9/L。
要求：根据以上病历摘要，请将初步诊断、诊断依据（如有两个或以上诊断应分别列出各自诊断依据）、鉴别诊断、进一步检查与治疗原则写在答题纸上。
时间：15 min
评分标准
一、初步诊断
慢性阻塞性肺疾病（COPD），急性加重期。
二、诊断依据（初步诊断错误，诊断依据不得分）
1. 老年患者，女性，慢性病程，长期大量吸烟史。
2. 反复咳嗽、咳痰，近2年出现劳力性呼吸困难，3 d来咳嗽、咳脓痰，呼吸困难加重。
3. 体检：呼吸增快，口唇发绀，桶状胸，呼气相延长，双肺干、湿性啰音。
4. 血常规示中性粒细胞比例增高。
5. 肺功能示阻塞性通气功能障碍，舒张试验阴性。
三、鉴别诊断
1. 支气管哮喘。
2. 支气管扩张。
3. 左心衰竭。
四、进一步检查
1. 痰培养+药敏试验。
2. 动脉血气分析。
3. 心电图、超声心电图。
4. 病情缓解后复查肺功能。
五、治疗原则
1. 吸氧。
2. 休息，止咳、祛痰治疗。
3. 静脉滴注抗生素。
4. 使用支气管舒张剂，必要时使用糖皮质激素。
5. 必要时采取无创通气或机械通气治疗。

【要点小结】

慢性阻塞性肺疾病(COPD)=老年人+长期咳痰喘+桶状胸+$FEV_1/FVC<0.7$。

慢性肺心病=COPD+肺动脉压增高+右室肥厚($P_2>A_2$、颈静脉怒张、肝大、肝颈静脉征阳性、下肢水肿)。

慢性支气管炎=老年人+咳痰喘(每年3个月连续2年)。

COPD的严重程度分级

肺功能分级	检查指标
COPD 1级(轻度)	FEV_1占预计值百分比≥80%
COPD 2级(中度)	50%≤FEV_1占预计值百分比<80%
COPD 3级(重度)	30%≤FEV_1占预计值百分比<50%
COPD 4级(极重度)	FEV_1占预计值百分比<30%

COPD病程分期:急性加重期(慢性阻塞性肺疾病急性加重)指在疾病过程中,短期内咳嗽、咳痰、气短和(或)喘息加重,痰量增多,呈脓性或黏液脓性,可伴发热等症状;稳定期则指患者咳嗽、咳痰、气短等症状稳定或症状较轻。

二、支气管哮喘

【实训目标】

1. 能够阐述支气管哮喘的临床表现、诊断、鉴别诊断及治疗原则。

2. 会运用病例分析的方法和技巧分析临床典型病例。

3. 尊重患者,注重人文关怀,促进爱伤观念、钻研精神的养成。

【知识回顾】

支气管哮喘是由多种细胞和细胞组分参与的慢性炎症。气道高反应性是支气管哮喘最重要的特征。

1. 临床特点

(1)多数有家族性疾病史和敏感体质。

(2)症状:发作性伴有哮鸣音的呼气性呼吸困难,发作性胸闷、气短或咳嗽;青少年可有运动性哮喘;部分患者为咳嗽变异性哮喘。

(3)体征:发作时可见胸部过度充气,广泛哮鸣音,呼气相延长;严重者可出现心率增快、奇脉、胸腹反常运动、发绀、寂静肺;发作间期可无异常体征。

(4)诊断标准:①反复发作性喘息、气急、胸闷或咳嗽,多与接触变应原、冷空气、化学性刺激、上呼吸道感染、运动等有关。②发作时在双肺可闻及散在或弥漫性的以呼气相为主的哮鸣音,呼气相延长。③上述症状可经治疗缓解或自行缓解。④除外可引起同样症状的其他疾病。⑤临床表现不典型者,至少应有下列3项中的1项:支气管激发试验或运动试验阳性;支气管舒张试验阳性;昼夜峰流速变异率≥20%。符合①~④条或④、⑤条者,可诊断为支气管哮喘。

2. 鉴别诊断

(1)心源性哮喘:多有心脏病史和相应体征,心脏常扩大,可有奔马律,X射线胸片见心脏增大,肺淤血等。

(2)COPD:多见于中老年人,常有长期大量吸烟史,以慢性咳嗽、咳痰为主要表现。

(3)支气管肺癌:可有咯血,常于单侧出现固定性哮鸣音,X 射线胸片、CT、支气管镜等可明确诊断。

(4)急性过敏性肺炎:突发的呼吸困难,多有粉尘短期大量接触史,无哮鸣音,高分辨 CT 表现为弥漫的粟粒样结节或毛玻璃影。

(5)气道狭窄:发作性呼吸困难,可有三凹征,肺功能检查可发现大气道狭窄的特征性表现。

3. 进一步检查

(1)肺功能检查。

(2)血气分析。

(3)特异性变应原检测。

(4)胸片等。

(5)痰培养等其他检查。

4. 治疗原则

(1)慢性持续期的治疗:脱离过敏原;支气管舒张药和(或)吸入糖皮质激素,持续监测病情变化。

(2)急性发作期治疗:氧疗;使用支气管舒张药;早期全身应用糖皮质激素;抗感染治疗;严重时可机械通气。

(3)其他:脱敏治疗等。

【模拟临床场景】

病历摘要: 患者,女性,29 岁。间断喘息伴咳嗽、咳痰 3 年,再发 2 d。 患者 3 年来在气候变化时间断发作喘息、咳嗽,咳少许白色黏痰。无发热、盗汗,无咯血,无胸痛、心悸。喘息发作时在当地诊所按“上呼吸道感染”治,症状可缓解。每年发作次数不定,缓解期间无明显不适症状。2 d 前受凉后喘息再次发作,伴咳嗽,无咳痰,轻微活动即感胸闷、气促,夜间症状严重,需高枕卧位。发病以来精神、食欲、睡眠差,大小便正常,体重无明显变化。否认过敏性疾病病史。无烟酒嗜好。否认遗传病家族史。 查体:T 36.8 ℃,P 96 次/min,R 26 次/min,BP 116/70 mmHg。坐位,喘息状,表情焦虑,精神差,皮肤潮湿,口唇无发绀,全身浅表淋巴结未触及。胸廓无畸形,双侧触觉震颤减弱,双肺叩诊过清音,可闻及呼气相哮鸣音,未闻及湿性啰音和胸膜摩擦音。心界不大,心率 96 次/min,律齐,各瓣膜听诊区未闻及杂音。双下肢无水肿。 动脉血气分析:pH 7.45,PaO_2 70 mmHg,$PaCO_2$ 35 mmHg,HCO_3^- 23 mmol/L,SaO_2 91%。
要求:根据以上病历摘要,请将初步诊断、诊断依据(如有两个或以上诊断应分别列出各自诊断依据)、鉴别诊断、进一步检查与治疗原则写在答题纸上。
时间:15 min
评分标准
一、初步诊断
支气管哮喘急性发作期。
二、诊断依据(初步诊断错误,诊断依据不得分)
1. 青年女性,反复发作喘息伴咳嗽、咳痰,再发伴胸闷、气促 2 d。
2. 症状发作与气候变化、受凉有关。缓解期无不适症状。
3. 查体:喘息状,双肺闻及呼气相哮鸣音。

三、鉴别诊断
1. 急性左心衰竭。
2. 慢性阻塞性肺疾病。
3. 变态反应性肺浸润。
4. 支气管结核或气管异物。
四、进一步检查
1. 血常规(嗜酸性粒细胞计数+百分比)。
2. 心电图,必要时做超声心动图。
3. 胸部 X 射线片。
4. 肺功能检查(支气管舒张试验)。
5. 皮肤变应原检测(病情控制后)。
6. 纤维支气管镜(必要时)。
五、治疗原则
1. 休息、吸氧,脱离变应原。
2. 支气管舒张剂+静脉或口服糖皮质激素缓解症状。
3. 病情稳定后规律使用吸入糖皮质激素+支气管舒张剂。
4. 必要时机械通气治疗。
5. 哮喘的健康教育与管理。

【要点小结】

支气管哮喘=青少年+过敏史+发作性喘憋+满肺哮鸣音+激发试验阳性+自行缓解。

反复发作性咳嗽、喘息及使用支气管舒张剂后症状缓解是支气管哮喘的特征性表现。

无意识障碍患者确诊首选支气管舒张试验。

哮喘急性发作的病情严重程度评级

临床特点	轻度	中度	重度	危重
气短	步行或上楼	稍事活动	休息时	
体位	可平卧	喜坐位	端坐呼吸	
讲话方式	成句	常有中断	单字	不能讲话
精神状态	尚安静	时有焦虑或烦躁	焦虑或烦躁	嗜睡,意识模糊
出汗	无	有	大汗淋漓	
呼吸频率	轻度增加	明显增加	常>30 次/min	
三凹征	常无	可有	常有	胸腹矛盾运动
哮鸣音	散在、呼吸末期	响亮、弥散	响亮、弥散	减弱乃至无
脉率	<100 次/min	100 ~ 120 次/min	>120 次/min	变慢或不规则
奇脉(收缩压下降)	无	可有(10 ~ 25 mmHg)	常有>25 mmHg	无,提示呼吸肌疲劳

续表

临床特点	轻度	中度	重度	危重
使用 $β_2$ 受体激动剂后 PEF 占预计值或平素最高值%	>80%	60% ~80%	<60% 或<100 mL/min 或作用时间<2 h	
PaO_2(吸空气)	正常	60 ~80 mmHg	<60 mmHg	严重低氧血症
$PaCO_2$	<40 mmHg	≤45 mmHg	>45 mmHg	严重高碳酸血症
SaO_2(吸空气)	>95%	91% ~95%	≤90% ,pH 值可降低	pH 值降低

三、支气管扩张

【实训目标】

1. 能够阐述支气管扩张的临床表现、诊断、鉴别诊断及治疗原则。
2. 会运用病例分析的方法和技巧分析临床典型病例。
3. 尊重患者,注重人文关怀,促进爱伤观念、钻研精神的养成。

【知识回顾】

支气管扩张大多继发于急性、慢性呼吸道感染和支气管阻塞后,反复发生支气管炎症导致管壁结构破坏,引起支气管异常扩张。

1. 临床特点

(1)年龄:多为儿童和青年。

(2)诱因:呼吸道感染较常见。

(3)症状:多表现为慢性咳嗽、咳大量脓痰(典型表现)、反复咯血,还可有反复肺部感染、慢性中毒症状等。

(4)体征:早期不明显。病变重或感染时出现下胸部、背部固定持久的局限湿性啰音,有时有哮鸣音。部分患者伴有杵状指。

2. 鉴别诊断

(1)慢性支气管炎:多发生在中年以上的患者,多为白色黏液痰,一般无反复咯血史。听诊双肺可闻及散在干、湿啰音。

(2)肺脓肿:起病急,有高热、咳嗽、大量脓臭痰;X 射线检查可见局部浓密炎症阴影,内有空腔液平。

(3)肺结核:有结核中毒症状;上肺湿性啰音较常见;X 射线胸片以上肺病变多见,可见空洞、纤维索条、钙化等表现。

(4)先天性肺囊肿:影像检查显示多个边界纤细的圆形或椭圆形阴影,壁较薄,周围组织无炎症表现。

3. 进一步检查

(1)血常规。

(2)胸部 X 射线检查。

(3)支气管造影。

(4)胸部 CT 检查(高分辨 CT-HRCT)。

(5)必要时支气管镜检查。

(6)痰培养和药敏试验。

4. 治疗原则

(1)治疗原发和基础病变。

(2)控制感染。

(3)应用支气管舒张药、改善通气等。

(4)祛痰排痰、通畅引流痰液。

(5)必要时手术治疗。

【模拟临床场景】

病历摘要： 患者，女性，38 岁。间断咳嗽、咳痰伴咯血 5 年，发热、咳脓痰 3 d。 患者 5 年前“感冒”后出现咳嗽。咳黄脓痰，伴发热，咳少量鲜血，于当地医院就诊考虑“右下野肺炎”，给予“抗感染及止血”治疗后症状消失。其后曾 3 次因出现类似症状住院治疗。胸部 X 射线片均示“右下肺肺炎”，均经抗感染及对症治疗后好转。3 d 前受凉后再次出现发热，伴咳嗽、咳脓痰，无咯血，胸痛及呼吸困难。否认肺结核、心脏病及糖尿病病史，无烟酒嗜好。无遗传病家族史。 查体：T 37.8 ℃，P 85 次/min，BP 130/80 mmHg。口唇无发绀，皮肤黏膜未见出血点和皮疹，浅表淋巴结未触及，巩膜无黄染。右下肺叩诊呈浊音，右下肺可闻及湿性啰音。心界不大，心率 85 次/min，律齐，各瓣膜听诊区未闻及杂音。腹平软，无压痛，肝脾肋下未触及，移动性浊音(-)，双下肢无水肿。 血常规：Hb 126 g/L，WBC 12.5×10^9/L，N 0.85，Plt 245×10^9/L。 胸部 X 射线片：右下肺野肺纹理紊乱，伴有斑片状阴影及数个囊状阴影。
要求：根据以上病历摘要，请将初步诊断、诊断依据(如有两个或以上诊断应分别列出各自诊断依据)、鉴别诊断、进一步检查与治疗原则写在答题纸上。
时间：15 min
评分标准
一、初步诊断
1. 右下肺支气管扩张。
2. 右下肺炎。
二、诊断依据(初步诊断错误，诊断依据不得分)。
1. 右下肺支气管扩张
(1)青年患者，慢性病程。
(2)反复咳嗽、咳脓痰、咯血，同一部位反复肺部感染。
(3)右下肺湿性啰音。
(4)胸部 X 射线片示右肺下野可见囊状阴影。
2. 右下肺炎
(1)发热伴咳嗽、咳脓痰。
(2)血常规示白细胞及中性粒细胞比例升高。
(3)胸部 X 射线片示右肺下野斑片状阴影。
三、鉴别诊断
1. 肺结核。
2. 支气管肺癌。

3. 肺脓肿。
4. 肺囊肿。
四、进一步检查
1. 血电解质,血糖,肝、肾功能。
2. 痰培养+药敏试验。
3. 痰涂片抗酸染色,PPD 试验。
4. 胸部高分辨 CT 检查。
5. 必要时支气管镜检查。
五、治疗原则
1. 休息、止咳、祛痰。
2. 抗感染治疗。
3. 必要时手术治疗(肺叶切除)。
4. 提高机体免疫力(流感疫苗、肺炎球菌疫苗接种等)。

【要点小结】

支气管扩张=慢性咳嗽+咳大量浓稠痰+反复咳嗽+固定湿啰音+胸片示双轨征、卷发样阴影。

干性支气管扩张=反复咯血+无咳嗽咳痰及肺部体征。

急性肺脓肿=急性病程+咳嗽咳大量脓痰+高热。

支气管扩张诊断时应注意与肺脓肿相鉴别,前者好发于左下叶和舌叶支气管;后者好发于右上叶。两者都表现为咯血、大量脓痰。

四、肺炎

【实训目标】

1. 能够阐述肺炎的临床表现、诊断、鉴别诊断及治疗原则。

2. 会运用病例分析的方法和技巧分析临床典型病例。

3. 尊重患者,注重人文关怀,促进爱伤观念的养成。

【知识回顾】

肺炎指终末气道、肺泡和肺间质的炎症,按病因有感染(细菌、病毒、真菌、寄生虫等)、理化因素、免疫损伤、过敏及药物等,按解剖分类可分为大叶性肺炎、小叶性肺炎、间质性肺炎。考试重点是大叶性肺炎。

1. 大叶性肺炎临床特点

(1)患者多为青壮年人。

(2)诱因:常有受凉、淋雨、疲劳、醉酒、感冒等。

(3)症状:起病多急骤,先有寒战,继而高热,体温可达 39 ~ 40 ℃,常呈稽留热。患者诉头痛、全身肌肉酸痛、患侧胸痛、呼吸增快、咳嗽、咳铁锈色痰。数日后体温可急骤下降,大量出汗,随之症状明显好转。严重感染时可伴有休克,神志模糊甚至昏迷。

(4)体征:患者呈急性病容,口角可有疱疹,病变严重时可见发绀。早期病变部位呼吸运动可减弱,叩诊轻度浊音,闻及胸膜摩擦音。肺实变时叩诊呈浊音,触觉语颤增强,可闻及支气管呼吸音。

消散期可闻及湿啰音，支气管呼吸音逐渐减弱，最后湿啰音逐渐消失，呼吸音恢复正常。

2. 鉴别诊断

(1)其他细菌性、病毒性、支原体性肺炎。

(2)干酪样肺炎：可有咳嗽、咳痰、发热表现，胸部X射线片有肺实变，但病变多在肺尖或锁骨上下，密度不均，抗生素治疗无效。可出现空洞及肺内播散灶，痰中可找到结核杆菌。

(3)急性肺脓肿：早期表现与肺炎相似，但随病情发展，患者咳大量脓臭痰，X射线检查可见脓腔及液平。

(4)肺癌：少数周围型肺癌X射线表现与肺炎相似，但多无发热或仅有低热，白细胞总数及中性分类不高。当合并阻塞性肺炎时经抗生素治疗后炎症消退，肿瘤阴影更为明显，有时可伴发肺门淋巴结肿大及肺不张。

3. 进一步检查

(1)胸部X射线检查。

(2)胸部CT检查。

(3)痰细菌培养+药物敏感试验。

(4)血气分析、血电解质、肝肾功能等检查。

4. 治疗原则

(1)对症治疗：退热、祛痰等。

(2)抗感染治疗：使用敏感抗生素、必要时联合用药。

(3)有感染中毒性休克者应抗休克治疗、必要时应用糖皮质激素。

(4)并发症治疗。

(5)支持治疗和其他。

【模拟临床场景】

病历摘要： 患者，男性，30岁。发热伴咳嗽、咳痰5 d，呼吸困难1 d。 患者5 d前受凉后出现发热，最高体温38.8 ℃，伴寒战、咳嗽、咳痰，痰为少量黄色黏痰，无臭味，无咯血、胸痛。1 d来活动后出现呼吸困难。自服"感冒药"治疗无好转。发病以来精神、饮食正常，大小便正常。既往体健，无烟酒嗜好，无遗传病家族史。 查体：T 38.6 ℃，P 95次/min，R 22次/min，BP 120/75 mmHg。皮肤未见出血点和皮疹，浅表淋巴结未触及肿大，巩膜无黄染。右下肺叩诊浊音，可闻及支气管呼吸音，双肺未闻及干湿性啰音。心界不大，心率95次/min。律齐，各心脏瓣膜听诊区未闻及杂音。腹平软，无压痛，肝脾肋下未触及。双下肢无水肿。 血常规：Hb 125 g/L，WBC 14.5×10^9/L，杆状核0.08，N 0.85，Plt 225×10^9/L。动脉血气分析：pH 7.47，$PaCO_2$ 32 mmHg，PaO_2 58 mmHg，HCO_3^- 22.5 mmol/L。 胸部X射线片：右肺下野大片状致密影，未见空洞及胸腔积液征象。
要求：根据以上病历摘要，请将初步诊断、诊断依据(如有两个或以上诊断应分别列出各自诊断依据)、鉴别诊断、进一步检查与治疗原则写在答题纸上。
时间：15 min
评分标准
一、初步诊断
1. 右下肺炎。
2. Ⅰ型呼吸衰竭。

二、诊断依据(初步诊断错误,诊断依据不得分)
1. 右下肺炎
(1)青年男性,急性发病,发热伴咳嗽、咳黄黏痰。
(2)有呼吸困难症状。
(3)右下肺实变体征(病变部位叩诊浊音,闻及支气管呼吸音)。
(4)血白细胞总数及中性粒细胞比例增高,核左移。
(5)胸部 X 射线片示右肺下野大片致密状影。
2. Ⅰ型呼吸衰竭
(1)有急性呼吸困难症状。
(2)动脉血气分析 PaO_2 低于 60 mmHg,$PaCO_2$ 降低。
三、鉴别诊断
1. 肺脓肿
2. 肺结核
四、进一步检查
1. 血电解质,血糖,肝、肾功能。
2. 痰培养+药敏试验,血培养+药敏试验。
3. 痰涂片抗酸染色,PPD 试验。
4. 必要时胸部 CT 检查。
5. 必要时支气管镜检查
五、治疗原则
1. 休息、退热、止咳、祛痰。
2. 吸氧。
3. 广谱抗菌药物抗感染治疗。
4. 必要时机械通气。

【要点小结】

大叶性肺炎=青壮年+受凉+高热+湿啰音+铁锈样痰+胸部 X 射线片表现。

葡萄球菌肺炎=突发高热+胸痛+肌肉酸痛+脓血痰+胸片片状阴影。

支气管肺炎=婴幼儿+咳、喘+呼吸困难体征(鼻翼扇动+三凹征)。

肺炎支原体肺炎=儿童或青年+刺激性干咳+肌痛+青霉素或头孢类抗生素无效+胸片浸润影。

克雷伯杆菌肺炎=老年+高热+咳砖红色胶冻痰+胸片空洞。

诊断过程中要注意区分左右侧,根据年龄、病程长短来区分 COPD 和肺炎。

五、肺结核

【实训目标】

1. 能够阐述肺结核的临床表现、诊断、鉴别诊断及治疗原则。
2. 会运用病例分析的方法和技巧分析临床典型病例。

3. 尊重患者，安慰患者，注重人文关怀、促进爱伤观念的养成。

【知识回顾】

临床上将其分为5型，即原发性肺结核（Ⅰ型）、血行播散型肺结核（Ⅱ型）、继发性肺结核（Ⅲ型）、结核性胸膜炎（Ⅳ型）、其他肺外结核（Ⅴ型）。

1. 临床特点

(1)年龄：青少年较多、近年来此特征不明显。

(2)诱因：可有肺结核接触史，可有糖尿病、免疫抑制药应用等。

(3)症状：起病慢、可有低热、盗汗、乏力、食欲下降、体重减轻，可伴有咯血或痰中带血。呼吸道感染症状经抗炎治疗无效或效果不显著。

(4)体征：可有锁骨上下及肩胛间区叩诊浊音，听诊可有支气管肺泡呼吸音和湿啰音，伴胸膜炎时可闻及胸膜摩擦音或有胸腔积液体征。

2. 鉴别诊断

(1)肺炎：起病急，高热、寒战，气急。X射线常局限于一叶。抗生素治疗有效。PPD(-)。

(2)肺癌：应与结核球鉴别。肺癌多发生于40岁以上人群，多无毒性症状。胸部X射线片结核球周围可有卫星灶、钙化，而肺癌病灶边缘常有切迹、毛刺。

(3)肺脓肿：肺脓肿空洞多位于肺下叶，其周围炎症浸润较严重，空洞内常有液平。结核空洞多位于肺上叶，多为薄壁空洞，其中少有液平。肺脓肿发病急，高热，咳大量脓痰。白细胞明显升高，抗生素治疗有效，PPD(-)。

3. 进一步检查

(1)病原学检查：包括痰涂片、培养等。

(2)结核菌素PPD试验。

(3)胸部X射线、CT检查等。

(4)其他：如纤维支气管镜检查等。

4. 治疗原则

(1)抗结核药物：原则是早期、联合、适量、规律和全程用药。

(2)对症治疗：严重结核毒性症状者，可在应用有效抗结核药物的同时加用糖皮质激素，以减轻症状。

(3)必要时手术治疗。

(4)支持治疗。

【模拟临床场景】

病历摘要：

患者，男性，35岁。咳嗽、发热1个月。

患者1个月来无明显诱因出现咳嗽，咳少量白黏痰，偶有痰中带血，伴发热，体温37.6～38 ℃，以下午为著，无畏寒、寒战、无胸痛、呼吸困难，曾自服“阿莫西林”治疗一周，无明显好转。发病以来食欲差，大小便正常，体重下降约5 kg，睡眠尚可。吸烟10余年，20支/d，无遗传病家族史。

查体：T 37.6 ℃，P 80次/min，R 18次/min，BP 118/70 mmHg。皮肤未见出血点和皮疹，浅表淋巴结未触及肿大，巩膜无黄染。双肺未闻及干湿性啰音。心界不大，心率80次/min，律齐，各瓣膜听诊区未闻及杂音。腹平软，无压痛及反跳痛，肝脾肋下未触及，移动性浊音(-)，双下肢无水肿。

血常规：Hb 130 g/L，WBC 7.5×10^9/L，N 0.65，L 0.34，Plt 220×10^9/L。红细胞沉降率69 mm/h。

胸部X射线片如右图：

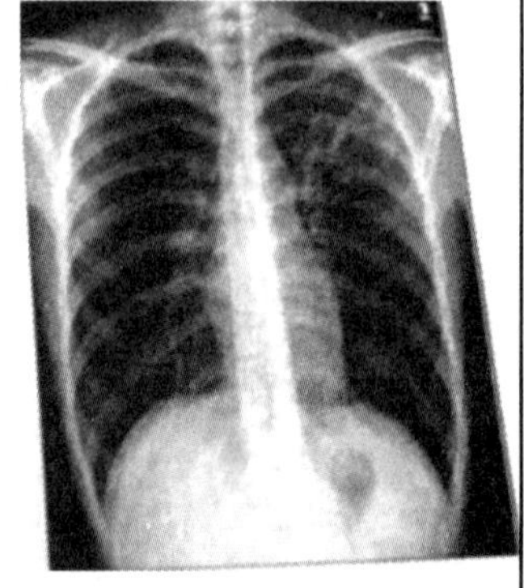

要求：根据以上病历摘要，请将初步诊断、诊断依据（如有两个或以上诊断应分别列出各自诊断依据）、鉴别诊断、进一步检查与治疗原则写在答题纸上。
时间：15 min
评分标准
一、初步诊断
左上肺结核。
二、诊断依据（初步诊断错误，诊断依据不得分）
1. 青年男性，咳嗽、咳痰伴结核中毒症状（低热、体重下降）。抗菌药物治疗效果差。
2. 胸部 X 射线片示左上肺斑片状阴影。
3. 血沉明显增快。
三、鉴别诊断
1. 肺炎
2. 肺脓肿
3. 肺癌
4. 肺部真菌感染
四、进一步检查
1. 血电解质，血糖，肝、肾功能。
2. 痰培养+药敏试验，痰涂片找真菌。
3. 痰涂片抗酸染色，PPD 试验。
4. 痰脱落细胞学检查，血清肿瘤标志物。
5. 必要时胸部 CT 检查。
6. 必要时支气管镜检查。
五、治疗原则
1. 休息、加强营养。
2. 止咳、退热等对症治疗。
3. 抗结核治疗（早期、规律、全程、适量、联合）。

【要点小结】

肺结核=咳嗽、咳痰、咯血+青年+结核中毒症状+抗生素无效+白细胞不高。

结核中毒症状=低热+盗汗+乏力+体重下降。

原发型肺结核=儿童+轻微症状+胸片哑铃状结构。

结核性胸膜炎=结核+胸腔积液征（胸痛、语音震颤消失、呼吸音消失）。

浸润性肺结核=青年+肺结核+肺尖或锁骨下斑片状阴影。

干酪样肺炎=肺结核+高热+胸片示大叶性密度均匀磨玻璃状阴影。

结核病常用的化疗药物(2001、2013)

<table>
<tr><td rowspan="4">化疗药物</td><td rowspan="3">杀菌剂</td><td>全杀菌剂</td><td colspan="2">异烟肼(INH)利福平(RFP)</td></tr>
<tr><td rowspan="2">半杀菌剂</td><td>吡嗪酰胺(PZA)</td><td>杀灭巨噬细胞内,酸性环境中的结核杆菌</td></tr>
<tr><td>链霉素(SM)</td><td>杀灭巨噬细胞外,碱性环境中的结核杆菌</td></tr>
<tr><td>抑菌药</td><td colspan="3">乙胺丁醇(EMB)、对氨基水杨酸(PAS)</td></tr>
</table>

六、肺栓塞

【实训目标】

1. 能够阐述肺栓塞的临床表现及治疗原则。

2. 会运用病例分析的方法和技巧分析临床典型病例。

3. 尊重患者,注重人文关怀,促进爱伤观念,钻研精神的养成。

【知识回顾】

肺栓塞(pulmonary embolism,PE)是以各种栓子阻塞肺动脉系统为其发病原因的一组疾病或临床综合征的总称,包括肺血栓栓塞症(PTE)、脂肪栓塞综合征、羊水栓塞、空气栓塞等,其中 PTE 是肺栓塞的主要类型。引起 PTE 的血栓主要来源于深静脉血栓形成(DVT)。DVT 与 PTE 实质上是一种疾病过程在不同部位、不同阶段的表现,两者合称静脉血栓栓塞症(VTE)。PTE 和 DVT 发病率均高,已经成为全球性的医疗保健问题,其发病过程隐匿,症状缺乏特异性,临床极易误诊和漏诊。

1. 临床特点

PTE 症状缺乏特异性,典型症状为“肺梗死三联征”(呼吸困难、胸痛、咯血),但表现为典型三联征者并不多见。

(1)常见症状:①不明原因的呼吸困难及气促,尤以活动后明显;②胸痛,可呈胸膜炎性胸痛或心绞痛样疼痛;③晕厥,可谓 PTE 的唯一或首发症状;④烦躁不安、惊恐甚至濒死感;⑤咯血,多为小量咯血,大咯血少见;咳嗽、心悸等。

(2)常见体征:①呼吸系统:呼吸急促(最常见),发绀,肺部可闻及哮鸣音和(或)细湿啰音,偶可闻及血管杂音;②循环系统:心率增快,血压下降甚至休克,颈静脉充盈或异常搏动,肺动脉瓣区第二心音(P_2)亢进或分裂,三尖瓣区收缩期杂音;③其他:可伴发热,多为低热,少数患者有 38 ℃以上的发热,有合并肺不张和胸腔积液时出现相应的体征。

(3)临床类型的判断:临床上分为高危(大面积)、中危(次大面积)和低危(非大面积)PTE 3 种类型。①高危型:多以大面积 PTE 为主,临床表现为休克和低血压,须立即积极给予治疗;②中危型:通常血流动力学稳定,临床表现为右心功能不全,须密切监测病情变化;③低危型:通常血流动力学稳定,多无右心功能不全临床表现,可动态观察病情变化。

(4)DVT 的判断:可无症状和体征。主要症状为患肢肿胀、疼痛或压痛、皮肤色素沉着,行走后患肢易疲劳或肿胀加重。体征可用测量双侧下肢的周径来评价。进行大、小腿周径的测量点分别为髌骨上缘以上 15 cm 处,髌骨下缘以下 10 cm 处。双侧相差>1 cm 即考虑有临床意义。

2. 鉴别诊断

(1)冠状动脉粥样硬化性心脏病(冠心病)。

(2)肺炎。

(3)原发性肺动脉高压。

(4)主动脉夹层。

(5)其他原因所致的晕厥、休克和胸腔积液,如迷走反射性、脑血管性、心律失常等其他原因所致的上述疾病。

3. 进一步检查

(1)CT 肺动脉造影(CTPA)。

(2)放射性核素肺通气/灌注扫描。

(3)磁共振显像肺动脉造影(MRPA)。

(4)肺动脉造影。

4. 治疗原则

(1)急救措施　宜进行重症监护,监测呼吸、心率、血压、静脉压、心电图及血气的变化;卧床 1~2 周,剧烈胸痛者给止痛剂、镇静剂;同时吸氧或无创面罩通气,必要时气管插管人工通气以改善氧合和通气功能;对于出现右心功能不全但血压正常者,可使用多巴酚丁胺和多巴胺;若出现血压下降,可增大剂量或使用其他血管加压药物,如去甲肾上腺素等。

(2)溶栓治疗

1)适应证:高危型 PTE、中危型 PTE,若无禁忌证可考虑溶栓,但存在争议。

2)溶栓的时间窗:一般定为 14 d 以内。溶栓应尽可能在 PTE 确诊的前提下慎重进行。对有溶栓指征的病例宜尽早开始溶栓。

3)禁忌证:绝对禁忌证:有活动性内出血、近期自发性颅内出血。相对禁忌证:2 周内的大手术、分娩、器官活检或不能以压迫止血部位的血管穿刺;2 个月内的缺血性脑卒中;10 d 内的胃肠道出血;15 d 内的严重创伤;1 个月内的神经外科或眼科手术;难于控制的重度高血压(收缩压>180 mmHg,舒张压>110 mmHg);近期曾行心肺复苏;血小板计数<100×10^9/L;妊娠;细菌性心内膜炎;严重肝、肾功能不全;糖尿病出血性视网膜病变等。对于致命性大面积 PTE,上述绝对禁忌证亦应被视为相对禁忌证。

4)溶栓药物:常用的有尿激酶(UK)、链激酶(SK)和重组组织型纤溶酶原激活剂(rt-PA)。

(3)抗凝治疗　抗凝血药物主要有肝素、低分子肝素和华法林(warfarin)。临床疑诊 PTE 时,可使用肝素或低分子肝素进行抗凝治疗。治疗前需测定基础 APTT、PT 及血常规(含血小板计数、血红蛋白),排除有活动性出血、凝血功能障碍、未予控制的严重高血压等抗凝禁忌证。对于确诊的 PTE 病例,大部分禁忌证属相对禁忌证。

(4)肺动脉血栓摘除术　仅适用于经积极的内科治疗无效的紧急情况,如致命性肺动脉主干或主要分支堵塞的大面积 PTE 或有溶栓禁忌证者。

【模拟临床场景】

病历摘要:

患者,男性,55 岁。呼吸困难 1 d。患者下班回家突感呼吸困难,休息或改变体位症状无缓解。无畏寒、发热,无咳嗽、咳痰,无胸痛、咯血。既往健康,无结核、肝炎等传染病病史,无高血压、糖尿病病史,无家族遗传病史,无吸烟、酗酒史。

查体:T 36.6 ℃,R 28 次/min,BP 120/70 mmHg,HR 110 次/min。指脉氧饱和度 93%(未吸氧)。体胖,双肺未闻及干湿啰音。心律齐。双下肢可见静脉曲张,右侧明显,无凹陷性水肿。

血常规:WBC 8.0×10^9/L,N 0.81。尿、粪常规正常,肝、肾功能正常,血蛋白、血脂、心肌酶、电解质、血糖均正常。肌钙蛋白正常。动脉血气:pH 7.38,$PaCO_2$ 36 mmHg,PaO_2 52 mmHg,HCO_3^- 22 mmol/L。血浆 D-二聚体 12.3 μg/mL。心电图示窦性心动过速。

要求:根据以上病历摘要,请将初步诊断、诊断依据(如有两个或以上诊断应分别列出各自诊断依据)、鉴别诊断、进一步检查与治疗原则写在答题纸上。

时间:15 min
评分标准
一、初步诊断
肺动脉血栓栓塞症。
二、诊断依据(初步诊断错误,诊断依据不得分)
1. 男性,55 岁肥胖患者。
2. 突发不明原因呼吸困难,无发热、咳嗽、咳痰及咯血症状。
3. 查体:T 36.6 ℃,R 28 次/min,BP 120/70 mmHg,HR 110 次/min。指脉氧饱和度 93%(未吸氧)。双肺未闻及干湿啰音。心律齐。双下肢可见静脉曲张,右侧明显,无凹陷性水肿。
4. 辅助检查:血浆 D-二聚体 12.3 μg/mL。动脉血气:pH 7.38,$PaCO_2$ 36 mmHg,PaO_2 52 mmHg,HCO_3^- 22 mmol/L。心电图示窦性心动过速。
三、鉴别诊断
1. 冠心病。
2. 肺炎。
3. 主动脉夹层。
四、进一步检查
1. CT 肺动脉造影(CTPA)检查。
2. 下肢深静脉加压超声检查(寻找肺栓塞栓子来源)。
3. 肿瘤标志物检查(寻找有无隐源性肿瘤)。
五、治疗原则
1. 抗凝治疗。
2. 吸氧等对症支持治疗。
3. 密切观察病情变化。

【要点小结】

肺栓塞=突然出现的呼吸困难、胸痛、咯血等+辅助检查证实的肺动脉阻塞(栓子多为血栓)。

PTE 治疗原则主要为一般治疗+溶栓治疗+抗凝治疗。

肺栓塞患者多有突发的呼吸困难、胸痛等痛苦,甚至有濒死感,在诊治疾病的同时要注重人文关怀、语言艺术的运用,以期在一定程度上缓解患者的痛苦及对疾病的恐惧。

七、肺癌

【实训目标】

1. 能够阐述肺癌的临床表现、诊断、鉴别诊断及治疗原则。
2. 会运用病例分析的方法和技巧分析临床典型病例。
3. 尊重患者,注重人文关怀,利用医护人员专业知识使患者及家属正确对待疾病。

【知识回顾】

肺癌是呼吸系统最常见恶性肿瘤,全称是原发性支气管肺癌,肿瘤细胞源于支气管黏膜或腺体，常有区域性淋巴结转移和血行播散，早期无特殊表现。

1. 临床特点

（1）年龄：40 岁以上多发，男性多见。

（2）危险因素：吸烟、致癌因子、空气污染、饮食与营养等。

（3）症状：咳嗽（刺激性干咳为主，抗炎、镇咳治疗效果不佳）、痰中带血、胸闷、气急、原因不明的体重下降等。

（4）体征：一般无明显阳性体征，部分患者可有胸腔积液和杵状指等。

2. 鉴别诊断

（1）肺结核：常见于青少年，可有结核中毒症状，PPD 皮试（+）。抗结核治疗有效。

（2）肺炎：肺癌阻塞性炎症发病慢，多无中毒症状，抗生素治疗吸收缓慢而不完全，但常于同一部位反复出现。

（3）肺脓肿：中毒症状多较重。

（4）肺良性肿瘤：纤维支气管镜检查及经皮肺活检有助于鉴别。

3. 进一步检查

（1）胸片、CT、MRI 等影像检查。

（2）痰脱落细胞检查。

（3）肿瘤标志物检查。

（4）纤维支气管镜活检。

（5）胸腔积液的细胞和病理检查。

（6）必要时开胸肺活检。

4. 治疗原则

（1）手术治疗首选。

（2）放疗。

（3）化疗。

（4）生物免疫治疗。

（5）中医中药治疗。

【模拟临床场景】

病历摘要：

患者，男性，43 岁。咳嗽、咳痰半年，发热伴痰中带血 10 d。

患者半年前受凉后出现阵发性咳嗽、咳痰。初为白色黏痰，后逐渐变为黄色黏痰，每日咳痰约 10 余次，每次量为 1～5 mL。为畏寒、发热，无胸痛，心悸，呼吸困难，无双下肢水肿。自行口服“消炎药”后病情缓解。此后“感冒”较为频繁，咳嗽、咳痰反复发作，服“抗生素”有一定程度缓解。10 d 前无诱因再次咳嗽，咳黄痰，同时出现痰中带血，并伴有发热，体温波动在 38 ℃左右，为进一步诊治收入院。发病以来精神、饮食、睡眠、大小便正常，1 个月来体重减轻约 2 kg。既往体健。否认传染病接触史。吸烟 20 余年，20 支/d。饮酒 20 年，每日饮白酒约 100 g。父亲 2 年前因“肺心病”去世，母亲健在。

查体：T 37.8 ℃，P 82 次/min，BP 136/84 mmHg。步入病房，神志清楚，体型偏瘦。皮肤黏膜无黄染，口唇无发绀，浅表淋巴结未触及。胸廓外形正常。右下肺叩诊呈浊音，呼吸音减低。余肺叩诊呈清音，呼吸音清晰，未闻及干湿性啰音和胸膜摩擦音，心界不大，心率 82 次/min，律齐，各瓣膜听诊区未闻及杂音。腹平软，肝脾肋下未触及，无杵状指，双下肢无水肿。

血常规：Hb 123 g/L，RBC 4.0×10^{12}/L，WBC 10.5×10^{9}/L，N 0.86，Plt 360×10^{9}/L。

胸部 X 射线片：右肺门下方团块影，直径约 3.5 cm，边界尚清晰，周边可见毛刺。右下肺片状阴影，右侧膈肌略抬高。

要求:根据以上病历摘要,请将初步诊断、诊断依据(如有两个或以上诊断应分别列出各自诊断依据)、鉴别诊断、进一步检查与治疗原则写在答题纸上。
时间:15 min
评分标准
一、初步诊断
1. 肺癌(右侧)。
2. 右下肺阻塞性肺炎。
二、诊断依据(初步诊断错误,诊断依据不得分)
1. 肺癌
(1)长期大量吸烟史。
(2)咳嗽、咳痰伴咳血。
(3)胸部X射线片:右肺直径3.5 cm团块影,有毛刺。
2. 右下肺阻塞性肺炎
(1)咳嗽、咳脓痰,伴发热。
(2)右下肺叩诊呈浊音,呼吸音减低。
(3)血白细胞总数及中性粒细胞比例增加。
(4)胸部X射线片示右下肺片状影,右膈肌抬高。
三、鉴别诊断
1. 肺结核。
2. 支气管扩张。
四、进一步检查
1. 血电解质,血糖,肝、肾功能,凝血功能。
2. 血清肺癌肿瘤标志物。
3. 痰病原学检查:痰培养+药敏试验,痰涂片抗酸染色。
4. 支气管镜。
5. 胸部CT(平扫+增强)。
6. 明确肺癌诊断后应行肿瘤分期相关检查(如骨扫描、腹部CT、头颅或PET-CT等)。
五、治疗原则
1. 休息、止咳、祛痰。
2. 抗感染治疗。
3. 根据检查结果选择手术、放化疗或其他治疗。

【要点小结】

肺癌=中老年人+刺激性咳嗽+痰中带血丝+消瘦+毛刺征+固定局限性湿啰音。

肺癌多见于老年人,可有低热、消瘦、痰中带血等,一般抗生素治疗无效。

（八）呼吸衰竭

【实训目标】

1. 能够阐述呼吸衰竭的临床表现、诊断、鉴别诊断及治疗原则。

2. 会运用病例分析的方法和技巧分析临床典型病例。

3. 尊重患者，注重人文关怀，促进爱伤观念，钻研精神的养成。

【知识回顾】

呼吸衰竭是各种原因引起的肺通气和（或）换气功能严重障碍，导致缺氧伴或不伴二氧化碳潴留，从而引起一系列生理功能和代谢紊乱的临床综合征。

1. 临床特点

（1）症状：呼吸困难，伴有呼吸频率、节律和幅度的改变；慢性缺氧多表现为智力或定向功能障碍；二氧化碳潴留多表现为先兴奋后抑制的现象。

（2）体征：多有发绀、肺部原发疾病的体征。

（3）诊断标准和分型

Ⅰ型呼吸衰竭：$PaO_2 < 60$ mmHg，$PaCO_2 \leq 50$ mmHg。

Ⅱ型呼吸衰竭：$PaO_2 < 60$ mmHg，$PaCO_2 > 50$ mmHg。

2. 鉴别诊断　主要是与肺各种原发疾病的鉴别。

3. 进一步检查

（1）血气分析。

（2）肺功能检查。

（3）胸片等影像学检查。

（4）血常规、电解质及酸碱平衡等检查。

4. 治疗原则

（1）保持呼吸道通畅、排痰等。

（2）氧疗。

（3）改善通气功能。

（4）纠正酸碱平衡失调和电解质紊乱。

（5）抗感染、防治并发症。

【模拟临床场景】

病历摘要：

患者，男性，58 岁，间断咳嗽、咳痰 10 年，加重伴呼吸困难 2 周。

患者 10 年前开始出现咳嗽、咳痰，多为白黏痰，偶有发热。经抗感染、中药治疗后，症状可缓解。近 3 年逐渐出现活动后气短，休息可缓解。平时不规律口服止咳化痰等药物。7 d 前受凉后再次出现咳嗽、咳痰，气短明显，无发热、胸痛。既往体健，无高血压、心脏病、糖尿病病史。吸烟 20 余年，每日 30 支。配偶及子女身体健康。否认遗传病家族史。

查体：T 37.4 ℃，P 100 次/min，R 26 次/min，BP 120/80 mmHg，口唇发绀，浅表淋巴结未触及肿大，颈静脉充盈。桶状胸，双肺叩诊呈过清音，双侧肺下界位于肩胛第十一肋间，双肺可闻及散在干、湿性啰音。心界不大，心率 86 次/min，律齐，未闻及杂音。腹平软，无压痛，肝脾肋下未触及，双下肢无水肿。未见杵状指。

血常规：Hb 155 g/L，WBC 9.8×10^9/L，N 0.86，PLT 300×10^9/L。动脉血气分析：pH 7.25，PCO_2 73.8 mmHg，PO_2 48.9 mmHg，HCO_3^- 29.9 mmHg 。

要求:根据以上病历摘要,请将初步诊断、诊断依据(如有两个或以上诊断应分别列出各自诊断依据)、鉴别诊断、进一步检查与治疗原则写在答题纸上。
时间:15 min
评分标准
一、初步诊断
1. 慢性阻塞性肺疾病(COPD)。
2. Ⅱ型呼吸衰竭。
二、诊断依据(初步诊断错误,诊断依据不得分)
1. 老年患者,男性,慢性病程,长期大量吸烟史。
2. 反复咳嗽、咳痰,7 d 来咳嗽、咳痰,气促明显。
3. 体检:呼吸增快,口唇发绀,桶状胸,叩诊音清,听诊双肺干、湿啰音。
4. 血常规示中性粒细胞比例增高。
5. 血气分析提示结果。
三、鉴别诊断
1. 支气管哮喘。
2. 支气管扩张。
3. 左心衰竭。
四、进一步检查
1. 痰培养+药敏试验。
2. 动脉血气分析。
3. 心电图、超声心电图。
4. 肺功能。
5. 胸片等检查。
五、治疗原则
1. 休息。
2. 止咳、祛痰等治疗。
3. 抗生素抗感染。
4. 监测血气、吸氧治疗。
5. 必要时采取无创通气或机械通气治疗。

【要点小结】

呼吸衰竭=老年患者+慢性呼吸系统病史+发绀+血气分析。

呼吸衰竭=$PaO_2<60$ mmHg。

Ⅰ型呼吸衰竭=病程短+$PaO_2<60$ mmHg+$PaCO_2$正常(重症肺炎诱发、急性)。

Ⅱ型呼吸衰竭=$PaO_2<60$ mmHg+$PaCO_2>50$ mmHg(多见于 COPD、急性)。

呼吸衰竭的诊断要看动脉血气分析中 PaO_2的指标(<60 mmHg),分型要看血气分析中 $PaCO_2$是否升高。

九、胸腔积液(恶性、结核性)、脓胸

【实训目标】

1. 能够阐述胸腔积液的临床表现、鉴别诊断及治疗原则。

2. 会运用病例分析的方法和技巧分析临床典型病例。

3. 尊重患者,注重人文关怀,促进爱伤观念、钻研精神的养成。

【知识回顾】

在正常情况下,胸膜腔脏层胸膜和壁层胸膜表面有一层很薄的液体,在呼吸运动时起润滑作用,任何因素使胸膜腔内液体形成过快或吸收过缓,即产生胸腔积液,简称胸水。胸腔积液可压迫周围的肺组织,影响呼吸功能。依据胸腔积液的液体性状可分为浆液性、血性(血胸)、脂性(乳糜胸)、脓性(脓胸)。

1. 临床特点

(1)症状:积液量少于 300 mL 时可无症状;少量积液可有刺激性干咳,患侧胸痛,于吸气时加重;当积液增多时,胸痛可减轻或消失;胸腔积液量大于 500 mL 时,可出现呼吸困难。此外,可有其他基础疾病的表现,如炎症引起的渗出液者,可有发热等中毒症状;而非炎症所致的漏出液者,常伴有心力衰竭、腹腔积液或水肿等症状。恶性胸腔积液可有胸痛、消瘦和呼吸道或原发部位肿瘤的症状。

(2)体征:少量积液者,常无明显体征,或仅见患侧胸廓呼吸动度减弱。中至大量积液时,可见呼吸浅快,患侧呼吸运动受限,肋间隙饱满,心尖搏动及气管移向健侧,语音震颤和语音共振减弱或消失,在积液区可叩得浊音或实音,积液区上方有时可听到支气管呼吸音。肺外疾病引起的胸腔积液多有基础疾病相应的体征。

2. 鉴别诊断

(1)胸腔积液渗出液与漏出液鉴别。见下表:

渗出液与漏出液各项检测指标的鉴别

鉴别要点	渗出液	漏出液
外观(颜色、透明度)	草黄色、血性、混浊	无色或淡黄色、清晰透明
比重	>1.018	<1.018
Rivalta 试验	阳性	阴性
蛋白定量试验	>30 g/L	<25 g/L
细胞计数	$>500\times10^6$/L	$<100\times10^6$/L
细胞分类	各种细胞增多(以中性粒细胞、淋巴细胞为主)	以淋巴细胞和间皮细胞为主
葡萄糖定量	低于血糖水平	与血糖相近
胸腔积液总蛋白/血清总蛋白	>0.5	<0.5
LDH	>200 U/L	<200 U/L
血 LDH/胸水 LDH	>0.6	<0.6
病原菌	可找到病原菌	阴性

(2)胸腔积液病因的鉴别。见下表:

胸腔积液的常见病因

疾病	胸腔积液性质	临床特点
结核性胸膜炎	渗出液	多有结核中毒症状,胸腔积液 ADA 及 γ 干扰素多增高
类肺炎性胸腔积液(肺炎、肺脓肿和支气管扩张症等所致)		多有不同疾病所致感染征象,胸腔积液葡萄糖和 pH 降低
恶性肿瘤侵犯胸膜(肺癌、乳腺癌、淋巴瘤等)或胸膜间皮瘤		有血痰、发热、胸痛、呼吸困难、体重下降明显等症状,胸腔积液生长速度快,多呈血性,CEA 明显升高
风湿性疾病(SLE、类风湿关节炎等)	漏出液	多为双侧胸腔积液,有风湿性疾病自身特点
充血性心力衰竭		多为双侧胸腔积液
肝硬化		多伴腹水
肾病综合征		多为双侧
低蛋白血症		多伴有全身水肿

(3)良、恶性胸腔积液及结核性胸腔积液的鉴别。

3. 进一步检查

(1)胸腔积液常规、生化、细菌培养、ADA、CEA 等。

(2)胸腔积液脱落细胞检查。

(3)胸膜活检。

(4)胸部影像学。

(5)纤维支气管镜检查。

(6)胸腔镜检查。

4. 治疗原则

胸腔积液为胸部或全身疾病的一部分,病因治疗尤为重要。渗出性胸腔积液除病因治疗外,胸腔反复抽液是其重要的治疗之一;漏出液常在纠正病因后可吸收。

【模拟临床场景】

病历摘要:

患者,男性,60 岁,咳嗽、咳痰伴间断发热、左侧胸痛 10 d。患者前 10 d 受凉后出现咳嗽、咳痰、气喘,伴间断发热、左侧胸痛,无咯血。既往体检,无结核、肝炎等传染病病史,无高血压、糖尿病病史,无家族遗传病史,无吸烟、酗酒史。

查体:T 38.0 ℃,R 28 次/min,BP 120/70 mmHg,HR 80 次/min。左侧胸廓呼吸动度、语音震颤减弱,左下肺叩诊呈浊音,双肺可闻及细湿啰音。心律齐。无凹陷性水肿。

血常规:WBC 15.2×10^9/L,N 0.82。尿、粪常规正常,肝、肾功能正常,血蛋白、血脂、心肌酶、电解质、血糖均正常。肌钙蛋白正常。

要求：根据以上病历摘要，请将初步诊断、诊断依据（如有两个或以上诊断应分别列出各自诊断依据）、鉴别诊断、进一步检查与治疗原则写在答题纸上。
时间：15 min
评分标准
一、初步诊断
肺炎合并脓胸
二、诊断依据（初步诊断错误，诊断依据不得分）
1. 60 岁男性患者。
2. 咳嗽、咳痰伴间断发热、左侧胸痛 10 d。
3. 查体：T 38.0 ℃，R 28 次/min，BP 120/70 mmHg，HR 80 次/min。左侧胸廓呼吸动度、语音震颤减弱，左下肺叩诊呈浊音，双肺可闻及细湿啰音。
4. 血常规 WBC 15.2×10^9/L，N 0.82。
三、鉴别诊断
1. 恶性胸腔积液。
2. 结核性胸腔积液。
四、进一步检查
1. 胸部 CT。
2. 胸腔积液常规、生化、细菌培养等检查。
3. 胸腔积液脱落细胞检查。
五、治疗原则
1. 病因治疗：抗感染等对症支持治疗。
2. 大量积液需视情况将积液抽出。

【要点小结】

胸腔积液治疗的关键在于鉴别积液的性质及准确判断导致积液的病因，应牢记渗出液、漏出液的鉴别以及胸腔积液常见病因的鉴别。

在规范诊治疾病的同时应注意保护患者隐私，如结核性胸腔积液，在做好传染病防控及治疗疾病的同时，应避免患者信息外泄。

十、血胸和气胸

【实训目标】

1. 能够阐述血胸和气胸的临床表现、诊断、鉴别诊断及治疗原则。
2. 会运用病例分析的方法和技巧分析临床典型病例。
3. 尊重患者，注重人文关怀，培养爱伤观念。

【知识回顾】

气胸的形成多由于肺组织、气管、支气管破裂，空气逸入胸膜腔，或因胸壁伤口穿破胸膜，使胸膜腔与外界相通，外界空气进入所致。气胸可分为闭合性、开放性和张力性气胸 3 类。胸膜腔内积血称为胸腔积血，与气胸同时存在称为血气胸。

（一）血胸

1. 临床特点

(1) 胸部外伤史。

(2) 症状:失血或失血性休克的症状、呼吸困难等。

(3) 体征:伤侧呼吸运动减弱,肋间隙饱满,叩诊实音,呼吸音减弱或消失。

2. 鉴别诊断　主要与其他胸部损伤鉴别。

3. 进一步检查

(1) X 射线胸片。

(2) 胸腔穿刺。

(3) 其他检查。

4. 治疗原则

(1) 防治休克。

(2) 胸腔闭式引流。

(3) 必要时开胸探查。

(4) 支持和对症治疗。

（二）气胸

气胸分为开放性气胸、闭合性气胸、张力性气胸。

1. 临床特点

(1) 胸部外伤史。

(2) 症状:胸闷、憋气、呼吸困难,严重者发绀等。

(3) 体征:气管向健侧移位,伤侧叩诊鼓音,呼吸音减弱或消失。张力性气胸可有皮下气肿。

2. 鉴别诊断　主要与其他胸部损伤鉴别。

3. 进一步检查

(1) X 射线胸片。

(2) 胸腔穿刺。

(3) 血气分析等。

4. 治疗原则

(1) 开放性气胸:封闭伤口、变开放为闭合。

(2) 小量闭合性气胸可密切观察,待自行吸收。

(3) 中量以上闭合性气胸及其他类型,进行胸腔穿刺抽气。

(4) 张力性气胸:应紧急胸腔穿刺活瓣排气。

【要点小结】

血胸=胸部外伤史+患侧叩诊浊音+呼吸音减弱+气管偏移+胸片示肋膈角消失、弧形高密度影。

闭合性气胸=胸部外伤史+呼吸困难+胸廓饱满+气管偏移+叩诊鼓音+呼吸音减弱+胸部 X 射线示肺部压缩。

张力性气胸=胸部外伤史+极度呼吸困难+皮下气肿+气管偏移+叩诊浊音+呼吸音消失。

开放性气胸=胸部开放性伤口+明显呼吸困难+气管偏移+纵隔扑动+叩诊鼓音+呼吸音消失。

皮下气肿有握雪感为张力性气胸;胸壁伤口有纵隔扑动为开放性气胸。

十一、肋骨骨折

【实训目标】

1. 能够阐述肋骨骨折的临床表现、诊断、鉴别诊断及治疗原则。
2. 会运用病例分析的方法和技巧分析临床典型病例。
3. 尊重患者,注重人文关怀,培养爱伤观念。

【知识回顾】

1. 临床特点
(1)胸部外伤史。
(2)症状:胸部肿胀、疼痛,呼吸功能障碍等表现。
(3)体征:局部压痛或挤压痛,骨擦感,多根多处肋骨骨折可有浮动胸壁和反常呼吸运动体征。
2. 鉴别诊断
(1)肋软骨炎。
(2)胸部带状疱疹。
(3)肺、心等脏器的合并损伤。
3. 进一步检查
(1)X 射线胸片。
(2)必要时血气分析。
4. 治疗原则
(1)肋骨骨折固定。
(2)止痛等对症治疗。
(3)保持呼吸道通畅,必要时机械通气。

【模拟临床场景】

病历摘要:

患者,男性,47 岁。跌倒后右胸疼痛 2 h,心慌、乏力 2 h。

2 h 前患者洗澡时滑倒,右侧季肋部撞在浴缸边缘,撞伤时感觉局部有“咔嚓”声,剧烈疼痛,严重影响呼吸。休息 1 h 疼痛不缓解,逐渐出现心慌、乏力,头晕,眼前发黑,憋气,由他人搀扶步入急诊就诊。患者受伤后无晕厥,无意识不清,伤后未进食,未排大小便。身体其他部位没有受伤。既往体健,无高血压、糖尿病、心脏病病史及呼吸系统疾病史,无出凝血障碍。无烟酒嗜好。无遗传病家族史。

查体:T 37.2 ℃,P 120 次/min,BP 100/60 mmHg。右侧弯腰前屈被动体位。气管居中。右侧季肋部皮肤轻度挫伤,局部可见腋前线至腋后线第 7 ~ 8 肋骨区域面积 3 cm×3 cm 皮下淤血。胸廓挤压试验阳性,可闻及骨摩擦音,无皮下气肿,右下胸部叩诊呈实音,听诊呼吸音减弱,其他各区域叩诊呈清音,听诊呼吸音清晰,未闻及干湿性啰音。心界不大,心率 120 次/min,律齐,心脏各瓣膜听诊区无杂音。腹平软,无压痛,肝脾肋下未触及,移动性浊音(-),双下肢无水肿。

血常规:Hb 120 g/L,RBC 4.0×10^{12}/L。WBC 11.6×10^{9}/L,分类正常,Plt 287×10^{9}/L。肝肾功能正常,出凝血功能正常。

胸部正侧位 X 射线片:右侧第八肋骨骨折伴错位,右下肺外高内低致密影。

胸部 CT 平扫:右侧第八肋骨骨折伴错位,胸腔下部可见弧形致密影。

要求:根据以上病历摘要,请将初步诊断、诊断依据(如有两个或以上诊断应分别列出各自诊断依据)、鉴别诊断、进一步检查与治疗原则写在答题纸上。

时间:15 min

评分标准
一、初步诊断
1. 右侧肋骨骨折。
2. 右侧血胸。
3. 右胸壁软组织挫伤。
二、诊断依据(初步诊断错误,诊断依据不得分)
1. 右侧肋骨骨折
(1)明确右胸外伤史。
(2)局部有骨摩擦音。
(3)胸部 X 射线片及 CT 明确有肋骨骨折。
2. 右侧血胸
(1)右侧外伤后出现进行性乏力、头晕、心率增快等低血容量症状。
(2)右下肺叩诊呈实音,呼吸音减低(胸腔积液体征)。
(3)胸部 X 射线片及 CT 均提示右侧胸腔积液。
3. 右胸壁软组织挫伤
(1)胸部外伤史。
(2)腹部闭合性损伤。
三、鉴别诊断
1. 肺挫伤。
2. 腹部闭合性损伤。
四、进一步检查
1. 右侧胸腔积液超声定位及诊断性穿刺。
2. 腹部 B 超。
五、治疗原则
1. 胸部包扎固定。
2. 对症治疗:吸氧,镇痛。
3. 行右侧胸腔穿刺引流或胸腔闭式引流术。
4. 必要时开胸手术探查。
5. 应用抗生素预防感染。

【要点小结】

肋骨骨折=胸部外伤史+胸廓挤压征阳性+骨擦音或骨擦感。

闭合性多根多处肋骨骨折=胸部外伤史+反常呼吸+胸廓挤压征阳性+骨擦音或骨擦感(连枷胸)。

反常呼吸一般为闭合性多根多处肋骨骨折。

第二节 心血管系统疾病

一、心力衰竭

【实训目标】

1. 能够阐述心力衰竭的临床表现、诊断、鉴别诊断及治疗原则。

2. 会运用病例分析的方法和技巧分析临床典型病例。

3. 尊重患者，注重人文关怀，培养爱伤观念。

【知识回顾】

心力衰竭是各种心脏结构或功能性疾病导致心室充盈及(或)射血功能受损而引起的一组综合征。有多种类型。

(一)慢性心力衰竭

1. 临床特点

(1)左心衰竭：①症状主要是肺淤血症状，如呼吸困难(有诊断价值)、咳嗽、咳痰、咯血、乏力、疲倦、头晕等症状。②体征是肺部湿性啰音，心脏扩大、心率增快、第二心音亢进、舒张期奔马律。

(2)右心衰竭：①症状主要是体循环淤血症状，如腹胀、食欲减退、恶心、呕吐等。②体征是水肿，肝颈静脉回流征阳性、肝脏增大、可闻及三尖瓣关闭不全的反流性杂音。

2. 鉴别诊断

(1)支气管哮喘。

(2)心包积液。

(3)肝硬化腹水：肝病病史、无颈静脉怒张。

(4)心源性休克应与其他原因所致休克鉴别。

3. 进一步检查

(1)胸部X射线片检查。

(2)超声心动图检查。

(3)血气分析。

(4)B超、肝肾功能检查等。

4. 治疗原则

(1)病因治疗和消除诱因。

(2)休息、限制体力活动、限制钠盐摄入等一般治疗。

(3)强心、利尿、扩血管等药物治疗。

(4)晚期考虑心脏移植。

(二)急性心力衰竭(重点掌握)

1. 临床特点

(1)症状：突发严重的呼吸困难，端坐呼吸，大汗，面色灰白或发绀，咳粉红色泡沫痰，可有神志模糊。

(2)体征：双肺满布湿性啰音和哮鸣音，第一心音减弱，心率快，同时可闻及室性奔马律，肺动脉瓣第二心音亢进。

2. 治疗原则

(1)取坐位、双腿下垂，减少回心血量。

(2)高流量吸氧。

(3)利尿，血管扩张药，应用洋地黄等。

(4)对症及支持治疗。

【模拟临床场景】

<table>
<tr><td>病历摘要：
患者，男性，70 岁。发作性胸痛 10 年，加重伴喘憋 3 d。
患者 10 年前开始出现发作性胸痛，为胸骨后至咽部烧灼样不适，多于劳累时出现，持续几分钟，休息后可以迅速缓解，偶有心悸，无双下肢水肿，曾于外院就诊，心电图示部分导联 ST 段改变，具体诊断不详，未系统治疗。3 d 前因受凉后出现胸痛加重，发作次数增多，伴喘憋、气短、全身乏力，夜间不能平卧，活动后加重，并有食欲差、恶心、无呕吐，有咳嗽，咳少量黏痰，小便量少，遂来就诊，发病以来，精神、睡眠尚可，近期体重较前略有增加(具体不详)。既往无高血压，糖尿病及消化性溃疡病史。有吸烟史 30 年，半包/d，已戒 10 年，无饮酒史，无高血压、冠心病家族史。
查体：T 36.5 ℃，P 102 次/min，R 25 次/min，BP 138/86 mmHg。半卧位，咽无充血，扁桃体无肿大。未见颈动脉异常搏动，未触及甲状腺肿大。双下肺可闻及少量湿性啰音，无胸膜摩擦音。心界向左下扩大，心率 102 次/min，律齐，心尖部 S_1 减弱，可闻及 2/6 级收缩期吹风样杂音及 S_3 奔马律，腹平软，无压痛，肝脾肋下未触及，移动性浊音(-)，双下肢无水肿。
血常规：Hb 125 g/L，RBC 4.1×10^{12}/L，WBC 6.6×10^{9}/L，N 0.62，Plt 162×10^{9}/L。血生化：SCr 88 μmol/L，BUN 22.83 mmol/L，K^+ 4.89 mmol/L。
心电图：窦性心律，普遍导联 ST-T 改变。</td></tr>
<tr><td>要求：根据以上病历摘要，请将初步诊断、诊断依据(如有两个或以上诊断应分别列出各自诊断依据)、鉴别诊断、进一步检查与治疗原则写在答题纸上。</td></tr>
<tr><td>时间：15 min</td></tr>
<tr><td>评分标准</td></tr>
<tr><td>一、初步诊断</td></tr>
<tr><td>1. 冠心病、不稳定型心绞痛。</td></tr>
<tr><td>2. 急性左心衰竭。</td></tr>
<tr><td>二、诊断依据(初步诊断错误，诊断依据不得分)</td></tr>
<tr><td>1. 冠心病、不稳定型心绞痛。</td></tr>
<tr><td>(1)老年男性，慢性病程。</td></tr>
<tr><td>(2)劳累相关的胸痛。</td></tr>
<tr><td>(3)胸痛的发作频率增加。</td></tr>
<tr><td>(4)ECG 示普遍导联 ST-T 改变。</td></tr>
<tr><td>2. 急性左心衰竭。</td></tr>
<tr><td>(1)有渐进性呼吸困难，尿量减少。</td></tr>
<tr><td>(2)半卧位，双下肺可闻及少量湿性啰音。</td></tr>
<tr><td>(3)心界向左下扩大，心率增快，心尖部闻及 S_1 奔马律。</td></tr>
<tr><td>三、鉴别诊断</td></tr>
</table>

1. 急性心肌梗死。
2. 心脏瓣膜病。
3. 心肌病。
4. 慢性阻塞性肺疾病。
四、进一步检查
1. NT-proBNP。
2. 心肌损伤标志物。
3. 动态观察心电图。
4. 超声心动图。
5. 胸部 X 射线片。
6. 血脂、血糖、血气分析、凝血功能检查。
五、治疗原则
1. 卧床休息、吸氧、心电监护。
2. 心肌再灌注治疗，改善心肌供血。
3. 纠正心衰治疗（利尿剂等），控制液体入量。
4. 冠心病二级预防。

【要点小结】

慢性左心衰=长期心脏病史+心排量减低+肺循环淤血（心源性哮喘、呼吸困难）。

慢性右心衰=长期心脏病史+心排量减低+体循环淤血（颈静脉怒张、肝淤血增大、腹水、双下肢水肿）。

慢性全心衰竭=慢性左心衰+慢性右心衰。

心力衰竭心功能的 NYHA 分级与急性心肌梗死心功能 Killip 分级的区别

分级	心力衰竭（NYHA）心功能分级	急性心肌梗死心功能 Killip 分级
Ⅰ级	患者有心脏病，体力活动不受限制。一般体力活动不引起过度疲劳、心悸、气喘或心绞痛	无心力衰竭征象，但 PCWP（肺毛细血管锲压）可升高，病死率 0% ~5%
Ⅱ级	患者有心脏病，以致体力活动轻度受限制。休息时无症状，一般体力活动引起过度疲劳、心悸、气喘或心绞痛	轻至中度心力衰竭，肺啰音出现范围小于两肺野的 50%，可出现第三心音奔马律、持续性窦性心动过速或其他心律失常，静脉压升高，有肺淤血的 X 射线表现，病死率 10% ~20%
Ⅲ级	患者有心脏病，以致体力活动明显受限制。休息时无症状，但小于一般体力活动即引起过度疲劳、心悸、气喘或心绞痛	重度心力衰竭，出现急性肺水肿，肺啰音出现范围大于两肺的 50%，病死率 35% ~40%
Ⅳ级	患者有心脏病，休息时也有心功能不全或心绞痛症状，进行任何体力活动均使不适感增强	出现心源性休克，收缩压小于 90 mmHg，尿量少于每小时 20 mL，皮肤湿冷，发绀，呼吸加速，脉率大于 100 次/min，病死率 85% ~95%

二、心律失常

【实训目标】

1. 能够阐述心力衰竭的临床表现、诊断、鉴别诊断及治疗原则。

2. 会运用病例分析的方法和技巧分析临床典型病例。

3. 尊重患者,注重人文关怀,促进爱伤观念、钻研精神的养成。

【知识回顾】

心律失常是指心脏冲动的频率、节律、起源部位、传导速度或激动次序的异常。按其发生原理,区分为冲动形成异常和冲动传导异常两大类。

1. 临床特点

(1)诱因:烟、酒、咖啡、运动及精神刺激等。

(2)症状:心悸、晕眩、心绞痛、停搏或无症状。

(3)体征:一般无特殊体征。

2. 鉴别诊断　主要是各种心律失常之间相互鉴别,可通过心电图表现进行鉴别。

3. 进一步检查

(1)血常规及生化、电解质等。

(2)心电图。

(3)血糖、血脂等检查。

(4)必要时运动试验。

4. 治疗原则

(1)一般治疗:病因和诱因的治疗,吸氧,镇静等。

(2)药物治疗:抗心律失常药物。

(3)必要时介入治疗和手术治疗。

【模拟临床场景】

病历摘要:

患者,女性,43 岁。间断发作心悸 5 年,加重 4 h。

患者 5 年前受凉后出现心悸,就诊当地医院,发现“心脏杂音”,心电图检查未见异常。3 年来间断劳累时感心悸,无胸闷,并逐渐出现乏力,易疲劳,2 个月来心悸发作加重,每次持续 2~20 min 不等,能自行缓解,可胜任一般体力活动。3 d 前再次受凉,咳少量白痰,时有咯血,自服“阿奇霉素”症状好转。4 h 前清扫自家院落时心悸再次发作,且伴胸闷、气短,多次服用“丹参滴丸”,症状无明显缓解而收入院。发病以来睡眠稍差,饮食、大小便正常,体重无明显变化。既往间断膝关节肿痛多年,未诊治,易患感冒。否认传染病接触史,无烟酒嗜好。已婚未育,月经正常。

查体:T 36.5 ℃,P 96 次/min,R 24 次/min,BP 114/80 mmHg。神志清楚,巩膜无黄染,口唇无发绀。甲状腺Ⅰ度肿大,无血管杂音。双肺叩诊呈清音。双肺底可闻及少许湿性啰音。各瓣膜区未触及震颤,心界不大,心率 140 次/min,心律不齐,心音强弱不等,于左侧卧位心尖部可闻及中度舒张期隆隆样杂音,$P_2>A_2$。腹平软,肝脾肋下未触及。无杵状指(趾),双下肢无水肿。

血常规:Hb 124 g/L,WBC 9.6×10^9/L,N 0.68,Plt 142×10^9/L。血生化:K^+ 3.8 mmol/L,Na^+ 140 mmol/L,Cr 86 μmol/L,肝功能正常。NT-proBNP 804 pg/mL,cTnI 0.015 ng/mL。

心电图示:房颤。

要求:根据以上病历摘要,请将初步诊断、诊断依据(如有两个或以上诊断应分别列出各自诊断依据)、鉴别诊断、进一步检查与治疗原则写在答题纸上。

时间:15 min
评分标准
一、初步诊断
1. 风湿性心脏瓣膜病。
2. 二尖瓣狭窄 。
3. 心房颤动。
4. 心功能Ⅱ级(NYHA 分级)。
二、诊断依据(初步诊断错误,诊断依据不得分)
1. 中年患者,女性,慢性起病,急性加重。
2. 反复上呼吸道感染及关节肿痛史。
3. 双肺底可闻及少许湿性啰音,心尖部舒张期隆隆样杂音,P_2亢进。
4. 脉短绌,心律不齐,心音强弱不等。
5. 心电图提示房颤。
6. 体力活动轻度受限,提示心功能Ⅱ级。
三、鉴别诊断
1. 肺栓塞。
2. 肺炎。
3. 甲状腺功能亢进。
四、进一步检查
1. 超声心动图。
2. 胸部 X 射线片及肺部增强 CT 检查。
3. 心电图及动态心电图。
4. 红细胞沉降率、抗“O”、血气分析及 D-二聚体。
5. 经食道超声心动图。
五、治疗原则
1. 休息、吸氧、避免过度劳累。心电监护、限制钠盐摄入。
2. 预防血栓栓塞。
3. 药物复律/控制心室率。
4. 手术治疗。

【要点小结】

房颤=第一心音强弱不等+心率绝对不齐+脉搏短促+心率>脉率。

室上性心动过速=阵发性心慌+突发突止+逆行 P 波(心率 160～250 次/min)。

室早=提前出现的宽大畸形 QRS 波。

室速=突发心慌+3 个连续的室早波+心室夺获+室性融合波。

一度房室传导阻滞=PR 间期>0.20 s+PR 间期恒定+全部下传。

二度Ⅰ型房室传导阻滞=PR 间期逐渐延长直到 QRS 波脱落。

二度Ⅱ型房室传导阻滞=PR 间期固定不变+QRS 波成比率脱落 2∶1 或 3∶2。

三度房室传导阻滞=心率规整+心率约 40 次/min。

三、冠状动脉粥样硬化性心脏病

【实训目标】

1. 能够阐述冠心病的临床表现、诊断、鉴别诊断及治疗原则。

2. 会运用病例分析的方法和技巧分析临床典型病例。

3. 尊重患者,注重人文关怀。

【知识回顾】

冠状动脉粥样硬化性心脏病指冠状动脉粥样硬化使血管腔阻塞,导致心肌缺血、缺氧而引起的心脏病。根据冠状动脉病变的部位、范围、血管阻塞程度和心肌供血不足的发展速度、范围和程度的不同,本病可分为5种临床类型,即:无症状型冠心病、心绞痛型冠心病、心肌梗死型冠心病、缺血性心肌病型冠心病、猝死型冠心病。考试的重点是心绞痛和心肌梗死。

(一)心绞痛

1. 临床特点

(1)年龄、性别:多数在40岁以上,多见于男性。

(2)诱因:常由于体力劳动、情绪激动所激发,也可由于饱食、寒冷、吸烟、用力排便、心动过速、休克等诱发。

(3)症状:以发作性胸痛为主要表现,疼痛特点为:胸骨体中上段及心前区发闷、紧缩性或压迫感。疼痛可向左肩、左臂内侧及颈部放射。疼痛出现后常逐步加重,在3~5 min逐渐消失,一般不超过15~30 min。在停止诱发因素后常可缓解。舌下含服硝酸甘油多能在几分钟内疼痛缓解。可数天、数周或数月发作1次,亦可1 d内发作多次。

(4)体征:平时一般无异常体征。发作时常见血压升高、皮肤湿冷、心率增快,有时可闻及奔马律、心尖部收缩期杂音和第二心音逆分裂等。

2. 鉴别诊断

(1)心脏神经症:该病患者疼痛部位在左乳房下或心尖处附近,短则几秒钟或长至数小时,伴其他神经症的症状。

(2)急性心肌梗死:症状较心绞痛严重,有特征性动态性心电图和心肌酶学改变,常有发热、心衰等并发症。

(3)肋间神经痛:常累及1~2个肋间,为刺痛或灼痛,非发作性,咳嗽、用力呼吸及转动体位时疼痛加剧。

3. 进一步检查

(1)心脏X射线检查。

(2)心电图负荷试验和动态连续监测。

(3)放射性核素检查。

(4)选择性冠状动脉造影:"金标准"。

(5)其他检查:超声心动图检查、心肌酶检查、电解质等。

4. 治疗原则

(1)避免和纠正诱发或加重心绞痛的因素。

(2)发作时的治疗:立刻休息,使用作用较快的硝酸酯类药物(如硝酸甘油、异山梨酯等)以及适当给予镇静止痛药。

(3)缓解期的治疗:①一般治疗。②药物治疗,主要有硝酸酯类药物、钙离子拮抗药、β受体阻滞药、抗血小板聚集及抗凝药物等。③介入和手术治疗,包括经皮冠状动脉腔内成形术、冠状动脉内支架安置术、冠状动脉旁路移植术等。

（二）急性心肌梗死

1. 临床特点

（1）症状：有与心绞痛相似的疼痛，但更剧烈，持续时间可长达数小时或更长，休息和含用硝酸甘油无效，且常有濒死感，可有发热、烦躁不安、出汗等全身症状，也可有频繁的恶心、呕吐、上腹胀痛等胃肠道症状和心力衰竭等。

（2）体征：除极早期血压可增高外，几乎都有血压下降，心界可正常也可轻至中度增大，心率多增快，少数也可减慢。可有各种心律失常，心尖区第一心音减弱，可出现第四心音奔马律，可闻及心包摩擦音。有的可有休克或心力衰竭的体征。

2. 鉴别诊断

（1）心绞痛：疼痛部位和性质相似，但心绞痛程度较轻，持续时间一般不超过 30 min，一般无并发症，无心肌酶和心电图的动态改变。

（2）主动脉夹层：发作时血压可以升高，疼痛一开始即达到高峰，根据夹层累及的部位不同，疼痛可放射至背部、腹部、腰部和下肢。X 射线检查、超声心动图、CT 或磁共振成像检查有助于鉴别。

（3）肺梗死：可突发胸痛、气急、咯血或休克。Ⅱ导联心电图无 Q 波，心电图改变短暂而快速，肌酸激酶和乳酸脱氢酶不增高，放射性核素肺血流扫描有助于鉴别。

（4）急性心包炎：疼痛与发热同时出现，呼吸和咳嗽时加重，有心包摩擦音，心电图除 aVR 外，其他导联均有 ST 段弓背向下抬高，T 波无倒置，无异常 Q 波出现。超声心动图可鉴别。

（5）各种急腹症：如急性胰腺炎、消化性溃疡穿孔、急性胆囊炎、胆石症等均有上腹痛，可能伴休克，但不难鉴别。

3. 进一步检查

（1）动态观察心电图变化。

（2）动态心肌酶。

（3）超声心动图检查。

（4）血电解质、血气分析、血脂及血生化检查等。

（5）冠状动脉造影等。

4. 治疗原则

（1）监护。

（2）一般治疗：①吸氧，休息；②镇静止痛。

（3）溶栓及再灌注治疗。

（4）抗凝等药物治疗。

（5）防治并发症。

【模拟临床场景】

病历摘要：

患者，男性，70 岁。间断心悸伴头晕 12 d。

患者 12 d 前开始间断于活动时出现心悸，伴有头晕，无胸痛，黑矇及晕厥。无活动后气短和夜间阵发性呼吸困难。自扪脉搏缓慢，遂来院就诊。发病以来精神可，食欲、睡眠差。大小便正常。近期体重未见明显变化。既往有“冠心病”病史 17 年。4 年前因“不稳定型心绞痛”行冠状动脉搭桥手术，术后坚持口服阿司匹林，酒石酸美托洛尔（12.5 mg/次，2 次/d）和辛伐他汀治疗，偶有劳累时胸痛，每次发作持续数分钟，含服硝酸甘油 5 min 内可缓解，每年约发作 1 次。否认高血压、糖尿病病史。否认药物及食物过敏史。吸烟史 50 余年，已戒 4 年。无遗传病家族史。

查体:T 36.4 ℃,P 52 次/min,R 16 次/min,BP 130/80 mmHg。神清,精神可。颈静脉无怒张,双肺呼吸音清,未闻及干湿性啰音。心界不大,心率 52 次/min,律齐,$A_2>P_2$,未闻及杂音。腹软,无压痛,肝、脾肋下未触及,Murphy 征(-)。双下肢无水肿,双足背动脉搏动对称。 实验室检查:血 CK 124U/L,CK-MB 14 U/L,cTnT 0.013 ng/mL。 心电图(入院时):P 波与 QRS 波群无关,P 波频率大于 QRS 波群的频率,QRS 波群时限正常,为交界性逸搏心律,心室率 52 次/min。
要求:根据以上病历摘要,请将初步诊断、诊断依据(如有两个或以上诊断应分别列出各自诊断依据)、鉴别诊断、进一步检查与治疗原则写在答题纸上。
时间:15 min
评分标准
一、初步诊断
1. 冠状动脉粥样硬化性心脏病。
2. 稳定性心绞痛。
3. 三度房室传导阻滞。
4. 心功能Ⅰ级(NYHA 分级)。
5. 冠状动脉搭桥术后。
二、诊断依据(初步诊断错误,诊断依据不得分)
1. 老年男性,慢性病程,有吸烟史。
2. 曾因不稳定型心绞痛行冠状动脉搭桥术。
3. 偶有劳累时胸痛,持续时间短,含服硝酸甘油可缓解。
4. 活动时心悸、头晕。
5. 脉搏减慢。
6. 心电图示:心室率 52 次/min,三度房室传导阻滞,交界性逸搏心律。
7. 心功能Ⅰ级:日常活动不受限制。
三、鉴别诊断
1. 药物所致心律失常。
2. 电解质紊乱所致心律失常。
3. 甲状腺功能减退症。
4. 脑血管病。
四、进一步检查
1. 动态心电图。
2. 超声心电图、胸部 X 射线片。
3. 甲状腺功能。
4. 头颅 CT。
5. 血电解质。
6. 凝血功能,肝、肾功能,血糖,血脂。
五、治疗原则

1. 持续心电监护、吸氧。
2. 酒石酸美托洛尔减量或停药。
3. 维持扩冠、抗血小板制剂、调脂治疗。
4. 必要时行电生理检查。
5. 冠心病二级预防。

【要点小结】

冠心病=老年人+阵发性胸骨后疼痛

心绞痛=中老年+发作性胸痛(3～5 min)+服硝酸甘油缓解+心电图 ST 压低

急性心肌梗死=中老年+发作性胸痛(30 min 以上)+服硝酸甘油不缓解+心电图 ST 段弓背向上抬高。

不稳定性心绞痛的部位、性质与稳定型心绞痛相似,但具有以下特点之一:

(1)原为稳定型心绞痛,在 1 个月内疼痛发作的频率增加,程度加重、时限延长、诱发因素变化,硝酸类药物缓解作用减弱。

(2)1 个月之内新发生的心绞痛,并因较轻的负荷所诱发。

(3)休息状态下发作心绞痛或较轻微活动即可诱发,发作时表现有 ST 段抬高的变异型心绞痛也属此列。

四、高血压病

【实训目标】

1. 能够阐述高血压病的临床表现、诊断、鉴别诊断及治疗原则。
2. 会运用病例分析的方法和技巧分析临床典型病例。
3. 尊重患者,注重人文关怀,促进爱伤观念、钻研精神的养成。

【知识回顾】

高血压可分为原发性和继发性两大类。原发性高血压,又称高血压病。高血压病影响重要器官如心、脑、肾的功能,最终可导致这些器官的功能衰竭。

血压水平的定义和高血压分级见下表

血压水平的定义和分级

级别	收缩压/mmHg		舒张压/mmHg
正常血压	<120	和	<80
正常高值血压	120～139	和(或)	80～89
高血压	≥140	和(或)	≥90
1 级高血压(轻度)	140～159	和(或)	90～99
2 级高血压(中度)	160～179	和(或)	100～109
3 级高血压(重度)	≥180	和(或)	≥110
单纯收缩期高血压	≥140	和	<90

注:当收缩压和舒张压分属于不同分级时,以较高的级别作为标准。以上标准适用于任何年龄的成年男性和女性。

1. 临床特点

(1)年龄:血压水平随年龄而增高,尤其是收缩期高血压,老年人较为常见。

(2)症状:起病缓慢,早期常无症状。可有头痛、眩晕、气急、疲劳、心悸、耳鸣等症状,但并不一定与血压水平相关。

(3)体征:早期无特异体征,后期出现心、脑、肾等靶器官损害体征。

(4)高血压危险度分层:

1)心血管疾病的危险因素:吸烟、高脂血症、糖尿病、年龄>60 岁、男性或绝经后女性、心血管疾病家族史(发病年龄:女性<65 岁,男性<55 岁)。

2)靶器官损害及合并的临床疾病:心脏疾病(左心室肥大、心绞痛、心肌梗死、既往曾接受冠状动脉旁路手术、心力衰竭)、脑血管疾病(脑卒中或短暂性脑缺血发作)、肾脏疾病(蛋白尿或血肌酐升高)、周围动脉疾病、高血压视网膜病变(≥Ⅲ级)。

危险度的分层可根据血压水平结合危险因素及合并的器官受损情况将患者分为低、中、高和极高危险组。

高血压危险度分层

危险因素和靶器官损害情况及合并的临床疾病	血压(mmHg)		
	1 级	2 级	3 级
	140~159/90~99	160~179/100~109	≥180/≥110
无其他危险因素	低危	中危	高危
1~2 个其他危险因素	中危	中危	极高危
≥3 个其他危险因素或靶器官损害	高危	高危	极高危
临床并发症或合并糖尿病	极高危	极高危	极高危

2. 鉴别诊断　主要与继发性高血压相鉴别。

(1)肾病变:急性肾小球肾炎多见于青少年,有急性起病及链球菌感染史,有发热、血尿、水肿史。慢性肾小球肾炎有反复水肿史、蛋白尿出现早而血压升高相对轻、眼底病变不明显等特点。

(2)肾动脉狭窄:可为单侧或双侧性。进展迅速或高血压突然加重,呈恶性高血压表现,药物治疗无效。体检时在上腹部或背部肋脊角处可闻及血管杂音。肾动脉造影可明确诊断。

(3)嗜铬细胞瘤:血压波动明显,阵发性血压升高伴心动过速、头痛、出汗、苍白症状,对一般降压药物不敏感。在血压升高期间测定血或尿中儿茶酚胺及其代谢产物香草杏仁酸,显著增高。

3. 进一步检查

(1)眼底检查。

(2)肾功能、血糖及电解质化验。

(3)心电图、心脏多普勒超声。

(4)血脂检查。

(5)动脉多普勒超声。

(6)双肾及肾上腺多普勒超声或腹部 CT。

4. 治疗原则

(1)非药物治疗:包括减轻体重、合理膳食限盐、戒酒或限制饮酒、戒烟以及增加运动等。

(2)药物治疗:①确定有效的治疗方案,治疗要个体化,有效控制 24 h 血压,避免血压波动。②长期坚持治疗,尤其在血压控制后仍应继续治疗,不可随意停药或改变治疗方案。

（3）防治并发症。

【模拟临床场景】

病历摘要：
患者，男性，65岁。反复头晕、头痛20年，劳累后气短1年，加重3 d。 患者20年前开始于工作中出现头晕、头痛，呈胀痛，无黑朦、晕厥、视物旋转，无肢体麻木、乏力，无恶心、呕吐。曾在当地医院就诊。测血压180/100 mmHg，间断服用"倍他乐克"治疗，未监测血压。头晕、头痛时有发作。近一年来常感劳累后气短，偶有夜间阵发性呼吸困难。3天前因情绪激动再次感到头晕、头痛，轻度活动时有气短，休息后无明显好转，无心悸、胸痛，测血压190/110 mmHg，为进一步诊治入院。发病以来食欲较好，睡眠差，夜尿次数增多，大便正常。既往无糖尿病病史。无烟酒嗜好。无高血压家族史。 查体：T 36.6 ℃，P 92次/min，R 22次/min，BP 170/90 mmHg。体型稍胖，神志清楚，眼睑无水肿，无颈静脉充盈，甲状腺无肿大。双肺底可闻及少量湿啰音，心尖搏动点位于第6肋间左锁骨中线外1 cm，心率92次/min，律齐，心尖部可闻及3/6级收缩期吹风样杂音，向左腋下传导。腹软，无压痛，肝脾肋下未触及，双下肢无水肿。 尿常规：蛋白（+），红细胞0～5/HP。
要求：根据以上病历摘要，请将初步诊断、诊断依据（如有两个或以上诊断应分别列出各自诊断依据）、鉴别诊断、进一步检查与治疗原则写在答题纸上。
时间：15 min
评分标准
一、初步诊断
1. 高血压3级，极高危。
2. 心脏扩大。
3. 心功能Ⅲ级（NYHA分级）。
二、诊断依据（初步诊断错误，诊断依据不得分）
1. 老年男性，慢性起病，病程较长。
2. 有头晕、头痛，渐进性呼吸困难，夜尿增多。
3. 血压增高，最高血压190/110 mmHg。
4. 有心功能不全、肾功能受损，提示极高危。
5. 查体　双肺底可闻及少量湿啰音，心界扩大，心尖部可闻及3/6级收缩期吹风样杂音，向左腋下传导。
6. 尿常规　蛋白（+），红细胞0～5/HP。
7. 心功能Ⅲ级　体力活动明显受限。
三、鉴别诊断
1. 继发性高血压。
2. 脑血管病。
3. 冠心病。
4. 心脏瓣膜检查。
四、进一步检查
1. 血电解质，肝、肾功能，血糖，血脂。
2. 24 h尿蛋白定量。
3. 胸部X射线片，心电图。

4. 超声心动图。
5. 肾及肾上腺B超。肾动脉血管超声检查。
6. 头颅CT。
7. 眼底检查。
五、治疗原则
1. 低钠盐、低脂肪饮食,控制体重。
2. 降压药物长期治疗。
3. 改善心功能治疗。
4. 保护肾功能治疗。

【要点小结】

高血压=高血压病史+头晕心慌+收缩压≥140 mmHg和(或)舒张压≥90 mmHg。

如果题干中既出现了最高血压又出现了入院血压,高血压分级应以最大值作为判断依据。高血压在治疗中应对应"三低饮食"即低盐低脂低糖;进一步检查中要考虑到眼底、肾脏检查。

五、心脏瓣膜病

【实训目标】

1. 能够阐述心脏瓣膜病的临床表现、诊断、鉴别诊断及治疗原则。
2. 会运用病例分析的方法和技巧分析临床典型病例。
3. 尊重患者,注重人文关怀,促进爱伤观念,钻研精神的养成。

【知识回顾】

心脏瓣膜病是指单个或多个瓣膜结构的功能或结构异常,导致瓣口狭窄及(或)关闭不全,从而导致血液反流。考试要求主要掌握心脏杂音特点。

1. 临床特点

(1)二尖瓣狭窄

1)症状:呼吸困难,咯血,干咳,声嘶等。

2)体征:二尖瓣面容,心尖搏动正常或不明显,心尖区舒张期震颤,可触及右心室收缩期抬举样搏动,中重度狭窄时心浊音界呈梨形。心尖区可闻及第一心音亢进和开瓣音,心尖区有低调的、隆隆样、舒张中晚期递增型杂音,局限,不传导。肺动脉高压和右心室扩大的心脏体征,P_2亢进或分裂,Graham Steel杂音,三尖瓣区收缩期吹风样杂音。

(2)二尖瓣关闭不全

1)症状:急性可迅速出现急性左心衰,甚至发生急性肺水肿或心源性休克,慢性可出现疲乏无力、呼吸困难、左心衰竭或全心衰竭。

2)体征:急性第二心音肺动脉瓣亢进,心尖区可闻及低调,呈递减型收缩期杂音,严重反流可出现心尖区第三心音和短促舒张期隆隆样杂音;慢性可见心界向左下移位,可触及收缩期震颤,第一心音减弱,心尖区可闻及第三心音,可有收缩中期喀喇音,心尖区可闻及全收缩期吹风样杂音,向左腋下和左肩胛下区传导。

(3)主动脉瓣狭窄

1)症状:呼吸困难,心绞痛,晕厥等。

2）体征：心尖搏动相对局限，持续有力；第一心音正常，第二心音主动脉瓣成分减弱或消失，第二心音逆分裂；在胸骨右缘第2肋间或左缘第3肋间可闻及收缩期递增-递减型喷射性杂音，向颈部传导，常伴收缩期震颤。

（4）主动脉瓣关闭不全

1）症状：急性可出现急性左心衰竭和低血压；慢性可有心悸，心前区不适，头部强烈搏动感，左心室衰竭，心绞痛，体位性头晕等。

2）体征：急性第一心音减低，第二心音肺动脉瓣成分增强，第三心音常见；可有 Austin-Flint 杂音；慢性收缩压升高，舒张压下降，Musset 征，Traube 征，Duroziez 征和毛细血管搏动征，心尖搏动向左下移位，心尖呈抬举性搏动，第一心音减弱，第二心音主动脉瓣成分减弱或缺如，心尖区常有第三心音，高调叹气样递减型舒张早期杂音在坐位并前倾和深呼气时易听到，可有 Austin-Flint 杂音。

2. 鉴别诊断　和各种其他心脏疾病鉴别。

3. 进一步检查

（1）超声心动图。

（2）胸部 X 射线检查。

（3）其他检查。

4. 治疗原则

（1）避免和控制诱因。

（2）治疗原发性心脏病。

（3）并发症处理。

（4）必要时介入和手术治疗。

【模拟临床场景】

病历摘要：
患者，女性，33岁，活动后胸闷、气急3年余，加重作发热半个月。 患者3年前开始于活动后感胸闷，气急，偶有夜间憋醒，需坐起方能缓解，伴有咳嗽。半个月前因受凉而发热，体温波动于37.5～38.5 ℃，轻咳，当地医院给予抗生素治疗4 d后体温正常，停药后又发热，伴关节痛，且胸闷、气急症状加重，伴有咳嗽，咳白色黏痰。曾在小学时有过膝关节红、肿、痛，未行规范治疗，家族史无特殊。 查体：T 38.9 ℃，P 90 次/min，R 22 次/min，BP 110/68 mmHg。半卧位，轻度贫血貌，皮肤无黄染。双手指甲床有针尖样出血点，无皮疹。颈静脉充盈，双肺可闻及少量湿性啰音，心界向左扩大，心率90次/min，律齐，P_2亢进，可闻及4/6级收缩期杂音，中度舒张期杂音，主动脉瓣第二听诊区可闻及叹气样杂音，腹平软，肝肋下未触及，脾肋下可触及。双下肢水肿（+）。 血常规：Hb 96 g/L，WBC 13.0×10^9/L，N 0.86，Plt 210×10^9/L。尿常规：尿红细胞30～40/HP，尿蛋白（+）。
要求：根据以上病历摘要，请将初步诊断、诊断依据（如有两个或以上诊断应分别列出各自诊断依据）、鉴别诊断、进一步检查与治疗原则写在答题纸上。
时间：15 min
评分标准
一、初步诊断
1. 风湿性心脏瓣膜病：二尖瓣狭窄伴关闭不全，主动脉瓣关闭不全，心功能Ⅳ级（NYHA分级）。
2. 感染性心内膜炎。
二、诊断依据（初步诊断错误，诊断依据不得分）
1. 风湿性心脏瓣膜病：二尖瓣狭窄伴关闭不全，主动脉瓣关闭不全，心功能Ⅳ级。

(1)青年女性,慢性病程。既往膝关节红肿痛史。
(2)活动后胸闷、气急,偶有夜间憋醒,需坐起方能缓解,伴有咳嗽。此次因发热症状加重。
(3)查体:心率90次/min。P_2亢进,心尖部可闻及4/6级收缩期杂音、中度舒张期杂音,主动脉瓣第二听诊区可闻及舒张期叹气样杂音。
2. 感染性心内膜炎。
(1)有心脏瓣膜病,持续发热伴关节痛。
(2)查体:T 38.9 ℃,轻度贫血貌,双手指甲床有针尖样出血点,脾肋下可触及。
(3)血白细胞及中性粒细胞比例升高,中度贫血,尿红细胞30~40/HP,尿蛋白(+)。
三、鉴别诊断
1. 风湿热。
2. 先天性心脏病。
3. 肺结核。
四、进一步检查
1. 红细胞沉降率、抗"O",肝肾功能,NT-ProBNP。
2. 血培养+药物敏感试验、免疫学检查(类风湿因子、血清补体)。
3. 胸部X射线检查。
4. 超声心动图。
5. 心电图。
五、治疗原则
1. 一般治疗:减轻体力活动,限制钠盐。
2. 心衰治疗:扩血管、利尿。
3. 抗微生物治疗:经验用药或根据血培养及药物敏感试验结果用药,应早期、足量、长疗程。
4. 必要时手术治疗。

【要点小结】

二尖瓣狭窄=心尖部+隆隆样舒张中晚期杂音伴震颤+心尖区第一心音亢进,开瓣音。

二尖瓣关闭不全=心尖部+全收缩期吹风样高调一贯性杂音+第一心音减弱。

主动脉瓣狭窄=主动脉瓣区+递增-递减型喷射性收缩期杂音+沿颈动脉传导+伴收缩期震颤。

主动脉瓣关闭不全=主动脉瓣二区+递减型叹息样舒张期杂音。

二尖瓣狭窄多由风湿病引起,诊断时要注意"风湿性心脏瓣膜病"的主诊断。

二尖瓣狭窄治疗主要以控制心室率、复律、预防血栓、手术为主。

六、结核性心包炎

【实训目标】

1. 能够阐述结核性心包炎的临床表现、诊断、鉴别诊断及治疗原则。
2. 会运用病例分析的方法和技巧分析临床典型病例。
3. 尊重患者,注重人文关怀,促进爱伤观念,钻研精神的养成。

【知识回顾】

结核性心包炎通常由气管、支气管周围及纵隔淋巴结核直接蔓延而来,或者由原发肺结核或胸膜结核感染血源性播散,少见的心包受累是远隔的泌尿系统结核、骨结核血行播散而致。结核性心包炎早期为纤维素性和血性心包炎,继以心包积液,随后心包肥厚,可转为亚急性期或慢性期,部分发展为心包缩窄。

1. 临床特点

(1)症状:心前区疼痛、呼吸困难、干咳、声音嘶哑、吞咽困难、低热、心前区不适等。

(2)体征:胸骨左缘第3、4肋间可闻及心包摩擦音,心包积液征(Ewart征);脉压可变小;心脏压塞征;心包缩窄征。

2. 鉴别诊断

(1)急性非特异性心包炎:常有上呼吸道感染史,起病多急骤,可反复发作;持续发热,胸痛剧烈,心包摩擦音明显且出现早,白细胞计数正常或增高,淋巴细胞占多数;心包积液量较少呈草黄色或血色;血培养阴性。

(2)化脓性心包炎:常有原发感染灶;可伴明显败血症表现;白细胞计数明显增高,中性粒细胞占多数;心包积液量较多呈脓性,血培养可阳性。

(3)肿瘤性心包炎:常无发热,少有胸痛;常无心包摩擦音,白细胞计数正常或轻度增高;心包积液多为血性,淋巴细胞多,无细菌;血培养阴性。

(4)心脏损伤后综合征:有手术、心肌梗死、心脏创伤等心脏损伤史;可反复发作;常有发热、胸痛,少有心包摩擦音;白细胞计数正常或轻度增高,中性粒细胞占多数,心包积液中量,常为浆液性,淋巴细胞较多,无细菌;血培养阴性。

(5)心包缩窄时需与肝硬化、充血性心力衰竭及结核性腹膜炎相鉴别。

3. 进一步检查

(1)超声心动图。

(2)X射线及MRI等影像检查。

(3)心包穿刺积液检查。

(4)必要时心包镜及心包活检。

4. 治疗原则

(1)心包穿刺。

(2)抗结核治疗。

(3)必要时心包切除术治疗心包缩窄。

【模拟临床场景】

病历摘要:

患者,男性,26岁,发热,胸闷3周,加重1周。

患者3周前受凉后出现发热,最高体温39.5 ℃,轻咳,无痰。间断伴有前胸钝痛。当地诊所曾间断给予输液抗感染治疗,但胸闷逐渐加重,上午体温37 ℃,午后体温38 ℃左右。1周前出现持续性胸闷,明显乏力,前胸压迫感,平卧即出现咳嗽而被迫坐起。1 d前到当地医院行超声心动图检查提示中量心包积液,经超声心动图定位下进行诊断性心包穿刺,抽出淡黄色液体100 mL,为进一步诊治入院。发病以来睡眠差。体重无下降,大、小便正常。既往体健,否认肝炎等传染病史,否认外伤史。无烟酒嗜好。无遗传病家族史。

查体:T 37.5 ℃,P 98次/min,BP 130/80 mmHg。神志清,平卧位,浅表淋巴结未触及肿大。可见颈静脉轻度充盈,甲状腺不大,双肺呼吸音粗,未闻及干湿性啰音。心界向两侧扩大,心率98次/min,律齐,心音遥远,未闻及心脏杂音及心包摩擦音。腹软,无压痛,肝肋下1.5 cm,质软,无压痛,脾未及。双下肢无水肿。无奇脉。

心包积液常规:黏蛋白定性(Rivalta)试验(+),不凝固,有核细胞计数 2400×10^6/L, ADA 60 U/L, LDH 250 U/L。

要求:根据以上病历摘要,请将初步诊断、诊断依据(如有两个或以上诊断应分别列出各自诊断依据)、鉴别诊断、进一步检查与治疗原则写在答题纸上。
时间:15 min
评分标准
一、初步诊断
1. 急性渗出性心包炎。
2. 心包积液(结核性可能性大)。
二、诊断依据(初步诊断错误,诊断依据不得分)
1. 青年患者,男性,急性病程。
2. 发热、胸闷3周,加重1周。
3. 查体:半卧位,颈静脉轻度充盈,心界向两侧扩大,心音遥远。
4. 超声心动图检查示中量心包积液。
5. 心包积液为渗出液,ADA增高,LDH增高。
三、鉴别诊断
1. 病毒性心肌炎。
2. 心力衰竭。
3. 甲状腺功能减退症。
四、进一步检查
1. 胸部X射线片
2. 血常规,肝、肾功能,血沉,抗结核抗体。PPD试验。
3. 病毒学检查。
4. 心电图。
5. 心肌坏死标记物、BNP检查。
6. 甲状腺功能(血清TSH、TT_4、FT_4、TPOAb、TGAb)。
五、治疗原则
1. 休息、对症治疗。
2. 心包穿刺,缓解压迫症状。
3. 按“早期、规律、全程、适量、联合”原则抗结核治疗。

【要点小结】

结核性心包炎=结核+心包积液征。

心包积液征=心前区痛+呼吸困难+心界扩大+肝大+腹水+下肢水肿。

呼吸困难、心界扩大、心音遥远、Ewart征都是心包炎的特征诊断。

结核性心包炎一般不会出现大量的心包积液;诊断首选超声心动图,急救治疗首选心包穿刺。

第三节 消化系统疾病

一、胃食管反流病(助理不作要求)

【实训目标】

1. 能够阐述胃食管反流病的临床表现、诊断、鉴别诊断及治疗原则。
2. 会运用病例分析的方法和技巧分析临床典型病例。
3. 尊重患者,注重人文关怀。

【知识回顾】

胃食管反流病是指胃十二指肠内容物反流入食管引起的不适症状和(或)并发症的一组疾病。

1. 临床特点

(1)症状:胃灼烧、反酸、反食、吞咽困难、疼痛等。

(2)体征:一般无特殊体征。

2. 鉴别诊断

(1)与引起胸痛的其他疾病鉴别,如冠状动脉粥样硬化性心脏病等。

(2)与引起吞咽困难的疾病鉴别,如食管肿瘤等。

(3)与引起慢性咳喘的疾病鉴别,如慢性咽喉炎、哮喘等。

(4)与其他有反酸、烧心症状的疾病鉴别,如消化性溃疡等。

3. 进一步检查

(1)内镜检查。

(2)食管 24 h pH 监测。

(3)食管测压。

(4)食管滴酸试验。

4. 治疗原则

(1)改变生活方式和饮食习惯。

(2)药物治疗,主要是抑酸药物。

(3)抗反流手术治疗。

(4)内镜治疗。

(5)并发症的治疗。

【模拟临床场景】

病历摘要:

患者,男性,67 岁,间断反酸,烧心 6 年,症状频繁发作伴胸痛 1 个月。

患者 6 年前开始间断出现反酸,烧心,夜间或进食后明显,自服"雷尼替丁"治疗,症状可缓解,未系统诊治,近 1 个月来上述症状频繁发作伴胸骨后疼痛,疼痛于进食后明显,时有咽部异物感,自服"雷尼替丁"后症状未完全缓解,发病以来食欲可,睡眠及尿、便正常,体重无明显变化,既往体健,无特殊用药史。吸烟 40 余年,20 支/d。

查体:T 36.2 ℃,P 78 次/min,R 17 次/min,BP 135/85 mmHg,身高 155 cm,体重 78 kg。浅表淋巴结未触及肿大,双肺呼吸音清,未闻及干湿性啰音,心界不大,心律齐,各瓣膜听诊区未闻及杂音,腹平软,全腹无压痛,肝脾肋下未触及,未触及包块,Murphy 征(-)。双下肢无水肿。

血常规:Hb 125 g/L,RBC 4.3×10^{12}/L,WBC 4.9×10^{9}/L,分类正常,Plt 175×10^{9}/L;粪常规:镜检(-),隐血(-)。心电图如图

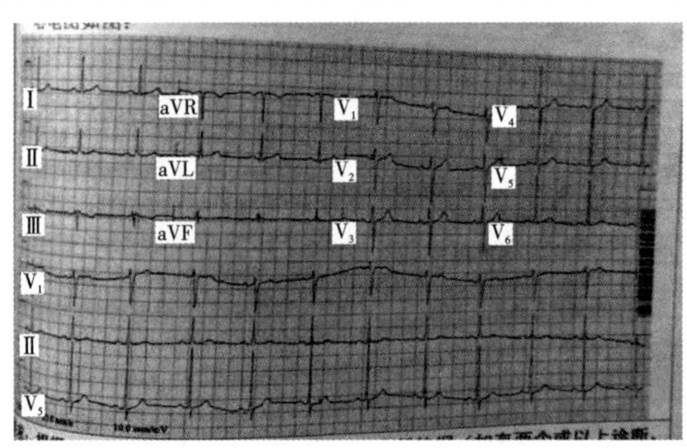

要求：根据以上病历摘要，请将初步诊断、诊断依据（如有两个或以上诊断应分别列出各自诊断依据）、鉴别诊断、进一步检查与治疗原则写在答题纸上。

时间：15 min

评分标准

一、初步诊断

胃食管反流病。

二、诊断依据（初步诊断错误，诊断依据不得分）

1. 老年男性，肥胖，慢性病程近期加重。

2. 间断反酸、烧心，夜间或进食后明显，加重伴胸骨后疼痛。

3. 以往服用雷尼替丁后症状可缓解。

4. 心电图大致正常。

三、鉴别诊断

1. 消化性溃疡。

2. 食管肿瘤。

3. 贲门失弛缓症。

4. 冠状动脉粥样硬化性心脏病。

四、进一步检查

1. 胃镜（必要时黏膜活检病理检查）。

2. 上消化道 X 射线钡剂造影检查。

3. 必要时行食管 pH 值监测及食管动力检查。

4. 酌情查血糖，胸部 X 射线片，超声心动图。

五、治疗原则

1. 调整生活方式，减轻体重，戒烟。

2. 首选质子泵抑制剂。

3. 抑酸剂按需治疗或维持治疗。

4. 酌情应用促胃肠动力药或黏膜保护药。

5. 酌情抗反流手术治疗。

【要点小结】

胃食管反流病=反流烧心+胸骨后痛+胃镜提示反流性食管炎。

反流性食管炎的特征性表现:反酸、烧心要谨记;一般确诊用内镜。

二、食管癌

【实训目标】

1. 能够阐述食管癌的临床表现及治疗原则。
2. 会运用病例分析的方法和技巧分析临床典型病例。
3. 尊重患者,注重人文关怀,让患者及其家属正确对待肿瘤疾病。

【知识回顾】

1. 临床特点

(1)年龄:50 岁以后多发。

(2)症状:早期偶有吞咽食物哽噎、停滞或异物感,胸骨后闷胀或疼痛。中晚期有进行性吞咽困难,转移侵犯时可有胸背疼痛等。

(3)体征:早期无特异体征。晚期可出现消瘦、贫血、营养不良或恶病质等,转移时可有浅表淋巴结肿大等。

2. 鉴别诊断

(1)反流性食管炎。

(2)贲门失弛缓症:吞咽困难常为间断性。内镜检查可鉴别。

(3)食管良性肿瘤。

(4)尚需与食管裂孔疝、食管静脉曲张、纵隔肿瘤、食管周围淋巴结肿大、左心房增大、主动脉瘤外压食管造成狭窄而产生的吞咽困难相鉴别。

3. 进一步检查

(1)食管钡餐检查。

(2)内镜检查。

(3)其他检查。

4. 治疗原则

(1)手术切除。

(2)化疗、放疗。

(3)支持治疗。

【模拟临床场景】

病历摘要:

患者,男性,66 岁。胸骨后疼痛 10 个月,吞咽困难半年。

患者 10 个月前无明显诱因出现胸骨后隐痛不适,进食时明显,无放射痛,未就诊。半年前出现吞咽困难,开始为进食馒头出现,近 2 个月进食米粥亦有困难,近日进食后呕吐,胸骨后疼痛加重。无反酸、烧心、口苦,自服莫沙必利无缓解。发病以来食欲减退,睡眠及大小便可,体重下降 8 kg。吸烟,20 支/d,不饮酒。喜食热烫食物。

查体:T 36.7 ℃,P 85 次/min,BP 130/80 mmHg。左侧锁骨上可触及蚕豆大淋巴结,质地较硬。睑结膜苍白。双肺呼吸音清,未闻及干湿性啰音。心界不大,心率 85 次/min,律齐。腹平软,无压痛、反跳痛。肝脾肋下未触及。双下肢轻度凹陷性水肿。

血常规:Hb 80 g/L,RBC 2.8×10^{12}/L,WBC 8.5×10^{9}/L,N 0.66,Plt 280×10^{9}/L。粪常规:镜检(-),隐血(+),尿常规(-)。

要求：根据以上病历摘要，请将初步诊断、诊断依据（如有两个或以上诊断应分别列出各自诊断依据）、鉴别诊断、进一步检查与治疗原则写在答题纸上。
时间：15 min
评分标准
一、初步诊断
食管癌（进展期）。
二、诊断依据（初步诊断错误，诊断依据不得分）
1. 中年男性，喜食热烫食物，有吸烟史。
2. 进行性吞咽困难、胸骨后疼痛，伴消瘦、呕吐。
3. 睑结膜苍白，左锁骨上可触及肿大淋巴结。
4. 实验室检查提示贫血，粪隐血阳性
三、鉴别诊断
1. 贲门失弛缓症。
2. 胃食管反流病。
3. 食管良性肿瘤。
4. 其他原因引起的食管良性狭窄。
四、进一步检查
1. 胃镜+胃黏膜活组织病理学检查。
2. 胸部 CT。
3. 腹部 B 超或上腹部增强 CT，血肿瘤标志物。
4. 必要时左锁骨上淋巴结病理检查。
五、治疗原则
1. 酌情放疗、化疗。
2. 酌情手术治疗。
3. 内镜介入治疗（如内镜下食管支架置入）。
4. 对症及支持治疗。

【要点小结】

食管癌=进食哽噎感（早期）+进行性吞咽困难（中晚期）+钡餐或内镜检查结果阳性（内镜下组织活检金标准）。

题干中出现老年患者进行性吞咽困难应首先想到“食管癌”，出现进行性排尿困难应想到“前列腺增生”出现进行性呼吸困难应想到“呼吸窘迫”。

与恶性肿瘤患者及家属应采取更容易使其接受的方式，加强人文关怀。

三、胃炎

【实训目标】

1. 能够阐述胃炎的临床表现、诊断、鉴别诊断及治疗原则。

2. 会运用病例分析的方法和技巧分析临床典型病例。

3. 尊重患者,注重人文关怀,培养爱伤观念。

【知识回顾】

胃炎是指各种病因引起的胃黏膜炎症。通常分为急性和慢性。

(一)急性胃炎

1. 临床特点

(1)症状:表现为上腹痛、恶心、呕吐和食欲缺乏等。

(2)体征:上腹部可有压痛。

2. 鉴别诊断

(1)急性胆囊炎:常在进油脂食物后急性起病,出现右上腹剧烈绞痛,阵发性加剧,常放射至右肩或右背部;Murphy 征阳性,B 超可提示诊断。

(2)急性胰腺炎:多有暴饮暴食或饮酒史,主要表现在上腹剧烈腹痛,可向腰背部放射,呕吐后腹痛不缓解,血、尿淀粉酶明显升高,B 超、CT 可提示诊断。

(3)急性阑尾炎:急性起病,转移性右下腹痛,麦氏点压痛,白细胞计数及中性粒细胞比例增高。

(4)消化道溃疡

3. 进一步检查　主要是急诊胃镜检查(24 ~48 h)。

4. 治疗原则

(1)去除诱因。

(2)药物治疗。

(3)合理饮食。

(4)对症处理。

(二)慢性胃炎

1. 临床特点

(1)症状:腹痛、腹胀、嗳气、恶心、食欲缺乏、贫血等。

(2)体征:一般无特殊体征,部分患者上腹部压痛。

2. 鉴别诊断

(1)消化性溃疡。

(2)胃癌。

(3)肝、胆、胰疾病。

3. 进一步检查

(1)胃镜及活组织检查。

(2)幽门螺杆菌检测。

(3)壁细胞抗体和内因子抗体检查。

(4)其他检查。

4. 治疗原则

(1)消除和避免刺激因素。

(2)根除幽门螺杆菌。

(3)对症治疗。

(4)定期随访。

【模拟临床场景】

病历摘要： 患者，男性，68 岁。黑便 2 d。 患者 2 d 前出现排黑色成形便，共 2 次，每次量约 100 g。近 1 d 排黑色糊状便 2 次，总量约 200 g。感乏力，活动后心悸，由卧位站起后头晕。无明显上腹痛。近期体重无明显变化。既往血脂异常病史 5 年，1 周前遵医嘱开始口服“阿司匹林”，100 mg/d。否认胃肠及肝病病史。 查体：T 36.9 ℃，P 88 次/min，R 22 次/min，BP 100/70 mmHg。未见肝掌及蜘蛛痣，浅表淋巴结未触及。睑结膜苍白，巩膜无黄染。双肺呼吸音清，未闻及干湿性啰音。心率 88 次/min，律齐。腹平坦，上腹深压痛，无反跳痛及肌紧张，肝脾未触及，未触及包块，肠鸣音活跃。双下肢无水肿。 血常规：Hb 108 g/L，RBC 3.7×10^{12}/L，WBC 9.8×10^{9}/L，N 0.80，Plt 116×10^{9}/L。粪常规：黑色糊状便，镜检（-），隐血（+）。总胆固醇 6.2 mmol/L，甘油三酯 2.7 mmol/L。
要求：根据以上病历摘要，请将初步诊断、诊断依据（如有两个或以上诊断应分别列出各自诊断依据）、鉴别诊断、进一步检查与治疗原则写在答题纸上。
时间：15 min
评分标准
一、初步诊断
1. 急性胃黏膜病变。
2. 血脂异常。
二、诊断依据（初步诊断错误，诊断依据不得分）
1. 急性胃黏膜病变。
（1）老年患者，急性起病。病前曾服用“阿司匹林”无明显上腹痛及胃肠病、肝病病史。
（2）黑便及体循环血容量不足表现。
（3）有贫血体征，上腹压痛，肝脾未触及，肠鸣音活跃。
（4）血红蛋白降低，粪隐血阳性。
2. 血脂异常　既往血脂异常病史，实验室检查示血脂增高。
三、鉴别诊断
1. 胃癌合并出血。
2. 消化性溃疡合并出血。
3. 肝硬化合并出血。
四、进一步检查
1. 胃镜。
2. 复查粪常规及隐血、血常规。
3. 肝、肾功能，血型，凝血常规检查。
4. 腹部 B 超。
5. 择期性幽门螺杆菌检测。
五、治疗原则
1. 暂停用阿司匹林。
2. 限制饮食，卧床休息。

3. 补液,营养支持、必要时输血。
4. 应用抑酸药(PPI),可口服胃黏膜保护药。
5. 若有幽门螺杆菌感染,择期行抗幽门螺杆菌治疗。

【要点小结】

急性胃炎=急性病程+上腹部不适或隐痛+不洁饮食或非甾体抗炎药服用史+黑便(有或无)。

慢性胃炎=慢性病程+上腹不适或隐痛+恶心嗳气+无周期性。

诊断时要注意鉴别慢性胃炎和消化性溃疡,慢性胃炎一般无周期性腹痛、消化性溃疡一般有周期性上腹隐痛;慢性胃炎又分为浅表性胃炎和萎缩性胃炎,前者红白相间以红为主,后者红白相间以白为主。

四、消化性溃疡

【实训目标】

1. 能够阐述消化性溃疡的临床表现、诊断、鉴别诊断及治疗原则。
2. 会运用病例分析的方法和技巧分析临床典型病例。
3. 尊重患者,注重人文关怀,促进爱伤观念、钻研精神的养成。

【知识回顾】

消化性溃疡主要指发生在胃和十二指肠的慢性溃疡。因溃疡的形成主要与胃酸-胃蛋白酶的消化作用有关而得名。

1. 临床特点

(1)年龄:十二指肠溃疡好发于青壮年,胃溃疡的发病年龄较迟。

(2)个人生活史:有饮食和起居不规律,常有烟、酒嗜好和喜食辛辣刺激性食物等。

(3)症状:上腹痛是主要症状。临床特点:慢性过程,可达数年至数十年;周期性发作,常呈季节性,多在秋冬或冬春之交发病;节律性,与进食相关,十二指肠溃疡表现为饥饿痛,进食后缓解,胃溃疡表现为约餐后1 h发生,经1~2 h逐渐缓解;疼痛性质为钝痛、灼痛、胀痛、剧痛或饥饿样不适感.可伴嗳气、饱胀或黑便。

(4)体征:一般缺乏特异性体征。溃疡活动时可有上腹部轻压痛,少数可因慢性失血或营养不良而有贫血貌。

2. 鉴别诊断

(1)功能性消化不良:可有上腹痛、反酸、胃灼热,临床症状酷似消化性溃疡,但X射线和胃镜检查可完全正常或只有轻度胃炎。

(2)胃泌素瘤:能分泌大量促胃蛋白酶促胃液素,刺激胃黏膜壁细胞分泌大量胃酸,使上消化道经常处于酸性环境,导致在不典型部位发生多发性、难治性溃疡。普通制酸药物疗效不好。

(3)胃癌:疼痛无规律,病程较短,进展较快,抗酸疗效差,胃镜和活检病理可鉴别。

(4)胆囊炎和胆石症:疼痛位于右上腹,放射至背部,常与进食油腻食物有关,常伴发热和黄疸易于鉴别。

3. 进一步检查

(1)胃镜检查。

(2)幽门螺杆菌检测。

(3)胃液分析。

(4)大便隐血试验。

4. 治疗原则

(1)一般治疗:戒烟、酒,避免辛辣食物等。

(2)对症治疗:促动力药,中和胃酸等。

(3)抑制胃酸分泌:质子泵抑制药。

(4)保护胃黏膜。

(5)治疗幽门螺杆菌。

(6)必要时手术治疗。

【模拟临床场景】

病历摘要: 患者,男性,48 岁。间断上腹部隐痛 10 年,再发伴呕吐 3 d。 患者 10 年前开始无明显诱因反复出现上腹部隐痛,以剑突下为著,伴反酸、嗳气、腹胀,疼痛多于季节交替、夜间发生。自服“雷尼替丁”、“铝碳酸镁”后症状可缓解。3 d 来症状再发,伴腹胀、反复呕吐隔夜食物,呕吐物量大。发病以来食欲、睡眠欠佳,大便量减少,尿正常,体重无明显变化。有吸烟史,不饮酒。 查体:T 36.5 ℃,P 90 次/min,R 18 次/min,BP 110/70 mmHg。巩膜无黄染,浅表淋巴结未触及肿大。双肺呼吸音清,未闻及干湿性啰音。心率 90 次/min,律齐。腹平软,上腹深压痛,肝脾肋下未触及,未触及包块,振水音(+),移动性浊音(-)。双下肢无水肿。 血常规:Hb 131 g/L,RBC 4.7×10^{12}/L,WBC 6.2×10^{9}/L,N 0.65,Plt 195×10^{9}/L。粪常规:镜检(-),隐血(-),肝肾功能正常。
要求:根据以上病历摘要,请将初步诊断、诊断依据(如有两个或以上诊断应分别列出各自诊断依据)、鉴别诊断、进一步检查与治疗原则写在答题纸上。
时间:15 min
评分标准
一、初步诊断
1. 十二指肠溃疡。
2. 幽门梗阻。
二、诊断依据(初步诊断错误,诊断依据不得分)
1. 中年男性,慢性病程,反复发作。
2. 节律性上腹痛,夜间发作为主,抑酸药物及胃黏膜保护剂治疗有效,此次发作伴有腹胀、呕吐宿食。
3. 上腹部深压痛,振水音(+)。
三、鉴别诊断
1. 胃癌。
2. 肠梗阻。
3. 胆石症、胆囊炎。
4. 慢性胃炎、胃溃疡(答出一项即得分)。
四、进一步检查
1. 胃镜,必要时胃黏膜活组织病理检查。
2. 血糖及电解质、动脉血气分析。
3. 立卧位腹部 X 射线平片。
4. 幽门螺杆菌相关检测。

5. 腹部B超或上腹部CT检查。
6. 肿瘤标志物检测。
五、治疗原则
1. 禁食。
2. 营养支持治疗,维持水电解质平衡。
3. 胃肠减压。
4. 静脉应用抑酸剂治疗。
5. 必要时手术治疗。

【要点小结】

胃溃疡=中老年+慢性周期性餐后痛。

十二指肠溃疡=青壮年+慢性周期性饥饿痛+夜间痛。

消化性溃疡合并出血=胃或十二指肠溃疡+呕血黑便+休克症状。

胃溃疡特征性表现:进食、疼痛、缓解。

十二指肠溃疡的特征性表现:疼痛、进食、缓解。

五、消化道穿孔

【实训目标】

1. 能够阐述消化道穿孔的临床表现、诊断、鉴别诊断及治疗原则。
2. 会运用病例分析的方法和技巧分析临床典型病例。
3. 尊重患者,注重人文关怀。

【知识回顾】

由于消化性溃疡不断加深,穿透肌层,浆膜层,最后穿透胃或肠壁而发生穿孔。

1. 临床特点

(1)病史:多有消化道溃疡病史,且近期症状加重。

(2)症状:突然剧烈腹痛,呈刀割样或烧灼样,可伴恶心、呕吐、发热等。腹痛初起位于上腹部,迅速蔓延至全腹。

(3)体征:有明显腹膜炎体征,呈“板状腹”。叩诊肝浊音界消失,听诊肠鸣音消失。

2. 鉴别诊断　主要与其他急腹症鉴别。

3. 进一步检查

(1)立位腹部X射线平片:可见膈下游离气体。

(2)诊断性腹腔穿刺。

(3)其他检查。

4. 治疗原则

(1)持续胃肠减压,禁食。

(2)抑制胃酸分泌。

(3)必要时急诊行手术治疗。

(4)支持和对症治疗。

【模拟临床场景】

病历摘要： 患者，男性，30 岁，餐后突发上腹部剧痛 12 h。 12 h 前晚餐后突然出现上腹部"刀割"样疼痛，呈持续性，伴恶心，呕吐。30 min 后腹痛波及右下腹，逐渐弥漫至全腹。自服止痛药无效，发病以来未进行饮食，未排尿、排便。既往有十二指肠溃疡病史 4 年。未正规治疗。无药物过敏史及手术、外伤史。无烟酒嗜好。 查体：T 38.9 ℃，P 118 次/min。R 26 次/min。BP 135/80 mmHg。神态清楚，痛苦面容。屈曲体位。浅表淋巴结未触及肿大。巩膜无黄染。口唇无发绀。心脏检查未见异常。腹平坦，腹式呼吸消失，全腹明显压痛，反跳痛，肌紧张呈板样。肝脾触诊不满意，肝浊音界消失。移动性浊音(±)，听诊未闻及肠鸣音。 血常规：Hb 126 g/L，WBC 21.0×10^9/L，N 0.88，Plt 280×10^9/L。
要求：根据以上病历摘要，请将初步诊断、诊断依据（如有两个或以上诊断应分别列出各自诊断依据）、鉴别诊断、进一步检查与治疗原则写在答题纸上。
时间：15 min
评分标准
一、初步诊断
1. 急性弥漫性腹膜炎。
2. 十二指肠溃疡穿孔。
二、诊断依据（初步诊断错误，诊断依据不得分）
1. 急性弥漫性腹膜炎。
(1)体温 38.9 ℃，腹式呼吸消失，板样腹。全腹有压痛，反跳痛，肠鸣音消失。
(2)血白细胞总数及中性粒细胞比例增高。
2. 十二指肠溃疡穿孔。
(1)餐后突发上腹痛"刀割"样疼痛，腹痛很快波及右下腹、全腹。
(2)十二指肠溃疡病史，未正规治疗。
(3)查体：肝浊音界消失，腹膜炎体征。
三、鉴别诊断
1. 急性阑尾炎。
2. 急性胆囊炎。
3. 急性胰腺炎。
4. 急性肠梗阻。
四、进一步检查
1. 立位腹部 X 射线平片。
2. 腹部 CT 或 B 超。
3. 血、尿淀粉酶测定。
4. 诊断性腹腔穿刺。
五、治疗原则
1. 禁饮食，胃肠减压。

2. 补液,维持水电解质平衡。
3. 急症手术治疗(溃疡穿孔修补术)。
4. 抗菌药物治疗。
5. 术后正规抗溃疡药物治疗。

【要点小结】

消化性溃疡合并穿孔=突发剧烈上腹痛+腹膜炎三联征(压痛、反跳痛、肌紧张)+膈下游离气体。

DU 的穿孔多发生于前壁。后壁溃疡穿孔易与邻近组织或脏器粘连而穿透实质脏器,胃内容物不流入腹腔,此称穿透性溃疡,有剧烈背痛。如穿透入胰,血清淀粉酶显著升高。

GU 的游离穿孔多发生于胃小弯,主要表现为突发剧烈腹痛,先出现于上腹,继之逐步延及全腹,持续而加剧,腹壁呈板样僵直,有压痛和反跳痛,可出现气腹症,呼吸音减弱、肠鸣音减弱或消失。

六、消化道出血

【实训目标】

1. 能够阐述消化道出血的临床表现、鉴别诊断及治疗原则。

2. 会运用病例分析的方法和技巧分析临床典型病例。

3. 尊重患者,注重人文关怀,促进爱伤观念、钻研精神的养成。

【知识回顾】

消化道出血是指从食管到肛门之间的消化道发生出血。屈氏韧带以上的出血称为上消化道出血,屈氏韧带以下至回盲部的出血为中消化道出血,回盲部以下的出血为下消化道出血。

1. 临床特点

(1)症状:消化道出血的临床表现取决于出血量、出血速度和出血部位及病变性质,并与患者的循环代偿功能有关。常见的临床表现有呕血、黑便、便血、失血性周围循环衰竭、贫血、发热、氮质血症。

(2)体征:出血时常有不同程度的贫血表现,并可有不同程度的循环血量不足的表现,如心率加快、血压降低等。肠鸣音活跃及亢进往往提示有活动性出血。肿瘤相关出血可能触及腹部的包块。

2. 鉴别诊断

(1)上消化道出血:消化性溃疡、食管胃底静脉曲张破裂、急性糜烂出血性胃炎和胃癌为常见原因。

(2)中消化道出血:包括血管畸形、克罗恩病、小肠憩室、小肠肿瘤及缺血性疾病等。

(3)下消化道出血:最常见的病因为痔和肛裂,其他为肠息肉、结直肠癌、炎症性肠病等。

3. 进一步检查

(1)凝血功能检查。

(2)腹部超声。

(3)急诊未经及胃黏膜组织病理学检查。

(4)幽门螺杆菌相关检查。

4. 治疗原则

(1)一般急救措施 卧位,保持呼吸道通畅,避免窒息,禁食。生命体征监测,观察出血量的变化,有无活动性出血。

(2)积极补充血容量。

(3)止血措施　三腔二囊管止血,内镜止血,生长抑素等药物止血。

【模拟临床场景】

病历摘要: 患者,男性,40 岁。反复上腹痛 6 年,常于秋冬换季时发生,餐后出现,至下一餐前缓解。口服法莫替丁后症状减轻,未规律诊治。2 周前因咽痛、咳嗽、发热,口服"退热药"2 次,此后再次出现上腹痛。2 d 前发现排出成型黑便,2 次/d,50 ~ 100 g/次,伴乏力。4 h 前恶心,呕吐咖啡样液体 1 次,量约 200 mL,自觉头晕、心慌,故来院急诊。 既往史:否认肝病史。饮酒 10 余年,每周 1 ~ 2 次,50 ~ 100 mL/次。否认药物及食物过敏史。 查体:BP 90/60 mmHg,P 108 次/min。贫血貌,神志清楚。结膜苍白,巩膜无黄染,未见肝掌及蜘蛛痣。浅表淋巴结无肿大。心肺查体无异常。腹平坦,上腹轻压痛,未触及明显包块,肠鸣音 8 次/min 。 实验室检查:血 WBC 10.6×10^9/L,Hb 82 g/L,血 ALT 30 U/L,TBil 18.5 mmol/L,BUN 11.6 mmol/L。
要求:根据以上病历摘要,请将初步诊断、诊断依据(如有两个或以上诊断应分别列出各自诊断依据)、鉴别诊断、进一步检查与治疗原则写在答题纸上。
时间:15 min
评分标准
一、初步诊断
1. 胃溃疡并上消化道出血。
2. 失血性贫血(中度)。
二、诊断依据(初步诊断错误,诊断依据不得分)
1. 中青年男性,慢性病程,急性加重。
2. 节律性上腹痛多年,餐后痛为主,近期口服"退热药",并出现呕血及黑便,伴心慌、头晕。否认肝病史,有慢性饮酒史。
3. 查体发现心率加快,未见肝掌和蜘蛛痣,上腹部轻压痛,肝脾未触及。
4. 实验室检查发现白细胞略升高,中度贫血,肝功能正常,血 BUN 升高。
三、鉴别诊断
1. 胃癌。
2. 食管胃底静脉曲张破裂出血。
3. 急性胃黏膜病变。
四、进一步检查
1. 凝血酶原时间及活动度,血型。
2. 其他常规血液生化检查。
3. 腹部超声。
4. 急诊胃镜及胃黏膜活组织病理学检查。
5. 幽门螺杆菌相关检查。
五、治疗原则
1. 禁食,卧床,吸氧。
2. 补充血容量,视生命体征稳定情况及血红蛋白变化决定是否输血。

3. 静脉应用质子泵抑制剂。
4. 急诊胃镜，必要时内镜下止血治疗。
5. 如幽门螺杆菌阳性，可在出血停止后行根除幽门螺杆菌治疗，减少溃疡及出血复发。

【要点小结】

根据病史、临床特点判断消化道出血的出血原因对治疗非常关键，要熟练掌握。

七、胃癌

【实训目标】

1. 能够阐述胃癌的临床表现、诊断、鉴别诊断及治疗原则。
2. 会运用病例分析的方法和技巧分析临床典型病例。
3. 尊重患者，注重人文关怀，培养爱伤观念。

【知识回顾】

1. 临床特点

(1)年龄：多见中老年。

(2)症状：早期多无症状，进展期可有上腹疼痛、食欲缺乏、体重下降等。

(3)体征：主要体征为腹部肿块，多在上腹部处，有压痛。晚期可有锁骨上淋巴结肿大和腹部盆腔转移体征。

2. 鉴别诊断

(1)良性胃溃疡。

(2)胃息肉：通过组织病理活检证实。

(3)慢性胃炎。

3. 进一步检查

(1)胃镜检查和活检。

(2)钡餐检查。

(3)腹部超声和 CT。

(4)其他检查。

4. 治疗原则

(1)手术切除。

(2)化疗、放疗。

(3)支持治疗。

【模拟临床场景】

病历摘要： 患者，女性，70 岁。反复中上腹痛 1 年，加重伴食欲缺乏、乏力、消瘦 6 个月。 1 年前无明显诱因出现中上腹隐痛，疼痛无规律，无放射痛，可自行缓解，伴嗳气，无反酸。近 6 个月腹痛加重，出现食欲缺乏、乏力。发病以来大便量少，体重下降约 10 kg。既往体健，无饮酒嗜好。吸烟史 50 年，10 支/d。

查体:T 36.2 ℃,P 90 次/min,R 19 次/min,BP 115/65 mmHg。神志清楚,贫血貌。浅表淋巴结未触及肿大。巩膜无黄染。双肺呼吸音清,未闻及干湿性啰音,心率 90 次/min,各瓣膜听诊区未闻及杂音。腹平软,剑突下压痛(+),无反跳痛,中上腹部可触及包块,大小约 4 cm×3 cm,质硬、边界不清、不固定,肝脾肋下未触及,Murphy 征(-),移动性浊音(-),肠鸣音 3 次/min。双下肢无水肿。 血常规:Hb 75 g/L,RBC 2.9×10^{12}/L,WBC 7.8×10^{9}/L,N 0.65,L 0.34,Plt 220×10^{9}/L。粪常规:镜检(-),隐血(++)。
要求:根据以上病历摘要,请将初步诊断、诊断依据(如有两个或以上诊断应分别列出各自诊断依据)、鉴别诊断、进一步检查与治疗原则写在答题纸上。
时间:15 min
评分标准
一、初步诊断
进展期胃癌。
二、诊断依据(初步诊断错误,诊断依据不得分)
1. 老年女性。长期吸烟史。
2. 反复中上腹隐痛、食欲缺乏、消瘦。
3. 上腹部可触及包块、边界不清、质硬、不固定;剑突下压痛(+)。
4. 贫血貌,血常规示小细胞贫血,Hb 75 g/L。
5. 粪隐血(++)。
三、鉴别诊断
1. 消化性溃疡。
2. 肠道恶性肿瘤。
3. 胰腺癌。
4. 肝癌。
四、进一步检查
1. 胃镜+活组织病理检查。
2. 腹部 CT。
3. 胸部 X 射线片或胸部 CT。
4. 血肿瘤标志物。
五、治疗原则
1. 补液、营养支持治疗。
2. 纠正贫血。
3. 酌情行胃癌根治术。
4. 酌情化疗。

【要点小结】

胃癌=老年人+上腹痛+腹部包块+消瘦+黑便+左锁骨上淋巴结增大+钡餐龛影。

老年患者,不明原因的消瘦,不明原因的出血,无痛性淋巴结肿大,均应考虑癌症的可能。

八、肝硬化

【实训目标】

1. 能够阐述肝硬化的临床表现、诊断、鉴别诊断及治疗原则。

2. 会运用病例分析的方法和技巧分析临床典型病例。

3. 尊重患者,注重人文关怀。

【知识回顾】

肝硬化多与肝炎相关,是纤维化的结果,并发症较多。主要表现为肝功能减退和门静脉高压症状。

1. 临床特点

(1)病史:多有病毒性肝炎、长期饮酒、血吸虫病等病史。

(2)症状:乏力、出血倾向、贫血,恶心、呕吐、食欲缺乏、腹胀,腹水形成、黄疸等。

(3)体征:慢性病容、蜘蛛痣、毛细血管扩张、肝掌、男性乳腺发育,脾大、门脉侧支循环建立和开放、腹水征阳性。

2. 鉴别诊断

(1)与引起肝大的疾病鉴别:淤血性肝大、肝血吸虫病、肝包虫病等。

(2)与引起腹水的疾病鉴别:结核性腹膜炎、缩窄性心包炎等。

(3)与其他疾病鉴别:溃疡病、胃癌等。

3. 进一步检查

(1)肝功能及生化检查。

(2)肝炎病毒学检查。

(3)腹水检查。

(4)上消化道 X 射线检查。

(5)内镜检查。

(6)腹腔镜检查。

(7)肝穿刺活组织检查。

4. 治疗原则

(1)一般治疗:休息,调整饮食等。

(2)保肝药物治疗。

(3)腹水的治疗:利尿、补蛋白、穿刺、浓缩回输等。

(4)必要时手术治疗。

(5)并发症治疗。

【模拟临床场景】

病历摘要:

患者,男性,46 岁。腹胀半年,加重伴双下肢水肿 1 个月。

患者半年前开始出现腹胀,劳累后明显,偶有心悸,胸闷,乏力,未诊治。近一个月上述症状加重。并出现双下肢水肿,于门诊就诊。发病以来食欲减退,大小便不成形,尿色黄,近 3 天尿量为 500 mL/d,体重无明显变化。既往 2 年前体检时发现"脂肪肝",未治疗。否认传染病史,无手术外伤史,大量饮酒 25 年,不吸烟。否认遗传病家族史。

查体:T 35.8 ℃,P 80 次/min,R 22 次/min,BP 130/70 mmHg。神志清楚,慢性病容,面部可见皮肤毛细血管扩张,浅表淋巴结未触及肿大,双肺呼吸音清,未闻及干湿性啰音。心界不大,心率 80 次/min,律齐,各瓣膜听诊区未闻及杂音。全腹膨隆,无压痛及反跳痛,肝脾触诊不满意,液波震颤(+)。双下肢凹陷性水肿。

血常规：Hb 90 g/L，RBC 3.1×10^{12}/L，WBC 6.9×10^9/L，N 0.58，Plt 85×10^9/L，ALT 58 U/L，AST 85 U/L，总蛋白 65 g/L，白蛋白 24 g/L，Cr 110 μmol/L。
要求：根据以上病历摘要，请将初步诊断、诊断依据（如有两个或以上诊断应分别列出各自诊断依据）、鉴别诊断、进一步检查与治疗原则写在答题纸上。
时间：15 min
评分标准
一、初步诊断
1. 酒精性肝硬化失代偿期。
2. 腹水。
3. 脾功能亢进。
二、诊断依据（初步诊断错误，诊断依据不得分）
1. 中年患者，男性，慢性病程，有脂肪肝及长期大量饮酒史。
2. 腹胀、心悸、胸闷、乏力半年，尿量减少，大量饮酒史 25 年。
3. 查体：面部可见皮肤毛细血管扩张，全腹膨隆，肝脾触诊不满意，液波震颤（+）。双下肢凹陷性水肿。
4. 实验室检查：血中性粒细胞比例正常，血红蛋白浓度、红细胞及血小板计数减少。转氨酶增高，白蛋白减少，白/球蛋白倒置。
三、鉴别诊断
1. 其他病因导致的肝硬化（如病毒性肝硬化、自身免疫性肝硬化）。
2. 结核性腹膜炎。
3. 心源性水肿 。
4. 肾性水肿。
5. 布-加综合征。
四、进一步检查
1. 血脂，血电解质，凝血功能，肝炎病毒标志物及自身抗体。
2. 腹部及血管 B 超或 CT 检查。
3. 腹腔穿刺，腹水常规、生化、ADA、病原学及细胞学检查。
4. 心电图及超声心动图检查。
5. 胃镜检查。
五、治疗原则
1. 休息，戒酒，限盐限水，避免粗糙及刺激性食物。
2. 输注白蛋白。
3. 联合应用排钾或保钾利尿剂。
4. 酌情放腹水，维持水电解质酸碱平衡。
5. 应用保肝及降门脉压药物。

【要点小结】

肝硬化=慢性肝病史+门静脉高压（肝大、腹水）+肝功能减退（蜘蛛痣）+B 超肝脏缩小。

诊断注意区分肝硬化和病毒性肝炎。肝硬化一般有肝炎病史及门脉高压症的症状，肝功能正常或轻度异常；病毒性肝炎一般无门脉高压症的症状，肝功能显著异常。

九、非酒精性脂肪性肝病

【实训目标】

1. 能够阐述非酒精性脂肪肝的临床表现及治疗原则。

2. 会运用病例分析的方法和技巧分析临床典型病例。

3. 尊重患者，理解患者，注重人文关怀。

【知识回顾】

非酒精性脂肪性肝病（NAFLD）是指除酒精和其他明确的肝损害以外因素所致的，以弥漫性肝细胞大泡性脂肪变为主要特征的临床病理综合征，是与胰岛素抵抗和遗传易感性密切相关的获得性代谢应激性肝损伤。其中包括单纯性脂肪肝（SFL）、非酒精性脂肪性肝炎（NASH）及其相关肝硬化。

1. 临床特点

（1）症状：脂肪肝阶段的患者多无自觉症状，部分可有乏力、消化不良、肝区隐痛。

（2）体征：查体可有肝大，质地韧，表面光滑，一般无触痛。代谢综合征患者可有体重超重和（或）内脏性肥胖、空腹血糖增高、血脂紊乱、高血压等代谢综合征相关表现。

（3）实验室检查：单纯脂肪肝者实验室检查可正常。脂肪性肝炎阶段可出现肝酶异常，存在肝纤维化者，可出现 γ-谷氨酰转移酶（GGT）升高。肝硬化阶段肝功能化验异常同其他原因肝硬化。可有血脂异常及血糖异常等代谢综合征表现。

2. 鉴别诊断

（1）需除外酒精性肝病、慢性病毒性肝炎、自身免疫性肝病、肝豆状核变性等可导致脂肪肝的特定疾病。

（2）需除外药物（他莫昔芬、胺碘酮、甲氨蝶呤、糖皮质激素）、全胃肠外营养、炎症性肠病、甲状腺功能减退症、库欣综合征、乏 β 脂蛋白血症以及与先天性胰岛素抵抗综合征等相关的脂肪肝。

3. 进一步检查

（1）超声。

（2）CT。

（3）肝脏穿刺肝活组织检查。

4. 治疗原则

（1）基本治疗：纠正原发病及其危险因素。合理饮食，适量运动，纠正不良生活方式和行为。

（2）避免加重肝脏损害：防止体重急剧下降、滥用药物及其他可能诱发肝病恶化的因素。

（3）胰岛素增敏剂：合并 2 型糖尿病、糖耐量损害、空腹血糖增高以及内脏性肥胖者，可考虑应用二甲双胍和噻唑烷二酮类药物，以期改善胰岛素抵抗和控制血糖。

（4）降血脂药。

（5）针对肝病的药物　有肝酶学异常等炎症表现时可适当应用保肝药物。

【模拟临床场景】

病历摘要：

患者，男性，42 岁。体检发现肝功能异常 3 年，无特殊不适。患者 3 年前于常规体检发现血 ALT 78 U/L，AST 58 U/L，其余化验检查结果正常。无特殊不适，未诊治。此后数次检查肝功能均有异常，1 周前再次做肝功能检查：ALT 98 U/L，AST 75 U/L，GGT 99 U/L 。

既往史:否认肝炎病史,偶尔饮酒。无特殊药物服用史。 查体:BP 130/80 mmHg,P 78 次/min,身高 178 cm,体重 88 kg,BMI 29.1 kg/m^2。巩膜无黄染,未见肝掌及蜘蛛痣。皮肤未见出血点。肝脏肋下 2 cm,质地韧,表面光滑,边缘整齐,无触痛,脾未触及。余无特殊发现。 腹部超声:发现肝区近场回声弥漫性增强,远场回声逐渐衰减。肝脏轻度大,边缘较圆钝。脾脏厚度正常。
要求:根据以上病历摘要,请将初步诊断、诊断依据(如有两个或以上诊断应分别列出各自诊断依据)、鉴别诊断、进一步检查与治疗原则写在答题纸上。
时间:15 min
评分标准
一、初步诊断
1. 非酒精性脂肪性肝炎。
2. 肥胖。
二、诊断依据(初步诊断错误,诊断依据不得分)
1. 青年男性,慢性病程;无酗酒及肝炎病史。
2. 无特殊不适,多次发现肝功能异常,除 ALT 及 AST 外,近期发现 GGT 异常。
3. BMI 29.1 kg/m^2。未见肝掌、蜘蛛痣。肝脏肋下 2 cm,质地韧,表面光滑,边缘整齐,无触痛。脾未触及。
4. 腹部超声示肝区近场回声弥漫性增强,远场回声逐渐衰减。肝脏轻度大。
三、鉴别诊断
1. 病毒性肝炎。
2. 自身免疫性肝病。
3. 肝脏肿瘤。
四、进一步检查
1. 血脂、血糖。
2. 各型肝炎病毒学指标。
3. 自身免疫性肝病指标。
4. 甲胎蛋白。
5. 必要时肝穿刺活检行病理学检查。
五、治疗原则
1. 饮食控制,低脂、低糖、高纤维素饮食。
2. 减重及身体锻炼,采取中等量有氧运动,逐步减轻体重。
3. 若诊断为糖尿病,必要时应用降糖药,以应用胰岛素增敏剂二甲双胍和噻唑烷二酮类药物为主。
4. 若血脂明显异常,可考虑应用降脂药。
5. 若肝功能持续异常,可应用保肝药物。

【要点小结】

非酒精性脂肪性肝病=除外已知肝损害因素+弥漫性脂肪肝。

十、肝癌

【实训目标】

1. 能够阐述肝癌的临床表现、诊断、鉴别诊断及治疗原则。
2. 会运用病例分析的方法和技巧分析临床典型病例。
3. 尊重患者，注重人文关怀，促进爱伤观念，钻研精神的养成。

【知识回顾】

原发性肝癌的病因和发病机制尚未确定。目前认为与肝硬化、病毒性肝炎、黄曲霉素等某些化学致癌物质和水土因素有关。乙肝后肝硬化是我们国家最主要病因。

1. 临床特点

(1)既往史：可有肝炎、肝硬化病史。

(2)症状：起病隐匿，早期缺乏典型症状，中晚期可有肝区疼痛可放射至右肩和右背部、食欲减退、乏力、消瘦、低热、腹胀、贫血、黄疸等症状。

(3)体征：早期无特异体征。中晚期可有肝大等。

(4)特异指标 AFP：AFP≥400 μg/L 且>1 个月，AFP≥200 μg/L 且>2 个月，排除活动性肝病，无妊娠和生殖腺胚胎源性肿瘤，肝癌诊断成立。

2. 鉴别诊断

(1)其他原因引起的 AFP 增高：生殖腺胚胎瘤、少数转移性肿瘤如肝转移以及肝炎、肝硬化患者及孕妇等。

(2)肝内其他占位性病变：肝血管瘤、多囊肝、肝脓肿等。

3. 进一步检查

(1)监测甲胎蛋白(AFP)。

(2)B 超、CT 检查。

(3)肝穿刺活检。

(4)肝功能检查。

4. 治疗原则

(1)手术切除。

(2)化疗、放疗。

(3)支持治疗。

【模拟临床场景】

病历摘要：

患者，男性，57 岁。右上腹疼痛 3 个月，发热 10 d。

患者 3 个月前开始无明显诱因出现右上腹疼痛，呈持续性胀痛，无放射，逐渐加重，未诊治。10 d 来发热，体温最高达 37.8 ℃，伴乏力、腹胀、食欲缺乏、尿少、尿黄。无咳嗽、咳痰。近日自觉腹围较前增加。发病以来食欲差，睡眠不佳，大便如常，体重下降 4 kg。既往发现 HBsAg(+)10 年，无烟酒嗜好。无遗传病家族史。

查体：T 37.4 ℃，P 90 次/min，R 18 次/min，BP 100/70 mmHg。巩膜轻度黄染，前胸部可见蜘蛛痣。浅表淋巴结未触及肿大。双肺未闻及干湿性啰音，心界不大，心率 90 次/min，律齐。腹部膨隆，脐周可见静脉曲张，无压痛及反跳痛，肝肋下 3 cm，剑突下 4 cm，质硬，无触痛，Murphy 征(-)，脾肋下 3 cm，移动性浊音(+)。双下肢凹陷性水肿。

血常规：Hb 128 g/L，RBC $4.7×10^{12}$/L，WBC $24×10^{9}$/L，N 0.65，Plt $60×10^{9}$/L。粪常规：镜检(-)，隐血(-)。血总胆红素 38.5 μmol/L，直接胆红素 23.2 μmol/L，白蛋白 28 g/L，球蛋白 38 g/L，ALT 60 U/L，AST 98 U/L，PT 145 s(对照 13 s)，HBsAg(+)，AFP 412 ng/mL。

腹部 B 超：肝右叶近肝门见一大小约 7.0 cm×5.5 cm 病灶，边界不清，内部回声不均匀。

要求:根据以上病历摘要,请将初步诊断、诊断依据(如有两个或以上诊断应分别列出各自诊断依据)、鉴别诊断、进一步检查与治疗原则写在答题纸上。
时间:15 min
评分标准
一、初步诊断
1. 原发性肝癌。
2. 乙型肝炎肝硬化失代偿期。
3. 脾功能亢进。
二、诊断依据(初步诊断错误,诊断依据不得分)
1. 原发性肝癌
(1)中年男性,慢性病程。
(2)持续性右上腹疼痛、低热、体重下降。
(3)黄疸,肝大、质硬。
(4)血 AFP 增高。
(5)B 超提示肝脏占位性病变。
2. 乙肝肝硬化失代偿期,脾功能亢进
(1)长期 HBsAg(+)。
(2)巩膜黄染、蜘蛛痣、腹壁静脉曲张、脾大、腹水征阳性。
(3)白细胞减少,血小板减少,低白蛋白血症、白/球蛋白倒置。
三、鉴别诊断
1. 肝脓肿。
2. 转移性肝癌。
3. 其他肝脏肿瘤或病变(答出其中任意一项即得分)。
4. 胆囊炎。
四、进一步检查
1. 上腹部增强 CT 或 MRI 检查。
2. 血 HBV DNA、其他肿瘤标志物(如 CEA)。
3. 腹腔穿刺,腹水常规、生化、细胞学、病原学检查。
4. 肝脏肿物穿刺活组织病理检查、肝动脉造影、胃镜检查(答出其中一项即可得分)。
5. 胸部 X 射线片或胸部 CT。
五、治疗原则
1. 经肝动脉栓塞、化疗。
2. 酌情考虑手术治疗。
3. 酌情抗病毒治疗。
4. 放射及其他局部治疗。
5. 保肝、利尿、纠正低蛋白血症、对症治疗。

【要点小结】

肝癌=乙肝病史+右上腹痛+肝大+右上腹肿块+AFP 增高+B 超肝脏占位性病变。

肝硬化和病毒性肝炎区分:肝硬化一般有肝炎病史及门脉高压症的症状,肝功能正常或轻度异常;病毒性肝炎一般无门脉高压症的症状,肝功能显著异常。

十一、胆石症、胆道感染

【实训目标】

1. 能够阐述胆石症、胆道感染的临床表现、诊断、鉴别诊断及治疗原则。

2. 会运用病例分析的方法和技巧分析临床典型病例。

3. 尊重患者,注重人文关怀,促进爱伤观念、钻研精神的养成。

【知识回顾】

胆石症按解剖部位分为胆囊结石、肝外胆管结石和肝内胆管结石,最常见的是胆囊结石合并胆囊炎。

1. 临床特点

(1)诱因:常发生在进食油腻食物后。

(2)症状:胆囊炎表现为胆绞痛,右上腹或剑突下发作性疼痛,向右腰背部或右肩放射,伴恶心、呕吐、发热。胆管炎表现是“腹痛、寒战高热、黄疸”等三联征。急性梗阻性化脓性胆管炎(AOSC)表现为五联征(三联征加上休克、精神症状)。

(3)体征:右上腹压痛、肌紧张、Murphy 征阳性。

2. 鉴别诊断

(1)急性胰腺炎:好发于胆石症患者,但腹痛位于上腹部,以左上腹为主,体征为上腹或左上腹部压痛,化验血、尿淀粉酶明显增高,B 超有助于鉴别诊断。

(2)消化性溃疡穿孔:穿孔发生后先有上腹痛,但疼痛很快扩散到全腹部,腹肌紧张,压痛、反跳痛,X 射线透视可见膈下游离气体。

(3)其他急腹症。

3. 进一步检查

(1)B 超。

(2)X 射线腹平片。

(3)血、尿淀粉酶测定。

(4)其他检查,如血常规等。

4. 治疗原则

(1)一般治疗。

(2)对症处理。

(3)抗感染治疗。

(4)胆囊炎行胆囊切除术。胆管炎行胆总管切开加 T 管引流术。

【模拟临床场景】

病历摘要:

患者,女性,56 岁,反复右上腹胀 3 年,加重伴发热 2 d。

3 年前因右上腹痛被诊断为胆石症,于外院行“保胆取石”手术,术后症状一度缓解,约半年后腹痛复发,连渐加重,多于油腻饮食后发作,无发热及黄疸。2 d 前午饭后即感右上腹胀痛,向后背放射,伴恶心,未呕吐,自觉发热伴寒战,前来就诊。既往无心脏,肝,肾病史。

查体:T 39 ℃,P 90 次/min,R 24 次/min,BP 130/80 mmHg。神清合作,皮肤巩膜轻度黄染,浅表淋巴结未触及肿大,心肺未见异常,腹平坦,可见右肋缘下小切口瘢痕,未见肠型及蠕动波,右上腹轻度压痛,无肌紧张或反跳痛,Murphy 氏征(+),肝脾肋下未触及,全腹未触及肿物,肠鸣音 3 次/min。 血常规:Hb 140 g/L,WBC 12.1×10^9/L,N 0.90,Plt 126×10^9/L。 腹部 B 超:胆囊稍缩小,壁增厚、粗糙,内可见多个细小沙粒样结石影,部分位于胆囊颈;肝外胆管稍增粗,有小结石影;胰腺未见明显异常。
要求:根据以上病历摘要,请将初步诊断、诊断依据(如有两个或以上诊断应分别列出各自诊断依据)、鉴别诊断、进一步检查与治疗原则写在答题纸上。
时间:15 min
评分标准
一、初步诊断
1. 胆石症:胆囊结石、胆管结石。
2. 胆道感染:急性胆囊炎,急性胆管炎。
二、诊断依据(初步诊断错误,诊断依据不得分)
1. 胆石症:胆囊结石、胆管结石。
(1)右上腹反复胀痛 3 年。有“保胆取石”手术史。
(2)腹部 B 超显示胆囊壁增厚,粗糙,囊内可见细小结石影。
(3)腹部 B 超显示肝外胆管增粗,有小结石影。
2. 胆道感染:急性胆囊炎,急性胆管炎。
(1)近期出现右上腹胀痛,向后背部放射,伴恶心,并发热伴寒战。
(2)查体:T 39 ℃,皮肤、巩膜轻度黄染,右上腹压痛,Murphy(+)。
(3)血白细胞总数及中性粒细胞比例升高。
三、鉴别诊断
1. 急性胰腺炎。
2. 消化性溃疡。
3. 肝脓肿。
四、进一步检查
1. CT 或 MRCP(磁共振胆胰管造影)。
2. 肝功能和血、尿淀粉酶、尿常规(尿三胆)检查。
3. 必要时胃镜检查。
五、治疗原则
1. 禁食,输液。
2. 应用抗生素术前准备。
3. 手术治疗:胆囊切除术,胆总管探查术(或鼻胆管引流)。

【要点小结】

胆囊结石=阵发性右上腹绞痛+墨菲征阳性+无黄疸+B 超示胆囊内强回声团伴声影。

胆管结石=阵发性右上腹绞痛+黄疸+B 超示胆管内强回声团伴声影。

急性胆囊炎=阵发性右上腹绞痛+墨菲征阳性+B 超显示胆囊增大,壁增厚(双边征)。

急性胆管炎=夏柯三联征(右上腹痛、寒战高热、黄疸)。

急性梗阻性化脓性胆管炎(AOSC)= 雷诺五联征(夏柯三联征+血压下降+精神症状)。

胆道、胆囊中的结石是可以移动的,移动可以引起梗阻进而诱发疾病如胆囊炎、胆管炎、急性化脓性梗阻性胆管炎、胰腺炎。

十二、急性胰腺炎

【实训目标】

1. 能够阐述急性胰腺炎的临床表现、诊断、鉴别诊断及治疗原则。
2. 会运用病例分析的方法和技巧分析临床典型病例。
3. 尊重患者,注重人文关怀,促进爱伤观念、钻研精神的养成。

【知识回顾】

急性胰腺炎,任何原因导致胰腺及其周围组织被胰酶自身消化的炎症过程。临床上以急性腹痛、发热伴有恶心、呕吐、黄疸、血与尿淀粉酶增高为特点,是常见的消化系统急症之一。按病理组织学及临床表现,分为急性水肿型胰腺炎与急性出血坏死型胰腺炎两种。

1. 临床特点

(1)病史:饮酒、暴饮暴食、胆石症病史。

(2)症状:突发剧烈腹痛,多位于上腹正中偏左,可放射至腰背部,伴恶心、呕吐、发热、肠麻痹等症。

(3)体征:明显的腹膜炎体征,肠鸣音减弱或消失,腹部有移动性浊音。严重者腹部有瘀斑。

(4)血尿淀粉酶增高。

2. 鉴别诊断

(1)急性胆囊炎和胆石症。

(2)胃十二指肠急性穿孔。

(3)急性肠梗阻。

(4)急性胃肠炎等其他急腹症。

3. 进一步检查

(1)血、尿淀粉酶。

(2)腹部 B 超和 CT 检查。

(3)腹部 X 射线平片。

(4)诊断性腹腔穿刺。

(5)血钙、血糖等检查。

4. 治疗原则

(1)一般治疗,去除病因。

(2)抑制胰液分泌和胰酶活性。

(3)抗感染治疗。

(4)必要时手术治疗。

(5)支持治疗。

【模拟临床场景】

<table>
<tr><td>病历摘要：
患者，男性，67 岁。持续性腹痛 2 d。
患者 2 d 前高脂餐后出现上腹部疼痛，后逐渐蔓延至全腹，难以忍受，疼痛向腰背部放射，于社区医院经禁食、补液、静脉应用雷尼替丁治疗后症状不缓解，1 d 前转来我院，发病后有排气，未排便，半天来未排尿，近期体重无变化，既往"胃溃疡"病史 8 年，已治愈。间断饮酒，不吸烟。无手术及外伤病史。
查体：T 38.2 ℃，P 125 次/min，R 26 次/min，BP 85/50 mmHg，巩膜无黄染，双肺未闻及干湿性啰音，心界不大，心率 125 次/min，律齐，心音低钝，各瓣膜听诊区未闻及杂音。腹部膨隆，明显肌紧张，全腹压痛及反跳痛（+），肝脾触及不清，移动性浊音（±），肠鸣音消失。双下肢无水肿。
血常规：Hb 140 g/L，RBC 4.5×10^{12}/L，WBC 16.5×10^{9}/L，N 0.92，Plt 320×10^{9}/L。血淀粉酶 180 U/L，血钙 1.65 mmol/l，血糖 13.2 mmol/l，腹水淀粉酶 786 U/L。</td></tr>
<tr><td>要求：根据以上病历摘要，请将初步诊断、诊断依据（如有两个或以上诊断应分别列出各自诊断依据）、鉴别诊断、进一步检查与治疗原则写在答题纸上。</td></tr>
<tr><td>时间：15 min</td></tr>
<tr><td>评分标准</td></tr>
<tr><td>一、初步诊断</td></tr>
<tr><td>重症急性胰腺炎。</td></tr>
<tr><td>二、诊断依据（初步诊断错误，诊断依据不得分）</td></tr>
<tr><td>1. 老年男性，急性病程。</td></tr>
<tr><td>2. 高脂餐后持续性剧烈腹痛，自上腹部逐渐蔓延至全腹，疼痛向腰背部放射，经一般治疗不缓解，病情进展伴尿量减少。</td></tr>
<tr><td>3. 发热，心率快，呼吸急促，血压低，腹部膨隆，全腹压痛、反跳痛及肌紧张（+），移动性浊音（±），肠鸣音消失。</td></tr>
<tr><td>4. 血白细胞总数及中性粒细胞比例增高，血钙降低，血糖升高。</td></tr>
<tr><td>5. 腹水淀粉酶升高。</td></tr>
<tr><td>三、鉴别诊断</td></tr>
<tr><td>1. 消化性溃疡并穿孔。</td></tr>
<tr><td>2. 急性肠梗阻。</td></tr>
<tr><td>3. 急性胆管炎。</td></tr>
<tr><td>4. 胆石症。</td></tr>
<tr><td>5. 急性心肌梗死。</td></tr>
<tr><td>四、进一步检查</td></tr>
<tr><td>1. 血肝肾功能、电解质、血脂肪酶，血脂、CRP、动脉血气分析。</td></tr>
<tr><td>2. 腹部 B 超。</td></tr>
<tr><td>3. 上腹部增强 CT。</td></tr>
<tr><td>4. 心电图，心肌损伤标志物。</td></tr>
<tr><td>5. 立卧位腹部 X 射线平片、胸部 X 射线片或胸部 CT。</td></tr>
<tr><td>五、治疗原则</td></tr>
<tr><td>1. 重症监护、氧疗，禁食，胃肠减压，营养支持。</td></tr>
</table>

2. 积极补液扩容,维持水电解质、酸碱平衡。
3. 静脉应用抑制胰液分泌、胰酶活性及抑制胃酸分泌的药物。
4. 静脉应用抗菌药物。
5. 对症处理,中医中药治疗(答出一项即得分)。
6. 必要时外科治疗。

【要点小结】

急性胰腺炎=饱餐(脂肪餐)+突发持续上腹痛+腹膜刺激征+血尿淀粉酶增高。

急性胰腺炎多发于饱餐后上腹痛,呈放射性,血尿淀粉酶显著升高,治疗禁用吗啡。

与胆石症和急性胆囊炎区别 常有绞痛发作史,疼痛多在右上腹,可放射至右肩;发作时常有黄疸,Murphy 征阳性,可有右上腹肌紧张与反跳痛;超声和 X 射线检查可有胆结石与胆囊炎的征象,血和尿淀粉酶可轻度升高。

十三、溃疡性结肠炎

【实训目标】

1. 能够阐述溃疡性结肠炎的临床表现、诊断、鉴别诊断及治疗原则。

2. 会运用病例分析的方法和技巧分析临床典型病例。

3. 尊重患者,注重人文关怀,促进爱伤观念,钻研精神的养成。

【知识回顾】

溃疡性结肠炎是一种主要累及直肠和结肠的慢性非特异性炎症。病程迁延反复。

1. 临床特点

(1)症状:持续或反复发作腹泻和黏液脓血便,腹痛,里急后重,伴有或不伴不同程度全身症状。

(2)体征:无特异性体征。

(3)典型肠镜特点:浅溃疡为主,多不连续分布。病变时间长者可见息肉。

2. 鉴别诊断

(1)慢性细菌性痢疾:有急性菌痢病史,粪便检查可分离出痢疾杆菌,结肠镜检查取黏液脓性分泌物培养阳性率高。

(2)阿米巴肠炎:主要侵犯右半结肠,结肠溃疡较深,边缘潜行,溃疡间黏膜多正常,粪便或结肠镜取溃疡渗出物检查或找到溶组织阿米巴滋养体或包囊。

(3)血吸虫肠病:有疫水接触史,肝脾大,粪便检查或发现血吸虫卵,孵化毛蚴阳性。

(4)克罗恩病:腹泻但脓血便少见,病变分布呈节段性,直肠受累少见,末段回肠受累多见,肠腔狭窄多见,呈偏心性,瘘管、肛周病变、腹部包块多见。内镜检查及病理学检查有助于鉴别。

(5)大肠癌:中年以后多见,结肠镜与 X 射线钡剂灌肠检查有助于鉴别。

(6)其他:需与肠易激综合征、其他感染性肠炎、缺血性肠炎、放射性肠炎等鉴别。

3. 进一步检查

(1)粪便检查。

(2)结肠镜检查。

(3)X 射线钡剂灌肠检查。

4. 治疗原则

(1)一般治疗。

(2)药物治疗。

(3)有严重并发症手术治疗。

【模拟临床场景】

病历摘要： 患者，女性，33岁。间断脓血便1年，加重1个月。 患者1年来间断脓血便，2～5次/d，每次量约50～100 g，无发热，无明显腹痛。曾口服诺氟沙星及甲硝唑治疗2周无效，1个月来无明显诱因症状加重，脓血便8～10次/d，血量较前增多，伴阵发性左下腹痛，里急后重，乏力，发热。体重下降3 kg，服用利福昔明等治疗1周效果不佳，否认疫水接触史。无药物及食物过敏史，无烟酒嗜好，无肿瘤家族史。 查体：T 38.1 ℃，P 96次/min，R 20次/min，BP 120/76 mmHg，轻度贫血貌，皮肤未见出血点和皮疹，浅表淋巴结未触及肿大，双肺部未闻及干湿啰音。心界不大，心率96次/min，律齐，未闻及杂音，腹平软，左下腹深压痛，无反跳痛及肌紧张，未触及包块，肝脾肋下未触及，移动性浊音(-)，肠鸣音活跃，双下肢无水肿。 血常规：Hb 90 g/L，WBC 7.5×10^9/L，Plt 125×10^9/L，血沉50 mm/h。粪常规：外观黏液脓血便，WBC满视野/HP，RBC成堆/HP，脓细胞可见，粪培养无致病菌生长。
要求：根据以上病历摘要，请将初步诊断、诊断依据（如有两个或以上诊断应分别列出各自诊断依据）、鉴别诊断、进一步检查与治疗原则写在答题纸上。
时间：15 min
评分标准
一、初步诊断
1. 溃疡性结肠炎（慢性持续性，重度，活动期）。
2. 轻度贫血。
二、诊断依据（初步诊断错误，诊断依据不得分）
1. 慢性病程，反复不愈。
2. 间断腹泻、脓血便、加重伴里急后重。抗菌药物治疗无效。
3. 此次症状加重后脓血便次数及血量明显增加伴发热、腹痛。
4. 查体：T>37.5 ℃，P>90次/min，贫血貌，左下腹压痛，肠鸣音活跃。
5. 粪常规：黏液脓血便，可见多量的红、白细胞，未见病原体。
6. 贫血、血沉增快。
三、鉴别诊断
1. 慢性细菌性痢疾。
2. 克罗恩病。
3. 结肠癌。
4. 阿米巴肠炎。
5. 肠结核或其他感染性腹泻。
四、进一步检查
1. 结肠镜+黏膜活组织病理检查。
2. 血CRP，肝肾功能、电解质、肿瘤标志物。
3. 血自身抗体（如p-ANCA）。

4. 进一步病原学及病因学检查。
五、治疗原则
1. 一般治疗:适当休息,限制饮食。
2. 对症、营养支持治疗。
3. 静脉应用糖皮质激素治疗。
4. 合理应用抗生素治疗。
5. 氨基水杨酸制剂治疗。
6. 视病情变化,必要时手术治疗(或生物制剂治疗)。

【要点小结】

溃疡性结肠炎=直、结肠受累+黏液脓血便+病情慢性反复迁移+免疫抑制有效+可癌变。

溃疡性结肠炎多无不洁饮食史,病程较长容易反复,细菌性痢疾多有不洁饮食史,两者都有左下腹痛、里急后重、脓血便。

十四、克罗恩病

【实训目标】

1. 能够阐述克罗恩的临床表现及治疗原则。

2. 会运用病例分析的方法和技巧分析临床典型病例。

3. 尊重患者,注重人文关怀,促进爱伤观念、钻研精神的养成。

【知识回顾】

克罗恩病是病因不明的胃肠道慢性炎性肉芽肿性疾病,与溃疡性结肠炎同属炎症性肠病,病变特点为节段性及跳跃性分布的溃疡性病变,可发生于消化道的任何部位,以回盲部最为常见,临床以腹痛、腹泻、体重下降、腹部包块、瘘管形成和肠梗阻为特点,伴有发热等全身表现以及关节、皮肤、眼、口腔黏膜等肠外表现,重者迁延不愈,预后不良。

1. 临床特点

呈慢性过程,主要表现为腹痛、腹泻和体重减轻,往往活动期与缓解期交替出现。腹痛进餐后加重,排气或排便后可减轻。可有肠瘘、腹部包块。常见发热。关节、皮肤、眼、口腔黏膜等肠外表现较溃疡性结肠炎发生率更高。

病史较长者可出现营养不良、消瘦、贫血、低蛋白血症、维生素缺乏的全身表现,是吸收不良、腹泻、饮食摄入不足的后果。病情严重者可出现肠穿孔、消化道大出血。结肠克罗恩病患者结肠癌发病率增加。

2. 鉴别诊断

(1)肠结核。

(2)小肠淋巴瘤。

(3)溃疡性结肠炎。

(4)其他 右下腹痛急性加重者需要与急性阑尾炎进行鉴别;并发肠梗阻时需除外其他肠道梗阻病因。也需要与白塞综合征、药物性结肠炎、缺血性结肠炎,以及其他感染性炎症进行鉴别。

3. 进一步检查

(1)结肠镜检查:可见裂隙样溃疡,黏膜下层增厚,炎症重于黏膜表层,隐窝结构相对正常,杯状细胞不减少。固有层及黏膜下层淋巴细胞浸润,可见结节性肉芽肿(非干酪性肉芽肿)。

(2)病理检查:以不连续的肠道全壁层炎症为特征。

(3)影像学检查:X 射线钡剂造影检查,腹部 CT 以及 CT 小肠成像。

(4)实验室检查:炎症活动期血沉加快,合并感染时白细胞升高,有不同程度的贫血改变,外周型抗中性粒细胞胞质抗体(p-ANCA)和抗酿酒酵母抗体(ASCA)可为阳性。

4. 治疗原则

(1)控制炎症反应　5-氨基水杨酸(5-ASA)、糖皮质激素、免疫抑制剂、生物制剂等。

(2)对症治疗　调整水、电解质平衡,营养支持,必要时胃肠外营养,治疗合并的感染,对症治疗。

(3)手术治疗　后复发率较高,故手术主要针对并发症。手术适应证包括完全性肠梗阻、急性腹膜炎、内科治疗失败的瘘管、腹腔脓肿及消化道大出血等。

【模拟临床场景】

病历摘要: 患者,男性,32 岁。右下腹痛 1 年,加重 1 个月伴发热。 患者 1 年前开始无明显诱因出现右下腹痛,初始间断出现,为隐痛,伴腹泻,大便 2~3 次/d,黄稀便,无脓血。1 个月来右下腹痛较前加重,为持续性,伴间断发热,体温最高 38.8 ℃。口服及静脉应用左氧氟沙星及头孢他啶后症状无明显缓解,仍腹泻,3~4 次/d。体重减轻 4 kg。 既往史:否认结核病史。否认药物及食物过敏史。 查体:T 38.0 ℃ 。神清,贫血貌。心肺未见明显异常,腹平坦,右下腹压痛,无反跳痛及肌紧张,肝脾未触及,腹部未触及包块。 血常规:WBC 8.6×10^9/L,N 0.80,Hb 92 g/L,ESR 32 mm/h。粪隐血试验:阳性。胸部 X 射线片:心肺未见明显异常。肠镜:回肠末段溃疡,0.5 cm×0.8 cm,局部肠腔略狭窄。升结肠见一处溃疡,呈纵行,2.2 cm×0.8 cm,周边黏膜呈卵石征。盲肠及回盲瓣未见异常。余所见结肠未见异常。溃疡周边黏膜活检病理:黏膜下层增厚;固有层及黏膜下层大量淋巴细胞浸润,可见结节性肉芽肿(非干酪性肉芽肿)。
要求:根据以上病历摘要,请将初步诊断、诊断依据(如有两个或以上诊断应分别列出各自诊断依据)、鉴别诊断、进一步检查与治疗原则写在答题纸上。
时间:15 min
评分标准
一、初步诊断
克罗恩病,贫血(轻度)。
二、诊断依据(初步诊断错误,诊断依据不得分)
1. 青年男性,慢性病程,渐进加重。
2. 腹痛、腹泻,伴有发热、消瘦。抗生素治疗无明显缓解。
3. 查体:发热,右下腹轻压痛,余无特殊体征。
4. 辅助检查:血中性粒细胞比例升高,轻度贫血,血沉增快,粪隐血阳性。回盲部多发溃疡,呈节段性病变,溃疡呈纵行,黏膜有卵石征,病理检查见非干酪性肉芽肿。胸部 X 射线片未见异常。
三、鉴别诊断
1. 肺结核。
2. 白塞综合征。
3. 淋巴瘤。

4. 结肠癌。
四、进一步检查
1. 粪便细菌培养及寻找阿米巴。
2. 组织病理做结核菌 DNA 探针检查。
3. 小肠增强 CT 或胶囊内镜,必要时行小肠镜检查。
4. 外周型抗中性粒细胞胞质抗体(p-ANCA)和抗酿酒酵母抗体(ASCA)。
五、治疗原则
1. 营养支持,纠正贫血。
2. 短期应用甲硝唑。
3. 糖皮质激素。
4. 美沙拉秦。
5. 必要时可应用英夫利西单抗。

【要点小结】

克罗恩病=复发作性右下腹腹痛或脐周痛、腹泻、体重减轻+典型肠道病理改变(非连续性或节段性病变、卵石样黏膜或纵行溃疡、全壁层炎症)。

慢性病患者长期受疾病困扰,生活质量低,医护人员应给予宽慰。

十五、肠梗阻

【实训目标】

1. 能够阐述肠梗阻的临床表现、诊断、鉴别诊断及治疗原则。
2. 会运用病例分析的方法和技巧分析临床典型病例。
3. 尊重患者,注重人文关怀,促进爱伤观念、钻研精神的养成。

【知识回顾】

指各种原因所致的肠内容物不能正常运行、顺利通过肠道。根据病因可分为机械性肠梗阻、动力性肠梗阻、血运性肠梗阻3类。机械性肠梗阻最常见。

1. 临床特点

(1)病史:可有腹部手术、外伤史。

(2)症状;痛、吐、胀、闭四大典型症状,即腹痛、呕吐、腹胀和停止排便排气。

(3)体征:腹胀、肠型、蠕动波、局限性压痛或包块,肠鸣音亢进等。

2. 鉴别诊断　主要与其他急腹症鉴别。

3. 进一步检查

(1)X 射线腹部平片:有液平面等典型表现。

(2)其他检查。

4. 治疗原则

(1)禁食、胃肠减压。

(2)支持和对症处理。

(3)必要时手术探查。

【模拟临床场景】

病历摘要：
患者，女性，48 岁，腹痛、腹胀、呕吐伴停止排便排气 2 d。 2 d 前无明显诱因突发中下腹痛，为阵发性，逐渐加重，伴腹胀，恶心、呕吐和停止排便排气。1 d 前腹痛加重，呈持续性，在社区诊所“保守治疗”无效急诊入院。发病以来，未进食，无便血，小便量少，体重无明显变化，既往 2 年前行开腹子宫肌瘤切除术。 查体：T 38 ℃，P 90 次/min，R 20 次/min，BP 120/80 mmHg，急性病容，神志清，检查合作，心肺检查未见异常，腹股沟区未见包块，全腹膨隆，未见胃蠕动波 可见肠型，全腹有压痛、反跳痛、肌紧张，右下腹部明显，移动性浊音(±)，未闻及肠鸣音，直肠指诊未触及异常。 血常规：Hb 126 g/L，WBC 15.0×10^9/L，N 0.92，Plt 215×10^9/L；淀粉酶 64 IU/L。 腹腔穿刺：抽出少量血性腹水。
要求：根据以上病历摘要，请将初步诊断、诊断依据（如有两个或以上诊断应分别列出各自诊断依据）、鉴别诊断、进一步检查与治疗原则写在答题纸上。
时间：15 min
评分标准
一、初步诊断
1. 绞窄性肠梗阻。
2. 急性弥漫性腹膜炎。
二、诊断依据（初步诊断错误，诊断依据不得分）
1. 绞窄性肠梗阻。
(1) 突发腹痛、腹胀、呕吐、停止排便排气 2 d，有腹部手术史。
(2) 急性病容，全腹膨隆，可见肠型。
(3) 腹腔穿刺抽出少量血性腹水。
2. 急性弥漫性腹膜炎。
(1) 体温 38 ℃，全腹有压痛，反跳痛，肌紧张，未闻及肠鸣音。
(2) 血白细胞总数及中性粒细胞比例升高。
三、鉴别诊断
1. 消化道穿孔。
2. 急性胰腺炎。
3. 急性胆囊炎。
4. 急性阑尾炎。
四、进一步检查
1. 立位腹部 X 射线片。
2. 急查肝肾功能、电解质、凝血功能、动脉血气分析。
3. 腹部 B 超。
4. 心电图。
五、治疗原则
1. 禁食水，胃肠减压。

2. 开放静脉、输液，应用抗生素。
3. 手术治疗：急症手术行剖腹探查术，根据术中情况决定手术。

【要点小结】

肠梗阻=腹痛+恶心呕吐+腹胀+肛门停止排气排便（痛、吐、胀、闭）。

肠梗阻的特征性表现："痛吐胀闭"。

诊断时应注意区分梗阻的类型，例如：机械性肠梗阻表现为阵发性绞痛；绞窄性肠梗阻为剧烈的持续性腹痛；麻痹性肠梗阻为胀痛。

单纯性和绞窄性肠梗阻的鉴别

鉴定要点	单纯性肠梗阻	绞窄性肠梗阻
发病情况	渐起，进展较慢	急骤，发展快，易休克
腹痛	阵发性、伴有肠鸣音亢进	持续，肠鸣音可不亢进
呕吐	高位频繁，胃肠减压后缓解	出现早，频繁，胃肠减压后不缓解
肠鸣音	肠鸣音亢进，呈气过水音	肠鸣音不亢进或消失
腹腔穿刺	胃肠内容物	可为血性或棕褐色
X 射线	阴性	有液平面
腹部检查	无腹膜刺激征及肿胀肠襻	可有腹膜刺激征
治疗	非手术治疗症状缓解	非手术治疗症状无明显好转

十六、结、直肠癌

【实训目标】

1. 能够阐述结、直肠癌的临床表现、诊断、鉴别诊断及治疗原则。
2. 会运用病例分析的方法和技巧分析临床典型病例。
3. 尊重患者，注重人文关怀，促进爱伤观念、钻研精神的养成。

【知识回顾】

结肠癌的具体病因不明。①饮食因素：高动物脂肪和动物蛋白、低纤维饮食。②遗传易感性：遗传性非息肉性结肠癌的错配修复基因突变携带者。③癌前病变：家族性息肉病（癌变率 100%）、绒毛状腺瘤（约 50%）、管状腺瘤、混合性腺瘤。

直肠癌的发病原因尚不清楚。

（一）结肠癌

1. 临床特点

（1）年龄：40～50 岁高发。

（2）症状：早期常仅见粪便隐血阳性，随后可出现大便习惯和性状改变，有黏液血便。右侧结肠癌以贫血、乏力等全身症状为主，左半结肠癌则以腹胀、便秘或腹泻交替等肠梗阻症状为主。

（3）体征：可有腹部肿块和贫血貌，腹部包块轻度压痛。

2. 鉴别诊断

(1)溃疡性结肠炎:活检病理检查可证实诊断。

(2)慢性菌痢:内镜活检可以鉴别。

(3)回盲部结核:常伴有全身其他部位结核和结核中毒症状。

3. 进一步检查

(1)纤维结肠镜检查:同时行活检做病理检查,是确诊的主要手段。

(2)X 射线气钡灌肠造影:可了解全结肠情况。

(3)B 超、CT 检查:可了解病变周围情况和肝脏、腹腔淋巴结有无转移。

(4)血清癌胚抗原(CEA)检查。

(5)大便隐血试验。

4. 治疗原则

(1)手术切除。

(2)化疗、放疗。

(3)支持治疗。

(二)直肠癌

1. 临床特点

(1)症状:直肠刺激症状(排便不适,便不尽感,里急后重等);肿瘤破溃感染症状(大便表面带血,脓血便等);肠腔狭窄症状(大便变形变细,排便困难)等。

(2)体征:苍白,消瘦,直肠指诊阳性表现等。

2. 鉴别诊断

(1)内痔:无痛性间歇性便后有鲜血,直肠指诊和肛门镜检查可鉴别。

(2)直肠息肉:肠镜检查病理活检可明确诊断。

(3)肠道感染。

3. 进一步检查

(1)纤维结肠镜检查。

(2)X 射线气钡灌肠造影。

(3)B 超、CT 检查。

(4)血清癌胚抗原(CEA)检查。

(5)大便隐血试验。

(6)肛门指诊。

4. 治疗原则

(1)手术切除。

(2)化疗、放疗。

(3)支持治疗。

【模拟临床场景】

病历摘要:

患者,男性,66 岁。大便习惯改变 1 个月,伴血便 3 d。

1 个月前开始大便由每日或隔日 1 次,逐渐变为 1 ~ 2 次/d,每次量不多。近 2 周大便可多达 3 次/d,量少,且伴有下坠和排便不尽感觉。3 d 前排便后现有少量暗红色血便。发病以来,进食、睡眠及小便正常,体重无明显下降。既往体健,无胃病和“痔疮”史,无高血压、肝病和心脏病史。无烟酒嗜好。

查体:T 36 ℃,P 82 次/min,R 18 次/min,BP 135/80 mmHg。一般情况可,无明显贫血貌,皮肤未见出血点和皮疹,浅表淋巴结未触及肿大,甲状腺不大,双肺未闻及干湿性啰音,心界不大,心率 82 次/min,律齐,未闻及杂音。腹稍膨隆,腹软,肝脾肋下未触及,左下腹近盆腔部轻度压痛,稍饱满,未触及明确肿物,移动性浊音(-),双下肢无水肿。 直肠指诊:于膝胸卧位 11 点处指尖刚能触及隆起肿物边缘。 血常规:Hb 116 g/L,RBC 3.5×10^{12}/L,WBC 7.8×10^{9}/L,N 0.68,Plt 206×10^{9}/L。血清 CEA 升高。粪常规:镜检偶见红细胞,隐血(+)。尿常规无异常。 肛门镜检查:距肛门约 8 cm 处,可见菜花状肿物。
要求:根据以上病历摘要,请将初步诊断、诊断依据(如有两个或以上诊断应分别列出各自诊断依据)、鉴别诊断、进一步检查与治疗原则写在答题纸上。
时间:15 min
评分标准
一、初步诊断
直肠癌
二、诊断依据(初步诊断错误,诊断依据不得分)
1. 老年男性,大便习惯改变 1 个月伴血便 3 d。
2. 直肠指诊触及隆起肿物。
3. 粪隐血(+)。
4. 血清 CEA 升高。
5. 肛门镜可见菜花状肿物。
三、鉴别诊断
1. 直肠息肉。
2. 炎症性肠病。
3. 痔。
四、进一步检查
1. 结肠镜+活组织病理检查。
2. 腹部 B 超或 CT 检查或 MRI 检查。
3. 胸部 X 射线片或 CT。
五、治疗原则
1. 术前准备。
2. 手术治疗(经腹直肠癌切除术)。
3. 术后辅助化疗。

【要点小结】

直肠癌=青年或老年+脓血便+直肠刺激征(里急后重)+指诊带血或触及包块+消瘦。

结肠癌=老年人+腹部隐痛+排便习惯改变+左或右侧腹部包块+CEA↑。

诊断要结合题干中的题眼内容,患者老年男性,排便次数、性状改变、体重下降应首先考虑肿瘤,在根据直肠指检及辅助检查写清楚肿瘤的位置。

十七、肠结核

【实训目标】

1. 能够阐述肠结核的临床表现、诊断、鉴别诊断及治疗原则。
2. 会运用病例分析的方法和技巧分析临床典型病例。
3. 尊重患者，注重人文关怀，促进爱伤观念、钻研精神的养成。

【知识回顾】

肠结核是结核分枝杆菌侵犯肠道引起的肠道慢性特异性感染。

1. 临床特点

(1)症状：有腹泻、腹痛、发热、盗汗等。

(2)体征：右下腹压痛，也可有腹部包块等。

2. 鉴别诊断

(1)克罗恩病：无肠外结核证据；有缓解与复发倾向，病程更长；X 射线发现病变呈节段性分布；抗结核药物治疗无效。

(2)阿米巴病或血吸虫病性肉芽肿：有相应感染病史，常见脓血便；粪便常规或孵化查相关病原体。结肠镜检查有助鉴别。

(3)结肠癌：患者一般无发热、盗汗；X 射线检查主要见钡剂充盈缺损，病变局限在结肠；结肠镜检查及活检可确诊。

(4)其他。

3. 进一步检查

(1)钡剂灌肠。

(2)肠镜检查。

(3)与结核病相关检查。

4. 治疗原则

(1)支持与营养。

(2)抗结核化学药物治疗。

(3)对症治疗。

(4)必要时手术治疗。

【要点小结】

肠结核=结核中毒症状+右下腹痛、腹部包块。

注意与溃疡性结肠炎、克罗恩病等疾病的鉴别。

注意保护患者隐私。

十八、结核性腹膜炎

【实训目标】

1. 能够阐述结核性腹膜炎的临床表现、诊断、鉴别诊断及治疗原则。
2. 会运用病例分析的方法和技巧分析临床典型病例。
3. 尊重患者，注重人文关怀，促进爱伤观念、钻研精神的养成。

【知识回顾】

1. 临床特点

(1)症状:长期不明原因发热,伴有腹痛、腹胀、腹水。

(2)体征:腹水征,腹部包块或腹壁柔韧感。

2. 鉴别诊断

(1)以腹水为主要表现者需与肝硬化等鉴别。

(2)以腹部包块为主要表现者需与腹部肿瘤及克罗恩病等鉴别。

(3)以发热为主要表现者需与引起长期发热的其他疾病鉴别。

(4)以急性腹痛为主要表现者需与常见外科急腹症鉴别。

3. 进一步检查

(1)腹腔穿刺检查积液。

(2)腹腔镜检查及腹膜活检。

(3)B 超、CT 检查。

(4)PPD 试验、T-SPOT、血、生化等检查。

(5)必要时剖腹检查。

4. 治疗原则

(1)抗结核药物治疗。

(2)放腹水。

(3)手术治疗。

【模拟临床场景】

病历摘要: 患者,女性,36 岁。腹胀伴低热 2 个月。 患者 2 个月来无明显诱因出现全腹胀,无恶心、呕吐。伴发热,体温波动于 37.3 ~ 37.8 ℃。大便 1 ~ 3 次/d,呈糊状,无脓血便,无里急后重。自服“黄连素”治疗无效。发病以来食欲、睡眠可,小便正常,体重减轻 2 kg。15 年前曾患“肺结核”。否认传染病接触史。父母体健,无遗传病家族史。 查体:T 37.6 ℃,P 88 次/min,R 16 次/min,BP 112/66 mmHg。神志清楚。浅表淋巴结未触及肿大。双肺呼吸音清,未闻及干湿性啰音。心界不大,心率 88 次/min,律齐,各瓣膜听诊区未闻及杂音。腹部膨隆,触诊柔韧感,脐周压痛,无反跳痛,肝脾肋下未触及,移动性浊音(+)。双下肢无水肿。 血常规:Hb 120 g/L,RBC 4.2×10^{12}/L,WBC 5.2×10^{9}/L,N 0.42,L 0.55,Plt 185×10^{9}/L。血沉 38 mm/h。
要求:根据以上病历摘要,请将初步诊断、诊断依据(如有两个或以上诊断应分别列出各自诊断依据)、鉴别诊断、进一步检查与治疗原则写在答题纸上。
时间:15 min
评分标准
一、初步诊断
结核性腹膜炎。
二、诊断依据(初步诊断错误,诊断依据不得分)
1. 青年患者,女性,慢性病程。
2. 既往“肺结核”病史。
3. 腹胀伴低热、消瘦。
4. 腹部柔韧感,脐周压痛,移动性浊音(+)。

5. 血淋巴细胞比例增高，红细胞沉降率增快。
三、鉴别诊断
1. 恶性腹水（或肿瘤性腹水）。
2. 肝硬化腹水 。
3. 其他疾病所致腹水。
四、进一步检查
1. PPD 试验或 T 淋巴细胞干扰素试验（T-SPOT. TB）。
2. 腹水检查：常规、生化、ADA、抗酸染色及细胞学检查。
3. 肝肾功能，抗核抗体谱，肿瘤标志物。
4. 腹部 B 超、CT 检查，胸部 X 射线片。
5. 必要时肠镜、腹腔镜检查。
五、治疗原则
1. 休息、加强营养，维持水电解质平衡 。
2. 按“早期、规律、全程、适量、联合”原则应用抗结核药物治疗（仅答“抗结核治疗”得 2 分）。
3. 酌情放腹水。
4. 对症治疗及健康教育。

【要点小结】

肠结核=低热、盗汗+腹泻+右下腹压痛或包块+好发于回盲部。

结核性腹膜炎=低热、盗汗+腹痛+腹水+腹部包块+揉面感。

肠结核一般表现为腹泻与便秘交替、右下腹包块、钡剂灌肠示激惹征。

结核性腹膜炎一般表现为腹水、腹部包块、腹壁柔韧感。

十九、急性阑尾炎

【实训目标】

1. 能够阐述急性阑尾炎的临床表现、诊断、鉴别诊断及治疗原则。
2. 会运用病例分析的方法和技巧分析临床典型病例。
3. 尊重患者，注重人文关怀，促进爱伤观念、钻研精神的养成。

【知识回顾】

急性阑尾炎是外科常见病，转移性右下腹痛及阑尾点压痛、反跳痛为其常见临床表现，但是急性阑尾炎的病情变化多端。其临床表现为持续伴阵发性加剧的右下腹痛、恶心、呕吐，多数患者白细胞和嗜中性粒细胞计数增高。右下腹阑尾区（麦氏点）压痛，则是该病重要体征。急性阑尾炎一般分四种类型：急性单纯性阑尾炎，急性化脓性阑尾炎，坏疽及穿孔性阑尾炎和阑尾周围脓肿。

1. 临床特点

（1）症状：转移性右下腹痛，可伴有恶心、发热等。

（2）体征：右下腹麦氏点附近压痛，反跳痛和肌紧张。

2. 鉴别诊断

需与消化性溃疡穿孔、胰腺炎、肠梗阻、输尿管结石、宫外孕、急性胃肠炎等鉴别。

3. 进一步检查

(1)血、尿、便常规检查。

(2)腹部B超及X射线平片检查。

(3)尿hCG测定。

(4)血或尿淀粉酶测定。

(5)其他检查。

4. 治疗原则

(1)阑尾切除术。

(2)抗感染治疗。

(3)支持和对症治疗。

【模拟临床场景】

病历摘要: 患者,男性,53岁。中上腹痛2 d,右下腹痛1 d。 2 d前晨起后出现上腹部疼痛,自服"胃药"及卧床休息后略减轻,仅少量进食。1 d前出现右下腹持续疼痛,伴恶心,无呕吐,未进食。发病以来睡眠稍差,食欲差,排大便1次,无异常,尿少色深,近期体重无明显变化。既往体健。否认传染病接触史,无烟酒嗜好。 查体:T 38.1 ℃,P 102次/min,R 24次/min,BP 130/85 mmHg。急性病容,浅表淋巴结未触及肿大,口唇无发绀,胸廓无畸形。双肺呼吸音清,未闻及干湿性啰音。心率102次/min,律齐,各瓣膜听诊区未闻及杂音。腹平,肝脾肋下未触及,麦氏点有固定压痛、反跳痛、肌紧张,余无压痛,全腹未触及包块。移动性浊音(-),肠鸣音减弱,双下肢无水肿。 血常规:Hb 124 g/L,WBC 18.7×10^9/L,N 0.90,L 0.34,Plt 240×10^9/L。
要求:根据以上病历摘要,请将初步诊断、诊断依据(如有两个或以上诊断应分别列出各自诊断依据)、鉴别诊断、进一步检查与治疗原则写在答题纸上。
时间:15 min
评分标准
一、初步诊断
急性阑尾炎。
二、诊断依据(初步诊断错误,诊断依据不得分)
1. 老年男性。急性起病。
2. 转移性右下腹痛。
3. 发热。
4. 麦氏点固定压痛、反跳痛、肌紧张。
5. 血白细胞总数及中性粒细胞比例增加。
三、鉴别诊断
1. 急性胆囊炎。
2. 急性胃肠炎。
3. 上消化道穿孔。
4. 泌尿系结石。
四、进一步检查

1. 立位腹部 X 射线平片。
2. 腹部 B 超或 CT。
3. 尿常规。
五、治疗原则
1. 禁食水,输液对症治疗。
2. 静脉应用抗生素。
3. 急症行阑尾切除术。

【要点小结】

急性阑尾炎=转移性右下腹痛+麦氏点压痛。

阑尾炎分为单纯性、化脓性、穿孔性。

单纯性表现为转移性右下腹痛+麦氏点压痛+WBC、中性粒细胞升高。

化脓性表现为转移性右下腹痛+麦氏点压痛+右下腹腹膜刺激征。

穿孔性表现为转移性右下腹痛+麦氏点压痛+全腹膜刺激征。

二十、肛门、直肠良性病变

【实训目标】

1. 能够阐述肛门、直肠良性病变的临床表现、诊断、鉴别诊断及治疗原则。

2. 会运用病例分析的方法和技巧分析临床典型病例。

3. 尊重患者,注重人文关怀,促进爱伤观念、钻研精神的养成。

【知识回顾】

肛门、直肠良性病变常见的有肛裂、肛瘘、痔、直肠肛管周围脓肿。

1. 临床特点

(1)肛裂:肛裂、前哨痔和肛乳头肥大称为肛裂三联征。典型症状是疼痛、便秘和出血。

(2)肛瘘:有内、外口。外口间歇流出脓血黏液为主要症状。

(3)痔:分内痔、外痔、混合痔 3 种。内痔以无痛出血和痔块脱出为主要表现。

(4)直肠肛管周围脓肿:以肛周脓肿最常见,主要为肛周持续性跳痛,坐卧不安,病变处红肿、硬结和压痛,脓肿形成后可有波动感,穿刺可抽出脓液。

2. 鉴别诊断

(1)与其他良性病变鉴别。

(2)与肛门直肠恶性疾病鉴别。

(3)与其他部位疾病在肛门直肠的表现鉴别。

3. 进一步检查

(1)直肠镜或纤维结肠镜检查。

(2)脓肿局部穿刺检查。

(3)瘘管造影。

(4)直肠指诊。

4. 治疗原则

(1)一般治疗:清淡饮食、保持大便通畅。

(2)手术治疗或注射治疗等。

【模拟临床场景】

病历摘要：
患者，男性，35 岁。肛门旁反复红肿痛 2 年，再发 2 d。 2 年前因“肛旁脓肿”在当地医院行脓肿切开后好转，但局部留有小口。随后，每间隔几个月肛门左侧即红肿痛，局部清洗、坐浴、服用抗生素，肛旁小口流出脓液后疼痛缓解。2 年来发作多次，近 2 d，因局部又有红肿痛前来就诊。既往体健，无慢性腹泻史，无结核病史。 查体：T 37 ℃，P 80 次/min，R 18 次/min，BP 130/80 mmHg。一般情况良好，浅表淋巴结未触及肿大，甲状腺不大，双肺未闻及干湿性啰音，心界不大，心率 80 次/min，律齐，未闻及杂音，腹平软，无压痛，肝脾肋下未触及，移动性浊音(-)，双下肢无水肿。 外科情况：肛门左侧红肿，局部可见瘘口，在膝胸位 8 点距肛门约 1.5 cm 处挤压有脓液流出。直肠指诊于相应部位可触及结节和条索样物，有轻度压痛，肛门镜于相应的肛窦处可见内口。 血常规：Hb 130 g/L，WBC 9.8×10^9/L，N 0.64，Plt 123×10^9/L；尿常规(-)。
要求：根据以上病历摘要，请将初步诊断、诊断依据(如有两个或以上诊断应分别列出各自诊断依据)、鉴别诊断、进一步检查与治疗原则写在答题纸上。
时间：15 min
评分标准
一、初步诊断
低位单纯性肛瘘。
二、诊断依据(初步诊断错误，诊断依据不得分)
1. 2 年来反复发作肛门部红肿痛，从肛旁小口流出脓液。
2. 既往无慢性腹泻史，无结核病史。
3. 查体：肛门左侧红肿，有外瘘口，挤压有脓液流出，在膝胸位 8 点，肛窦处可见内口。
三、鉴别诊断
1. 痔。
2. 肛裂。
3. 皮脂腺囊肿继发感染。
4. 复杂肛瘘。
5. 肛管肿瘤。
四、进一步检查
1. 肠镜检查，必要时活检。
2. 软质探针探查或 MRI 检查。
五、治疗原则
1. 坐浴，局部清洗。
2. 应用抗生素。
3. 手术治疗：瘘管切开、瘘管切除或挂线疗法。

【要点小结】

血栓性外痔=剧痛+鲜血便+痔核缺血肿胀、触痛明显+肛周小肿物。

肛裂=便时、便后疼痛两次+肛裂三联征。

肛瘘=间断少量脓血黏液从瘘管流出+瘘管+内外口。

肛周脓肿=肛周疼痛+局部刺激征+有或无发热。

直肠脱垂=肿物(直肠)自肛门脱出+直肠指检感肛门括约肌无力。

肛周脓肿与肛裂鉴别要点:肛周脓肿一般排便痛一次,肛裂排便痛两次。

二十一、腹外疝

【实训目标】

1. 能够阐述腹外疝的临床表现、诊断、鉴别诊断及治疗原则。
2. 会运用病例分析的方法和技巧分析临床典型病例。
3. 尊重患者,注重人文关怀,促进爱伤观念、钻研精神的养成。

【知识回顾】

腹外疝是由腹腔内的脏器或组织连同腹膜壁层,经腹壁薄弱处或孔隙,向体表突出形成的。最常见的是腹股沟疝,又可分为直疝和斜疝。

1. 临床特点

(1)症状:腹股沟部可复性肿物。

(2)体征:腹股沟疝平卧还纳,压住内环站立增加腹压,再次突出者为直疝,不复出现者为斜疝。斜疝肿块可入阴囊。

2. 鉴别诊断

(1)脂肪瘤。

(2)鞘膜积液:透光试验可鉴别。

(3)曲张静脉团块。

(4)腹股沟淋巴结病变。

3. 进一步检查

(1)腹部 B 超、X 射线。

(2)其他检查。

4. 治疗原则

(1)1 岁以下或年老体弱伴严重疾病者保守治疗。

(2)手术治疗(疝囊高位结扎或修补术)。

(3)支持对症治疗。

【模拟临床场景】

病历摘要:

男孩,1 岁 6 个月,左侧腹股沟区包块 8 个月。

8 个月前哭闹时发现左股沟处隆起包块,安静后消失,此后包块渐渐增大,每于哭闹或咳嗽时出现,发病以来饮食、睡眠及大小便均正常,体重增长正常。无遗传病家史。

查体:T 36.4 ℃,P 86 次/min,R 24 次/min,BP 90/60 mmHg。双肺未闻及干湿性啰音,心界不大,心率 86 次/min,律齐,未闻及杂音,左腹股沟区可见约 3.5 cm×2.5 cm 包块,平卧后包块消失。腹平软,无压痛,肝脾肋下未触及,移动性浊音(-),肠鸣音活跃。按住腹股沟管深环处,让患儿咳嗽,包块不再复出。

血常规:Hb 126 g/L,WBC 6.8×10^9/L,N 0.62,Plt 108×10^9/L;粪常规(-);尿常规(-)。

要求:根据以上病历摘要,请将初步诊断、诊断依据(如有两个或以上诊断应分别列出各自诊断依据)、鉴别诊断、进一步检查与治疗原则写在答题纸上。

时间:15 min
评分标准
一、初步诊断
1. 左侧腹股沟斜疝。
2. 易复性疝。
二、诊断依据(初步诊断错误,诊断依据不得分)
1. 男性幼儿,哭闹时发病。
2. 左侧腹股沟包块,平卧后包块可消失。
3. 按住左腹股沟管深环处,包块不再复出。
三、鉴别诊断
1. 鞘膜积液。
2. 隐睾。
3. 腹股沟肿大淋巴结。
四、进一步检查
1. 腹部包块透光试验。
2. 腹部 B 超。
五、治疗原则
1. 避免慢性咳嗽、哭闹等。
2. 行疝囊高位结扎术。

【要点小结】

腹股沟斜疝=幼儿多发+腹股沟可复性包块(带蒂梨形)+可进入阴囊。

腹股沟直疝=老年男性+腹股沟区半球形包块+很少进入阴囊。

股疝=40 岁以上妇女+腹股沟韧带下包块+绝不进入阴囊+急性肠梗阻(易嵌顿)。

直疝多发于老年患者,斜疝多发于年轻患者,股疝多发于女性患者。

腹股沟疝位于特殊部位,应注意保护患者隐私。

二十二、腹部闭合性损伤

【实训目标】

1. 能够阐述腹部闭合性损伤的临床表现、诊断、鉴别诊断及治疗原则。
2. 会运用病例分析的方法和技巧分析临床典型病例。
3. 尊重患者,注重人文关怀,促进爱伤观念、钻研精神的养成。

【知识回顾】

分为实质性和空腔性损伤(助理不作要求)。实质脏器损伤(肝、脾、肾)主要表现是内出血,空腔脏器损伤(主要是肠)主要表现为腹膜刺激征。

1. 临床特点

(1)病史:有明确的外伤史。

(2)症状:空腔脏器损伤主要表现为腹痛,伴恶心、呕吐等消化道症状。肾损伤可出现血尿。实质脏器损伤腹痛不如空腔脏器损伤严重。

(3)体征:①实质性脏器损伤时出现苍白、四肢发凉、脉搏加快、血压下降、腹部移动性浊音阳性等内出血体征。②空腔脏器损伤时出现全腹肌紧张、压痛、反跳痛等明显腹膜刺激征。

2. 鉴别诊断

(1)腹壁软组织伤。

(2)肋骨骨折等。

3. 进一步检查

(1)腹部 X 射线平片。

(2)B 超、CT 检查。

(3)诊断性腹腔穿刺。

(4)血常规等检查。

4. 治疗原则

(1)监护、一般治疗。

(2)手术治疗。

(3)支持治疗。

【模拟临床场景】

病历摘要: 患者,男性,27 岁。外伤后腹痛 3 h。 患者 3 h 前在足球场踢球时,不慎被球友踹伤左上腹,当即感到左上腹部疼痛,为持续性胀痛,无头晕、头痛、意识障碍,无胸痛、咳嗽、咯血、呼吸困难,无大小便失禁,就近送医,行腹部 B 超检查示:腹腔积液,左膈下明显。予补液治疗,病情未缓解,紧急转送入院。途中患者诉口渴、心慌、全身发冷。伤后患者精神差,未进食,未解大小便,既往体健,无烟酒嗜好,无遗传病家族史。 查体:T 37.0 ℃,P 130 次/min,R 25 次/min,BP 82/55 mmHg。意识淡漠,贫血貌,浅表淋巴结未触及肿大。双侧瞳孔等大等圆,直径约 3 mm,对光反射灵敏。结膜苍白,巩膜无黄染,口唇苍白,伸舌居中,甲状腺不大,胸廓挤压征阴性,双肺未闻及干湿性啰音,心界不大,心率 130 次/min,律齐,心尖部未闻及病理性杂音,腹略膨隆,未见肠型及蠕动波,未见腹壁浅静脉怒张,腹肌略紧张,全腹有压痛,左上腹明显,有反跳痛,肝脾肋下均未触及,Murphy 征(-),双肾区无叩击痛,移动性浊音(+),听诊肠鸣音 2 次/min,脊柱、骨盆、四肢无异常。 血常规:Hb 72 g/L,RBC 2.85×10^{12}/L,WBC 11.5×10^{9}/L,N 0.80,Plt 120×10^{9}/L;尿常规(-)。
要求:根据以上病历摘要,请将初步诊断、诊断依据(如有两个或以上诊断应分别列出各自诊断依据)、鉴别诊断、进一步检查与治疗原则写在答题纸上。
时间:15 min
评分标准
一、初步诊断
1. 腹部闭合性损伤:脾破裂。
2. 失血性休克。
二、诊断依据(初步诊断错误,诊断依据不得分;未分别列出各自诊断依据,扣 1 分)
1. 闭合性腹部损伤:脾破裂。
(1)踢球时被踹伤,左上腹为直接受力点。
(2)腹部持续性疼痛,左上腹部显著。
(3)肌略紧张,全腹压痛,左上腹明显,移动性浊音(+)。

(4)腹部超声提示:腹腔积液,左膈下明显。
2. 失血性休克
(1)外伤史明确。
(2)出现口渴、心慌、全身发冷。
(3)P 130 次/min,BP 82/55 mmHg,意识淡漠,贫血貌。
(4)行腹部 B 超检查示腹腔积液,Hb 72 g/L。
三、鉴别诊断
1. 胸腹损伤(肋骨骨折或血气胸)。
2. 肝破裂。
3. 胃肠损伤。
4. 胰腺损伤。
5. 肾脏损伤。
四、进一步检查
1. 诊断性腹腔穿刺。
2. 胸腹部 X 射线或 CT 检查。
3. 尿常规及血、尿淀粉酶检查。
五、治疗原则
1. 严密监测生命体征,禁食水。
2. 输血、输液补充血容量,抗休克。
3. 应用抗生素。
4. 急诊手术。

【要点小结】

肾损伤=腰部损伤+血尿。

肝破裂=右腹部外伤+腹膜刺激征+失血征象。

脾破裂=左腹部外伤+全腹痛+腹腔内出血。

肠破裂=腹中部外伤+腹膜刺激征。

腹部损伤最重要的是病因的鉴别,病因明确对进一步的治疗至关重要,最常见的是肝脾破裂、胃肠损伤。

急诊超声检查、腹腔穿刺积液检查为最常见的辅助检查措施。

第四节　泌尿系统(含男性生殖)疾病

一、急性肾小球肾炎

【实训目标】

1. 能够阐述急性肾小球肾炎的临床表现及治疗原则。

2. 会运用病例分析的方法和技巧分析临床典型病例。

3. 尊重患者，注重人文关怀，促进爱伤观念、钻研精神的养成。

【知识回顾】

1. 临床特点

(1)年龄：多见于儿童。

(2)诱因：常见于上呼吸道感染(多为扁桃体炎)等链球菌感染后。

(3)症状：典型表现为晨起眼睑水肿，可伴有下肢轻度可凹性水肿，少数严重者可涉及全身，伴少尿，有的出现肉眼血尿。严重者可出现急性肾功能衰竭。

(4)体征：除有水肿外，常有一过性轻、中度高血压。

(5)特异指标：补体 C3 可下降。

2. 鉴别诊断

(1)其他病原体引起的急性肾炎。

(2)某些原发性肾小球疾病。

(3)其他原因造成的水肿：如心源性水肿、肝源性水肿、营养不良性水肿，多有其原发疾病的病史与临床表现。

(4)全身系统性疾病肾损害：系统性红斑狼疮、过敏性紫癜、系统性血管炎等均可引起肾损害。

3. 进一步检查

(1)肾功能检查。

(2)肾脏 B 超检查。

(3)24 h 尿蛋白定量。

(4)血清补体 C3。

(5)抗链球菌溶血素“O”检查。

(6)必要时行肾穿刺活检。

4. 治疗原则

(1)一般治疗：卧床休息，低盐饮食。

(2)抗感染。

(3)保护肾功能，支持及对症治疗。

(4)必要时行透析治疗。

【模拟临床场景】

病历摘要：

患者，男性，17 岁。水肿 1 周，尿量减少 1 d。

患者 1 周前无明显诱因晨起发现双眼睑水肿，进行性加重，1 d 后出现双下肢水肿，伴尿中泡沫增多，尿色基本正常，1 d 来自觉尿量较前减少量为 500 ~ 600 mL。无夜尿增多，无发热、皮疹、关节痛，2 周前曾患“急性扁桃体炎”，经当地医院抗感染治疗后好转，否认肝炎、结核病病史，无高血压、糖尿病、肾病史及家族史。

查体：T 36.8 ℃，P 72 次/min，R 18 次/min，BP 145/95 mmHg。皮肤未见出血点和皮疹，浅表淋巴结未触及肿大。双眼睑水肿，双肺未闻及干湿性啰音，心界不大，心率 72 次/min，律齐，各瓣膜听诊区未闻及杂音，腹平软，无压痛，肝脾肋下未触及，移动性浊音(-)，双下肢中度凹陷性水肿。

血常规：Hb 141 g/L，WBC 6.5×10^9/L，N 0.65，Plt 263×10^9/L。尿常规：蛋白(++)，RBC 25 ~ 30/HP，SCr 96 μmol/L，BUN 7.3 mmol/L，Alb 38 g/L。

要求：根据以上病历摘要，请将初步诊断、诊断依据(如有两个或以上诊断应分别列出各自诊断依据)、鉴别诊断、进一步检查与治疗原则写在答题纸上。

时间:15 min
评分标准
一、初步诊断
急性肾小球肾炎。
二、诊断依据(初步诊断错误,诊断依据不得分)
1. 青少年男性,急性病程,起病 3 周内有前驱感染。
2. 水肿、尿量较前减少。
3. 查体示 BP 145/95 mmHg,眼睑及双下肢水肿。
4. 尿液检查示镜下血尿及蛋白尿。
三、鉴别诊断
1. 慢性肾小球肾炎。
2. 急进行肾小球肾炎。
3. 继发性肾小球肾炎(或答"系统性疾病肾脏受累")。
四、进一步检查
1. 尿相差显微镜检查、24 h 尿蛋白定量。
2. 监测肾功能。
3. 血补体、抗链球菌溶血素"O"、乙肝病毒标志物、抗核抗体谱检查。
4. 肾脏 B 超检查。
5. 必要时肾穿刺活检。
五、治疗原则
1. 休息,限制水、盐摄入。
2. 对症治疗:利尿消肿、降血压。
3. 如肾功能进行性恶化发生急性肾损伤,必要时可采用透析治疗。

【要点小结】

急性肾小球肾炎=儿童+病前链球菌感染史(1~3 周)+肾炎综合征+C3↓+血尿。

急性肾炎常有呼吸道感染史,主要表现为血尿、蛋白尿、水肿、高血压、一过性肾功能损害。

二、慢性肾小球肾炎

【实训目标】

1. 能够阐述慢性肾小球肾炎的临床表现及治疗原则。
2. 会运用病例分析的方法和技巧分析临床典型病例。
3. 尊重患者,注重人文关怀,促进爱伤观念、钻研精神的养成。

【知识回顾】

慢性肾小球肾炎简称慢性肾炎,系指蛋白尿和血尿、高血压、水肿为基本临床表现,起病方式各有不同,病情迁延,病变缓慢进展,可有不同程度的肾功能减退,最终将发展为慢性肾衰竭的一组肾小球病。

1. 临床特点

(1)症状:起病缓慢,病情反复,迁延不愈。主要症状为血尿和水肿等。

(2)体征:主要表现为水肿和高血压。

2. 鉴别诊断

(1)慢性肾盂肾炎:可做多次的尿沉渣涂片检菌或细菌培养来鉴别。

(2)原发性高血压肾损害:长期持续性高血压,然后出现肾脏损害。

(3)免疫性疾病肾脏受累:如系统性红斑狼疮等。

(4)急性肾小球肾炎。

3. 进一步检查

(1)肾脏 B 超检查。

(2)24 h 尿蛋白定量。

(3)血常规、肝功能、肾功能、生化等检查。

(4)胸部 X 射线片、心电图。

(5)必要时行肾穿刺活检做病理检查。

4. 治疗原则

(1)一般治疗:休息,优质低蛋白饮食。

(2)控制高血压。

(3)保护肾脏功能。

(4)防治各种并发症。

(5)进入尿毒症期行维持性血透。

【模拟临床场景】

病历摘要: 患者,男性,32 岁。发现血尿、蛋白尿 5 年,血压增高 8 个月入院。 患者 5 年前于上呼吸道感染后发现尿中泡沫增多,尿色深,呈浓茶样,在当地医院化验尿蛋白(++)~(+++),尿 RBC 8~10 个/HP,24 h 尿蛋白定量波动于 2~4 g,尿红细胞位相提示为变形红细胞尿。间断予以中药治疗,尿检较前无明显改善。1 年前起出现夜尿增多,8 个月前无诱因出现头痛,测血压为 180/120 mmHg,降压治疗血压不稳定,不伴视物不清。5 个月前腰痛、食欲缺乏、恶心;化验血肌酐 220 μmol/L;24 h Ccr 35.6 mL/min。血红蛋白渐由正常下降至 95 g/L。1 个月前出现双下肢水肿。 查体:T 36 ℃,P 75 次/min,R 16 次/min,BP 160/90 mmHg。神清,轻度贫血貌,双眼睑无水肿。双肺呼吸音清,心界不大,心律齐,腹软,肝脾肋下未及,双肾区无叩痛,双下肢轻度可凹性水肿。 血常规:WBC 7.6×10^9/L,Hb 95 g/L,Plt 220×10^9/L,ESR 16 mm/h。尿蛋白(++),RBC 20~25 个/HP。
要求:根据以上病历摘要,请将初步诊断、诊断依据(如有两个或以上诊断应分别列出各自诊断依据)、鉴别诊断、进一步检查与治疗原则写在答题纸上。
时间:15 min
评分标准
一、初步诊断
慢性肾小球肾炎。
二、诊断依据(初步诊断错误,诊断依据不得分)
1. 患者青年男性,慢性病程,临床呈现慢性肾炎综合征的表现,包括蛋白尿、肾小球源性的血尿,随着病情的进展,逐渐出现夜尿增多、高血压、水肿和肾功能减退。

2. 查体：BP 160/90 mmHg，双下肢轻度可凹性水肿。
3. 实验室检查示 Hb 95 g/L，Plt 220×10^9/L，ESR 16 mm/h。尿蛋白（++），RBC 20～25 个/HP。
三、鉴别诊断
1. 继发性肾小球肾炎。
2. 高血压肾损害。
3. 其他肾小球肾炎。
4. Alport 综合征。
5. 慢性肾盂肾炎。
四、进一步检查
1. 乙肝五项，抗核抗体谱。
2. 双肾 B 超。
3. 电解质、血气分析。
五、治疗原则
1. 在严密监测肾功能下应用 ACEI，从小剂量开始并联合钙通道阻滞剂，控制血压 130/80 mmHg 以下。
2. 限制饮食中蛋白质和磷的摄入。
3. 避免感染、劳累和肾毒性药物的应用。
4. 若双肾未缩小可考虑行肾活检明确病理类型以定进一步治疗方案。

三、尿路感染

【实训目标】

1. 能够阐述尿路感染的临床表现及治疗原则。
2. 会运用病例分析的方法和技巧分析临床典型病例。
3. 尊重患者，注重人文关怀，促进爱伤观念、钻研精神的养成。

【知识回顾】

尿路感染是指各种病原微生物在泌尿系统生长繁殖所致的尿路急、慢性炎症反应。可分为上尿路感染（主要是肾盂肾炎）和下尿路感染（主要是膀胱炎）。

1. 临床特点

（1）年龄：以已婚妇女最多见。

（2）症状：上尿路感染以全身症状为主，包括发热、寒战、头痛、恶心、呕吐，常有腰痛。下尿路感染则以膀胱刺激症状为主，罕有腰痛。

（3）体征：除发热表现外，膀胱炎可有耻骨上压痛，肾盂肾炎肋脊角可有压痛和（或）叩痛。

2. 鉴别诊断

（1）急、慢性肾炎。

（2）泌尿系结石：腹部 X 射线平片及超声、肾盂造影检查鉴别。

（3）肾结核：一般抗菌药物治疗无效，尿中可找到结核菌。

（4）尿道综合征。

3. 进一步检查

(1)尿培养和药敏试验。

(2)肾功能检查。

(3)B 超检查等。

(4)血常规等其他检查。

4. 治疗原则

(1)一般治疗:休息,多饮水。

(2)应用抗生素控制感染。

(3)支持和对症治疗。

【模拟临床场景】

病历摘要: 患者,女性,48 岁。发热伴腰痛、尿频、尿急、尿痛 3 d。 患者 3 d 前劳累后突起畏寒、发热,体温最高 39.2 ℃,同时伴右侧腰部胀痛及尿频、尿急、尿痛,无肉眼血尿及排尿困难,伴恶心,无呕吐,自服"左氧沙星"(0.2 g/次,3 次/d),症状无缓解,体温波动于 37.8 ~ 38.8 ℃。发病以来食欲减退,睡眠欠佳,尿量正常,大便如常,体重无明显改变,既往 1 年前体检发现血糖升高(空腹 7.8 mmol/L),未进一步诊治,3 个月前憋尿后曾发作一次尿频、尿急、尿痛,自服"左氧氟沙星"2 d 后好转。母亲患糖尿病。 查体:T 38.5 ℃,P 98 次/min,R 20 次/min,BP 135/80 mmHg。皮肤未见出血点和皮疹,浅表淋巴结未触及肿大,双眼睑无水肿,巩膜无黄染,咽部无充血,双扁桃体无肿大。双肺未闻及干湿性啰音,心界不大,心率 98 次/min,律齐,各瓣膜听诊区未闻及杂音,腹平软,无压痛,肝脾肋下未触及,移动性浊音(-),右侧肾区叩击痛阳性,双下肢无水肿。 血常规:Hb120 g/L,WBC 13.4×10^9/L,N 0.82,Plt 168×10^9/L。尿常规:糖(+++),WBC 40 ~ 50/HP,RBC 3 ~ 5/HP,亚硝酸盐阳性。SCr 78 μmol/L,BUN 5.8 mmol/L,空腹血糖 11.3 mmol/L,TP 72 g/L,Alb 49 g/L,血钾4.2 mmol/L。
要求:根据以上病历摘要,请将初步诊断、诊断依据(如有两个或以上诊断应分别列出各自诊断依据)、鉴别诊断、进一步检查与治疗原则写在答题纸上。
时间:15 min
评分标准
一、初步诊断
1. 急性肾盂肾炎。
2. 2 型糖尿病。
二、诊断依据(初步诊断错误,诊断依据不得分)
1. 急性肾盂肾炎
(1)中年女性,急性病程,有尿路感染的易感因素(高血糖)。
(2)发热伴腰痛、尿频、尿急、尿痛。
(3)体温高、右肾区叩痛阳性。
(4)血常规示白细胞总数及中性粒细胞比例升高。尿常规示白细胞显著增多、亚硝酸盐阳性。
2. 2 型糖尿病:有糖尿病家族史,2 次空腹血糖大于 7 mmol/L,尿痛(+++)。
三、鉴别诊断
1. 急性膀胱炎。

2. 慢性肾盂肾炎急性发作。
3. 泌尿系统结核。
4. 尿道综合征。
四、进一步检查
1. 清洁中段尿培养+药物敏感试验。
2. 尿 NAG、β_2 微球蛋白。
3. 尿沉渣涂片找结核菌。
4. 泌尿系统 B 超。
五、治疗原则
1. 休息,对症、多饮水、必要时补液。
2. 胰岛素控制血糖。
3. 抗感染治疗　未取得尿培养结果前,经验性选择对革兰氏阴性杆菌有效的药物;治疗 72 h 显效者无需换药,否则根据药敏结果更换抗生素;抗生素总疗程 2 周。

【要点小结】

慢性肾小球肾炎=慢性肾病史+血尿+水肿+高血压+蛋白尿。

急性肾盂肾炎=女性+膀胱刺激征+发热+肾区叩痛+脓尿(白细胞管型)。

急性膀胱炎=女性+膀胱刺激征+可有脓尿(无发热、无肾区叩击痛、无白细胞管型)。

慢性肾盂肾炎=尿路结石+反复膀胱刺激征+静脉肾盂造影示肾盂肾盏变形+肾小管损坏。

上尿路感染表现为发热>38 ℃,肾区痛、膀胱刺激征等;下尿路感染表现为膀胱刺激征,发热<38 ℃。

四、尿路结石

【实训目标】

1. 能够阐述尿路结石的临床表现及治疗原则。
2. 会运用病例分析的方法和技巧分析临床典型病例。
3. 尊重患者,注重人文关怀,促进爱伤观念、钻研精神的养成。

【知识回顾】

可分为上尿路和下尿路结石。临床表现和治疗均不同。

1. 临床特点

(1)症状:上尿路结石表现为突发性腰部和上腹部剧烈疼痛,向会阴及耻骨联合放射。膀胱和尿道结石表现为排尿疼痛,同时伴有排尿困难。二者均可伴血尿。

(2)体征:可有患侧肾区叩击痛。

2. 鉴别诊断

(1)其他急腹症,如胆囊炎、肠梗阻、阑尾炎等相鉴别。

(2)腹腔淋巴结钙化。

(3)输尿管肿瘤。

(4)肾结核。

(5)前列腺增生。

(6)尿路感染。

3. 进一步检查

(1)腹部 X 射线平片。

(2)B 超检查。

(3)逆行肾盂造影。

(4)输尿管肾镜检查。

(5)尿常规等。

4. 治疗原则

(1)一般治疗:多饮水。

(2)药物排石(结石小于 0.6 cm)。

(3)体外碎石。

(4)必要时行手术治疗(腔镜或开放)。

(5)支持和对症治疗(解痉、镇痛等)。

【模拟临床场景】

病历摘要:

患者,男性,38 岁,间断右侧腰背部痛 2 周。

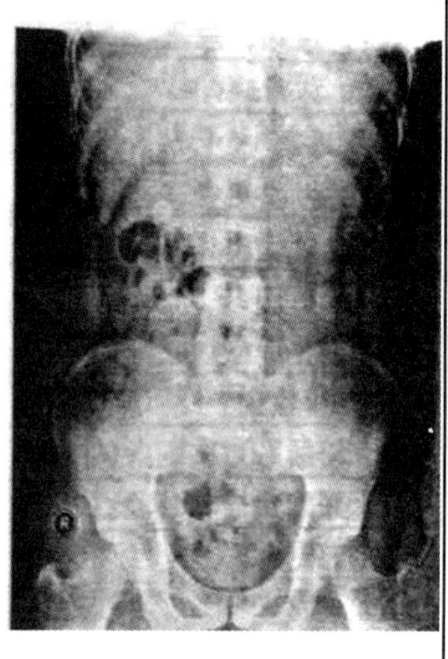

患者 2 周前开始无明显诱因间断出现右侧腰背部疼痛,呈胀痛,不向周围放射,变换体位无缓解,伴恶心,未呕吐,伴有尿频、尿急、尿痛,无肉眼血尿,无畏寒、发热。发病以来,食欲欠佳,大便正常。否认高血压、心脏病、糖尿病、肝炎、结核病病史,吸烟 10 余年,20 支/d。无遗传病家族史。

查体:T 36.9 ℃,P 86 次/min,R 21 次/min,BP 130/80 mmHg。神志清楚,痛苦面容,发育正常,营养良好,皮肤巩膜无黄染,浅表淋巴结不大。双肺呼吸音清,未闻及干湿性啰音。心律齐,未闻及杂音。腹平软,肝脾、双肾未触及,右肾区压痛(+),右肋脊角叩痛(+)。双侧输尿管走行区无压痛,双下肢无水肿。

血常规:Hb 125 g/L,RBC 4.5×10^{12}/L,WBC 9.2×10^{9}/L,N 0.65,Plt 150×10^{9}/L。血生化:BUN 4.90 mmol/L,SCr 93 μmol/L,血尿酸(UA) 392.1 μmol/L。尿常规:尿蛋白(±),pH 7.0,红细胞 5~10 个/HP,白细胞 20~30 个/HP。

腹部 B 超检查:右侧肾区可见强回声影,后方伴声影。轻度肾积水。X 射线平片如右图。

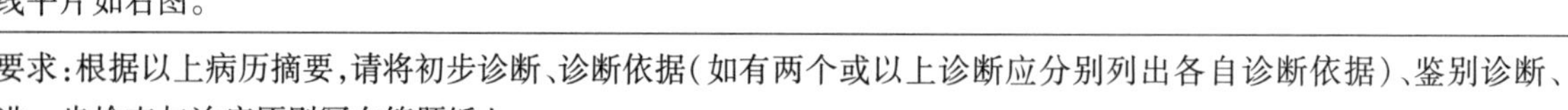

要求:根据以上病历摘要,请将初步诊断、诊断依据(如有两个或以上诊断应分别列出各自诊断依据)、鉴别诊断、进一步检查与治疗原则写在答题纸上。

时间:15 min

评分标准

一、初步诊断

1. 右肾结石。

2. 尿路感染。

二、诊断依据(初步诊断错误,诊断依据不得分)

1. 右肾结石。

(1)青年男性,间断右侧腰痛伴镜下血尿。

(2)右肾区压痛、叩击痛阳性。
(3)腹部 B 超检查提示右侧肾区强回声影,后方伴声影。轻度肾积水。
(4)腹部 X 射线平片见右肾区高密度影。
2. 尿路感染。
(1)尿频、尿急、尿痛。
(2)尿常规:红细胞 5 ~8 个/HP,白细胞 20 ~30 个/HP。
三、鉴别诊断
1. 急性阑尾炎。
2. 急性胆囊炎。
3. 胆石症。
4. 消化道溃疡或穿孔。
四、进一步检查
1. 泌尿系 CT 或 IVP 检查。
2. 尿细菌培养+药物敏感试验。
五、治疗原则
1. 解痉止痛。
2. 抗感染治疗。
3. 微创或开放手术取石。
4. 术后采取预防结石复发的措施。

【要点小结】

尿路结石=阵发性腰背部或上腹部绞痛+血尿。

结石多表现为突发疼痛或绞痛,诊断时要注意区分上尿路结石和下尿路结石。

上尿路结石主要表现为疼痛和血尿。

下尿路结石典型症状为突然中断,改变体位后可继续排尿。

治疗方面要结合结石的大小。

五、良性前列腺增生

【实训目标】

1. 能够阐述良性前列腺增生的临床表现及治疗原则。
2. 会运用病例分析的方法和技巧分析临床典型病例。
3. 尊重患者,注重人文关怀,促进爱伤观念、钻研精神的养成。

【知识回顾】

良性前列腺增生(BPH)简称前列腺增生,是引起男性老年人排尿障碍原因中最为常见的一种良性疾病。

1. 临床特点

(1)年龄:老年男性多见。

(2)症状:尿频、尿急、尿无力、进行性排尿困难、尿潴留等。

(3)体征:直肠指诊前列腺增大。

2. 鉴别诊断

(1)前列腺癌:前列腺呈结节状、质坚硬,前列腺穿刺活检可鉴别。

(2)膀胱颈挛缩:由慢性炎症所致。发病年龄较轻,前列腺体积不大,容易鉴别。

(3)尿道狭窄:多有尿道损伤或感染病史。

(4)神经源性膀胱:常有中枢或周围神经系统损害的病史和体征,多同时存在下肢感觉和运动功能障碍,会阴部皮肤感觉及肛门括约肌张力减退或消失。尿流动力学检查可鉴别。

(5)尿道结石。

3. 进一步检查

(1)指诊。

(2)B 超。

(3)膀胱镜检查。

(4)尿流率检查。

(5)前列腺特异抗原(PSA)测定。

(6)必要时前列腺穿刺。

4. 治疗原则

(1)观察等待。

(2)药物治疗:α_1-受体阻滞剂、5α-还原酶抑制剂。

(3)手术治疗:①经尿道前列腺切除术;②耻骨上经膀胱或耻骨后前列腺切除术。

(4)其他治疗:①激光治疗;②经尿道球囊高压扩张术;③前列腺尿道网状支架;④经尿道热疗,如微波、射频等

(5)如出现尿潴留导尿。

【模拟临床场景】

病历摘要: 患者,男性,74 岁。排尿困难 5 年,加重 3 个月。 患者 5 年前开始无明显诱因自感排尿费力、尿流中断、尿不尽感,偶有尿急,夜尿 3 ~ 4 次。无血尿和腰痛等。近 3 个月来自觉症状加重,夜尿 5 ~ 8 次,发病以来大便正常,体重无明显减轻,曾因“泌尿系感染”在当地医院输液治疗 3 次(具体用药不详),既往无高血压、心脏病、糖尿病病史,无烟酒嗜好。否认遗传病家族史。 查体:T 37 ℃,P 82 次/min,R 20 次/min,BP 126/80 mmHg。神清,发育正常,营养中等,全身皮肤、巩膜无黄染,浅表淋巴结无肿大,双肺呼吸音清,未闻及干湿性啰音。心律齐,未闻及杂音,腹软,无压痛,肝脾肋下未触及,肠鸣音正常。 直肠指检:前列腺增大,中央沟消失,表面光滑,质韧,无触痛,肛门括约肌张力正常。 血常规:Hb 144 g/L,RBC 4.0×10^{12}/L,WBC 7.0×10^{9}/L,分类正常,Plt 123×10^{9}/L。肝肾功能正常,血清 PSA 检测正常。 膀胱前列腺 B 超:前列腺大小为 5.5 cm×5.2 cm×4.8 cm。向膀胱腔内突出,无异常回声。
要求:根据以上病历摘要,请将初步诊断、诊断依据(如有两个或以上诊断应分别列出各自诊断依据)、鉴别诊断、进一步检查与治疗原则写在答题纸上。
时间:15 min
评分标准
一、初步诊断
良性前列腺增生症。

二、诊断依据(初步诊断错误,诊断依据不得分)
1. 老年男性。进行性排尿困难,伴尿急、夜尿增多。
2. 直肠指检:前列腺增大,中央沟消失,表面光滑,质韧,无触痛,肛门括约肌张力正常。
3. 膀胱前列腺 B 超:前列腺大小为 5.5 cm×5.2 cm×4.8 cm,向膀胱腔内突出,无异常回声。
4. 血清 PSA 检测正常。
三、鉴别诊断
1. 膀胱颈挛缩。
2. 前列腺癌。
3. 神经源性膀胱。
4. 尿道狭窄。
四、进一步检查
1. 尿流率检查。
2. 泌尿系 B 超+残余尿检查(仅答"残余尿检查"亦得分)。
五、治疗原则
1. α-受体阻滞剂。
2. 5α-还原酶抑制剂。
3. 手术治疗(经尿道前列腺切除术/耻骨上经膀胱或耻骨后前列腺切除术)。

【要点小结】

前列腺良性增生=老年男性+尿频+夜尿增多+进行性排尿困难+直肠指检发现前列腺增大

良性前列腺增生和前列腺癌区别

	前列腺增生	前列腺癌
好发年龄	>50 岁	老年男性
好发部位	前列腺移行带	前列腺外周带
临床表现	尿频、排尿困难 合并感染时可有膀胱刺激征 血尿少见,合并结石、感染时可有	无明显症状 肿瘤较大时可出现膀胱刺激征 血尿少见
诊断方法	直肠指检是重要的检查方法 经直肠超声波被普遍采用 血清特异性前列腺抗原(PSA)测定	直肠指检+经直肠 B 超检查+血清 PSA 测定 是 3 个基本诊断方法

六、慢性肾衰竭

【实训目标】

1. 能够阐述慢性肾衰竭的临床表现及治疗原则。
2. 会运用病例分析的方法和技巧分析临床典型病例。
3. 尊重患者,注重人文关怀,促进爱伤观念、钻研精神的养成。

【知识回顾】

肾衰竭可分为急性和慢性，急性多可恢复，慢性者病情逐渐加重，最后导致各种并发症。

1. 临床特点

(1)病史：多有慢性肾脏病史。

(2)症状和体征：以水肿、高血压等为主，可合并各系统症状。

2. 鉴别诊断　需与急性肾功能不全鉴别。

3. 进一步检查

(1)尿常规、24 h 尿蛋白定量、肾功能等。

(2)血糖、血脂、生化检查。

(3)双肾 B 超。

(4)胸片、心电图等。

4. 治疗原则

(1)一般治疗：休息、低蛋白低盐饮食等。

(2)透析治疗。

(3)防治各种并发症。

【模拟临床场景】

病历摘要： 患者，女性，58 岁。夜尿增多 5 年，伴恶心、呕吐半个月。 患者 5 年前无明显诱因出现夜尿增多，3～4 次/夜，每次尿量增多(具体不详)，夜间尿量多于白天尿量，无水肿、尿色变化，无尿频、尿急、尿痛及排尿困难。3 年前发现血压升高，最高 160/97 mmHg，规律服用“硝苯地平控释片”，血压控制在 130～140/70～80 mmHg，近半个月来自觉食欲减退，恶心、间断呕吐胃内容物，无呕血及黑便，伴全身乏力，上楼梯时感气短，不伴夜间阵发性呼吸困难。发病以来，无发热、脱发、皮疹及关节痛，近 1 个月体重下降约 1 kg，20 余年前曾间断服用“龙胆泻肝丸 3 年”。无烟酒嗜好，无高血压及肾脏病家族史。 查体：T 36.8 ℃，P 90 次/min，R 19 次/min，BP 155/100 mmHg。贫血貌，皮肤未见出血点和皮疹，浅表淋巴结未触及肿大，颜面无水肿，睑结膜苍白，巩膜无黄染，咽无充血，扁桃体无肿大。甲状腺不大，双肺未闻及干湿性啰音，心界不大，心率 90 次/min，律齐。二尖瓣听诊区闻及 2/6 级收缩期吹风样杂音，腹平软，无压痛，肝脾肋下未触及，移动性浊音(-)，双下肢无水肿。 血常规及血生化：Hb 77 g/L，RBC 2.5×10^{12}/L，MCV 84 fl，MCH 28 pg，WBC 7.1×10^{9}/L，N 0.65，Plt 162×10^{9}/L，SCr 848 μmol/L，BUN 37.5 mmol/L，TP 64 g/L，ALb 37 g/L，钾 5.8 mmol/L，钙 1.72 mmol/L，磷 2.43 mmol/L，CO_2CP 16 mmol/L，eGFR 5 mL/(min · 1.73 m^2)。尿常规：RBC 0～1 个/HP，蛋白(+)。尿蛋白定量 0.3 g/24 h。
要求：根据以上病历摘要，请将初步诊断、诊断依据(如有两个或以上诊断应分别列出各自诊断依据)、鉴别诊断、进一步检查与治疗原则写在答题纸上。
时间：15 min
评分标准
一、初步诊断
1. 慢性肾衰竭　尿毒症期。
2. 肾性贫血。
3. 代谢性酸中毒。
4. 高钾血症。
二、诊断依据(初步诊断错误，诊断依据不得分)

1. 中年女性，慢性病程，逐渐进展，有肾毒性药物的长期应用史。
2. 夜尿增多、乏力、恶心、呕吐。
3. 血压高、贫血貌、二尖瓣听诊区 2/6 级收缩期吹风样杂音。
4. 实验室检查：少量蛋白尿、正细胞正色素性贫血、血肌酐显著升高、高磷低钙血症、血钾>5.5 mmol/L、肾小球过滤<15 mL/(min · 1.73 m^2)。
三、鉴别诊断
1. 急性肾损伤。
2. 消化系统疾病。
3. 心功能不全。
四、进一步检查
1. 尿渗透压、粪隐血。
2. 血清铁、铁蛋白、总铁结合力。
3. 血全段甲状旁腺激素。
4. 双肾 B 超。
5. 胸部 X 射线片、超声心动图。
五、治疗原则
1. 营养治疗：充足热量摄入、优质低蛋白低磷饮食。
2. 降压治疗。
3. 纠正贫血：补充造血原料及促红细胞生成素。
4. 纠正钙磷代谢紊乱：使用磷结合剂、合理使用维生素 D。
5. 纠正电解质及酸碱平衡紊乱。
6. 肾脏替代治疗。

【要点小结】

慢性肾衰竭=多年肾病史+血肌酐(SCr)↑+血尿素氮(BUN)↑。

慢性肾衰并发症：电解质、酸碱平衡紊乱及肾性贫血、肾性高血压。

慢性肾衰分期

CRF 分期	肌酐清除率/(mL/min)	血肌酐/(μmol/L)	临床表现	相当于
肾功能代偿期	50 ~ 80	133 ~ 177(正常)	正常	CKD 2 期
肾功能失代偿期	20 ~ 50	186 ~ 442	无。可有轻度贫血、夜尿多	CKD 3 期
肾功能衰竭期	10 ~ 20	451 ~ 707	贫血、夜尿增多、胃肠道症状	CKD 4 期
尿毒症期	<10	≥707	临床表现及生化值显著异常	CKD 5 期

第五节　女性生殖系统疾病

一、异位妊娠

【实训目标】

1. 能够阐述女性生殖系统的临床表现及治疗原则。
2. 会运用病例分析的方法和技巧分析临床典型病例。
3. 尊重患者，注重人文关怀，促进爱伤观念，钻研精神的养成。

【知识回顾】

女性生殖系统范围：两股内侧、耻骨联合、会阴之间的软组织。

1. 临床特点

(1)病史：停经史和阴道不规则出血史。

(2)症状：突发剧烈腹痛，严重时伴出血性休克表现。

(3)体征：腹部压痛、反跳痛、肌紧张，移动性浊音阳性。宫颈举痛，宫旁有包块，压痛明显。

2. 鉴别诊断

(1)流产：宫腔内未见妊娠囊。

(2)急性输卵管炎：典型病史及腹腔穿刺抽出不凝血液可排除该病。

(3)黄体破裂：常常发生于月经中期，妊娠试验应为阴性。

(4)急性阑尾炎：有转移性右下腹痛病史，一般无休克症状及体征，妊娠试验阴性，且阴道后穹窿穿刺无暗红色血液。

3. 进一步检查

(1)查血 hCG 或尿 hCG。

(2)后穹窿穿刺。

(3)X 射线腹平片或 B 超。

(4)其他检查。

4. 治疗原则

(1)抗休克。

(2)手术治疗。

【模拟临床场景】

病历摘要：

患者，女性，26 岁。停经 41 d，阴道淋漓出血 5 d，下腹剧痛 2 h。

患者月经规律，周期 28～30 d，经期 5 d，量中，无痛经，末次月经 41 d 前，停经后偶感乏力，5 d 来淋漓阴道出血，2 h 前突发右下腹剧痛，呈撕裂样、伴恶心、呕吐、头晕，急诊入院。既往体健，否认传染病接触史，结婚半年。生育史：0-0-0，无遗传病家族史。

查体：T 37.4 ℃，P 118 次/min，R 18 次/min，BP 80/50 mmHg。平车推入病房，神志清，面色苍白，双肺呼吸音清，未闻及干湿性啰音，心率 118 次/min，律齐，各瓣膜听诊区未闻及杂音，腹平软，腹肌紧张，右下腹压痛伴反跳痛，移动性浊音阳性。

妇科检查：外阴：已婚未产式；阴道：见少量暗红色血液；宫颈：举痛；子宫：稍大稍软，子宫右侧可触及不规则包块，约 6 cm×5 cm×4 cm，软硬不均，压痛明显。

血常规：Hb 65 g/L，RBC 2.0×10^{12}/L，MVC 80 fl，WBC 11.1×10^{9}/L，N 0.80，Plt 210×10^{9}/L。

要求:根据以上病历摘要,请将初步诊断、诊断依据(如有两个或以上诊断应分别列出各自诊断依据)、鉴别诊断、进一步检查与治疗原则写在答题纸上。
时间:15 min
评分标准
一、初步诊断
1. 异位妊娠。
2. 失血性休克。
3. 失血性贫血。
二、诊断依据(初步诊断错误,诊断依据不得分)
1. 异位妊娠。
(1)已婚育龄女性,停经 41 d,阴道淋漓出血 5 d,下腹剧痛 2 h,伴恶心、呕吐、头晕。
(2)腹部查体腹肌紧张,右下腹压痛伴反跳痛,移动性浊音阳性。
(3)妇科检查:阴道:见少量暗红色血液;宫颈:举痛;子宫:稍大稍软,子宫右侧可触及不规则包块,约 6 cm×5 cm×4 cm,软硬不均。压痛明显。
2. 失血性休克。
(1)阴道流血,头晕。BP 80/50 mmHg,面色苍白,心率 118 次/min,腹部移动性浊音阳性,提示腹腔内大量出血。
(2)血常规提示正细胞性贫血。
3. 失血性贫血。
(1)阴道流血,头晕,面色苍白,心率 118 次/min。
(2)血常规提示 Hb 65 g/L,RBC 2.0×10^{12}/L。
三、鉴别诊断
1. 流产。
2. 急性输卵管炎。
3. 急性阑尾炎。
4. 黄体破裂。
5. 卵巢囊肿蒂扭转。
四、进一步检查
1. hCG 检测。
2. 妇科 B 超。
3. 阴道后穹窿穿刺。
4. 血型,交叉配血。
五、治疗原则
1. 积极纠正休克,纠正贫血。
2. 同时行手术治疗。

【要点小结】

异位妊娠破裂=已婚妇女+停经史+阴道出血+下腹痛+腹腔内出血休克+hCG 阳性。

输卵管妊娠与流产、急性输卵管炎、急性阑尾炎、黄体破裂等鉴别

病名	输卵管妊娠	流产	急性输卵管炎	急性阑尾炎	黄体破裂	卵巢囊肿蒂扭转
停经	多有	有	无	无	多无	无
腹痛	突然撕裂样剧痛自下腹一侧开始向全腹扩散痛	下腹中央阵发性坠痛	两下腹持续性疼痛	持续性疼痛从上腹开始经脐周转至右下腹	下腹一侧突发性疼痛	下腹一侧突发性疼痛
阴道流血	量少,暗红色,可有蜕膜管型排出	少→多,有小血块或绒毛排出	无	无	无或有如月经量	无

二、急性盆腔炎

【实训目标】

1. 能够阐述急性盆腔炎的临床表现及治疗原则。
2. 会运用病例分析的方法和技巧分析临床典型病例。
3. 尊重患者,注重人文关怀,促进爱伤观念、钻研精神的养成。

【知识回顾】

1. 临床特点

(1)病史:可有不洁性生活史。

(2)症状:发热,腹痛,阴道分泌物增多,可有恶心、呕吐等。

(3)体征:体温升高,心率加快,下腹部肌紧张,压痛,反跳痛,阴道可见臭味脓性分泌物,宫颈充血水肿,脓性分泌物由宫口流出,宫颈举痛阳性,宫体压痛阳性。

2. 鉴别诊断

与急性阑尾炎、异位妊娠、卵巢囊肿蒂扭转或破裂等鉴别。

3. 进一步检查

(1)血常规检查。

(2)分泌物培养和药敏。

(3)B 超检查。

(4)其他检查。

4. 治疗原则

(1)抗感染治疗。

(2)支持和对症治疗。

【模拟临床场景】

病历摘要:

患者,女性,25 岁。药物流产后下腹痛 12 d,加重伴发热 3 d。

患者 12 d 前因“早孕”自行服用药物流产药(具体不详),诉排出组织,阴道少量出血,淋漓不断,伴下腹部疼痛,3 d 前出现发热,体温最高 39 ℃,下腹部持续性疼痛,伴阴道脓血性分泌物量多,有臭味。自服消炎药(具体不

详)效果差。发病以来,饮食正常,大、小便及睡眠均正常,体重无变化。既往体健,无结核病及其他传染病接触史。无烟酒嗜好。月经 12 岁初潮,周期 28 d,经期 7 d,经量中等,无痛经。近 3 年人工流产 3 次。无遗传病家族史。 查体:T 39.5 ℃,P 100 次/min,R 20 次/min,BP 110/70 mmHg。急性病容,皮肤未见出血点和皮疹,浅表淋巴结未触及肿大,睑结膜无苍白,巩膜无黄染,口唇无苍白,甲状腺不大,双肺未闻及干湿性啰音,心界不大,心率 100 次/min,律齐,各瓣膜听诊区未闻及杂音,腹肌紧张,下腹压痛阳性,无反跳痛,肝脾肋下未触及,移动性浊音(-),双下肢无水肿。 妇科检查:外阴无异常;阴道见多量脓血性分泌物,宫颈举痛阳性;宫体稍大、质软、活动、压痛阳性;双侧附件区增厚。 血常规:Hb 120 g/L,RBC 4.3×10^{12}/L,WBC 15.8×10^{9}/L,Plt 122×10^{9}/L。
要求:根据以上病历摘要,请将初步诊断、诊断依据(如有两个或以上诊断应分别列出各自诊断依据)、鉴别诊断、进一步检查与治疗原则写在答题纸上。
时间:15 min
评分标准
一、初步诊断
盆腔炎性疾病。
二、诊断依据(初步诊断错误,诊断依据不得分)
1. 育龄期女性,药物流产后阴道淋漓出血、下腹痛、发热。
2. 下腹压痛,妇科检查分泌物脓血性、量多、有臭味,宫颈举痛,宫体压痛阳性,附件区增厚,压痛阳性。
三、鉴别诊断
1. 急性阑尾炎。
2. 异位妊娠。
3. 卵巢囊肿蒂扭转或破裂。
四、进一步检查
1. 盆腔 B 超检查。
2. 后穹窿穿刺术。
3. 宫颈分泌物及后穹窿穿刺液涂片、培养及核酸扩增检测病原体。
五、治疗原则
1. 抗生素药物治疗,必要时手术治疗。
2. 支持疗法。
3. 中药治疗。

【要点小结】

急性盆腔炎=已婚妇女+人流史/剖宫产术后+白带增多+下腹痛+宫颈举痛+阴道脓性分泌物。

三、宫颈癌

【实训目标】

1. 能够阐述宫颈癌的临床表现及治疗原则。
2. 会运用病例分析的方法和技巧分析临床典型病例。

3. 尊重患者,注重人文关怀,促进爱伤观念、钻研精神的养成。

【知识回顾】

1. 临床特点

(1)症状:阴道流血,阴道排液等。

(2)体征:一般无特异体征。

2. 鉴别诊断

(1)宫颈息肉。

(2)宫颈尖锐湿疣。

(3)宫颈转移癌。

3. 进一步检查

(1)宫颈刮片细胞学检查。

(2)阴道镜检查。

(3)宫颈锥切病理检查。

(4)腹部超声、胸片等。

4. 治疗原则

(1)手术治疗。

(2)放疗和化疗。

(3)支持和对症治疗。

【模拟临床场景】

病历摘要: 患者,女性,37 岁。月经紊乱 5 个月。 患者 5 个月前开始出现月经不规律,周期 10 ~ 20 d,经期 10 ~ 15 d,量时多时少,无腹痛及腰骶部疼痛,未在意。1 个月前出现阴道流液,米泔样,量多,有臭味,伴腰骶部坠胀不适,到当地医院就诊,给予止血药物及消炎药(具体不详),效果欠佳。病后进食正常,睡眠及大小便正常,体重下降 5 kg。既往体健,无高血压、肝病、心脏病及血液病病史。无烟酒嗜好。既往月经规律。15 岁初潮,周期 28 d,经期 7 d,经量中等,无痛经,生育史:1-0-2-1,人工流产 2 次,12 年前顺产 1 子。子身体健康,无遗传病家族史。 查体:T 36.2 ℃,P 85 次/min,R 20 次/min,BP 120/80 mmHg。神志清,精神好,皮肤未见出血点和皮疹,浅表淋巴结未触及肿大,睑结膜无黄染,口唇无苍白,甲状腺不大,双肺未闻及干湿性啰音,心界不大,心率 85 次/min,律齐,各瓣膜听诊区未闻及杂音,腹平软,无压痛,肝脾肋下未触及,移动性浊音(-)。双下肢无水肿。 妇科检查:外阴经产式,阴道后穹窿消失;宫颈后唇可见一 3 cm×3 cm×2 cm 大小菜花样赘生物,质脆,触血阳性;宫体稍大、中等硬度,活动,无压痛;双侧附件未触及明显异常。三合诊:双侧骶主韧带无增厚。 尿妊娠试验阴性。
要求:根据以上病历摘要,请将初步诊断、诊断依据(如有两个或以上诊断应分别列出各自诊断依据)、鉴别诊断、进一步检查与治疗原则写在答题纸上。
时间:15 min
评分标准
一、初步诊断
子宫颈癌Ⅱa 期。
二、诊断依据(初步诊断错误,诊断依据不得分)
1. 生育年龄女性,不规则阴道流血,体重下降。

2. 妇科检查阴道后穹窿消失，宫颈可见菜花样坠生物，质硬，触血阳性。
3. 三合诊示双侧骶主韧带无增厚。
4. 尿妊娠试验阴性。
三、鉴别诊断
1. 宫颈良性病变。
2. 子宫黏膜下肌瘤。
四、进一步检查
1. 宫颈活组织病理检查。
2. 盆腔 B 超、CT、MRI、PET-CT 检查（答出其中一项即得分）。
3. 分段诊刮。
五、治疗原则
依据病理结果及临床分期，行手术治疗。

【要点小结】

宫颈癌＝中老年女性+接触性出血或阴道不规则出血+宫颈菜花样肿物。

四、子宫肌瘤

【实训目标】

1. 能够阐述子宫肌瘤的临床表现及治疗原则。
2. 会运用病例分析的方法和技巧分析临床典型病例。
3. 尊重患者，注重人文关怀，促进爱伤观念、钻研精神的养成。

【知识回顾】

子宫肌瘤是子宫平滑肌瘤的简称，是发生于子宫平滑肌及纤维结缔组织的肿瘤，是女性生殖道最常见的良性肿瘤，多见于 30～50 岁妇女。

1. 临床特点

(1)症状：多无明显症状，可有经量增多及经期延长。较大者可有下腹包块，白带增多，压迫症状等。

(2)体征：可在下腹部扪及实质性不规则肿块。妇科检查子宫增大，表面不规则，单个或多个结节状突起。

2. 鉴别诊断

(1)妊娠子宫。

(2)卵巢肿瘤。

(3)子宫腺肌病。

(4)盆腔炎性包块等。

3. 进一步检查

(1)B 超检查。

(2)宫腔镜检查。

(3)腹腔镜检查。

(4)其他检查。

4. 治疗原则

(1)较小的随访观察。

(2)药物治疗。

(3)手术治疗。

【模拟临床场景】

病历摘要： 患者，女性，43岁。月经量增多2年。 患者2年来无明显诱因出现月经量增多，伴血块，经期延长至7~9 d，感到头晕、乏力，曾口服止血药效果不佳。既往体健，否认传染病接触史，无肝病及血液病病史。平素月经规律，周期及经期正常，无痛经，孕1产1。无遗传病家族史。 查体：T 36.5 ℃，P 97次/min，R 22次/min，BP 100/60 mmHg。睑结膜稍苍白，巩膜无黄染。双肺呼吸音清，未闻及干湿性啰音。心率97次/min，律齐，各瓣膜听诊区未闻及杂音。腹软，无压痛及反跳痛，未触及包块。肝脾肋下未触及。妇科检查：外阴经产式；阴道通畅；宫颈光滑；子宫如妊娠13周大小、质硬、表面凹凸不平、活动可，无压痛，双侧附件未触及异常。 血常规：Hb 72 g/L，RBC 2.8×10^{12}/L，WBC 8.0×10^{9}/L，N 0.68，Plt 209×10^{9}/L。 妇科B超：子宫大小13 cm×11 cm×9 cm，腹壁间见多个低回声区，最大直径7 cm。双附件区未探及异常。
要求：根据以上病历摘要，请将初步诊断、诊断依据（如有两个或以上诊断应分别列出各自诊断依据）、鉴别诊断、进一步检查与治疗原则写在答题纸上。
时间：15 min
评分标准
一、初步诊断
1. 子宫肌瘤（多发性）。
2. 慢性失血性贫血（答“缺铁性贫血”亦得分）。
二、诊断依据（初步诊断错误，诊断依据不得分）
1. 子宫肌瘤（多发性）
(1)月经量增多2年，经期延长。
(2)妇科检查：子宫如妊娠13周大小，质硬，表面凹凸不平，活动。
(3)B超示子宫增大，肌壁间多个低回声区。
2. 慢性失血性贫血
(1)月经量增多，头晕、乏力。睑结膜稍苍白。
(2)血常规示小细胞性贫血。
三、鉴别诊断
1. 子宫腺肌病。
2. 子宫恶性肿瘤（答“子宫肉瘤”“子宫内膜癌”“子宫颈癌”中任意一项即得分）。
3. 妊娠子宫。
四、进一步检查
1. 诊断性刮宫。
2. 血、尿hCG测定。
3. 凝血功能检查。

4. 宫颈细胞学、高危 HPV 检测。
五、治疗原则
1. 纠正贫血，补充铁剂治疗。
2. 手术治疗。

【要点小结】

子宫肌瘤=育龄女性+经量增多或经期延长+子宫增大+贫血貌。

诊断子宫肌瘤要抓住题干中“育龄期妇女、月经量增多或者经期延长、子宫增大”结合彩超检查可确诊。

五、卵巢癌

【实训目标】

1. 能够阐述卵巢癌的临床表现及治疗原则。
2. 会运用病例分析的方法和技巧分析临床典型病例。
3. 尊重患者，注重人文关怀，促进爱伤观念、钻研精神的养成。

【知识回顾】

卵巢肿瘤是女性生殖系统很常见的肿瘤，每个年龄都可能患病，最多见于 20~50 岁。是妇科三大恶性肿瘤之一，在妇科恶性肿瘤中死亡率居首位。

1. 临床特点

(1)症状：早期无症状；晚期主要有腹胀、腹部肿块及胃肠道症状，肿瘤压迫症状，消瘦、贫血等恶病质表现等。

(2)体征：三合诊检查可在直肠子宫陷凹处触及质硬结节或肿块，肿块多为双侧，实性或囊实性，表面凹凸不平，活动差，与子宫分界不清，常伴腹水。

2. 鉴别诊断

(1)子宫内膜异位症。

(2)结核性腹膜炎。

(3)转移性卵巢肿瘤。

(4)生殖道以外肿瘤。

3. 进一步检查

(1)超声、CT 等。

(2)肿瘤标志物 CA125。

(3)腹腔镜检查。

(4)其他检查。

4. 治疗原则

(1)手术为主。

(2)化疗、放疗。

(3)支持和对症治疗。

【模拟临床场景】

病历摘要： 患者，女性，68 岁。腹胀伴消瘦 3 个月。 患者 3 个月前无明显诱因出现腹胀，逐渐加重，伴食欲减退、消瘦。无明显腹痛，无反酸、嗳气，无发热。大、小便正常。既往体健。已绝经 16 年。28 岁结婚，G_1P_1。 查体：T 37.2 ℃，P 92 次/min，R 20 次/min，BP 130/80 mmHg。身高 1.65 m，体重 52 kg。全身浅表淋巴结未触及肿大。双乳腺、心肺检查未发现异常。腹部膨隆，无压痛，肝脾肋下未触及，移动性浊音(+)。 妇科检查：外阴经产型，阴道光滑通畅；宫颈萎缩，表面光滑；宫体萎缩；则附件区可触及 8 cm×7 cm 囊实性肿物，实性为主，形状不规则，活动差，无压痛，右附件区稍厚，未及明显肿物，无压痛。三合诊：直肠子宫陷凹可触及成片结节状物，无触痛；直肠黏膜光滑，指套无染血。
要求：根据以上病历摘要，请将初步诊断、诊断依据（如有两个或以上诊断应分别列出各自诊断依据）、鉴别诊断、进一步检查与治疗原则写在答题纸上。
时间：15 min
评分标准
一、初步诊断
卵巢癌晚期（仅答“卵巢恶性肿瘤”或“输卵管癌”亦得分）。
二、诊断依据（初步诊断错误，诊断依据不得分）
1. 老年绝经后妇女性，主诉腹胀伴消瘦。
2. 左侧附件区触及囊实性肿物，实性为主，形状不规则，活动性差，直肠子宫陷凹可触及成片节状物，无触痛。
3. 腹部膨隆，移动性浊音(+)。
三、鉴别诊断
1. 子宫内膜异位症（答“子宫内膜异位囊肿”亦得分）。
2. 盆腔结核（答“输卵管结核”或结核性腹膜炎亦得分）。
3. 卵巢良性肿瘤。
4. 生殖道以外的肿瘤（腹膜后肿瘤或肠道肿瘤等）。
四、进一步检查
1. 腹部及妇科 B 超检查、MRI、CT、PET-CT（仅答其中一项即得分）。
2. 血清 CA125 检测。
3. 腹水细胞学检查。
4. 腹腔镜检查、胃镜、结肠镜（仅答其中一项即得分）。
5. 结核菌素试验。
五、治疗原则
1. 手术治疗。
2. 术后辅以化疗。

【要点小结】

卵巢癌=老年女性+腹胀+腹部包块+直肠子宫陷凹处可触及囊实性包块。

六、卵巢囊肿蒂扭转或破裂

【实训目标】

1. 能够阐述卵巢囊肿蒂扭转或破裂的临床表现及治疗原则。

2. 会运用病例分析的方法和技巧分析临床典型病例。

3. 尊重患者,注重人文关怀,促进爱伤观念、钻研精神的养成。

【知识回顾】

蒂扭转为常见的妇科急腹症。约10%卵巢肿瘤并发蒂扭转。好发于瘤蒂长、中等大小、活动度良好、重心偏于一侧的肿瘤。

(一)卵巢囊肿蒂扭转

1. 临床特点

(1)症状:体位改变后突然发生一侧下腹剧痛,伴恶心、呕吐,可有休克。

(2)体征:双合诊检查可扪及压痛的肿块。

2. 鉴别诊断

(1)异位妊娠破裂:急性下腹痛,恶心呕吐,常伴停经,阴道流血,hCG阳性,B超检查可鉴别。

(2)卵巢囊肿破裂:表现为原有的肿物缩小或消失,可有卵巢囊肿病史。

(3)急性盆腔炎:常伴有发热及白细胞计数升高,B超可鉴别。

3. 进一步检查

(1)B超检查。

(2)早孕试验。

(3)其他检查。

4. 治疗原则

(1)行剖腹探查术。

(2)支持治疗。

(二)卵巢囊肿破裂

1. 临床特点

(1)病史:有卵巢囊肿病史。

(2)症状:腹痛,伴恶心、呕吐,可有高热、休克。

(3)体征:腹部压痛,反跳痛,肌紧张,子宫正常,原附件区肿物摸不清或变小,张力变低。

2. 鉴别诊断

(1)异位妊娠流产或破裂:有停经史;附件区压痛、边界不清包块,尿hCG阳性,B超见宫腔内无孕囊。可有后穹窿积液。

(2)急性盆腔炎:不洁性生活史;发热,持续下腹痛,宫颈举痛,附件区增厚、触痛,超声无异常,血hCG阴性,后穹窿穿刺抽出脓液或渗出液。

(3)急性阑尾炎:转移性右下腹痛,右下腹麦氏点压痛,反跳痛。

3. 进一步检查

(1)B超检查。

(2)早孕试验。

(3)其他检查。

4. 治疗原则

(1)行剖腹探查术。

(2)支持治疗。

【模拟临床场景】

病历摘要： 患者，女性，28 岁。发现左侧卵巢囊性肿物 6 个月，左下腹阵发性绞痛 3 d。 患者 6 个月前在外院放置宫内节育器时发现卵巢有一囊性肿物，约 8 cm×7 cm×7 cm 大小，因无特殊不适，未做任何治疗，3 d 前右侧卧位时，突发左下腹剧痛，平卧后稍缓解，口服甲硝唑片 2 次，未见明显好转。既往体健，否认传染病史，月经规律，末次月经 10 d 前，生育史：1-1-0-1，宫内节育器避孕半年，无遗传病家族史。 查体：T 38 ℃，P 98 次/min，R 24 次/min，BP 100/60 mmHg。一般情况可，神志清。双肺呼吸音清。心率 98 次/min，律齐，未闻及杂音，下腹膨隆，左下腹有压痛，无明显肌紧张，反跳痛，移动性浊音(-)。 妇科检查：外阴经产型；阴道黏膜光滑，后穹窿饱满；宫颈有举痛；子宫正常大小，子宫左侧可触及包块，约 11 cm×9 cm×8 cm，囊实性，表面光滑，活动受限，有压痛；右侧附件未见异常。 血常规：Hb 110 g/L，WBC 8.1×10^9/L，N 0.72，Plt 118×10^9/L，尿妊娠实验(-)。
要求：根据以上病历摘要，请将初步诊断、诊断依据(如有两个或以上诊断应分别列出各自诊断依据)、鉴别诊断、进一步检查与治疗原则写在答题纸上。
时间：15 min
评分标准
一、初步诊断
左侧卵巢囊肿蒂扭转。
二、诊断依据(初步诊断错误，诊断依据不得分)
1. 青年女性，急性起病，有左侧卵巢囊性肿物病史。
2. 右侧卧位时突发左下腹痛。
3. 妇科检查：阴道后穹窿饱满；宫颈有举痛，子宫左侧可触及 11 cm×9 cm×8 cm，囊实性，表面光滑，活动受限，有压痛。
三、鉴别诊断
1. 卵巢肿瘤破裂。
2. 子宫浆膜下肌瘤扭转。
3. 盆腔炎性包块。
4. 异位妊娠
四、进一步检查
1. 妇科 B 超。
2. 卵巢肿瘤标志物。
五、治疗原则
手术治疗。

【要点小结】

卵巢囊肿蒂扭转＝中青年女性+体位改变+突发左或右腹痛+囊性肿物。

卵巢囊肿破裂＝卵巢囊肿病史+突发左或右下腹部剧痛+腹膜刺激征+腹水征。

卵巢囊肿蒂扭转和卵巢囊肿破裂很相似，两者都有卵巢囊肿的病史，蒂扭转多有改变体位时突然腹痛，一侧腹部包块较明显；卵巢囊肿破裂表现为腹部剧痛，包块突然变小，出现腹膜炎的表现。

七、子宫内膜癌

【实训目标】

1. 能够阐述子宫内膜癌的临床表现及治疗原则。

2. 运用本章所学知识分析临床典型病例。

3. 尊重患者，注重人文关怀，促进爱伤观念、钻研精神的养成。

【知识回顾】

子宫内膜癌(endometrial carcinoma)是一组发生于子宫内膜的上皮性恶性肿瘤，又称为子宫体癌，是女性生殖器三大恶性肿瘤之一，约占女性恶性肿瘤的7%，占女性生殖道恶性肿瘤的20%～30%。

1. 临床特点

(1)症状：阴道流血是最常见的症状，约30%的患者阴道排液增多，呈浆液性或血水样。晚期癌肿浸润周围组织或压迫神经引起下腹或腰骶部酸痛，可向下肢放射；亦可出现贫血，消瘦，恶病质等全身症状。

(2)体征：早期妇科检查无明显异常。随疾病逐渐进展，子宫增大，质较软；晚期患者有时可见癌组织自宫颈口脱出，质脆，触之易出血。若合并宫腔积脓，子宫明显增大，质软，压痛明显。若癌肿浸润周围组织，则出现子宫固定或在宫旁扪及不规则结节状肿块。

2. 鉴别诊断

(1)子宫黏膜下肌瘤或息肉。

(2)萎缩性阴道炎。

(3)宫颈癌。

(4)绝经过渡期异常子宫出血。

3. 进一步检查

(1)超声、CT、MRI、PET-CT等。

(2)诊断性刮宫。

(3)血清肿瘤标志物CA125检测。

(4)其他检查。

4. 治疗原则

(1)手术为主。

(2)化疗、放疗及激素治疗。

(3)支持和对症治疗。

【模拟临床场景】

病历摘要：

患者，女性，54岁。$G_1P_1L_1$，绝经3年，阴道流血2个月余。

患者51岁自然绝经，近2月余前出现阴道流血，量不多，无腹痛及发热。高血压病史5年，糖尿病史3年，均服用药物控制。

查体：T 36.5 ℃，P 85次/min，R 20次/min，BP 150/95 mmHg。神志清，精神好，皮肤未见出血点和皮疹，浅表淋巴结未触及肿大，睑结膜无黄染，口唇无苍白，甲状腺不大，双肺未闻及干湿性啰音，心界不大，心率85次/min，律齐，各瓣膜听诊区未闻及杂音，腹稍膨隆，无压痛，肝脾肋下未触及，移动性浊音(-)。双下肢无水肿。

妇科检查:外阴、阴道(-),宫颈外观无异常,宫体约 40 d 妊娠大小,质较软。 盆腔超声检查:子宫内膜厚 1.0 cm,局部见大小约 2.0 cm ×1.2 cm 的不均质回声,可探及丰富血流信号。
要求:根据以上病历摘要,请将初步诊断、诊断依据(如有两个或以上诊断应分别列出各自诊断依据)、鉴别诊断、进一步检查与治疗原则写在答题纸上。
时间:15 min
评分标准
一、初步诊断
子宫内膜癌;高血压;糖尿病。
二、诊断依据(初步诊断错误,诊断依据不得分)
1. 子宫内膜癌
(1)绝经后阴道流血。
(2)高危因素:高血压、糖尿病。
(3)妇科检查:宫体约 40 d 妊娠大小,质较软。
(4)辅助检查:超声宫腔见大小约 2.0 cm×1.2 cm 的不均质回声,探及丰富血流信号。
2. 高血压:高血压病史,血压 150/95 mmHg。
3. 糖尿病:病史明确,一直服药控制。
三、鉴别诊断
1. 子宫黏膜下肌瘤或息肉。
2. 宫颈癌。
3. 萎缩性阴道炎。
四、进一步检查
1. MRI。
2. 分段诊刮,刮出组织送病理,确定诊断。
3. 血清 CA125 检测。
4. 监测血糖及血压。
五、治疗原则
1. 内膜癌分期手术治疗。
2. 术后根据有无高危因素确定是否需要辅助治疗。

【要点小结】

子宫内膜癌=中老年女性+阴道流血+子宫内膜不规则增厚。

八、产后出血

【实训目标】

1. 能够分析产后出血的病因,阐述其临床表现及治疗原则。
2. 运用本章所学知识分析临床典型病例。
3. 尊重患者,注重人文关怀,促进爱伤观念、钻研精神的养成。

【知识回顾】

产后出血是指胎儿娩出后 24 h 内，阴道分娩者出血≥500 mL，剖宫产分娩者出血量≥1000 mL。产后出血是分娩期严重的并发症，居我国孕产妇死因的首位。

1. 临床特点

(1)病因：子宫收缩乏力、产道损伤、胎盘因素和凝血功能障碍 。

(2)症状：胎儿娩出后阴道流血及出现失血性休克、严重贫血等相应的症状。

(3)体征：根据阴道流血发生时间、出血量、出血特点及阴道流血与胎儿、胎盘娩出的时间关系等不同。

2. 鉴别诊断

与其他阴道流血性疾病相鉴别。

3. 进一步检查

(1)血常规及凝血功能检查。

(2)疑为胎盘因素时，行 B 超检查。

(3)其他检查。

4. 治疗原则

(1)寻找病因，迅速止血。

(2)防治休克。

(3)预防感染。

【模拟临床场景】

病历摘要： 患者，女性，32 岁。经产妇，足月顺产后 2 h 阴道流血量多。 2 小时前足月顺产一男活婴，体重 4100 g。既往体健，否认传染病接触史，无肝病及血液病病史。平素月经规律，周期及经期正常，无痛经，无遗传病家族史。 查体：T 36.1 ℃，P 99 次/min，R 21 次/min，BP 90/60 mmHg。睑结膜稍苍白，巩膜无黄染。双肺呼吸音清，未闻及干湿性啰音。心率 97 次/min，律齐，各瓣膜听诊区未闻及杂音。 妇科检查：宫底位于脐上 2 指，质软，轮廓不清。软产道无异常。按压宫底后阴道排出约 800 mL 暗红色血液，经持续按摩子宫及静脉滴注缩宫素等治疗后子宫收缩良好。阴道流血少。
要求：根据以上病历摘要，请将初步诊断、诊断依据（如有两个或以上诊断应分别列出各自诊断依据）、鉴别诊断、进一步检查与治疗原则写在答题纸上。
时间：15 min
评分标准
一、初步诊断
产后出血。
二、诊断依据（初步诊断错误，诊断依据不得分）
1. 高危因素：分娩巨大胎儿。
2. 妇科检查：宫底位于脐上 2 指，质软，轮廓不清。软产道无异常。按压宫底后阴道排出约 800 mL 暗红色血液。
3. 经按摩子宫及应用宫缩剂后好转，说明为子宫收缩乏力所致。
三、鉴别诊断
其他阴道出血性疾病。

四、进一步检查
1. B 超排除胎盘因素。
2. 血常规、凝血功能检查。
五、治疗原则
加强子宫收缩，按摩子宫，给予宫缩剂加强宫缩。

【要点小结】

产后出血=经产妇+产后 2 h+阴道多量流血。

九、子宫内膜异位症

【实训目标】

1. 能够阐述子宫内膜异位症的临床表现及治疗原则。
2. 运用本章所学知识分析临床典型病例。
3. 尊重患者，注重人文关怀，促进爱伤观念、钻研精神的养成。

【知识回顾】

具有生长功能的子宫内膜组织出现在子宫腔以外的身体其他部位时称子宫内膜异位症（endometriosis），简称内异症。异位子宫内膜可以累及全身任何部位，但绝大多数位于盆腔内，故通常称为盆腔子宫内膜异位症，其中以卵巢、直肠子宫陷凹及宫骶韧带等部位最常见，其次为乙状结肠、脏层腹膜，直肠阴道隔等。

1. 临床特点

（1）症状：痛经及慢性盆腔痛；不孕；月经失调；性交痛。

（2）体征：随病变部位、范围及病变程度而有所不同、部分患者可无阳性体征。盆腔内异症的典型体征为子宫后位，后倾固定，活动度差，直肠子宫陷凹、宫骶韧带或子宫后壁下段等部位可触及痛性结节。

2. 鉴别诊断

（1）卵巢恶性肿瘤。

（2）盆腔炎性包块。

（3）盆腔恶性肿瘤。

（4）子宫腺肌病。

3. 进一步检查

（1）腹腔镜检查。

（2）CT、MRI。

（3）CA125。

（4）其他检查。

4. 治疗原则

（1）个体化治疗。

（2）期待治疗。

（3）手术治疗。

【模拟临床场景】

病历摘要：
患者，女性，30 岁。进行性加重痛经 6 年。 婚后 4 年未孕。既往体健，否认传染病接触史，无肝病及血液病病史。无遗传病家族史。 查体：T 36.2 ℃，P 77 次/min，R 18 次/min，BP 120/70 mmHg。双肺呼吸音清，未闻及干湿性啰音。心率 77 次/min，律齐，各瓣膜听诊区未闻及杂音。腹部膨隆，肝脾肋下未触及。 妇科检查：子宫后位，大小正常，无压痛。子宫左后方可触及大小约 6 cm 的囊性包块，张力较大，触痛，活动度差。右附件区未触及包块。 血 CA125 85 U/mL。
要求：根据以上病历摘要，请将初步诊断、诊断依据（如有两个或以上诊断应分别列出各自诊断依据）、鉴别诊断、进一步检查与治疗原则写在答题纸上。
时间：15 min
评分标准
一、初步诊断
1. 子宫内膜异位症。
2. 原发不孕。
二、诊断依据（初步诊断错误，诊断依据不得分）
1. 子宫内膜异位症。
（1）进行性加重痛经、婚后 4 年不孕。
（2）妇科检查：子宫后方囊性包块，不活动。
（3）CA125 轻度升高。
2. 原发不孕　婚后 4 年不孕。
三、鉴别诊断
1. 卵巢癌。
2. 盆腔炎性包块。
3. 子宫腺肌病。
四、进一步检查
1. 超声检查。
2. 盆腔 CT。
3. 血常规。
4. 其他术前相关检查等。
五、治疗原则
1. 腹腔镜手术。
2. 术后尽早妊娠。

【要点小结】

子宫内膜异位症=育龄女性+进行性加重的继发性痛经+盆腔囊性包块或触痛性结节。

十、前置胎盘

【实训目标】

1. 能够阐述前置胎盘的临床表现及治疗原则。

2. 会运用病例分析的方法和技巧分析临床典型病例。

3. 尊重患者，注重人文关怀，促进爱伤观念、钻研精神的养成。

【知识回顾】

前置胎盘是指妊娠28周后，胎盘附着于子宫下段，甚至胎盘下缘达到或覆盖宫 颈内口，其位置低于胎先露部，称为前置胎盘。是妊娠晚期严重并发症，也是妊娠晚期阴道流血最常见的原因。

1. 临床特点

(1)病因：目前尚不清楚，可能与子宫内膜病变或损伤、胎盘异常、受精卵滋养层发育迟缓等因素有关。

(2)分类：根据胎盘下缘与宫颈内口的关系，将前置胎盘分为3类。

1)完全性前置胎盘：又称中央性前置胎盘，胎盘组织完全覆盖宫颈内口。

2)部分性前置胎盘：胎盘组织部分覆盖宫颈内口。

3)边缘性前置胎盘：胎盘附着于子宫下段，胎盘边缘到达宫颈内口，未覆盖宫颈内口。

(3)症状：典型症状是妊娠晚期或临产时发生无诱因、无痛性反复阴道流血。完全性前置胎盘初次出血时间早，多在妊娠28周左右。边缘性前置胎盘出血多发生在妊娠晚期或临产后，出血量较少。部分性前置胎盘的初次出血时间、出血量及反复出血次数介于两者之间。

(4)体征：与出血量有关，大量出血呈现面色苍白、脉搏增快微弱、血压下降等休克表现。子宫软，无压痛，大小与妊娠周数相符。胎先露高浮，易并发胎位异常。反复出血或一次出血量过多，可使胎儿宫内缺氧，严重者胎死宫内。当前置胎盘附着于子宫前壁时，可在耻骨联合上方听到胎盘杂音。临产时检查见宫缩为阵发性，间歇期子宫完全松弛。

2. 鉴别诊断

与胎盘早剥、胎盘边缘血窦破裂、脐带帆状附着、前置血管破裂、宫颈病变等产前出血相鉴别。

3. 进一步检查

(1)电子胎心监护。

(2)超声检查。

(3)磁共振检查。

(4)其他检查。

4. 治疗原则

(1)抑制宫缩、止血、纠正贫血。

(2)预防感染。

(3)终止妊娠。

【模拟临床场景】

病历摘要：

患者，女性，35岁。妊娠35周，阴道流血3 h。

患者夜间睡眠中出现阴道流血，量多于月经量，色红，无腹痛。遂来诊。

既往月经规律，生育史：1-0-3-1。5年前自然分娩1男活婴，健康。分别于3年前、2年前、1年前人工流产3次。

查体：T 36.8 ℃，P 96 次/min，R 20 次/min，BP 92/60 mmHg。贫血貌，腹膨隆、软，宫高 35 cm，腹围 98 cm，胎位 LSA，先露高浮，胎心 130 次/min。未及宫缩。 血常规：WBC 7.5 $\times10^9$/L，Hb 80 g/L，Plt 230 $\times10^9$/L。
要求：根据以上病历摘要，请将初步诊断、诊断依据（如有两个或以上诊断应分别列出各自诊断依据）、鉴别诊断、进一步检查与治疗原则写在答题纸上。
时间：15 min
评分标准
一、初步诊断
1. 前置胎盘。
2. 失血性贫血（轻度）。
二、诊断依据（初步诊断错误，诊断依据不得分）
1. 前置胎盘
（1）妊娠 35 周，无痛性阴道流血 3 h。曾有 1 次阴道分娩及 3 次人工流产史。
（2）查体可见子宫软，胎位 LSA，胎头高浮，胎心 130 次/min。未及宫缩。
2. 失血性贫血（轻度）
（1）Hb 80 g/L，Plt 230$\times10^9$/L。
（2）查体可见贫血貌。
三、鉴别诊断
1. 胎盘早剥。
2. 宫颈疾病。
四、进一步检查
1. 超声检查。
2. 胎心监护。
3. 凝血功能检查。
五、治疗原则
1. 配血备血。
2. 预防感染。
3. 急诊剖宫产终止妊娠。

【要点小结】

前置胎盘=已婚女性+妊娠晚期/临产后+无诱因、无痛性+反复阴道流血。

十一、胎盘早剥

【实训目标】

1. 能够阐述胎盘早剥的临床表现及治疗原则。
2. 会运用病例分析的方法和技巧分析临床典型病例。
3. 尊重患者，注重人文关怀，促进爱伤观念、钻研精神的养成。

【知识回顾】

胎盘早剥为妊娠20周以后或分娩期正常位置的胎盘，在胎儿娩出前部分或全部从子宫壁剥离，称为胎盘早剥。胎盘早剥是妊娠晚期严重并发症，具有起病急、发展快的特点，若处理不及时可危及母儿生命。

1. 临床特点

(1)病因：胎盘早剥确切的原因及发病机制尚不清楚。

(2)症状：阴道流血(特征为陈旧不凝血)、腹痛。

(3)体征：可伴有子宫张力增高和子宫压痛，尤以胎盘剥离处最明显。早期表现通常以胎心率异常为首发变化，宫缩间歇期子宫呈高涨状态，胎位触诊不清 。严重时子宫呈板状，压痛明显，胎心率改变或消失，甚至出现恶心、呕吐、面色苍白、血压下降等休克表现。

(4)胎盘早剥的 Page 分级标准

分级	标准
0 级	分娩后回顾性产后诊断
Ⅰ级	外出血，子宫软，无胎儿窘迫
Ⅱ级	胎儿宫内窘迫或胎死宫内
Ⅲ级	产妇出现休克症状，伴或不伴弥散性血管内凝血

2. 鉴别诊断

主要与先兆子宫破裂鉴别。

3. 进一步检查

(1)超声检查。

(2)全血细胞计数和凝血功能等实验室检查。

(3)电子胎心监护。

4. 治疗原则　早期识别，积极处理休克，及时终止妊娠，控制 DIC，减少并发症。

(1)纠正休克。

(2)及时终止妊娠。

【模拟临床场景】

病历摘要：
患者，女性，30 岁。妊娠 32 周，发现血压升高 1 周，腹痛伴阴道流血 6 h。 患者 1 周前产检时发现血压高，150/100 mmHg，未治疗。3 h 前出现下腹部疼痛，少量阴道流血。 查体：T 36.8 ℃，P 110 次/min，R 20 次/min，BP 90/60 mmHg。产科检查：宫高 35 cm，腹围 96 cm，胎位不清。胎心 100 次/min，子宫张力大，压痛阳性。 血常规：WBC 6.5×10^9/L，Hb 65 g/L，Plt 150×10^9>/L。尿蛋白(+++)。
要求：根据以上病历摘要，请将初步诊断、诊断依据(如有两个或以上诊断应分别列出各自诊断依据)、鉴别诊断、进一步检查与治疗原则写在答题纸上。
时间：15 min
评分标准
一、初步诊断
1. 胎盘早剥。

2. 失血性贫血(中度)。
3. 失血性休克。
4. 胎儿窘迫。
5. 子痫前期。
二、诊断依据(初步诊断错误,诊断依据不得分)
1. 胎盘早剥
(1)妊娠 32 周,腹痛伴阴道流血,流血量与贫血程度不符。
(2)妇科查体:子宫张力大,压痛阳性,宫高 35 cm,明显高于相应孕周,胎位不清。
2. 失血性贫血(中度):Hb 65 g/L,Plt 150×10^9/L。
3. 失血性休克:HR 110 次/min,BP 90/60 mmHg。
4. 胎儿窘迫:胎心 100 次/min。
5. 子痫前期。
(1)有子痫前期病史,发现血压升高(150/100 mmHg)1 周。
(2)Hb 65 g/L,尿蛋白(+++)。
三、鉴别诊断
1. 前置胎盘。
2. 先兆子宫破裂。
四、进一步检查
1. 超声检查诊断性刮宫。
2. 凝血功能、肾功能检查。
五、治疗原则
1. 急诊配血。
2. 急诊剖宫产终止妊娠。

【要点小结】

胎盘早剥=妊娠期女性+阴道流血+腹痛+胎心率异常或子宫张力增高。

十二、妊娠期高血压疾病

【实训目标】

1. 能够阐述妊娠期高血压疾病的临床表现及治疗原则。
2. 会运用病例分析的方法和技巧分析临床典型病例。
3. 尊重患者,注重人文关怀,促进爱伤观念、钻研精神的养成。

【知识回顾】

妊娠期高血压疾病是妊娠与血压升高并存的一组疾病,包括妊娠期高血压、子痫前期、子痫、慢性高血压并发子痫前期、慢性高血压合并妊娠。其中妊娠期高血压、子痫前期、子痫为妊娠期特发性疾病。该疾病严重威胁母婴健康,是导致孕产妇和围生儿死亡的重要原因。

1. 临床特点　按疾病的分类表现如下

分类	临床表现
妊娠期高血压	妊娠 20 周后首次出现高血压，收缩压≥140 mmHg 和(或)舒张压≥90 mmHg，于产后 12 周内恢复正常；尿蛋白(-)；产后方可确诊。
子痫前期	妊娠 20 周后出现收缩压≥140 mmHg 和(或)舒张压≥90 mmHg，伴有尿蛋白≥0.3 g/24 h，或随机尿蛋白≥(+)，或虽无蛋白尿，但合并下列任何一项者： ●血小板减少(血小板< 100×10^9/L) ●肝功能损害(血清转氨酶水平为正常值 2 倍以上) ●肾功能损害(血肌酐水平>1.1 mg/dL 或为正常值 2 倍以上) ●肺水肿 ●新发生的中枢神经系统异常或视觉障碍
子痫	子痫前期基础上发生不能用其他原因解释的抽搐
慢性高血压并发子痫前期	慢性高血压妇女妊娠前无蛋白尿，妊娠 20 周后出现蛋白尿；或妊娠前有蛋白尿，妊娠后蛋白尿明显增加，或血压进一步升高，或出现血小板减少< 100×10^9/L，或出现其他肝肾功能损害、肺水肿、神经系统异常或视觉障碍等严重表现。
妊娠合并慢性高血压	妊娠 20 周前发现收缩压≥140 mmHg 和(或)舒张压≥90 mmHg(除外滋养细胞疾病)，妊娠期无明显加重；或妊娠 20 周后首次诊断高血压并持续到产后 12 周以后。

2. 鉴别诊断

(1)妊娠期高血压、子痫前期应与慢性肾炎相鉴别。

(2)子痫应与癫痫、脑炎、脑肿瘤、脑血管畸形破裂出血、糖尿病高渗性昏迷、低血糖昏迷相鉴别。

3. 进一步检查

(1)血液检查。

(2)肝肾功能测定。

(3)尿液检查。

(4)眼底检查。

(5)影像学检查。

4. 治疗原则

(1)解痉。

(2)降压。

(3)扩容疗法。

(4)利尿。

(5)适时终止妊娠

【模拟临床场景】

> 病历摘要：
>
> 患者，女性，23 岁。妊娠 32 周，发现血压升高 2 周。
>
> 患者 2 周前产检发现血压高，150/106 mmHg，建议住院，未遵医嘱。既往体健。
>
> 入院查体：T 36.8 ℃，P 110 次/min，R 20 次/min，BP 170/120 mmHg。
>
> 产科检查：腹软，宫底脐上 3 指，胎心 140 次/min，双下肢水肿(++)。
>
> 尿蛋白(+++)。超声检查提示胎儿大小相当于妊娠 28 周。

要求：根据以上病历摘要，请将初步诊断、诊断依据（如有两个或以上诊断应分别列出各自诊断依据）、鉴别诊断、进一步检查与治疗原则写在答题纸上。
时间：15 min
评分标准
一、初步诊断
1. 子痫前期（重度）。
2. 胎儿生长受限。
二、诊断依据（初步诊断错误，诊断依据不得分）
1. 子痫前期（重度）
（1）妊娠 32 周，发现血压升高 2 周。既往无高血压病史。
（2）查体可见 BP 170/120 mmHg。宫底脐上 3 指。
（3）尿蛋白（+++）。
2. 胎儿生长受限：妊娠 32 周，超声检查提示胎儿大小相当于妊娠 28 周。
三、鉴别诊断
1 慢性肾炎合并妊娠。
2. 慢性高血压合并妊娠 。
四、进一步检查
1. 眼底检查。
2. 24 h 尿蛋白测定。
3. 肝肾功能检查
4. 心脏超声检查
五、治疗原则
1. 镇静、解痉降压等治疗。
2. 地塞米松促肺成熟后终止妊娠。

【要点小结】

妊娠期高血压＝妊娠 20 周+收缩压≥140 mmHg 和（或）舒张压≥90 mmHg。

子痫前期＝妊娠 20 周+收缩压≥140 mmHg 和（或）舒张压≥90 mmHg+尿蛋白≥0.3 g/24 h 或随机尿蛋白≥（+）。

子痫＝子痫前期+不能用其他原因解释的抽搐。

十三、自然流产

【实训目标】

1. 能够阐述自然流产的临床表现及治疗原则。
2. 会运用病例分析的方法和技巧分析临床典型病例。
3. 尊重患者，注重人文关怀，促进爱伤观念、钻研精神的养成。

【知识回顾】

自然流产是妊娠不足28周、胎儿体重不足1000 g而终止者,称为自然流产。发生在12周前者,称为早期流产;妊娠12周至不足28周终止者,称为晚期流产。

1. 临床特点

(1)症状:停经后阴道流血。

(2)体征:腹痛。早期流产表现为先出现阴道流血,而后出现腹痛;晚期流产表现为先出现腹痛(阵发性子宫收缩),而后出现阴道流血。

2. 鉴别诊断

(1)鉴别流产的类型

(2)异位妊娠。

(3)葡萄胎。

(4)功能失调性子宫出血。

(5)子宫肌瘤。

3. 进一步检查

(1)B型超声检查。

(2)hCG测定。

(3)孕激素测定。

4. 治疗原则　根据自然流产的不同类型进行相应处理

(1)先兆流产:休息,禁止性生活,对因治疗。若症状加重,胚胎发育不良或血hCG不升可终止妊娠。

(2)难免流产:一旦确诊,应尽早使胚胎及胎盘组织完全排出。

(3)不全流产:一经确诊,应尽快行刮宫术或钳刮术,清除宫腔内残留组织。

(4)完全流产:流产症状消失,B型超声检查证实宫腔内无残留物,若无感染征象,不需特殊处理。

(5)稽留流产:术前查血常规、血小板计数及凝血功能,并做好输血准备。凝血功能正常时,先口服雌激素类药物,可提高子宫肌对缩宫素的敏感性。若出现凝血功能障碍,应尽早纠正,待凝血功能好转后,再行刮宫。

(6)复发性流产:针对流产的病因进行相应处理。

(7)流产合并感染:控制感染的同时尽快清除宫内残留物。

【模拟临床场景】

病历摘要: 患者,女性,26岁。停经54 d,阴道少量流血7 d,阴道流血增多,有血凝块,伴有阵发性腹痛1 h。 查体:T 36.9 ℃,P 120次/min,R 20次/min,BP 80/60 mmHg。面色苍白。 妇科检查:阴道内可见多量血,宫颈口有组织堵塞,并有活动性出血,子宫如孕7周大小,质软,无压痛,双侧附件区未触及异常。 尿妊娠试验阳性。
要求:根据以上病历摘要,请将初步诊断、诊断依据(如有两个或以上诊断应分别给出诊断依据)、鉴别诊断、进一步检查与治疗原则写在答题纸上。
时间:15 min
评分标准

一、初步诊断
1. 不全流产。
2. 失血性休克。
二、诊断依据(初步诊断错误,诊断依据不得分)
1. 不全流产
(1)停经 54 d,阴道少量流血 7 d,说明有先兆流产,后出现阴道流血增多,有血凝块,伴有阵发性腹痛 1 h。
(2)查体:宫颈口有组织堵塞,并有活动性出血,子宫如孕 7 周大小。
(3)辅助检查:尿妊娠试验阳性。
2. 失血性休克　面色苍白,BP 80/60 mmHg。
三、鉴别诊断
1. 难免流产。
2. 功能失调性子宫出血。
四、进一步检查
1. 超声检查。
2. 血常规、凝血功能检查。
五、治疗原则
抗休克同时及时清除宫腔内容物。

【要点小结】

胎盘早剥=妊娠期女性+阴道流血+腹痛+胎心率异常或子宫张力增高。

第六节　血液系统疾病

一、贫血

【实训目标】

1. 能够阐述贫血的临床表现及治疗原则。
2. 运用本章所学知识分析临床典型病例。
3. 尊重患者,注重人文关怀,促进爱伤观念、钻研精神的养成。

【知识回顾】

贫血是一种症状,而不是一种独立的疾病。可由多种原因引起。

1. 临床特点

(1)病因:红细胞生成减少、红细胞破坏过多、失血等。

(2)症状:有皮肤黏膜苍白、心悸、头晕、乏力、食欲缺乏、月经紊乱等表现。

(3)体征:心脏扩大、心前区收缩期杂音、脉压增大等。

2. 鉴别诊断　主要是各种贫血原因之间的相互鉴别。

(1)缺铁性贫血。

(2)再生障碍性贫血。

(3)其他:如慢性感染、珠蛋白异常等。

3. 进一步检查

(1)血涂片血细胞形态、网织红细胞计数。

(2)尿、粪常规和隐血试验。

(3)骨髓活检。

(4)血清铁、铁蛋白和叶酸或维生素 B_{12}测定。

(5)其他检查,如腹部 B 超。

4. 治疗原则

(1)病因治疗。

(2)对症支持治疗。

5. 考试贫血类型

(1)缺铁性贫血:多有慢性失血史,化验血清铁和铁蛋白均降低,呈小细胞低色素性贫血,铁剂治疗有效。

(2)再生障碍性贫血:表现为全血细胞减少,骨髓增生低下。可用雄激素、免疫抑制剂治疗。需要时考虑骨髓移植。

【模拟临床场景】

病历摘要: 患者,女性,26 岁,面色苍白、头晕、乏力半年,加重伴心悸 1 周。 患者半年前无明显诱因出现头晕、乏力,家人发现面色略苍白,能照常上班,近 1 周来加重伴活动后心悸,无鲜血便和黑便,尿色正常,无鼻衄和牙龈出血,曾到医院检查示血红蛋白低(具体不详)。发病以来进食和睡眠正常,不挑食,大、小便正常,体重无明显变化,既往体健,无药物过敏史。结婚 2 年,婚后一直避孕。月经初潮 13 岁,6 d/30 d,近 1 年来每次月经均提前 7 d 左右,每次持续约 10 d,开始几天量多,最近两次更明显。无遗传病家族史。 查体:T 36.5 ℃,P 105 次/min,R 18 次/min,BP 120/70 mmHg。贫血貌,皮肤黏膜无出血点,浅表淋巴结未触及肿大,睑结膜苍白,巩膜无黄染,口唇苍白,舌乳头正常,双肺无异常,心界不大,心率 105 次/min,律齐,心尖部可闻及 2/6 级收缩期吹风样杂音,腹平软,肝脾肋下未触及,双下肢无水肿。 血常规:Hb 72 g/L,RBC 3.6×10^{12}/L,Ret 0.013,MCV 69 fl,MCH 24 pg,MCHC 29%,WBC 5.8×10^{9}/L,N 0.68,L 0.29,M 0.03,Plt 360×10^{9}/L。尿蛋白(-),镜检(-)。粪常规和隐血(-)。血清铁 45 μmol/L。
要求:根据以上病历摘要,请将初步诊断、诊断依据(如有两个或以上诊断应分别列出各自诊断依据)、鉴别诊断、进一步检查与治疗原则写在答题纸上。
时间:15 min
评分标准
一、初步诊断
1. 缺铁性贫血。
2. 异常子宫出血。
二、诊断依据(初步诊断错误,诊断依据不得分)
1. 缺铁性贫血
(1)有乏力、头晕、面色苍白、活动后心悸等贫血症状。
(2)有缺铁原因:1 年来每次月经提前,每次持续时间长,量多。

(3)查体:有贫血貌,睑结膜、口唇苍白,心率快,心尖部闻及2/6级收缩期吹风样杂音。
(4)实验室检查:小细胞低色素性贫血,血小板轻度增高,白细胞和网织红细胞正常。血清铁降低。
2. 异常子宫出血 月经周期缩短,每次持续时间长量多。
三、鉴别诊断
1. 慢性病性贫血。
2. 铁幼粒细胞贫血。
3. 地中海贫血。
四、进一步检查
1. 血涂片观察红细胞形态。
2. 血清铁蛋白和总铁结合力测定。
3. 骨髓细胞学检查。
4. 骨髓铁染色。
5. 妇科检查:包括B超、必要时诊刮。
五、治疗原则
1. 去除病因,治疗妇科病。
2. 口服铁剂。
3. 口服铁剂不能耐受时应注射铁剂。
4. 必要时输注悬浮红细胞。

【模拟临床场景】

病历摘要: 患者,男性,53岁。面色苍白、头晕、乏力5个月,加重伴心悸、皮肤黏膜出血10 d。 5个月前开始家人发现其面色变白,无明显原因逐渐出现头晕、乏力,活动后加重,未到医院检查。10 d来加重伴心悸,刷牙时牙龈出血,有时见四肢皮肤有出血点。发病以来,进食好,不挑食,睡眠及大小便正常,无酱油色尿,体重无明显变化。既往有高血压病史5年,常规体检时发现,血压最高达150/100 mmHg,一直服用"硝苯地平控释片"治疗,无胃病、糖尿病和肝肾疾病病史,无放射线和毒物接触史,无药物和食物过敏史。无烟酒嗜好。母亲有高血压。 查体:T 36.5 ℃,P 106次/min,R 20次分,BP 130/85 mmHg。贫血貌,双下肢皮肤可见出血点,浅表淋巴结未触及肿大,睑结膜苍白,巩膜无黄染,口唇苍白,舌乳头正常,甲状腺不大,胸骨无压痛,双肺无异常,心界不大,心率106次/min,律齐,腹平软,无压痛,肝脾肋下未触及,双下肢无水肿。 血常规:Hb 57 g/L,RBC 1.9×10^{12}/L,MCV 86 fl,MCH 32 pg,MCHC 35%,WBC 3.0×10^{9}/L,N 0.30,L 0.65,M 0.05,Plt 30×10^{9}/L,Ret 0.001。粪常规和隐血(-),尿常规(-),尿Rous试验阴性,血清铁蛋白320 μg/L,血清铁50 μmol/L,总铁结合力40 μmol/L。
要求:根据以上病历摘要,请将初步诊断、诊断依据(如有两个或以上诊断应分别列出各自诊断依据)、鉴别诊断、进一步检查与治疗原则写在答题纸上。
时间:15 min
评分标准
一、初步诊断

1. 再生障碍性贫血。
2. 高血压 2 级　中危。
二、诊断依据(初步诊断错误,诊断依据不得分)
1. 再生障碍性贫血
(1)慢性病程,有贫血、出血表现。
(2)查体:贫血貌,皮肤见出血点,睑结膜、口唇苍白,胸骨无压痛,心率快,肝脾不大。
(3)血常规检查提示全血细胞减少,正细胞正色素性贫血,网织红细胞减低,白细胞分类淋巴细胞比例增高。
(4)尿 Rous 试验阴性。
(5)血清铁、铁蛋白增高,总铁结合力降低。
2. 高血压 2 级　中危
(1)血压最高为 150/100 mmHg,一直服用降压药物治疗。
(2)家族史中母亲有高血压。
三、鉴别诊断
1. 巨幼细胞贫血。
2. 阵发性睡眠性血红蛋白尿(PNH)。
3. 骨髓增生异常综合征。
四、进一步检查
1. 多部位(髂后上棘、胸骨)骨髓细胞学检查和铁染色。
2. 骨髓细胞流式细胞学检查。
3. 血清叶酸、维生素 B_{12} 水平。
4. 淋巴细胞亚群检查。
5. 必要时骨髓活检。
6. Ham 试验,血细胞 CD55、CD59 测定。
7. 肝、肾功能检查。
五、治疗原则
1. 对症支持治疗:如成分输血。
2. 促进造血:雌激素、造血生长因子。
3. 免疫抑制治疗:ATG/ALG、环孢素等。
4. 治疗无效时可考虑造血干细胞移植。
5. 积极控制高血压并监测血压。

【要点小结】

缺铁性贫血=女性月经过多(男性痔疮出血)+贫血+骨髓红系增生活跃+肝脾淋巴结不大。

再生障碍性贫血=贫血+出血倾向+感染+骨髓三系减少+肝脾淋巴结不大。全血细胞减少、骨髓各系增生低下是再生障碍性贫血的特异性表现。

二、急性白血病

【实训目标】

1. 能够阐述急性白血病的临床表现及治疗原则。

2. 运用本章所学知识分析临床典型病例。

3. 尊重患者,注重人文关怀,促进爱伤观念、钻研精神的养成。

【知识回顾】

白血病是一类造血干细胞的恶性克隆性疾病,可分为急性白血病和慢性白血病两大类。根据主要受累的细胞系列可将急性白血病分为急性淋巴细胞白血病(ALL)和急性非淋巴细胞白血病(ANLL)。慢性白血病分为慢性粒细胞白血病、慢性淋巴细胞白血病及多毛细胞白血病和幼淋巴细胞白血病等。

1. 诊断依据

(1)诱因:可有病毒感染、电离辐射、化学因素等。

(2)症状:主要是发热、感染、贫血和出血症状。

(3)体征:急性白血病除出现发热、皮肤黏膜苍白和有出血点或瘀斑外,主要是器官或组织浸润表现,如胸骨压痛、牙龈肿胀、淋巴结和肝脾大等。而慢性粒细胞白血病主要是脾大,有时可出现巨脾。慢性淋巴细胞白血病主要是淋巴结肿大,也可有肝脾大。

2. 鉴别诊断

(1)骨髓增生异常综合征。

(2)类白血病反应。

(3)原发性骨髓纤维化。

(4)其他脾大性、淋巴增大性疾病。

3. 进一步检查

(1)骨髓活检和骨髓干细胞培养等。

(2)细胞免疫学检查细胞表面的免疫标记。

(3)染色体和融合基因检测。

(4)血常规、凝血功能等。

(5)其他检查。

4. 治疗原则

(1)化学治疗。

(2)支持与对症治疗。

(3)造血干细胞移植。

(4)其他治疗等。

【模拟临床场景】

病历摘要:

患者,男性,25 岁。发热、全身酸痛伴咳嗽 1 周,加重伴乏力、皮肤黏膜出血 3 d。

患者 1 周前无明显诱因开始发热,伴全身酸痛、轻度咳嗽,无痰,最高体温 38.2 ℃,无寒战,曾在当地化验血常规异常(具体不详),予"感冒药"等治疗无效。3 d 来上述症状加重伴乏力,有两次鼻出血和刷牙时牙龈出血。发病以来进食减少,睡眠差,大小便正常,体重无明显变化。既往体健,无结核和肝炎病史,无药物过敏史。无遗传病家族史。

查体:T 38.7 ℃,P 105 次/min,R 20 次/min,BP 120/80 mmHg。轻度贫血貌,前胸和四肢皮肤有出血点,两侧颈部和右腹股沟区均可触及数个肿大淋巴结,大小为 2.5 mm×2.0 mm,均活动好,无压痛,巩膜无黄染,口唇稍苍白,甲状腺不大,胸骨压痛(+),双肺叩诊清音,左下肺可闻及少许湿性啰音。心界不大,心率 105 次/min,律齐。腹平软,无压痛,肝肋下 1.5 cm,脾肋下 1 cm,移动性浊音(-)。双下肢无水肿。 血常规:Hb 80 g/L,RBC 2.7×10^{12}/L,WBC 1.5×10^{9}/L,分类见原始细胞 0.28,POX(或 MPO)染色(-),Plt 20×10^{9}/L,网织红细胞百分数为 0.001。尿常规(-)。
要求:根据以上病历摘要,请将初步诊断、诊断依据(如有两个或以上诊断应分别列出各自诊断依据)、鉴别诊断、进一步检查与治疗原则写在答题纸上。
时间:15 min
评分标准
一、初步诊断
1. 急性淋巴细胞白血病。
2. 左下肺炎。
二、诊断依据(初步诊断错误,诊断依据不得分)
1. 急性淋巴细胞白血病
(1)青年男性,急性病程,有感染(发热、咳嗽)、出血(鼻出血和牙龈出血)、贫血(乏力)症状。
(2)贫血貌,前胸和四肢皮肤有出血点,多处浅表淋巴结肿大,无压痛,口唇苍白,胸骨压痛(+),肝脾大。
(3)血常规示全血细胞减少,网织红细胞明显减低。
(4)血白细胞分类见较多原始细胞,POX(或 MPO)染色(-)。
2. 左下肺炎
(1)急性病程,发热、咳嗽。
(2)T 38.7 ℃,左下肺可闻及湿性啰音。
三、鉴别诊断
1. 急性白血病类型鉴别。
2. 再生障碍性贫血。
3. 骨髓增生异常综合征。
四、进一步检查
1. 骨髓细胞学检查或组织化学染色检查。
2. 骨髓细胞免疫学(流式细胞术)检查。
3. 染色体和分子生物学检查。
4. 胸部 X 射线片。
5. 腹部 B 超。
6. 血生化、凝血功能。
五、治疗原则
1. 成分输血、防治高尿酸、加强营养。
2. 消毒隔离、抗菌药物控制感染。
3. 首选 DVLP 方案化疗。

4. 中枢神经系统白血病防治。
5. 符合条件者可考虑异基因造血干细胞移植。

【要点小结】

急性白血病=贫血+出血+感染+骨髓增生活跃(原始细胞>30%)+肝脾淋巴结肿大。

急性白血病以贫血、感染、出血、髓外器官浸润为主要特征,其中过氧化物酶(MPO)阳性见于急粒白血病;糖原染色(PAS)成块状或粗颗粒状,见于急淋白血病;非特异性酯酶(NSE)氟化钠抑制见于急单白血病。

三、淋巴瘤

【实训目标】

1. 能够阐述淋巴瘤的临床表现及治疗原则。

2. 运用本章所学知识分析临床典型病例。

3. 尊重患者,注重人文关怀,促进爱伤观念、钻研精神的养成。

【知识回顾】

淋巴瘤发源于淋巴结和淋巴组织。主要分为霍奇金淋巴瘤(HL)和非霍奇金淋巴瘤(NHL)。

1. 临床特点

(1)年龄:HL 多见于青年。

(2)症状:无痛性进行性淋巴结肿大是淋巴瘤共同表现。

1)HL:无痛性颈部或锁骨上淋巴结进行性肿大。饮酒后淋巴结疼痛是特异表现。另外可有发热、盗汗、消瘦、瘙痒等。

2)NHL:常以高热或各器官、各系统症状为主要表现。

(3)体征:淋巴结肿大最典型。如果累及各系统可有相应体征。

2. 鉴别诊断

(1)其他淋巴结肿大疾病:如淋巴结炎、肿瘤转移、结核等。

(2)其他发热疾病:如重症感染、结核、结缔组织病等。

(3)其他恶性肿瘤。

3. 进一步检查

(1)淋巴结活检行病理检查。

(2)血液和骨髓检查。

(3)血沉、乳酸脱氢酶、碱性磷酸酶等。

(4)影像学检查。

4. 治疗原则

(1)以化疗为主的综合治疗。

(2)生物治疗:如单克隆抗体、干扰素等。

(3)骨髓或造血干细胞移植。

(4)必要时手术治疗。

【模拟临床场景】

病历摘要： 患者，女性，38 岁。乏力 2 个月，加重伴左颈部淋巴结肿大半个月，发热 1 周。 患者于 2 个月前无明显原因逐渐感乏力，因进食好、大小便均正常而未予重视，半个月前乏力加重，并在洗脸时无意中发现左颈部淋巴结肿大，因无任何不适，一直未到医院检查。1 周来无明显原因发热，每日下午明显，体温最高达 38.8 ℃，无寒战、盗汗，无咽痛、咳嗽，自服"感冒药"无好转。发病以来进食好，睡眠可，大小便正常，体重无明显变化。既往体健，无高血压、糖尿病，胃病、肝炎和结核病病史，无药物过敏史。月经正常，育一男孩，11 岁。无遗传病家族史。 查体：T 38.2 ℃，P 90 次/min，R 20 次/min，BP 120/80 mmHg。轻度贫血貌，无皮疹和出血点，左颈部可触及 1 个 3 cm×2 cm 大小淋巴结，右颈部可触及 2.2 cm×1.0 cm 大小淋巴结，右腹股沟区可触及 1 个 2.5 cm×2 cm 大小淋巴结，均质韧、活动、无压痛，余浅表淋巴结不大，巩膜轻度黄染，舌乳头正常，口腔黏膜无出血点和溃疡，咽无异常，甲状腺不大，心肺未见异常，腹平软，肝肋下 0.5 cm，脾肋下 2 cm，Murphy 征(-)，移动性浊音(-)，肠鸣音 5 次/min，双下肢无水肿。 血常规：Hb 80 g/L，RBC 2.7×10^{12}/L，WBC 8.5×10^{9}/L，N 0.65，L 0.30，M 0.05，Plt 260×10^{9}/L，Ret 0.052。尿常规：蛋白(-)，镜检(-)，隐血(-)，尿胆红素(-)，尿胆原(++)。粪常规及隐血检查未见异常。 左颈部淋巴结活检病理：结构破坏，见弥漫性大细胞浸润，CD5(-)，CD20(+++)，CD30(-)，CD56(-)，CD79a(++)，Cyclin D_1(-)。
要求：根据以上病历摘要，请将初步诊断、诊断依据（如有两个或以上诊断应分别列出各自诊断依据）、鉴别诊断、进一步检查与治疗原则写在答题纸上。
时间：15 min
评分标准
一、初步诊断
1. 非霍奇金淋巴瘤　弥漫大 B 细胞型　$Ⅲ_S$ 期 B 组。
2. 继发性自身免疫性溶血性贫血。
二、诊断依据（初步诊断错误，诊断依据不得分）
1. 非霍奇金淋巴瘤
(1) 无痛性进行性浅表淋巴结肿大，无原因发热。
(2) 两侧颈部和右腹股沟区淋巴结肿大，均活动好、无压痛、脾大。
(3) 左颈部淋巴结病理证实为淋巴瘤。
(4) 病理检弥漫性大细胞浸润，CD5(-)，CD20(+++)，CD79a(++)，Cyclin D_1(-)，证实为弥漫大 B 细胞型。
(5) 根据目前资料，肿瘤病变在横膈两侧，脾大。发热超过 38.0 ℃。证实为 $Ⅲ_S$ 期 B 组。
2. 继发性自身免疫性溶血性贫血
(1) 有溶血性贫血表现（乏力、轻度贫血貌、巩膜轻度黄染），实验室检查提示血红蛋白低、网织红细胞增高、尿胆红素阴性和尿胆原强阳性。
(2) 原发病是非霍奇金淋巴瘤。
三、鉴别诊断
1. 淋巴结结核（或答"淋巴结炎"）。
2. 系统性红斑狼疮。
3. 慢性淋巴细胞白血病。

四、进一步检查
1. 骨髓细胞学检查。
2. 胸部 X 射线片或 CT。
3. 腹部 B 超或 CT。
4. 抗人球蛋白试验（Coombs 试验）。
5. 正电子发射计算机体层显像 CT（PET-CT）或全身增强 CT。
6. 肝肾功能检查。
五、治疗原则
1. 化疗：首选 CHOP 方案。
2. 免疫治疗：抗 CD20 单抗（利妥昔单抗）。
3. 化疗间期小剂量糖皮质激素维持治疗。
4. 必要时加局部放疗。
5. 必要时考虑造血干细胞移植。

【要点小结】

淋巴瘤=无痛性颈部或锁骨上淋巴结肿大+淋巴结活检确诊。

霍奇金淋巴瘤和非霍奇金淋巴瘤区别：前者可有 R-S 细胞；后者无 R-S 细胞；淋巴结活检可确诊。

淋巴瘤的临床分期：

Ⅰ期：病变限于单个淋巴结（Ⅰ）或淋巴结以外的单个器官或部位（$Ⅰ_E$）

Ⅱ期：病变侵犯横膈同一侧的 2 个或更多的淋巴结区（Ⅱ）；或限局侵犯淋巴结以外的单个器官或部位，伴横膈同一侧的 1 个或更多的淋巴结区（$Ⅱ_E$）。

Ⅲ期：病变侵犯两侧淋巴结（Ⅲ）；或同时侵犯淋巴结以外的单个限局器官或部位（$Ⅲ_E$）；或侵犯脾（$Ⅲ_S$）；或两者都受侵（$Ⅲ_E$）。

Ⅳ期：弥漫性病变，侵及 1 个或多个淋巴结以外的器官或部位，伴有或不伴有淋巴结受侵。

每个分期可按症状分为 A、B：

A：无 B 组所述症状。

B：发热（38 ℃以上）、盗汗、6 个月内体重下降>10%。

四、原发免疫性血小板减少症

【实训目标】

1. 能够阐述原发免疫性血小板减少症的临床表现及治疗原则。
2. 运用本章所学知识分析临床典型病例。
3. 尊重患者，注重人文关怀，促进爱伤观念、钻研精神的养成。

【知识回顾】

原发免疫性血小板减少症（ITP）亦称特发性血小板减少性紫癜，属于自身免疫性血小板减少性紫癜，为最常见的一种血小板减少性紫癜，好发于青年女性。是由于获得性免疫异常导致的血小板破坏增加、寿命缩短、骨髓巨核细胞成熟障碍以及血小板数目减少的一种出血性疾病。

1. 临床特点

(1)症状:主要表现为全身皮肤、黏膜出血。

(2)体征:无特异性体征。

2. 鉴别诊断　需与继发性血小板减少症鉴别。

3. 进一步检查

(1)血常规。

(2)血小板功能检查。

(3)骨髓检查。

(4)出凝血功能检查。

(5)其他。

4. 治疗原则

(1)严重者输血小板。

(2)药物:免疫球蛋白、大剂量激素冲击。

(3)脾切除。

【模拟临床场景】

病历摘要: 患者,男性,48 岁。皮肤出血点伴牙龈出血 1 周。加重 1 d。 患者 1 周前无意中发现四肢皮肤散在出血点。刷牙时牙龈少量出血。无任何不适,未治疗。1 d 前刷牙时牙龈出血较前加重,并发现下肢有数处瘀斑。无其他部位出血,无发热、关节痛和口腔溃疡。发病以来,精神、饮食、睡眠、大小便正常。既往有高血压病史 3 年,血压最高达 150/100 mmHg,一直服用“硝苯地平控释片”治疗。无糖尿病和肝肾疾病病史,无药物过敏史。无烟酒嗜好。父亲患高血压。 查体:T 36.5 ℃,P 72 次/min,R 20 次/min,BP 130/85 mmHg。胸部和四肢皮肤有多个出血点,双下肢可见数处瘀斑,均不高出皮面,未见皮疹,浅表淋巴结未触及肿大。巩膜无黄染。左侧口腔颊黏膜见 1 个血疱,未见溃疡,数处牙龈有少量渗血。胸骨无压痛,心肺查体未见异常。腹平软,肝脾肋下未触及,关节无异常,双下肢无水肿。 血常规:Hb 136 g/L,WBC 8.5×10^9/L,N 0.65,L 0.32,M 0.03,Plt 12×10^9/L。尿常规(-)。
要求:根据以上病历摘要,请将初步诊断、诊断依据(如有两个或以上诊断应分别列出各自诊断依据)、鉴别诊断、进一步检查与治疗原则写在答题纸上。
时间:15 min
评分标准
一、初步诊断
1. 原发免疫性血小板减少症。
2. 高血压 2 级　中危。
二、诊断依据(初步诊断错误,诊断依据不得分)
1. 原发免疫性血小板减少症
(1)有皮肤出血和牙龈出血。
(2)无发热、关节痛和口腔溃疡等其他自身免疫性疾病表现。
(3)皮肤见出血点和瘀斑,口腔颊黏膜见血疱,未见溃疡,牙龈有出血,肝脾不大,关节无异常。
(4)实验室检查:血小板明显减少,血红蛋白及白细胞和分类正常。
2. 高血压 2 级　中危

(1)中年男性,血压最高为150/100 mmHg,无其他危险因素和病史。
(2)家族史中父亲有高血压。
三、鉴别诊断
1. 继发免疫性血小板减少性紫癜(如自身免疫性疾病)。
2. 药物免疫性血小板减少性紫癜。
四、进一步检查
1. 骨髓细胞学检查。
2. 血清 ANA 谱、免疫球蛋白、补体。
3. 肝、肾功能。
4. 胸部 X 射线片。
5. 腹部 B 超。
五、治疗原则
1. 休息、低钠盐饮食。
2. 糖皮质激素治疗。
3. 静脉输注大剂量免疫球蛋白。
4. 血小板输注。
5. 上述治疗无效时可加用免疫抑制剂或脾切除治疗。
6. 积极控制高血压并监测血压水平。

【要点小结】

原发免疫性血小板减少症=全身皮肤、黏膜出血+骨髓检查示巨核细胞成熟障碍+免疫抑制治疗有效。

原发免疫性血小板减少症一般起病隐匿,最主要的特点为血小板减少。

第七节　内分泌系统疾病

一、甲状腺功能亢进症

【实训目标】

1. 能够阐述甲状腺功能亢进症的临床表现及治疗原则。
2. 运用本章所学知识分析临床典型病例。
3. 尊重患者,注重人文关怀,促进爱伤观念,钻研精神的养成。

【知识回顾】

甲状腺功能亢进症(简称甲亢)是指由多种病因导致甲状腺激素分泌过多引起的临床综合征。其中以 Graves 病(弥漫性毒性甲状腺肿)最多见。

1. 临床特点

(1)性别与年龄:女性多见,以 20 ~ 40 岁最多。

（2）症状：典型表现有高代谢症候群和交感神经兴奋表现。如疲乏无力、怕热多汗、皮肤温暖潮湿、体重下降和低热、心悸、失眠、脾气急躁、月经稀少或闭经、手抖等。

（3）体征：①心血管系统：心动过速、心尖区第一心音亢进、心律失常、心脏增大、收缩压上升、舒张压下降、脉压增大等。②甲状腺肿大：多为弥漫性、质地软，可有震颤、血管杂音。③甲状腺眼病：多为眼球不同程度突出、瞬目减少、上睑退缩、辐辏不良，重者可有眼球活动受限、复视、视力减退等。

2. 鉴别诊断

（1）单纯性甲状腺肿：血液 T_3、T_4、TSH 多正常。

（2）嗜铬细胞瘤：肾上腺影像学检查可有助于鉴别。

（3）其他疾病的鉴别：如以突眼症状为主的，应与眶内肿瘤相鉴别；消瘦明显者应与结核、恶性肿瘤鉴别；精神激动、多语、睡眠差等应与神经官能症、精神疾患鉴别。

3. 进一步检查

（1）基础代谢率。

（2）血液 T_3、T_4、TSH 测定。

（3）甲状腺自身抗体测定：包括 TSAb、TGAb、TPOAb 等。

（4）甲状腺 B 超检查或核素显像。

（5）甲状腺摄 ^{131}I 率试验。

4. 治疗原则

（1）抗甲状腺药物。

（2）放射性 ^{131}I 治疗。

（3）手术治疗。

【模拟临床场景】

病历摘要： 患者，女性，24 岁。心悸、怕热、多汗 3 个月。 患者 3 个月来无明显诱因出现心悸、怕热、多汗，伴易饥、多食，大便次数增多到 2～3 次/d，成形。无心前区疼痛、呼吸困难，无口干、多饮、多尿，无发热、颈前区疼痛，未诊治。发病以来精神好，睡眠较差，小便正常，体重下降约 4 kg。既往体健。无烟、酒嗜好。月经周期正常、经量减少，未婚，未育。 查体：T 36.9 ℃，P 120 次/min，R 18 次/min，BP 120/70 mmHg。皮肤温暖潮湿，浅表淋巴结未触及肿大。睑结膜无苍白，眼球无突出，眼裂增宽。甲状腺Ⅱ度弥漫肿大，质软，无压痛，未触及结节，双上极可闻及血管杂音。双肺未闻及干湿性啰音。心界不大，心率 120 次/min，律齐，各瓣膜听诊区未闻及杂音。腹平软，无压痛，肝脾肋下未触及，双下肢无水肿。双手平举有细微震颤。 血常规：Hb 120 g/L，RBC 4.0×10^{12}/L，WBC 3.4×10^{9}/L，中性粒细胞绝对值 1.5×10^{9}/L，Plt 202×10^{9}/L。甲状腺功能：TT_3 5.6 nmol/L，TT_4 182.5 nmol/L，FT_3 9.5 pmol/L、FT_4 38.5 pmol/L（均增高），TSH 0.003 μIU/mL（降低）。肝功能正常。
要求：根据以上病历摘要，请将初步诊断、诊断依据（如有两个或以上诊断应分别列出各自诊断依据）、鉴别诊断、进一步检查与治疗原则写在答题纸上。
时间：15 min
评分标准
一、初步诊断
1. 弥漫性毒性甲状腺肿（或 Graves 病）。
2. 白细胞减少症。

二、诊断依据(初步诊断错误,诊断依据不得分)
1. 弥漫性毒性甲状腺肿(或 Graves 病)
(1)青年女性,心悸、怕热、多汗,消瘦,易饥、多食、大便次数增多,月经量减少。
(2)查体:皮肤紊乱潮湿,眼裂增宽,甲状腺Ⅱ度弥漫肿大、未触及结节,可闻及血管杂音,心率快,双手细震颤。
(3)甲状腺功能:TT_3、TT_4、FT_3、FT_4升高,TSH 降低。
2. 白细胞减少症:血常规是白细胞总数及中性粒细胞绝对值降低。
三、鉴别诊断
1. 结节性毒性甲状腺肿。
2. 亚急性甲状腺炎。
3. 甲状腺高功能腺瘤。
4. 桥本甲状腺炎。
四、进一步检查
1. 甲状腺自身抗体检查:TRAb、TGAb、TPOAb。
2. 甲状腺摄^{131}I 率测定。
3. 甲状腺 B 超检查。
4. 胸部 X 射线片。
五、治疗原则
1. 低碘饮食,休息,加强营养。
2. 抗甲状腺药物治疗(甲巯咪唑或丙硫氧嘧啶)。
3. β-受体拮抗剂治疗。

【要点小结】

甲状腺功能亢进症=女性+高代谢(发热、多汗、心悸、易激动、手颤)+凸眼+两侧甲状腺弥漫性肿大+T_3、T_4增高。

甲状腺功能亢进症与糖尿病的临床表现很相似,均有多食、消瘦,甲亢患者呈现高代谢状态多表现为:脉压增高、心动过速、基础代谢率增高。

甲亢治疗首选药物,药物治疗无效考虑手术。

二、甲状腺功能减退症

【实训目标】

1. 能够阐述甲状腺功能减退症的临床表现及治疗原则。
2. 运用本章所学知识分析临床典型病例。
3. 尊重患者,注重人文关怀,促进爱伤观念、钻研精神的养成。

【知识回顾】

甲状腺功能减退症(hypothyroidism,简称甲减)是由于甲状腺激素合成和分泌减少或组织利用不足导致的全身代谢减低综合征。

1. 临床特点

(1)症状:

1)精神神经系统:反应迟钝,嗜睡,理解力和记忆力减退,腱反射变化。

2)肌肉和关节:肌肉松弛无力,常感肌肉关节疼痛、僵硬,受冷后加重,发育期间骨龄常延迟。

3)消化系统:厌食、腹胀、便秘、麻痹性肠梗阻。

4)内分泌系统:女性月经过多,久病闭经,泌乳。

(2)体征

1)黏液性水肿面容:表情呆滞、面色苍白、颜面和(或)眼睑水肿、唇厚舌大、齿痕、声音嘶哑,头发干燥、稀疏、脆细;皮肤干燥、粗糙、脱皮屑,皮肤温度低、水肿,指甲生长缓慢、厚脆,表面常有裂纹。

2)腋毛和阴毛稀疏脱落。

3)心血管系统:心动过缓,心音低弱,心输出量减低,心包积液。

4)黏液性水肿昏迷。

2. 鉴别诊断

(1)肾病综合征。

(2)垂体瘤。

(3)低 T_3 综合征。

(4)单纯肥胖。

3. 进一步检查

(1)甲状腺及颈部淋巴结超声检查。

(2)甲状腺功能检查。

(3)甲状腺自身抗体。

(4)血常规,血脂检测。

4. 治疗原则

(1)注意休息,加强营养。

(2)甲状腺素替代治疗。

【模拟临床场景】

病历摘要: 患者,女性,56 岁。颜面部水肿 1 月余,发现心包积液 1 d。 患者 1 月余前发现颜面部水肿,伴乏力,畏冷,记忆力减退;1 d 前出现呼吸急促,不伴咳嗽,发热等症状,胸片示:心影增大。心脏彩超示:心包积液-中量,食欲欠佳,大便干结,1 次/5 ~6 d。既往体健,无高血压、糖尿病,心脏病,无烟酒嗜好。无遗传病家族史。 查体:T 36.7 ℃,P 97 次/min,R 21 次/min,BP 120/66 mmHg。精神欠佳,反应稍迟钝,颜面部水肿,面色苍白,瞳孔对光反射正常,全身浅表淋巴结未触及明显肿大,皮肤干燥,粗糙,双肺呼吸音清,未闻及明显干湿性啰音,心率 97 次/min,律齐,心音低。腹软,无抵抗,肝脾肋下未触及,双下肢非凹陷性水肿。 甲状腺功能:FT_3 0.37 pmol/L,FT_4 1.16 pmol/L,TSH>100 mU/L 。甲状腺自身抗体、风湿四项、抗核抗体等均阴性,血常规正常。 予左旋甲状腺素片替代治疗后,颜面部水肿减轻,复查心脏彩超示:心包积液-少量,较前明显吸收。
要求:根据以上病历摘要,请将初步诊断、诊断依据(如有两个或以上诊断应分别列出各自诊断依据)、鉴别诊断、进一步检查与治疗原则写在答题纸上。
时间:15 min

评分标准
一、初步诊断
1. 原发性甲状腺功能减退症。
2. 甲减性心包积液。
二、诊断依据（初步诊断错误，诊断依据不得分）
1. 原发性甲状腺功能减退症
（1）典型临床特点：颜面部水肿，乏力，畏冷，反应迟钝，记忆力减退，皮肤干燥，粗糙。
（2）甲状腺功能：FT_3、FT_4 降低，TSH 极度升高。
（3）予左旋甲状腺素片替代治疗后，颜面部水肿减轻。
2. 甲减性心包积液
（1）胸片示：心影增大。心脏彩超示：心包积液-中量。
（2）予左旋甲状腺素片替代治疗后，复查心脏彩超示：心包积液-少量，较前明显吸收。
三、鉴别诊断
1. 其他原因引起的心包积液。
2. 肾病综合征。
3. 低 T_3 综合征
四、进一步检查
1. 甲状腺 B 超。
2. 血脂，血红蛋白检测。
3. 心电图检查。
五、治疗原则
1. 甲状腺素替代治疗。
2. 定期复查心脏彩超，心电图，甲状腺功能。

【要点小结】

甲状腺功能减退症=典型的症状和体征（黏液性水肿、乏力，畏冷，反应迟钝等）+FT_3、FT_4 降低，TSH 显著升高+甲状腺素替代治疗有效。

三、糖尿病

【实训目标】

1. 能够阐述糖尿病的临床表现及治疗原则。
2. 运用本章所学知识分析临床典型病例。
3. 尊重患者，注重人文关怀，促进爱伤观念、钻研精神的养成。

【知识回顾】

糖尿病是由多种病因引起的以胰岛素相对或绝对不足的代谢紊乱综合征。其中 2 型糖尿病多见。可合并多种并发症。

1. 临床特点

(1)年龄:1 型糖尿病多发生于青少年,而 2 型糖尿病多发生于成年人。

(2)症状:典型表现是“三多一少”,即多尿、多饮、多食和体重减轻。

(3)体征:无特异性体征。

(4)分型:1 型糖尿病多发生于青少年,少有肥胖,起病常较急,症状明显,易有酮症倾向。而 2 型糖尿病多发生于成年人,多有肥胖,少有自发酮症倾向。

(5)并发症:①急性并发症。包括糖尿病酮症酸中毒、高渗性非酮症糖尿病昏迷和感染。②慢性并发症。包括糖尿病肾病、糖尿病性视网膜病变、糖尿病性神经病变、糖尿病足和糖尿病引起的白内障等。

2. 鉴别诊断

(1)与多饮、多尿表现疾病鉴别:如尿崩症、慢性肾功能不全、甲状旁腺功能亢进所致高钙血症、原发性醛固酮增多症。

(2)与多食、消瘦表现疾病鉴别:如甲状腺功能亢进。

(3)其他原因所致的尿糖阳性:肾糖阈降低、甲状腺功能亢进、弥漫性肝病等可有尿糖(+),但空腹血糖及口服糖耐量正常。

(4)继发性糖尿病:肢端肥大症、库欣综合征、嗜铬细胞瘤可引起继发性糖尿病或糖耐量异常;长期服用大剂量糖皮质激素亦可引起。

3. 进一步检查

(1)空腹和餐后 2 h 血糖、糖化血红蛋白测定。

(2)尿常规(包括尿酮体)检查。

(3)口服葡萄糖耐量试验(OGTT)检查。

(4)必要时查胰岛素水平和 C 肽测定。

(5)有关并发症的检查,包括眼科和神经科检查、尿微量白蛋白或 24 h 尿蛋白定量、心电图和超声心动图检查。

4. 治疗原则

(1)控制饮食治疗。

(2)降糖药物治疗。

(3)胰岛素治疗。

(4)胰腺移植和胰岛细胞移植。

(5)并发症治疗。

【模拟临床场景】

病历摘要:

男孩,15 岁。多饮 1 周,恶心,呕吐 2 天,意识模糊 2 h。

患者 1 周前无明显诱因出现口干、多饮,每日饮水约 3500 mL,饮可乐约 1500 mL,尿量增多,夜尿 2 ~ 3 次,2 d 前出现恶心、呕吐,呕出物为胃内容物,无腹痛,腹泻,无发热。2 h 前家属发现患者意识模糊,急诊就诊。发病以来,精神差,睡眠尚可,大便正常,体重下降约 5 kg。既往体健,无烟酒嗜好,喜饮含糖碳酸饮料。无遗传病家族史。

查体:T 36.8 ℃,P 112 次/min,R 28 次/min,BP 90/60 mmHg。身高 165 cm,体重 50 kg。神志淡漠,问答不应题。眼窝稍凹陷,皮肤干燥,弹性较差,浅表淋巴结未触及肿大,巩膜无黄染,甲状腺不大。呼吸深大,双肺未闻及干湿性啰音。心界不大,心率 112 次/min,律齐,各瓣膜听诊区未闻及杂音。腹平软,无压痛,肝脾肋下未触及,双下肢无水肿。

血常规:Hb 150 g/L, WBC 10.5×10^9/L, N 0.78, Plt 200×10^9/L,随机血糖 28.0 mmol/L。尿常规:尿糖(+++),酮体(+++),尿蛋白(-),尿亚硝酸盐(++),沉渣镜检 WBC 20 ~ 30/HP。呕吐物隐血(-)。

要求:根据以上病历摘要,请将初步诊断、诊断依据(如有两个或以上诊断应分别列出各自诊断依据)、鉴别诊断、进一步检查与治疗原则写在答题纸上。
时间:15 min
评分标准
一、初步诊断
1.1 型糖尿病 糖尿病酮症酸中毒。
2. 尿路感染。
二、诊断依据(初步诊断错误,诊断依据不得分)
1.1 型糖尿病 糖尿病酮症酸中毒。
(1)青少年男性,起病较急。
(2)口干、多饮、多尿、体重减轻,恶心、呕吐。
(3)意识障碍。
(4)眼窝稍凹陷,皮肤干燥,弹性较差,呼吸深大。
(5)血糖明显升高,尿糖、尿酮体阳性。
2. 尿路感染。
(1)血白细胞总数及中性粒细胞百分比升高。
(2)尿白细胞增多,亚硝酸盐阳性。
三、鉴别诊断
1.2 型糖尿病。
2. 其他特殊类型糖尿病。
四、进一步检查
1. 动脉血气分析。
2. 肝肾功能、电解质、心电图。
3. 空腹及餐后 2 h 胰岛素、C 肽检查。
4. 胰岛自身抗体。
5. 尿细菌培养+药物敏感试验。
五、治疗原则
1. 静脉滴注生理盐水大量补液。
2. 小剂量胰岛素静脉滴注治疗[0.1 U/(kg·h)],根据血糖情况调整剂量。
3. 维持电解质、酸碱平衡。
4. 糖尿病教育和饮食治疗。
5. 抗感染治疗。

【模拟临床场景】

<table>
<tr><td>病历摘要：
患者，男性，56 岁，体重下降 1 年，伴消渴、多饮、多尿 1 个月。
患者 1 年前开始无明显诱因体重逐渐下降，减轻约 10 kg，无明显其他不适，未予重视。1 个月来渐感烦渴，多饮，日饮水量约 2 ~ 3 L；小便次数及尿量均增多，达 8 ~ 10 次/24 h，每次尿量约 300 mL，无尿急、尿痛及排尿不尽感，近日在外院查空腹血糖 15 mmol/L，来院就诊，发病以来食欲增加，易饥饿，易疲倦，无怕热、多汗及心悸、气促，睡眠好，大便正常，既往体健，否认传染病接触史，从事办公室工作，少运动，吸烟史 30 年，约 20 支/d，偶饮酒。母亲有糖尿病及高血压，无其他遗传病家族史。
查体：T 36.5 ℃，P 76 次/min，R 16 次/min，BP 138/80 mmHg。身高 165 cm，体重 80 kg，神清合作，皮肤温湿度正常、弹性可，浅表淋巴结未触及肿大，巩膜无黄染，甲状腺不大，双肺未闻及干湿性啰音，心界不大，心率 76 次/min，律齐，各瓣膜听诊区未闻及杂音，腹平软，无压痛，肝脾肋下未触及，移动性浊音(-)，双下肢无水肿。
血常规：Hb 120 g/L，WBC 9.4×10^9/L，分类正常，Plt 202×10^9/L。尿常规：糖(++++)，酮体(-)，蛋白(-)；血生化：空腹血糖 16.0 mmol/L，Na^+ 138 mmol/L，Cl^- 95 mmol/L，K^+ 3.90 mmol/L，BUN 5.2 mmol/L，Cr 70 μmol/L，HCO_3^- 23 mmol/L(正常值 20.0 ~ 29.2 mmol/L)。</td></tr>
<tr><td>要求：根据以上病历摘要，请将初步诊断、诊断依据(如有两个或以上诊断应分别列出各自诊断依据)、鉴别诊断、进一步检查与治疗原则写在答题纸上。</td></tr>
<tr><td>时间：15 min</td></tr>
<tr><td>评分标准</td></tr>
<tr><td>一、初步诊断</td></tr>
<tr><td>2 型糖尿病。</td></tr>
<tr><td>二、诊断依据(初步诊断错误，诊断依据不得分)</td></tr>
<tr><td>1. 中年男性，有糖尿病及高血压家族史。</td></tr>
<tr><td>2. 1 年内体重下降 10 kg，烦渴多饮、多尿，食欲增加，易饥，易疲倦。</td></tr>
<tr><td>3. 肥胖体型。</td></tr>
<tr><td>4. 尿糖阳性。</td></tr>
<tr><td>5. 空腹血糖升高达糖尿病诊断标准。</td></tr>
<tr><td>三、鉴别诊断</td></tr>
<tr><td>1. 1 型糖尿病。</td></tr>
<tr><td>2. 尿崩症。</td></tr>
<tr><td>3. 肾性糖尿。</td></tr>
<tr><td>四、进一步检查</td></tr>
<tr><td>1. 糖化血红蛋白测定。</td></tr>
<tr><td>2. 肝功能、血脂检查。</td></tr>
<tr><td>3. 胰岛素释放试验或 C 肽释放试验。</td></tr>
<tr><td>4. 胰岛细胞自身免疫抗体测定。</td></tr>
<tr><td>5. 尿微量蛋白测定、温度、心电图检查。</td></tr>
<tr><td>五、治疗原则</td></tr>
<tr><td>1. 糖尿病健康教育。</td></tr>
</table>

2. 合理饮食。
3. 运动治疗。
4. 血糖监测。
5. 应用降血糖药物。

【要点小结】

糖尿病=三多一少症状+诊断标准(空腹血糖>7.0 mmol/L或随机血糖>11.1 mmol/L)。

三多一少症状=多饮+多食+多尿+体重消瘦。

1型糖尿病=青少年+典型三多一少症状+发病急+血糖诊断标准+易发生酮症酸中毒。

2型糖尿病=中老年+三多一少症状不典型+慢性发病+血糖诊断标准。

糖尿病的鉴别

	1型糖尿病	2型糖尿病
别称	胰岛素依赖性糖尿病	非胰岛素依赖性糖尿病
发病机制	胰岛B细胞破坏,胰岛素绝对缺乏	胰岛素抵抗,胰岛B细胞功能缺陷
起病年龄	多小于30岁(12~14岁)	多大于40岁(60~65岁)
起病方式	多急剧,少数缓慢	缓慢且隐匿
起病时体重	多正常或消瘦	多肥胖
三多一少症状	典型	不典型或无症状
并发酮症酸中毒	易发生	不宜发生(大于50岁宜发生高渗性昏迷)
并发肾病	发生率35%~45%(主要死因)	发生率5%~10%
并发心血管疾病	较少	较少
并发脑血管病	较少	较少
胰岛素治疗及反应	生存依赖外源性胰岛素,对胰岛素敏感	生存不依赖胰岛素,对胰岛素抵抗

第八节　神经系统疾病

一、脑出血

【实训目标】

1. 能够阐述脑出血的临床表现及治疗原则。
2. 会运用病例分析的方法和技巧分析临床典型病例。
3. 尊重患者,注重人文关怀,促进爱伤观念、钻研精神的养成。

【知识回顾】

脑出血是指脑实质内的血管自发性破裂出血。最常见病因为高血压病。其他包括脑动脉粥样硬化、脑淀粉样血管病、动静脉畸形、脑肿瘤以及抗凝或溶栓治疗等。

1. 临床特点

(1)年龄:中老年人,多有高血压病史。

(2)诱因:情绪激动、剧烈活动等。

(3)症状:发病快,可出现意识障碍、颅内压增高症状及局灶神经症状。

(4)体征:体征因出血部位及病情而不同,常见有偏瘫、脑膜刺激征等。

2. 鉴别诊断

(1)其他脑血管意外。

(2)外伤性颅部损伤。

(3)颅内感染。

(4)全身性中毒和全身性疾病。

3. 进一步检查

(1)头颅 CT 或 MRI。

(2)血常规、出凝血功能、生化检查等。

(3)必要时行脑血管造影。

4. 治疗原则

(1)一般治疗。

(2)降低颅内压。

(3)必要时手术清除血肿。

(4)对症和支持处理。

(5)防治并发症。

【模拟临床场景】

<table>
<tr><td>病历摘要:
患者,男性,67 岁。突发右侧肢体麻木,无力 1 h。
患者 1 h 前进早餐时突感右侧肢体麻木,活动不灵,家人见其口角向左侧歪斜,遂急送医院。有高血压病史 10 年,不规范服用降压药物,无药物过敏史,手术及外伤史。
查体:T 36.3 ℃,P 86 次/min,R 18 次/min,BP 180/110 mmHg。神清。查体合作。双眼球运动正常,未见眼球震颤,两侧瞳孔直径均为 3 mm,对光反射灵敏,额纹对称,右侧鼻唇沟变浅,伸舌偏右,颈软。双肺呼吸音清晰。未闻及干湿性啰音,心界不大,心率 86 次/min,律齐,未闻及杂音。腹部平软,肝脾肋下未触及。右上肢肌力 3 级,右下肢 4 级。左侧肢体肌力 5 级,右侧 Babinski 征阳性,右偏身感觉障碍。
急诊头颅 CT 检查见右图。</td><td>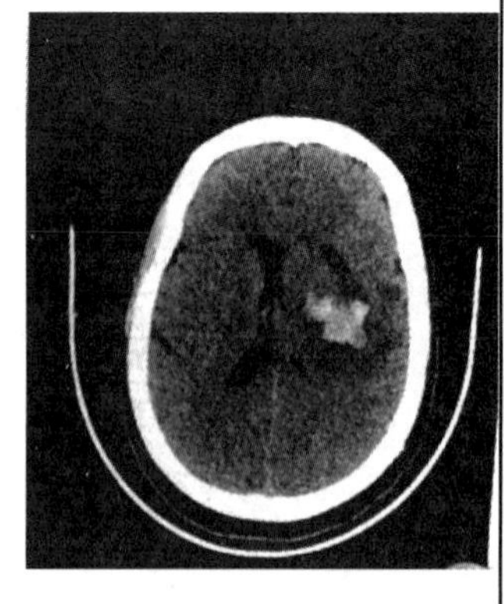</td></tr>
<tr><td colspan="2">要求:根据以上病历摘要,请将初步诊断、诊断依据(如有两个或以上诊断应分别列出各自诊断依据)、鉴别诊断、进一步检查与治疗原则写在答题纸上。</td></tr>
<tr><td colspan="2">时间:15 min</td></tr>
<tr><td colspan="2">评分标准</td></tr>
<tr><td colspan="2">一、初步诊断</td></tr>
</table>

1. 脑出血(左侧基底节)。
2. 高血压3级　很高危。
二、诊断依据(初步诊断错误,诊断依据不得分)
1. 脑出血(左侧基底节)
(1)危险因素:老年,有高血压病史10年。
(2)急性起病,右侧中枢性面舌瘫和偏瘫,右侧偏身痛觉减退。
(3)头颅CT检查:左侧基底节区高密度灶。
2. 高血压3级 很高危:既往高血压病史10年。本次发病时BP 180/100 mmHg,本次诊断脑出血。
三、鉴别诊断
1. 缺血性卒中(或急性脑梗死)。
2. 蛛网膜下腔出血。
3. 脑肿瘤及其他。
四、进一步检查
1. 头颅MRI检查。
2. 脑血管检查:MRA/CTA/DSA。
3. 凝血功能、血电解质、血脂检查。
五、治疗原则
1. 密切监测生命体征,保持呼吸道通畅。
2. 降低颅内压、维持内环境稳定。
3. 对症处理,防止并发症。
4. 血压管理。
5. 必要时手术治疗。
6. 康复治疗。

【要点小结】

脑出血=老年+高血压病史+情绪激动或活动+急性发作+意识障碍+定位体征+脑CT阳性。

脑出血多发于老年患者、有高血压病史,立即昏迷,可有三偏表现,脑膜刺激征可阳性,CT检查为高密度影。

二、脑梗死

【实训目标】

1. 能够阐述脑梗死的临床表现及治疗原则。
2. 会运用病例分析的方法和技巧分析临床典型病例。
3. 尊重患者,注重人文关怀,促进爱伤观念、钻研精神的养成。

【知识回顾】

脑动脉栓塞后,由其供应的脑组织发生缺血、缺氧、水肿和坏死。如缺血梗死区中伴有点状出血时,称为出血性或红色梗死,否则称为缺血或白色梗死。梗死后8 h脑组织灰白质界限不清,梗死区脑组织水肿，随后软化和坏死，约一月左右液化的脑组织被吸收，并成胶质疤痕或空洞。由于小栓子引起的脑血管痉挛，大栓子形成的广泛脑水肿、颅内压增高，甚至可形成脑疝。

1. 临床特点

(1)症状：意识清楚或障碍，颅压增高症状较脑出血轻。

(2)体征：有局灶性神经体征或特定动脉供血区体征及原发病体征。

2. 鉴别诊断

参见脑出血部分。

3. 进一步检查

(1)头颅 CT 或 MRI。

(2)血常规、出凝血功能、生化检查等。

(3)必要时行脑血管造影。

4. 治疗原则

(1)一般治疗。

(2)抗凝和溶栓治疗。

(3)降低颅内压、保护脑细胞。

(4)防治并发症。

【模拟临床场景】

病历摘要：

患者，男性，67 岁。突发言语不利伴右侧肢体无力 2 h。

2 h 前，患者于日常活动时突发右侧肢体无力，跌倒在地，伴言语含糊，尚能回答问题。无意识丧失、四肢抽搐、恶心、呕吐或大小便失禁。症状持续无好转就诊。高血压病史 30 年，最高血压 150/110 mmHg，未规律服药，“脑梗死”病史 4 年，未遗留肢体瘫痪。无糖尿病、冠心病病史，无输血、手术、外伤史及药物食物过敏史。不吸烟，已戒酒 5 年，否认心脑血管病家族史。

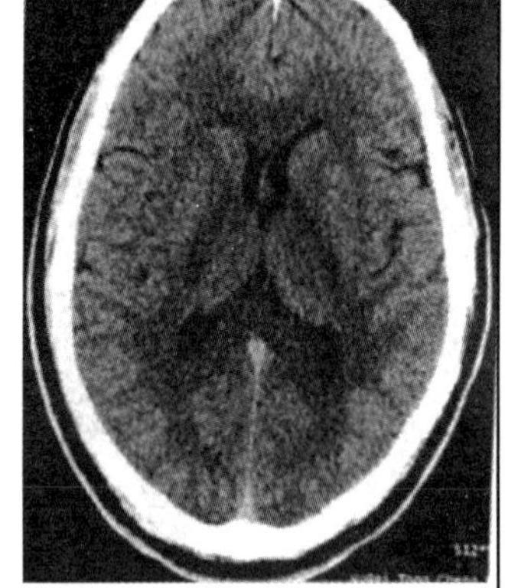

查体：T 36.8 ℃，P 78 次/min，R 18 次/min，BP 130/80 mmHg（左），140/80 mmHg（右）。嗜睡，构音不清，可回答简单问题。双侧额纹对称，右侧鼻唇沟浅，伸舌偏右。心肺腹查体未见明显异常。右上肢肌力近端 3 级、远端 2 级，右下肢肌力 3 级，左侧肢体肌力 5 级。肌张力正常，四肢腱反射存在，右侧病理征阳性，深浅感觉正常。

血常规和凝血功能正常，随机血糖 5.91 mmol/L，血电解质正常。血甘油三酯 3.09 mmol/L、低密度脂蛋白胆固醇 3.2 mmol/L、高密度脂蛋白胆固醇 0.96 mmol/L。

急诊心电图：未见明显异常。

头颅 CT 如右图。

要求：根据以上病历摘要，请将初步诊断、诊断依据（如有两个或以上诊断应分别列出各自诊断依据）、鉴别诊断、进一步检查与治疗原则写在答题纸上。

时间：15 min

评分标准

一、初步诊断

1. 急性缺血性卒中（或答“急性脑梗死”）。

2. 高血压 3 级　很高危。

3. 血脂异常

二、诊断依据(初步诊断错误,诊断依据不得分)
1. 急性缺血性卒中/急性脑梗死。
(1)老年男性,有多种危险因素。
(2)急性起病,右侧中枢性面舌瘫、肢瘫。
(3)头颅 CT 未见明显异常,可排除脑出血。
2. 高血压 3 级　很高危。
(1)血压最高 150/110 mmHg。
(2)脑卒中病史。
3. 血脂异常　血甘油三酯 3.09 mmol/L、低密度脂蛋白 3.2 mmol/L、高密度脂蛋白 0.96 mmol/L。
三、鉴别诊断
脑出血。
四、进一步检查
1. 头颅 MRI。
2. 头颅血管检查:颈动脉超声、经颅多普勒超声、MRA 或 CTA 或 DSA 等。
3. 超声心动图、下肢动脉超声。
4. 同型半胱氨酸、CRP。
五、治疗原则
1. 血管再通治疗　rt-PA 或血管内取栓治疗。
2. 抗血小板治疗　阿司匹林、联合抗血小板治疗。
3. 对症处理。
4. 营养、吞咽、感染等管理。
5. 康复评估和治疗。
6. 及时启动二级预防　抗栓、调整血脂治疗;血压管理。

【要点小结】

脑梗死=老年+高血压病史+激动或安静+急性发作+意识障碍+偏瘫+急诊脑 CT 阴性。

脑梗多安静状态下起病,大多无明显的头痛和呕吐,诊断时要注意区分是左侧还是右侧,写清楚具体位置,CT 检查早期可正常,24~48 h 内出现低密度影。

三、蛛网膜下腔出血

【实训目标】

1. 能够阐述蛛网膜下腔出血的临床表现及治疗原则。
2. 会运用病例分析的方法和技巧分析临床典型病例。
3. 尊重患者,注重人文关怀,促进爱伤观念、钻研精神的养成。

【知识回顾】

蛛网膜下腔出血指脑底部或脑表面的血管破裂,血液直接流入蛛网膜下腔的一种临床综合征。

1. 临床特点

(1)年龄:多为中青年发病。

(2)诱因:剧烈运动、情绪波动、劳累等。

(3)症状:多表现为突发头痛、呕吐。有时可伴意识障碍。

(4)体征:脑膜刺激征阳性。

2. 鉴别诊断

(1)高血压性脑出血:多有偏瘫、失语等局灶性体征。

(2)颅内感染:多有发热。头颅 CT 和脑脊液检查可鉴别。

(3)脑肿瘤。

(4)其他:头颅 CT 和脑脊液检查可鉴别。

3. 进一步检查

(1)头颅 CT。

(2)腰穿和脑脊液检查。

(3)脑部 DSA 检查。

(4)血管多普勒超声检查。

(5)血常规、凝血等。

4. 治疗原则

(1)休息、监护。

(2)预防再出血:如抗纤溶药物。

(3)预防血管痉挛:主要是钙离子拮抗剂等。

(4)严重者考虑放脑脊液治疗。

(5)手术治疗:处理血管畸形。

【模拟临床场景】

病历摘要:
患者,男性,40 岁。突发头痛、呕吐伴神志模糊 1 h。 患者 1 h 前聚餐饮酒后突感剧烈枕顶部炸裂样疼痛,伴恶心呕吐、面色苍白、全身冷汗,呕吐呈喷射状,之后很快出现意识模糊,就近急诊就诊。患者既往体健,家属否认患者有头痛、高血压史,吸烟 10 余年,20 支/d,偶饮酒。无遗传性疾病家族史。 查体:T 36.1 ℃,P 82 次/min,R 16 次/min,BP 140/90 mmHg。体型肥胖,被动体位,查体不合作。双肺呼吸音清,未闻及干湿啰音,心率 82 次/min,律齐,各瓣膜听诊区未闻及杂音,腹平软,肝脾肋下未触及。 专科检查:浅昏迷,双侧瞳孔等大等圆,直径约 2.5 mm,直接和间接对光反射存在但略迟钝,双侧眼球向左凝视。双侧腱反射减弱,颈项强直,Kernig 征阳性。 急诊头颅 CT(如右图):环池高密度影。 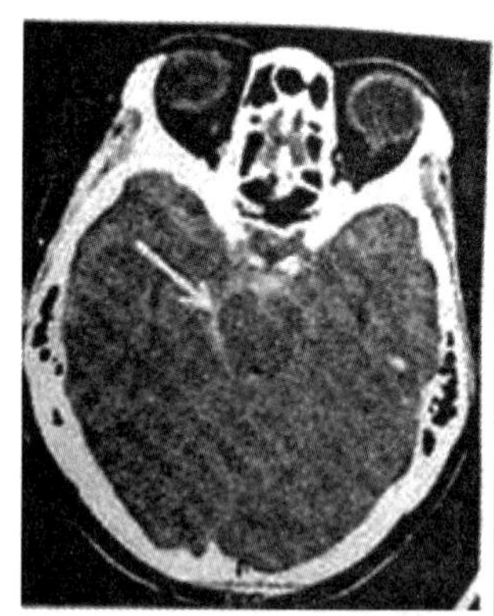
要求:根据以上病历摘要,请将初步诊断、诊断依据(如有两个或以上诊断应分别列出各自诊断依据)、鉴别诊断、进一步检查与治疗原则写在答题纸上。
时间:15 min
评分标准
一、初步诊断
蛛网膜下腔出血

二、诊断依据(初步诊断错误,诊断依据不得分)
1. 症状　突发剧烈头痛、呕吐呈喷射状、意识障碍。
2. 查体　浅昏迷、颈项强直、Kernig 征阳性。
3. 急诊头颅 CT 检查结果　环池高密度影。
三、鉴别诊断
1. 急性脑膜炎。
2. 脑出血。
3. 脑梗死。
4. 颅脑外伤。
四、进一步检查
1. 血常规、尿常规、肝肾功能、电解质、血糖、出凝血时间。
2. 腰椎穿刺,脑脊液常规和生化检查。
3. 头颅 CTA、MRA 或数字减影血管造影。
五、治疗原则
1. 密切监护意识状态、生命体征(呼吸、血压、心率/律),保持呼吸道通畅,维持生命体征稳定。
2. 保持安静,尽量减少搬动,卧床休息 3 ~4 周。避免情绪激动,保持大便通畅。
3. 防治再出血　抗纤溶治疗。
4. 降低颅内压　应用脱水剂如甘露醇、人血清白蛋白等。
5. 防治迟发性血管痉挛　钙拮抗剂如尼莫地平等。
6. 外科治疗　DSA 检查发现动脉瘤适合手术治疗者,应争取在发病后 24 ~72 h 内进行手术。

【要点小结】

蛛网膜下腔出血= 年龄不定+活动情绪激动时发病+急性发病+剧烈头痛和呕吐+脑 CT/MRI 阳性+DSA 见动静脉畸形或动脉瘤。

蛛网膜下腔出血患者多为急性起病,剧烈头痛和呕吐,明显的脑膜刺激征。

四、急性硬膜外血肿

【实训目标】

1. 能够阐述急性硬膜外血肿的临床表现及治疗原则。
2. 会运用病例分析的方法和技巧分析临床典型病例。
3. 尊重患者,注重人文关怀,促进爱伤观念、钻研精神的养成。

【知识回顾】

急性硬膜外血肿多分布于颞部,其次为额部和顶部,少数位于枕部。

1. 临床特点

(1)病史:外伤史。

(2)症状:不同程度意识障碍。典型有“中间清醒期”。

(3)体征:根据出血部位多少不同。

2. 鉴别诊断 与其他颅脑疾病鉴别。

3. 进一步检查

(1)CT 或 MRI 检查。

(2)颅内压监测。

(3)必要时腰穿脑脊液检查。

(4)其他检查。

4. 治疗原则

(1)一般治疗。

(2)降低颅内压、保护脑细胞。

(3)手术清除血肿。

(4)维护呼吸、循环稳定。

【模拟临床场景】

病历摘要: 患者,男性,23 岁。头部外伤 0.5 h。 患者因骑车进行中被汽车撞倒,右颞部着地 0.5 h,到急诊就诊。患者摔倒后曾有约 5 min 的昏迷,清醒后,自觉头痛,恶心。遂将患者急诊留观。在随后 2 h 中,患者头疼逐渐加重,伴呕吐,烦躁不安,进而出现意识障碍。 查体:T 38 ℃,P 60 次/min,R 18 次/min,BP 160/100 mmHg。浅昏迷,左侧瞳孔 3 mm,对光反射存在,右侧瞳孔 4 mm,对光反应迟钝。左鼻唇沟浅,左侧 Babinski 征阳性。 头颅平片提示:右额颞线性骨折。
要求:根据以上病历摘要,请将初步诊断、诊断依据(如有两个或以上诊断应分别列出各自诊断依据)、鉴别诊断、进一步检查与治疗原则写在答题纸上。
时间:15 min
评分标准
一、初步诊断
1. 右颞急性硬膜外血肿。
2. 颅骨骨折。
二、诊断依据(初步诊断错误,诊断依据不得分)
1. 有明确的外伤史。
2. 有典型的中间清醒期。
3. 头部受力点处有线性骨折。
4. 出现进行性颅内压增高并脑疝。
三、鉴别诊断
1. 急性硬膜下血肿。
2. 急性颅内血肿。
四、进一步检查
1. 头颅 CT。
2. 血常规等其他检查。
五、治疗原则

1. 急诊行开颅血肿清除术。
2. 降颅压等治疗。

【要点小结】

急性硬膜外血肿=头颅外伤史+中间清醒期(昏迷→清醒→昏迷)+颅内高压征+CT 示梭形血肿影。

脑震荡=头颅外伤史+短暂意识障碍(数分钟)+颅内高压征+逆行性遗忘。

急性硬膜下血肿=头颅外伤史+伤后持续昏迷+颅内高压征。

脑疝=头颅外伤史+瞳孔大小变化+呼吸心跳骤停。

颅内压增高三主征=头痛+喷射性呕吐+视神经乳头水肿。

硬脑膜外血肿最具有特征的表现为“中间清醒期”急性硬脑膜下血肿和颅内血肿都表现为伤后立即昏迷,无中间清醒期。

五、颅骨骨折

【实训目标】

1. 能够阐述颅骨骨折的临床表现及治疗原则。
2. 会运用病例分析的方法和技巧分析临床典型病例。
3. 尊重患者,注重人文关怀,促进爱伤观念、钻研精神的养成。

【知识回顾】

颅骨骨折是指暴力作用所致颅骨结构改变,骨折同时易并发脑膜、脑组织、颅骨血管及神经等的损伤,引起颅内血肿、脑脊液漏或感染等。

1. 临床特点

(1)病史:头部外伤史。

(2)症状:颅底骨折常见瘀斑、脑脊液漏、脑神经损伤等。

(3)体征:根据骨折部位表现不同;凹陷性骨折着力点可触及颅骨下陷。

(4)X 射线颅骨平片、CT 扫描:颅盖部线性骨折骨折线呈线状或星形放射状,骨折线走行多与外力的方向一致。颅底骨折 X 射线片可显示颅内积气,CT 骨窗可显示颅前窝或视神经管骨折。凹陷性骨折颅骨呈凹陷形态。

2. 鉴别诊断　颅骨骨折诊断一般较为明确,并发颅内其他损伤时可彼此鉴别。

3. 进一步检查

(1)血常规、生化等检查。

(2)胸腹平片或 B 超。

(3)其他检查。

4. 治疗原则

(1)颅骨线性骨折:一般行非手术治疗。

(2)颅底骨折:预防颅内感染,若有脑组织疝入骨折线或鼻旁窦内时,可行手术修补。

(3)凹陷性骨折:一般行手术治疗。

手术适应证:①合并脑损伤或骨折凹陷深度超过 1 cm 者;②因骨折片压迫脑重要部位引起神经功能障碍者;③颅内压增高,CT 示中线移位,有脑疝风险者;④骨折片刺入脑内。

手术禁忌证:①非功能区的轻度凹陷性骨折;②静脉窦区凹陷性骨折,无脑受压及静脉回流障碍;③婴幼儿无明显局灶症状者。

【模拟临床场景】

病历摘要: 患者,男性,27 岁。钢管打击致头外伤 16 h。 患者 16 h 前因钢管打击致头外伤,伤后意识清楚,当时出现头痛、恶心、呕吐多次、呕吐物为胃内容物,无昏迷、四肢抽搐等,四肢活动正常,急诊至当地医院就诊。患者可对答,左顶部头皮肿胀,瞳孔正常。查头颅 CT 示颅内出血,未予特殊治疗,家属自行转来我院神经外科急诊。患者自受伤以来精神渐差,未进食,无大小便,体重近期无明显变化。 体检:T 36.8 ℃,P 72 次/min,R 18 次/min,BP 135/78 mmHg。神清,精神弱,呼唤睁眼,答非所问,急性痛苦貌,左顶部头皮肿胀,耳、鼻未见出血及脑脊液漏。双侧瞳孔等大同圆,直径均为 3 mm,对光反射灵敏。四肢肌力 5 级,肌张力未见明显异常,生理反射存在,病理反射未引出。 头部 CT 提示:左额、顶骨质不连续,左顶骨局部向内凹陷,左额、顶骨板下可见新月形薄层高密度,左顶叶可见团状高低密度混杂影,左侧脑室受压变形、中线结构右移。
要求:根据以上病历摘要,请将初步诊断、诊断依据(如有两个或以上诊断应分别列出各自诊断依据)、鉴别诊断、进一步检查与治疗原则写在答题纸上。
时间:15 min
评分标准
一、初步诊断
1. 急性闭合性重型颅脑损伤(GCS 13 分)。
2. 左额顶骨骨折、左顶骨凹陷性骨折。
3. 左顶叶挫裂伤、左额、顶硬膜下血肿、左顶头皮血肿。
二、诊断依据(初步诊断错误,诊断依据不得分)
1. 急性闭合性重型颅脑损伤(GCS 13 分)
(1)有明确的外伤史。
(2)出现进行性颅内压增高并脑疝。
(3)头部 CT 提示:左侧脑室受压变形、中线结构右移。
2. 左额顶骨骨折、左顶骨凹陷性骨折
(1)头部外伤史。
(2)头部受力点处有线性骨折。
(3)头部 CT 提示:左额、顶骨质不连续,左顶骨局部向内凹陷。
3. 左顶叶挫裂伤、左额、顶硬膜下血肿、左顶头皮血肿
(1)头部外伤史。
(2)有典型的中间清醒期,进行性颅内压增高并脑疝。
(3)头部 CT 提示:左额、顶骨板下可见新月形薄层高密度,左顶叶可见团状高低密度混杂影,左侧脑室受压变形、中线结构右移。
三、鉴别诊断
1. 自发性脑出血。
2. 高血压性脑出血。

3. 急性硬膜外血肿。
4. 脑震荡。
四、进一步检查
1. 头颅 CT。血常规、凝血功能、血型和生化。
2. X 射线胸腹平片除外复合伤。
3. 必要时复查 CT。
五、治疗原则
1. 急诊行开颅血肿清除术。
2. 急诊行颅内血肿清除及去骨瓣减压术。
3. 减轻脑水肿,降低颅内压,给予脱水、激素治疗。
4. 给予抑酸、补液等对症治疗。
5. 严格检查生命体征、意识和瞳孔变化,及时对症处理。

【要点小结】

颅骨线性骨折=头颅外伤史+局部头皮有挫伤或血肿+ X 射线片示骨折线呈线状或星形放射状,骨折线走行多与外力的方向一致。

颅底骨折=头颅外伤史+易伴发硬脑膜撕裂+常见瘀斑、脑脊液漏、脑神经损伤+X 射线片可显示颅内积气,CT 骨窗可显示颅前窝或视神经管骨折。

凹陷性骨折=头颅外伤史+常合并颅内血肿,可伴有神经功能缺失、癫痫+骨折着力点可触及颅骨下陷+ X 射线片示颅骨呈凹陷形态。

第九节　运动系统疾病

一、四肢长管状骨骨折

【实训目标】

1. 能够阐述四肢长管状骨骨折的临床表现、诊断、鉴别诊断及治疗原则。
2. 会运用病例分析的方法和技巧分析临床典型病例。
3. 尊重患者,注重人文关怀,促进爱伤观念、钻研精神的养成。

【知识回顾】

骨折指骨的完整性和连续性中断。

1. 临床特点

(1)病史:外伤史。

(2)症状:局部肿胀、疼痛、功能障碍。严重者可有休克。

(3)体征:三项专有体征为①畸形;②异常活动;③骨摩擦音或骨摩擦感。

2. 鉴别诊断　与软组织伤和脱位鉴别。

3. 进一步检查

(1)X 射线片。

(2)必要时行 CT 和 MRI 检查。

4. 治疗原则

(1)复位:包括手法复位、牵引复位和切开复位。

(2)固定:包括外固定小夹板、石膏等、内固定钢板、螺钉、髓内钉等。

(3)功能锻炼。

【模拟临床场景】

病历摘要: 患者,女性,23 岁。车祸致左大腿疼痛,活动障碍 1 h。 患者 1 h 前被汽车撞击左大腿,伤后左大腿疼痛,活动障碍,有一创口,出血较多,急诊就诊。伤后无意识障碍,无恶心、呕吐。既往体健。无手术、外伤史,无药物过敏史,无遗传病家族史。 查体:T 36.5 ℃,P 120 次/min,R 20 次/min,BP 80/60 mmHg。神志尚清楚。表情淡漠,口唇苍白,胸部压痛(-),双肺未闻及干湿性啰音。心界不大,心率 120 次/min,律齐。腹平软,无压痛,肝脾肋下未触及,移动性浊音(-)。 专科查体:左大腿中段畸形,外侧可见一长约 4 cm 创口,有活动出血,腿肿胀,压痛(+),创口内可见骨折断端和多个骨碎片,有异常活动。左足背动脉搏动弱。
要求:根据以上病历摘要,请将初步诊断、诊断依据(如有两个或以上诊断应分别列出各自诊断依据)、鉴别诊断、进一步检查与治疗原则写在答题纸上。
时间:15 min
评分标准
一、初步诊断
1. 左股骨开放性粉碎性骨折。
2. 失血性休克(仅答“休克”得 1 分)。
二、诊断依据(初步诊断错误,诊断依据不得分)
1. 左股骨开放性粉碎性骨折
(1)左大腿外伤史。
(2)左大腿中段畸形,4 cm 创口,创口内可见骨折断端,局部肿胀,压痛(+),有异常活动。
(3)左大腿创口内可见多个骨碎片。
2. 失血性休克
(1)左大腿外伤史,左侧创口有活动出血。
(2)血压低(80/60 mmHg),脉率快(120 次/min)。
(3)表情淡漠,口唇苍白。
三、鉴别诊断
左股骨病理性骨折。
四、进一步检查
1. 左股骨正侧位 X 射线片。
2. 左下肢血管超声。
3. 血常规。
五、治疗原则

1. 抗休克治疗。
2. 局部止血包扎,骨折临时外固定。
3. 急症手术治疗。
4. 康复治疗

【要点小结】

四肢长管骨骨折=外伤史+骨折专有体征(骨擦音/骨擦感、局部畸形、反常活动)。

外伤后肿胀畸形首先要考虑到骨折,在根据骨科检查及影像学检查来确诊骨折的部位。

二、大关节脱位

【实训目标】

1. 能够阐述大关节脱位的临床表现、诊断、鉴别诊断及治疗原则。
2. 会运用病例分析的方法和技巧分析临床典型病例。
3. 尊重患者,注重人文关怀,促进爱伤观念,钻研精神的养成。

【知识回顾】

脱位是指组成关节的各骨的关节面失去正常的对应关系。

1. 临床特点

(1)病史:有外伤史。常发生部位:肩、肘、髋部。

(2)症状:患处疼痛、肿胀、关节功能丧失。

(3)体征:①畸形,如肩关节脱位的方肩畸形。②弹性固定。③关节盂空虚。

2. 鉴别诊断　与软组织伤和骨折鉴别。

3. 进一步检查

(1)X 射线片。

(2)必要时行 CT 和 MRI 检查。

4. 治疗原则

(1)复位。

(2)固定。

(3)功能锻炼。

【模拟临床场景】

病历摘要:
患者,女性,58 岁。摔倒后右肘关节疼痛、功能障碍 2 h。 患者 2 h 前骑自行车时不小心摔倒,右手着地,伤后右肘关节疼痛,功能障碍,急诊就诊。伤后无意识障碍,无恶心、呕吐,大、小便正常,既往体健,无手术、外伤史及药物过敏史。无遗传病家族史。 查体:T 36.7 ℃,P 100 次/min,R 20 次/min,BP 135/75 mmHg。神志清楚,浅表淋巴结未触及肿大,口唇无发绀。双肺未闻及干湿性啰音,心界不大,心率 100 次/min,律齐。腹平软,无压痛,肝脾肋下来触及,移动性浊音(-)。右肘关节肿胀,弹性固定,压痛(+),肘后空虚感,可触及凹陷,右腕关节略肿胀,压痛(+),活动正常,右手感觉和运动正常。 右肘关节正侧位 X 射线片:右尺骨鹰嘴相对于肱骨髁后移。

要求：根据以上病历摘要，请将初步诊断、诊断依据（如有两个或以上诊断应分别列出各自诊断依据）、鉴别诊断、进一步检查与治疗原则写在答题纸上。
时间：15 min
评分标准
一、初步诊断
右肘关节后脱位。
二、诊断依据（初步诊断错误，诊断依据不得分）
1. 右肘关节外伤史。伤后右肘关节疼痛，功能障碍。
2. 查体示右肘关节肿胀，弹性固定，压痛（+），肘后空虚感。
3. 右肘关节正侧位 X 射线片示右尺骨鹰嘴相对于肱骨踝后移。
三、鉴别诊断
1. 右肘关节软组织损伤。
2. 右尺骨、桡骨、肱骨髁部骨折。
3. 右肘部血管神经损伤。
4. 腕关节骨折。
四、进一步检查
1. 右肘关节 CT。
2. 右腕关节正侧位 X 射线片。
五、治疗原则
1. 手法复位。
2. 外固定。
3. 康复治疗。

【要点小结】

大关节脱位 = 外伤史 + 关节脱位专有体征（关节固定、关节盂空虚）。

三、颈椎病

【实训目标】

1. 能够阐述颈椎病的临床表现、诊断、鉴别诊断及治疗原则。
2. 会运用病例分析的方法和技巧分析临床典型病例。
3. 尊重患者，注重人文关怀，促进爱伤观念、钻研精神的养成。

【知识回顾】

颈椎病是指颈椎间盘退变及其继发性椎间关节退行性变所导致的脊髓、神经、血管等结构受压而产生的一系列临床表现。有四种分型：神经根型、脊髓型、交感神经型、椎动脉型。

1. 临床特点

(1)神经根型：颈部活动时患肢可发生剧烈的闪电样锐痛。查体可见上肢感觉异常、肌力下降甚至肌肉萎缩。X 射线颈椎三位片可见钩椎关节增生及相应椎间孔狭窄等。

(2)脊髓型:上肢或下肢麻木无力,双足"踩棉花样"感觉,双手精细动作笨拙,大小便功能障碍等。查体可见有感觉障碍平面,肌力减退,四肢腱反射活跃或亢进,病理反射阳性。CT、MRI 可显示脊髓不同程度受压。

(3)交感神经型:主要表现交感神经受刺激的症状,兴奋症状或抑制症状。查体多无明确神经定位体征。X 射线平片、CT、MRI 检查可有一定程度退变,但特征不明显。

(4)椎动脉型:偏头痛、耳鸣、听力下降、视力障碍、发音不清、突发性眩晕等。神经系统检查可以正常。椎动脉造影等检查有助于诊断。

2. 鉴别诊断

(1)神经根型:需要与胸廓出口综合征、肘管综合征、腕管综合征、尺管综合征等鉴别。

(2)脊髓型:需要与肌萎缩侧索硬化症、脊髓空洞症鉴别。

(3)交感神经型:需除外心脑血管等疾病。

(4)椎动脉型:应排除眼部疾病等。

3. 进一步检查　根据临床表现选择相应检查。

(1)X 射线平片(正位、侧位、双斜位、过伸及过屈位)。

(2)CT 和 MRI 检查。

(3)椎动脉造影。

(4)电生理检查。

4. 治疗原则

(1)非手术治疗:神经根型、椎动脉型和交感神经型颈椎病以非手术治疗为主,包括颈椎牵引,理疗、改善不良姿势及避免固定姿势太久等。也可配合使用非甾体抗炎药和肌肉松弛剂等药物治疗。

(2)手术治疗的手术指征:①经保守治疗半年仍影响日常生活者;②神经根性疼痛剧烈者;③上肢肌肉萎缩、无力持续加重者;④脊髓型颈椎病。

【模拟临床场景】

病历摘要: 患者,女性,48 岁。颈肩部疼痛并向左上肢放射,加重 1 周。 患者从事文秘工作 20 余年,近 2~3 年逐渐出现颈部酸痛,偶有左上肢麻木放射至手部,手部有放电样感觉,手指动作不灵活,有时似"不听使唤"。近 1 周症状加重,头及左上肢活动不适则有剧烈的放电样锐痛,以至于不敢轻易活动头及左上肢,重影响日常生活及工作。 查体:T 36.3 ℃,P 90 次/min,R 20 次/min,BP 124/80 mmHg。骨科专科检查:被动体位,颈项部肌肉紧张,颈部较广泛压痛,颈椎活动明显受限,左前臂外侧及手尺侧浅感觉减退,小鱼际肌轻度萎缩。左 Eaton 试验阳性,Spurling 试验阳性。 X 射线三位片检查:颈椎生理前凸消失,C_{5-6}椎间隙变窄,钩椎关节骨质增生,相应椎间孔狭窄。
要求:根据以上病历摘要,请将初步诊断、诊断依据(如有两个或以上诊断应分别列出各自诊断依据)、鉴别诊断、进一步检查与治疗原则写在答题纸上。
时间:15 min
评分标准
一、初步诊断
神经根型颈椎病。
二、诊断依据(初步诊断错误,诊断依据不得分)

1. 颈椎慢性疲劳损伤工作病史。
2. 颈痛伴左上肢放射痛短期内加重。
3. 左 Eaton 试验阳性,Spurling 试验阳性。
4. X 射线三位片检查示颈椎生理前凸消失,$C_{5\sim6}$椎间隙变窄,钩椎关节骨质增生,相应椎间孔狭窄。
三、鉴别诊断
1. 胸廓出口综合征。
2. 肘管综合征。
3. 腕管综合征。
4. 尺管综合征。
四、进一步检查
1. CT、MRI。
2. 椎动脉造影。
3. 电生理检查。
五、治疗原则
1. 非手术治疗　首先试行非手术治疗,包括颈椎牵引、理疗、改善不良姿势及避免固定姿势过久等。也可配合使用非甾体抗炎药、肌肉松弛剂及神经营养等药物治疗。
2. 手术治疗　本例神经根性疼痛较剧烈,若不能忍受可考虑手术治疗。若经非手术治疗半年症状有所缓解,但仍影响日常生活时可考虑手术治疗。非手术治疗期间上肢肌肉萎缩、无力持续加重时可考虑手术治疗。

【要点小结】

颈椎病有四种分型:神经根型、脊髓型、交感神经型、椎动脉型。

治疗原则:非手术治疗+手术治疗。

四、腰椎间盘突出症

【实训目标】

1. 能够阐述腰椎间盘突出症的临床表现、诊断、鉴别诊断及治疗原则。

2. 会运用病例分析的方法和技巧分析临床典型病例。

3. 尊重患者,注重人文关怀,促进爱伤观念、钻研精神的养成。

【知识回顾】

腰椎间盘突出症是指腰椎间盘发生退行性改变以后,在外力作用下,纤维环部分或全部破裂,单独或者连同髓核、软骨终板向外突出,刺激或压迫窦椎神经和神经根引起的以腰腿痛为主要症状的一种病变。

1. 临床特点

(1)症状:腰痛、坐骨神经痛、马尾综合征。

(2)体征:腰椎侧凸、腰部活动受限、压痛及骶棘肌痉挛、直腿抬高试验及加强实验阳性,神经系统表现包括感觉异常、肌力下降、反射异常。

2. 鉴别诊断

(1)腰肌劳损。

(2)第三腰椎横突综合征。
(3)梨状肌综合征。
(4)腰椎管狭窄症。
(5)腰椎滑脱与椎弓根峡部不连。
(6)腰椎结核。
(7)脊柱肿瘤。
(8)椎管内肿瘤。
(9)盆腔疾病。
(10)下肢血管病变。

3. 进一步检查　根据临床表现选择相应检查。
(1)X 射线平片(正位、侧位、双斜位、过伸及过屈位)。
(2)CT 和 MRI 检查。
(3)超声。
(4)ECT。
(5)椎动脉造影。
(6)电生理检查。

4. 治疗原则
(1)非手术治疗:①卧床休息,一般严格卧床 3 周,带腰围逐步下地活动;②非甾体抗炎药物;③牵引疗法,骨盆牵引最常用;④理疗。
(2)手术治疗:①全椎板切除髓核摘除术;②半椎板切除髓核摘除术;③显微外科腰椎间盘摘除术;④微创椎间盘切除术;⑤人工椎间盘置换术。

【模拟临床场景】

病历摘要: 患者,男性,48 岁。腰痛伴左下肢放射痛 3 d,大小便障碍 2 d。 长途汽车司机职业,腰部经常酸痛,3 d 前装卸货物时感觉货物过重,勉强搬抬突然腰痛,不敢活动,次日晨起后出现左下肢放射样疼痛,腰部不敢活动,打喷嚏或咳嗽时左下肢放电样疼痛加剧且出现排尿无力、大便困难。因难以忍受就诊。 查体:T 36.8 ℃,P 80 次/min,R 22 次/min,BP 130/88 mmHg。骨科专科检查:腰椎向左侧凸,被动体位,腰部活动明显受限,尤其以前屈受限最明显。腰部骶棘肌痉挛。直腿抬高试验 35°阳性,加强试验阳性。外踝附近及足外侧痛觉减退,足跖屈肌力减弱,踝反射减弱,鞍区痛觉减退。 X 射线平片:腰椎生理前凸减少,腰 5～骶 1 椎间隙狭窄。 CT:腰 5～骶 1 间隙巨大椎间盘突出,硬脊膜囊受压变形。 MRI:腰 5～骶 1 间隙突出髓核组织压迫硬膜囊,脑脊液中断。
要求:根据以上病历摘要,请将初步诊断、诊断依据(如有两个或以上诊断应分别列出各自诊断依据)、鉴别诊断、进一步检查与治疗原则写在答题纸上。
时间:15 min
评分标准
一、初步诊断
1. 腰椎间盘突出症。
2. 马尾综合征。
二、诊断依据(初步诊断错误,诊断依据不得分)

1. 腰椎慢性疲劳损伤工作病史,搬抬重物突然发病。
2. 腰痛伴左侧坐骨神经痛 3 d,大小便困难。
3. 直腿抬高试验及加强试验阳性,鞍区痛觉减退。
4. 影像学检查示腰 5 ~ 骶 1 间隙巨大间盘突出,压迫硬膜囊。
三、鉴别诊断
1. 腰肌劳损。
2. 第三腰椎横突综合征。
3. 梨状肌综合征。
4. 腰椎管狭窄症。
5. 腰椎滑脱与椎弓根峡部不连。
6. 腰椎结核、脊柱肿瘤、椎管内肿瘤、下肢血管病变等。
四、进一步检查
1. 超声。
2. 椎动脉造影。
3. 电生理检查。
五、治疗原则
本例为初次发病,病史 3 d,仅从发病时间看可选择非手术治疗,但有大小便功能障碍,是马尾神经综合征,要尽快解除马尾神经压迫,需急诊手术治疗。

【要点小结】

腰痛伴坐骨神经痛是腰椎间盘突出症的典型表现。

根据病史、症状、体征以及在 X 射线平片上相应的节段有椎间盘退行性改变者即可做出初步诊断,结合 X 射线、CT、MRI 等能确定诊断。需注意的是,如仅有 CT、MRI 表现而无临床表现者,不应诊断本病。

第十节　风湿免疫性疾病

一、系统性红斑狼疮

【实训目标】

1. 能够阐述系统性红斑狼疮的临床表现、诊断、鉴别诊断及治疗原则。
2. 会运用病例分析的方法和技巧分析临床典型病例。
3. 尊重患者,注重人文关怀,促进爱伤观念、钻研精神的养成。

【知识回顾】

系统性红斑狼疮是累及多种脏器的系统性自身免疫病。可有多种特异性表现。

1. 临床特点

(1)症状和体征:可有多种特异性表现。见诊断标准。

(2)诊断标准:满足4项即可确诊。①面部蝶形红斑。②盘状红斑。③光过敏。④口腔溃疡。⑤关节炎。⑥浆膜炎。⑦肾脏受累。⑧神经系统受累。⑨血液系统病变。⑩免疫学异常:ANA阳性,抗dsDNA抗体阳性。

2. 鉴别诊断　主要与其他结缔组织病鉴别。

(1)原发性干燥综合征。

(2)特发性血小板减少性紫癜。

(3)原发性肾小球肾炎。

(4)感染性疾病。

(5)淋巴瘤等。

3. 进一步检查

(1)血常规、尿常规。

(2)胸部X射线片、超声心动图、头颅MRI及脑脊液检查。

(3)ANA谱和补体测定。

(4)抗心磷脂抗体、狼疮抗凝物检查。

4. 治疗原则

(1)糖皮质激素和免疫抑制药联合治疗。

(2)支持对症处理。

(3)各种并发症的治疗。

【模拟临床场景】

病历摘要: 患者,女性,40岁。发热半年,双下肢水肿2周。 患者半年来无明诱因出现发热,发热以下午明显,体温最高38 ℃,伴反复口腔溃疡,无咽痛、咳嗽,咳痰,无寒战,无面部红斑、脱发、光过敏、口眼干及肢端遇冷变白、变紫,未就诊,2周前出现双下肢水肿,自觉手指关节疼痛,无心悸、气短,无明显尿量改变,发病以来,精神和食欲欠佳,大便正常,未测体重。既往体健。无高血压、冠心病、糖尿病病史,否认传染病接触史。无手术、外伤史,无烟酒嗜好,无遗传病家族病。 查体:T 37.5 ℃,P 80次/min,R 18次/min,BP 110/65 mmHg。营养中等,神志清楚,慢性病容。浅表淋巴结未触及肿大,舌尖及边缘可见多个圆形溃疡,直径最大10 mm,双肺呼吸音清,未闻及干湿性啰音,心界不大,心率80次/min,律齐,各瓣膜听诊区未闻及杂音,腹平软,无压痛,肝脾肋下未触及,移动性浊音(-)。双手第二、三近端指间关节压痛,轻度肿胀,无畸形及发红。双下肢轻度凹陷性水肿。四肢肌力正常,病理反射未引出。 血常规:Hb 101 g/L,RBC 3.1×10^{12}/L,WBC 3.2×10^{9}/L,N 0.69,Plt 85×10^{9}/L。ANA阳性率1∶320,均质型,抗dsDNA抗体70 IU/mL,血白蛋白30 g/L,尿蛋白(++)。
要求:根据以上病历摘要,请将初步诊断、诊断依据(如有两个或以上诊断应分别列出各自诊断依据)、鉴别诊断、进一步检查与治疗原则写在答题纸上。
时间:15 min
评分标准
一、初步诊断
1. 系统性红斑狼疮。
2. 狼疮性肾炎。
3. 免疫性全血细胞减少。
二、诊断依据(初步诊断错误,诊断依据不得分)

1. 育龄女性,发热、反复多发口腔溃疡。
2. 关节压痛及肿胀。
3. 肾脏受累,双下肢水肿,尿蛋白(++)。
4. 造血系统受累,血常规显示全血细胞减少。
5. ANA 阳性,抗 dsDNA 抗体阳性。
三、鉴别诊断
1. 抗磷脂综合征。
2. 类风湿性关节炎。
3. 肾小球肾炎。
4. 贝赫切特病(白塞病)。
四、进一步检查
1. 尿沉渣镜检及 24 h 尿蛋白定量。
2. 血沉、CRP、类风湿性因子、抗 CCP 抗体。
3. 抗 EAN 抗体、C3、C4。
4. 抗心磷脂抗体,抗 β_2-糖蛋白 1 抗体,狼疮抗凝物。
五、治疗原则
1. 休息,避免日光照射和染发等。
2. 大剂量糖皮质激素治疗。
3. 联合使用免疫抑制剂如环磷酰胺。
4. 对症处理。

【要点小结】

系统性红斑狼疮(SLE)= 多系统症状(关节肿痛+蝶形红斑+光过敏+狼疮肾)+ANA 阳性。

SLE 的特征性表现:两个红斑(面部蝶形红斑、盘状红斑);三个抗体阳性(抗核抗体、抗 dsDNA 抗体、抗 Sm 抗体);多个关节肿痛、光过敏、口腔溃疡、狼疮肾等。

与类风湿关节炎相鉴别:类风湿关节炎表现为小关节对称性肿痛,且没有肾损害,注意区分。

二、类风湿关节炎

【实训目标】

1. 能够阐述类风湿关节炎的临床表现、诊断、鉴别诊断及治疗原则。

2. 会运用病例分析的方法和技巧分析临床典型病例。

3. 尊重患者,注重人文关怀,促进爱伤观念、钻研精神的养成。

【知识回顾】

类风湿关节炎是以对称性多关节炎为主要临床表现的系统性自身免疫疾病。

1. 临床特点

(1)症状和体征:可有多种特异性表现。见诊断标准。

(2)诊断依据:下述 7 项中出现 4 项可确诊。①晨僵持续 6 周以上,每次持续 1 h 以上。②多关节炎表现持续6周以上。③有手的关节受累。④关节受累为对称性。⑤出现类风湿结节。⑥类风湿因子阳性。⑦X射线检查见到类风湿关节炎特征性骨侵蚀。

2. 鉴别诊断

(1)骨关节炎。

(2)强直性脊柱炎。

(3)银屑病关节炎。

(4)痛风。

(5)感染性关节炎等。

3. 进一步检查

(1)类风湿因子。

(2)抗CCP抗体。

(3)抗核抗体。

(4)血沉和C反应蛋白。

(5)关节X射线检查。

4. 治疗原则

(1)改善症状。

(2)控制病情进展。

(3)保护关节功能。

【模拟临床场景】

<table>
<tr><td>病历摘要:
患者,男性,58岁。双手关节肿痛3年,加重2个月。
患者3年前开始无明显诱因出现双手掌指关节肿痛,伴晨僵。晨僵超过1时。服中药(具体不详)治疗,疼痛无缓解,病变逐渐累及双手指间关节和双腕关节。2个月前开始上述受累关节肿痛加重,双手活动明显受限。无口干、眼干、皮疹、脱发、光过敏、发热和消瘦。发病以来,大、小便及睡眠均正常。既往体健。无手术、外伤史。否认传染病接触史。已婚,无遗传病家族史。
查体:T 36 ℃,P 70次/min,R 18次/min,BP 130/80 mmHg。神志清楚,浅表淋巴结未触及肿大。甲状腺不大。双肺呼吸音清,未闻及干湿性啰音。心界不大,心率70次/min,律齐,各瓣膜听诊区未闻及杂音。腹平软,无压痛,肝脾肋下未触及。双手第二、三掌指关节肿胀、压痛,双腕关节肿胀,活动受限,双膝关节浮髌试验阴性、“4”字试验阴性,双侧关节活动正常,无压痛。双下肢无水肿。
血常规:Hb 140 g/L,WBC 7.5×10^9/L,Plt 345×10^9/L。粪常规(-)。尿蛋白(-)。类风湿因子(RF)220 IU/mL,ESR 50 mm/h,CRP 16 mg/L。</td></tr>
<tr><td>要求:根据以上病历摘要,请将初步诊断、诊断依据(如有两个或以上诊断应分别列出各自诊断依据)、鉴别诊断、进一步检查与治疗原则写在答题纸上。</td></tr>
<tr><td>时间:15 min</td></tr>
<tr><td>评分标准</td></tr>
<tr><td>一、初步诊断</td></tr>
<tr><td>类风湿性关节炎。</td></tr>
<tr><td>二、诊断依据(初步诊断错误,诊断依据不得分)</td></tr>
<tr><td>1. 中年男性,慢性病程。</td></tr>
<tr><td>2. 对称性多关节肿痛,累及双手掌指关节和双腕关节。</td></tr>
</table>

3. 晨僵大于 1 h。
4. RF(+)。
5. ESR 50 mm/h,CRP 16 mg/L。
三、鉴别诊断
1. 骨关节炎。
2. 血清阴性脊柱关节炎。
3. 系统性红斑狼疮。
四、进一步检查
1. 肝、肾功能,复查血常规、尿常规。
2. 抗 CCP 抗体。
3. HLA-B27,抗核抗体谱。
4. 双手 X 射线片,骶髂关节 X 射线片。
五、治疗原则
1. 休息、功能锻炼。
2. 对症治疗　非甾体抗炎药。
3. 改变病情抗风湿性药(如甲氨蝶呤、羟氯喹、柳氮磺吡啶、来氟米特)。
4. 控制不住者可用生物制剂。

【要点小结】

类风湿性关节炎=对称性多关节炎+小关节常受累如手近端指间关节(天鹅颈,纽扣花样畸形)+类风湿因子(RF)阳性。

类风湿关节炎和风湿性关节炎鉴别:风湿性关节炎一般表现为大关节肿痛及单侧受累;类风湿关节炎表现为小关节肿痛及双侧对称性受累、RF 阳性。

第十一节　儿科疾病

一、儿童肺炎

【实训目标】

1. 能够阐述儿童肺炎的临床表现、诊断、鉴别诊断及治疗原则。
2. 会运用病例分析的方法和技巧分析临床典型病例。
3. 尊重患者,注重人文关怀,促进爱伤观念、钻研精神的养成。

【知识回顾】

儿童肺炎以支气管肺炎最多见。病原有细菌、病毒、支原体等。

1. 临床特点

(1)年龄:5 岁以下多见。

(2)诱因:呼吸道感染较常见。

(3)症状:典型表现为发热、咳嗽、气促、呼吸困难。重症有全身中毒症状及消化、循环、神经系统受累等。支原体肺炎以刺激性干咳为典型表现;合胞病毒肺炎可出现喘憋;腺病毒和葡萄球菌肺炎全身症状明显。

(4)体征:主要表现为肺部湿性啰音,有时有哮鸣音。

2. 鉴别诊断

(1)各种不同病原肺炎之间相互鉴别。

(2)与其他发热疾病鉴别:如出疹性疾病。

(3)如累及其他系统与其系统疾病鉴别:如累及脑部与脑膜炎鉴别等。

3. 进一步检查

(1)血常规。

(2)胸部 X 射线检查。

(3)痰培养和药敏试验。

(4)病原学检查:病毒或支原体培养。

(5)免疫学检查。

4. 治疗原则

(1)一般治疗:吸氧、休息、补液、水电解质平衡等。

(2)控制感染:根据病原不同选择抗生素、抗病毒药物。

(3)重症者考虑使用激素。

(4)通畅引流痰液。

(5)对症治疗。

【模拟临床场景】

<table>
<tr><td>病历摘要:
男孩,6 岁。发热 6 d,咳嗽 4 d。
患儿 6 d 前受凉后出现发热,体温 38 ℃,服用“感冒药”后无好转,其间体温升高至 39 ℃,到医院就诊,诊断“上呼吸道感染”,给予“小儿感冒冲剂,对乙酰氨基酚”治疗,6 d 来患儿反复发热,体温波动在 38 ~ 40 ℃,无寒战,不伴皮疹,无呕吐、惊厥。4 d 前开始咳嗽,主要为干咳,不伴喘息,无咯血,近两天咳嗽逐渐加重,连声咳,有少许白痰。发病以来饮食、睡眠稍差,大小便正常,体重无变化,既往体健,否认传染病接触史。现读小学一年级,学习成绩优良,平时无偏食,无遗传病家族史。
查体:T 38.9 ℃,P 110 次/min,R 30 次/min,BP 100/76 mmHg。神志清晰,体位自如,发育良好。浅表淋巴结未触及肿大,口唇无发绀。右侧肺部触觉语颤略增强,叩诊呈浊音,呼吸音低,右下肺可闻及少许中细湿啰音和痰鸣音,心界不大,心率 110 次/min,律齐,各瓣膜听诊区未闻及杂音。腹平软,无压痛,肝脾肋下未触及。双下肢无水肿。
血常规:Hb 125 g/L,RBC 4.5×10^{12}/L,WBC 7.9×10^{9}/L,N 0.78,Plt 305×10^{9}/L,CRP 45 mg/L(正常值≤10 mg/L)。
胸部 X 射线片:右中下肺大片状阴影,心影不大。</td></tr>
<tr><td>要求:根据以上病历摘要,请将初步诊断、诊断依据(如有两个或以上诊断应分别列出各自诊断依据)、鉴别诊断、进一步检查与治疗原则写在答题纸上。</td></tr>
<tr><td>时间:15 min</td></tr>
<tr><td>评分标准</td></tr>
<tr><td>一、初步诊断</td></tr>
<tr><td>右侧肺炎(肺炎支原体感染可能性大)。</td></tr>
<tr><td>二、诊断依据(初步诊断错误,诊断依据不得分)</td></tr>
</table>

1. 学龄期儿童,急性起病。
2. 主要表现发热,咳嗽。
3. 右侧肺部触觉语颤略增强,叩诊呈浊音,呼吸音低,右下肺可闻及少许中细湿啰音和痰鸣音。
4. 血中性粒细胞比例增高,CRP 增高。
5. 胸部 X 射线片示右中下肺大片状阴影,心影不大。
三、鉴别诊断
1. 细菌性或病毒性肺炎。
2. 肺不张或胸腔积液。
3. 肺结核。
四、进一步检查
1. 血清电解质,肝、肾功能。
2. 痰或血细菌培养+药敏试验。
3. 必要时胸部 CT 检查。
4. 支原体抗体检测。
5. 必要时 PPD 试验或痰检查抗酸杆菌。
五、治疗原则
1. 营养丰富饮食,保持呼吸道通畅,勤拍背。
2. 首选大环内酯类抗生素。
3. 必要时吸氧、雾化吸入。
4. 退热、止咳、祛痰。
5. 必要时应用糖皮质激素。

【要点小结】

肺炎=发热+咳嗽+呼吸急促+中、细湿啰音+X 射线有肺炎的改变(胸片示浸润影)。

小儿肺炎诊断时要结合肺部听诊、影像学检查来区分肺炎的类型,另要将肺炎的类型写完整;例如:支气管肺炎、支原体肺炎。

二、儿童腹泻病

【实训目标】

1. 能够阐述儿童腹泻病的临床表现、诊断、鉴别诊断及治疗原则。
2. 会运用病例分析的方法和技巧分析临床典型病例。
3. 尊重患者,注重人文关怀,促进爱伤观念、钻研精神的养成。

【知识回顾】

小儿腹泻可由多种原因引起,以轮状病毒感染为典型。

1. 临床特点

(1)症状:大便次数增多,性状改变(典型者为蛋花汤样),食欲缺乏,恶心、呕吐,可有全身中毒症状。多有轻重不同的脱水表现。

(2)体征:可有轻重不等的全身中毒体征,脱水征。

2. 鉴别诊断

(1)生理性腹泻:无腹痛,食欲好,添加辅食后可改善。

(2)细菌感染性肠炎。

(3)坏死性肠炎。

3. 进一步检查

(1)大便培养。

(2)血常规和血电解质检查。

(3)必要时行腹部X射线片检查。

4. 治疗原则

(1)饮食疗法。

(2)防治水、电解质、酸碱平衡紊乱。

(3)应用肠道微生态调节药。

(4)应用肠道黏膜保护药。

【模拟临床场景】

病历摘要: 男婴,11个月。发热3 d,呕吐、腹泻1 d,于2016年11月26日入院。 患儿3 d前受凉后开始发热,体温39 ℃,不伴流涕、咳嗽。1 d前开始出现呕吐,共3次,为胃内容物,非喷射性,伴腹泻10余次,呈蛋花汤样,量多,无黏液及脓血,无腥臭味,偶有轻咳。发病以来,食欲差,1 d来尿量减少,5 h内无尿。生后混合喂养,按时添加辅食,生长发育同正常儿,按时预防接种,否认药物过敏。家族中无慢性腹泻患者,无遗传病家族史。 查体:T 37.8 ℃,P 134次/min,R 40次/min,BP 75/50 mmHg,体重9.5 kg。精神萎靡,皮肤弹性差,未见皮疹及出血点,浅表淋巴结未触及,前囟1.0 cm×1.0 cm,明显凹陷。眼窝明显凹陷,结膜无充血,巩膜无黄染,哭时无泪。口唇樱红色,咽部略充血,扁桃体不大,乳牙5颗。呼吸深且急促,双肺呼吸音清,未闻及啰音。心率134次/min,律齐,心音低钝,未闻及杂音。腹稍胀,肝肋下1.5 cm,质软,脾肋下未触及,肠鸣音存在。四肢末端凉,皮肤可见花斑。神经系统检查无异常。 血常规:Hb 120 g/L,WBC 8.3×10^9/L,N 0.33,L 0.52,M 0.14,Plt 215×10^9/L,CRP<8 mg/L。血 Na^+ 126 mmol/L,K^+ 4.6 mmol/L,Cl^- 96 mmol/L,HCO_3^- 10 mmol/L。粪常规(-)。
要求:根据以上病历摘要,请将初步诊断、诊断依据(如有两个或以上诊断应分别列出各自诊断依据)、鉴别诊断、进一步检查与治疗原则写在答题纸上。
时间:15 min
评分标准
一、初步诊断
1. 腹泻病　轮状病毒肠炎可能性大。
2. 重度低渗性脱水。
3. 代谢性酸中毒。
二、诊断依据(初步诊断错误,诊断依据不得分)
1. 腹泻病　轮状病毒肠炎可能性大
(1)婴儿,秋冬季急性起病。
(2)发热,呕吐,腹泻。

(3)大便蛋花汤样,量多,无黏液及脓血,无腥臭味。
(4)血常规正常,CRP 正常。
(5)粪常规(-)。
2. 重度低渗性脱水
(1)重度脱水表现:少尿至无尿,皮肤弹性差,前囟和眼窝明显,哭时无泪,四肢末端凉,皮肤可见花斑。
(2)低渗性脱水:血 Na^+ 126 mmol/L。
3. 代谢性酸中毒
(1)口唇樱红色。呼吸深且急促。
(2)HCO_3^- 10 mmol/L。
三、鉴别诊断
1. 生理性腹泻。
2. 乳糖酶缺乏或过敏性腹泻。
3. 细菌性腹泻。
四、进一步检查
1. 粪病原学检查。
2. 肝肾功能+心肌损伤标志物。
3. 监测电解质(K^+、Na^+、Cl^-)、碳酸氢根。
五、治疗原则
1. 饮食疗法,加强口腔及臀部护理。
2. 给予退热、止咳等对症处理。
3. 肠黏膜保护剂(蒙脱石散),肠道微生态疗法、补锌治疗。
4. 液体疗法　纠正脱水(扩容、补充积累损失量、继续损失量、生理需要量)。纠正酸中毒,纠正电解质紊乱。

【要点小结】

小儿腹泻=6~12 个月小儿+秋冬季+发热+腹泻+黄色水样或蛋花样大便。

轮状病毒特征性表现:秋冬发病、黄色水样便或蛋花汤样便,带少量黏液无腥臭味,腹泻容易合并脱水、低钾、电解质紊乱等。

三、维生素 D 缺乏性佝偻病

【实训目标】

1. 能够阐述维生素 D 缺乏性佝偻病的临床表现、诊断、鉴别诊断及治疗原则。
2. 会运用病例分析的方法和技巧分析临床典型病例。
3. 尊重患者,注重人文关怀,促进爱伤观念、钻研精神的养成。

【知识回顾】

多见于 2 岁以内婴儿。主要特征是长骨干垢端或骨钙化不全。

1. 临床特点

(1)年龄:多见于婴幼儿。

(2)症状:初期多为神经兴奋性增高表现。活动期可见颅骨软化(6个月龄以内),方头、佝偻病串珠、手足镯(7、8个月龄)、鸡胸样畸形及肋膈沟(1岁左右)、膝内翻、膝外翻甚至脊柱畸形(站立行走后);恢复期症状逐渐减轻或消失;后遗症期可遗留不同程度的骨骼畸形。

(3)体征:主要是相关畸形。

2. 鉴别诊断

(1)先天性甲状腺功能低下。

(2)软骨营养不良。

(3)其他佝偻病:维生素D依赖性佝偻病、肾性佝偻病、肝性佝偻病等。

3. 进一步检查

(1)血钙磷。

(2)骨骼X射线片。

(3)血PTH、碱性磷酸酶等。

4. 治疗原则

(1)维生素D治疗。

(2)钙剂。

(3)防止骨骼畸形,必要时手术矫正。

【模拟临床场景】

病历摘要: 女婴,10个月。多汗、睡眠不安3个月。 患儿3个月前无明显诱因出现多汗、易惊、夜间睡眠不安,很容易醒,无发热、咳嗽,无惊厥。发病以来精神较差,饮食、大小便正常,体重3个月来增长1.2 kg。既往体健。否认传染病接触史。孕35^{+4}周早产,出生体重2.3 kg,母乳喂养,添加少量蛋黄、米粥及水果,现会坐,可以站立,不会走。会叫爸爸妈妈,会表示再见。否认遗传病家族史。 查体:T 36.5 ℃,P 122次/min,R 34次/min,BP 86/50 mmHg。体重8.0 kg。出牙2颗,可见肋缘外翻,手镯脚镯征阳性。前囟1.5 cm×1.5 cm。浅表淋巴结未触及,口唇、面色略苍白,无发绀。双侧呼吸动度一致,双肺叩诊呈清音,未闻及干湿性啰音。心界不大,心率122次/min,律齐,心音有力,未闻及杂音。腹部平软,肝肋下2 cm,脾肋下未触及。无杵状指(趾),双下肢无水肿。神经系统无异常。 血常规:Hb 94 g/L,RBC 4.5×10^{12}/L,MCV 76 fl,MCH 23 pg,MCHC 28%,WBC 7.5×10^{9}/L,Plt 245×10^{9}/L。
要求:根据以上病历摘要,请将初步诊断、诊断依据(如有两个或以上诊断应分别列出各自诊断依据)、鉴别诊断、进一步检查与治疗原则写在答题纸上。
时间:15 min
评分标准
一、初步诊断
1. 营养性维生素D缺乏性佝偻病。
2. 缺铁性贫血。
二、诊断依据(初步诊断错误,诊断依据不得分)
1. 营养性维生素D缺乏性佝偻病
(1)10个月婴儿,慢性病程。

(2)主要表现多汗，易惊，夜间睡眠不安。
(3)早产儿，母婴喂养，辅食添加不足。
(4)佝偻病体征(肋缘外翻，手镯脚镯征)
2. 缺铁性贫血
(1)口唇、面色略苍白。
(2)血常规示小细胞低色素性贫血。
三、鉴别诊断
1. 先天性甲状腺功能减退症、软骨营养不良、黏多糖病。
2. 肝性佝偻病、肾性佝偻病、远端肾小管性酸中毒、维生素 D 依赖性佝偻病、低血磷抗维生素 D 佝偻病。
四、进一步检查
1. 骨骼 X 射线片检查。
2. 血钙、血磷、碱性磷酸酶检查。
3. 血清 25-羟维生素 D_3 检测。
4. 必要时肝肾功能、血清铁代谢检查。
五、治疗原则
1. 加强营养，及时添加辅食(添加含维生素 D、钙、铁丰富的辅食)。
2. 坚持户外活动，多晒太阳。
3. 勿使患儿多坐、多站，防止骨骼畸形。
4. 补充 VitD 制剂，补充钙剂。
5. 补充铁剂+维生素 C。

【要点小结】

维生素 D 缺乏性佝偻病=小婴儿+喂养不良+性情烦躁+骨骼改变+血钙↓、血磷↓。

佝偻病患儿一般临床表现比较特异，无惊厥、抽搐、喉痉挛；治疗原则上首先要强调多户外活动。

四、儿童常见发疹性疾病

【实训目标】

1. 能够阐述儿童常见发疹性疾病的临床表现、诊断、鉴别诊断及治疗原则。
2. 会运用病例分析的方法和技巧分析临床典型病例。
3. 尊重患者，注重人文关怀，促进爱伤观念、钻研精神的养成。

【知识回顾】

常见发疹性疾病有麻疹、风疹、幼儿急疹、手足口病、水痘、猩红热。

1. 各种发疹特点

(1)麻疹

1)潜伏期:6～18 d，可有低热，全身不适。

2)前驱期:3～4 d，低中度发热，上呼吸道及眼部炎症，麻疹黏膜斑(Koplik 斑)，偶见皮疹、红斑。

3)出疹期:发热后3~4 d出现皮疹,皮疹发作时体温升高,全身不适及各种发炎症状也达极点。

4)恢复期:出疹3~4 d,皮疹开始消退,疹退后,皮肤留有糠麸状脱屑及棕色色素沉着,7~10 d痊愈。

5)重症麻疹:高热,皮疹不易出透或突然隐疹,中毒症状重。

(2)风疹

1)潜伏期:14~21 d。

2)前驱期:0.5~2 d,低热,呼吸道卡他症状,腹泻,呕吐。

3)出疹期:耳后、枕部及颈后淋巴结肿大伴肿痛,持续1个月左右,皮疹在淋巴结肿大后24 h出现,呈多形性、散在斑丘疹,一般历时3 d,出疹后脱皮极少。

(3)急疹

1)潜伏期:8~14 d。

2)出疹期:起病急,体温突然升高,持续3~5 d,一般情况良好,热退9~12 h出现皮疹,呈红色斑疹或斑丘疹,散布在躯干、颈部及上肢,皮疹间有正常皮肤,几小时内开始消退,2~3 d消失,无色素沉着及脱屑。

(4)手足口病:手足口病是一种儿童传染病,由肠道病毒引起,又名发疹性水疱性口腔炎。该病以手、足和口腔黏膜疱疹或破溃后形成溃疡为主要临床症状。

1)临床特点:

①年龄:多为儿童。尤其是5岁以下儿童更多。

②传播:通过密切接触、飞沫等。

③症状:高热最多见。发热后出现皮疹。轻症类似上呼吸道感染。重症者可出现呼吸循环和意识障碍。

④体征:口腔黏膜、手掌或脚掌部出现分散状疱疹,米粒大小。臀部也可受累。疱疹周围有炎性红晕,疱内液体较少。

2)鉴别诊断:

①与常见发热疾病鉴别:如上呼吸道感染、肺炎、肠炎等等。

②与出疹性疾病鉴别:如麻疹、风疹、猩红热等等。

③口蹄疫:人患此病极其罕见。

④其他:重症者需与各系统疾病鉴别。

3)进一步检查:①血常规。②胸部X射线检查。③分泌物病毒分离检查。④其他检查,如血气分析、生化检查。

4)治疗原则:①隔离、防交叉感染。②降温等对症处理。③酌情应用抗病毒药物。④局部皮肤护理。⑤重症者根据各系统表现相应治疗。

(5)水痘

1)典型水痘:出疹前可有低热和轻微不适,成批出现红色斑疹或斑丘疹,迅速发展为清亮、卵圆形、泪滴状小水疱,周围有红晕,无脐眼,24 h内容物变浑浊,持续3~4 d,从中心开始干缩,迅速结痂;皮疹分布呈向心性;黏膜皮疹在口腔、结膜,生殖器等处易破溃形成浅溃疡。

2)重症水痘:继发感染而发生坏疽性变化。

3)并发症:皮肤感染最常见,水痘肺炎、心肌炎及脑炎等。

(6)猩红热

1)潜伏期:1~7 d。

2)前驱期:起病急、发热、咽痛、咽及扁桃体充血水肿明显,扁桃体腺窝处可有点状或片状脓性分泌物,软腭处可见针尖大小出血点或红疹。可见草莓舌,颈及颌下淋巴结常肿大并有压痛。

3）出疹期：起病 12～48 h 出疹，最先于颈部、腋下和腹股沟处，24 h 内遍布全身。特点是全身皮肤在弥漫性充血发红的基础上，广泛存在密集而均匀的红色细小丘疹，压之暂时呈苍白，触之似砂纸感。形成口周苍白，可见帕氏线。

4）恢复期：一般情况好转，疹退 1 周后开始脱皮，有糠屑样脱皮，无色素沉着遗留，少数出现急性肾小球肾炎或风湿热。

2. 鉴别诊断　主要与各种发热，出疹性疾病之间相互鉴别。

3. 进一步检查

（1）血常规。

（2）血清学抗体检查。

（3）病毒抗原检测。

（4）病毒分离。

（5）胸部 X 射线片，血生化等检查。

4. 治疗原则

主要为对症支持治疗。水痘可用抗病毒药物。

【模拟临床场景】

病历摘要： 男孩，3 岁 3 个月，发热 5 d，皮疹伴咳嗽 2 d。 5 d 前受凉后出现发热，体温 38.7～39.8 ℃，无寒战，无咳嗽、呕吐、腹泻。自服中成药效果不佳。2 d 前出现红色皮疹，以耳后为主，逐渐蔓延至头面部、颈部及躯干，体温达 39 ℃以上，同时出现连声咳嗽，睡眠尚可，食欲略下降，大小便如常。既往体健，生长发育同正常儿，否认药物过敏史，按期接种卡介苗、白百破和脊髓灰质炎疫苗。否认遗传代谢性疾病家族史。 查体：T 39.8 ℃，P 120 次/min，R 35 次/min。急性病容，神志清，头颈部及躯干可见充血性红色斑丘疹，压之褪色，疹间皮肤正常。唇红无发绀，咽部充血，扁桃体Ⅰ度肿大，颊黏膜可见灰白色小点。双肺呼吸音粗，双下肺可闻及中细湿啰音。心率 120 次/min，律齐，心音有力，未闻及杂音。肝脾肋下未触及。双下肢无水肿。神经系统检查无异常。 血常规：Hb 118 g/L，RBC 4.4×10^{12}/L，WBC 3.3×10^{9}/L，N 0.11，L 0.79，M 0.10，Plt 312×10^{9}/L。尿常规（-），粪常规（-）。
要求：根据以上病历摘要，请将初步诊断、诊断依据（如有两个或以上诊断应分别列出各自诊断依据）、鉴别诊断、进一步检查与治疗原则写在答题纸上。
时间：15 min
评分标准
一、初步诊断
1. 麻疹。
2. 肺炎。
二、诊断依据（初步诊断错误，诊断依据不得分）
1. 学龄前儿童，急性起病。
2. 发热 3 d 后出现皮疹，出疹时体温更高。有咳嗽、咳痰等呼吸道症状。
3. 出疹顺序从耳后蔓延至头面、颈部、躯体。
4. 查体见头颈部及躯干红色斑丘疹，口腔见麻疹黏膜斑。双肺呼吸音粗、双下肺闻及固定中细湿啰音。
5. 血常规白细胞计数减低，淋巴细胞比例增高。

三、鉴别诊断
1. 水痘。
2. 风疹。
3. 猩红热。
4. 药物疹。
5. 其他病原体肺炎。
四、进一步检查
1. 胸部 X 射线片。
2. 病原学检查(抗原检测、抗体检测)。
3. 血 CPR,肝、肾功能,电解质。
五、治疗原则
1. 休息,多饮水,注意皮肤及眼、鼻、口腔清洁。
2. 退热、补充维生素。
3. 祛痰止咳、雾化吸入、继发细菌感染时可给予抗生素。
4. 隔离至出疹后 10 d。

【模拟临床场景】

病历摘要: 男孩,3 岁 10 个月。发热伴皮疹 2 d。 患儿 2 d 前无明显诱因出现发热,体温高达 39.6 ℃,口服退热药后可退热,但 4 ~ 5 h 后再次发热。同时伴有淡红色皮疹,以躯干部为主,轻度瘙痒。无咳嗽、呕吐、腹泻,服用“抗病毒冲剂”效果不佳。1 d 前皮疹加重,面部亦出现类似皮疹并伴有水疱。发病以来精神欠佳,食欲下降,大小便如常。既往体健,生长发育同正常同龄儿。幼儿园同班有类似疾病出现。否认药物过敏史,生后按计划接种疫苗。无遗传病家族史。 查体:T 39.6 ℃,P 110 次/min,R 32 次/min,BP 90/60 mmHg。急性病容,神志清楚,精神稍差。头面部及躯干散在红色充血性斑丘疹,面部及躯干部有水疱,背部可见少数水疱溃破,疹间皮肤正常。口唇红,咽部充血,扁桃体Ⅰ度肿大,咽部可见水疱样疹。双肺呼吸音清,未闻及啰音。心率 110 次/min,律齐,心音有力,未闻及杂音。肝脾肋下未触及。双下肢无水肿。颈无抵抗,病理征阴性。 血常规:Hb 115 g/L,RBC 3.9×10^{12}/L,WBC 5.0×10^{9}/L,N 0.20,L 0.73,M 0.07,未见异型淋巴细胞,Plt 315×10^{9}/L。尿常规(-),粪常规(-)。
要求:根据以上病历摘要,请将初步诊断、诊断依据(如有两个或以上诊断应分别列出各自诊断依据)、鉴别诊断、进一步检查与治疗原则写在答题纸上。
时间:15 min
评分标准
一、初步诊断
水痘。
二、诊断依据(初步诊断错误,诊断依据不得分)
1. 学龄前儿童,急性起病。
2. 以发热、皮疹为主要临床表现。

3. 查体可见头面部及躯干红色斑丘疹及水泡，少数水泡溃破，咽部可见疱疹。
4. 血白细胞总数正常，淋巴细胞比例增高。
三、鉴别诊断
1. 麻疹。
2. 风疹。
3. 药物疹或猩红热。
4. 手足口病。
四、进一步检查
1. 疱疹刮片。
2. 血清学检查：水痘病毒抗体检测。
3. 病原学检查。
五、治疗原则
1. 休息，多饮水，易消化饮食。
2. 抗病毒治疗，可选用阿昔洛韦。
3. 退热等对症治疗。
4. 隔离至皮疹全部结痂。
5. 加强皮肤护理，避免抓伤，皮疹局部用药。

【模拟临床场景】

病历摘要： 女孩，1岁1个月。发热3 d，皮疹2 d。 3 d前无明显诱因出现发热，体温37.5～39 ℃。偶有咳嗽、流涕，无呕吐及腹泻。2 d前手掌及足底出现红色小皮疹并有水疱。病后进食少伴流口水。入院前8 h，患儿出现烦躁，时有肢体抽动，呕吐2次，急诊入院。患病期间大小便正常，2 d前开始睡眠增多。既往体健。足月顺产，按时添加辅食，刚会走路，会说简单话。按时预防接种，否认传染病接触史及遗传代谢性疾病家族史。 查体：T 38 ℃，P 132 次/min，R 32 次/min，BP 90/60 mmHg，体重10 kg。精神差，烦躁不安。手足及臀部见散在红色斑丘疹及小疱疹，浅表淋巴结未触及，结膜无苍白，巩膜无黄染，咽部充血，口腔黏膜可见散在疱疹。双肺未闻及干湿性啰音，心界不大，心率132 次/min，律齐，未闻及杂音，腹平软，无压痛，肝脾肋下未触及，双下肢无水肿。颈抵抗（+），Kernig征（+），Babinski征（+）。 血常规：Hb 116 g/L，RBC 4.0×10^{12}/L，WBC 7.5×10^{9}/L，分类正常，Plt 305×10^{9}/L。尿常规（-）。粪常规（-）。
要求：根据以上病历摘要，请将初步诊断、诊断依据（如有两个或以上诊断应分别列出各自诊断依据）、鉴别诊断、进一步检查与治疗原则写在答题纸上。
时间：15 min
评分标准
一、初步诊断
手足口病（重症）。
二、诊断依据（初步诊断错误，诊断依据不得分）
1. 幼儿，急性起病。

2. 发热后出现皮疹，主要分布在手足、臀部及口腔黏膜，为斑丘疹和(或)疱疹。
3. 烦躁、肢体抽动、呕吐、精神差等症状。
4. 颈抵抗(+)，Kernig 征(+)，Babinski 征(+)。
5. 血常规未见异常。
三、鉴别诊断
1. 疱疹性咽峡炎或风疹。
2. 麻疹。
3. 水痘。
4. 药物疹。
四、进一步检查
1. 胸部 X 射线片，心电图，脑电图。
2. 肝、肾功能，心肌酶，血糖。
3. 脑脊液检查。
4. 头颅 CT 或 MRI。
5. 病原学检测　CoxA16、EV71。
五、治疗原则
1. 隔离。
2. 清淡饮食，加强口腔及皮肤护理。
3. 退热，必要时吸氧，维持水、电解质平衡。
4. 应用甘露醇脱水降颅压，营养脑神经。
5. 酌情应用糖皮质激素治疗。
6. 酌情应用免疫球蛋白治疗。

【要点小结】

麻疹=发热+上呼吸道感染+全身丘疹+口腔黏膜麻疹斑(Koplik 斑)。

水痘=接触史+低热+瘙痒性水疱疹+皮疹向心性分布(斑疹、丘疹、疱疹、结痂)。

风疹=低热+上呼吸道感染+红色丘疹+耳后淋巴结肿大、触痛。

幼儿急疹=突发高热+热退疹出。

猩红热=发热+咽痛+草莓舌+皮疹在皮肤褶皱受摩擦部位更密集。

手足口病=上呼吸道感染+发热+手、足、口、臀 4 个部位出现斑丘疹和疱疹(四主征)+皮疹不痛、不痒、不结痂、不结疤(四不特征)。

五、儿童惊厥

【实训目标】

1. 能够阐述儿童惊厥的临床表现、诊断、鉴别诊断及治疗原则。
2. 会运用病例分析的方法和技巧分析临床典型病例。
3. 尊重患者，注重人文关怀，促进爱伤观念、钻研精神的养成。

【知识回顾】

惊厥是痫性发作的常见形式，主要表现为强直或阵挛等骨骼肌运动性发作，常伴意识障碍。

1. 临床特点

(1)年龄：3 个月至 5 岁。

(2)症状：分为两型，即单纯型和复杂型。

1)单纯型热性惊厥：占 70%，起病年龄为 6 个月至 5 岁，惊厥发作形式为全面性发作，惊厥的时间多短暂，<10 min，一次热程发作次数仅 1 次，偶有 2 次，无神经系统系统异常，少有惊厥持续状态。

2)复杂性型热性惊厥：占 30%，惊厥发作形式为局灶性发作，惊厥的时间长，>10 min，24 h 内可反复多次，有神经系统异常，惊厥持续状态较常见。

2. 鉴别诊断

(1)中枢神经系统感染。

(2)中毒性脑病。

(3)癫痫。

3. 进一步检查

(1)脑电图。

(2)脑脊液检查。

(3)头颅 CT。

4. 治疗原则

(1)一般治疗。

(2)对症治疗。

(3)终止发作。

【模拟临床场景】

病历摘要： 患儿，女性，1 岁半。发热 6 h，惊厥 1 次就诊。 6 h 前无明显诱因开始发热，体温达 39 ℃，自服退热药物效果不佳。发热 4 h 后出现双眼上翻、四肢强直抖动、意识不清，持续约 3 min 自行缓解。无口周发绀，无大小便失禁。抽搐后入睡。为进一步诊治来我院。患儿无咳嗽，无呕吐及腹泻。睡眠可，食欲可。既往体健，无类似发作史，否认类似疾病家族史。 查体：T 39 ℃，P 130 次/min，R 30 次/min。体重 11 kg。神志清，皮肤无皮疹及出血点。咽部充血，扁桃体Ⅰ度，呼吸平稳，未见三凹征及鼻扇，双肺听诊未闻及啰音。心率 130 次/min，律齐，心音有力。腹部平软，未触及包块、肝脾未触及。四肢活动好，肌张力正常。脑膜刺激征(—)。 血常规：WBC 9×10^9/L，N 0.40，L 0.60，Hb 126 g/L，Plt 192×10^9/L，CRP 4 mg/L。
要求：根据以上病历摘要，请将初步诊断、诊断依据(如有两个或以上诊断应分别列出各自诊断依据)、鉴别诊断、进一步检查与治疗原则写在答题纸上。
时间：15 min
评分标准
一、初步诊断
1. 上呼吸道感染。
2. 热性惊厥(单纯型)。
二、诊断依据(初步诊断错误，诊断依据不得分)
1. 上呼吸道感染

(1)幼儿急性起病。
(2)主要表现发热。
(3)查体咽部充血。
(4)血常规未见异常。
2. 热性惊厥(单纯型)
(1)幼儿系热性惊厥的好发年龄。
(2)发热 39 ℃,4 h 后出现惊厥,全面性发作,持续 3 min,抽后神志清。
(3)查体神经系统无异常。
三、鉴别诊断
1. 中枢神经系统感染。
2. 中毒性脑病。
四、进一步检查
必要时行头颅 CT、脑脊液检查。
五、治疗原则
1. 一般治疗及护理　监测体温,给予清淡易消化饮食,多喝水,注意休息。
2. 对症治疗　体温>38.5 ℃时口服退热药物,维持水电解质平衡。
3. 预防再次惊厥发作　给予地西泮或 10% 水合氯醛。

【要点小结】

热性惊厥发病年龄为 3 个月至 5 岁,体温在 38 ℃以上时突然出现惊厥,排除颅内感染和其他导致惊厥的器质性和代谢性疾病,既往没有无热惊厥史,即可诊断。

六、新生儿黄疸

【实训目标】

1. 能够阐述新生儿黄疸的临床表现、诊断、鉴别诊断及治疗原则。
2. 会运用病例分析的方法和技巧分析临床典型病例。
3. 尊重患者,注重人文关怀,促进爱伤观念、钻研精神的养成。

【知识回顾】

新生儿由于毛细血管丰富,当血清胆红素超过 85 μmol/L(5 mg/dL),则出现肉眼可见的黄疸。包括生理性黄疸和病理性黄疸。病理性黄疸的病因包括胆红素生成过多、肝脏胆红素代谢障碍、胆红素排泄障碍。以下以新生儿溶血病为例。新生儿溶血病是指由于母婴血型不合而引起的胎儿或新生儿同族免疫性溶血。以 ABO 血型不合最常见,其次为 Rh 血型不合。

1. 临床特点

(1)黄疸:黄疸出现早并迅速加重,血清胆红素以非结合胆红素为主。

(2)贫血:程度不一,重症可伴有心力衰竭。

(3)肝脾肿大:Rh 溶血病多有不同程度肝脾肿大。

2. 鉴别诊断

(1)先天性肾病。

(2)新生儿贫血。

(3)生理性黄疸。

3. 进一步检查

(1)母子血型检查。

(2)检查有无溶血。

(3)致敏红细胞和血型抗体测定。

4. 治疗原则

(1)光照疗法。

(2)药物治疗。

(3)换血疗法。

(4)其他治疗。

【模拟临床场景】

病历摘要: 患儿,男性,2 d。皮肤黄染1 d就诊。 1 d前开始出现皮肤黄染,并逐渐加重至躯干及四肢。无发热,无呕吐。足月顺产第一胎,出生体重3.2 kg,母乳喂养,吸奶有力,尿量可,大便2次/d,墨绿色。睡眠可。 查体:T 36 ℃,P 140次/min,R 40次/min。神志清,头面部、躯干及四肢皮肤可见黄染,无皮疹及出血点。呼吸平稳,未见三凹征及鼻扇,双肺听诊未闻及啰音。心率140次/min,律齐,心音有力。肢部平软,未触及包块,肝脾未触及。四肢活动好,肌张力正常。前囟1 cm×1 cm,平软。 血常规:WBC 12×10^9/L,N 0.60,L 0.40,Hb 126 g/L,Plt 192×10^9/L,网织红细胞0.10。
要求:根据以上病历摘要,请将初步诊断、诊断依据(如有两个或以上诊断应分别列出各自诊断依据)、鉴别诊断、进一步检查与治疗原则写在答题纸上。
时间:15 min
评分标准
一、初步诊断
1. 新生儿黄疸 ABO溶血病?
2. 轻度贫血。
二、诊断依据(初步诊断错误,诊断依据不得分;未分别列出各自诊断依据,扣1分)
1. 新生儿黄疸
(1)新生儿生后第1天出现黄疸,查体头面部、躯干及四肢皮肤可见黄染,新生儿黄疸诊断成立。
(2)患儿黄疸出现早、进展快,有轻度贫血,网织红细胞高,且发生在第1胎,ABO溶血病可能性大。
2. 轻度贫血。
新生儿Hb 120~144 g/L为轻度贫血。患儿Hb 126 g/L,诊断成立。
三、鉴别诊断
1. 新生儿贫血。
2. 生理性黄疸
四、进一步检查
1. 血清总胆红素、结合及非结合胆红素测定。
2. 母婴血型测定。

3. 致敏红细胞和血型抗体测定 改良直接抗人球蛋白试验、抗体释放试验、游离抗体试验。
五、治疗原则
1. 一般治疗及护理:注意喂养,保持电解质及酸碱平衡。
2. 光照疗法:一般需要光疗 48 ~ 72 h。
3. 药物治疗:口服苯巴比妥、补充白蛋白或免疫球蛋白。
4. 换血疗法:如果光疗失败,患儿经光疗 4 ~ 6 h 后血清总胆红素每小时仍上升 8.5 μmol/L(0.5 mg/dL),或有胆红素脑病早期表现,可采用换血疗法。

【要点小结】

生理性黄疸:一般情况良好。足月儿生后 2 ~ 3 d 出现黄疸,4 ~ 5 d 达高峰,2 周内消退。每日血清胆红素升高<85 μmol/L(5 mg/dL)或每小时<8.5 μmol/L(0.5 m/dL),血清胆红素<221 μmol/L(12.9 mg/dL)。

病理性黄疸:生后 24 h 内出现黄疸。血清总胆红素值已达到相应日龄及相应危险因素下的光疗干预标准,或每日上升超过 85 μmol/L(5 mg/dL),或每小时超过 8.5 μmol/L(0.5 mg/dL)。黄疸持续时间长,足月儿>2 周,黄疸退而复现。血清结合胆红素> 34 μmol/L(2 mg/dL)。具备其中任何一项者即可诊断为病理性黄疸。

第十二节 传染性疾病

一、病毒性肝炎

【实训目标】

1. 能够阐述病毒性肝炎的临床表现、诊断、鉴别诊断及治疗原则。

2. 会运用病例分析的方法和技巧分析临床典型病例。

3. 尊重患者,注重人文关怀,促进爱伤观念、钻研精神的养成。

【知识回顾】

病毒性肝炎是由肝炎病毒引起的传染病。甲、乙、丙型肝炎较常见(丙型仅执业要求)。

1. 临床特点

(1)病史:甲型可能有不洁饮食史。乙、丙、丁型肝炎可能有输血或血液制品史,手术或注射史。

(2)症状:急性病毒性肝炎起病多较急,可有发热、全身乏力及食欲减退、恶心、厌油等消化道症状,继之出现尿黄、巩膜和皮肤黄染。慢性病毒性肝炎轻者可无明显症状,常见症状可有乏力、全身不适、食欲减退、肝区不适或疼痛、腹胀、失眠、低热及一些肝外表现。

(3)体征:可有肝大,质地中等,有压痛及叩痛。多有脾大,病情严重者可有黄疸加深、腹水、下肢水肿、出血倾向及肝性脑病。

2. 鉴别诊断

(1)各种黄疸。

(2)药物性肝炎:应有服药史,用药后 1 ~ 4 周出现肝功能损伤征象,有发热、皮疹、瘙痒等其他变态反应,而乏力、食欲缺乏、肝区痛则相对较轻。

(3)酒精性肝炎。

(4)肝肿瘤。

(5)各种病毒肝炎之间鉴别。

3. 进一步检查

(1)腹部B超或CT检查。

(2)肝功能检查。

(3)病毒免疫学检查。

(4)肝穿刺活检病理学检查。

(5)凝血功能等检查。

4. 治疗原则

(1)一般治疗。

(2)护肝药物。

(3)抗病毒治疗。

(4)支持和对症治疗。

【模拟临床场景】

<table>
<tr><td>病历摘要:
患者,男性,54岁。发热、乏力、食欲缺乏1周,呕吐、尿色深2 d。
患者1周前无明显诱因出现乏力、食欲缺乏、恶心,伴发热,最高体温38.0 ℃,未给予治疗。2 d来体温恢复正常,但出现呕吐,呕吐物为胃内容物,尿色如浓茶。发病以来精神、饮食差,大便稀。既往体健。1个月前曾有不洁饮食史。否认手术、外伤、输血史,近期无服药史。不饮酒。无遗传病家族史。
查体:T 36.1 ℃,P 80次/min,R 18次/min,BP 120/70 mmHg。神清,精神稍差,皮肤巩膜明显黄染,未见肝掌及蜘蛛痣。双肺呼吸音清,未闻及干湿性啰音。心界不大,心率80次/min,律齐,各瓣膜听诊区未闻及杂音。腹平软,未见腹壁静脉曲张,全腹无压痛及反跳痛,肝肋下1.5 cm,Murphy征(-),脾肋下未及,肝区叩击痛(+),移动性浊音(-),双下肢无水肿。
血常规:Hb 146 g/L,RBC 4.7×10^{12}/L,WBC 6.8×10^{9}/L,N 0.62,L 0.38,Plt 280×10^{9}/L。血ALT 1813 U/L,AST 865 U/L,ALP 159 U/L,GGT 362 U/L,TBA 187 μmol/L,TBIL 210.9 mol/L,DBIL 145.10 μmo/L。尿胆红素(++),尿胆原(+),PTA 92.6%。抗-HAVIgM(-),HBsAg(-),抗-HBs(-),HBeAg(-),抗-HBe(-),抗-HBc(-)。抗-HCV(-)。抗-HEV IgM(+),抗-HEV IgG(+)。
腹部B超:肝脏光点增粗,体积增大,肝内外胆管无扩张,脾脏不大。</td></tr>
<tr><td>要求:根据以上病历摘要,请将初步诊断、诊断依据(如有两个或以上诊断应分别列出各自诊断依据)、鉴别诊断、进一步检查与治疗原则写在答题纸上。</td></tr>
<tr><td>时间:15 min</td></tr>
<tr><td>评分标准</td></tr>
<tr><td>一、初步诊断</td></tr>
<tr><td>病毒性肝炎　戊型　急性黄疸型。</td></tr>
<tr><td>二、诊断依据(初步诊断错误,诊断依据不得分)</td></tr>
<tr><td>1. 中年男性,急性起病。</td></tr>
<tr><td>2. 有不洁饮食史,既往体健。</td></tr>
<tr><td>3. 乏力、食欲缺乏、尿黄。</td></tr>
<tr><td>4. 皮肤巩膜黄染明显。肝大,肝区叩击痛(+)。</td></tr>
<tr><td>5. 抗-HEV IgM(+),抗-HEV IgG(+)。</td></tr>
</table>

6. ALT、AST 明显增高,TBIL 及 DBIL 均升高。尿胆红素(+++),尿胆原(+)。
7. 腹部 B 超:肝脏光点增粗,体积增大,肝内外胆管无扩张,脾脏不大。
三、鉴别诊断
1. 梗阻性黄疸。
2. 溶血性黄疸。
3. 其他类型肝损害。
四、进一步检查
1. 腹部 CT 或 MRI。
2. 血 AFP、网织红细胞计数。
3. 其他病毒检测(CMV-IgM、EBV-IgM、EBV-DNA)。
4. 自生免疫性肝病相关抗体。
五、治疗原则
1. 卧床休息、清淡饮食。
2. 护肝、降酶、退黄及支持、对症治疗。

【要点小结】

甲型病毒性肝炎=乏力食欲缺乏、恶心呕吐+肝功能异常+抗 HAV-IgM 阳性。

乙型病毒性肝炎=乏力食欲缺乏、恶心呕吐+肝功能异常+抗 HBV-IgM 阳性。

丙型病毒性肝炎=乏力食欲缺乏、恶心呕吐+肝功能异常+抗 HCV-IgM 阳性。

乙型肝炎中常用的几项指标:“丙氨酸氨基转移酶(ALT)正常值 10 ~ 40 U/L”“血清总蛋白(TP)正常值为 60 ~ 80 g/L”“清蛋白 40 ~ 55 g/L”“球蛋白 20 ~ 30 g/L”“血清总胆红素(TBIL)正常值为 3.4 ~ 17.1 μmol/L”“直接胆红素为 0 ~ 6.8 μmol/L”“间接胆红素为 1.7 ~ 10.2 μmol/L”。

二、细菌性痢疾

【实训目标】

1. 能够阐述细菌性痢疾的临床表现、诊断、鉴别诊断及治疗原则。
2. 会运用病例分析的方法和技巧分析临床典型病例。
3. 尊重患者,注重人文关怀,促进爱伤观念、钻研精神的养成。

【知识回顾】

细菌性痢疾(简称菌痢)是由痢疾杆菌引起的常见肠道传染病。有急性和慢性之分。

1. 临床特点

(1)病史:夏秋季多发,有进食不洁食物或与菌痢接触史。

(2)症状:急性期有发热、腹痛、腹泻、里急后重及黏液脓血便。中毒型菌痢多见于儿童,有高热、惊厥、意识障碍及呼吸、循环衰竭。

(3)体征:可有左下腹明显压痛。

(4)便常规:可见较多白细胞或成堆脓细胞,少量红细胞和巨噬细胞,血水便者红细胞可满视野。

2. 鉴别诊断

(1)急性菌痢需与下列疾病相鉴别:①细菌性食物中毒,培养细菌可做鉴别。②阿米巴痢疾,镜检可发现阿米巴原虫和滋养体。③其他病原菌引起的肠道感染,症状多与急性菌痢相似,但粪便培养可发现不同的病原菌。④急性出血坏死性肠炎。

(2)慢性菌痢需与下列疾病鉴别:①直肠结肠癌。②慢性非特异性溃疡性结肠炎。

(3)中毒型菌痢需与下列疾病鉴别:①高热惊厥。②流行性乙型脑炎。③流行性脑脊髓膜炎。

3. 进一步检查

(1)粪便培养。

(2)粪便找虫卵。

(3)血常规、生化检查等。

(4)必要时纤维结肠镜检查。

4. 治疗原则

(1)急性菌痢:①药物治疗,选用敏感抗菌药物控制感染。②对症处理,解痉止痛、退热等。③支持治疗。

(2)慢性菌痢:①一般治疗。②病原治疗。③对症治疗。

(3)中毒型菌痢:①抗感染降温。②对症处理。③防治并发症。

【模拟临床场景】

病历摘要: 患者,男性,20 岁。因腹痛、腹泻伴发热 2 d,于 9 月 1 日来诊。 患者 2 d 前饮用不洁水后出现腹痛,伴腹泻,每日十余次至数十次,为少量脓血便,以脓为主,无特殊恶臭味,里急后重感明显,无恶心、呕吐。伴发热、畏寒,体温最高 39.8 ℃。发病以来,胃食欲缺乏,进食少,睡眠稍差,体重无明显下降,小便正常。既往体健,无溃疡性结肠炎、克罗恩病等慢性消化系统疾病史。无疫区疫水接触史。未婚未育,无遗传病家族史。 查体:T 39.1 ℃,P 96 次/min,R 18 次/min,BP 115/75 mmHg。急性热病容,皮肤未见瘀点瘀斑、皮疹,浅表淋巴结未触及肿大,巩膜无黄染,双肺未闻及干湿性啰音,心界不大,心率 96 次/min,律齐,各瓣膜听诊区未闻及杂音,腹平软,左下腹有压痛,无肌紧张及反跳痛,未触及包块,肝脾肋下未触及,移动性浊音(-),肠鸣音亢进,双下肢无水肿。 血常规:Hb 132 g/L,WBC 15.3×10^9/L,N 0.90,L 0.10,Plt 230×10^9/L。粪常规:脓血便,WBC 50 ~ 100 个/HP,RBC 4 ~ 6 个/HP。
要求:根据以上病历摘要,请将初步诊断、诊断依据(如有两个或以上诊断应分别列出各自诊断依据)、鉴别诊断、进一步检查与治疗原则写在答题纸上。
时间:15 min
评分标准
一、初步诊断
急性细菌性痢疾。
二、诊断依据(初步诊断错误,诊断依据不得分)
1. 青年男性,饮用不洁水史,秋季发病。
2. 急性病程,发热、腹痛、腹泻,脓血便。
3. 左下腹有压痛,肠鸣音亢进。
4. 血白细胞总数及中性粒细胞比例升高。

5. 粪常规可见大量白细胞及红细胞。
6. 无慢性消化系统疾病史及疫区疫水接触史。
三、鉴别诊断
1. 急性阿米巴痢疾。
2. 细菌性食物中毒。
3. 其他急性肠道细菌感染。
四、进一步检查
1. 血电解质。
2. 粪便培养及药敏试验。
3. 粪便找溶组织阿米巴滋养体。
五、治疗原则
1. 病原治疗:经验性首选氟喹诺酮类药物,并根据药敏试验选药。
2. 对症治疗:补液,保持水、电解质平衡,高热时适当予以退热药及物理降温。

【要点小结】

细菌性痢疾=不洁饮食+腹痛、腹泻+脓血便+里急后重。

不洁饮食、腹痛伴腹泻、脓血便、里急后重等都是细菌性痢疾的特征性表现。

三、流行性脑脊髓膜炎

【实训目标】

1. 能够阐述流行性脑脊髓膜炎的临床表现、诊断、鉴别诊断及治疗原则。
2. 会运用病例分析的方法和技巧分析临床典型病例。
3. 尊重患者,注重人文关怀,促进爱伤观念、钻研精神的养成。

【知识回顾】

流行性脑脊髓膜炎是由脑膜炎双球菌引起的化脓性脑膜炎。病情严重。

1. 临床特点

(1)病史:多流行于冬春季节,儿童多见。

(2)症状:可有高热、寒战、剧烈头痛、频繁呕吐、昏迷、抽搐、休克等。

(3)体征:皮肤黏膜见瘀点、瘀斑,脑膜刺激征阳性。

2. 鉴别诊断

(1)结核性脑膜炎:脑脊液外观呈毛玻璃状,细胞数多在 500 个以内,以淋巴细胞为主,糖、氯化物减少,蛋白增高,抗酸染色可检到结核杆菌。

(2)病毒性脑膜炎:脑脊液外观清亮,细胞数 0 至数百个,以淋巴细胞为主,糖及蛋白多在正常范围。细菌学检查无阳性发现。

(3)其他感染导致的脑膜炎。

(4)重症感染导致的精神症状和意识变化。

3. 进一步检查

(1)腰椎穿刺和脑脊液检查。

(2)血液细菌学培养。

(3)头颅 CT 或 MRI 检查。

(4)肝肾功能、生化等。

4. 治疗原则

(1)一般治疗。

(2)足量抗生素控制感染。必要时加用激素。

(3)降低颅内压、防治脑水肿。

(4)对症支持治疗。

【模拟临床场景】

病历摘要: 女孩,5 岁。发热 3 d,加重伴寒战、频繁呕吐半天。 3 d 前(12 月 28 日)受凉后突起发热,最高体温 39.2 ℃,在家服用“感冒药”无好转,半天前出现寒战,体温 40 ℃,伴头痛,恶心、频繁喷射性呕吐,呕吐物为胃内容物,急来医院就诊。既往体健。否认肝炎、结核病史。无遗传病家族史。所在幼儿园有类似病例发生。 查体:T 39.1 ℃,P 130 次/min,R 25 次/min,BP 120/70 mmHg。意识模糊,急性热病容,四肢及躯干部皮肤可见散在瘀点及瘀斑,浅表淋巴结未触及,皮肤巩膜无黄染。咽轻度充血,双侧扁桃体不大,颈强直,双肺呼吸音清,未闻及干湿性啰音。心界不大,心率 130 次/min,律齐,各瓣膜听诊区未闻及杂音。腹平软,无压痛及反跳痛,肝脾肋下未触及,移动性浊音(-),双下肢无水肿。Brudzinski 征(+),Kernig 征(+),Babinski 征(-)。 血常规:Hb 115 g/L,RBC 3.9×10^{12}/L,WBC 18.2×10^{9}/L,N 0.87,L 0.13,Plt 162×10^{9}/L。大便常规(肛门拭子)(-);结核抗体(-);脑脊液常规:外观混浊,压力>200 mmH_2O,白细胞>1000×10^{6}/L,蛋白 2 g/L,葡萄糖 1.5 mmol/L,氯化物 90 mmol/L。脑脊液涂片:见 G^-双球菌。 心电图:窦性心动过速。
要求:根据以上病历摘要,请将初步诊断、诊断依据(如有两个或以上诊断应分别列出各自诊断依据)、鉴别诊断、进一步检查与治疗原则写在答题纸上。
时间:15 min
评分标准
一、初步诊断
流行性脑脊髓膜炎。
二、诊断依据(初步诊断错误,诊断依据不得分)
1. 女孩,5 岁。冬季发病。
2. 发热 3 d,加重伴寒战、频繁呕吐半天。
3. 所在幼儿园有类似病例发生。
4. 查体 T 39.1 ℃,急性热病容,意识模糊,四肢及躯干部皮肤可见散在瘀点及瘀斑,颈强直,Brudzinski 征(+),Kernig 征(+),Babinski 征(-)。
5. 血常规 白细胞总数增高,中性粒细胞比例增高。
6. 脑脊液涂片 见 G^-双球菌。脑脊液常规:外观混浊,压力>200 mmH_2O,白细胞>1000×10^{6}/L,蛋白升高,糖和氯化物降低。
三、鉴别诊断
1. 其他细菌性化脓性脑膜炎。

2. 结核性脑膜炎。
四、进一步检查
1. 血电解质。
2. 肝、肾功能。
五、治疗原则
1. 抗生素抗感染治疗。
2. 甘露醇脱水降颅压。
3. 物理降温。
4. 流质饮食。

【要点小结】

流行性脑脊髓膜炎=儿童+冬春季多发+寒战高热+脑膜刺激征+脊髓液检查确诊。

流脑多发于儿童青少年、突发高热、剧烈呕吐、皮肤瘀斑及脑膜刺激征。

四、肾综合征出血热

【实训目标】

1. 能够阐述肾综合征出血热的临床表现、诊断、鉴别诊断及治疗原则。

2. 会运用病例分析的方法和技巧分析临床典型病例。

3. 尊重患者,注重人文关怀,促进爱伤观念、钻研精神的养成。

【知识回顾】

肾综合征出血热又称流行性出血热,是由汉坦病毒引起的、以啮齿类动物为主要传染源的一种自然疫源性疾病。

1. 临床特点

(1)流行病学资料:①在本病流行季节、流行地区发病,或发病前 1 ~2 个月内到过疫区;②有与鼠类及其排泄物接触史。

(2)临床特征:早期有发热、出血、“三痛”征(头痛、腰痛、眼眶痛)和“三红”征(面红、颈红及上胸部充血潮红);典型病例有发热期、低血压休克期、少尿期、多尿期和恢复期五期经过。

(3)实验室检查:白细胞计数增高、血小板减少,出现异型淋巴细胞,大量蛋白尿有助于本病的诊断。血清、尿液检出肾综合征出血热病毒抗原,或血清检出特异性 IgM 抗体,或特异性 IgG 抗体双份血清效价升高 4 倍可明确诊断。RT-PCR 法检测汉坦病毒 RNA 可用于早期和非典型患者的诊断。

2. 鉴别诊断

(1)发热期应与上呼吸道感染、败血症、急性胃肠炎和细菌性痢疾等鉴别。

(2)休克期应与其他感染性休克鉴别。

(3)少尿期则与急性肾炎及其他原因引起的急性肾衰竭相鉴别。

(4)出血明显者须与消化性溃疡出血、血小板减少性紫癜和其他原因所致的 DIC 相鉴别。

(5)以 ARDS 为主要表现者应注意与其他原因引起者鉴别。

(6)腹痛者应与外科急腹症鉴别。

3. 进一步检查

汉坦病毒 IgM 抗体。

4. 治疗原则

(1)三早一就:早发现、早休息、早治疗,就近医治。

(2)把好"五关":休克关、尿毒症关、高血压容量关、大出血关、继发感染关。

(3)针对不同的临床分期特点采取相应的处理措施。

【模拟临床场景】

病历摘要: 患者,男性,40 岁。林场工人。发热 4 d,尿少 1 d,于 2 月 2 日来诊。 患者 4 d 前无明显诱因出现发热,体温 39 ~40 ℃,伴头痛、腰痛,在当地医院就诊。查体:T 40 ℃,BP 75/55 mmHg。予环丙沙星抗炎及补液治疗,体温有所下降。但 2 d 来出现尿少,200 mL/d,精神差。为进一步诊治转来我院。既往体健,无饮酒史,无肝炎病史。 查体:T 37.6 ℃,BP 100/65 mmHg,P 100 次/min。神志清,精神萎靡,眼结膜及面颈部充血,上腹部可见搔抓样瘀点。心、肺查体无明显异常。腹软,无压痛及反跳痛,双肾区叩击痛(+),肝、脾肋下未触及,移动性浊音(—),双下肢无水肿。 血常规:外周血白细胞 17×10^9/L,血小板 50×10^9/L,中性粒细胞百分比 40%,淋巴细胞百分比 47%,异性淋巴细胞百分比 13%;尿蛋白(+++);ALT 150 U/L,AST 80 U/L。
要求:根据以上病历摘要,请将初步诊断、诊断依据(如有两个或以上诊断应分别列出各自诊断依据)、鉴别诊断、进一步检查与治疗原则写在答题纸上。
时间:15 min
评分标准
一、初步诊断
肾综合征出血热,少尿期,肝损害。
二、诊断依据(初步诊断错误,诊断依据不得分)
1. 流行病学资料:林场工人,春季发病。
2. 临床特征:有发热、头痛、腰痛及尿少表现;曾出现过低血压。查体:T 37.6 ℃,眼结膜及面颈部充血,上腹部可见搔抓样瘀点,双肾区有叩击痛。
3. 实验室检查:外周血白细胞升高,血小板下降,有异型淋巴细胞;大量蛋白尿;转氨酶升高。符合肾综合征出血热少尿期伴肝损害的临床诊断。
三、鉴别诊断
1. 急性肾炎及其他原因引起的急性肾衰竭。
2. 感染中毒性休克。
3. 登革热。
4. 急性病毒性肝炎。
四、进一步检查
汉坦病毒 IgM 抗体。
五、治疗原则
1. 病原治疗:患者仍有低热,可予利巴韦林抗病毒治疗。
2. 对症治疗:补充足够的热量,少尿期应稳定内环境,控制出入量;呋塞米促进利尿;纠正电解质失衡;必要时血液透析支持治疗。静脉输注复方甘草酸苷等药物进行保肝、降酶治疗。

【要点小结】

肾综合征出血热=发热+充血+出血+低血压休克+肾损害。

典型病例有发热期、低血压休克期、少尿期、多尿期和恢复期五期经过。

五、艾滋病

【实训目标】

1. 能够阐述艾滋病的临床表现、诊断、鉴别诊断及治疗原则。
2. 会运用病例分析的方法和技巧分析临床典型病例。
3. 尊重患者，注重人文关怀，促进爱伤观念、钻研精神的养成。

【知识回顾】

是由人类免疫缺陷病毒(HIV)所引起的慢性传染病，主要通过性接触传播、血液传播和母婴传播。可合并多种并发症。

1. 临床特点

(1)病史：不洁性交史、输血史、吸毒史等。

(2)症状：多数感染初期无任何症状，少数感染后出现发热、全身不适、头痛、肌肉或关节痛，可有皮疹、淋巴结肿大等。后期可出现多种并发症。

(3)体征：早期无特异体征。

2. 鉴别诊断

(1)上呼吸道感染。

(2)血液病。

(3)其他慢性传染病，如结核等。

3. 进一步检查

(1)HIV 检测。

(2)T 淋巴细胞亚群测定：包括 $CD4^+$ 和 $CD8^+$T 淋巴细胞计数。

(3)胸部 X 射线片。

(4)其他检查。

4. 治疗原则

(1)一般治疗：注意休息，加强营养。

(2)抗病毒治疗。

(3)支持治疗。

(4)防止并发症。

【模拟临床场景】

病历摘要：

患者，男性，43 岁。左侧腰骶部及臀部皮疹 5 d。

患者 5 d 前受凉后出现轻度乏力，食欲缺乏，伴低热，38.1 ℃左右，左侧腰骶部、臀部和左大腿上半部出现大量红色疱疹，呈带状排列，局部皮肤充血，伴有患处疼痛，持续无好转，故前来就诊。发病以来，精神、食欲、睡眠欠佳，大小便基本正常，体力、体重无明显下降。曾有静脉应用毒品史，3 年前确诊 HIV 感染，一直给予抗 HIV 治疗，2 个月前因血细胞减少而调整抗 HIV 治疗方案。不嗜烟酒。无遗传病家族史。

查体：T 37.6 ℃，P 70 次/min，R 21 次/min，BP 115/75 mmHg。步入病房，神志清楚，精神稍差，左侧腰骶部、臀部和左大腿上半部可见大量红色疱疹，伴局部皮肤充血，巩膜皮肤无黄染，未见肝掌及蜘蛛痣。双肺呼吸音清，未闻及干湿性啰音。心界不大，心率 70 次/min，律齐，各瓣膜听诊区未闻及杂音。腹平软，肝脾肋下未触及，全腹无压痛及反跳痛，移动性浊音(-)，双下肢无水肿。 血常规：Hb 145 g/L，RBC 4.6×10^{12}/L，WBC 5.2×10^{9}/L，N 0.89，Plt 136×10^{9}/L。降钙素原 0.05 ng/mL。 心电图：正常心电图。
要求：根据以上病历摘要，请将初步诊断、诊断依据（如有两个或以上诊断应分别列出各自诊断依据）、鉴别诊断、进一步检查与治疗原则写在答题纸上。
时间：15 min
评分标准
一、初步诊断
1. AIDS。
2. 带状疱疹。
二、诊断依据（初步诊断错误，诊断依据不得分）
1. AIDS
(1)曾有静脉应用毒品史。
(2)3 年前确诊 HIV 感染，一直给予 HIV 治疗。
2. 带状疱疹
(1)AIDS 患者。
(2)疱疹单侧分布，呈带状排列，伴有疼痛。
三、鉴别诊断
1. 单纯疱疹。
2. 药物疹。
四、进一步检查
1. $CD4^{+}$T 淋巴细胞计数。
2. HIV RNA 病毒载量。
五、治疗原则
1. 抗病毒治疗（阿昔洛韦、更昔洛韦、泛昔洛韦均可）。
2. 根据 HIV RNA 载量调整抗 HIV 治疗（HAART 治疗）方案。
3. 对症、支持治疗（止痛、预防继发感染）。

【要点小结】

艾滋病=不洁性交、输血、吸毒史+免疫功能缺陷+抗 HIV 阳性。

诊断性传播疾病一般题干中会给出有冶游史或者从非洲、泰国等旅游后出现的一系列症状。

第十三节　其　他

一、软组织急性化脓性感染

【实训目标】

1. 能够阐述软组织急性化脓性感染的临床表现、诊断、鉴别诊断及治疗原则。
2. 会运用病例分析的方法和技巧分析临床典型病例。
3. 尊重患者，注重人文关怀，促进爱伤观念、钻研精神的养成。

【知识回顾】

常见的有疖、痈、急性蜂窝织炎、丹毒、急性淋巴管炎和淋巴结炎。

1. 各病典型特点

(1)痈：好发于颈部、背部；“火山口”创口。

(2)丹毒：好发于下肢、面部。色鲜红；反复可形成象皮肿。

(3)急性淋巴管炎：“红线”。

2. 鉴别诊断

主要是各种软组织感染间的鉴别。

3. 进一步检查

(1)血常规。

(2)伤口分泌物或脓液细菌培养和药物敏感试验。

(3)生化等检查。

4. 治疗原则

(1)抗菌药物治疗。

(2)局部处理。

(3)形成脓肿切开引流。

(4)支持对症处理。

【模拟临床场景】

病历摘要： 患者，女性，87 岁。项部肿痛伴发热 2 周。 于 2 周前出现颈部皮肤红肿、疼痛、红肿范围逐渐增大，疼痛加重，伴有畏寒、发热、乏力、食欲差。体温 38～39.5 ℃，无恶心、呕吐，无咳嗽、咳痰。既往糖尿病病史 30 年，口服降糖药物治疗。 查体：T 39.3 ℃，P 106 次/min，R 26 次/min，BP 135/85 mmHg。身高 158 cm，体重 60 kg，神志清楚，皮肤巩膜无黄染，双肺未闻及干湿性啰音，心率 106 次/min，律齐。腹部、脊柱四肢检查未见异常。 外科情况：颈部可见约 6 cm×5.5 cm 暗红色类圆形皮肤隆起区，表面多处破溃流脓，触痛明显。 血常规：Hb 110 g/L，WBC 17.6×10^9/L，N 0.90，Plt 270×10^9/L。
要求：根据以上病历摘要，请将初步诊断、诊断依据（如有两个或以上诊断应分别列出各自诊断依据）、鉴别诊断、进一步检查与治疗原则写在答题纸上。
时间：15 min
评分标准

一、初步诊断
1. 颈部痈。
2. 2 型糖尿病。
二、诊断依据(初步诊断错误,诊断依据不得分;未分别列出各自诊断依据,扣 1 分)
1. 颈部痈
(1)老年患者,有糖尿病病史。
(2)颈部皮肤红肿疼痛,伴畏寒、发热、乏力 2 周。
(3)查体见颈部类圆形皮肤隆起区,色暗红,表面多处破溃流脓,触痛明显。
(4)血白细胞总数和中性粒细胞比例明显升高。
2. 糖尿病。
三、鉴别诊断
1. 疖或疖病。
2. 急性蜂窝织炎。
四、进一步检查
1. 血糖、糖化血红蛋白及血、尿酮体检测。
2. 肝、肾功能。
3. 脓液细菌培养+药敏试验。
五、治疗原则
1. 抗生素治疗。
2. 控制血糖。
3. 手术治疗:麻醉下行“+”或“++”形切开引流。

【要点小结】

痈=发热+颈背部红肿热痛+溃破后疮口+多有糖尿病病史。

急性蜂窝织炎=发热+局部红肿热痛+波动感或者脓肿已溃破。

丹毒=发热+局部红肿热痛+波动感或脓肿已溃破。

脓性指头炎=发热+指头红肿热痛。

急性淋巴管炎/淋巴结炎=发热+局部红肿热痛+皮下红线+淋巴结肿大及压痛。

痈、丹毒、急性蜂窝织炎、脓性指头炎、急性淋巴管炎鉴别:

痈多发于颈背部表现为红肿热痛。

丹毒好发于下肢表现为皮肤红疹不化脓。

急性蜂窝织炎多有发热红肿热痛有波动感。

脓性指头炎多表现为发热和指头红肿热痛。

急性淋巴管多表现为发热红肿热痛及淋巴结肿大。

二、急性乳腺炎

【实训目标】

1. 能够阐述急性乳腺炎的临床表现、诊断、鉴别诊断及治疗原则。

2. 会运用病例分析的方法和技巧分析临床典型病例。

3. 尊重患者，注重人文关怀，促进爱伤观念、钻研精神的养成。

【知识回顾】

急性乳腺炎是乳腺的急性化脓性感染，是乳腺管内和周围结缔组织炎症，多发生于产后哺乳期的妇女性，尤其是初产妇更为多见。

1. 临床特点

(1)症状：乳房局部的红、肿、热、痛及发热、寒战、疼痛等全身性炎症表现。

(2)体征：乳腺触痛明显。

2. 鉴别诊断

(1)乳房内积乳囊肿。

(2)乳房皮肤丹毒。

3. 进一步检查

(1)血常规。

(2)乳汁细菌培养加药敏试验。

(3)B 超检查。

4. 治疗原则

(1)一般治疗。

(2)患侧乳房停止哺乳，感染严重时终止泌乳。

(3)脓肿形成前应用抗生素治疗。

(4)脓肿形成后行切开引流。

三、乳腺癌

【实训目标】

1. 能够阐述乳腺癌的临床表现、诊断、鉴别诊断及治疗原则。

2. 会运用病例分析的方法和技巧分析临床典型病例。

3. 尊重患者，注重人文关怀，促进爱伤观念、钻研精神的养成。

【知识回顾】

1. 临床特点

(1)年龄：绝经期前后多见。

(2)症状：一般无特殊症状。

(3)体征：可扪及质硬不光滑、分界不清、活动度差的肿块，可有腋窝淋巴结肿大。典型者“酒窝征”“橘皮征”。

2. 鉴别诊断

(1)纤维腺瘤。

(2)乳腺囊性增生病。

(3)乳腺导管扩张症等。

3. 进一步检查

(1)B 超检查。

(2)钼靶 X 射线检查。

(3)针吸细胞学检查。

(4)必要时切除活检。

4. 治疗原则

(1)手术治疗为主。

(2)综合治疗(化疗、内分泌治疗等)。

【模拟临床场景】

病历摘要: 患者,女性,48 岁。右乳肿块半年。 半年前无意中发现右乳房肿块,约花生米大小,无疼痛,未就诊。肿块逐渐增大,伴偶发针刺样疼痛,无发热。发病以来饮食正常,睡眠及大小便均正常,体重无下降。既往体健,月经正常,无烟酒嗜好。无恶性肿瘤家族史。 查体:T 36.2 ℃,P 68 次/min,R 20 次/min,BP 115/75 mmHg。皮肤、巩膜无黄染,双侧颈部、锁骨上、左侧腋窝未触及肿大淋巴结,右侧腋窝可触及 1 枚质硬淋巴结,大小约 1.5 cm×1 cm,可推动。右乳头内侧触及质硬肿块,大小约 3.5 cm×3 cm,边界不清,与表面皮肤轻度粘连,对侧乳房未触及肿物。双肺未闻及干湿性啰音,心律齐。腹平软,无压痛,肝脾肋下未触及。 血常规:Hb 110 g/L,WBC 6.6×10^9/L,N 0.68,Plt 190×10^9/L。粪常规(-),尿常规(-)。
要求:根据以上病历摘要,请将初步诊断、诊断依据(如有两个或以上诊断应分别列出各自诊断依据)、鉴别诊断、进一步检查与治疗原则写在答题纸上。
时间:15 min
评分标准
一、初步诊断
右乳腺癌。
二、诊断依据(初步诊断错误,诊断依据不得分)
1. 中年女性,右乳肿块,逐渐增大伴针刺样痛。
2. 右乳质硬肿块,边界不清,与皮肤粘连。
3. 右乳腋窝可触及肿大、质硬的淋巴结。
三、鉴别诊断
1. 乳房纤维腺瘤。
2. 乳腺囊性增生症。
3. 急性乳腺炎。
4. 乳管内乳头状瘤。
5. 乳房肉瘤。
四、进一步检查
1. 乳房 X 射线片(钼靶)或 B 超检查。
2. 针吸细胞学检查或空芯针穿刺活检。
3. 胸部 X 射线片。
4. 腹部 B 超。
五、治疗原则
1. 手术治疗(右乳腺癌根治术或改良根治术)。
2. 化疗。
3. 放疗。

4. 根据病理应用内分泌治疗。
5. 其他辅助治疗:免疫治疗、靶向治疗等

【要点小结】

乳腺炎=哺乳期初产妇+乳房红肿热痛+腋窝淋巴结肿大。

乳腺癌=中老年女性+无痛性乳房肿块+腋窝淋巴结肿大。

乳腺炎和乳腺癌鉴别诊断:乳腺炎表现为红肿热痛、硬块压痛;乳腺癌表现为无痛性乳房肿块、乳头内陷、腋窝淋巴结肿大等,写诊断时一定要注意写清楚左或右。

四、一氧化碳中毒

【实训目标】

1. 能够阐述一氧化碳中毒的临床表现、诊断、鉴别诊断及治疗原则。
2. 会运用病例分析的方法和技巧分析临床典型病例。
3. 尊重患者,注重人文关怀,促进爱伤观念、钻研精神的养成。

【知识回顾】

主要病因为职业中毒;生活中毒可见于煤炉使用不当、连续大量吸烟等情况。

1. 临床特点

(1)病史:一氧化碳接触史(煤火)。

(2)症状:头痛、头晕、心悸、四肢无力、恶心、呕吐、嗜睡、意识模糊、抽搐等。

(3)体征:发绀、口唇黏膜呈樱桃红色。

2. 鉴别诊断

(1)与脑血管意外、脑炎、脑膜炎、糖尿病急性并发症、肝性脑病等相鉴别。

(2)与其他急性中毒相鉴别,如安眠药中毒、有机磷农药中毒等。

3. 进一步检查

(1)血液碳氧血红蛋白测定。

(2)动脉血气分析。

(3)脑电图和头部 CT 检查。

(4)肝肾功能、血糖、血电解质检查。

4. 治疗原则

(1)脱离接触。

(2)吸氧或行高压氧治疗。

(3)防治脑水肿。

(4)防治并发症。

【模拟临床场景】

病历摘要: 患者,女性,24 岁,被发现意识障碍 3 h。 3 h 前(21:00),因洗澡半小时未出,被家人发现昏倒于使用燃气热水器的浴室内,呼之不应,无呕吐,无呼吸困难,无大小便失禁。立即送当地医院,行胸部 X 射线片检查未见明显异常。予以吸氧,输液治疗,患者出现谵妄状态,立即转来本院。患者病前无不适表现,无情绪或精神异常,近期睡眠可,大小便正常,体重无明显变化,既往体健,无高血压,心脏病和糖尿病病史。无烟酒嗜好,无遗传病家族史。

查体：T 36 ℃，P 106 次/min，R 26 次/min，BP 115/65 mmHg，发育正常，浅昏迷。皮肤未见出血点及皮疹，浅表淋巴结未触及肿大，球结膜无充血，水肿，巩膜无黄染，瞳孔等大等圆，直径 3.5 mm，对光反射灵敏。双侧额纹、鼻唇沟对称，口角无歪斜，口黏膜呈樱桃红色，颈静脉无怒张，颈软，气管居中，甲状腺不大，双肺呼吸音清晰对称，未闻及干湿性啰音，心界不大，心率 106 次/min，心律齐，心脏各瓣膜听诊区未闻及杂音，腹平软，肝脾肋下未触及，Murphy 征阴性，移动性浊音阴性，肠鸣音 4～6 次/min，双下肢无水肿，肱二头肌反射、膝反射正常，病理反射未引出。 血常规：Hb 121 g/L，RBC 4.5×10^{12}/L，WBC 15.5×10^{9}/l，N 0.79；血肌钙蛋白 0.085 μmol/L；动脉血气分析（吸氧 5 L/min）：pH 7.41，$PaCO_2$ 31.9 mmHg，$PaO_2$142 mmHg，HCO_3^- 20.6 mmol/L，BE-1 mmol/L，SCr 75 μmol/L，BUN 12.5 mmol/L，K^+ 3.96 mmol/L，Na^+ 142 mmol/L，Cl^- 101 mmol/L，Ca^{2+} 2.35 mmol/L，血糖 5.35 mmol/l。 头颅 CT：未见明显异常。 心电图：窦性心动过速。
要求：根据以上病历摘要，请将初步诊断、诊断依据（如有两个或以上诊断应分别列出各自诊断依据）、鉴别诊断、进一步检查与治疗原则写在答题纸上。
时间：15 min
评分标准
一、初步诊断
急性一氧化碳中毒。
二、诊断依据（初步诊断错误，诊断依据不得分）
1. 青年女性。起病急，在洗澡时昏迷，可能有一氧化碳接触史。
2. 突然发生意识障碍。
3. 既往无特殊疾病史。
4. 查体：浅昏迷，口唇黏膜呈樱桃红色。
5. 头颅 CT 无异常发现。
三、鉴别诊断
1. 脑血管意外。
2. 颅脑外伤。
3. 中枢神经系统感染。
4. 药物中毒。
四、进一步检查
1. 血液 COHb 检测。
2. 脑电图检查。
五、治疗原则
1. 吸氧、高压氧舱治疗。
2. 防治脑水肿。
3. 促进脑细胞代谢。
4. 对症治疗及预防并发症。

【要点小结】

一氧化碳中毒=煤气炉接触史+口唇樱桃红+CNS 受损表现+血液碳氧血红蛋白(COHb)↑。

诊断一氧化碳中毒主要看清楚病史，再看血气分析指标。

五、急性有机磷农药中毒

【实训目标】

1. 能够阐述急性有机磷农药中毒的临床表现、诊断、鉴别诊断及治疗原则。
2. 会运用病例分析的方法和技巧分析临床典型病例。
3. 尊重患者，注重人文关怀，促进爱伤观念、钻研精神的养成。

【知识回顾】

急性有机磷农药中毒是常见的农药中毒种类，毒物主要经胃肠道、呼吸道、皮肤和黏膜吸收。

1. 临床特点

(1)病史：有机磷杀虫药接触史。

(2)症状：呼出气或呕吐物有蒜臭味。可出现毒蕈碱样症状、烟碱样症状。

(3)体征：共济失调等。

(4)特异指标：胆碱酯酶活力下降。

2. 鉴别诊断

(1)其他中毒：血胆碱酯酶活力一般正常。

(2)急性脑血管意外。

(3)全身性疾病致昏迷。

3. 进一步检查

(1)全血胆碱酯酶活力测定。

(2)血气分析。

(3)肝功能、血糖、肾功能等。

(4)头颅 CT、心电图等检查。

4. 治疗原则

(1)迅速清除毒物：洗胃、导泻等。

(2)特效解毒药的应用：胆碱酯酶复活剂(氯磷定、解磷定)、抗胆碱药(阿托品)。

(3)防治并发症。

(4)对症支持治疗。

【模拟临床场景】

病历摘要：

患者，女性，32 岁，被发现意识障碍伴呼吸困难 1 h。

患者 1 h 前被家人发现倚墙半躺在自家厨房，呼之不应。口吐白沫，呼吸急促。家人描述 3 h 前患者曾与丈夫发生激烈争吵。家人紧急送医院。患者病前饮食、睡眠及大小便正常，体重无明显变化。既往体健，无心脏病、高血压、肝病、糖尿病病史。无烟酒嗜好。无遗传病家族史。

查体：T 36.8 ℃，P 72 次/min，R 32 次/min，BP 92/58 mmHg，浅昏迷，全身皮肤潮湿，未见出血点和皮疹，浅表淋巴结未触及肿大，巩膜无黄染，双侧瞳孔等大等圆，直径 1 mm。口角无偏斜，流涎，呼出气有明显蒜味，双肺可闻及广泛湿性啰音，心界不大，心率 72 次/min，律齐，心尖部未闻及杂音，腹平软，无压痛，肝脾肋下未触及，移动性浊音(-)，四肢远端发绀、花斑样改变。四肢可见肌束颤动，肌张力略高，肌力无法查及，双下肢无水肿，角膜反射、腹壁反射、肱二头肌腱反射、肱三头肌腱反射、膝腱反射等正常，巴氏征，克氏征，布氏征均未引出。

血常规：Hb 121 g/L，RBC 3.9×10^{12}/L，WBC 12.4×10^{9}/L，N 0.89，Plt 146×10^{9}/L。动脉血气分析（吸氧 5 L/min）：pH 7.52，$PaCO_2$ 28.5 mmHg，PaO_2 44 mmHg，BE−7 mmol/L SCr 85 μmol/L，BUN 12.4 mmol/L，K^+ 4.10 mmol/L，Na^+ 142 mmol/L，Cl^- 99 mmol/L，Ca^{2+} 2.22 mmol/L，血糖 5.8 mmol/L。 心电图：窦性心律，大致正常心电图。
要求：根据以上病历摘要，请将初步诊断、诊断依据（如有两个或以上诊断应分别列出各自诊断依据）、鉴别诊断、进一步检查与治疗原则写在答题纸上。
时间：15 min
评分标准
一、初步诊断
1. 急性有机磷杀虫药中毒（重度）。
2. 急性呼吸衰竭（Ⅰ型）。
二、诊断依据（初步诊断错误，诊断依据不得分）
1. 急性有机磷杀虫药中毒（重度）。
（1）青年女性，急性起病。有服毒诱因。
（2）双瞳孔缩小，全身皮肤潮湿，流涎，双肺可闻及广泛湿性啰音，呼吸困难。
（3）浅昏迷，四肢肌颤明显。
（4）呼出气有明显蒜味。
2. 急性呼吸衰竭（Ⅰ型）。
（1）呼吸急促，R 32 次/min。
（2）血气分析（吸氧）：$PaCO_2$ 28.5 mmHg，PaO_2 44 mmHg。
三、鉴别诊断
1. 急性脑血管病。
2. 颅内感染。
3. 其他药物中毒。
四、进一步检查
1. 全血胆碱酯酶活力测定。
2. 血有机磷杀虫药测定。
3. 头颅 CT。
4. 胸部 X 射线片或 CT 检查。
5. 肝功能、凝血功能、尿常规，复查心电图。
五、治疗原则
1. 迅速清除毒物（洗胃、导泻、补液、利尿）。
2. 紧急复苏（气管插管人工呼吸，氧疗）。
3. 应用胆碱酯酶复能药物（如解磷定、氯磷定）。
4. 应用胆碱受体拮抗剂（如阿托品）。
5. 对症及支持治疗。

【要点小结】

有机磷中毒=有机磷农药接触史+大蒜味+肌震颤+针尖瞳孔+肺部湿啰音+胆碱酯酶活性降低。

呼气有大蒜味、肌束震颤、针尖样瞳孔都为有机磷中毒的特征性表现。

治疗原则首先要清除毒物、洗胃、导泻。

六、镇静催眠药中毒

【实训目标】

1. 能够阐述镇静催眠药中毒的临床表现、诊断、鉴别诊断及治疗原则。

2. 会运用病例分析的方法和技巧分析临床典型病例。

3. 尊重患者,注重人文关怀,促进爱伤观念、钻研精神的养成。

【知识回顾】

苯二氮䓬类药物为镇静催眠药的一类,是一种消除躁动情绪、促进生理睡眠的中枢神经系统抑制剂。中毒病例多,临床死亡率不高。

1. 临床特点

(1)病史:过量药物服用史。

(2)体征:有共济失调、意识障碍、肌肉痉挛、血压下降、呼吸变浅变慢、心跳缓慢、脉搏细弱,甚至出现昏迷和反射减弱。

(3)辅助检查:留取呕吐物、胃内容物、血液与尿液进行毒物分析。

2. 鉴别诊断

(1)其他疾病致昏迷。

(2)其他急性中毒。

(3)脑血管病。

3. 进一步检查

(1)毒物分析。

(2)头颅 CT。

(3)血气分析、肝肾功能、血糖、血电解质。

4. 治疗原则

(1)紧急处理:昏迷患者首先开通静脉,可用纳洛酮进行治疗性诊断;保持呼吸道通畅;低血压或休克者首先纠正低血容量。

(2)促进毒物排出:洗胃、活性炭、强化利尿。

(3)解毒药:氟马西尼。

【模拟临床场景】

病历摘要:

患者,女性,53 岁,已婚,农民。6 h 前发现步态不稳,伴头晕,随后出现呼之不应,神志不清,无恶心呕吐、呼吸困难,无四肢抽搐,由家人送来我院急诊。发病以来一直昏迷,大小便未排。患者 1 d 前与家人生气后情绪曾激动。2 年前,诊断为更年期综合征,间断服用苯二氮䓬类安眠药物,具体不详。高血压病病史 5 年。口服降压药物控制,具体不详,血压控制尚好。无肝、肾、糖尿病病史。无食物、药物过敏史。个人史及家族史无特殊。否认其他疾病及手术史。

查体:T 36.5 ℃,P 60 次/min,R 12 次/min,BP 110/80 mmHg。查体欠合作。平卧位,浅昏迷,呼之不应,压眶有反应,巩膜无黄染,双侧瞳孔等大等圆,直径 2 mm,对光反射存在,颈软,无抵抗。双肺未闻及异常,心界不大,心率 60 次/min,律齐,无杂音。腹平软,肝脾未触及,下肢不肿。四肢肌张力弱,双侧 Babinski 征阴性。

血常规:Hb 125 g/L,WBC 7.4×10^9/L,N 0.68,L 0.30,M 0.02,Plt 156×10^9/L。

要求:根据以上病历摘要,请将初步诊断、诊断依据(如有两个或以上诊断应分别列出各自诊断依据)、鉴别诊断、进一步检查与治疗原则写在答题纸上。
时间:15 min
评分标准
一、初步诊断
1. 苯二氮䓬类药物中毒。
2. 高血压病。
二、诊断依据(初步诊断错误,诊断依据不得分)
1. 苯二氮䓬类药物中毒
(1)中年女性,情绪激动后发病。
(2)以步态不稳、伴头晕,随后出现呼之不应、神志不清就诊。
(3)体格检查查体欠合作,浅昏迷。
(4)既往有安眠药物服用史,表明家中有安眠药物可能。
2. 高血压病
高血压病病史5年,规律口服降压药物控制,血压控制尚好。
三、鉴别诊断
1 全身性疾病致昏迷:肝昏迷、尿毒症昏迷、糖尿病酮症酸中毒昏迷。
2. 其他急性中毒:巴比妥类药物等中毒。
3. 脑血管病。
四、进一步检查
1. 毒物分析。
2. 头颅 CT。
3. 血气分析,肝、肾功能,血糖,血电解质。
五、治疗原则
1. 迅速清除体内毒物(洗胃、导泻)。
2. 特效解毒剂(受体拮抗药:氟马西尼)。
3. 对症治疗(维持正常心肺功能,保持呼吸道通畅,氧疗,必要时用呼吸机支持)等。

【要点小结】

镇静催眠药中毒=过量药物服用史+共济失调、意识障碍、肌肉痉挛、血压下降、呼吸变浅变慢、心跳缓慢、脉搏细弱+昏迷和反射减弱。

苯二氮类䓬药物过量服用引起中枢神经系统抑制表现。

治疗原则首先要清除体内毒物(洗胃、导泻),应用特效解毒剂(氟马西尼)。

西医临床类病史采集试题答题纸

姓名________ 单位____

准考证号____

题组号____________

医师( )助理医师( )（请在本人考试级别后括号内划“√”）

得分________ 考官签名________ ________ ________

答题（请用蓝色或黑色钢笔或圆珠笔答题）

一、诊断及诊断依据

二、鉴别诊断

三、进一步检查

四、治疗原则

国家医学考试中心印制

参考文献

[1]葛均波,徐永健,王辰. 内科学[M].9 版. 北京:人民卫生出版社,2018.

[2]万学红,卢雪峰. 诊断学[M].9 版. 北京:人民卫生出版社,2018.

[3]中华医学会呼吸病学分会慢性阻塞性肺疾病学组,中国医师协会呼吸医师分会慢性阻塞性肺疾病工作委员会. 慢性阻塞性肺疾病诊治指南(2021 年修订版)[J]. 中华结核和呼吸杂志,2021,44(3):170-205.

[4]中国急性心力衰竭急诊临床实践指南(2017)[J]. 临床医学研究与实践,2018,3(2):201.

[5]2016 年欧洲急慢性心力衰竭诊治指南——核心推荐[J]. 实用心脑肺血管病杂志,2016,24(5):30.

[6]王程浩,韩泳涛. 2020 年中国临床肿瘤学会《食管癌诊疗指南》解读[J]. 肿瘤预防与治疗,2020,33(4):285-290.

[7]方文涛. 通过食管癌 TNM 新分期(第 8 版)解读 2017 年 NCCN 食管鳞癌诊疗指南[J]. 中华胃肠外科杂志,2017,20(10):1122-1126.

[8]陈孝平,汪建平,赵继宗. 外科学[M].9 版. 北京:人民卫生出版社,2018.

[9]中国慢性肾脏病营养治疗临床实践指南(2021 版)[J]. 中华医学杂志,2021,101(8):539-559.

[10]胡成进,陈英剑,公衍文. 检验结果临床解读[M].3 版. 北京:科学出版社,2019.

[11]唐艺,白鸽,熊国干. 血细胞形态学检查对血液系统疾病诊断的临床价值[J]. 内科急危重症杂志,2008(5):259-260.

[12]赵爽,陈号,赵方辉. 全球子宫颈癌前病变及宫颈癌治疗指南制订现状的系统综述[J]. 中华医学杂志,2022,102(22):1666-1676.

[13]周琦,吴小华,刘继红,等. 宫颈癌诊断与治疗指南(第四版)[J]. 中国实用妇科与产科杂志,2018,34(6):613-622.

[14]中华医学会妇产科学分会. 各学科百花齐放 启航学术新征程[J]. 中华医学信息导报,2021,36(14):4.

[15]蒋飞霞,苏宏业. 内分泌系统疾病临床教学实践分析[J]. 现代医药卫生,2018,34(24):3851-3853.

[16]龚涛,刘伟竹. 神经系统疾病诊断入门[J]. 中华全科医师杂志,2010(5):364-365+328.

[17]饶明俐. 脑血管疾病影像诊断[M]. 北京:人民卫生出版社,2018.

[18]裴国献. 洛克伍德 · 格林:成人骨折[M]. 北京:人民军医出版社,2009

[19]朱宗涵,申昆玲,任晓旭. 儿科疾病临床诊疗规范教程[M]. 北京:北京大学医学出版社,2008:151-156.

[20]王卫平,孙锟,常立文. 儿科学[M].9 版. 北京:人民卫生出版社,2018.

[21]李兰娟,任红. 传染病学[M].9 版. 北京:人民卫生出版社,2018.

[22]中国医师协会急诊医师分会,中国毒理学会中毒与救治专业委员会. 急性中毒诊断与治疗中国专家共识[J]. 中华危重病急救医学,2016,28(11):966-966.

[23]黄宛. 临床心电图学[M]. 北京:人民卫生出版社,1998.

[24]吴肇汉,秦新裕,丁强. 实用外科学[M].4 版. 北京:人民卫生出版社,2018.

[25]黄志强,金锡御. 外科手术学[M].3 版. 北京:人民卫生出版社,2018.

[26]陈翔,吴静. 湘雅临床技能培训教程[M].2 版. 北京:高等教育出版社,2019.

[27]郭光文,王序. 人体解剖彩色图谱[M].3 版. 北京:人民卫生出版社,2018.

[28]姜保国,陈红. 中国医学生临床技能操作指南[M].3 版. 北京:人民卫生出版社,2020.

[29]刘原,刘成玉. 临床技能培训与实践[M].2 版. 北京:人民卫生出版社,2021.

[30]姚树坤,张抒扬. 临床思维[M]. 北京:人民卫生出版社,2020.

[31]贾大成. 院前急救手册[M]. 北京:人民卫生出版社,2021.